Rehabilitation in Orthopädie und Unfallchirurgie

Volkmar Stein
Bernhard Greitemann
(Hrsg.)

Rehabilitation in Orthopädie und Unfallchirurgie

Methoden – Therapiestrategien – Behandlungsempfehlungen

2. Auflage

Mit über 200 teilweise farbigen Abbildungen

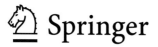

Herausgeber
Volkmar Stein
Geschäftsstelle
Behinderten- und Rehabilitations-Sportverband
Sachsen-Anhalt e.V.
Halle, Deutschland

Bernhard Greitemann
Reha-Klinikum Bad Rothenfelde
Klinik Münsterland der DRV Westfalen
Bad Rothenfelde, Deutschland

ISBN 978-3-642-44998-7   ISBN 978-3-642-44999-4 (eBook)
DOI 10.1007/978-3-642-44999-4

Die Deutsche Nationalbibliothek verzeichnet diese Publikation in der Deutschen Nationalbibliografie;
detaillierte bibliografische Daten sind im Internet über http://dnb.d-nb.de abrufbar.

Umschlaggestaltung: deblik Berlin
Einbandabbildung: © Prof. Dr. med. B. Greitemann

Gedruckt auf säurefreiem und chlorfrei gebleichtem Papier.

Springer-Verlag GmbH Berlin Heidelberg ist Teil der Fachverlagsgruppe Springer Science+Business Media
(www.springer.com)

Geleitwort

In einer Besprechung der ersten Auflage dieses Buches für eine orthopädische Fachzeitschrift bedauerte ich, dass das Thema Rehabilitation (noch) kein Knüller sei. Diese pessimistische Einschätzung erwies sich als falsch. Im Nu war die erste Auflage vergriffen. Nun liegt die zweite vor.

Die Herausgeber haben das Werk komplett aktualisiert und vor allem um die so wichtige posttraumatische Rehabilitation deutlich erweitert.

Die erste Auflage ist vor zehn Jahren erschienen. In dieser Zeit hat der Stellenwert der Rehabilitation des Bewegungsapparates enorm zugenommen. Die Aufenthaltsdauer für die orthopädische und traumatologische Akutbehandlung hat sich in dieser Zeitspanne weiter verkürzt zugunsten der Rehabilitationsmaßnahmen, seien sie ambulant oder stationär. Das Buch stellt sich dieser Entwicklung. Es richtet sich primär an die Rehabilitationsmediziner. Ebenso viel bietet es den Akutmedizinern. Grund genug, es auch ihnen zu empfehlen. Ob sie sich dafür Zeit nehmen?

Mein Abschluss im Geleitwort der ersten Ausgabe gilt daher mit noch größerer Intention auch für diese zweite Auflage: „Das Buch ist damit ein Standardwerk über alle Aspekte moderner Rehabilitation in Orthopädie und Unfallchirurgie".

Prof. René Baumgartner
em. Direktor der Klinik für Technische Orthopädie und Rehabilitation der Universität Münster
Zumikon, Schweiz, im Frühjahr 2015

Vorwort

Der große Erfolg der ersten Auflage unseres gemeinsamen Buches „Rehabilitation in Orthopädie und Unfallchirurgie" hat uns in der damaligen Konzeption und der Herausgabe dieses Werkes Recht gegeben. Mit Stolz und besonderer Freude erfüllt uns dabei vor allem die Tatsache, dass die Vereinigung Süddeutscher Orthopäden (und Unfallchirurgen) e. V. die Erstauflage des Buches am 28. April 2005 mit dem Carl-Rabl-Preis der orthopädischen Fachgesellschaft ausgezeichnet hat.

Die Rehabilitation als dritte Säule des Gesundheitssystems spielt eine zunehmend bedeutsamere Rolle gerade unter dem Aspekt der sich wandelnden Demographie. Zunehmend werden ältere Mitbürger durch Erkrankungen in ihrer Mobilität und Teilhabe im privaten und sozialen Leben eingeschränkt. Diesem Trend gilt es wirksam entgegenzuwirken, um möglichst vielen einen aktiven dritten Lebensabschnitt zu ermöglichen. Die Rehabilitation spielt hierbei eine tragende Rolle, ihre Bedeutung wird in Zukunft weiter steigen.

Von daher war es fast zwingend, eine Neuauflage des bewährten Buches zu konzipieren. Dies hat besondere Ansprüche an uns gestellt. Einerseits wollten wir das Buch insbesondere um die traumatologischen Inhalte zielgerichtet und umfassend erweitern, andererseits galt es, das Buch natürlich zu aktualisieren, die jeweiligen Beiträge zu überarbeiten und auch vielerorts für den Leser zu straffen.

Wir konnten hierbei wiederum mehrheitlich auf die erfahrene Autorenschaft der Erstauflage zurückgreifen, den angesprochenen Kolleginnen und Kollegen sind wir zu großem Dank verpflichtet. Das gilt in besonderer Weise für die Kolleginnen und Kollegen, die in der überarbeiteten Konzeption des Buches neue Kapitel und Rubriken übernommen haben, wohl wissend, dass dies jeweils eine besondere Herausforderung auch im Hinblick auf die Beschränkung der Seitenzahlen war.

Wir alle sind beruflich zunehmend durch Arbeitsverdichtung und steten ökonomischen Druck auch persönlich in Anspruch genommen; umso bemerkenswerter ist es, wenn Kolleginnen und Kollegen sich dann noch die Zeit nehmen, ein derartig wichtiges Werk zu unterstützen und fachlich mitzugestalten.

Unser besonderer Dank gilt natürlich auch unseren Kooperationspartnern beim Springer Medizin-Verlag Heidelberg, namentlich Frau Antje Lenzen und Frau Barbara Knüchel, die uns immer wieder darin bestärkt haben, dieses Werk anzugehen.

Unser uneingeschränkter Gedanke/Dank gilt aber insbesondere auch unseren beiden Ehefrauen, die mit Verständnis und Geduld die private Zeit zur Verfügung stellten, damit ihre Männer dieses Werk in Ruhe vollenden konnten.

Volkmar Stein und Bernhard Greitemann
Magdeburg – Bad Rothenfelde, im Frühjahr 2015

Inhaltsverzeichnis

Autorenverzeichnis

PD Dr. med. Frank Rainer Abel
Klinikum Bayreuth GmbH
Klinik für Orthopädie
Preuschwitzer Str. 101
95445 Bayreuth
abel_rainer@hotmail.com

Dr. med. Martin Arbogast
Waldburg-Zeil Kliniken
Rheumazentrum Oberammergau
Hubertusstr. 40
82487 Oberammergau
martin.arbogast@wz-kliniken.de

Prof. Dr. Peter Augat
Berufsgenossenschaftliche Unfallklinik Murnau
Prof.-Küntscher-Str. 8
82418 Murnau
biomechanik@bgu-murnau.de

Dr. med. Stefan Best
Regio-Reha Freiburg GmbH
Zentrum für ambulante Rehabilitation
Bismarckallee 4
79098 Freiburg

Prof. Dr. Wolfgang Beyer
Rheumazentrum Bad Füssing
Waldstr. 12
94072 Bad Füssing
wolfgangbeyer@gmail.com

Dr. med. Hans-Peter Bischoff
Am Moos 63
88316 Isny-Neutrauchburg

Eckhardt Böhle
Deutscher Verband für Physiotherapie
Zentralverband der Physiotherapeuten /
Krankengymnasten (ZVK) e.V.
Deutzer Freiheit 72–74
50679 Köln
info@zvk.org

Dr. med. Hartmut Bork
Rehazentrum St. Josef Stift Sendenhorst
Westtor 7
48324 Sendenhorst
bork@reha-sendenhorst.de

Dr. med. Eliane Broll-Zeitvogel
Parkklinik Bad Rothenfelde
Parkstr. 12–14
49214 Bad Rothenfelde
eliane.broll-zeitvogel@dengg-kliniken.de

Prof. Dr. med. Volker Bühren
Berufsgenossenschaftliche Unfallklinik Murnau
Prof.-Küntscher-Str. 8
82418 Murnau
buehren@bgu-murnau.de

Dr. med. Thomas Drüke
Dr. Becker Klinik Norddeich
Badestr. 15
26506 Norden-Norddeich
tdrueke@dbkg.de

Prof. Dr. med. Erik Farin-Glattacker
Universitätsklinikum Freiburg Abteilung QM und
Sozialmedizin Breisacher Str. 62
79106 Freiburg
erik.farin@uniklinik-freiburg.de

Dr. med. Holger Friebe
PREHAVENT Praxis für Prävention und Rehabilitation
Berliner Str. 207–211
65205 Wiesbaden-Erbenheim
dr.friebe@prehavent.de

PD Dr. med. Patric Garcia
Universitätsklinikum Münster
Klinik für Unfall-, Hand- und Wiederherstellungschirurgie
Albert-Schweitzer-Campus 1, Gebäude W1
48149 Münster
patric.garcia@ukmuenster.de

Wolfgang Geidl
Friedrich-Alexander-Universität Erlangen-Nürnberg
Sportwissenschaftliches Institut
Gebbertstr. 123b
91058 Erlangen
wolfgang.geidl@sport.uni-erlangen.de

Dr. sc. soc. Nikolaus Gerdes
Hochrhein-Institut für Rehabilitationsforschung
Department für Epidemiologie und Sozialmedizin
Bergseestr. 61
79713 Bad Säckingen DE

Prof. Dr. med. Hans Jürgen Gerner
Universitätsklinik Heidelberg
Abteilung für Orthopädie II
Schlierbacher Landstr. 200a
69118 Heidelbertg

Prof. Dr. med. Henning Graßhoff
Buchenweg 27
39120 Magdeburg

Prof. Dr. med. Bernhard Greitemann
RehaKlinikum Bad Rothenfelde
Klinik Münsterland
Auf der Stöwwe 11
49214 Bad Rothenfelde
greitemann@klinik-muensterland.de

Prof. Dr. med. Dr. h. c. Jürgen Heisel
m&i Fachkliniken Hohenurach
Orthopädie und Unfallchirurgie
Immanuel-Kant-Str. 33
72574 Bad Urach
prof.heisel@gmx.de

Dr. med. Hans-Jürgen Hesselschwerdt
Theresienklinik
Herbert-Hellmann-Allee 11
79186 Bad Krozingen
hesselschwerdt@theresienklinik.de

Dr. med. Melanie Horter
Universitätsklinikum Münster Kinderorthopädie
Deformitätenrekonstruktion und Fußchirurgie
Albert-Schweitzer-Campus 1
Gebäude A1
48149 Münster
horter@ukmuenster.de

M. A. Joachim Huber-Rypacek
Institut für psychologische Bildung und Beratung
Unterm Berg 7
94094 Rotthalmünster / Asbach DE

Prof. Dr. med. Wilfried Jäckel
Universitätsklinikum Freiburg
Abteilung QM und Sozialmedizin
Breisacher Str. 62
79106 Freiburg

Prof. Dr. med. Dr. h. c. Jörg Jerosch
Johanna-Etienne-Krankenhaus
Am Hasenberg 46
41462 Neuss
j.jerosch@ak-neuss.de

Prof. Dr. med. Thomas Jöllenbeck
Klinik Lindenplatz
Weslarner Str. 29
59505 Bad Sassendorf
thomas.joellenbeck@klinik-lindenplatz.de

Prof. Dr. med. Bernd Kladny
m&i Fachklinik Herzogenaurach
In der Reuth 1
91074 Herzogenaurach
orthopaedie@fachklinik-herzogenaurach.de

Dr. med. Martin Langer
Universitätsklinikum Münster
Klinik für Unfall-, Hand- und Wiederherstellungschirurgie
Albert-Schweitzer-Campus 1
Gebäude W1
48149 Münster
martin.langer@ukmuenster.de

Dipl.-Psych. Ute Lolis
MEDIAN Reha-Klinik Aukammtal
Leibnizstr. 25
65191 Wiesbaden

Dr. med. Franz-Josef Ludwig
Klinikum Wolfsburg
Ambulantes Reha Centrum
Sauerbruchstr. 7
38440 Wolfsburg
fjludwig@rehacentrum-wolfsburg.de

Dr. med. Stefan Middeldorf
Schön-Klink Bad Staffelstein
Am Kurpark 11
96231 Bad Staffelstein

Albrecht Molsberger
Kasernenstr. 1B
40213 Düsseldorf
albrechtmolsberger@me.com

Dr. med. Henner Montanus
Elbe-Saale-Klinik Barby
Schloßstr. 42
39249 Barby
k.kotzek@elbe-saale-klinik.de

Dr. med. Ulrich Peschel
Asklepios Klinik St. Georg
Fachübergreifende Frührehabilitation und Physikalische
Medizin
Lohmühlenstr. 5
20099 Hamburg
u.peschel@asklepios.com

Dr. med. Achim Peters
Schwarzwaldklinik Orthopädische Abteilung
Herbert-Helmann-Allee 46
79189 Bad Krozingen
a.peters@park-klinikum.de

Prof. Dr. med. Klaus M. Peters
Dr. Becker Rhein-Sieg-Klinik
Orthopädie
Höhenstr. 30
51588 Nümbrecht
kpeters@dbkg.de

Prof. Dr. med. Klaus Pfeifer
Friedrich-Alexander-Universität Erlangen-Nürnberg
Sportwissenschaftliches Institut
Gebbertstr. 123b
91058 Erlangen
klaus.pfeifer@sport.uni-erlangen.de

Prof. Dr. med. Michael Johannes Raschke
Universitätsklinikum Münster
Klinik für Unfall-, Hand- und Wiederherstellungschirurgie
Albert-Schweitzer-Campus 1, Gebäude W1
48149 Münster
uhchir@uni-muenster.de

Dr. med. Anselm Reiners
Klinikum Bogenhausen Klinik für Physikalische Medizin
und Frührehabilitation
Englschalkinger Straße 77
81925 München
physikalischemed.kb@klinikum-muenchen.de

Prof. Dr. med. Robert Rödl
Universitätsklinikum Münster Kinderorthopädie
Deformitätenrekonstruktion und Fußchirurgie
Albert-Schweitzer-Campus 1, Gebäude A1
48149 Münster
dasilve@ukmuenster.de

Dr. med. Bastian Scheiderer
Universitätsklinikum Ulm Klinik für Unfall-, Hand- und
Wiederherstellungschirurgie
Albert-Einstein-Allee 23
89081 Ulm
bastian.scheiderer@uniklinik-ulm.de

Prof. Dr. Dipl. Ing. Wolf-Dieter Scheiderer
SanoCura GmbH & Co. KG
Am Eisweiher 5
88348 Bad Saulgau
info@sanocura.de

Dr. med. Susanne Schwarzkopf
Uni-Kliniken Campus Großhadern
Klinik und Poliklinik für Physikalische Medizin und
Rehabilitation
Marcioninistr. 15
81377 München
susanne.schwarzkopf@med.uni-muenchen.de

Jana Semrau
Friedrich-Alexander-Universität Erlangen-Nürnberg
Sportwissenschaftliches Institut
Gebbertstr. 123b
91058 Erlangen
jana.semrau@sport.uni-erlangen.de

Dr. med. Stefan Simmel
Berufsgenossenschaftliche Unfallklinik Murnau
Abteilung für BG-Rehabilitation
Prof.-Küntscher-Str. 8
82418 Murnau
stefan.simmel@bgu-murnau.de

Dr. med. Dr. rer. nat. Thomas Stein
Berufsgenossenschaftliche Unfallklinik Frankfurt am Main
Abteilung für Sportorthopädie, Knie-
und Schulterchirurgie
Friedberger Landstr. 430
60389 Frankfurt am Main

PD Dr. med. Volkmar Stein
Behinderten- und Rehabilitations-Sportverband
Sachsen-Anhalt e.V.
Am Steintor 14
06112 Halle / Saale

Prof. Dr. med. Gorden Sudeck
Eberhard Karls Universität Tübingen Institut für
Sportwissenschaft
Wilhelmstr. 124
72074 Tübingen
gorden.sudeck@uni-tuebingen.de

Dr. med. Theodoros Theodoridis
Viktoria Klinik Bochum
Viktoriastr. 66–70
44787 Bochum
theodoridis@dr-theodoridis.de

Prof. Dr. med. Karl Tillmann
Klingbarg 5
24576 Bad Bramstedt

Dr. med. Farzam Vazifehdan
Diakonie-Klinikum Stuttgart
Wirbelsäulenzentrum Stuttgart - Paulinenhilfe
Rosenbergstr. 38
70176 Stuttgart
vazifehdan@diak-stuttgart.de

Prof. Dr. med. Karl-Ludwig von Hanstein
Brabanter Str. 2
65191 Wiesbaden
vonhanstein@gmx.de

Dr. med. Wolfram Wenz
Universitätsklinikum Heidelberg
Abteilung für Orthopädie II
Schlierbacher Landstr. 200a
69118 Heidelberg

Grundsätzliches zur medizinischen Rehabilitation

V. Stein, B. Greitemann, H. Montanus, P. Augat, T. Jöllenbeck

V. Stein, B. Greitemann (Hrsg.), *Rehabilitation in Orthopädie und Unfallchirurgie*,
DOI 10.1007/978-3-642-44999-4_1, © Springer-Verlag Berlin Heidelberg 2015

1.1   Einführung

V. Stein, B. Greitemann

Die medizinische Rehabilitation bildet in unserer modernen Zeit einen entscheidenden und zunehmend wichtigen Bestandteil in einer sinnvollen, gesundheitsorientierten Gesamtbetreuung eingeschränkter oder behinderter Menschen. Das gesellschaftliche Grundanliegen hierfür hat sich nur sehr langsam bis hin zur heute bestehenden Solidargemeinschaft entwickelt, erste Wurzeln reichen dabei weit in die Vergangenheit zurück.

1.1.1   Historische Entwicklung

Rehabilitation ist schon seit Urzeiten fester Bestandteil medizinischer Behandlung. So lassen sich rehabilitative Strukturen und Behandlungsansätze bereits im alten Ägypten, bei den Griechen und Römern finden. **Alexander der Große** gewährte im vierten Jahrhundert vor Christi kriegsbeschädigten Soldaten Hilfe und überließ ihnen Land und Geld, so regelte er deren Versorgung und das ihrer Nachkommen.

Physiotherapeutische Ansätze bestanden in **Korinth (Asklepieion)** bereits im fünften Jahrhundert vor Christi Geburt. Diese Behandlungen wurden dabei schon durch Begleittherapien für die Psyche unterstützt. Der Ansatzpunkt war bereits ganzheitlich – Körper, Geist, Seele sollten gemeinsam behandelt werden. Das Symbol der Schlange (periodische Häutung) wurde damals als Zeichen der Wiedergeburt, Erneuerung und körperlichen Regeneration angesehen.

Bei den **Römern** dominierte neben gymnastischen Übungen die Balneotherapie. Sie bauten zahlreiche Badanlagen in Italien und den eroberten Gebieten, insbesondere in Spanien. Hierbei wurden auch ortsgebundene Heilmittel wie warme Quellen oder Schwefelbäder zur Anwendung gebracht.

Mit der Ausbreitung der christlichen Religion kümmerte sich zunehmend die Kirche um Arme und Versehrte und half auch kranken und gebrechlichen Menschen in klostereigenen Hospitälern.

Im weiteren Verlauf erkannte man zunehmend, dass in der Behandlung Betroffener mit Behinderungen nicht allein nur eine medizinische Behandlung sinnvollerweise zu Gute kam, sondern dass man sich aus ethischen, aber auch gesamtökonomischen Überlegungen zunehmend einer ganzheitlichen Rehabilitation mit Integration auch des beruflichen, sozialen und pädagogischen Aspekt des Menschen zuwenden musste. Gerade diesem Aspekt verschrieb sich die **orthopädische Chirurgie**, die sich als neu gegründetes Fach besonders den behinderten Randgruppen widmete. Der Ansatz des neuen Faches bestand darin, sich gerade Rand- und Problemgruppen von Patienten zu widmen, die mit operativen, konservativen und rehabilitativen Behandlungsansätzen therapiert wurden.

Aus dieser Sichtweise heraus war bereits im Jahre 1770 das erste „orthopädische Institut" in Orbe (Schweiz) durch Venell gegründet worden, in Würzburg entstand unter der Leitung von Johann Georg Heine das Heine'sche Institut, das „Deformierte und Amputierte" orthopädietechnisch versorgte und rehabilitierte. Es galt als Muster für alle übrigen späteren orthopädischen Heilanstalten.

Stark gefördert wurde das Fach dann im Weiteren durch Konrad Biesalski (1868–1930), der sich insbesondere um die „Krüppelbehandlung" verdient machte. Auch die Politik sah das so. „Die günstigen Erfolge der Orthopädie bei der Behandlung und Heilung jugendlicher Krüppel und die Bedeutung einer systematischen Krüppelvorsorge machen es der Staatsregierung zur Pflicht, diesem Zweig der gesundheitlichen Fürsorge größere Aufmerksamkeit und Förderung zuteilwerden zu lassen."

Im Jahre 1908 gründete Biesalski die **Deutsche Gesellschaft für Krüppelversorgung**, die Vorgängergesellschaft der Deutschen Vereinigung für Rehabilitation, die auch heute noch aktiv ist und sich um die Belange behinderter Patienten kümmert. Auf diesem Boden entwickelten sich im weiteren Verlauf die namhaften orthopädischen Anstalten, die auch heute noch häufig große orthopädische Kliniken sind (◘ Tab. 1.1).

Am 31.05.1950 wurde durch die Deutsche Vereinigung für Krüppelfürsorge in Volmarstein der Entwurf für ein neues, den aktuellen Gegebenheiten der gesellschaftlichen Entwicklung angepasstes **Körperbehindertengesetz** beschlossen. Die für Betroffene als diffamierend anzusehende Bezeichnung „Krüppel" wurde durch das Wort „Körperbehinderte" ersetzt. Aus der Deutschen Vereinigung für Krüppelfürsorge entstand schließlich die **Deutsche Vereinigung für die Rehabilitation Behinderter e. V.**, die sehr wesentlich durch Ärzte für Orthopädie und durch erfahrene Rehabilitationsmediziner geprägt wurde und wird.

Der Erfolg der damaligen orthopädischen Behandlung gründete sich aus einer frühzeitigen Kombination von konservativen, operativen und rehabilitativen Therapieverfahren, beruflicher Rehabilitation im Sinne der Wiedereingliederung ins Leben, sozialer, pflegerischer und pädagogischer Betreuung und somit einer ganzheitlichen Rehabilitation. Dies ist noch heute eine der wichtigen Forderungen an die Rehabilitation insgesamt, speziell aber auch an das Fach Orthopädie und Unfallchirurgie.

1.1.2 Aspekte der ganzheitlichen Rehabilitation

Das Krankheitsfolgemodell der Rehabilitation hat sich mit den Folgen von Behinderungen und Verletzungen zu befassen. Dieses Modell ist in der International Classification of Functioning (ICF) der WHO niedergelegt und bildet die notwendige ganzheitliche Sichtweise der Rehabilitation ab.

Nicht selten führen Erkrankung oder Verletzung/Unfall plötzlich, unerwartet und unvorbereitet bei dem Betroffenen zu einem gesundheitlichen Schaden („impairment"), der mitunter schnell zu einer **funktionellen Einschränkung** („deficit in functioning") führen kann. Dies wiederum führt zu einer Beeinträchtigung bestimmter Aktivitäten (z. B. des Gehens). In Abhängigkeit von Grad der Störung/Behinderung, Eintrittsalter derselben und wahrscheinlicher Störungs-/Behinderungsdauer, persönlichen Faktoren und Umgebungseinflüssen (Kontextfaktoren) resultieren hieraus deutliche **soziale und berufliche, aber auch private Beeinträchtigungen** („handicap"), es kommt zu Beeinträchtigungen der Teilhabe am täglichen Leben („participation") auch zu existenziellen Problemsituationen sowie zu Ängsten und Sorgen.

Im persönlichen Bereich betreffen diese Einschränkungen die Unabhängigkeit, die Freizeitaktivitäten und die wirtschaftlichen bzw. beruflichen Möglichkeiten. Familiär können ein Pflegebedarf, gestörte soziale Beziehungen und wirtschaftliche Belastungen unmittelbare Folgen einer Behinderung sein. Gesellschaftlich kann u. U. plötzlich ein Fürsorgeanspruch, ein Produktivitätsverlust bzw. eine gestörte soziale Eingliederung zur unerwarteten Realität werden.

> Eine medizinische Rehabilitation muss daher stets ganzheitlich ausgerichtet werden und eine umfassende Maßnahme unter Berücksichtigung aller Problemfacetten sein.

Ein Rehabilitand mit bleibenden, vor allem starken funktionellen Einschränkungen muss in der Phase der psychischen Imbalance bis zur Tolerierung/Akzeptanz der gegebenen körperlichen Veränderung/Situation, ggf. auch notwendiger technischer Hilfsmittel (Schiene, Prothese, Rollstuhl), fest im Rehabilitationsprozess integriert sein und bleiben, möglicherweise unter Einbindung eines Psychologen.

Auch bei angeborenen Veränderungen der Stütz- und Bewegungsorgane muss der Betroffene von Kindheit an in einer speziellen, möglichst interdisziplinären Betreuung sein, um jegliche Tendenzen einer organbezogenen Leistungsfehlentwicklung frühzeitig erfassen, kontinuierlich

Tab. 1.1 Orthopädische Krüppelheilanstalten

Gründer	Heilanstalt
J.H. Heine	Carolinum, Würzburg
F. v. Hessing	Augsburg (Hessing-Stiftung)
J. Heine	Cannstadt/Stuttgart (Paulinum)
M. Leithoff	Lübeck
J. v. Kurz/Knorr	München (staatl. Stiftung)
J. Wildberger	Bamberg (Michaelsberg)
J.G. Blömer	Berlin (später Oskar-Helene-Heim)
J.C. Jörg	Leipzig
G.F. Stromeyer	Hannover (später Anna-Stift)
G.B. Günther	Hamburg
G. Krauss	Darmstadt
A. Hoffa	Berlin/Würzburg
H. Krukenberg	Wernigerode
F. Lange	München
L. Rosenfeld	Nürnberg
K. Biesalski	Berlin
J.K. Werner	Königsberg
T. Middeldorpf	Breslau
C. Temmink	Münster (Hüffer-Stiftung)
G. Meyer	Wismar
K.A. Brückner	Gotha
J.B. Creve	Frankfurt (Friedrichheim)
K. Lindemann	Heidelberg
Weitere Anstalten	Wien, orthopädische Anstalten Magdeburg, Pfeiffer′sche Stiftungen Kreuznach, Westdeutsche Heil-/Werk- und Heimstätten für Verkrüppelte Altona, Krüppelheim „Alten Eichen" Rostock, Elisabeth-Heim Zwickau, Krüppelheim Volmarstein, Johann-Helene-Heim Bigge, Josefs-Krüppelheim Arnstadt, Marienstift Aachen, Vinzenz-Krüppelheim Braunschweig, Krüppelheim Potsdam, Oberlinhaus

beobachten und durch zielgerichtete altersabhängige und funktionsfördernde Maßnahmen zeitgerecht behandeln zu können. Nur so lassen sich Rehabilitationsbedarf und -umfang langfristig medizinisch wie kostenseitig begrenzen.

Auch die **Kontextfaktoren** können Verlauf und Erfolg sowohl einer medizinischen als auch einer beruflichen Rehabilitation positiv, aber leider auch negativ beeinflussen

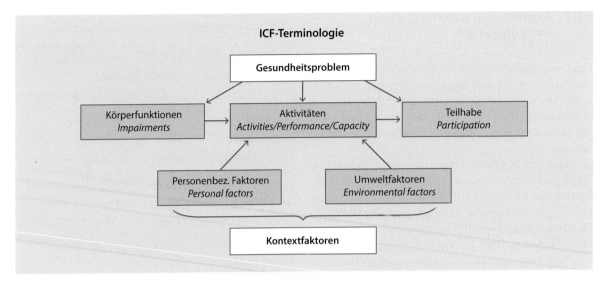

Abb. 1.1 ICF-Modell der WHO

(■ Abb. 1.1). Somit sollte unbedingt der individuelle Lebenshintergrund (umwelt- und personenbezogene Faktoren) des Rehabilitanden beleuchtet werden, um frühzeitig seine gegebene physische und psychisch-seelische Alltagssituation zu kennen und um diese für das rehabilitative Vorhaben zu nutzen bzw. bei negativer Tendenz rechtzeitig gegensteuern zu können.

Auch die Eruierung eines **Risikoverhaltens** (Alkohol- und Nikotinabusus, Fehlernährung/Übergewicht, Bewegungsmangel, Erholungsmangel/Stress, Extremsport) und möglicher Risikofaktoren (Hypertonie, Stoffwechselstörungen) sollten v. a. bei negativ ausgerichteten Kontextfaktoren eine besondere Beachtung finden.

Zu einer ganzheitlichen Rehabilitation gehören natürlich auch spezifische Empfehlungen zur Nachsorge des Rehabilitanden, wie die Vermittlung eines Haustrainingsprogramms, die Einbindung in eine **Selbsthilfegruppe** am Wohnort und die Information über eine ärztliche Verordnung von **Rehabilitationssport** (▶ Abschn. 1.2 und ▶ Kap. 6).

Kritisch betrachtet konzentrieren sich die Aktivitäten im Fach aus unserer Sicht zu sehr, sicher auch aus Gründen des ökonomischen Druckes in den Kliniken, auf die lukrativen und medienwirksamen Gebiete der Endoprothetik und der Wirbelsäulenchirurgie. Zunehmend schwieriger ist es für betroffene Patienten mit schweren Behinderungen aufgrund von Systemerkrankungen für sie kompetente Behandlungszentren zu finden. Wer kümmert sich letztendlich schwerpunktmäßig um Spina-bifida-Patienten, Patienten mit zerebraler Spastik, schweren Osteopathien, Extremitätenfehlbildungen oder selbst um die konservative Therapie der Skoliose. Diese wichtigen konservativen Inhalte des Fachgebietes, ebenso wie die Behandlung von Extremitätenverlusten, bleiben

häufig nur spezialisierten Fachzentren vorbehalten. Eine derartige Zentralisierung für schwere Krankheitsbilder ist sicherlich sinnvoll, dennoch darf in der Gesamtbreite des Fachgebietes ein Sensus für das Erkennen derartiger Krankheitsbilder sowie für die Grundprinzipien der Behandlung nicht verloren gehen.

1.1.3 Nationaler Aktionsplan

Die Weltgesundheitsorganisation und die Vereinigten Nationen (UN) haben eine „Convention of Human Rights" beschlossen. Grundbestandteile dieser Vereinbarung sind:

- Die Stärkung nationaler Rehabilitationsangebote
- Eine Vereinbarung von Grundsätzen, um Personen mit Behinderungen gleiche Chancen einzuräumen
- Eine Vereinbarung über die Rechte von Personen mit Behinderungen (CRPD).

Dabei findet sich unter der Standardregel 3 folgender Passus: „Staaten sollten den Zugang zu Rehabilitationsbehandlungen und Rehabilitationsserviceleistungen für alle Personen mit Behinderungen sicherstellen, damit diese ihre bestmögliche Eigenständigkeit und Funktionsfähigkeit im Alltag erreichen können."

Unter der Vereinbarung der Rechte Behinderter findet sich unter Art. 25 folgender Passus: „Staaten müssen erkennen, dass Personen mit Behinderungen das Recht auf einen höchstmöglich zu erreichenden Gesundheitsstatus ohne Diskriminierung durch ihre Behinderung haben."

Diese Vereinbarung hat die Bundesrepublik Deutschland mit unterschrieben und will dies im Rahmen eines nationalen Aktionsplanes umsetzen. Sie hat dadurch deutlich zum Ausdruck gebracht, wie wichtig sie die Rechte Behinderter achtet. Diese Vereinbarung hat die Rehabilitation noch weiter gestärkt.

Gerade unter dem Aspekt der UN-Menschenrechtskonvention, dem hierauf begründeten nationalen Aktionsplan und den WHO-Rahmenempfehlungen zur Rehabilitation haben alle medizinischen Behandlungsfächer, aber auch die Staaten selbst, die Aufgabe, eine möglichst vollständige und weitgehende Rehabilitation behinderten Personen zukommen zu lassen, um diesen einen möglichst weitgehenden Einschluss in das private, berufliche und soziale Leben zu ermöglichen. Gerade weil im orthopädischen Fachgebiet viele körperlich erheblich behindernde Erkrankungen beinhaltet sind, ist dies eine hohe Forderung an unser Fach, die aus Sicht der Autoren nur durch ein breites Behandlungsspektrum sowohl auf konservativem als auch auf operativem Gebiet zu erfüllen ist.

1.1.4 Zukünftige Entwicklung

Die **Bevölkerungs- und Altersstruktur** wird sich in den nächsten Jahren erheblich ändern. Während im Jahr 2010 noch 18,6 % der Bevölkerung über 60 Jahre alt war, ändert sich dies bis zum Jahr 2070 auf 27,7 % der Bevölkerung. Die Altersgruppe der 65-Jährigen und Älteren wird um 33 % von 16,7 Mio. im Jahr 2008 auf 22,3 Mio. Personen im Jahr 2030 ansteigen. Die Zahl der hoch Betagten über 80 Jahre hatte sich bereits von 1970–2009 verdreifacht (von 1,53 Mio. Menschen auf 4,1 Mio.). Bis 2050 ist davon auszugehen, dass mehr als 10 Mio. Menschen über 80 Jahre unter uns leben. Nach Schätzungen der GKV ist bis 2060 jeder dritte Bundesbürger älter als 65 Jahre. Aufgrund der Tatsache, dass körperliche Behinderungen insbesondere im Alter auftreten, wird dies zu einem erhöhten Bedarf an orthopädischen und rehabilitativen Behandlungen führen. Die Anzahl pflegebedürftiger Menschen wird für das Jahr 2020 bereits mit 2,91 Mio. prognostiziert, im Jahr 2030 rechnet man mit 3,36 Mio. pflegebedürftigen Menschen, von denen eben viele auf Hilfsmittel und rehabilitative Unterstützung angewiesen sein werden.

Weiter zu beachten ist die Entwicklung bei den großen **Volkskrankheiten**. So führen die Stoffwechselstörungen zu einem zusätzlichen Anstieg des Behandlungsbedarfs. Beispielsweise ist beim Diabetes mellitus mit einer weiter steigenden Prävalenz der Erkrankung zu rechnen. Schon jetzt sind 8–10 % der Bundesbürger betroffen, in den Vereinigten Staaten rechnet man im Jahr 2050 damit, dass jeder dritte bis fünfte US-Bürger an einem Diabetes mellitus leidet. Weltweit wird 2025 bereits mit einer geschätzten Zahl von 300 Mio. Diabetikern gerechnet. Aufgrund der Probleme mit den Folgeerscheinungen dieser Erkrankung, insbesondere dem diabetischen Fußsyndrom steigt hierdurch erwartungsgemäß auch die Anzahl an Amputationen und Behinderungen, derzeit hat ein Diabetiker gegenüber der Normalbevölkerung ein 40-fach höheres Amputationsrisiko mit folgendem Rehabilitationsbedarf.

Unter den sich verändernden Bevölkerungsstrukturen und auch unter dem Aspekt des zunehmenden Diktates der Ökonomisierung in der Medizin stieg die Anzahl an operativen Versorgungen mit Endoprothesen in den letzten Jahren, letztendlich aber auch die Zahl an Komplikationen nach derartigen Eingriffen mit der dann erforderlichen Notwendigkeit einer Rehabilitation nach neuen Eingriffen.

Insgesamt ist somit gerade unter dem Aspekt der demographischen Entwicklung mit einem deutlichen Anstieg an Rehabilitationsbedarf zu rechnen.

Fazit
Jede Rehabilitation mit Umsicht ist schon jetzt nur eine Rehabilitation mit Weitsicht! Eine Zukunft der Rehabilitation ohne Weitsicht ist nicht vorstellbar.

1.2 Situation in Deutschland

H. Montanus

Medizinische Rehabilitationsbehandlungen können ambulant oder stationär erbracht werden. Sie werden als sog. **Anschlussrehabilitationen** (AR) als eine sich an ein akutmedizinisches Behandlungsverfahren anschließende Heilbehandlung oder zeitlich unabhängig von der akutmedizinischen Behandlung als sog. **allgemeines Heilverfahren** (AHV) bei chronischen Erkrankungen durchgeführt.

Ambulante oder stationäre Nachsorgeangebote ergänzen das Spektrum an medizinischen Rehabilitationsleistungen.

1.2.1 Antrag auf medizinische Rehabilitation

Das SGB IX regelt die Leistungen zur medizinischen Rehabilitation (§§ 26 ff.), die Leistungen zur Teilhabe am Arbeitsleben (§§ 33 ff.), unterhaltssichernde und andere ergänzende Leistungen (§§ 44 ff.) und Leistungen zur Teilhabe am Leben in der Gemeinschaft (§§ 55 ff.). Diese Vorschriften gelten für alle Träger. Trägerspezifische Bestimmungen sind im SGB III (Arbeitsförderung), SGB V (gesetzliche Krankenversicherung), SGB VI (gesetzliche Rentenversicherung) und SGB VII (gesetzliche Unfallversicherung) niedergelegt. Die Zuständigkeit wird dabei nach dem Prinzip der Risikozuordnung geregelt, welches besagt, dass der derjenige Sozialleistungsträger zuständig ist, der das finanzielle Risiko eines Scheiterns der Rehabilitationsleistung zu tragen hätte. Daher finanziert die gesetzliche Krankenversicherung Leistungen zur Rehabilitation, wenn die Konsequenz einer erfolglosen Rehabilitation eine Pflegebedürftigkeit bedeuten würde, während die gesetzliche Rentenversicherung Rehabilitationsleistungen erbringt, um bei ihren Versicherten eine erhebliche Gefährdung oder Minderung der Erwerbsfähigkeit abzuwenden.

Die medizinische Rehabilitation ist dabei Teil einer Behandlungskette und repräsentiert die dritte Säule der Gesundheitsversorgung.

> ❯ Leistungen zur medizinischen Rehabilitation sind antragspflichtig.

Sie können zu Lasten der gesetzlichen Krankenversicherung immer nur auf Antrag des Versicherten erbracht werden (Leistner u. Beyer 2005; Augurzky et al. 2011).

Ist der Patient rentenversichert und im erwerbsfähigen Alter wird der Antrag auf medizinische Rehabilitation direkt beim Träger der **gesetzlichen Rentenversicherung** gestellt. Ein solcher Antrag auf medizinische Rehabilitation wird jedoch auch von den anderen Leistungsträgern, z. B. Krankenkassen oder der Bundesagentur für Arbeit, entgegengenommen und an den zuständigen Leistungsträger weitergeleitet.

Gemäß dem Prinzip der Risikozuordnung ist die **gesetzliche Unfallversicherung** für Rehabilitationsmaßnahmen zuständig, die infolge eines Arbeitsunfalls und dessen Folgen erforderlich sind.

Weitere mögliche Rehabilitationsträger sind nach § 6 SGB IX die Versorgungsverwaltung, die Bundesagentur für Arbeit, die Träger der Alterssicherung für Landwirte, die Träger der Kriegsopferversorgung sowie Träger der Jugendhilfe und der Sozialhilfe.

Die **soziale Pflegeversicherung** ist selbst kein Rehabilitationsträger, hat jedoch die Aufgabe, bei den zuständigen Leistungsträgern – in der Regel die gesetzliche Krankenversicherung – daraufhin zu wirken, dass alles unternommen wird, um den Eintritt von Pflegebedürftigkeit zu vermeiden (§ 5 Abs. 1 SGB XI). Die Pflegekassen müssen aber nach §§ 31 und 32 SGB XI selbst Leistungen zur medizinischen Rehabilitation erbringen, wenn diese aufgrund einer Einzelfallprüfung geeignet sind, die Pflegebedürftigkeit zu überwinden, zu mindern oder ihre Verschlimmerung zu verhüten und die Leistungserbringung sofort erforderlich ist, der zuständige Rehabilitationsträger aber nicht spätestens vier Wochen nach Antragstellung tätig wird.

Da die soziale Pflegeversicherung somit im Regelfall nur Mitwirkungs- und Beratungsaufgaben gegenüber der Rehabilitationsträgern übernimmt, fehlt im Sozialsystem eine Verknüpfung von Rehabilitation und Pflege. Die Rehabilitation in der Pflege findet nicht statt, obwohl Pflegebedürftigkeit durch präventive und rehabilitative Maßnahmen verhindert, verzögert oder vermindert werden könnte. Hier gilt also nicht das Prinzip, dass Rehabilitation von dem Träger finanziert werden soll, der vom Erfolg der Rehabilitation profitieren könnte. Auch die finanziellen Anreize des Pflegeerweiterungsgesetzes (PfWG) von 2008 waren nicht geeignet, Rehabilitationen in der Pflege zu etablieren.

Besondere Regelungen gelten für die Beantragung einer **onkologischen Rehabilitation**, für die die Rentenversicherung als Kostenträger bestimmt ist, und für das Verfahren der **neurologischen Rehabilitation**. Letztere ist in vier Phasen gegliedert, wobei die Phase A die Akutbehandlung und die Phase B eine oft auch in Akutkrankenhäusern durchgeführte Frührehabilitation, bezeichnen. Die postprimäre Rehabilitation C und D sind die neurologischen Anschlussheilbehandlungen in Rehabilitationskliniken. Es schließen sich die Phasen E und F an für die Nachsorge und die Teilhabe.

Im Unterschied zu dieser neurologischen Rehabilitation und auch zu **psychosomatischen Rehabilitationsbehandlungen** ist die Rehabilitationsdauer für somatische Erkrankungen wie in der Orthopädie nach Inkrafttreten der Vorschriften des Wachstums- und Beschäftigungsförderungsgesetzes (WFG) am 01. Januar 1997 begrenzt (Linsen 2007). So beträgt die Regeldauer der medizinischen Rehabilitation bei den meisten somatischen Indikationen 21 Tage. Das gleiche Gesetz verlängerte die Wiederholungsfrist für medizinische Leistungen zur Rehabilitation auf vier Jahre.

Für Rehabilitationsleistung gibt es kein einheitliches Vergütungssystem. Kostensätze werden als pauschalierte oder tagesgleiche Vergütung von jedem Leistungserbringer mit jedem Leistungsträger individuell ausgehandelt. In der Regel liegen die Tagessätze nicht über 130 €, teilweise deutlich darunter.

Nach § 14 SGB IX müssen Rehabilitationsanträge fristgerecht bearbeitet werden. Werden diese Fristen nicht eingehalten, können sich die Leistungsberechtigen unter bestimmten Voraussetzungen die erforderlichen Rehabilitationsmaßnahmen selbst organisieren und der Träger muss die Aufwendungen dafür erstatten (§ 15 SGB IX).

Der Antrag auf Kostenübernahme für medizinische Rehabilitation kann von niedergelassenen und in Akutkrankenhäusern tätigen Ärzten für den Patienten gestellt und begründet werden.

Medizinische Rehabilitationsleistungen in der Kostenträgerschaft der gesetzlichen Krankenversicherung können verordnet werden, wenn erkennbar ist, dass mit den Mitteln der kurativen Versorgung und deren Kombinationen das Behandlungsziel nicht zu erreichen ist und nach

§ 11 Abs. 2 SGB V ein Anspruch des Versicherten besteht: „Versicherte haben Anspruch auf Leistungen zur medizinischen Rehabilitation sowie auf unterhaltssichernde und andere ergänzende Leistungen, die notwendig sind, um eine Behinderung oder Pflegebedürftigkeit abzuwenden, zu beseitigen, zu mindern, auszugleichen, ihre Verschlimmerung zu verhüten und ihre Folgen zu mindern." (Rebscher u. Eusterholz 2012).

Die im Sozialgesetz hinterlegte gesetzgeberische Definition des Begriffes „Behinderung" als eine voraussichtlich länger als 6 Monate dauernde Abweichung von dem für das Lebensalter typischen Zustand ist Auslöser für diese Rehabilitationsleistungen, steht aber im Widerspruch zur Forderung nach einer rechtzeitigen und daher auch frühzeitigen rehabilitativen Intervention und der komplexen biopsychosozialen Betrachtungsweise der ICF.

Der gemeinsame Bundesausschuss hat nach § 92 Abs. 1 Satz 2 Nr. 8 SGB V Rehabilitationsrichtlinien verabschiedet, die am 01.04.2004 in Kraft getreten sind.[6) Sie bilden die Grundlage für die Einleitung und Verordnung von Leistungen zur medizinischen Rehabilitation zu Lasten der gesetzlichen Krankenversicherung durch den Vertragsarzt.

Das Krankenversicherungsrecht sieht dabei eine Stufenfolge mit Vorrang aller medizinischen Maßnahmen der ambulanten Akutversorgung vor. Wenn diese Maßnahmen für die Behandlung im Einzelfall nicht erfolgversprechend sind, kommen zunächst ambulante, später stationäre Maßnahmen der Rehabilitation in Betracht. Hierdurch ergibt sich das Problem der nicht fachgerechten Verweisung der Versicherten auf eine weitere, aber nicht zielführende akutmedizinische Behandlung, die im Widerspruch zum Grundsatz „Rehabilitation vor Pflege" stehen kann.

Alle Vertragsärzte können Leistungen zur medizinischen Rehabilitation einleiten, aber nur solche mit besonderer Qualifikation gemäß dieser Rehabilitationsrichtlinie können auch Leistungen zur medizinischen Rehabilitation verordnen. Diese qualifizierten Vertragsärzte haben Kenntnisse der ICF als konzeptionelles und begriffliches Bezugssystem und können auf dem einheitlichen Formular (Formular der kassenärztlichen Vereinigung zur Verordnung von medizinischen Leistungen zur medizinischen Rehabilitation, Muster 61, Teil A bis D) den Rehabilitationsbedarf sachgerecht begründen und die Rehabilitation verordnen. Auf der Webseite der kassenärztlichen Bundesvereinigung ► www.kbv.de sind qualifizierte Vertragsärzte gelistet.

Die Einführung dieser Lotsen für den Zugang in das rehabilitative Versorgungssystem ist ebenso zu begrüßen wie die fundierte Klärung des Rehabilitationsbedarfes unter Benutzung einer einheitlichen Terminologie im ICF-System. Allerdings ist auch seit 2004 ein erheblicher Rückgang von Verordnungen medizinischer Rehabilitationsleistungen durch Vertragsärzte zu erkennen, der wohl nicht allein am tatsächlichen Bedarf orientiert, sondern dieser neu geschaffenen Hürde für den Zugang zu Rehabilitationsleistungen geschuldet ist.

Für Krankenhausärzte sind die genannten Rehabilitationsrichtlinien nicht bindend, da hier die Besonderheiten der **Anschlussrehabilitation** gelten. In Kenntnis des regelhaft auftretenden Behandlungsbedarfes nach größeren operativen Eingriffen oder der gesundheitlichen Ausnahmesituation stationär behandelter Patienten initiiert der Krankenhausarzt in Zusammenarbeit mit dem im Krankenhaus tätigen Sozialdienst die Anschlussrehabilitation. Für einige Indikationen, insbesondere sind hier auch orthopädische Operationen (z. B. Endoprothetik) zu nennen, sind Anschlussrehabilitationen regelhaft in deren Therapieverlauf integriert.

So werden Anschlussrehabilitationen vor oder nach dem operativen Eingriff mit dem Patienten besprochen und der Versicherte in den Entscheidungsprozess zur Anschlussrehabilitation einbezogen. Die geplante Anschlussrehabilitation ist für den Versicherten durch Unterschrift zustimmungspflichtig. Anschlussrehabilitationen müssen spätestens zwei Wochen nach Krankenhausentlassung angetreten werden, es sei denn, Krankenhaus und Leistungsträger der Rehabilitation stimmen eine verzögerte Anschlussrehabilitation ab, weil diese z. B. wegen orthopädischer Eingriffe mit der Notwendigkeit einer Ruhigstellung des Operationsgebietes erst in einem längeren zeitlichen Abstand zum akutmedizinischen Eingriff sinnvoll ist.

Die Krankenkasse muss den Antrag zur medizinischen Rehabilitation innerhalb von zwei Wochen bearbeiten und ihre Zuständigkeit überprüfen. Wird von der Krankenkasse erkannt, dass ein anderer Sozialleistungsträger zuständig ist, leitet die Krankenkasse den Antrag weiter. Sollte die Zuständigkeit nicht innerhalb von 14 Tagen geklärt werden können, muss die Krankenkasse die Rehabilitation auf eigene Kosten durchführen.

❯ **Die Verordnung einer medizinischen Rehabilitation zu Lasten der GKV ist genehmigungspflichtig durch die Krankenkasse. Die Krankenkassen sind verpflichtet, die Notwendigkeit von Leistungen zur medizinischen Rehabilitation in Stichproben durch den medizinischen Dienst prüfen zu lassen.**

Beantragte Verlängerungen einer Rehabilitation sollen regelhaft durch den MDK überprüft werden. Die Grundlagen dazu bilden die „Richtlinien über Umfang und Auswahl der Stichproben bei der Begutachtung durch den medizinischen Dienst der Krankenversicherung und Ausnahmen davon" nach § 75 Abs. 2 Nr. 1 SGB V sowie die Begutachtungs-Richtlinie „Vorsorge und Rehabilitation".

1.2.2 Wunsch- und Wahlrecht

Das Prinzip der Teilhabe endet nicht vor dem Mitbestimmungs- und Mitwirkungsrechten und -pflichten des Versicherten.

Gemäß § 40 Abs. 3 Satz 1 SGB V entscheidet die Krankenkasse, in welcher Klinik die beantragte Rehabilitationsleistung erbracht wird. Die gleiche Entscheidungsbefugnis wird für den Rentenversicherungsträger in § 15 SGB VI festgeschrieben. Die zu beauftragenden Kliniken müssen ihre grundsätzlich Eignung durch Abschluss eines Versorgungsvertrages nach § 111 SGB V bzw. eine Zertifizierung nach § 20 Abs. 2a SGB IX dokumentieren.

Die Krankenkasse wählt nach § 19 Abs. 4 SGB IX die Rehabilitationsklinik aus, die die beantragte Leistung am besten erbringen kann. Bei dieser Entscheidung muss der Rehabilitationsträger auch die Wünsche des Versicherten berücksichtigen. Dieses sog. Wunsch- und Wahlrecht ergibt sich aus den §§ 33 Abs. 1 SGB I und 9 Abs. 1 Satz 1 SGB IX. Nach § 9 SGB IX muss den berechtigten Wünschen des leistungsberechtigten Patienten entsprochen werden insbesondere unter Berücksichtigung der folgenden Aspekte:

- persönliche Lebenssituation,
- Alter, Geschlecht, Familie,
- religiöse und weltanschauliche Bedürfnisse,
- behinderte Mütter und Väter bzw. behinderte Kinder.

Weiterhin sind nach § 33 SGB I die Leistungsfähigkeit, der Bedarf und persönliche und örtliche Verhältnisse besonders zu berücksichtigen.

Sofern medizinische Gründe für die Wahl einer Rehabilitationseinrichtung mit Versorgungsvertrag ausschlaggebend und hinreichend belegt sind, muss die Krankenkasse in ihrer Auswahlentscheidung diesen Wünschen folgen (Urteil des LSG Hessen, AZ: L 1 KR 2/05). In diesen Fällen hat der Patient ein Recht auf Behandlung in einer bestimmten Klinik. Gutachterliche Feststellungen des Kostenträgers, z. B. auch des MDK haben dabei grundsätzlich nicht mehr Gewicht als die qualifizierten Stellungnahmen der behandelnden Ärzte (Richtlinie über Leistungen zur medizinischen Rehabilitation).

Die Krankenkasse ist allerdings auch gehalten, das Wirtschaftlichkeitsgebot aus § 12 SGB V zu beachten, welches besagt, dass die finanzierte Leistung ausreichend, zweckmäßig und wirtschaftlich im engeren Sinne sein muss, so dass das Maß des Notwendigen nicht überschritten wird. Eine Leistung ist ausreichend, wenn sie den Mindeststandard erfüllt und zweckmäßig, wenn durch sie ein Behandlungserfolg erwartet werden kann.

Da jedoch ein Versorgungsvertrag nach § 111 Abs. 2 SGB V nur mit solchen Rehabilitationseinrichtungen geschlossen werden darf, die eine wirtschaftliche Versorgung des Patienten sicherstellen, sollte die Beachtung des Wirtschaftlichkeitsgebotes nicht nochmals im Rahmen des Auswahlermessens nach § 40 SGB V beurteilt werden müssen (Fuhrmann 2007).

Bei der Auswahl zwischen zwei oder mehr in gleicher Weise geeigneten, die gleichen Leistungen anbietenden Einrichtungen muss grundsätzlich diejenige beauftragt werden, die die günstigsten Vergütungssätze anbietet (Urteil des Bundessozialgerichtes BSG 2012).

Aus dem für die GKV geltenden Sachleistungsprinzip folgt, dass die Krankenkasse zur vollständigen Finanzierung der Leistungserbringung verpflichtet ist.

Der Versicherte kann daher nicht zum Ausgleich von Mehrkosten für die Rehabilitation in einer Einrichtung mit Versorgungsvertrag verpflichtet werden (BSG-Urteil 07.05.2013).

Für eine erfolgreiche Ausübung des Wunsch- und Wahlrechtes sollte der verordnende Arzt die Notwendigkeit der Behandlung in einer bestimmten Klinik medizinisch begründen, hierzu kann das Verordnungsformular genutzt werden (i. E. Teil A „Besondere Anforderungen an die Rehabilitationseinrichtung", B. „Inhaltliche Schwerpunkte"; C. „Zum Erreichen des individuellen Rehabilitationsziels werden folgende Maßnahmen vorgeschlagen"; Teil D, IX. „Sonstige Angaben", X. „Zusammenfassende Wertung"). Im Abschnitt F („Besondere Hinweise") kann außerdem der berechtigte Wunsch des Patienten auf Behandlung in einer bestimmten Klinik nach den oben genannten Kriterien begründet werden. Es empfiehlt sich, eine ausführlichere Begründung zur „Verordnung von medizinischer Rehabilitation" als Anlage beizufügen. Konsiliarische Unterstützung durch Rehabilitationsmediziner kann hierfür eingeholt werden.

Wenn das Wunsch- und Wahlrecht des Versicherten dennoch nicht beachtet wird, kann gegen die Entscheidung der Krankenkasse Widerspruch, danach Klage und in eilbedürftigen Fällen ein Antrag auf einstweilige Anordnung eingereicht werden.

Unter den Voraussetzungen des § 15 SGB IX hat der Versicherte die Möglichkeit, die Rehabilitationsmaßnahme auch auf eigene Kosten anzutreten und eine Erstattung der Kosten zu verlangen, wenn der Leistungsträger über den Antrag nicht innerhalb der in § 14 Abs. 2 genannten Fristen entscheidet oder seine Entscheidungsgründe nicht ausreichend oder zutreffend sind. Der Leistungsberechtigte sollte dem Rehabilitationsträger eine angemessene Frist setzen mit der Ankündigung, sich nach deren Ablauf die erforderliche Leistung selbst zu beschaffen.

Die Begutachtungs-Richtlinie „Vorsorge und Rehabilitation" führt aus: „Im Leistungsbescheid zur Verordnung von Rehabilitationsleistungen ist die Krankenkasse verpflichtet, dem Leistungsberechtigten schriftlich zu begründen, warum sie deren Wünschen bei der Leistungsentscheidung nicht entsprochen hat. Hierzu ist die Krankenkasse gegebenenfalls auf die Unterstützung des MDK angewiesen. Berechtigte Wünsche der Leistungsberechtigten sollten auch im Begutachtungsprozess berücksichtigt werden." (Medizinischer Dienst des Spitzenverbandes Bund der Krankenkassen e. V. 2012)

Es sollte die Aufgabe der von den Krankenkassen eingesetzten sog. **Fall- oder Rehabilitationsmanager** sein, möglichst frühzeitig Hinweise auf Rehabilitationsbedarf von Versicherten zu sammeln, Versicherte und Behandler zu beraten und medizinische Rehabilitation zu empfehlen.

Der Medizinische Dienst der Krankenkassen kann z. B. im Rahmen einer Pflegebegutachtung eine medizinische Rehabilitation empfehlen.

§ 9 Abs. 1 SGB VI etabliert für die gesetzliche Rentenversicherung den Grundsatz „**Rehabilitation vor Rente**". Das Ziel der von der gesetzlichen Rentenversicherung durchgeführten Rehabilitation ist primär, den Auswirkungen einer Krankheit entgegenzuwirken und ein vorzeitiges Ausscheiden des Versicherten aus dem Erwerbsleben zu verhindern.

Die Rentenversicherungen führen Rehabilitationsmaßnahmen mit dem primären Ziel der Verhinderung von Erwerbsunfähigkeit durch. Unter dem Primat der Teilhabe soll der Rehabilitand jedoch die Möglichkeit zur Integration in alle, also auch private Lebenssituationen erhalten.

Neben den Leistungen zur medizinischen Rehabilitation können gemäß § 5 SGB IX durch die Träger der gesetzlichen Rentenversicherung auch Leistungen zur Teilhabe am Arbeitsleben, zur Teilhabe am Leben in der Gemeinschaft und unterhaltssichernde sowie andere ergänzende Leistungen erbracht werden.

Gewährt die gesetzliche Rentenversicherung Leistungen zur medizinischen Rehabilitation, müssen die folgenden Bedingungen erfüllt sein:

- persönliche Voraussetzungen nach § 10 SGB VI,
- versicherungsrechtliche Voraussetzungen nach § 11 SGB VI,
- Fehlen von Ausschlussgründen nach § 12 SGB VI.

Persönliche Voraussetzungen sind gegeben, wenn die Erwerbsfähigkeit wegen Krankheit erheblich gefährdet oder gemindert ist und durch Leistungen zur medizinischen Rehabilitation diese Einschränkungen abgewandt oder wesentlich gebessert werden können. Als Erwerbsfähigkeit ist die Fähigkeit zu verstehen, seinen bisherigen Beruf dauerhaft auszuüben (BSG-Urteil vom 28.02.1980).

Eine **verminderte Erwerbsfähigkeit** liegt vor, wenn die Leistungsfähigkeit im Erwerbsleben nicht unwesentlich eingeschränkt ist und der Versicherte dadurch nicht mehr in der Lage ist, seinen Beruf normal auszuüben.

Eine **Behinderung** gemäß der genannten Definition oder Krankheit muss „als wesentliche Bedingung die Erwerbsfähigkeit gefährden oder mindern". Es ist zu beachten, dass der hier verwendete Begriff der Erwerbsfähigkeit nicht identisch ist mit dem rentenrechtlichen Begriff der Erwerbsminderung im Sinne von § 43 SGB VI.

Eine weitere wichtige Bedingung ist, dass die Rehabilitationsleistung **erfolgversprechend** ist. Durch den Rentenversicherungträger muss eine positive Prognose abgeschätzt werden unter Wertung der medizinischen Fakten, der persönlichen Verhältnisse des Versicherten und seiner Motivation und Mitwirkungsbereitschaft.

Versicherungsrechtliche Voraussetzungen sind grundsätzlich gegeben, wenn der Versicherte bei Antragstellung eine Rente wegen verminderter Erwerbsfähigkeit bezieht oder eine Wartezeit von 15 Jahren erfüllt hat. Auf diese Wartezeit werden Beitragszeiten, Kindererziehungszeiten und Erwerbszeiten angerechnet.

Versicherungsrechtliche Voraussetzungen sind auch erfüllt, wenn der Versicherte in den letzten zwei Jahren vor Antragstellung mindestens sechs Monate mit Pflichtbeitragszeiten belegt hat und vermindert erwerbsfähig ist oder dies in absehbarer Zeit zu erwarten und dabei die allgemeine Wartezeit von fünf Jahren abgelaufen ist.

Die Zuständigkeit eines anderen Trägers, eine beantragte oder bezogene Altersrente, Leistungen bis zum Beginn einer Altersrente, Versicherungsfreiheit wegen Erreichen der Altersgrenze oder andauernder Strafvollzug gelten als Ausschlussgründe.

Leistungen zur medizinischen Rehabilitation sind für die Rentenversicherungträger Ermessensleistungen, d. h. der Rentenversicherungträger bestimmt, ob und wie er die Leistungen erbringt. Dabei hat er aber die gesetzlichen Grenzen des Ermessens einzuhalten, d. h. wenn die genannten gesetzlichen Voraussetzungen für eine Leistung zur medizinischen Rehabilitation vorliegen, ist die Leistung auch zu bewilligen (Keck 2012).

Auch der Rentenversicherer berücksichtigt berechtigte Wünsche der Versicherten, hat jedoch dabei des Wirtschaftlichkeitsgebot des § 13 SGB VI zu beachten.

Leistungen zur medizinischen Rehabilitation zu Lasten der Rentenversicherungsträger sind antragspflichtig oder können im Ausnahmefall von Amtswegen erbracht werden. Die Zustimmung der Versicherten gilt dann als Antrag. Auch im Rahmen der gesetzlichen Rentenversicherung haben die Rehabilitationsträger für den Antrag innerhalb von 14 Tagen nach Eingang die Zuständigkeit festzustellen oder müssen diesen weiterleiten.

Versäumt der Rehabilitationsträger die zuständigkeitsgemäße Weiterleitung innerhalb dieser 14-Tage-Frist, so wird er automatisch zuständiger Rehabilitationsträger und muss den Rehabilitationsbedarf innerhalb von drei Wochen nach Antragseingang entscheiden.

Es darf dann ein neues Gutachten zur Feststellung des Rehabilitationsbedarfes eingeholt werden, die Entscheidung muss zwei Wochen nach Eingang des Gutachtens getroffen werden.

Von der Webseite ▶ www.deutsche-rentenversicherung. de können Formulare und Antragspakete geladen werden.

Der Rehabilitationsantrag kann beim zuständigen Leistungsträger – und gemäß § 16 SGB I auch bei allen anderen Sozialleistungsträgern, bei den Gemeinden und den amtlichen Vertretungen der Bundesrepublik Deutschland im Ausland eingereicht werden.

1.2.3 Medizinische Rehabilitation: ambulant oder stationär?

Seit dem 01.07.2001 wurde durch § 19 Abs. 2 SGB IX festgeschrieben, dass Rehabilitationsleistungen unter Berücksichtigung der individuellen Umstände auch ambulant erbracht werden können, wenn die ambulanten Rehabilitationsleistungen im Einzelfall geeignet sind, die Ziele zu erreichen.

❯ Rechtlich sind seitdem ambulante und stationäre Rehabilitationen gleichgestellt. Dabei gilt wie in der Krankenversorgung der Grundsatz „ambulant vor stationär" (§ 39 Abs. 1 Satz 2 SGB V).

Ambulante Rehabilitationen können sowohl in stationären als auch in eigenständigen ambulanten Einrichtungen angeboten werden. Der Vorrang der ambulanten Versorgung kann schwerpunktmäßig in den Ballungsräumen realisiert werden, da die Fahrzeiten der Rehabilitanden akzeptabel bleiben müssen.

❯ Als grundsätzliche Voraussetzung für die Durchführung einer ambulanten Rehabilitation wird eine Erreichbarkeit der Rehabilitationseinrichtung in maximal 45 Minuten Fahrzeit angesehen.

Die Wegefähigkeit der Patienten wird vorausgesetzt (öffentliche Verkehrsmittel, Treppen, Gehstrecken bis zu einem Kilometer). Auch die häusliche Versorgung der Versicherten muss während der Rehabilitationsdauer sichergestellt sein.

Gerade die orthopädische Rehabilitation bildet einen Schwerpunkt der ambulanten Rehabilitation mit etwa 2/3 aller ambulanten Leistungen. Im Jahre 2008 wurden bereits 17 % aller orthopädischen Rehabilitationsleistungen ambulant erbracht (Mohrfeld et al. 2011).

Grundsätzlich ist auch das Behandlungskonzept der ambulanten Rehabilitation am psychosozialen Krankheitsfolgemodell entwickelt. Die Anforderungen an die ambulante Rehabilitation orientieren sich am Standard der stationären Rehabilitation. Die Bundesarbeitsgemeinschaft für Rehabilitation hat 2004 Rahmenempfehlungen zur ambulanten medizinischen Rehabilitation veröffentlicht (▶ www.bar-frankfurt.de).

Die Deutsche Rentenversicherung definiert die Rehabilitationsziele der ambulanten Rehabilitation analog zur stationären medizinischen Rehabilitation und führt die ambulante Rehabilitation auch grundsätzlich ganztägig durch, d. h. mindestens sechs Stunden Therapiedauer (DRV-Grundsätze und Anwendungsempfehlungen der gesetzlichen Rentenversicherung zur ambulanten medizinischen Rehabilitation).

Es konnte nachgewiesen werden, dass die ambulanten Rehabilitationseinrichtungen die von der BAR geforderten Ausstattungsmerkmale aufweisen, um die Anforderungen an das therapeutische Angebot zu erfüllen. Sie unterscheiden sich dabei kaum von den Ausstattungsmerkmalen stationärer Einrichtungen.

Allerdings sind die Unterschiede zwischen den ambulanten Einrichtungen insgesamt größer als im Vergleich zur stationären Rehabilitation. Auch ist das interne Qualitätsmanagement der oft kleineren ambulanten Rehabilitationseinrichtungen weniger ausgebaut (Farin 2007; Nischan et al. 2003; Baumgarten et al. 2008; Dietsche et al. 2002; Bürger et al. 2002).

Die behandelten Patienten in den ambulanten Rehabilitationseinrichtungen weisen keinen signifikant niedrigeren Grad an Multimorbidität und Schwere der Erkrankungen und psychosozialen Belastungen auf als sie in der stationären Rehabilitation zu finden sind.

Die Behandlungsergebnisse und die Patientenzufriedenheit sind in ambulanter und stationärer Rehabilitation vergleichbar.

Die erforderlichen täglichen Fahrten zur Rehabilitation werden von den Teilnehmern der ambulanten Rehabilitation als typische Belastung empfunden.

1.2.4 Qualität in der Rehabilitation

Für die medizinische Rehabilitation ist ein duales System von Qualitätssicherung und Qualitätsmanagement etabliert (Bürgy 2012).

Die einrichtungsübergreifende, **externe Qualitätssicherung** ist Aufgabe der Rehabilitationsträger. DRV und GKV haben Qualitätssicherungsprogramme entwickelt.

§ 20 SGB IX verpflichtet die Leistungserbringer zur Einführung eines anrechtsbezogenen Qualitätsmanagements. Eine diesbezügliche Zertifizierung ist seit 2009 verpflichtend für stationäre medizinische Rehabilitationseinrichtungen. Einrichtungen ohne Zertifikat dürfen nicht mehr durch gesetzliche Kostenträger belegt werden.

Zahlreiche Studien haben die Effekte der medizinischen Rehabilitation nachgewiesen. Da ein Rechtsanspruch auf Rehabilitation besteht, ist die Bildung von Kontrollgruppen, die keine Rehabilitationsmaßnahme erhalten, schwierig. So finden sich in der Rehabilitationsforschung häufig Kohortenstudien und Vorher-/Nachher-Vergleiche.

Eine Wirksamkeitsstudie mit experimentellem Vergleichsstudiendesign und Randomisierung in Therapie und Vergleichsgruppen vergleicht die Ergebnisse bei der Behandlung chronischer Rückenschmerzen (Jäckel et al. 1990).

Hier konnte die Wirksamkeit einer stationären Rehabilitation bei Patienten mit chronischen Rückenschmerzen nachgewiesen werden (Rische 2006).

Eine Studie zum Kosten-Nutzen-Verhältnis von Rehabilitationen konnte nachweisen, dass Rehabilitanden der DRV-finanzierten medizinischen Rehabilitation des Jahres 1997 in Bezug auf ihren sozialmedizinischen Status im Jahre 2000 deutlich positive Effekte aufwiesen.

Bei den von einer Frühberentung bedrohten Rehabilitanden blieben 18 % mehr innerhalb von 5 Jahren im Erwerbsleben, wenn sie eine medizinische Rehabilitationsmaßnahme durchliefen.

1.2.5 Nachsorge

Die ambulant oder stationär durchgeführte Anschlussrehabilitation oder das allgemeine Heilverfahren werden ergänzt durch ambulante oder stationäre Nachsorgeangebote unterschiedlicher Kostenträger.

Für orthopädische Patienten der Rentenversicherung ist z. B. das **Programm der Intensivierten Rehabilitations-Nachsorge** (IRENA) der DRV Bund relevant. Diese Leistungen können im Zeitraum von maximal 12 Monaten nach Abschluss der vorhergehenden ambulanten oder stationären Rehabilitationsleistung durchgeführt werden.

Die Therapiefolge kann dabei kontinuierlich, initial verdichtet oder intervallartig gestaltet sein, damit sie optimal für die Rehabilitanden realisiert werden kann (▶ www.deutsche-rentenversicherung.de).

Speziell für den orthopädischen Indikationsbereich sind von einigen Kostenträgern auch andere Nachsorgeangebote etabliert worden, wie Einzelkrankengymnastik, medizinische Trainingstherapie oder Muskelaufbautraining. Diese physiotherapeutischen oder trainingsbezogenen Maßnahmen müssen zeitnah nach dem Abschluss der medizinischen ambulanten oder stationären Rehabilitation beginnen und sind auf die ersten 8 Wochen in der Nachsorge limitiert. Derzeit werden die unterschiedlichen Verfahren innerhalb der Rentenversicherung harmonisiert, so dass in Zukunft Deutschland weit einheitliche Nachsorgeverfahren vorliegen werden.

Bei längerer Krankheitsdauer kann eine **stufenweise Wiedereingliederung** nach § 28 SGB IX bzw. § 74 SGB V sinnvoll sein. Dies ist eine übergreifende Kooperation von Renten- und Krankenversicherung, Rehabilitationseinrichtung, Hausarzt und Betrieb.

Eine stufenweise Wiedereingliederung kann direkt im Anschluss an eine medizinische Rehabilitationsleistung vom Rentenversicherungträger bewilligt werden oder bei weiter fortgeführter längerfristiger Arbeitsunfähigkeit durch die gesetzliche Krankenversicherung.

Probleme bei der Wiedereingliederung am Arbeitsplatz können durch diese stufenweise Wiedereingliederung oft gut überwunden werden. Die stufenweise Wiedereingliederung stellt für alle Beteiligten ein sinnvolles und kosteneffektives Instrument dar.

1.2.6 Rehabilitationssport auf Vereinsbasis

Der verordnungsfähige Rehabilitationssport und die Teilnahme an indikationsspezifischen Übungsgruppen sind als ergänzende Leistungen zur medizinischen Rehabilitation und zur Teilhabe am Arbeitsleben nach § 44 SGB IX ein effektives Instrument zur Sicherung des Rehabilitationserfolges und zur Erreichung von Nachhaltigkeit im Nachsorgekonzept.

Die gesetzlichen Rehabilitationsträger haben hier nach Beratung auf Ebene der Bundesarbeitsgemeinschaft für Rehabilitation (BAR) und gemeinsam mit dem Deutschen Behindertensportverband (DBS), der Deutschen Gesellschaft für Prävention und Rehabilitation von Herz- und Kreislauferkrankungen (DGPR) und der Deutschen Rheuma-Liga (DRL) die Durchführung von Rehabilitationssport und Funktionstraining geregelt.

Diese Rahmenvereinbarung trat am 01.10.2003 in Kraft und gilt ab dem 01.01.2011 aktuell in der überarbeiteten Fassung (▶ www.bssa.de/index.ptrp/download_file/64/99/). Hiernach besteht für den Versicherten ein Anspruch auf ergänzende Leistungen zur ambulant oder stationär erfolgten Rehabilitation gemäß § 44 Abs. 1 SGB I. Ergänzende Leistungen zur medizinischen Rehabilitation sind über Vertragsärzte verordnungsfähig.

> ❯ **Ziele des Rehabilitationssportes sind es, mit Mitteln des Sportes Ausdauer und Kraft zu stärken, Koordination und Beweglichkeit zu bessern sowie das Selbstbewusstsein zu stärken und Hilfe zur Selbsthilfe zu geben.**

Die Leistungserbringung im Bereich Stütz- und Bewegungsorgane erfolgt durch den Deutschen Behindertensportverband. Für die Umsetzung in zertifizierten

Tab. 1.2 Unterschiedliche globale Rehabilitationsziele

Renten- versicherungsträger	Unfallversicherungs- träger	Krankenversicherung	Pflegeversicherung	Patient
Reintegration ins Erwerbsleben	Reintegration ins Erwerbsleben	Möglichst weitgehende Wiederherstellung der Gesundheit	Verbesserung der Pflegesituation	Individuelle Rehabilitationsziele
Wiederherstellung bzw. Erhalt der Arbeitsfähigkeit	Wiederherstellung bzw. Erhalt der Arbeits- fähigkeit		Verminderung der Behinderung und des pflegerischen Betreuungsaufwandes	

Übungsgruppen zeichnen qualifizierte Fachübungsleiter auf Vereinsebene verantwortlich.

Sind nach Ablauf des Verordnungszeitraumes weiterhin Bewegungsübungen unter Anleitung sinnvoll, kann bei entsprechender Motivation und Eigeninitiative des Rehabilitanden durch eine freiwillige Mitgliedschaft im Reha-Sportverein das Rehabilitationsergebnis langfristig erhalten und nachhaltig verbessert werden.

1.3 Strategie und Steuerung der Rehabilitation

B. Greitemann, V. Stein

Die Behandlungsstrategie der Rehabilitation muss sich zwingend an mehreren Zielen bzw. Zielgruppen orientieren. Einerseits können dies globale Ziele von Patienten und Kostenträgern sein, andererseits aber auch die speziellen, individuellen Ziele, die sich durch den bisherigen Krankheits- oder Behinderungsverlauf entwickeln bzw. ergeben. Diese Rehabilitationsziele sind für die Steuerung des folgenden Rehabilitationsprozesses von entscheidender Bedeutung. Bei den Kostenträgern unterscheiden sich die übergeordneten Ziele gemäß ihrer Aufgaben im gegliederten System (◘ Tab. 1.2).

Die Sichtweise der Rehabilitation orientiert sich dabei im Wesentlichen gemäß der ICF der WHO (▶ Abschn. 1.2) an der Funktion bzw. Störungen funktioneller Art. Ausgehend von den Funktionsstörungen können die für die spätere Rehabilitationsplanung, Rehabilitationszielsetzung und Reintegration wichtigen Aktivitätsbeeinträchtigungen erarbeitet und somit Störungen in der Teilhabe (sowohl im privaten, sozialen als auch beruflichen Bereich) detektiert werden. Funktionelle Störungen, insbesondere aber die hierdurch hervorgerufenen Aktivitätsminderungen sind nicht unerheblich abhängig von personenbezogenen Faktoren, (wie beispielsweise persönlichen Einstellungen, Schmerzverarbeitungsmustern), oder aber auch der Persönlichkeit des Patienten selbst (beispielsweise Durchhaltekraft vs. resignierender Typus, aktiver vs. passiver Typus). Einen weiteren, hierbei nicht unerheblichen Einfluss spielen die Umwelt- oder Kontextfaktoren, die sich nicht nur in der Unterstützung durch Bekannte oder Angehörige, sondern auch durch die örtlichen Umgebungsfaktoren mit bedingen.

Dies sei an einem kleinen Beispiel erläutert:

61-jähriger oberschenkelamputierter Patient, pAVK beidseits, am erhaltenen Bein Stadium IIa:

- Patient 1: wohnhaft Großstadt, Bushaltestelle vor dem Haus, ebenerdige Wohnung, Führerschein vorhanden, verheiratet, lebt mit der Ehefrau in einem Einfamilienhaus = kein Problem mit der Reintegration.
- Patient 2: wohnhaft im ländlichen Bereich in der 3. Etage eines Mehrfamilienhauses, Mietwohnung, kein Führerschein, nächste Bushaltestelle 2 km entfernt = Pflegeproblem.

Bei der Aufnahme des Patienten muss sich demnach der aufnehmende Arzt anhand der funktionellen Störungen orientieren, hieraus Rückschlüsse auf Aktivitätsbeeinträchtigungen ziehen und deren Auswirkungen im privaten, sozialen und beruflichen Umfeld unter Berücksichtigung der personellen und umfeldbezogenen Kontextfaktoren einschätzen. Anhand einer derartigen, detaillierten Analyse erfolgt dann die eigentliche Rehabilitationsplanung.

1.3.1 Erforderliche Basisdiagnostik

Rehabilitationsaufgaben sind neben der Behandlung von geschädigten Körperstrukturen unter funktionellen Gesichtspunkten, insbesondere Überwindung und Kompensation von Funktionsstörungen, die Vermeidung von Folgeproblemen im Bereich der Fähigkeiten, Aktivitäten und der Teilhabe und eine Wiedereingliederung in den Erwerbsprozess oder das private Umfeld. Zusätzliche Aufgaben sind eine gutachterliche Stellungnahme zur Erwerbsfähigkeit oder zur pflegerischen Betreuungssituation. Aus diesen Rehabilitationsaufgaben folgend muss sich dementsprechend der Arzt im Rahmen der Basisdiagnostik bereits auf verschiedenen Ebenen einen Eindruck über die Leistungsfähigkeit des Rehabilitanden verschaffen:

- körperliche Leistungsfähigkeit,
- psychische Leistungsfähigkeit,
- geistige Leistungsfähigkeit,
- soziale Leistungsfähigkeit.

Im Rahmen der Basisdiagnostik erfolgt zunächst eine Sichtung der Vorunterlagen, wobei hier bereits ein kurzer Check-up auch im Hinblick auf die Kongruenz zwischen Diagnosen und durchgeführter bzw. mitgegebener Diagnostik erfolgen sollte. Es schließt sich dann die Untersuchung des Patienten an. Hierbei gliedert sich diese in

- medizinisch-funktionellen Status,
- psychischen und sozialen Status,
- detaillierte Anamnese der spezifischen Arbeitssituation und der Arbeitsmarktchancen des Patienten,
- Abfrage der Kontextfaktoren bzw. der Umweltsituation.

Anamnese

Die detaillierte Anamnese beginnt mit der **aktuellen Beschwerdeaufnahme** einschließlich der Abfrage im Hinblick auf bisher durchgeführte Diagnostik und Therapiemaßnahmen, deren Ergebnisse und deren Erfolge oder Misserfolge. Gerade dieser Schritt ist wichtig, um beispielsweise schon erfolgreich begonnene Therapien in der Rehabilitation fortsetzen zu können und u. a. auch keine Doppeluntersuchungen durchzuführen. Es schließt sich die **Eigenanamnese** mit der Erhebung von relevanten Vorerkrankungen, Risikofaktoren, stattgehabten Eingriffen bzw. Frakturen an, bevor kurz und summarisch auf die **Familienanamnese** eingegangen wird, so sie Bedeutung hat. Generell ist diese im Prinzip nur bei Erkrankungen, die im Hinblick auf die Familienanamnese als Risikoerkrankungen gelten (bestimmte Fettstoffwechselstörungen, Tumorerkrankungen, vererbbare Krankheiten etc.) wichtig.

Viel bedeutsamer ist die Erhebung der **Sozialanamnese** mit Darstellung des Ausbildungsweges und des beruflichen Werdeganges. Besonderes Augenmerk sollte dabei der letzten versicherungspflichtigen Beschäftigung im Hinblick auf eine detaillierte **Arbeitsplatzanamnese** geschenkt werden. Hierbei ist es wichtig eben auch die konkreten Arbeitsbelastungen genau zu beschreiben. Es macht einen erheblichen Unterschied, ob jemand als Schlosser beispielsweise an schweren Maschinenteilen arbeitet oder vielleicht in einem Betrieb im Rahmen einer CNC-Fräser-Tätigkeit eingesetzt ist und nur leichte körperliche Tätigkeiten verrichtet. Es macht ebenso einen Unterschied, ob nur leichtere Gewichte von bspw. 6 kg in gerader Position angehoben werden müssen, oder in vorgebeugter, verdrehter Körperhaltung Lasten angehoben werden müssen.

Im Rahmen der **medikamentösen Anamnese** werden detailliert die letzten Dauermedikationen, aber auch Gebrauchsmedikationen aufgelistet und ggf. schon verordnet.

Klinische Untersuchung

Die klinische Untersuchung gliedert sich in folgende Bestandteile:

- Beobachtung des Patienten beim Gehen,
- Beobachtung während der Entkleidung,
- Beobachtung während der Anamneseerhebung und Untersuchung (u. a. auch Fähigkeit zum Stillsitzen),
- allgemeine klinische Untersuchung am entkleideten Patienten im Sinne einer kompletten körperlichen Untersuchung,
- orientierende Beschreibung der psychischen Situation bzw. psychischer Belastungsfaktoren,
- detaillierte Erhebung der Kontextsituation und Kontextfaktoren.

Anhand des Untersuchungsbefundes und der Anamnese schafft sich der behandelnde Arzt einen Überblick über das Fähigkeitsprofil des Patienten einschl. der Einschränkung der Fähigkeiten, sowie das Anforderungsprofil im beruflichen oder privaten Bereich. Diese werden gegeneinander abgeglichen. Aus diesem Abgleich ergeben sich die konkreten Rehabilitations-Behandlungsfelder.

1.3.2 Rehabilitationsziele

Im Rehabilitationsablauf ist es unabdingbar, dass Rehabilitationsziele konkret erarbeitet und festgelegt werden, diese aber auch sehr konkret mit dem Patienten zusammen durchgesprochen und einvernehmlich vereinbart werden. Dabei dürfen diese Rehabilitationsziele nicht global sein, sondern sollten sich möglichst an konkreten, auch mess- und umsetzbaren Rehabilitationszielen orientieren. Für die Langzeitmotivation in der Rehabilitation ist es sinnvoll, die Rehabilitationsziele dabei nicht „zu hoch zu stecken", sondern sie erreichbar zu planen, ggf. mit Unterzielen, um den Patienten durch das Erreichen eines selbst gesteckten Rehabilitationsziels zu motivieren und Frustrationseffekte über nicht erreichbare, zu hohe Zielsetzungen zu vermeiden. Die Rehabilitationsziele werden während der Rehabilitation selbst im Rahmen der ausgesuchten therapeutischen Behandlungseinheiten wiederum mit Sub-Zielen zu den jeweiligen Rehabilitations- und Hauptzielen untergruppiert und bearbeitet. Hieraus ergibt sich ein stringenter Rehabilitationsablauf, der im Rahmen der regelmäßig stattfindenden Teambesprechungen anhand des Erreichungsgrades der Rehabilitationsziele immer wieder kontrolliert und neu justiert werden muss.

Beispiele für konkrete Rehabilitationsziele:

- Erreichen des 500 m entfernten Lebensmitteldiscounters
- Bewältigen der 15 Treppen ins Obergeschoss

- Erreichen eines höheren Kniebeugungsgrades, um wieder Fahrrad fahren zu können
- Verbesserung der Schulterfunktion, um den Hinterkopf zum eigenständigen Kämmen erreichen zu können
- Stabilisation meiner Rückenmuskulatur, so dass ich wieder mehr als 30 Minuten am Stück auf einem Bürostuhl sitzen kann
- Reduktion meiner Schmerzbelastung auf der VAS-Skala von 8 auf 4
- Reduktion meiner täglichen Schmerzmitteleinnahme

1.4   Spezifische Rehabilitationsdiagnostik

1.4.1   Biomechanik der Gelenkbelastung

P. Augat

Gelenke ermöglichen die Bewegung der Körpersegmente. Die echten Gelenke, oder Diarthrosen, stellen diskontinuierliche Verbindungen zwischen den knöchernen Skelettanteilen dar. Durch die Wirkung der Muskulatur sind die Gelenke in der Lage Kräfte zu übertragen und Bewegungen zu erzeugen. Abhängig von der Gelenkstellung und dem Bewegungszustand des Gelenks wirken auf das Gelenk Reaktionskräfte. Diese müssen von allen Gelenkstrukturen vor allem dem Gelenkknorpel übertragen werden. Bei Überlastung der Gelenke kann es zur Schädigung des Gelenkknorpels bzw. zur Überlastung anderer kraftübertragender Strukturen des Gelenks kommen. Um zu verstehen, wie die Belastung der einzelnen Gelenke zustande kommt, ist es notwendig, deren **Kinematik** (Bewegung) und **Kinetik** (Kräfte und Momente, die die Bewegung erzeugen) zu kennen.

Kinematik der Gelenke

Abhängig von der Art des Gelenks erlauben die verschiedenen Gelenke verschiedene Relativbewegungen zwischen den, durch das Gelenk verbundenen Körpersegmenten (◻ Abb. 1.2). Neben der knöchernen Führung der Gelenke wird der Bewegungsumfang auch durch Bänder, Menisken und durch die Gelenkkapsel beschränkt. Der Bewegungsumfang der Gelenke wird in Bezug auf die anatomischen Körperachsen definiert.

Die Bewegungsumfänge der Gelenke können am einfachsten in einer klinischen Untersuchung bestimmt werden. Es wird zwischen dem aktiven und passiven Bewegungsumfang unterschieden. Der **aktive Bewegungsumfang** ist derjenige, der vom Probanden eigenständig ohne Hilfsmittel erreicht werden kann. Der **passive Bewegungsumfang** ist derjenige, den ein Untersucher durch Manipulation (nicht im Sinne der Chirotherapie) erreicht.

Gelenkarten	Bezeichnung und Beispiele der Gelenkarten
	Kugelgelenk
	Dreiachsig: Flexion/Extension, Ab-/Adduktion, Außen-/Innenrotation
	z.B. Hüftgelenk, Schultergelenk
	Scharniergelenk
	Einachsig: Flexion/Extension
	z.B. Ellenbogen (Ulnarhumeralgelenk)
	Zapfengelenk oder Radgelenk
	Einachsig: Außen-/Innenrotation
	z.B. Radioulnargelenk

◻ **Abb. 1.2** Einschränkung des Bewegungsumfangs durch die knöcherne Formgebung der Gelenke

Gemessen wird der Bewegungsumfang nach der **Neutral-Null-Methode** oder über die Bestimmung des **Bewegungsausmaßes** („range of motion", ROM). Bei Verwendung der Neutral-Null-Methode oder Nulldurchgangsmethode wird die maximale Auslenkung des Gelenks aus der Neutralstellung in beide Richtungen in Winkelgraden angegeben, wobei die Neutralstellung mit 0° bezeichnet wird.

Kinetik der Gelenke

Die Bewegung der Gelenke wird durch Kräfte und Momente erzeugt, die entweder intern (Muskeln) oder extern (Gewicht, Schwerkraft) wirken. Dargestellt werden Kräfte als Vektoren, die über ihren Betrag F und ihre Richtung definiert sind. Greifen die Kräfte in einem gewissen Abstand d von einem Gelenk an erzeugen sie über diesen Hebelarm ein Drehmoment M.

Ursache von Kräften und Momenten sind äußere und innere Kräfte, die auf das Gelenk wirken. Die **äußeren Kräfte** ergeben sich durch das Eigengewicht des Körperteils und zusätzliche äußere Krafteinwirkungen. Die **inneren Kräfte** werden durch die Muskeln erzeugt, die den äußeren Kräften das Gleichgewicht halten oder eine Bewegung der Gliedmaße hervorrufen. In aller Regel sind die Hebelarme der intern wirkenden Muskelkräfte kleiner als die der äußeren Gewichtskräfte.

> Daraus folgt, dass die Kraftwirkung hauptsächlich durch die Größe und die Richtung der Muskelkräfte bestimmt wird.

Im Falle des Gleichgewichts kann aus einer statischen Betrachtung der wirkenden Kräfte und Momente eine

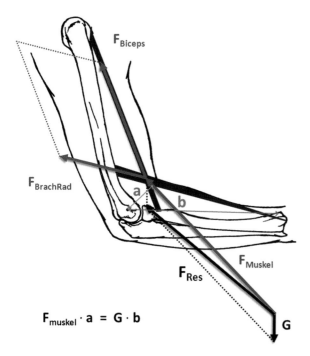

$$F_{muskel} \cdot a = G \cdot b$$

◼ Abb. 1.3 Freikörperdiagramm zur Berechnung der Muskelkräfte und der resultierenden Gelenkbelastung F_{Res} im Ellenbogen beim Halten eines Gewichts G. Die Muskelkraft F_{Muskel} wird durch die Kräfte des Brachioradialis $F_{BrachRad}$ und des Biceps F_{Biceps} erzeugt. Die äußere Gewichtskraft G erzeugt im Ellenbogen über den Hebelarm b des Unterarms ein Moment G·b. Ein entsprechend großes entgegen gerichtetes Moment muss durch die Muskelkraft F_{Muskel} mit dem deutlich kleineren Hebelarm a aufgebracht werden. Für den Ellenbogen in 100° Beugestellung ergibt sich aus dem Verhältnis der Hebelarme von b/a und der Forderung nach einem Momentengleichgewicht, dass die aufzuwendende Muskelkraft F_{Muskel} etwa 9-mal so groß sein muss wie das zu hebende Gewicht G

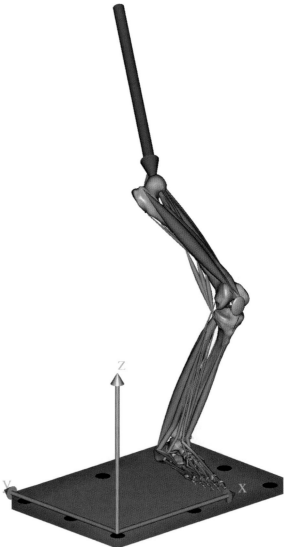

◼ Abb. 1.4 Computermodell zur Berechnung der Muskelkräfte und Gelenkbelastung unter Zuhilfenahme der inversen Dynamik. Die resultierende Belastung des Hüftgelenkes bei einer Kniebeuge resultiert aus der Gewichtsbelastung des Oberkörpers, den Trägheitskräften der bewegten Massen und den internen Muskelkräften der Kniebeuger und -strecker. Die Hauptkomponente der Belastung im Hüftgelenk liegt bei fast allen Belastungen in Richtung der Körperachse (z-Achse)

Berechnung der internen Kräfte durchgeführt werden (◼ Abb. 1.3). Solche Berechnungen erfordern aber in der Regel vereinfachende Annahmen in Bezug auf Anzahl und Kraftrichtung der beteiligten Muskelkräfte. So ist bei der Beteiligung mehrerer Muskeln die Lösung eines Freikörperdiagramms meist nicht mehr eindeutig, da die Verteilung der Kräfte auf die einzelnen Muskelgruppen unbekannt ist. Für die Bestimmung der wirkenden Kräfte während der Bewegung müssen noch die Trägheitskräfte der Körpersegmente berücksichtigt werden. In der Regel erhöhen die Trägheitskräfte die resultierenden Kräfte abhängig von ihrer Masse und der wirkenden Beschleunigung.

Um genauere Kenntnis über die intern wirkenden Kräfte zu erhalten, müssen diese entweder direkt gemessen werden oder über Computersimulationen berechnet werden. Für die direkte Messung der internen Gelenkkräfte stehen Untersuchungen mit instrumentierten Implantaten zur Verfügung. Diese Messungen geben uns wertvolle Auskünfte über die Gelenkbelastungen in Hüfte,

Knie und Schulter unter Alltagsbedingungen. Aber auch diese direkten Messungen aus dem inneren des Körpers geben uns keine Auskunft über die Kräfte, die die einzelnen Muskeln oder Muskelgruppen aufbringen müssen, um die beobachteten Bewegungen zu erzeugen. Dies ist nur über numerische Simulationen möglich, die sich die sog. **inverse Dynamik** zu Nutze machen (◼ Abb. 1.4). Bei der inversen Dynamik werden aus den beobachteten Bewegungen und der Bestimmung der äußeren Kräfte und Momente auf die internen Muskelkräfte geschlossen, die diese Bewegung verursacht haben. Da, wie bereits erwähnt, diese Rückrechnung der Kräfte nicht eindeutig ist, müssen sinnvolle Annahmen darüber gemacht werden, wie sich die Kräfte auf die einzelnen Muskeln verteilen. Häufige Ansätze hierzu sind eine Minimierung des gesamten Kraftaufwandes oder eine Minimierung der aufzuwendenden Energie für einen bestimmten Bewegungsablauf (Forster et al. 2004).

Sowohl die direkten Messungen der Kräfte in Prothesen, wie auch die Berechnung der Kräfte und Momente über numerische Modelle liefern wertvolle Hinweise auf die Gelenkbelastungen. Vor allem die Belastungen, die während alltäglicher Bewegungsabläufe oder Rehabilitationsmaßnahmen auftreten sind oft unbekannt und werden falsch eingeschätzt. Im Folgenden sind die Größenordnungen dieser Belastungen für die großen Gelenke der oberen und unteren Extremität zusammengestellt.

Ellenbogengelenk

Das Ellenbogengelenk ist für Bewegung des Unterarms und der Hand verantwortlich und muss daher zusammen mit dem **Radioulnargelenk** betrachtet werden. Es verbindet den Oberarm (Humerus) mit den beiden Unterarmen (Radius und Ulna) und bildet daher drei Gelenkpaarungen.

Kinematik

Das **Ulnarhumeralgelenk** ist ein knöchern geführtes Scharniergelenk und ermöglicht die Beugung des Unterarms von bis zu 10° Hyperextension und 160° Flexion. Bedingt durch die Asymmetrie der Trochlea des Humerus kommt es bei Streckung des Armes zu einer Vagusstellung des Unterarms von 10–20°. Das **Radiohumeralgelenk** bildet mit dem Radiusköpfchen und dem Kapitulum ein Kugelgelenk und ermöglicht durch die Rotation des Radius die Pronation und Supination des Unterarms. Es ist aber natürlich auch an der Beugung des Ellenbogengelenks beteiligt. Das proximale **Radioulnargelenk** schließlich ist ein Zapfengelenk, welches für die Umwendbewegung des Unterarms und der Hand verantwortlich ist. Es wird durch die Inzisur an der Ulna und das Radiusköpfchen gebildet. Der Rotationsumfang beträgt in Supinationrichtung etwa 85° und in Pronationrichtung etwa 10°.

Kinetik

Die Beugebewegungen im Ellenbogengelenk werden durch den Bizepsmuskel, den Brachialis und den Brachioradialis ermöglicht. Der Bizeps ist zwar der stärkste Muskel, hat aber nur einen relativ kurzen wirksamen Hebelarm. Bei zunehmender Beugung übernimmt daher der Brachoradialis einen zunehmenden Anteil des Moments auf Grund seines größeren Hebelarms. Bedingt durch die Hebelarmverhältnisse im Ellenbogengelenk sind die, von der Muskulatur aufzubringenden Momente am größten in 90° Beugung und nehmen in Streckung und zuneh-

mender Beugung wieder ab. Maximal lassen sich in dieser Position Momente von etwa 50–60 Nm aufbringen. Der Kraftbedarf für das Aufbringen eines Moments ist in Streckung am höchsten und nimmt mit zunehmender Beugung ab. Um ein maximales Moment von 50 Nm zu generieren sind in 90° Beugung Kräfte von etwa 3000 N notwendig, die von den Muskeln des Oberarms aufgebracht werden müssen.

Bei Alltagsaktivitäten können die Belastungen des Ellenbogengelenks in einer Größenordnung vom 0,5-fachen bis zum 3-fachen des Körpergewichts (KG) liegen (Amis et al. 1980). So treten beim Durchführen von Liegestützen Kräfte von etwa 0,5 KG auf, die bei einarmigen Liegestützen auf 0,7 KG ansteigen können. Ähnliche Kräfte wurden im Ellenbogengelenk von Querschnittgelähmten Patienten beim Transfer aus dem Rollstuhl bestimmt (Gagnon et al. 2008). Am höchsten sind die Belastungen im Ulnarhumeralgelenk. Hier können beim Heben von Lasten je nach Flexionsstellung des Armes Kräfte zwischen 750 N und 2500 N (1 KG–3 KG) auftreten (Fornalski et al. 2003). Dies liegt dann bereits in einem Bereich in dem es, zumindest bei dynamische auftretenden Lasten bereits zu Frakturen im Ellenbogengelenk kommen kann (Duma et al. 2002).

Schultergelenk

Das Hauptgelenk der Schulter ist das **Glenohumeralgelenk**, ein Kugelgelenk welches das beweglichste Gelenk des Körpers darstellt. Wesentlich an der Bewegung der Schulter beteiligt sind ferner das **Schultereckgelenk** (Akromioklavikulargelenk) und das **Sternoklavikulargelenk**. Die Verbindung des Arms zum Rumpf wird durch das **Skapulothorakalgelenk** gebildet welches eine Gleitschicht zwischen Skapula und Thorax darstellt.

Kinematik

Das große Bewegungsausmaß des Glenohumeralgelenks ist zum Teil auf die Größendifferenz zwischen Gelenkkopf und -pfanne zurückzuführen. Maximal 1/3 der Fläche des Kopfes stehen im Kontakt mit der Gelenkpfanne. Daraus ist auch bereits zu erkennen, dass die mechanische Stabilität dieses Gelenks wesentlich durch die Führung der Bänder, Muskeln (Rotatorenmanschette) und der Gelenkkapsel erreicht werden muss. Wesentlich für das große Bewegungsausmaß ist jedoch die Kombination der Bewegungen mehrerer Gelenke. So wird beispielsweise die Abduktionfähigkeit der Schulter von 180° durch die Bewegung des Glenohumeralgelenks von 120° und eine Bewegung der Skapula von 60° erreicht (Amis et al. 1980).

Kinetik

Die Abduktion und die Flexion der Schulter werden zum Großteil durch den Deltoideus und die Muskeln der Rotatorenmanschette durchgeführt. Die Kräfte die beim Heben des Armes auf das Schultergelenk wirken sind demnach auch ähnlich für beide Bewegungen. Bis zum Heben des Armes auf 90° steigen die Kräfte kontinuierlich auf etwa 500 N oder 70 % des Körpergewichts an. Über einem Winkel von 90° nehmen die Kräfte dann um weitere 200 N (auf 85 % KG) zu, was durch die zur Stabilisierung des Schultergelenks erforderliche Kokontraktion der Muskulatur erklärt werden kann. Bei zusätzlichem zu hebendem Gewicht, nehmen die Kräfte entsprechend zu. So kann es bei der Flexionsbewegung über den Kopf mit einem zusätzlichen Gewicht von 2 kg zu Belastungen des Schultergelenks bis zum zweifachen des Körpergewichts oder 1500 N kommen (Bergmann et al. 2011).

Wesentlich interessanter sind die Belastungen, die bei Alltagsaktivitäten auf das Schultergelenk einwirken. Aus direkten Messungen und numerischen Modellen weiß man, dass die höchsten Kräfte in der Schulter beim Heben von Lasten vor dem Körper oder seitlich auftreten. Die Gewichtskraft der Lasten erzeugt über den langen Hebel des Arms hohe Drehmomente, die muskulär in der Schulter kompensiert werden müssen. Um eine Einkaufstasche mit 2 kg (≈ 20 N) anzuheben, ist eine Muskelkraft der Abduktoren von 700 N nötig. Hieraus resultieren dann Belastungen des Schultergelenksgelenks, die leicht größer sein können als das Körpergewicht. Aber auch bei vermeintlich gering belastenden Alltagsaktivitäten, wie Kaffee trinken, Haare kämmen oder Auto fahren, wurden Belastungen im Schultergelenk zwischen 30 % und 70 % des eigenen Körpergewichts gemessen (Bergmann et al. 2011; Masjedi u. Johnson 2010). [Beim Transfer aus dem Rollstuhl wurden bei querschnittgelähmten Patienten Kräfte von bis zu 50 % KG bestimmt, die hauptsächliche in anteriorer und superiorer Richtung auf das Schultergelenk wirken (Gagnon et al. 2008).

Interessanterweise treten bei Patienten, die mit Prothesen versorgt wurden, deutlich höhere Gelenkbelastungen als bei gesunden Probanden auf. Dies kann zum einen damit erklärt werden, dass durch den operativen Eingriff an der Rotatorenmanschette die muskuläre Koordination verändert ist. Eine andere Erklärung ist, dass durch das erhöhte Sicherheitsbedürfnis von Patienten mit Prothesen, die Bewegungen mit einer höheren Anspannung der antagonistischen Muskeln (Kokontraktion) durchgeführt werden und so das Gelenk zusätzlich stabilisiert wird. Als Resultat ergeben sich Gelenkreaktionskräfte, die um bis zu 50 % erhöht sind und daher bei Alltagsaktivitäten zu Belastungen von 150 % des Körpergewichts oder über 1200 N führen können (Masjedi u. Johnson 2010).

Beinachsen

Für die **statische Betrachtung** der Belastung der unteren Extremität sind die Lagen der Beinachsen von entscheidender Bedeutung. Man unterscheidet zwischen den anatomischen Achsen, die die Ausrichtung der Knochenachsen beschreiben und den mechanischen Achsen, die die Richtung der Kraftwirkung beschreiben. Winkelangaben zwischen den Achsen können sich entweder auf die anatomischen oder mechanischen Achsen aber auch auf Winkel zwischen anatomischen und mechanischen Achsen beziehen (Keppler et al. 1998). Die anatomischen Achsen an der unteren Extremität werden in Röntgenaufnahmen der unteren Körperhälfte (Standbeinaufnahmen) und in computertomographischen Schichtaufnahmen (Drehfehler CT) bestimmt (Augat 2011). Die mechanische Beinachse oder **Mikulicz-Linie** erstreckt sich vom Hüftkopfzentrum bis zur Mitte der Malleolengabel. Bei physiologischen Achsverhältnissen verläuft sie etwa 4 mm medial des anatomischen Kniegelenkzentrums (Bergmann et al. 2011).

Unter der **Torsion** oder Verdrehung eines langen Röhrenknochens versteht man die relative Ausrichtung der proximalen zur distalen Epiphysenachse in der Ebene senkrecht zu seiner Längsachse. Sowohl das Femur als auch die Tibia sind in sich tordiert. Der Schenkelhals weist gegenüber der Kondylenachse des Kniegelenks eine physiologische Antetorsion von etwa 12° auf, wodurch das Femur natürlicherweise nach innen tordiert ist. Die Tibia ist hauptsächlich in ihrem proximalen Anteil um 30° nach außen tordiert. Dadurch zeigt die Längsachse des Fußes in Neutralstellung charakteristischerweise um 25–30° nach außen. Durch die Außentorsion der Tibia steht der Malleus lateralis weiter dorsal als der Malleus medialis.

Die Beschreibung der Beinachsen des Femurs (◻ Abb. 1.5) beginnt mit dem Winkel zwischen der Schenkelhalsachse und der Femurschaftachse, dem **Zentrum-Kollum-Diaphysen(CCD)-Winkel**. Dieser beträgt physiologisch etwa 125–130°. Bei einem verringerten CCD-Winkel (< 120°) spricht man von einer Varusdeformität der Hüfte (Coxa vara), während vergrößerte CCD-Winkel (> 140°) Zeichen einer Valgusdeformität (Coxa valga) darstellen. Die anatomischen Achsen von Femur und Tibia bilden einen nach lateral geöffneten Winkel (anatomischer **Femur-Tibia-Winkel**) von 174° (Bergmann et al. 2011).

Achsdeviationen im Kniegelenk (Genu varum oder Genu valgum) lassen sich anhand einer Abweichung des anatomischen Femur-Tibia-Winkels von seinem Normwert von 174° feststellen. Bei einer **Genu-varus-Fehlstellung** verläuft die Mikulicz-Linie mehr als 15 mm medial des Kniegelenkzentrums, und es zeigt sich eine vergrößerte interkondyläre Distanz. Bei einer **Genu-valgus-Fehlstellung** liegt die Mikulicz-Linie mehr als 10 mm lateral des Kniegelenkzentrums, und die intermalleoläre Distanz ist vergrößert (Bergmann et al. 2011). Zur genauen Analyse einer unphysiologischen Achsdeviation müssen die me-

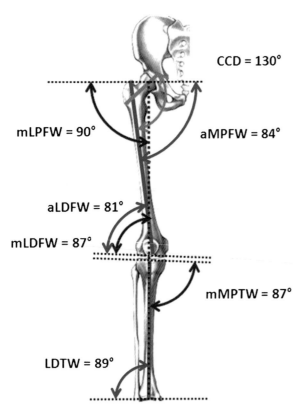

CCD = 130°

mLPFW = 90°

aMPFW = 84°

aLDFW = 81°

mLDFW = 87°

mMPTW = 87°

LDTW = 89°

◘ Abb. 1.5 Anatomische Achsen (Schenkelhalsachse, Femurachse, Tibiaachse), mechanische Achse (Mikulicz-Linie) und die wichtigsten Achswinkel an der unteren Extremität. *a* anatomischer Winkel (*blau*), *m* mechanischer Winkel (*rot*). *CCD* Zentrum-Kollum-Diaphysen-Winkel, *MPFW* medialer proximaler Femurwinkel, *LPFW* lateraler proximaler Femurwinkel, *LDFW* lateraler distaler Femurwinkel, *MPTW* medialer proximaler Tibiawinkel, *LDTW* lateraler distaler Tibiawinkel

chanischen Achsen bestimmt und mit den Normwerten verglichen werden. Damit lässt sich feststellen, ob das Malalignment seine Ursache in einer femoralen oder einer tibialen Achsdeviation hat.

Wenn man von Belastungen bzw. Kräften spricht, die an der unteren Extremität zur Wirkung kommen, denkt man zunächst an das Gewicht des Körpers, welches von den Gliedmaßen getragen werden muss. Beim Stehen wird die Äquivalenz eines Körpergewichts (1 KG) auf den Boden übertragen (Bodenreaktionskraft). Sobald der Körper in Bewegung ist, kommen zu dieser statischen Belastung die Trägheitskräfte der Körpermassen hinzu. So erhöht sich die Bodenreaktionskraft beim Gehen auf etwa 1,3 KG und beim Laufen auf bis zu 2,5 KG (Keller et al. 1996). Die höchsten Bodenreaktionskräfte treten beim Landen nach Sprüngen auf und betragen bis zum achtfachen des Körpergewichts (Simpson et al. 1997). Zu diesen externen Kräften, die auf die untere Extremität einwirken, kommen noch die internen Muskelkräfte hinzu, so dass je nach Gelenk und Aktivität diese Werte zum Teil deutlich überschritten werden.

Hüftgelenk
Kinematik

Das Hüftgelenk ist ein **Kugel-** bzw. **Nussgelenk**, in welchem die Hüftpfanne die knöcherne Führung des Hüftkopfes darstellt. Dadurch hat das Gelenk drei rotatorische Freiheitsgrade. Der Bewegungsumfang wird durch die knöchernen Strukturen (Impingement) und teilweise durch die Gelenkkapsel und den daran ansetzenden Bändern beschränkt. Der Bewegungsumfang des Oberschenkels beträgt in Extension/Flexion (10°–0°–120°) in Abduktion/Adduktion (45°–0°–30°) und in Innen-/Außenrotation (45°–0°–45°). Beschränkt wird der Bewegungsumfang durch die Weichteile und Muskeln, und durch die Stellung des Kniegelenks.

Kinetik

Beim Stand auf zwei Beinen verteilt sich das über der Hüfte liegende Teilkörpergewicht auf beide Hüften gleichmäßig und erzeugt eine Kraft von 30 % des Körpergewichts in jedem Hüftgelenk. Beim Einbeinstand erhöht sich die Belastung auf etwa das 2,5-fache KG bedingt durch die, für das Halten des Gleichgewichts notwendige Kontraktion der Hüftabduktoren. Beim Gehen wird die Schwungphase durch die konzentrische Aktivität der Hüftbeuger (M. iliacus, M. psoas, M. rectus femoris) ausgelöst und an ihrem Ende durch den exzentrischen Einsatz der Hüftstrecker abgebremst (M. glutaeus maximus, ischiokrurale Muskulatur). Bei einem normalen Gangbild betragen die Kräfte im Hüftgelenk zwischen dem 2,5- und dem 3-fachen KG. Mit zunehmender Ganggeschwindigkeit erhöhen sich die Gelenkbelastungen und können bis auf das 5-fache KG anwachsen. Bei einem ausgewachsenen Mann mit 85 kg Körpergewicht sind daher durchaus Hüftgelenkskräfte von über 4000 N möglich (Bergmann et al. 2007).

Als weitere Belastung für das Hüftgelenk wird häufig das Treppensteigen erwähnt. Die Spitzenbelastungen des Hüftgelenks sind dabei jedoch nur unwesentlich größer als beim Gehen. Allerdings kommt es zu einer merklich höheren Rotationsbeanspruchung. Auch bei Bewegungen, die nur einen reduzierten Bodenkontakt oder ohne Auftreten der Extremität ausgeübt werden, kommt es durch die Muskelkräfte zu nicht unerheblichen Belastungen im Hüftgelenk. So kann beispielsweise durch die Verwendung von Gehstützen das Hüftgelenk nur um etwa 30 % entlastet werden, so dass die wirkenden Kräfte immer noch das 2-fache KG betragen. Auch im Liegen werden durch das Heben des Beins (ipsi- sowie kontralateral) Belastungen vom 1,5-fachen KG erzeugt. Das Heben des Beckens im Liegen erzeugt eine Belastung von annähernd dem 4-fachen KG.

Die höchsten Belastungen im Hüftgelenk treten vermutlich beim Skifahren auf, wobei je nach Fahrstil mit bis zum 8-fachen KG gerechnet werden muss. Ähnlich hohe Belastungen treten auch bei unkoordinierten Bewegungen, wie beispielsweise dem Stolpern, auf (Bergmann et al. 2007).

Kniegelenk

Das Kniegelenk wird knöchern durch das **Femur**, die **Tibia** und die **Patella** gebildet. Die knöcherne Führung erfolgt in erster Linie in der Frontalebene durch die Eminentia intercondylaris. Zusätzliche Stabilität erhält das Kniegelenk durch die Seitenbänder und die beiden Kreuzbänder. Die geometrische Inkongruenz zwischen den Femurkondylen und dem Tibiaplateau wird durch die Menisken ausgeglichen, die damit die Kontaktflächen vergrößern und die Druckbelastung des Knorpels verringern. Die Funktion der Patella ist die Übertragung der Kräfte der Streckmuskulatur auf das Ligamentum Patellae und den Unterschenkel. Durch die knöcherne Form wahrt die Patella ihren Abstand vom Drehzentrum, und der Hebelarm der Muskulatur wird deutlich vergrößert.

Kinematik

Kinematisch wird das Kniegelenk als ein **kombiniertes Drehscharniergelenk** beschrieben und hat zwei Freiheitsgrade, die Flexion/Extension und die Innen-/Außenrotation. Die Flexion/Extension stellt eine kombinierte Roll-/Gleitbewegung zwischen den Femurkondylen und dem Tibiaplateau dar und kann mechanisch als sog. Viergelenkkette beschrieben werden (Menschik 1974). Zu Beginn der Flexion rollen die Femurkondylen nach hinten auf dem Tibiaplateau ab. Ab etwa 15° Flexion gleitet zunächst die mediale und bei etwa 25° auch die laterale Femurkondyle nach vorne. Durch die unterschiedlichen Rollwege der beiden Kondylen wird die Tibia gegenüber dem Femur innen rotiert. Mit zunehmender Flexion wird die Bewegung zunehmend von dem Gleiten der Femurkondylen auf dem Tibiaplateau dominiert.

Kinetik

Das Kniegelenk wird beim Auftreten passiv durch die Schwerkraft gebeugt und durch exzentrische Aktivität der Streckmuskulatur (M. quadriceps) gehalten. Bei der Schwungvorbereitung erfolgt die Kniebeugung zusammen mit der Hüftflexion, d. h. mit der Aktivität des M. iliopsoas. Am Ende der Schwungphase wird die Bewegung durch die ischiokrurale Muskulatur abgebremst. Als Vorbereitung zur Landung beginnt auch die Streckmuskulatur ihre Aktivitätsphase gegen Ende der Schwungphase, im Sinne einer Koaktivierung mit den Beugern. Durch den hohen Anteil von Trägheitskräften des Unterschenkels ist die Quadrizepsmuskulatur (M. vastus lateralis und medialis) beim Laufen etwa 2- bis 3-mal aktiver als beim Gehen (Fornalski et al. 2003).

Bei den Gelenkbelastungen des Knies muss man zwischen der tibio- und der patellofemoralen Belastung unterscheiden. Beim Gehen erfährt das tibiofemorale Gelenk etwa das 3-fache des KG [4]. Durch die ungünstigen Hebelverhältnisse steigt seine Belastung beim Treppensteigen

deutlich an und kann das 6-fache des KG erreichen. Die Gelenkreaktionskraft des femoropatellaren Gelenks resultiert aus den Kräften der Beugemuskulatur (Quadriceps femoris) und der Gegenkraft des Ligamentum patellae. Die Größe der Kraft hängt vom Kniegelenkswinkel ab und kann das Mehrfache des KG überschreiten. Beim Gehen wirken etwa 0,5 KG, beim Treppensteigen 3,3 KG und bei tiefen Kniebeugen über 7 KG (Bergmann et al. 2007). In Extremsituation, wie beim Gewichtheben oder beim Landen in der tiefen Hocke, können die Gelenkreaktionskräfte im Patellofemoralgelenk das 10-fache des KG überschreiten (Zernicke et al. 1977).

Eine Abweichung von der physiologischen Achsstellung um mehr als 4° im Sinne einer Varus- oder Valgusfehlstellung führt bereits zu einer Erhöhung der Belastung des Kniegelenks. Bei einer angenommenen **Varusabweichung** von 10° kann es zu einer Verdopplung der tibiofemoralen Kontaktkräfte kommen (Bergmann et al. 2007). Bei **Valgusfehlstellungen** sind die Belastungssteigerungen noch größer. Bei einer Valgusfehlstellung von 8° kommt es zu einem Anstieg der maximalen Gelenkkontaktkräfte auf das 2- bis 1/2-fache (Bergmann et al. 2007). Diese starke Abhängigkeit der tibiofemoralen Kräfte bietet eine einleuchtende Erklärung für die Entstehung und Progression der Arthrose bzw. das frühzeitige Versagen von nicht achsgerecht implantiertem Gelenkersatz.

Sprunggelenk

Das Sprunggelenk wird unterteilt in das obere Sprunggelenk (**OSG** oder **Talokruralgelenk**) bestehend aus dem **Tibiofibulargelenk** und dem **Tibiotalargelenk** und das untere Sprunggelenk (**USG** oder **Talotarsalgelenk**) bestehend aus dem **Talokalkaneonavikulargelenk** und dem **Subtalargelenk**. Das OSG ist annähernd ein uniaxiales Scharniergelenk dessen Drehachse etwa horizontal durch die Spitzen der Malleolen und im unteren Drittel des Talus verläuft. Es ermöglicht die Plantarflexion und Dorsalextension des Fußes. Das OSG ist weniger für hohe Mobilität als vielmehr für hohe Stabilität in verschiedenen Winkelstellungen konzipiert. Neben der knöchernen Führung durch die Malleolengabel erreicht es seine Stabilität hautsächlich durch die vielfältigen Bandstrukturen des Sprunggelenks.

Das USG verbindet den Talus mit dem Kalkaneus, den beiden größten Knochen des Fußes. Das USG besitzt wie das OSG nur eine Drehachse, die schräg nach medial von hinten plantar nach vorne dorsal gerichtet ist. Im USG finden Pronation/Supination und Inversion/Eversion des Fußes zur Kompensation der Rotationsbewegungen des Beines während des Gangzyklus statt. Wegen der räumlich schrägen Orientierung der Drehachse stellen die Pronation und die Supination eine komplexe triplanare Bewegung dar.

Die Hauptbelastungen des Sprunggelenks sind Kompressions- und Scherkräfte. Beim Gehen werden die Kräfte vom Boden beim Fersenauftritt von der Ferse über den Kalkaneus und beim Abstoßen vom Ballen über die Metatarsen und das Navikulare auf das Sprunggelenk übertragen. Der Betrag der Kräfte hängt stark mit der Gangphase und damit der Stellung des Fußes zusammen. Während der Standphase sind die Kompressionskräfte im Sprunggelenk im Wesentlichen identisch mit der erzeugten Bodenreaktionskraft von etwa 1 KG. Deutlich höher sind sie beim Fersenaufsatz durch die Hebelwirkung des Fersenbeins und können das 3-fache des KG betragen. Am höchsten schließlich werden die Kräfte beim Zehenabstoß, wenn neben der Hebelwirkung des Vorfußes die Muskelkräfte der starken Plantarflexoren für den Abstoß vom Boden hinzukommen. Daraus resultieren Kompressionskräfte in der Höhe des 5-fachen KG, die in beiden Teilen des Sprunggelenks zur Wirkung kommen. Da die internen Kräfte der Gelenke wesentlich durch die Höhe der wirkenden Muskelkräfte bestimmt werden, steigen auch im Sprunggelenk die Belastungen mit zunehmender muskulärer Aktivität an. Beim Laufen oder Springen erzeugt die Wadenmuskulatur Zugkräfte bis zum 8-fachen des KG, die durch die Achillessehne und den Kalkaneus auf das Sprunggelenk übertragen werden. So kann für extreme Belastungen während sportlicher Aktivitäten davon ausgegangen werden, dass im Sprunggelenk die Kompressionskräfte das 10-fache KG überschreiten und beim Absprung bzw. Abdrücken des Fußes auftreten (Giddings et al. 2000).

Auch die Scherkräfte, die auf die Knorpeloberfläche einwirken, sind durch die straffe Führung des Gelenks und die notwendige Kompensation der Rotationsbewegung des Beines sehr hoch. Scherkräfte in anteriorer Richtung betragen bis zum 5-fachen des KG und sind damit deutlich höher als Scherkräfte in mediolateraler Richtung, in der sie unter 1 KG liegen (Burdett 1982).

Fazit

Die mechanischen Belastungen der großen Gelenke des menschlichen Körpers werden hauptsächlich durch die Wirkung der Muskelkräfte erzeugt. Aufgrund der kurzen Hebelarme der Muskulatur bezüglich des Drehzentrums im Gelenk sind diese internen Muskelkräfte in aller Regel deutlich größer als die von außen wirkenden externen Kräfte. An der oberen Extremität sind die Gelenkbelastungen bei Alltagsaktivitäten in der Regel geringer als das Körpergewicht, können aber bei entsprechenden Belastungen bis zum dreifachen des eigenen Körpergewichts erreichen. An der unteren Extremität sind die Gelenkbelastungen in aller Regel größer als das eigene Körpergewicht auch bei Tätigkeiten, die keine Gewichtsbelastung beinhalten. Für extreme Situationen können die Kräfte in den großen Gelenken der unteren Extremität das 8- bis 10-fache des Körpergewichts betragen.

1.4.2 Ganganalyse

T. Jöllenbeck

Bedeutung der klinischen Ganganalyse

Gehen und Laufen sind die natürlichsten Fortbewegungsformen des Menschen. Nach den Prinzipien von Ökonomie und Effizienz werden in einem komplexen Zusammenspiel des aktiven und passiven Bewegungsapparates in den unteren Extremitäten als Antriebseinheit vorwiegend die für den Vortrieb und in den oberen Extremitäten als Transporteinheit die für den Erhalt des Gleichgewichts erforderlichen Kräfte produziert. Sind einzelne oder mehrere der beteiligten Strukturen durch Krankheit, Verschleiß, traumatische Ereignisse oder endoprothetischen Gelenkersatz temporär oder dauerhaft beeinträchtigt, sind zumeist Störungen des Gangbildes bedingt durch schmerzadaptierte bewusste oder unbewusste Kompensationsmechanismen die Folge. Ein in Art, Umfang, Belastungshöhe und Belastungsdauer gestörtes Gangbild bedeutet eine wesentliche Beeinträchtigung der Mobilität in vielen Bereichen des täglichen Lebens wie der Teilhabe in Arbeit, Freizeit oder sozialem Umfeld.

> ❯ Patienten in der orthopädischen Rehabilitation haben allgemein ein Bewegungsdefizit, in der Mehrzahl speziell ein Gangdefizit.

Die schnellstmögliche, sichere und möglichst vollständige Wiederherstellung der Funktions- und Leistungsfähigkeit (Schönle 2004) stellt daher ein wesentliches Ziel der orthopädisch-traumatologischen Rehabilitation dar. Die Begleitung dieses Prozesses erfordert eine angemessene Diagnostik. Herkömmliche orthopädische Diagnostika wie etwa die Bestimmung von Bewegungsumfängen oder bildgebende Verfahren wie Röntgen, CT, MRT etc. sind hierfür jedoch genauso wenig geeignet wie Fragebögen oder Scores (ADL, Barthel, Staffelstein, SF12/36, EVA Ortho etc.), weil Patienten hierdurch nur statisch oder indirekt und subjektiv, nicht aber in ihrem Bewegungsverhalten erfasst werden. Auch eine rein visuelle Betrachtung der Bewegung kann nur erste Anhaltspunkt liefern, eine genaue Analyse jedoch nicht ersetzen.

> ❯ Das Verstehen von Bewegung in seiner Dynamik und Komplexität sowie die Aufdeckung und Behandlung der primären Bewegungsdefizite ist die Schlüsselkomponente einer erfolgreichen und nachhaltigen orthopädisch-traumatologischen Rehabilitation.

Moderne instrumentierte Ganganalysen oder ganz allgemein Bewegungsanalysen hingegen stellen das Instrumentarium bereit, das erforderlich ist, um Bewegungen in ihrem Verlauf sichtbar zu machen und die zugehörigen Parameter objektiv zu erfassen. Die zugehörigen Verfahren sowie Normwerte und Gangpathologien zur Bewertung der Ergebnisse basieren im Wesentlichen auf den Arbeiten von Perry (2003), Whittle (2002) und Winter (1991). Das Diagnosespektrum der Orthopädie kann dadurch um das bisher meist vernachlässigte Element der Bewegung bis hin zur maximalen Belastung, analog etwa den Belastungstests in der Kardiologie, erweitert werden und sollte eigentlich unverzichtbarer Bestandteil medizinischer Befunderhebung sein (Jöllenbeck 2012). Doch obwohl instrumentierte Ganganalysen in den letzten Jahren vermehrt Einzug in die medizinische Diagnostik gehalten haben, sind sie erst in wenigen Zentren zu finden und eine flächendeckende Verbreitung ist noch lange nicht erreicht. Zu beachten ist, dass neben den messtechnischen Voraussetzungen eine kompetente Bedienung sowie ein höherer Zeitbedarf erforderlich sind. Dank moderner Instrumentarien hat sich der Aufwand in jüngster Zeit allerdings erheblich reduziert hat und Ergebnisse stehen zeitnah zur Verfügung.

Das Anwendungsspektrum und die Ziele der Ganganalyse reichen von der Beschreibung und Definition des „normalen" wie des pathologischen Ganges, über die Optimierung von Bewegungsabläufen, die Aufdeckung von Fehl- und Überbelastungen zur Prävention von Beschwerden und zur Behandlung bei Beeinträchtigungen oder nach Verletzungen, Unfällen oder Operationen, die Erfolgskontrolle von Rehabilitationsmaßnahmen bis hin zur Entwicklung und Überprüfung von Hilfsmitteln (Götz-Neumann 2003; Ludwig 2012; Perry 2003; Rosenbaum 1999).

Insgesamt integriert die **instrumentierte Ganganalyse** als objektives Verfahren je nach Fragestellung eine Reihe von biomechanischen Messmethoden mit einer Vielzahl von messbaren Bewegungsparametern, liefert reliable und valide Informationen und hebt sich in ihrer Präzision und Aussagekraft deutlich von der im therapeutischen Bereich verbreiteten subjektiven Bewegungsbeschreibung auf Basis der **beobachtenden Ganganalyse** ab (Winter 1991). Im Folgenden soll daher nur die instrumentierte Ganganalyse im Fokus stehen.

Methoden der instrumentierten Ganganalyse

Es lassen sich drei grundlegende Methoden unterscheiden. Jeweils über die Zeit gesehen analysiert die Kinematik die Bewegung im Raum, die Kinetik die wirkenden Kräfte und Momente und die Elektromyographie die Muskelaktivität. Die Fragestellung bestimmt die Methoden, die jeweiligen Verfahren und die erforderliche Kombination. So können einzelne Methoden wie die Pedographie zur Diagnose des Abrollverhaltens oder eine 2D-Videoanalyse zur Identifizierung der Kniewinkel bei Fußaufsatz und -abdruck

bei entsprechend begrenzten Fragestellungen bereits völlig ausreichend sein. Eine Analyse zur Herstellung eines komplexen Ursache-Wirkungs-Zusammenhangs lässt sich jedoch erst durch den zeitgleichen Einsatz mehrerer Messmethoden ermöglichen (Jöllenbeck 2011).

> **Praxistipp**
>
> Unabhängig von der gewählten Methode oder Fragestellung empfiehlt sich immer der zusätzliche Einsatz einer, besser mehrerer, möglichst synchronisierter Videokameras in dorsaler/frontaler und/oder lateraler Anordnung, um die teilweise abstrakten Ergebnisse der instrumentierten Ganganalyse mit dem Gangbild in Beziehung setzen zu können.

Videos lassen sich beliebig oft und in Zeitlupe wiedergeben. Zudem können systematische Beobachtungsbögen und Analyseschemata herangezogen werden (Götz-Neumann 2003; Perry 2003). Bewegungsdetails und etwaige Defizite können so nicht nur besser erkannt und verstanden, sondern auch den Patienten besser vermittelt werden (⯈ Abb. 1.6). Allerdings führt die rein subjektive Einschätzung der Bewegung häufig zu einer geringen Übereinstimmung verschiedener Beobachter (Vogt u. Banzer 2005).

Zu beachten sind neben den Möglichkeiten vor allem die Grenzen der eingesetzten Messmethoden. Die Kinematik kann zwar äußerst genau die Bewegung des Körpers in Raum und Zeit beschreiben, liefert jedoch keinerlei Informationen über die dabei wirkenden Kräfte oder die Aktivität der an der Bewegung beteiligten Muskeln. Die Kinetik wiederum liefert zwar exakte Daten zum Kraft-Zeit-Verlauf, zu Momenten oder zum Impuls einer Gesamtkörperbewegung. Welche Körperteilbewegungen und welche Muskeln jedoch einen Beitrag dazu geleistet haben, ist nicht ersichtlich. Die Elektromyographie schließlich liefert die Information, wann, wie lange und mit welcher Aktivität ein Muskel arbeitet, ist aber zumeist auf oberflächliche Muskeln beschränkt und lässt nur vage Vermutungen etwa über die Größe der Kraft oder die resultierende Bewegung zu.

Verfahren der instrumentierten Ganganalyse
Kinematische Ganganalyse

Die bildgestützte Aufzeichnung einer Bewegung mittels Videokamera und die entsprechende computergestützte Auswertung ist die günstige und leicht realisierbare Standardmethode der kinematischen Analyse (Rosenbaum 1999). Für klinische Ganganalysen sind je nach Fragestellung ein oder zwei in und/oder orthogonal zur Laufrichtung ausgerichtete moderne digitale Kameras mit 50/60 Bildern/s

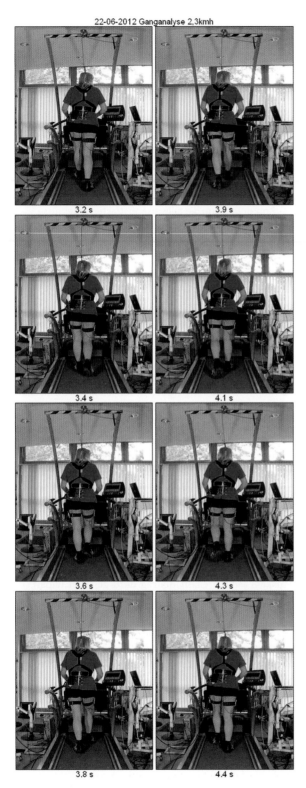

22-06-2012 Ganganalyse 2,3kmh

3.2 s   3.9 s

3.4 s   4.1 s

3.6 s   4.3 s

3.8 s   4.4 s

�‍ Abb. 1.6 Videosequenz eines kompletten Schrittzyklus auf dem Laufband nach Hüft-TEP rechts in Dorsalansicht, Anordnung in zwei Spalten, Bilder nebeneinander stellen zum besseren Vergleich jeweils die gleiche kontralaterale Gangphase dar

in hoher Auflösung und synchronisiert völlig ausreichend. Zur Aufzeichnung und Analyse (�‍ Abb. 1.6) sind spezielle Programme erforderlich (z. B. Contemplas, Simi, Qualisys, Dartfish).

Für die Berechnung kinematischer Parameter müssen die Probanden zuvor mit Markern versehen und die Bewegungsebene kalibriert werden. Die Auswertung erfolgt halb- oder vollautomatisch, meist jedoch nicht ohne deutlichen Nachbereitungsaufwand. Standardparameter sind Schrittlänge, Schrittfrequenz und Kadenz, Ganggeschwindigkeit, Dauer von Stütz- und Schwungphase sowie die Bewegungsausmaße der Gelenke und die Bewegungsverläufe der Körperglieder (Rosenbaum 1999).

Für eine komplexere **3D-Ganganalyse** stehen unterschiedliche Verfahren zur Verfügung. Videobasiert werden mindestens 2, besser jedoch 4 oder mehr Kameras benötigt, eine genaue Kalibrierung des Bewegungsraumes ist erforderlich und die Patienten müssen zuvor mit aktiven oder passiven Markern versehen werden. Die Aufzeichnung und Analyse erfolgt mit speziellen Programmen (s. oben). Insgesamt ist das Verfahren vergleichsweise günstig, der zeitliche Aufwand jedoch hoch. Alternativ steht die 3D-Ultraschall-Bewegungsanalyse (z. B. Zebris, Lukotronic) als Sofortinformationssystem zur Verfügung (◍ Abb. 1.7). Einzelmarker oder 3-fach-Marker als Referenzmarker bilden die referenzierten Körperpunkte als Raumkoordinaten in einer Strichbilddarstellung online mit hoher Genauigkeit und einer Frequenz von bis zu 100 Hz ab und stellen einen guten Kompromiss für die klinische Ganganalyse dar.

Als Quasi-Standard trotz sehr hoher Anschaffungskosten haben sich v. a. in größeren Forschungsinstituten Infrarot-Kamerasysteme (Vicon) etabliert, die mit mindestens 4, meist jedoch 10–12 Kameras ebenfalls beliebig viele Körperpunkte als Raumkoordinaten mit hoher Genauigkeit und Messfrequenz darstellen können. Der Aufwand für Datenerfassung sowie Auf- und Nachbereitung ist noch recht hoch. Bei allen genannten Verfahren liegen die Daten in Form von 3D-Strichzeichnungen vor, die in jede beliebige Perspektive gedreht und als Einzelbild, Trickfilm oder Weg- bzw. Winkel-Zeit-Diagramm betrachtet werden können. Zusätzlich zu den Standardparametern können 3D-Systeme auch Rotationsbewegungen einzelner Körperteile und Gelenke im Raum sichtbar machen.

Neueste Entwicklungen ermöglichen die Integration einer komplexen 3D-Ganganalyse einschließlich kinetischer und elektromyographischer Daten mit einem teilweise sogar beweglich gelagerten Laufband in eine virtuelle Umgebung (Motek Medical BV mit CAREN – Computer Assisted Rehabilitation ENvironment – und GRAIL Gait Real-time Analysis Interactive Lab) und bieten neben einer umfassenden Diagnose neue therapeutische Ansätze. Auch Systeme mit funkgestützten Inertialsensoren (Biosyn, Vel-

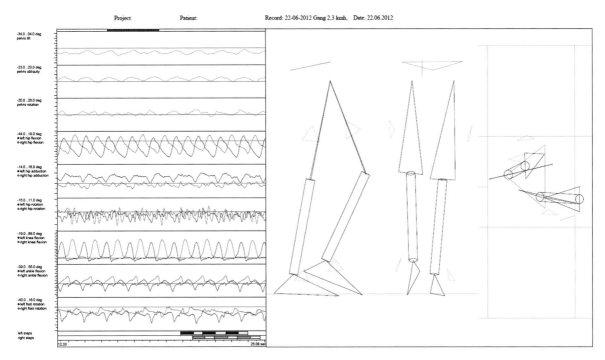

◻ Abb. 1.7 3D-Ganganalyse nach Hüft-TEP (◻ Abb. 1.6), links Gelenkwinkelverläufe, rechts Momentaufnahme in Sagittal-, Frontal- und Transversalperspektive (von links nach rechts), Körperseite links *rot*, rechts *grün*

amed, XSens) oder völlig markerfreier Bewegungserfassung (Biostage) kommen auf den Markt, die Entwicklung ist abzuwarten.

Kinetische Ganganalyse

Die Aufzeichnung der Kraft-Zeit-Verläufe einer Bewegung mittels Mehrkomponenten-Kraftmessplatten (z. B. AMTI, Bertec, Kistler) ist Standardmethode der kinetischen Ganganalyse (Rosenbaum 1999). **Kraftmessplatten** sind meist in eine Gangbahn integriert, je nach Fragestellung sollten unterschiedliche Positionierungen vorgesehen werden. Standardparameter sind die Bodenreaktionskräfte in allen drei Dimension sowie Kraftangriffspunkt und -linien sowie die Dauer der Stützphase. Sind mindestens zwei Kraftmessplatten hintereinander angeordnet, lassen sich im Seitenvergleich Asymmetrien aufzeigen und Ursachen eingrenzen sowie zusätzlich auch kinematische Parameter wie Schrittlänge, Dauer von Stütz- und Schwungphase oder die Ganggeschwindigkeit ermitteln. Nachteilig ist, dass mehrere Wiederholungen erforderlich sind und die Platten zudem von den Probanden unbeeinflusst und nur mit je einem Fuß vollflächig getroffen werden müssen.

In neuerer Zeit etablieren sich auch Laufbänder mit integrierten eindimensionalen (H/P/Cosmos, Kistler, Zebris) und dreidimensionalen (Bertec) Druck- oder Kraftmessplatten, die beidseitig Mittelwerte über viele Schrittzyklen liefern. Allerdings sind die analytischen Möglichkeiten aufgrund fehlender Kräfte in und quer zur Laufrichtung bei den eindimensionalen Varianten eingeschränkt.

Synchrone und mehrdimensionale kinetische und kinematische Daten ermöglichen mit entsprechender Software auch die abschätzende Berechnung von Gelenkmomenten mittels inverser Dynamik (Winter 2005). Insgesamt ist der Aufwand jedoch hoch, die Ergebnisse geben hilfreiche Hinweise, sind aber wegen systemimmanenter Ungenauigkeiten v. a. hinsichtlich der Lage der Gelenkmittelpunkte noch relativ ungenau.

Insbesondere im Bereich der Schuhorthopädie und Einlagenversorgung hat sich die **Pedographie**, d. h. die Aufzeichnung der Druck-Zeit-Verläufe unter der Fußsohle mittels ortsfester Druckmessplatten (u. a. Novel, Zebris) oder mobiler Fußdruckmesssohlen (u. a. Novel, FastScan, GeBioM, Medilogic, MotiCon, TecScan, Zebris) zur Dokumentation der Interaktion zwischen Fuß, Schuh und Untergrund etabliert. Als Parameter stehen neben mittlerem und maximalem Druck Belastungsdauer, Kraft- und Impulsverlauf, Druckschwerpunkt der gesamten Sohle bzw. von definierten Belastungszonen sowie das Abrollverhalten zur Verfügung.

Elektromyographie

Kinetische oder kinematische Ganganalyse können durch eine Muskelfunktionsanalyse mittels Oberflächen-Elektromyographie [Biovision, Delsys, MegaEMG, Myon, Noraxon, ProPhysics] ergänzt werden. Hierzu werden Elektroden auf den zu untersuchenden Muskeln platziert, verstärkt (bis zu 5000-fach) und über Kabel oder Funk mit hoher Messfrequenz (> 1 kHz) aufgezeichnet.

Die Ergebnisse lassen erkennen, welcher Muskel wann und wie lange mit welcher Aktivität und in welchem intra- und intermuskulären Zusammenspiel aktiv ist. Diese Informationen können helfen, muskuläre, neuronale oder sensomotorische Auffälligkeiten sichtbar zu machen und mögliche Erklärungen für kinetische oder kinematische Auffälligkeiten zu liefern. Die Elektromyographie ist aufgrund der schwachen Nutzsignale sehr anfällig für physikalische, biologische, elektrochemische und elektromechanische Störquellen. In dynamischen Anwendungen wie der Ganganalyse sind auch Bewegungsartefakte zu erwarten. Zur Vermeidung oder Reduzierung von Störquellen ist eine sorgfältige Anwendung und Auswertung erforderlich (Hermens u. Freriks 1999; Freiwald et al. 2007).

Gehen auf dem Laufband vs. Gang in der Ebene

Neben Ganganalysen auf einer Gangbahn finden alternativ immer mehr instrumentierte Laufbänder Anwendung. Das Gehen in der Ebene entspricht dem normalen Gang mit frei wählbarer und von Schritt zu Schritt variabler Geschwindigkeit. Auf dem Laufband hingegen wird eine konstante Ganggeschwindigkeit erzwungen. Daher müssen auf dem Laufband Unregelmäßigkeiten im Gangbild vom Probanden bei jedem Schritt kompensiert werden. Unterschiede zwischen dem Gehen auf dem Laufband und auf normalem Untergrund sind gut dokumentiert (Terrier u. Dériaz 2011) und zeigen im Wesentlichen, dass Ergebnisse von Ganganalysen in der Ebene und Laufbandanalysen nicht direkt vergleichbar sind (Vogt u. Banzer 2005). Neben einer erhöhten Unsicherheit bei bestehenden Beeinträchtigungen oder bei höherem Lebensalter (Schache et al. 2001) werden in älteren Studien Unterschiede in kinematischen (Alton et al. 1998; Murray et al. 1985) ebenso wie in kinetischen Parametern (White et al. 1998) angeführt. Neuere Studien gelangen zu der Auffassung, dass ein Laufbandtraining qualitativ und quantitativ mit dem Gehen auf normalem Untergrund gleichzusetzen ist (Riley et al. 2006).

Der wesentliche Vorteil eines Laufbandes liegt neben der Standardisierbarkeit der Vorgaben in der großen Anzahl analysierbarer Schrittzyklen bei ortsfester Messung sowie geringem Platzbedarf und Zeitaufwand.

> ❯ Zur Gewöhnung an ein Laufband ist eine Einlaufphase unbedingt erforderlich. Patienten sollten zudem die Geschwindigkeit nach Möglichkeit selbst wählen können.

Patienten mit stärkerer Beeinträchtigung des Bewegungsapparates sind jedoch manchmal nicht in der Lage, auf dem Laufband zu gehen. Auf jeden Fall ist eine Sicherung der Patienten gegenüber Stürzen zu gewährleisten.

Individuelle Normalisierung als Lösungsansatz

Normkurven und Normwerte erleichtern das Verständnis komplexer Zusammenhänge wie bei der Ganganalyse sehr und sind eine große Hilfe bei der Einordnung aktueller Ergebnisse (Fiot 2010). Insofern verdient primär jede Abweichung von der Norm besondere Aufmerksamkeit. Allerdings verleiten der Wunsch nach schnellen Ergebnissen und einfachen kausalen Zusammenhängen sowie die Möglichkeit einer automatisierten Datenverarbeitung dazu, Normkurven als Basis für eine Ganganalyse zu verwenden (Freiwald u. Engelhard 2002). Hier ist jedoch Vorsicht geboten. Alleine aufgrund der statistischen Rahmenbedingungen bei der Erstellung von Normkurven werden rd. 32 % aller vorher als „normal" ausgewählten Probanden im Anschluss als „nicht normgerecht" stigmatisiert, weil ihre Bewegung um mehr als eine Standardabweichung von der Normkurve abweicht. Zum anderen drückt sich menschliche Individualität vor allem in der Abweichung von und nicht durch die Übereinstimmung mit einer Norm aus.

> ❯ Der menschliche Gang ist eine hochkomplexe Bewegung mit einer Vielzahl von Freiheitsgraden, die entsprechend viele individuelle Lösungsmöglichkeiten erlaubt und durch eine hohe Variabilität und Kompensationsfähigkeit gekennzeichnet ist.

Die Variabilität kann auf Bewegungsdefizite, Ermüdungs- oder Beanspruchungseffekte hinweisen, aber auch Ausdruck natürlicher Bewegungsvielfalt sein.

Messtechnisch ist kein Schritt in allen Details identisch zu einem anderen. Pathologien sind so nur eine mögliche Ursache unter vielen. Für die Beurteilung einer Bewegung erscheint daher die individuelle Normalität wichtiger als der Normvergleich (Jöllenbeck 2011). Demnach bedarf eine in ihrem Verlauf symmetrische und physiologische, aber nicht im Normbereich befindliche Bewegung nicht grundsätzlich einer Korrektur, es sei denn, es liegen pathologische Fehlstellungen oder Beschwerden vor.

> ❯ Bei Gangasymmetrien sollte das Vorgehen nicht primär davon bestimmt sein, beide Seiten mit einem allgemeinen Normverlauf zur Deckung zu bringen, sondern vielmehr darin, die offensichtlich defizitäre an die kontralaterale Seite in einem dynamischen Prozess anzunähern.

Dieser Lösungsansatz lässt sich als individuelle Normalisierung bezeichnen. Hierbei ist berücksichtigt, dass auch die kontralaterale Seite durch die defizitäre Seite mehr oder minder betroffen oder selbst vorgeschädigt ist. Trotzdem ist im Heilungsverlauf von einem dynamischen Verbesserungsprozess beider Seiten auszugehen, bei dem die kon-

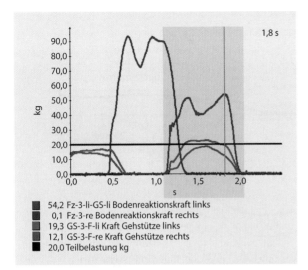

54,2 Fz-3-li-GS-li Bodenreaktionskraft links
0,1 Fz-3-re Bodenreaktionskraft rechts
19,3 GS-3-F-li Kraft Gehstütze links
12,1 GS-3-F-re Kraft Gehstütze rechts
20,0 Teilbelastung kg

◾ **Abb. 1.8** Kraft-Zeit-Verlauf einer Teilbelastungsmessung beim Gang über 2 Kraftmessplatten mit 2 instrumentierten Gehstützen. Eine erlaubte Teilbelastung von hier 20 kg (*dunkelrote Linie*) wird um 34,2 kg (171 %) überschritten (*links, rot*), die Gehstützenkraft ist zu gering, die Gehstützen (*links grün, rechts lila*) werden zu spät aufgesetzt und zu früh abgehoben, nicht betroffene Seite rechts (*blau*)

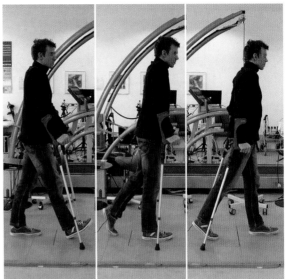

◾ **Abb. 1.9** Demonstration des richtigen Gehstützeneinsatzes bei vorgegebener Teilbelastung. (Aus Jöllenbeck u. Schönle 2013, mit freundlicher Genehmigung des Orthopädie-Technik Verlags)

tralaterale der primär defizitären Seite im Sinne einer Optimierung bis zur weitgehenden Angleichung vorausgeht.

Ganganalyse in der orthopädischen Rehabilitation

Grundsätzlich sind in der Rehabilitation zwei unterschiedliche Patientenpfade zu unterscheiden: Patienten mit Teilbelastung und Patienten mit Vollbelastung. Mit aktuell rd. 400.000 Betroffenen/Jahr stellen Patienten nach endoprothetischem Gelenkersatz von Hüfte oder Knie die mit Abstand größten Teilgruppen in der orthopädischen Rehabilitation dar. Daher sollen diese Patientengruppen bei den folgenden Betrachtungen im Vordergrund stehen, zumal die Literaturübersicht zeigt, dass Ganganalysen gerade in diesem Bereich bisher nur selten für klinische Fragestellungen oder Entscheidungen genutzt wurden.

Gehen mit Teilbelastung

Nach Frakturen oder endoprothetischem Gelenkersatz wird Patienten häufig die Einhaltung einer Teilbelastung verordnet, um Frakturen zu vermeiden oder mechanische Irritationen während der Heilungsphase mit der Gefahr frühzeitiger Lockerungen zu minimieren (Wirtz u. Niethard 1997). Knapp 90 % Patienten überschreiten jedoch eine vorgegebene Teilbelastung erheblich, im Mittel um ca. 125 % (Jöllenbeck u. Schönle 2005, 2013).

❯ Die Teilbelastung wird treppauf deutlich stärker überschritten als in der Ebene oder treppab. Eine effektive Teilbelastung ist nur im Dreipunktgang

möglich. Kreuzgang oder Passgang entsprechen ebenso quasi einer Vollbelastung wie der Gang am Rollator.

Die Ursachen liegen im Wesentlichen in mangelnden Kraftfähigkeiten sowie koordinativen Defiziten beim Gehstützeneinsatz, d. h. einem zu späten Gehstützenaufsatz und einem zu frühen Gehstützenabdruck (◾ Abb. 1.8) (Jöllenbeck u. Schönle 2005, 2013). Während das menschliche Auge zu träge ist, die Koordination mit hinreichender zeitlicher Auflösung zu erfassen, kann eine einfache Ganganalyse mit einer lateralen Videokamera auf ebener Strecke bereits effektiv helfen, zumindest die koordinativen Ursachen individuell aufzudecken, diese dem Patienten anschaulich und in Zeitlupe zu vermitteln und die Überlastung deutlich zu reduzieren. Die Vorgabe lautet (◾ Abb. 1.9):

❯ Die Gehstützen werden vor dem Fußaufsatz aufgesetzt und erst nach dem Fußabdruck wieder abgehoben.

Steht zusätzlich eine Gangbahn mit Kraft- oder Druckmessplatte zur Verfügung, kann diese nicht nur zur Erfassung der realisierten Teilbelastung, sondern im Anschluss auch für ein einfaches, aber sehr effektives Feedbacktraining mit Rückmeldung der realisierten Teilbelastung genutzt werden (Jöllenbeck et al. 2013; Krause et al. 2007; Olivier et al. 2008). Auch Fußdrucksohlen mit akustischer oder taktiler Rückmeldung einer Überlastung (medilogic Belamed) sind sehr gut geeignet. Der zeitliche Aufwand

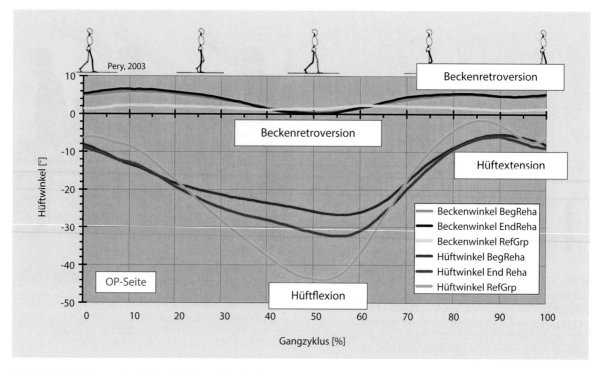

◘ Abb. 1.10 Veränderung des Hüft- und Beckenwinkelverlaufes nach Hüft-TEP während der stationären Rehabilitation im Vergleich zu einer altersadäquaten Referenzgruppe (BegReha: Beginn Reha, Tag 3–4, EndReha: Ende Reha, Tag 17–18), ► Text

ist gering, der Nutzen als wesentliches Sicherheits- und Erfolgskriterium in der orthopädischen Rehabilitation hingegen hoch.

Von üblichen Verfahren zum Erlernen einer Teilbelastung wie dem Einsatz einer Haushaltswaage oder technischen Lösungen wie einer einfachen Fersen-Klicksohle (PBS-Belastungstrainer) ist hingegen abzuraten, instrumentierte Gehstützen ohne Erfassung der Bodenreaktionskräfte (Pierenstep) sind als indirekte Messung ebenfalls nicht zu empfehlen (Jöllenbeck u. Schönle 2013).

Gehen mit Vollbelastung

Die Komplexität des menschlichen Ganges mit einer Vielzahl von Freiheitsgraden erfordert eine ebenso komplexe wie umfassende Ganganalyse, die einfache kausale Zusammenhänge zumeist ausschließt. Das Vorgehen sollte einer klaren Systematik folgen. Grundsätzlich ist zwischen einer Standphase und einer Schwungphase zu unterscheiden, die zusammen einen Gangzyklus ergeben, der vom Aufsatz eines Fußes bis zum nächsten Aufsatz desselben Fußes reicht. Detaillierter wird der Gangzyklus noch in 8 Subphasen unterteilt (Götz-Neumann 2003; Perry 2003). Vortriebswirksame Kräfte werden nur in der Standphase übertragen.

Die Aufdeckung von Ursache-Wirkungs-Zusammenhängen erfordert die Betrachtung der gesamten betroffenen Gelenkkette vor allem im Verlauf der Standphase, die isolierte Betrachtung eines einzelnen Gelenkes ist unzurei-

chend. Besondere Bedeutung kommt der Reihenfolge von Körperteilbewegungen zu, die in ihrer Wirkung sowohl auf- wie absteigende Wirkungen innerhalb der Gelenkkette entfalten kann. So kann z. B. eine übermäßige Pronationsbewegung im Sprunggelenk je nach Verlauf der Beinachse einen Knievalgus ebenso verstärken wie eine übermäßige Innenrotationsbewegung im Hüftgelenk. Auch in der unbelasteten Schwungphase lassen sich wichtige Informationen aus der Gelenkkette ablesen. So deutet eine im Seitenvergleich vermehrte Einwärtsrotation des Fußes am Ende der Schwungphase auf eine vermehrte Hüfteinwärtsrotation hin, weil eine isolierte Fußrotation nahe der Streckstellung des Beines kaum möglich ist.

Im Laufe der Rehabilitation weist das Gangbild schon alleine durch den normalen Heilungsprozess deutliche Fortschritte auf. Trotzdem bestehen nicht nur zum Abschluss der Rehabilitation, sondern auch Jahre später noch deutliche Defizite (Jöllenbeck u. Schönle 2012), die sich in Asymmetrien, Fehlstellungen und Fehlbelastungen ausdrücken. Diese können sowohl die Statik wie auch kontralaterale Gelenkpartner oder andere Gelenke bis hin zur Wirbelsäule beeinträchtigen und dort ebenso zu Asymmetrien, Fehlstellungen oder Fehlbelastungen führen und Folgeschäden wie übermäßige Abnutzungen oder Schmerzen verursachen. Die hierfür verantwortlichen Schlüsselparameter aufzudecken und Abhilfemöglichkeiten anzubieten, ist eine der wesentlichen Aufgaben der rehabilitativen Ganganalyse.

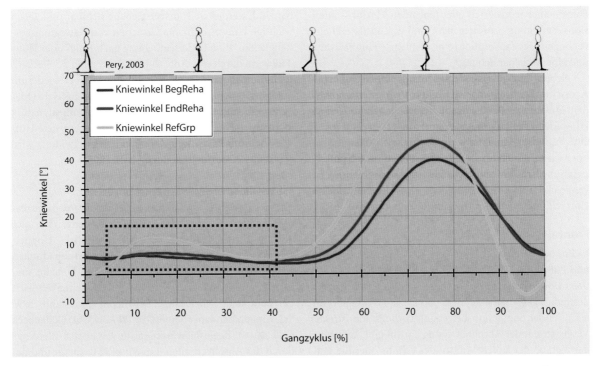

Abb. 1.11 Veränderung des Kniewinkelverlaufes während der stationären Rehabilitation im Vergleich zu einer altersadäquaten Referenzgruppe (BegReha: Beginn Reha, Tag 3–4, EndReha: Ende Reha, Tag 17–18), ▶ Text

> Schlüsselparameter des Ganges sind relativ überdauernde Fehlbewegungen oder Fehlbelastungen, die zur Vermeidung von Folgeschäden unbedingt weitestgehend korrigiert werden sollten.

Eine systematische Ganganalyse sollte sich unabhängig vom verwendeten System an den Hauptbewegungsebenen, also der Sagittal-, Frontal- und Transversalebene sowie am Weg-, Kraft- und Druck-Zeit-Verlauf orientieren (Abb. 1.7). Besondere Beachtung verdienen Unterschiede im Seitenvergleich, die auf mögliche einseitige Defizite oder Fehlbelastungen hinweisen (Abb. 1.6). Im Gegensatz zu statischen Messungen wie den Bewegungsumfang mit Minima und Maxima kommt es bei der Ganganalyse mehr auf den physiologischen Verlauf innerhalb des Bewegungsumfanges an (Abb. 1.7).

Sagittalebene

In Sagittalebene sind vor allem der Bewegungsverlauf und Bewegungsumfang von Sprung-, Knie- und Hüftgelenk in der vortriebswirksamen Standphase von besonderer Bedeutung. Beeinträchtigungen oder Bewegungsmodifikationen eines Gelenkpartners müssen von den anderen Gelenkpartnern der kinematischen Kette kompensiert werden. Gelingt dies nicht vollständig oder nicht seitengleich, dann sind zwangsläufig auch weitere Teile des Bewegungsapparates wie die kontralaterale Seite, Becken und Wirbelsäule betroffen. Das führt insbesondere nach

Hüft- oder Knie-TEP zu stereotypen Bewegungsmustern, die als Schlüsselparameter für die Wiederherstellung eines normalen Gangbildes in der Rehabilitation und darüber hinaus angesehen werden müssen (Abb. 1.7, Abb. 1.10 und Abb. 1.11) (Jöllenbeck et al. 2010; Jöllenbeck u. Schönle 2012).

Die wesentlichen Schlüsselparameter von Patienten in der Rehabilitation nach **Hüft-TEP** sind die in der Standphase
— in Sagittalebene des operierten Hüftgelenkes erheblich reduzierte Flexions-Extensions-Bewegung,
— eine erhebliche Beckenmitbewegung durch vermehrte Beckenflexion und -extension auf der operierten Seite sowie
— die in der Dynamik, d. h. in Maxima und Minima reduzierten Bodenreaktionskräfte.

Folgen einer Hüft-Becken-Kontraktur (Abb. 1.10) sind u. a. kontralateral eine Beckengegenbewegung, die im Hüftgelenk durch Mehrbewegung kompensiert werden muss, sowie ipsilateral eine verringerte Stoßabsorption und eine Beckenanhebung.

Die wesentlichen Schlüsselparameter von Patienten in der Rehabilitation nach **Knie-TEP** sind die in der Standphase
— in Sagittalebene des operierten Kniegelenkes meist nahezu vollständig fehlende Flexions-Extensions-Bewegung sowie
— die in der Dynamik, d. h. in Maxima und Minima reduzierten Bodenreaktionskräfte.

Folgen einer reduzierten oder fehlenden Flexions-Extensions-Bewegung im Kniegelenk sind u. a. ipsilateral eine verringerte Stoßabsorption, eine vermehrte Hüftbelastung und eine Beckenanhebung.

Neben Beckenkippung, Oberkörperneigung oder Armschwungbewegung ist v. a. die Plantarflexion nach dem Fußaufsatz ein wichtiger Bewegungsverlauf, der erste Hinweise auf muskuläre oder neuronale Defizite wie z. B. eine Fußheberschwäche geben kann. Zur weiteren diagnostischen Absicherung kann die elektromyographische Erfassung der Peroneal- und Tibialmuskulatur im Seitenvergleich weiteren Aufschluss über das Ausmaß einer Beeinträchtigung geben.

Frontalebene

In Frontalebene ist insbesondere das dorsale Fußaufsatz- und Fußabdruckverhalten von Interesse (◻ Abb. 1.6). Initialer Bodenkontakt und anschließende Absenkbewegung des Fußes geben zu erkennen, ob eine übermäßige Pronations- oder Supinationsbewegung vorliegt. Ein direkter Vergleich mit der Abrollbewegung barfuß gibt Aufschluss darüber, ob der äußere Aufbau des Schuhs oder die Fußstellung für eine Fehlbewegung verantwortlich ist. Auch die Effektivität einer Schuhversorgung lässt sich so gut abschätzen. Kurz vor dem Fußaufsatz oder Fußabdruck deuten vermehrte Ein- oder Auswärtsrotationen des Fußes z. B. auf übermäßige Hüftein- oder -auswärtsrotationen hin.

Weitere wichtige Merkmale sind Beinstellung, Beckenneigung sowohl in ihrem Verlauf wie im Seitenvergleich. Deutliche Veränderung der Beinstellung in der Standphase wie z. B. vermehrte Valgisierungen beim Fußaufsatz und Fußabdruck deuten auf mögliche Instabilitäten und Mehrbelastungen im Kniegelenk hin, die verschiedene Ursachen wie muskuläre oder neuronale Defizite in Sprung-, Knie- oder Hüftgelenk haben können. Hier sind auch die Hüftad- und -abduktionen im Verlauf zu beachten.

Eine vermehrte Beckenneigung bzw. Beckenabsenkung während des Bodenkontaktes auf der kontralateralen Seite lässt muskuläre Defizite der hüftstabilisierenden Muskulatur auf der Standbeinseite vermuten. Bei Nichtbehandlung können hieraus Überlastungsschäden im Muskel-Sehnen-Apparat der Standbeinseite oder ein einseitig verändertes Bewegungsverhalten der Wirbelsäule im LWS-Bereich resultieren. Auch Beinlängenunterschiede im Stand wie in Bewegung können durch die Beckenneigung sichtbar werden. Weitere Merkmale sind Beckenverschiebung, Oberkörperverlagerung, Schulterabsenkungen und Armschwung.

Transversalebene

In Transversalebene sind insbesondere die Fußstellung (s. oben) sowie die Beckenstellung und Beckenrotation zu beachten. Vor allem einseitig vermehrte Rotationsbewegungen, die in Sagittal- oder Frontalebene nicht erkennbar sind, werden in Transversalebene sichtbar und geben wichtige Hinweise für die Ursachen von Bewegungsauffälligkeiten. Eine Beckenanhebung nach Knie- oder Hüft-TEP kann durch eine Ante- oder Retroversion des Beckens teilweise kompensiert werden, beeinflusst aber wiederum die Wirbelsäule durch eine Torsion im LWS-Bereich. Oder eine valgische Beinstellung in der Bewegungsdynamik kann anatomisch, aber auch durch eine vermehrte Hüfteinwärtsrotation bedingt sein. Eine Unterscheidung wird erst in der 3D-Bewegungsanalyse möglich.

Weg-Zeit-Parameter

Basisparameter für eine Ganganalyse sind die Weg-Zeit-Parameter mit Ganggeschwindigkeit, Kadenz, d.h. der Anzahl Schritte/Minute, Doppelschrittlänge, Doppelschrittzeit und Doppelstandphase. In der orthopädischen Rehabilitation machen sich verbleibende Defizite und Asymmetrien jedoch insbesondere im Seitenvergleich der Parameter Schrittlänge, Schrittzeit und Stand- bzw. Schwungphasendauer bemerkbar (◻ Abb. 1.12) (Jöllenbeck et al. 2010). Beeinflusst werden die Parameter allerdings durch das Abrollverhalten. Ein einseitig flacherer und damit späterer Fußaufsatz z. B. verändert Schrittlänge und Schrittzeit, so dass die Einordnung der Ergebnisse mit Vorsicht und unter Einbeziehung weiterer Verfahren erfolgen sollte (◻ Abb. 1.13).

❯ Nach Hüft- und Knie-TEP sind auch zum Ende der Rehabilitation zumeist noch allgemein Geschwindigkeit, Kadenz und Doppelschrittlänge deutlich reduziert und die Zyklusdauer verlängert sowie zudem auf der betroffenen Seite Schrittlänge und Standphase deutlich reduziert und die Schrittzeit verlängert.

Bodenreaktionskräfte

Die Bodenreaktionskräfte repräsentieren durch die Kraft-Zeit-Verläufe in 3 Dimensionen das Gesamtergebnis aller Aktivitäten des Körpers. Sie stellen einen wichtigen Indikator möglicher Beeinträchtigungen dar und können die betroffene Körperseite und defizitäre Bewegungsphase identifizieren helfen. Der ursächlich betroffene Körperteil kann allerdings nicht bestimmt werden.

Als wesentliche Komponente gibt die vertikale Bodenreaktionskraft die Belastungsantwort beim Fußaufsatz, die Abdruckkraft beim Fußabdruck sowie durch den Unterschied zwischen diesen beiden Maxima und dem Minimum die Dynamik des Ganges wieder (◻ Abb. 1.12 und ◻ Abb. 1.13). Die horizontalen Komponenten zeigen in Laufrichtung den Bremskraftstoß beim Fußaufsatz und den Beschleunigungskraftstoß beim Fußabdruck sowie quer zur Laufrichtung die seitliche Gewichtsverlagerung an.

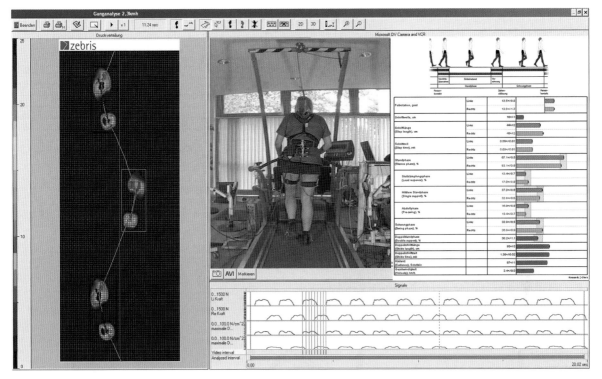

◘ Abb. 1.12 Ganganalyse nach Hüft-TEP (◘ Abb. 1.6) auf instrumentiertem Laufband Zebris FDM mit Abrollverhalten (*links*), Kontrollvideo (*Mitte*), Verlauf vertikale Bodenreaktionskräfte und Maximaldruck (*unten*) sowie Report der Weg-Zeit-Parameter (*rechts*) jeweils im Seitenvergleich links: *rot*, rechts: *grün*

> ❯ Eine einseitig reduzierte Dynamik der Vertikalkraft durch geringere Maxima und ein höheres Minimum weist auf ein Defizit dieser Körperseite hin. Dieses Defizit stellt auch noch Jahre postoperativ eine wesentliche Auffälligkeit nach Hüft- oder Knie-TEP dar und repräsentiert ein persistierendes asymmetrisches Gangbild.

In ihrem Impuls – bildlich der Fläche unter der Kurve – unterschiedliche Horizontalkräfte weisen einen asymmetrischen Gang nach. Einseitig reduzierte Brems- oder Beschleunigungskraftstöße in Laufrichtung weisen auf Defizite beim Fußaufsatz oder Fußabdruck hin. Einseitig reduzierte Impulse quer zur Laufrichtung wiederum bedeuten eine Schwerpunktverlagerung auf diese Körperseite etwa im Sinne einer Schonhaltung.

Pedographie

Auch wenn bisher keine allgemein gültigen Vorgaben für die Auswertung pedographischer Messungen vorliegen, stellen die mittleren und maximalen Druckbilder ebenso wie der Druck-Zeit-Verlauf die Basis für die Beurteilung und Eingrenzung von Problemzonen und Pathologien wie zur Schuh- und Einlagenversorgung und deren Effektivität dar (◘ Abb. 1.14). In der orthopädischen Rehabilitation geben insbesondere die Ganglinien und der Schwerpunktverlauf im Zyklogramm wichtige Hinweise auf Gangstabilität und Gangsymmetrie (◘ Abb. 1.13). Ebenso wie die Bodenreaktionskräfte repräsentiert auch der Druck-Zeit-Verlauf das Gesamtergebnis aller Aktivitäten des Körpers. Auffälligkeiten sind demnach unter Hinzunahme z. B. kinematischer Verfahren dahingehend zu prüfen, ob die Ursache im Fuß oder in einem anderen Körperteil zu suchen ist.

Elektromyographie

In der orthopädischen Rehabilitation ermöglicht die Elektromyographie als ergänzendes Verfahren im Seitenvergleich die Beurteilung der Aktivierungssymmetrie. Unterschiede im zeitlichen Verlauf der Aktivierungsmuster sowie mit deutlichen Einschränkungen in der Amplitude deuten auf Funktionsdefizite hin, deren Ursachen abzuklären sind (Freiwald et al. 2007). Bereits einseitig eingesetzt kann sichtbar werden, ob ein Muskel seiner Funktion entsprechend aktiviert wird oder nicht. Häufig kann z. B. eine Fußheberschwäche anhand reduzierter oder fehlender Aktivität des M. peroneus aufgedeckt oder nachgewiesen werden. Ein Vergleich der Amplituden ist meist nur abschätzender Natur, da die zur Normalisierung erforderliche Bestimmung des maximalen EMGs in der orthopädischen Rehabilitation meist nicht möglich ist.

Projekt:
Patient:
Aufzeichnung: 22-06-2012 Ganganalyse 2,3kmh

zebris Ganganalyse Report

Datum der Messung:22.06.2012 15:21

COP - Parameter

	22-06-2012 Ganganalyse 2,3kmh	
	Links	Rechts
Länge der Ganglinie, mm	236+/-3	206+/-7
Mittlere Standphase, mm	149+/-4	93+/-22
Ant/Post Position, mm	143	
Ant/Post Variabilität, mm	5	
Seitliche Verlagerung, mm	16	
Seitliche Variabilität, mm	5	

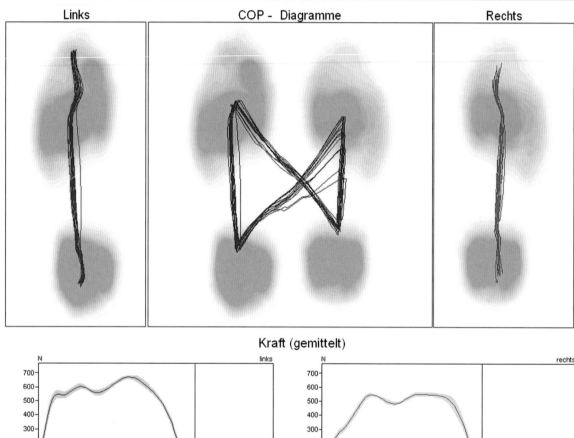

Links   COP - Diagramme   Rechts

Kraft (gemittelt)

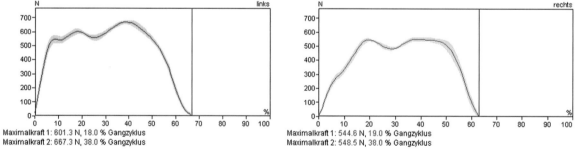

Maximalkraft 1: 601.3 N, 18.0 % Gangzyklus
Maximalkraft 2: 667.3 N, 38.0 % Gangzyklus

Maximalkraft 1: 544.6 N, 19.0 % Gangzyklus
Maximalkraft 2: 548.5 N, 38.0 % Gangzyklus

◘ **Abb. 1.13** Ganganalyse nach Hüft-TEP (◘ Abb. 1.12); *Oben*: Ganglinien links und rechts sowie Schwerpunktverlauf (CoP: Center of Pressure), *Unten*: Vertikale Bodenreaktionskräfte im Seitenvergleich, rechts deutlich reduziert und verlangsamter Kraftanstieg

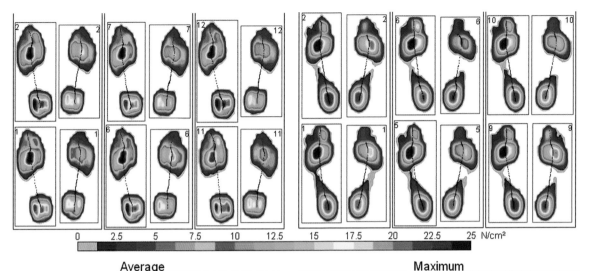

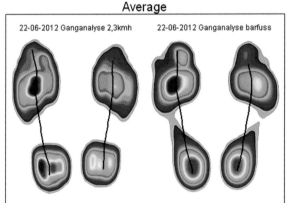

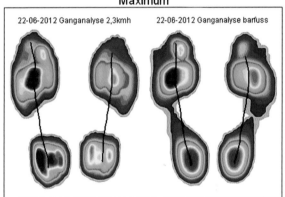

Abb. 1.14 Ganganalyse nach Hüft-TEP (■ Abb. 1.6 und ■ Abb. 1.12); Druckbild jedes einzelnen Schrittes (Ausschnitt) mit Schuhen (*oben, links*) und barfuß (*oben, rechts*), sowie mittleres (*unten links*) und maximales Druckbild (*unten rechts*)

Fazit

Die instrumentierte Ganganalyse stellt ein zuverlässiges und unverzichtbares Instrumentarium zur Erweiterung und Absicherung orthopädischer Diagnostik bereit. Der Aufwand hat sich in den letzten Jahren erheblich reduziert und Ergebnisse stehen zeitnah zur Verfügung.

Kinematische, kinetische und elektromyographische Analysen können die Dynamik und Komplexität des menschlichen Ganges in allen erforderlichen Details sichtbar machen und klinische Fragestellungen und Entscheidungen wesentlich unterstützen. Unbedingt zu beachten sind neben den Möglichkeiten vor allem die Grenzen der eingesetzten Messmethoden. Zwar kann die Kinematik äußerst genau die Bewegung des Körpers in Raum und Zeit beschreiben, jedoch keinerlei Informationen über die dabei wirkenden Kräfte oder die Aktivität der beteiligten Muskeln liefern. Hierzu wären Kinetik oder Elektromyographie erforderlich.

Während die Unterstützung klinischer Fragestellungen und Entscheidungen v. a. im Bereich der Behandlung von Zerebralparesen von Kindern bereits häufig gelingt, bedarf dies im Bereich der orthopädischen Rehabilitation v. a. nach Hüft-

oder Knie-TEP in Anbetracht der enormen Fallzahlen noch der weiteren Aufarbeitung und Absicherung.

Der Untersuchungsansatz für klinische Entscheidungen wie Behandlungen sollte nach Möglichkeit in einer individuellen Normalisierung bestehen, d. h. einer Orientierung der geschädigten Seite am Vorbild der gesunden Seite. Entsprechend sollte die primäre Analysebasis aus einem individuellen Seitenvergleich bestehen. Wenn dies aus verschiedenen Gründen wie etwa einer Vorschädigung auch der aktuell nicht betroffenen Seite nicht möglich ist, dann empfiehlt sich der orientierende Vergleich mit altersadäquaten Vergleichsgruppen.

Äußerst wünschenswert wären zukünftig neben postoperativen vor allem auch präventive und präoperative Gang- oder allgemein Bewegungsanalysen. Präventiv ließen sich bei frühzeitiger Intervention nach ganganalytischer Aufarbeitung entsprechende Schädigungen des Bewegungsapparates vermeiden oder heraus zögern helfen. Präoperativ ließen sich Operationen und Behandlungen besser planen und optimieren. Und rehabilitativ wiederum können Veränderungen aufgezeigt, verbleibende Defizite abgeschätzt und therapeutische Maßnahmen unterstützt werden. Langfristig angelegte Follow-up-Ganganalysen schließlich können besser als jedes andere Verfahren die Effektivität einer Behandlung objektiv abschätzen und optimieren helfen. Bis dahin wird es jedoch noch ein weiter Weg sein.

Literatur

Zu Kap. 1.1

Katthagen A (1975) Geschichte der Rehabilitation Praktische Orthopädie, Bd. 6. Vordruckverlag, Bruchsal, S 19–23
Langhagel J (1980) Rehabilitation. In: Witt AN, Rettig H, Schlegel KF, Hackenbroch M, Hupfauer W (Hrsg) Allgemeine Orthopädie, 2. Aufl. Orthopädie in Praxis und Klinik, Bd. 1. Thieme, Stuttgart New York, S 15.01–15.18

Zu Kap. 1.2

Augurzky B, Reichert A, Scheuer M (2011) Faktenbuch Medizinische Rehabilitation RWI-Materialien, Bd. 66. rwi Publikationen, Essen
Baumgarten E, Lindow B, Klosterhues H (2008) Wie gut ist die ambulante Rehabilitation? Aktuelle Ergebnisse der Reha-Qualitätssicherung. RV aktuell Jg 55, Nr 11:335–342
BSG-Urteil vom 28.02.1980: RK 5/79, SozR 2200 § 187 Nr. 7, Jurispraxiskommentar SGB VI, § 10 Rn 32.
Bürger W et al (2002) Ambulante und stationäre orthopädische Rehabilitation. Ergebnisse einer Studie zum Vergleich der Behandlungsergebnisse und Kosten. Rehabilitation 2–3:92–102
Bürgy R et al (2012) Qualitätssicherung und Qualitätsmanagement in der medizinischen Rehabilitation. In: Clausing P (Hrsg) Handbuch für die Reha-Praxis. Medhochzwei, Landsberg, S 621–694
Dietsche S et al (2002) Struktur- und Prozessqualität im Vergleich verschiedener Versorgungsformen in der orthopädischen Rehabilitation. Rehabilitation 2–3:103–111
DRV-Grundsätze und Anwendungsempfehlungen der gesetzlichen Rentenversicherung zur ambulanten medizinischen Rehabilitation, 2001, http://www.deutsche-rentenversicherung.de/cae/servlat/contentblob/206992/publicationFile/2263/concept-grundsaetze-dirv.pdf
Farin UA (2007) Qualitätssicherung in der ambulanten medizinischen Rehabilitation. Konzeption und Ergebnisse eines Pilotprojekts zur Entwicklung eines Qualitätssicherungsprogramms für die Indikationsbereiche muskulus-skelettale und kardiologische Erkrankungen. Rehabilitation 4:198–200
Fuhrmann S (2007) Thesen zum Wunsch- und Wahlrecht nach S. 9 SGB IX bei der Auswahl einer Rehabilitationseinrichtung im Rahmen einer Veranstaltung des iqpr 2007 (www.bdpk.de)BSGE 89, 294, 303, BSG, AZ B 1 KR 12/12 R und B1 KR 53/12 RBSG-Urteil 07.05.2013
Jäckel WH et al (1990) Überprüfung der Wirksamkeit stationärer Rehabilitationsmaßnahmen bei Patienten mit chronischen Kreuzschmerzen: eine prospektive, randomisierte, kontrollierte Studie. Rehabilitation 29:129–131
Keck W et al (2012) Rehabilitation in der gesetzlichen Rentenversicherung. In: Clausing P (Hrsg) Handbuch für die Reha-Praxis. Medhochzwei, Landsberg, S 33–46
Leistner K, Beyer HM (Hrsg) (2005) Rehabilitation in der Gesetzlichen Krankenversicherung (GKV). Ecomed, Landsberg
Linsen B (2007) Die Rentenreform 2001 – Ein Paradigmenwechsel im deutschen System der Altersversicherung. Grin, Norderstedt

Medizinischer Dienst des Spitzenverbandes Bund der Krankenkassen e. V. (Hrsg.) (2012) Begutachtungsrichtlinie Vorsorge und Rehabilitation, 2012, www.mds-ev.de
Mohrfeld M, Strahl A, Koch U (2011) Ambulante Rehabilitation in Deutschland – eine Zwischenbilanz und Perspektiven der Weiterentwicklung. Bundesgesundheitsblatt 4:420–428
Nischan P, Klosterhues H, Bürger W (2003) Die Qualität der Versorgung in der ambulanten orthopädischen Rehabilitation. DAngVERS 10:486–492
Rebscher H, Eusterholz E et al (2012) Rehabilitation in der gesetzlichen Rentenversicherung. In: Clausing P (Hrsg) Handbuch für die Reha-Praxis. Medhochzwei, Landsberg, S 33–46
Richtlinie über Leistungen zur medizinischen Rehabilitation, Fassung vom 16.03.2004, letzte Änderung 22.01.2009. BAnzNr 87 (S. 2 131)
Rische H et al (2006) Rehabilitation statt Rente – Steigerung der Long-Term-Kosten-Effizienz in der gesetzlichen Rentenversicherung mittels bedarfsadäquater und evidenzbasierter Rehabilitationsleistungen. In: Rebscher H (Hrsg) Gesundheitsökonomie und Gesundheitspolitik im Spannungsfeld zwischen Wissenschaft und Politikberatung. Economica, Heidelberg, S 405–423
SGB V–IX, www.sozialgesetzbuch-sgb.de/Abfrage 12/2013
www.bar-frankfurt.de (Abfrage 12/2013)
www.bssa.de/index.ptrp/download_file/64/99/(Abfrage 12/2013)
www.deutsche-rentenversicherung.de (gefunden in Home-Rente & Reha), Abfrage 12/2013
www.deutsche-rentenversicherung.de (gefunden in Home-Service-Formulare & Anträge-Ärzte), Abfrage 12/2013
www.deutsche-rentenversicherung.de (Home-Rente & Reha-Rehabilitation-Fachinformation-Infos für Reha-Einrichtungen-Nachsorge-IRENA), Abfrage 12/2013

Zu Kap. 1.4.1

Amis AA, Dowson D, Wright V (1980) Elbow joint force predictions for some strenuous isometric actions. J Biomech 13:765–775
Augat P (2011) Biomechanik des Becken-Bein-Übergangs. Trauma und Berufskrankheit 13:92–96
Bergmann G, Graichen F, Bender A, Rohlmann A, Halder A, Beier A, Westerhoff P (2011) In vivo gleno-humeral joint loads during forward flexion and abduction. J Biomech 44:1543–1552
Bergmann G, Graichen F, Rohlmann A, Westerhoff P, Bender A, Gabel U, Heinlein B (2007) [Loads acting on orthopaedic implants. Measurements and practical applications]. Orthopade 36(202):195–200
Burdett RG (1982) Forces predicted at the ankle during running. Med Sci Sports Exerc 14:308–316
Duma SM, Boggess BM, Crandall JR, Mac Mahon CB (2002) Fracture tolerance of the small female elbow joint in compression: the effect of load angle relative to the long axis of the forearm. Stapp Car Crash J 46:195–210
Fornalski S, Gupta R, Lee TQ (2003) Anatomy and biomechanics of the elbow joint. Tech Hand Up Extrem Surg 7:168–178
Forster E, Simon U, Augat P, Claes L (2004) Extension of a state-of-the-art optimization criterion to predict co-contraction. J Biomech 37:577–581
Gagnon D, Nadeau S, Noreau L, Dehail P, Piotte F (2008) Comparison of peak shoulder and elbow mechanical loads during weight-relief lifts and sitting pivot transfers among manual wheelchair users with spinal cord injury. J Rehabil Res Dev 45:863–873
Giddings VL, Beaupre GS, Whalen RT, Carter DR (2000) Calcaneal loading during walking and running. Med Sci Sports Exerc 32:627–634
Keller TS, Weisberger AM, Ray JL, Hasan SS, Shiavi RG, Spengler DM (1996) Relationship between vertical ground reaction force and speed during walking, slow jogging, and running. Clin Biomech (Bristol, Avon) 11:253–259

Keppler P, Strecker W, Kinzl L (1998) [Analysis of leg geometry – standard techniques and normal values]. Chirurg 69:1141–1152

Masjedi M, Johnson GR (2010) Glenohumeral contact forces in reversed anatomy shoulder replacement. J Biomech 43:2493–2500

Menschik A (1974) Mechanik des Kniegelenkes. 1. Teil. Z Orthop Ihre Grenzgeb 112:481–495

Simpson KJ, Kanter L (1997) Jump distance of dance landings influencing internal joint forces: I. Axial forces. Med Sci Sports Exerc 29:916–927

van den Bogert AJ, Read L, Nigg BM (1999) An analysis of hip joint loading during walking, running, and skiing. Med Sci Sports Exerc 31:131–142

Zernicke RF, Garhammer J, Jobe FW (1977) Human patellar-tendon rupture. J Bone Joint Surg Am 59:179–183

Zu Kap. 1.4.2

Alton F, Baldey L, Caplan S, Morissey MC (1998) A kinematic comparison of overground and treadmill walking. Clin Biomech 13:434–440

Fiot (Forschungsinstitut für Orthopädietechnik) (2010) Angewandte Ganganalyse. http://www.fiot.at/start.php?Page=Projekte/Ganganalyse/Publikationen/AGW/. Zugegriffen: 22.12.2010

Freiwald J, Baumgart C, Konrad P (2007) Einführung in die Elektromyographie, Sport - Prävention - Rehabilitation. Balingen, Spitta

Freiwald J, Engelhard M (2002) Stand des motorischen Lernens und der Koordination in der Orthopädisch-traumatologischen Rehabilitation. Sport Orthop Traumatol 18:5–10

Götz-Neumann K (2003) Gehen verstehen – Ganganalyse in der Physiotherapie. Thieme, Stuttgart New York

Hermens HJ, Freriks B (1999) Seniam CD - European recommendations for surface electromyography. Roessingh Research and Development, Enschede

Jöllenbeck T (2011) Gait- and treadmill-analysis. In: Engelhardt M, Dorr A (Hrsg) ports Orthopedics – Official Manual of GOTS. Neunplus, Berlin, S 125–136

Jöllenbeck T (2012) Biomechanische Bewegungsanalyse – Unverzichtbarer Bestandteil moderner sportmedizinischer Diagnostik. Deutsche Zeitschrift für Sportmedizin 63(3):59–60

Jöllenbeck T, Neuhaus D, Grebe B (2010) Schlüsselparameter zur Optimierung des Gangverhaltens in der Rehabilitation bei Patienten nach Knie- und Hüft-TEP. DRV-Schriften 88:352–354

Jöllenbeck T, Schönle C (2005) Die Teilbelastung nach Knie- oder Hüfttotalendoprothese – die Unmöglichkeit der Einhaltung und ihre Ursachen. Zeitschrift für Orthopädie 143:124–128

Jöllenbeck T, Schönle C (2012) Gangverhalten von Patienten nach Knie-TEP während der Rehabilitation. Orthopädie & Rheuma 15(1):37–41

Jöllenbeck T, Schönle C (2013) Gehhilfen und Rollatoren zur (Teil-)Entlastung der unteren Extremität. Orthopädie-Technik 10:54–59

Jöllenbeck T, Beck K, Neuhaus D, Pietschmann J, Wawer C (2013) Feedback-Training zum Erlernen einer vorgegebenen Teilbelastung beim Gehen mit Gehstützen. DRV-Schriften 101:374–377

Krause D, Wünnemann M, Erlmann A, Hölzchen T, Mull M, Olivier N, Jöllenbeck T (2007) Biodynamic Feedback-Training To Assure Learning Partial Load Bearing on Crutches. Archives of Physical Medicine and Rehabilitation 88(7):901–906

Ludwig O (2012) Ganganalyse in der Praxis. Maurer, Geislingen

Murray P, Spurr G, Sepic S, Gardner G, Mollinger L (1985) Treadmill vs. floor walking: kinematics, electromyogram, and heart rate. Journal of Applied Physiology 59:87–91

Olivier N, Jöllenbeck T, Bergmeier M, Müller F, Wilbert M (2008) Ein Trainingsverfahren zum Erlernen der vorgegebenen Teilbelastung beim Gehen mit Gehstützen – angewandt in der rehabilitativen Praxis. Orthopädische Praxis 44(1):24–28

Perry J (2003) Ganganalyse – Norm und Pathologie des Gehens. Urban & Fischer, München Jena

Riley P, Paolini G, Croce U, Paylo K, Kerrigan D (2007) A Kinematic and kinetic comparison of overground and treadmill walking in healthy subjects. Gait & Posture 26(1):17–24

Rosenbaum D (1999) Klinische Ganganalyse in der Orthopädie und Traumatologie. In: Jerosch J, Nicol K, Peikenkamp K (Hrsg) Rechnergestützte Verfahren in Orthopädie und Unfallchirurgie. Steinkopff, Darmstadt, S 145–158

Schache AG, Blanch PD, Rath DA, Wrightley TV, Starr R, Benell KL (2001) A comparison of overground and treadmill running for measuring the three-dimensional kinematics of the lumbo-pelvic-hip complex. Clin Biomech 16:667–680

Schönle C (2004) Rehabilitation. Thieme, Stuttgart

Terrier P, Dériaz O (2011) Kinematic variability, fractal dynamics and local dynamic stability of treadmill walking. Journal of Neuro Engineering and Rehabilitation 8(12):1–13

Vogt L, Banzer W (2005) Instrumentelle Ganganalyse. Deutsch Z Sportmed 56(4):108–109

White SC, Yack HJ, Tucker CA, Lin HY (1998) Comparison of vertical ground reaction forces during overground and treadmill walking. Med Sci Sports Exerc 30:1537–1542

Whittle MW (2002) Gait analysis – an introduction, 3. Aufl. Butterworth-Heinemann, Oxford

Winter DA (1991) The biomechanics and motor control of human gait, 2. Aufl. Waterloo Biomechanics, Waterloo

Winter DA (2005) Biomechanics and motor control of human movement, 3. Aufl. Wiley, Waterloo

Wirtz D, Niethard F (1997) Ursachen, Diagnostik und Therapie der aseptischen Hüftendoprothesenlockerung – eine Standortbestimmung. Zeitschrift für Orthopädie 135:270–280

Methoden der Rehabilitation

E. Böhle, K. M. Peters, T. Drüke, W. Geidl, J. Semrau, G. Sudeck, K. Pfeifer,
B. Kladny, W.F. Beyer, H. Graßhoff, V. Stein, P. Bischoff, E. Broll-Zeitvogel,
T. Theodoridis, A. Molsberger, B. Greitemann, U. Peschel, H. Bork,
F.-J. Ludwig, St. Middeldorf, J. Huber-Rypacek

V. Stein, B. Greitemann (Hrsg.), *Rehabilitation in Orthopädie und Unfallchirurgie,*
DOI 10.1007/978-3-642-44999-4_2, © Springer-Verlag Berlin Heidelberg 2015

2

2.1   Funktionsaktivierende Methoden

2.1.1   Krankengymnastik

E. Böhle

Grundlagen

In der rehabilitativen Medizin haben die Maßnahmen der Physiotherapie einen wichtigen Stellenwert. In allen medizinischen Fachgebieten treten Funktionsstörungen auf, bei denen der Krankengymnastik, als einem Teilgebiet der Bewegungstherapie, bei der Behandlung eine zentrale Rolle zukommt.

Beim Einsatz der Krankengymnastik erstellt der Physiotherapeut, gestützt auf die medizinische Diagnose des Arztes, seinen Befund und entwickelt gemeinsam mit dem Arzt und Patienten individuelle Behandlungspläne, um Störungen der Gesundheit zu beseitigen sowie Funktionen und Fähigkeiten zu erhalten, wiederherzustellen und zu verbessern. Dabei gilt es auch beim Einsatz der Krankengymnastik zu berücksichtigen, dass sich in den letzten Jahren das Gesundheitsverständnis zunehmend verändert hat.

Während die traditionelle krankheitszentrierte (pathogenetische) Betrachtung die Behebung von Krankheit und in der Physiotherapie die Beseitigung einer Funktionsstörung in den Vordergrund stellt, orientiert sich das „salutogenetische" Gesundheitskonzept an der Stärkung und Steigerung der Gesundheit (Bengel 2001). Bei der traditionell **krankheitszentrierten (pathogenetischen) Betrachtung** stehen die Beschwerden, Symptome oder Schmerzen des Patienten im Mittelpunkt. Alle Anstrengungen in der Therapie richten sich auf die Diagnose und das möglichst schnelle Beseitigen der Symptome und Beschwerden. Der **salutogenetische Ansatz** hingegen fordert, dass neben dem organmedizinischen Befund auch die psychosozialen Aspekte, die für die Krankheitsanpassung und Heilung von Bedeutung sind, berücksichtigt werden.

Forschungsergebnisse aus der Psychosomatik, Psychologie und der Sozialwissenschaft belegen, dass psychische und soziale Faktoren bei der Entstehung und im Verlauf von Krankheiten von Bedeutung sind. Dies gilt vor allem für die zunehmenden chronisch-degenerativen Erkrankungen, bei denen die Bedeutung von psychosozialen Faktoren nachgewiesen ist. Dieser Nachweis erklärt, warum die ausschließliche medizinische Diagnose allein keine umfassende Erklärung über die Gesundheitsstörung und die damit verbundene Funktionsfähigkeit gibt. Für die Physiotherapie bedeutet dies, dass beim Einsatz der Krankengymnastik nicht nur die Symptombeseitigung das Ziel der Behandlung ist, sondern die Patienten sollen in ihrer Alltagskompetenz gestärkt werden, selbst wenn eine optimale Funktionsverbesserung nicht mehr möglich ist, sie sollen zu einer weitestgehenden Teilhabe am Leben befähigt werden.

Biopsychosoziales Modell (ICF)

Die Internationale Klassifikation der Funktionsfähigkeit, Behinderung und Gesundheit (ICF; ► Kap. 1) der Weltgesundheitsorganisation (WHO) bietet eine Grundlage für die Erfassung des Gesundheitszustandes und das Verständnis für die mit der Gesundheit zusammenhängenden Faktoren. Als biopsychosoziales Modell ist die ICF ressourcenorientiert (WHO 2002). Sie kann im Rahmen der Physiotherapie

- als Instrument in der gesundheitlichen Versorgung für die Beurteilung des Therapiebedarfs,
- die Anpassung von Behandlungen an den individuellen Zustand und spezifischen Bedingungen,
- als Instrument zur Dokumentation und zum Informationsaustausch mit den an der Behandlung beteiligten Personen
- und zur Ergebnisevaluation

eingesetzt werden.

Die ICF hat zwei Teile mit je zwei Komponenten (◘ Abb. 1.1):
- Körperfunktionen und -strukturen
- Aktivitäten und Partizipation (Teilhabe)

Körperfunktionen und -strukturen

❯ Körperfunktionen sind die physiologischen Funktionen von Körpersystemen. Körperstrukturen sind anatomische Teile des Körpers. Dazu zählen Organe, Gliedmaßen und ihre Bestandteile wie Muskeln, Kapsel-Band-Apparat etc.

Gliederungskriterium für Körperfunktionen und -strukturen sind Körpersysteme wie z. B. das Bewegungssystem.

Eine Schädigung ist eine Beeinträchtigung einer Körperfunktion oder -struktur und stellt eine Abweichung von gewissen, allgemein anerkannten Standards bezüglich des biomedizinischen Zustands des Körpers und seiner Funktionen dar. Die Definition ihrer Abweichung von den Standards wird durch den Einsatz standardisierter Mess- und Testverfahren beurteilt (◘ Abb. 2.1).

Aktivitäten und Partizipation (Teilhabe)

❯ Eine Aktivität ist die Durchführung einer Aufgabe oder einer Handlung (Aktion) durch einen Menschen. Partizipation (Teilhabe) ist das Einbezogensein in eine Lebenssituation.

Beeinträchtigungen der Aktivität sind Schwierigkeiten, die ein Mensch haben kann, die Aktivität durchzuführen.

Eine Beeinträchtigung der Partizipation (Teilhabe) ist ein Problem, das ein Mensch im Hinblick auf sein Einbezogensein in Lebenssituationen erleben kann. Sie wird durch den Einsatz standardisierter Mess- und Testverfahren beurteilt (◘ Abb. 2.2).

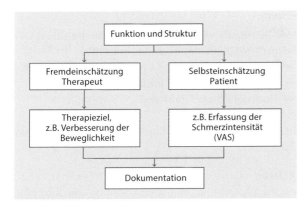

◧ Abb. 2.1 Standardisierte Befunderhebung und Dokumentation

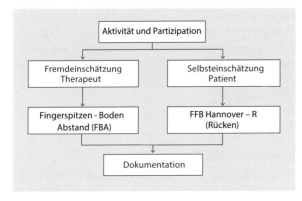

◧ Abb. 2.2 Beeinträchtigung der Aktivität und Partizipation. (Nach DIMDI 2005)

Paradigmenwechsel in der Physiotherapie

Bereits 1997 vollzog sich in der Physiotherapie ein Paradigmenwechsel hin zu einem biopsychosozialen Modell. In diesem Modell orientiert sich die Physiotherapie und dabei insbesondere die Krankengymnastik nicht mehr an den medizinischen Fachgebieten, sondern an den Organ- und Funktionssystemen an denen die therapeutische Wirkung erzielt wird (Hüter-Becker 2002). Dieses theoretische Modell teilt die Organ- und Funktionssysteme in vier Systembereiche ein (◧ Abb. 2.3):

━ Bewegungssystem,
━ System der inneren Organe,
━ System der Bewegungsentwicklung und -kontrolle,
━ Erleben und Verhalten.

Störungen der Gesundheit betreffen nie nur ein Organ- oder Funktionssystem. Ein Beispiel ist der unspezifische Rückenschmerz. Die Bewegungseinschränkung und Fehlhaltung betrifft das Bewegungssystem. Das Auftreten von Schmerzen wird als Einschränkung der Lebensqualität erlebt und kann zu Verstimmungen führen (Erleben und Verhalten) und zur Einnahme einer Schonhaltung führen, wodurch die Koordination der Bewegungsabläufe gestört ist (System der Bewegungsentwicklung und -kontrolle).

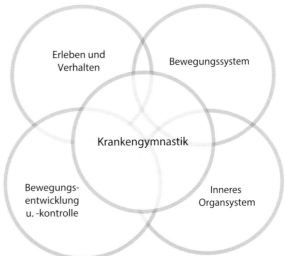

◧ Abb. 2.3 Das „Neue Modell" in der Physiotherapie orientiert sich an den vier Organ und Funktionssystemen. An diesen vier Wirkorten entfalten die Maßnahmen ihre Wirkung. Sie sind immer miteinander vernetzt, auch, wenn bei der aktuellen Intervention je nach Therapieziel ein Wirkort in den Vordergrund tritt. (Aus Hüter-Becker et al. 2002)

Die daraus resultierende Einschränkung der körperlichen Aktivität durch Schonung führt zur Dekonditionierung (inneres Organsystem). Der Einsatz der Krankengymnastik dient dem Abbau dieser Störungen. Die Patienten erleben ihre eigene Handlungsfähigkeit in Bezug auf

━ Reduzierung von Schmerz,
━ Eigenaktivität fördert die Leistungsfähigkeit und Wohlbefinden,
━ eine verbesserte Leistungsfähigkeit stärkt das Selbstwertgefühl,
━ Reduzierung des Medikamentenverbrauchs.

Welche Maßnahmen der Krankengymnastik im Therapieaufbau zur Anwendung kommen, ist abhängig vom individuellen Zustand des Patienten. So macht es wenig Sinn, Krankengymnastik mit Gerät mit dem Ziel der Wiederherstellung der Kraftausdauer der Haltemuskulatur anzuwenden, wenn dadurch der Schmerz verstärkt, die Kondition die systematische Steigerung der Belastungsintensität nicht zulässt und die Bewegungsabläufe unkoordiniert ablaufen. Das Therapieziel liegt in der Wiederherstellung der Kraftausdauer der Haltemuskulatur und damit ist das Bewegungssystem angesprochen. Vor dem Hintergrund dieses Beispiels würde aber zunächst der Wirkort Erleben und Verhalten mit dem Ziel der Schmerzreduktion in den Vordergrund rücken, um Bewegung zu ermöglichen. Im nächsten Schritt würde die Verbesserung der konditionellen Fähigkeiten und damit das System der Inneren Organe angesprochen, um in der Folge das übergeordnete Therapieziel Wiederherstellung der Kraftausdauer der Haltemuskulatur durch eine systematische Trainingstherapie bei der

2

Anwendung von Krankengymnastik mit Gerät im Wirkort Bewegungssystem zu erreichen.

Grundlagen der Bewegungstherapie

Die Krankengymnastik als Teil der Bewegungstherapie kommt zum Einsatz bei der Behandlung von Erkrankungen
- des Bewegungssystems,
- des System der Bewegungsentwicklung und -kontrolle (Nervensystem),
- des inneren Organsystems (kardiopulmonal, intestinal und urogenital),
- Erleben und Verhalten (Psyche).

Sie kommt zum Einsatz in der Prävention, Kuration und Rehabilitation und unterstützt
- die Entwicklung,
- den Erhalt,
- die Wiederherstellung.

aller Funktionen im somatischen und psychischen Bereich. Bei nicht rückbildungsfähigen Störungen schult sie Ersatzfunktionen.

In der Krankengymnastik gibt es unterschiedliche Behandlungsmethoden und -techniken. Alle unterliegen in ihrer Auswahl, Anwendung, Anordnung und Ausführung bestimmten Gesetzmäßigkeiten und Prinzipien. Durch den Einsatz einer systematischen Therapieplanung wird das Therapieziel, eine Leistungssteigerung, -erhaltung oder bei entsprechender Erkrankung wie z. B. der multiplen Sklerose die Reduzierung der Leistungsfähigkeit zu verzögern angestrebt. Allen gemeinsam ist die Bewegung.

Die Qualität der Bewegung wird bestimmt durch die neuromuskuläre Steuerung und dem daraus resultierenden Zusammenwirken von Agonist und Antagonist. Für die Koordination der Bewegung ist neben dem Zusammenspiel von Agonist und Antagonist das Zusammenspiel aller an einer zielgerichteten Bewegung beteiligten Muskelgruppen (Synergisten) wichtig. Dies setzt ein intaktes zentrales und peripheres Nervensystem voraus. Der Bewegungsimpuls zur Durchführung einer methodisch sinnvollen willkürlichen Bewegungsplanung geht von der Großhirnrinde aus. Von diesem Zentrum aus werden auch die Wechselwirkungen von Bewegung und Psyche gesteuert (Gutenbrunner u. Weimann 2004). In vielen Fällen muss durch die krankengymnastische Behandlung erst die Voraussetzung für die Ausführung von Bewegungen und damit die Grundlage zur Verbesserung der körperlichen Leistungsfähigkeit geschaffen werden.

Jeder Einsatz der Krankengymnastik zur Behandlung von Organ- und Funktionsstörungen setzt physikalische, anatomische und physiologische Grundlagenkenntnisse voraus (Thom et al. 1990).

Ebenen

Jede Bewegung wird in einer Ebene durchgeführt. Der Körper wird in drei Hauptebenen unterteilt:
- sagittale Ebene (anterior – posterior),
- Frontalebene (lateral – medial),
- Horizontalebene (transversal).

Im Schnittpunkt der drei Ebenen liegt der Schwerpunkt des Körpers.

Achsen

Eine Achse wird durch den Schnittpunkt von zwei Ebenen gebildet. Die Bewegung des menschlichen Körpers findet in den Gelenken statt. Es wird unterschieden in ein-, zwei- und mehrachsige Bewegungen. Daraus folgt, dass die Bewegung ein-, zwei- oder dreidimensional erfolgt. Alle Gelenkbewegungen lassen sich auf Scharnier- und Rotationsbewegungen zurückführen. Sie ermöglichen damit die Bewegungsform der
- Beugung,
- Streckung,
- Rotation.

Physiologie der Bewegung

Bewegung erfolgt durch die Aktivierung der quergestreiften Muskulatur. Jede Depolarisation der motorischen Endplatte durch einen Impuls löst eine Spannungsänderung in der motorischen Einheit aus. Der Muskel kontrahiert sich. Die Willkürinnervation bestimmt den Zeitpunkt und das Ziel der Bewegung. Es gibt zwei verschiedene Formen der mechanischen Kontraktion der Muskulatur, die das Verhältnis von Spannung und Länge der Muskelfasern bestimmen:
- **Isometrische Kontraktion**: Kontraktion von Muskelfasern ohne Veränderung der Muskellänge.
- **Isotonische Kontraktion**: Gleichbleibende Kontraktion von Muskelfasern mit gleichzeitiger Veränderung der Muskellänge. Der Muskel verkürzt sich.

Von Bedeutung ist auch, in welchem Verhältnis die Bewegungsausführung zur Schwerkraft steht. Tritt eine Richtungsänderung im Bewegungsverlauf gegen die Schwerkraft auf, werden mehr motorische Einheiten oder synergistisch wirkende Muskeln aktiviert. Tritt umgekehrt eine Richtungsänderung auf, die mit der Schwerkraft wirkt, wird die Aktivität der motorischen Endplatte reduziert, wodurch eine Bremswirkung als Schutzmaßnahme gegen Fehlbeanspruchung im Gelenk eintritt. Diese, dosierte, dem Bewegungsablauf und der Bewegungsrichtung angepasste Kontraktion wird als auxotone Kontraktion bezeichnet.

Energiebereitstellung

Krankengymnastik und damit Bewegung ist physikalisch definiert als dynamische Wirkung der Kraft, d. h. Arbeit. Die Fähigkeit Arbeit zu leisten setzt die Bereitstellung, den Transport und die Umwandlung von Energie voraus. Die Nahrung ist der Energielieferant. Über die Blutzirkulation werden Kohlenhydrate und Fette, in besonderen Fällen auch Eiweiß, der Zelle zugeführt. Die Energiefreisetzung in der Muskelzelle erfolgt zweifach:

- anaerob, d. h. ohne zusätzliche Sauerstoffzufuhr
- aerob, d. h. mit Sauerstoffzufuhr zur Energieumsetzung des Depots

Die **anaerobe Energiefreisetzung** eignet sich nur für eine schnelle, kurzzeitige Energiebereitstellung, da es hierbei zu einer raschen Säuerung der Muskulatur kommt und die Aktivität nicht mehr ausgeführt werden kann. Durch Training kann die anaerobe Energiefreisetzung verbessert werden. Für die Krankengymnastik bedeutet dies, das bei einer dosierten Steigerung der Anforderung eine verbesserte Arbeitsleistung erreicht werden kann. Dies gilt vor allem für die Behandlung älterer Patienten, die nicht in der Lage sind, eine Belastung über einen längeren Zeitraum durchzuführen.

Eine länger dauernde Belastung (Muskelaufbautraining) setzt einen **aeroben Stoffwechsel**, wo es zum Abbau der Energielieferanten durch Verbrennung mit Sauerstoff kommt, voraus.

Reiz – Reaktion – Adaptation

Das Reiz-Reaktions-Prinzip ist ein grundlegendes Wirkprinzip in der Krankengymnastik. Jede Anwendung einer Behandlungsmaßnahme bedeutet eine Reizsetzung.

Der **Reiz** wird als eine Energie definiert, die Regulationsvorgänge in einem Organismus beeinflussen kann. Die Reaktion stellt einen Bezug auf einen Reiz dar. Folgende Bezugsgrößen haben für jede Reizsetzung Gültigkeit:

- **Reizqualität** – Der Reiz muss spezifisch sein. Das ist abhängig davon, welche Struktur oder Organsystem angesprochen wird. Die Qualität entscheidet darüber, ob überhaupt eine Reaktion erfolgt. So ist z. B. die Ruhelage kein adäquater Reiz zur Steigerung des kardio-pulmonalen Systems.
- **Reizintensität** – Der Reiz braucht eine bestimmte Reizstärke, um eine Reaktion auszulösen. Bleibt der Reiz unterschwellig, gibt es keine Reizbeantwortung. Eine Adaptation findet nicht statt.
- **Reizdauer** – Ist die Dauer eines Einzelreizes oder der Zeitumfang der Reizeinwirkung, um adaptive Vorgänge einzuleiten.
- **Reizdichte** – Ist die Häufigkeit der Reize pro Zeiteinheit bzw. das zeitliche Aufeinanderfolgen von Reiz und Pause. Es gilt ausreichende Erholungsphasen zu

berücksichtigen, da ansonsten keine adäquate Reaktion erfolgt.

- **Reizumfang** – Ist die Gesamtdauer der Reizsetzung, die durch die Anzahl der Einzelreize bestimmt wird (Thom et al. 1990).

Die **Reaktion** wird als eine Antwort des Organismus auf einen inneren oder äußeren Reiz definiert. Sie ist abhängig von der Art und Dosierung der Reizsetzung.

- Art = Reizqualität,
- Dosierung = Reizintensität-, -dauer, -dichte und -umfang.

Die **Adaptation** ist definiert als Fähigkeit zur Anpassung an Reize. Für den konditionellen Bereich sind dies:

- Kraft,
- Ausdauer,
- Schnelligkeit und
- Beweglichkeit.

So führt eine starke muskuläre Ausdauerbeanspruchung zu einem Abbau der Glykogenreserven. In der Erholungsphase wird das Depot nicht nur auf den bisherigen Stand wieder aufgefüllt, sondern der Depotbestand wird erhöht. Dies wird als Schutzreaktion des Organismus angesehen, um bei einer Wiederholung der Belastung nicht erneut zu einer Ausschöpfung des Depots zu kommen. Dabei ist zu berücksichtigen, dass spezifische Reize zu einer spezifischen Anpassung führen (Hollmann u. Hettinger 1990). Je intensiver ein Organ innerhalb seiner physiologischen Leistungsgrenzen gefordert wird, desto stärker passt es sich der Belastung an. Es wird leistungs- und widerstandsfähiger. Die dadurch entstehenden Reaktionsvorgänge, werden als **Superkompensation** bezeichnet. Dies ist das grundlegende Prinzip jeder krankengymnastischen Anwendung. Gäbe es diese Adaptationsvorgänge nicht, würde in der Therapie keine Verbesserung der körperlichen Leistungsfähigkeit möglich sein.

In der Normalsituation nimmt der Körper eine stabile Reaktionslage ein. Aufbauende (anabole) halten sich mit abbauenden (katabolen) Prozessen die Waage. Dieses sog. dynamische Gleichgewicht setzt eine Funktionsfähigkeit des biologischen Systems voraus. Kommt es durch Krankheit zu einer Störung des Gleichgewichts, ist es bei der therapeutischen Intervention erforderlich, einen ausreichend hohen Belastungsreiz einzusetzen, der zu einer Steigerung der aufbauenden Prozesse führt. Dabei ist das individuelle Leistungsvermögen und die Leistungsbereitschaft der Patienten zu berücksichtigen. Diese beiden Faktoren bestimmen maßgeblich die Leistungsfähigkeit. Der Reiz muss also im Vergleich mit dem aktuellen Leistungszustand eine erhöhte Belastung darstellen. Damit werden die katabolen Prozesse gestört. Als Reaktion darauf reagiert der Organis-

2

mus mit einer Steigerung der anabolen Prozesse. So schützt der Organismus seine Strukturen, indem er die Leistungsbereitschaft erhöht.

Bei der zeitlichen Abfolge der therapeutischen Intervention gilt es auch darauf zu achten, dass Regenerationszeiten je nach Belastungsart (Kraftausdauer, Maximalkraft) unterschiedlich sind. Hinzu kommt, dass das Auftreten von Schmerzzuständen bei Belastung oder Erkrankung des Stoffwechsels, die Regenerationszeit maßgeblich beeinflussen können. Zu kurz aufeinander folgende Therapieeinheiten können z. B. eine unvollständige Regeneration zur Folge haben. Das wirkt sich dann in der nächsten Therapieeinheit aus. Es kann zu Störungen des physiologischen Bewegungsablaufs kommen, Kraftfähigkeiten lassen zu schnell nach oder die Therapieleistung der vorausgegangenen Therapieeinheit kann nicht mehr reproduziert werden (Radlinger 1998).

Verbessert sich die körperliche Leistungsfähigkeit, erkennt der Physiotherapeut, dass eine Adaptation erfolgt ist. Für die einzelnen Systembereiche gelten jedoch unterschiedliche Bedingungen, die bei der Therapiezielsetzung und den zur Verfügung stehenden zeitlichen Kapazitäten zu berücksichtigen sind.

Ablauf der Anpassung in vier Stufen (Engelhardt u. Neumann 1994):

- **Stufe 1 – Veränderung der motorischen Ansteuerung der Muskulatur.** Die kürzeste Adaptationszeit erfordert die nervale Informationsübertragung, d. h. die Schulung der intermuskulären Koordination. Unter optimalen anabolen Bedingungen vollziehen sich die Anpassungen im Sekunden- bis Minutenbereich und erfordern in der Regel 10 Therapieeinheiten.
- **Stufe 2 – Kapazitätsvergrößerung der Energiespeicher.** Durch die muskuläre Beanspruchung muss der Stoffwechsel die dadurch ausgelösten Defizite ständig ausgleichen. Die Ausschöpfung der Energiespeicher regt die Enzymaktivität der Resynthese an, was zu einer Zunahme der Energiespeicher führt. So werden beim Krafttraining die Kreatinphosphatspeicher erhöht. Mit der erhöhten metabolischen Kapazität dieser Speicher ist die erhöhte energetische Grundlage für eine intensivere muskuläre Arbeit gewährleistet. Für die Vergrößerung der Energiespeicher sind in der Regel 20 Therapieeinheiten notwendig.
- **Stufe 3 – Optimierung der neuromuskulären Regulation.** Die Muskelfasern werden entsprechend der belastungsspezifischen Anforderungen die sich aus der Therapiezielsetzung ergeben aktiviert. Die Optimierung der muskulären Ansteuerung der neu gebildeten Strukturen erfolgt in der 3.–4. Woche. Unter günstigen Bedingungen erfolgt diese Stufe der Anpassung nach 30 Therapieeinheiten.

- **Stufe 4 – Abstimmung und Koordinierung der Systeme.** Zur Optimierung der Leistungsfähigkeit ist die Abstimmung der zentralen Steuerungsmechanismen mit der peripheren Muskelbeanspruchung durch die Schulung spezifischer Bewegungsabläufe in Übereinstimmung zu bringen. Eine isolierte periphere Muskelanpassung ist wenig sinnvoll. Dieses Ziel kann nach 4–6 Wochen erreicht werden.

> **❯** Der zeitliche Ablauf dieser Anpassungsprozesse ist für die Therapiesteuerung von zentraler Bedeutung und zeigt auf, dass die Verordnung von 10 Therapieeinheiten gerade ausreicht, um die intermuskuläre Koordination zu entwickeln. Eine Hypertrophie und eine Verbesserung der intramuskulären Koordination lassen sich in dieser Zeit nicht erreichen.

Wirkungen der Krankengymnastik auf Organ- und Funktionssysteme

Funktionsstörungen bzw. Erkrankungen des Bewegungs- und Nervensystems haben einen direkten Einfluss auf die muskuläre Leistungsbereitschaft- und fähigkeit. Diese Einflussnahme hat zur Folge, dass es zu einer Reduzierung der motorischen Hauptbeanspruchungsformen kommt. Diese werden in fünf Kategorien eingeteilt:

- Koordination,
- Beweglichkeit,
- Kraft und
- Ausdauer.

Die Reduzierung der motorischen Leistungen können hervorgerufen werden durch (Gutenbrunner u. Weimann 2004):

- Schonungsverhalten durch Schmerz oder Verhaltensstörung,
- Störungen der Propriozeption durch Verletzung, Entzündung, Degeneration,
- Schädigung efferenter Neurone und
- neuromuskuläre Erkrankungen.

Maßnahmen der Krankengymnastik, die zu einer Verbesserung bzw. Beseitigung der Störungen der motorischen Hauptbeanspruchungsformen führen, können mit folgenden Zielsetzungen zum Einsatz kommen:

Verbesserung der Koordination

Unter Koordination ist das Zusammenwirken der zentralnervösen Steuerung und der Skelettmuskulatur bei einem gezielten Bewegungsablauf zu verstehen. Ein adäquater Reiz zur Verbesserung der Koordination ist die häufige willkürliche Wiederholung der zu koordinierenden Bewegungsmuster. Zur Ökonomisierung der Bewegungsabläufe übernehmen dabei tiefer gelegene, unbewusst tätige motorische

Zentren diese koordinative Leistung in Form von einfachen Bewegungsautomatismen zwischen dem sensorischen und motorischen System. Diese sog. **Reflexschaltung** ist die Basis für die direkte Verschaltung zwischen sensibler Afferenz und motorischer Efferenz (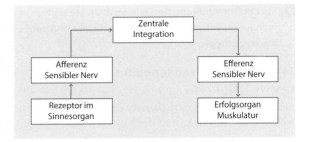 Abb. 2.4) (Radlinger 1998).

Verbesserung der Beweglichkeit

Die Beweglichkeit wird als Flexibilität oder Gelenkigkeit definiert und stellt den willkürlich möglichen Bewegungsbereich in einem oder mehreren Gelenken dar (Hollmann u. Hettinger 1990). Faktoren, die die Beweglichkeit begrenzen sind:

- bindegewebig (z. B. Gleitstörungen durch Verklebungen),
- muskulär (z. B. Verkürzungen, Einlagerung von Bindegewebe durch Immobilisation, Spastizität),
- Gelenk (z. B. Arthrose, Ödeme, Narbenbildungen),
- neural (z. B. nozizeptive Irritation der Gelenkkapsel, Nervenkompression durch Schwellungen und knöcherne Ausziehungen)

Das Zusammenspiel aller an der Bewegung beteiligten Strukturen ist sehr komplex. Es sind nicht nur die muskulären Verkürzungszustände, die die Einschränkung der Beweglichkeit hervorrufen. Bindegewebige, knöcherne und neurale Strukturen können ebenso verantwortlich sein.

> ❯ Für einen gezielten Therapieeinsatz ist deshalb eine systematische Befunderhebung notwendig, um die Strukturen zu erfassen, die für die Einschränkung der Beweglichkeit verantwortlich sind.

Verbesserung der Kraft

Ein Muskel entwickelt Kraft durch Spannung. Dabei wird je nach Beanspruchung unterschieden in:

- isometrische (Muskellänge bleibt konstant),
- konzentrische (überwindende Kraft, Verkürzung der Muskellänge),
- exzentrische (nachgebende Kraft, Bremskraft bei Muskelverlängerung) und
- isokinetische.

Die **isometrische Beanspruchung** ist diejenige Spannung, die ein Muskel oder Muskelgruppe in einer bestimmten Position willkürlich gegen einen fixierten Widerstand ausführen kann.

Unter **konzentrischer Kraft** versteht man eine dynamische Beanspruchungsform. Sie wird definiert als diejenige Masse, welche willkürlich innerhalb eines gezielten Bewegungsablaufs bewegt werden kann.

Als **exzentrisches Krafttraining** wird die wiederholte Ausführung einer Bewegung gegen den Widerstand der Muskulatur definiert. Ein Beispiel ist die Streckung im

❑ Abb. 2.4 Schema des Reflexbogens

Ellenbogengelenk gegen den Widerstand des M. biceps brachii.

Beim **isokinetischen Krafttraining** handelt es sich um ein spezielles dynamisches Krafttraining, welches an dafür entwickelten Geräten durchgeführt wird. Bei der Ausführung passt sich der Bewegungswiderstand unter apparativer Kontrolle der unterschiedlichen Muskelkraft in den verschiedenen Gelenkwinkelstellungen individuell an. Das Gelenk wird mit gleichbleibender Geschwindigkeit bewegt. Dadurch besteht ein geringes Risiko für Überbelastung (Hollmann u. Hettinger 1990).

Verbesserung der Ausdauer

Ausdauer beinhaltet die Fähigkeit, eine bestimmte Leistung über einen möglichst langen Zeitraum durchzuführen. Die Verbesserung der Ausdauer hat das Ziel, Anpassungsvorgänge auszulösen, die darin bestehen, durch eine Zunahme der maximalen Sauerstoffaufnahmefähigkeit zu einer verbesserten körperlichen Leistungsfähigkeit zu kommen. Eine Einteilung der Ausdauerarten kann nach dem Umfang der eingesetzten Muskelmasse oder nach der Art der Energiebereitstellung (aerob, anaerob) sowie der Belastungsart vorgenommen werden. Man spricht von **lokaler Muskelausdauer**, wenn weniger als 1/6 der Skelettmuskulatur bei einer Ausdauerleistung eingesetzt wird. 1/6 entspricht der Muskelmasse eines Beines. Wird mehr als 1/6 eingesetzt wird von **allgemeiner Ausdauer** gesprochen.

Diese Einteilung ergibt sich durch das kardiovaskuläre System. Bei einer lokalen Ausdauerleistung wird das kardiovaskuläre System unwesentlich belastet. Nur der lokal erhöhte Sauerstoffverbrauch in der arbeitenden Muskulatur ist dabei für die erhöhte Sauerstoffaufnahme des Körpers verantwortlich. Bei der allgemeinen Ausdauer ist die Leistungsfähigkeit des kardiovaskulären Systems ein wesentlicher Faktor für die Sauerstoffaufnahme. Limitierende oder Risikofaktoren sind deshalb besonders bei der Verbesserung der allgemeinen Ausdauer in der Therapie zu berücksichtigen. Eine Verbesserung des kardiovaskulären Systems beim allgemeinen Ausdauertraining führt gleichzeitig zu einer verbesserten lokalen Ausdauer der in Anspruch genommenen Muskulatur. Hingegen beeinflusst das Training der lokalen Ausdauer das kardiovaskuläre System kaum.

2

> ❯❯ Vor der Durchführung der Trainingstherapie sollte immer eine entsprechende kardiovaskuläre Risikoabklärung erfolgen.

Techniken der Krankengymnastik
Passive Techniken

Bei der Durchführung sog. passiver Techniken findet keine willkürliche Muskelaktivität des Patienten statt. Das passive Bewegen kommt primär zum Einsatz, wenn der individuelle Zustand des Patienten aktive Bewegungen nicht zulässt. Sie werden eingesetzt:

- zur Bewegungsanbahnung,
- zum Erhalt der Beweglichkeit,
- zum Erhalt der Rezeptorenaktivität durch Druckausübung und Dehnung und
- zum Abbau unphysiologischer Bewegungsmuster durch Vermeidung von Bewegungsabläufen in einer Fehl- und Schonhaltung.

Die geführten Bewegungen, die achsengerecht durchgeführt werden, dienen vor allem der Kontrakturprophylaxe und vor allem bei neurologischen Erkrankungen der Bewegungsanbahnung. Sie gehen über in eine aktiv-passive Kombination zur Gelenkmobilisation.

Bei Atemwegserkrankungen dienen spezielle Grifftechniken ergänzend zu den aktiven Atemübungen der Atemlenkung und damit einer Mobilisation der Thoraxbeweglichkeit.

Aktive Techniken

Die aktiven Techniken zielen darauf ab, Trainingsreize für die Skelettmuskulatur zu setzen. Sie verlangen vom Patienten eine aktive Muskeltätigkeit. Es findet eine Unterscheidung statt zwischen Bewegen (dynamischer Kontraktion) und Halten (statische Kontraktion). Bei der dynamischen Kontraktion kommt es zur Bewegung um die Drehachsen der Gelenke. Je nach Umfang der Belastung arbeiten eingelenkige oder mehrgelenkige (Muskelketten) agonistisch oder antagonistisch.

Bewegung unter Abnahme der Schwere

Zu Beginn der krankengymnastischen Behandlung kann es indikationsspezifisch notwendig sein, die Bewegung unter Abnahme der Schwere durchzuführen. Dies kann manuell durch den Therapeuten oder durch Gerät, z. B. Schlingentisch, erfolgen.

Freies Bewegen

Freies Bewegen ist vornehmlich ein komplexes Bewegen. Dabei werden sowohl die Sinneswahrnehmung (sensorischer Prozess) wie die motorischen Fertigkeiten geschult.

Freies Bewegen mit mobilen Geräten Dies wird mit leichten Übungsgeräten, die keinen zusätzlichen Widerstand bieten wie z. B. Springseil, Gymnastikball etc. durchgeführt.

Freies Bewegen mit feststehenden Geräten Geräte wie z. B. Schwebebank, Stuhl oder Bodenmatte ermöglichen ein Übungsprogramm aus unterschiedlichsten Ausgangsstellungen.

Freies Bewegen in intermittierender Dauerform Kennzeichen ist der Wechsel von Belastungs- und Erholungsphasen. Die Dosierung der Bewegungsreize erfolgt nach

- Größe der arbeitenden Muskelgruppe,
- Kraft,
- Geschwindigkeit und
- Dauer.

Die Beanspruchung erfolgt in Serien. Zwischen den Serien erfolgt die Pause. Ihre Dauer richtet sich nach der Intensität der Belastung und der individuellen Leistungsfähigkeit. Die vollständige Erholung wird nach 3–5 min erreicht. Dieser Rhythmus ermöglicht eine allgemeine Ausdauerbeanspruchung, auch bei stark reduzierter Ausdauerleistungsfähigkeit. Der Patient braucht eine vollständige Erholung, wenn die Reizintensität in der Belastungsphase in Bezug auf seine Leistungsfähigkeit groß ist. Eine unvollständige Erholung liegt vor, wenn die Pause kurz ist und nicht länger als 3 min beträgt. Sie kann eingesetzt werden, wenn die motorische, kardiovaskuläre und pulmonale Leistungsfähigkeit nicht wesentlich eingeschränkt ist und ein Intervalltraining z. B. als dynamisches Krafttraining mit 80 % der Maximalkraft durchgeführt werden kann. Intervall bedeutet der Zeitraum zwischen den Belastungen.

Das grundlegende Prinzip ist die **unvollständige Erholung**. Es wird unterschieden in:

- **Kurzzeitintervallmethode** = Vergrößerung der allgemeinen anaeroben dynamischen Ausdauer
  - **Hohe Reizintensität**, beim dynamischen Krafttraining 80–100 % der Maximalkraft errechnet aus der Bestleistung
  - Kurze Reizdauer mit 2–4 Bewegungswiederholungen
  - Geringe Reizdichte, Verhältnis Belastung zu Pause beträgt 1:5, d. h. auf eine Belastung mit hoher Intensität folgt eine relativ lange Pause
  - Geringer Reizumfang, z. B. wegen hoher Intensität 5–7 min
- **Mittelzeitintervallmethode** = Verbesserung der aeroben Kapazität
  - Mittlere Reizintensität, beim dynamischen Krafttraining 60–70 % der Maximalkraft errechnet aus der Bestleistung

- Längere Reizdauer mit 5–6 Bewegungswiederholungen
- Hohe Reizdichte, Verhältnis Belastung zu Pause beträgt 2:1. Kurze Pause beträgt 30 s
- Großer Reizumfang, wegen der niedrigeren Intensität 10–20 min
- **Langzeitintervallmethode** = Verbesserung der aeroben Kapazität
  - Reizintensität, beim dynamischen Krafttraining 60–70 % der Maximalkraft errechnet aus der Bestleistung
  - Längere Reizdauer mit 10–12 Wiederholungen der Bewegung
  - Hohe Reizdichte, Verhältnis Belastung zu Pause beträgt 2:1. Kurze Pause beträgt 30 s
  - Großer Reizumfang, wegen der niedrigeren Intensität > 30 min

Freies Bewegen in kontinuierlicher Dauerform Kennzeichen ist das Bewegen in gleichbleibender dynamischer Muskelbeanspruchung von mindestens 5–10 min. Die Dauerform wird eingesetzt, um eine allmähliche Steigerung der individuellen Dauerleistungsgrenze zur Verbesserung der allgemeinen aeroben Ausdauer zu erreichen.

Bewegen gegen Widerstand

Bewegungen gegen Widerstand sind sowohl bei isolierten wie auch komplexen Bewegungen auf alle Gelenke in alle Bewegungsrichtungen übertragbar. Der Widerstand wird immer entgegen der geforderten Bewegungsrichtung gesetzt. Dieses Prinzip entspricht dem dynamisch konzentrischen Krafttraining. Der Widerstand kann manuell, apparativ oder im Wasser durch den Strömungswiderstand gegeben werden.

Bewegen gegen Widerstand in Dauerform wird gegen bewegliche Widerstände über eine Zeit von 5–10 min gegeben. Dies erfolgt gegen Geräte oder im Wasser. Es ist ein komplexes Bewegen synergistisch arbeitender Muskelgruppen. Bei geringem Widerstand, d. h. 15–20 % der Maximalkraft, arbeitet die Muskulatur mit aerober Energiebereitstellung. Die Muskulatur arbeitet im Bereich der aerob – anaeroben Schwelle. Wird der Widerstand höher gesetzt, z. B. 40–50 % der Maximalkraft erhöht sich der statische Anteil der dynamischen Kontraktion, die Energie muss anaerob bereitgestellt werden. Die Muskulatur arbeitet oberhalb der aerob – anaeroben Schwelle.

Isometrische Spannungsübungen

Die bei der Anspannung entwickelte Kraft wird als statische Kraft bezeichnet. Sie ist die Spannung, die ein Muskel in einer Körperposition willkürlich gegen einen fixierten Widerstand einsetzen kann. Die willkürlich maximale isometrische Anspannung bezeichnet man als Maximalkraft. Für die Dosierung des isometrischen Muskeltrainings sind folgende Faktoren zu berücksichtigen (Hollmann u. Hettinger 1990):

- **Reizintensität:** 20–30 % der Maximalkraft dienen dem Erhalt des Status quo. Bei geringerer Belastung kommt es zur Atrophie. Die Schwelle des Trainingsreizes muss also oberhalb von 20–30 % der Maximalkraft liegen. Der optimale Trainingseffekt wird erzielt, wenn 50–70 % der Maximalkraft eingesetzt werden.
- **Reizdauer:** Bei 50–70 % der Maximalkraft sollte die Anspannung 5–10 s, bei 100 % der Maximalkraft 2–3 s betragen.
- **Reizumfang:** Die optimale Anzahl der Anspannungen liegt bei 5 Wiederholungen.

Die Vorteile des isometrischen Krafttrainings bestehen in der Möglichkeit des selektiven Muskeltrainings. Die Nachteile sind darin zu sehen, dass das Krafttraining nicht im Bewegungsablauf geschieht und, dass es durch die Anspannung zu einer Einschränkung der Muskeldurchblutung durch Kompression der Kapillaren kommt und die Energie nur anaerob bereitgestellt werden kann. Das isometrische Muskeltraining kann entweder durch Anspannung, durch Halten gegen den Widerstand der Schwerkraft oder Stemmen gegen den Widerstand feststehender Teile z. B. Kasten erfolgen (Thom et al. 1990).

Kombination von Bewegen und Halten

Die Kombination von statischer und dynamischer Muskelarbeit durch das Einschalten von Halten während oder am Ende eines Bewegungsablaufes wird vor allem eingesetzt, um Bewegungsübergänge von einer Körperstellung in die andere zu schulen. Es wird dabei unterschieden in (Thom et al. 1990):

- **Bewegen und Halten mit manueller Unterstützung:** Ein Bewegungsablauf wird aktiv geführt durchgeführt und an einem bestimmten Punkt der Bewegung wird der Patient aufgefordert, die Bewegung zu halten. Danach wird die Bewegung aktiv geführt bis zum Ende der Bewegung fortgeführt.
- **Freies Bewegen und Halten:** Diese Kombination wird insbesondere eingesetzt, wenn infolge eines labilen Gleichgewichts die Einnahme einer stabilen, aufrechten Körperhaltung gefährdet ist.
- **Bewegen gegen Widerstand und Halten:** Eine Bewegung wird gegen Widerstand ausgeführt. An einem bestimmten Punkt des Bewegungsablaufs wird eine Haltephase eingeschaltet und der manuelle Widerstand soweit erhöht, dass es zu keiner Bewegung kommt. Nach der Haltephase wird die Bewegung mit dem zu Beginn der Bewegung eingesetzten Widerstand bis zum Ende der Bewegung fortgeführt.

◘ Tab. 2.1 Wirkungen auf Haut- und Unterhautgewebe

Techniken	Dehnung	Steigerung der Hautdurchblutung	Venöse Rückstrom-beschleunigung Entstauen	Druckentlastung
Aktiv geführt	+	0	+ mit Kompression	0
Freie Bewegung	+	++ bis +++ abhängig von der Intensität	+++ mit Kompression	0
Bewegung gegen Widerstand	+	++ bis +++ abhängig von der Intensität	+++ mit Kompression	0
Halten in Prozent der Maximal-kraft	+	+	+	0
Halten unter Konzentration auf den Spannungswechsel	0	++	+	0
Passives Bewegen	++	0	+ mit Kompression	0

Physische Wirkungen passiver und aktiver Techniken

Im folgenden werden die physischen Wirkungen auf folgende Organ- und Gewebssysteme zusammengefasst:
- Haut- und Unterhautgewebe,
- passives Bewegungssystem (Gelenke/Knochen),
- neuromuskuläres System,
- kardiovaskuläres System,
- Muskelstoffwechsel.

Die Darstellung erfolgt tabellarisch in Anlehnung an Thom et al. 1990. Die Einstufun ist keine Wertskala der Techniken, sondern ist als vergleichende Wirkung untereinander zu verstehen.
- 0 = keine Wirkung
- + = schwache Wirkung
- ++ = mittelstarke Wirkung
- +++ = starke Wirkung

Wirkungen auf Haut- und Unterhautgewebe (◘ Tab. 2.1)

- **Dehnung** = über einen längeren Zeitraum ausgeübter Zug auf verkürzte Bindegewebsstrukturen
- **Steigerung der Hautdurchblutung** = Erweiterung und erhöhter Fluss in den Kapillaren entsteht durch:
  - Muskelarbeit, die zu einer erhöhten Wärmeproduktion führt. Dadurch erweitern sich die Hautgefäße, um überflüssige Wärmeenergie abzugeben, damit die normale Körpertemperatur konstant gehalten werden kann.
  - Hydrostatische Drucksteigerung im arteriellen Schenkel führt zu einer Öffnung verschlossener Hautgefäße, was zu einer Mehrdurchblutung führt.
  - Psychische Entspannung, durch die ein erhöhter Sympathikotonus absinkt.

- **Venöse Rückstrombeschleunigung** in den Hautvenen. Entstauen = Förderung des Lymphabflusses
- **Druckentlastung** = Vermeidung von stärkerer Druckbelastung auf die Haut, was zur Minderdurchblutung und damit zu Drucknekrosen (Dekubitus) führen kann.

Wirkungen auf das passive Bewegungssystem (Gelenke/Knochen; ◘ Tab. 2.2)

- **Gelenkmobilisation** = Erhalt vorhandener bzw. Verbesserung/Wiederherstellung der Gelenkbeweglichkeit.
- **Gelenkstabilisation** = Fixation einer Gelenkstellung durch Muskelanspannung.
- **Gelenkbelastung** = Druckerhöhung im Gelenk:
  - aktiv durch Muskelkraft,
  - passiv durch Schwerkraft,
  - passiv durch endgradige Dehnstellung.
- **Gelenkentlastung** = Druckminderung im Gelenk durch:
  - geringe Muskelkraftbelastung,
  - geringe Schwerkraftbelastung,
  - Verrmeiden von endgradigen Dehnstellungen.

Wirkungen auf das neuromuskuläre System (◘ Tab. 2.3)

- **Regulation des Muskeltonus** = Normalisierung der Muskelgrundinnervation durch:
  - Maßnahmen zur Heraufsetzung des Muskeltonus,
  - Maßnahmen zur Herabsetzung des Muskeltonus.
- **Verbesserung der Muskelkoordination** = Schulung der Gleichgewichtsreaktion und das automatisieren von Bewegungsabläufen, um zu einer verbesserten Bewegungsökonomie zu kommen.

◨ Tab. 2.2 Wirkungen auf das passive Bewegungssystem

Techniken	Gelenkmobilisation		Gelenk-stabilisa-tion	Gelenkbe-lastung	Gelenk-entlastung
	Verbesserung ROM	Erhalt ROM			
Aktiv geführt	+	++	0	+	++
Freie Bewegung	+	+++	++	++	+
Bewegung gegen Widerstand	++	++	+	++	0
Halten in Prozent der Maximalkraft	+++	++	+++	+++	0
Halten unter Konzentration auf den Spannungswechsel	++	0	+++	+++	0
Passives Bewegen	++	++	0	0	++

◨ Tab. 2.3 Wirkungen auf das neuromuskuläre System

Techniken	Muskeltonus		Verbesserung Muskel-koordination	Steigerung Muskelkraft		Verbesserung Muskel-ausdauer	Entwicklung Körperwahr-nehmung
	Herauf-setzung	Herab-setzung		Verbesserung Haltekraft und Haltedauer	Verbesserung Bewegungs-kraft		
Aktiv geführt	+ kurzzeitig	0	+	0	+ Vor Über-windung der Eigenschwere	0	+
Freie Bewegung	+	+ langzei-tig	+++	+ durch Gegen-halt des Punc-tum fixum	++ gegen die Schwerkraft	+++ Bewegung in Dauerform	+++
Bewegung gegen Widerstand	++	++	+	++ durch Gegen-halt des Punc-tum fixum	+++	+++ Bewegung in Dauerform	++
Halten in Prozent der Maximalkraft	+++ ab 50 % während	+++ nachher	0	+++ ab 50 % der Maximalkraft	++	0	+
Halten unter Konzentration auf den Span-nungswechsel	+ während	+ nachher	0	+ unter 50 % der Maximalkraft	+	0	+++
Passives Bewegen	0	+++	0	0	0	0	+

━ **Steigerung der Muskelkraft** = Hypertrophie des Muskels infolge der Querschnittsvergrößerung der einzelnen Muskelfasern durch:
  ━ Verbesserung der dynamischen Kraft (Bewegungs-kraft),
  ━ Verbesserung der statischen Kraft (Haltekraft).
━ **Verbesserung der Muskelausdauer** = Geringere Er-müdbarkeit bei Bewegung in Dauerform infolge leis-tungssteigender Adaptationsmechanismen, wodurch

es zu einer besseren Ausnutzung von Nährstoffen und Sauerstoff im Muskel kommt.
━ **Entwicklung von Körper- und Bewegungswahr-nehmung** = Wahrnehmung der unterschiedlichen Muskelspannungszustände sowie der Raum- und Zeitkomponenten von Bewegen und Halten (Senso-motorik).

▣ Tab. 2.4 Wirkungen auf das kardiovaskuläre System und den Muskelstoffwechsel (reaktive Adaptation)

Techniken	Venöse Rückstrombe-schleunigung	Steigerung Durchblutung**		Sympathikoto-nussenkung	Sympathikoto-nussteigerung	Steigerung HMV
		Reaktive Hy-perämie	Arbeitshyperä-mie			
Aktiv geführt	+ mit Kompres-sion*	0	+	+	0	0
Freie Bewegung	++ mit Kompres-sion*	+	++	0	++ während	+ bis +++
Bewegung gegen Wider-stand	+++ mit Kompres-sion*	+++	+++	+ kurze Pause nachher	+++ während	+ bis +++
Halten in Prozent der Maximalkraft	+	+++	0	++ kurze Pause nachher	+++ während	+
Halten unter Konzentra-tion auf den Spannungs-wechsel	+	++	0	++ kurze Pause nachher	0	+
Passives Bewegen	++ mit Kompres-sion*	0	0	0	0	0

* Kompression durch Druckverband mit elastischen Binden
** In Abhängigkeit von der Belastungsintensität

Wirkungen auf das kardiovaskuläre System und den Muskelstoffwechsel (Hämodynamik und Metabolismus)

– **Wirkungen infolge reaktiver Adaptation** (▣ Tab. 2.4)
  – venöse Rückstrombeschleunigung, Entstauen von Ödemen und Beschleunigung des Lymphab-stroms.
  – Durchblutungssteigerung in der Muskulatur in Abhängigkeit von der Belastungsintensität.
  – Sympathikotonussenkung nach kurzer und starker dynamischer oder statischer Belastung bei gleich-zeitiger psychischer Entspannung.
  – Sympathikotonussteigerung und Kreislaufstabili-sation bei orthostatischer Belastung.
  – Steigerung des Herzminutenvolumens in Abhän-gigkeit von Belastungsart und -größe.
– **Wirkungen infolge leistungssteigender Adaptation** (▣ Tab. 2.5)
  – vergrößerte allgemeine dynamische Ausdauer und größere dynamische lokale bzw. Muskelausdauer (Verbesserte aerobe Kapazität),
  – Ökonomie der Herztätigkeit. Das Herz arbeitet bei verlängerter Systolen- und Diastolendauer mit

größerem Schlagvolumen, geringerer Schlagzahl und geringerem Sauerstoffbedarf,
  – gesenkter Sympathikotonus,
  – verbesserte Kreislaufregulationstätigkeit unter Belastung.

Psychische Wirkungen

Krankhaft bedingte Einschränkungen und Störungen in den Systemen wirken sich immer auf das psychische Erle-ben aus. Dies gilt auch für die Anwendung krankengym-nastischer Behandlungen, die neben der physischen Reak-tion auf die Behandlung auch eine psychische hervorruft. Es besteht eine Wechselbeziehung zwischen physiologi-schen bzw. pathophysiologischen Prozessen und psychi-schen Vorgängen. Diese Wechselbeziehungen haben einen maßgeblichen Einfluss auf die Motivation der Patienten. Empfindet der Patient einen positiven Effekt der Behand-lung, wird er zur Mitarbeit motiviert sein. Einige positiv psychische Wirkungen in der Krankengymnastik sind (Thom et al. 1990):

– motorische Erfolgserlebnisse, auch wenn die körper-liche Leistungsfähigkeit eingeschränkt ist,
– Freude an der Bewegung,

◘ Tab. 2.5 Wirkungen auf das kardiovaskuläre System und den Muskelstoffwechsel (leistungssteigende Adaptation)

Techniken	Größere Dauer beim Bewegen	Ökonomie der Herzarbeit	Verbesserte Kreislauf-regulationsfähigkeit	Gesenkter Sympathikotonus
Aktiv geführt	0	0	0	0
Freie Bewegung in Dauerform	+++ unter der Dauer-leistungsgrenze	+++ unter der Dauer-leistungsgrenze	+++ unter der Dauer-leistungsgrenze	+++ unter der Dauer-leistungsgrenze
Bewegung gegen Widerstand in Dauerform	+++ unter der Dauer-leistungsgrenze	+++ unter der Dauer-leistungsgrenze	+++ unter der Dauer-leistungsgrenze	+++ unter der Dauer-leistungsgrenze
Halten in Prozent der Maximalkraft	0	0	0	0
Halten unter Kon-zentration auf den Spannungswechsel	0	0	0	0
Passives Bewegen	0	0	0	0

- Sicherheit und Selbstvertrauen in eine neu erworbene oder wieder gewonnene Alltags- und Arbeitsmotorik,
- Reduzierung bzw. Beseitigung von Angst vor Schmerzen.

Die Möglichkeiten krankengymnastischer Wirkungen auf die Psyche sind vielfach. Bei folgenden psychologischen Modellen können die Möglichkeiten der Krankengymnastik zur Wirkung kommen.

Biopsychosoziales Modell

Fachübergreifend lässt sich feststellen, dass eindimensionale Therapieansätze wenig sinnvoll sind. Heute geht man von einem übergreifenden bio-psycho-sozialen Modell aus. Das bedeutet, wenn es zu Veränderungen in einem Aspekt der Störung kommt, hat dies auch unmittelbare Auswirkungen auf alle anderen Aspekte. Das gilt sowohl für die Manifestation wie für die Bewältigung einer Erkrankung. Auch, wenn beim Einsatz von Krankengymnastik der primäre Aspekt im physischen Bereich – bio – liegt, ist der Einfluss auf Bereiche – psycho – und – sozial – gegeben. Neben dem Aspekt der motorischen Funktionsverbesserung werden psychische Funktionen wie das Erleben vermittelt. Dazu zählt:
- Erleben der eigenen Handlungsfähigkeit,
- Erleben der eigenen physischen Leistungsfähigkeit,
- Erleben einer differenzierten Körperwahrnehmung.

Die Handlungsfähigkeit erhöht sich durch Schmerzlinderung, das Gefühl von Hilflosigkeit und ausgeliefert sein reduziert sich, die körperliche Leistungsfähigkeit nimmt zu. Die Eigenkompetenz im Umgang mit der Erkrankung nimmt zu, was das Selbstwertgefühl stärkt.. Eine differenzierte Körperwahrnehmung ist Voraussetzung für die an den individuellen Zustand angepasste Belastung. Damit verbunden ist die Relativierung der Störung, was dazu führt, dass die Störung nicht überbewertet wird (Gutenbrunner u. Weimann 2004; Hasenbring 1992).

Amplifikation

Dieses Modell geht von veränderten kognitiven Prozessen bei der Wahrnehmung und Interpretation somatischer Sensationen aus. Körperliche Befindlichkeitsstörungen wie z. B. Schmerz werden sehr sensibel wahrgenommen. Die Patienten neigen dazu, die Symptome zu über- bzw. fehlinterpretieren. Sie verfügen über eine hohe Selbstaufmerksamkeit, die mit der ständigen Angst verbunden ist, es könnte ja doch etwas Schlimmeres sein. Die erhöhte Wahrnehmungsbereitschaft für physische Veränderungen verstärkt die Angst, mit seiner Störung nicht richtig wahrgenommen zu werden. Durch die Krankengymnastik erfährt der Patient, dass über eine kontinuierlich steigende Belastungsanforderung, angepasst an seinen individuellen Zustand, keine Verschlimmerung seiner Befindlichkeitsstörung eintritt. In seiner Wahrnehmung erfährt er, dass seine Störung weder negiert noch bagatellisiert wird. Er entwickelt wieder mehr Vertrauen in seine physische Leistungsfähigkeit (Gutenbrunner u. Weimann 2004; Barsky 1993).

Somatisierung

Im tiefenpsychologischen Verständnis der Somatisierung wird eine seelische Problematik ins körperliche übertragen. Dabei findet eine psychische Entlastung statt. Der seelische Konflikt kann sich in Schmerz oder anderen Symptomen körperlich ausdrücken, ohne somatischen Befund.

2

Seemann beschreibt den psychosomatischen Schmerz als Kommunikationsstörung zwischen dem Körper und einem selbst und sieht den Schmerz als Protest des Körpers. Krankengymnastik kann helfen, wenn sie als körperorientierte Psychotherapie eingesetzt wird um den Patient für die psychosomatischen Aspekte des Symptoms zu sensibilisieren (Gutenbrunner u. Weimann 2004; Egle 1998; Seemann 1998; Geiger 2000; Flor et al. 1985).

Diathese-Stress-Modell

Bei diesem Modell wird davon ausgegangen, dass der Organismus auf Stresssituationen besonders sensibel und intensiv reagiert. Psychophysiologische Störungen die über einen längeren Zeitraum anhalten, können zu manifesten Beschwerden führen. So kann es zu einem permanent erhöhten Muskeltonus kommen, der zu Verspannungsschmerzen führt. Krankengymnastik zur Verbesserung der physischen Leistungsfähigkeit kann eingesetzt werden, um dem Patienten in seiner Wahrnehmung einer gestiegenen Leistungsfähigkeit zu ermutigen, Bewältigungsstrategien zur Lösung der Störung umzusetzen (Gutenbrunner u. Weimann 2004; Flor et al. 1985).

Fear-Avoidance-Modell

Der Schwerpunkt liegt bei diesem Modell auf dem Grundmuster, dass die Patienten auf Schmerz und Beschwerden mit katastrophisierenden Gedanken verbunden mit eigener Hilflosigkeit reagieren. Sie befürchten immer das Schlimmste und aus Angst vor einem Wiederauftreten oder Verschlimmerung von Schmerz vermeiden sie jegliche Belastung. Die Folge ist eine umfassende Schonhaltung die zu einer muskulären Insuffizienz führt. So kommt es bereits bei der Ausführung von Alltagsbewegungen zur Überlastung und Schmerzen, was wiederum Anlass zur weiteren Schonung gibt. Diesen Teufelskreis zu durchbrechen ist Aufgabe der Krankengymnastik. Angepasst an den individuellen Belastungszustand muss ein Therapieprogramm entwickelt werden, was eine über den Therapieverlauf differenzierte Anpassung ermöglicht. Die Patienten lernen sich moderat zu belasten und damit wird die Grundlage für die kognitive Entkoppelung von Belastung bedeutet gleich Schmerz gelegt (Gutenbrunner u. Weimann 2004; Hasenbring 1996).

Avoidance-Endurance-Modell

Diese Patienten neigen dazu Schmerzen zu ignorieren und mit Durchhalteappellen- bzw. -strategien ihr Ziel zu erreichen. Entlastung wird abgelehnt. Erst, wenn z. B. die Schmerzen unerträglich werden, wird Hilfe zugelassen. Dieses Verhalten führt zu einer permanenten Überlastung. Daraus folgt, dass Beschwerden und Schmerzen kontinuierlich zunehmen. In der Krankengymnastik soll den Patienten eine differenzierte Körperwahrnehmung vermittelt werden. Dies soll durch einen systematischen Therapieauf-

bau mit kontinuierlicher Anpassung an die Belastung erfolgen (Gutenbrunner u. Weimann 2004; Hasenbring 1996).

Spezielle krankengymnastische Verfahren
Basisverfahren der Krankengymnastik

Folgende Basisverfahren kommen in den verschiedenen medizinischen Fachgebieten zur Anwendung.

Propriozeptive neuromuskuläre Faszilitation (PNF)

Durch den Einsatz von PNF soll durch die Stimulation propriozeptiver Reize (Mechano-, Thermo- und Hautrezeptoren) eine Fazilitation von motorischen Bewegungsabläufen entstehen, die die Leistungen des neuromuskulären Systems fördern und erleichtern.

Ziele der PNF
- Normalisierung des Muskeltonus
- Förderung der motorischen Kontrolle
- Förderung der Koordination
- Verbesserung der Beweglichkeit
- Verbesserung der Kraft
- Verbesserung der Ausdauer

Prinzipien der PNF
Es soll eine positive Bewegungserfahrung durch Motivation und Fördern des motorischen Lernens vermittelt werden. Das Prinzip der Methode besteht in einer zeitlichen und räumlichen Summation der Reize. Dadurch sollen defizitäre Muskelfunktionen verbessert werden.
- Mobilisieren funktioneller Ressourcen mittels Summationseffekte und nutzen des Dehnungsverkürzungszyklus
- Fazilitation mittels extero- und propriozeptiver Stimuli
  - Exterozeptive Stimuli
    - Taktiler Stimulus (Hautreiz ausgelöst durch manuellen Kontakt)
    - Visueller Stimulus (Bewegung wird mit den Augen verfolgt)
    - Vestibulärer (Rotation des Kopfes)
    - Verbaler Stimulus (Präzise und klare Kommandos)
  - Propriozeptiver Stimuli
    - Stretch (Vordehnung der Muskulatur für optimale Kontraktion)
    - Traktion (bei Bewegungen gegen die Schwerkraft)
    - Approximation (Stabilität fördern und posturale Reflexe stimulieren)

- Leistungsorientierte Gestaltung der Therapiesituation („shaping")
- Analyse der Koordination dreidimensionaler Haltungs- und Bewegungsorganisation („timing")
- Erstellen einer Arbeitshypothese mittels Beobachtung, basierend auf der ADL („activity of daily life") (Gutenbrunner u. Weimann 2004; Heidmann et al. 2012; Detmers et al. 2007)

Indikationen der PNF
- Neurologische Erkrankungen
  - Multiple Sklerose
  - Morbus Parkinson
  - Schlaganfall
  - Zerebelläre Ataxien
  - Kortikospinale Läsionen
- Orthopädische Erkrankungen
  - Degenerative Wirbelsäulenerkrankungen
  - Degenerative Gelenkerkrankungen
  - Gelenkersatz
  - Muskelverletzungen
  - Rheumatoide Arthritis

Lokomotionstherapie

Unter Lokomotionstherapie sind der Einsatz des Laufbandes oder Gangmaschinen mit partieller Körpergewichtsentlastung zu verstehen. Sie ist integraler Bestandteil der Gangrehabilitation bei neurologischen, orthopädischen und pädiatrischen Erkrankungen mit sensomotorischen Störungen. Sie entspricht den Prinzipien des motorischen Lernens, die ein aufgabenspezifisch repetitives Üben fordern (Hesse 2007).

Ziel Das Ziel der Lokomotionstherapie ist das selbstständige Gehen unter Alltagsbedingungen.

Prinzipien der Lokomotionstherapie
- Gestörte Gleichgewichtsreaktion wird durch den Gurt ausgeglichen
- Gurt entlastet die gestörte Extremität
- Das Laufband oder die Gangmaschine erzwingt die Lokomotion

Indikationen der Lokomotionstherapie
- Zustand nach spastischer, ataktischer, dyskinetischer Zerebralparese

- Zustand nach Schädel-Hirn-Trauma
- Neuropathien (Guillain-Barré-Syndrom)
- Zustand endoprothetischem Gelenkersatz

Medizinische Trainingstherapie (Krankengymnastik mit Gerät)

Die medizinischen Trainingstherapie (MTT) ist ein wesentlicher Teil der Krankengymnastik, wenn es um die Wiederherstellung und Verbesserung der allgemeinen körperlichen Leistungsfähigkeit wie auch lokaler Funktionsstörungen geht. Darüber hinaus wird sie als Maßnahme der Sekundärprävention eingesetzt, um weiteren Schädigungen vorzubeugen. Sie beruht auf den Grundlagen der Trainingswissenschaft.

Ziele der MTT
Allgemein: Wiederherstellung der körperlichen Leistungsfähigkeit durch Verbesserung der:
- Beweglichkeit
- Kraft
- Ausdauer
- Schnelligkeit
- Koordination

Speziell bei (beispielhafte Aufzählung):
- Herz-Kreislauf-Erkrankungen
  - Verbesserung der Durchblutung der Peripherie
  - Vegetative Umstellung mit regulativer Stabilisierung und Ökonomisierung der Herzarbeit
  - Verbesserung der Sauerstoffutilisation des Myokards und in der peripheren Muskulatur
  - Verminderung metabolischer Risikofaktoren
- Erkrankungen des Stütz- und Bewegungssystems
  - Verbesserung der Körperhaltung
  - Kräftigung atrophierter bzw. insuffizienter Muskulatur
  - Vermeidung einer immobilisationsbedingten Knochen- und Muskelatrophie
  - Wiederherstellung bzw. Optimierung komplexer Bewegungsabläufe
- Atemwegserkrankungen
  - Verbesserung der Kapillarisierung der Lunge und Erhöhung der Diffusionskapazität
  - Kräftigung der Atemmuskulatur
  - Verbesserung der Beweglichkeit der Kostotransversalgelenke
  - Optimierung der Atemregulation (Atemtiefe verstärken, Ausatmungsphase erhöhen, Pressatmung vermeiden)

2

- Neurologische Erkrankungen
  - Förderung und Differenzierung motorischer Fähigkeiten
  - Verbesserung der Ausdauer
  - Verbesserung der Kraft
  - Weitestgehende Wiederherstellung physiologischer Bewegungsmuster
- Stoffwechselerkrankungen
  - Verbesserung der Glukosetoleranz
  - Verringerung des Laktatanstiegs
  - Gewichtsreduzierung
  - Vermehrung der Muskelmasse zur Erhöhung des Energieverbrauchs

Prinzipien Jeder Belastungsreiz löst allgemeine und spezifische Veränderungen im Organismus hervor. Die Dosierung der Belastung erfolgt nach:

- Art der Belastung – Festlegen welche Trainingsart und welche Muskeln werden beansprucht
- Dauer der Belastung – in Zeiteinheiten oder Anzahl der Wiederholungen
- Intensität – Wird nach Ausmaß der äußeren Belastung (in kp bei Gewichten, in % der Maximalkraft) oder nach der Beanspruchung des Organismus (Herz- und Atemfrequenz) angegeben.
- Verhältnis Belastung zur Erholung:
  - Dauermethode, gleichmäßige Belastung über einen längeren Zeitraum
  - Intervallmethode, Wechsel von Phasen hoher und niedriger Belastung ohne vollständige Erholung
  - Wiederholungsmethode, Wechsel von Belastung und Pause

Jeder Trainingsbelastung folgt eine Phase der

- Ermüdung
- Wiederherstellung
- Superkompensation (biologischer Anpassungsvorgang)
- Rückbildung

Der nächste Trainingsreiz sollte in die Phase der Superkompensation fallen. Mit der Verbesserung des Trainingszustandes verkürzt sich die Zeit der Wiederherstellung. Daher muss die Anzahl des Trainings oder der Umfang der Belastung gesteigert werden. Dies kann erreicht werden durch:

- Verlängerung der Belastungsdauer
- Erhöhung der Intensität
- Verkürzung der Pausen
- Schwierigkeit des Bewegungsablaufes steigern

Indikationen der MTT

- Herz-Kreislauf-Erkrankungen
  - Ischämische Herzkrankheit (Leistungsstadium I–III nach NYHA) (Lagerström 1987; Rost 1991)
  - Funktionelle Herz-Kreislauf-Störungen
  - Arterielle Hypertonie (Franz 1991)
  - Funktionelle und organische Angiopathien (Stadium I–IIb nach Fontaine)
- Erkrankungen des Stütz- und Bewegungssystems
  - Degenerative Veränderungen und Verletzungen der Wirbelsäule
  - Bandscheibenerkrankungen
  - Degenerative Veränderungen und Verletzungen der Gelenke
  - Zustand nach endoprothetischer Versorgung der Extremitätengelenke
  - Entzündlich rheumatische Erkrankungen des Bewegungssystems
  - Osteoporose
- **Atemwegserkrankungen** (Löllgen u. Dirschedl 1992)
  - Asthma bronchiale
  - Chronische Bronchitis ohne oder mit Emphysem Stadium I/II
  - Zustande nach Lobektomie (frühestens 12 Wochen postoperativ)
  - Präventiv postoperativ oder nach Immobilisation zur Vermeidung von Atemwegserkrankungen
- Neurologische Erkrankungen (Gutenbrunner u. Weimann 2004)
  - Zustand nach Schädel-Hirn-Trauma
  - Zustand nach Apoplexie
  - Zustand nach Meningoenzephalitiden
  - Nachbehandlung nach neurochirurgischen Operationen
- Stoffwechselerkrankungen
  - Diabetes mellitus
  - Adipositas

Dehnungsbehandlung

Die Beweglichkeit im Gelenk wird durch den Zustand der knöchernen, bindegewebigen und muskulären Strukturen bestimmt. Die Dehnfähigkeit der Muskulatur ist ein Faktor bei der Beurteilung der Beweglichkeit. Die Muskulatur besteht aus kontraktilen und bindegewebigen Anteilen. Der Bindegewebsanteil kann bis zu 30 % ausmachen. Das muskuläre Bindegewebe ist parallel und seriell zur Muskulatur angeordnet. Bei Dehnung werden die Muskelfasern, der Muskel-Sehnen-Übergang, die Sehnen und das inner- und außerhalb liegende Bindegewebe gedehnt. Die Bindegewebe, die den Muskel umhüllen, haben auf die Dehnungsspannung erst dann einen Einfluss, wenn der physiologische Dehnungsbereich, ca. 160 % der Ausgangslänge, überschritten wird. Unter mechanischen Gesichtspunkten, muss zum parallelen Bindegewebe der Muskulatur, auch das Nervengewebe und die Blut- und Lymphgefäße gezählt werden. Durch Dehnungen der Muskulatur können Schmerzen entstehen, die durch Kompression und Zug an den nervalen Strukturen und Gefäßen ausgelöst werden können.

Strukturelle Verkürzungen der Muskulatur können hervorgerufen werden duch:

- Ruhigstellung eines Gelenks über einen längeren Zeitraum unter Annäherung von Ursprung und Ansatz,
- Schonhaltung bei Krankheit oder Verletzung oder
- Fehlhaltung am Arbeitsplatz, im Alltag, in der Schule.

Bei der Ruhigstellung eines Gelenks oder bei Schonhaltung nach Verletzung können sich innerhalb bindegewebiger Strukturen Querverbindungen (Cross links) bilden. Diese Verbindungen entstehen durch den Verlust der räumlichen Distanz zwischen den kollagenen Fasern, wodurch die Dehnungsfähigkeit der bindegewebigen Strukturen erheblich beeinträchtigt werden kann (Freiwald 2013). Dies ist ein Beispiel, warum die klassische Einteilung das tonische Muskeln zur Verkürzung und phasische zur Abschwächung neigen und deshalb tonische gedehnt und phasische gekräftigt werden müssen, im Einzelfall kritisch zu hinterfragen ist.

> **Ziele der Dehnungstherapie**
> - Verbesserung der Gelenkbeweglichkeit
> - Reduzierung des Muskeltonus
> - Beseitigung neuromuskulärer Dysbalancen
> - Verbesserung der Koordination

Prinzipien In der Dehnungsbehandlung werden verschiedene Dehntechniken eingesetzt. In der Krankengymnastik kommen vorwiegend folgende Methoden zum Einsatz:

- **Statische Dehnmethode**: Dehnungsdauer > 60 s. Diese Methode eignet sich am besten nach Kraftausdauerbelastung. Dabei erfolgt zunächst eine Regenerationsphase zur Normalisierung des Flüssigkeitshaushaltes. Gibt der Patient dann noch ein erhöhtes Spannungsgefühl an, sollte statisch gedehnt werden (Freiwald 2013).
- **Anspannen–Entspannen–Dehnen**: Submaximale bis maximale isometrische Anspannung bis 10 s. Nach der Anspannung erfolgt die Dehnung die > 20 s gehalten wird. Diese Methode kann auch zur Vermittlung von Eigendehnungen vermittelt werden und ist die in der Therapie am häufigsten eingesetzte und in Bezug

auf die Verbesserung der Beweglichkeit wirksamste Methode (Freiwald 2013).

Indikationen Eingeschränkte Gelenkbeweglichkeit durch muskuläre Verkürzungszustände.

Verfahren zur Verbesserung einer gestörten Sensomotorik
Bobath Konzept für Kinder mit zentralen Bewegungsstörungen

Im Bobath-Konzept gibt es keine vorgegebenen Übungsfolgen. Maßgeblich für die Anbahnung von basalen Bewegungselementen sind die physiologischen Stadien der kindlichen Entwicklung orientiert an dem individuellen Problem des Kindes. Man geht davon aus, dass die Behinderung auf einer grundlegenden Störung in der Entwicklung der normalen Haltungskontrolle basiert. Es werden Bewegungselemente eingeübt, welche Voraussetzung für die motorische Entwicklung sind. Dazu gehören (Thom et al. 1990):

- Stellreaktionen,
- Gleichgewichtsreaktionen,
- Simulation der Kopf- und Rumpfkontrolle,
- Verlagerung des Körpergewichts,
- Rumpfrotation.

Der regelmäßige Abgleich zwischen Befund und Behandlung ist notwendig und bestimmt die Anforderungen an das Übungsprogramm. Die Elternanleitung ist ein zentraler Anteil des Konzepts.

Ziele Abnormalen Haltungs- und Bewegungsmustern soll entgegengewirkt werden, um einen weitestgehenden normalen Muskeltonus zu erreichen. Dazu gehört die Anbahnung physiologischer Haltungs- und Bewegungsmuster, angepasst an Alter und Entwicklungsstand.

Prinzipien Pathologische Bewegungsmuster werden gehemmt und assoziierte Reaktionen (abnormale Kontraktionen von Muskelgruppen) durch reflexhemmende Pattern ausgeschaltet. Hemmung und Bahnung werden über sog. Schlüsselpunkte ausgelöst. Die Therapie beschränkt sich nicht nur auf die Zeit der Behandlung, sondern ist über den ganzen Tag durch das Zusammenwirken aller an der Behandlung beteiligten Berufsgruppen einschließlich der Elternarbeit bestimmt (Thom et al. 1990).

Indikationen Kinder mit zerebralen Bewegungsstörungen in den verschiedenen Ausprägungsformen:

- Spastik,
- Ataxie,
- Athetose,
- Hypotonie.

2

Bobath Konzept für erwachsene Patienten mit Hemiplegie

Hemiplegien können infolge verschiedener zerebraler Erkrankungen entstehen (Ischämie, Blutung, Trauma) und zu folgenden Störungen führen:

- Spastik,
- gestörte Haltungsreflexmechanismen,
- Empfindungs- und Wahrnehmungsstörungen.

Aufgrund der Plastizität des Nervensystems sollte die Behandlung so früh wie möglich durchgeführt werden, um zu einer Aktivierung ruhender Synapsen und Aussprossung von Kollateralen zu kommen.

Ziel Das Ziel der Behandlung ist die Optimierung der Funktion über die Verbesserung der Haltungskontrolle und der selektiven Bewegung durch Fazilitation (IBITA 1995).

Prinzipien Die geschädigte Seite wird in der Therapie eingesetzt, um die vorhandenen Potenziale zu nutzen. Das geschieht durch (Gutenbrunner u. Weimann 2004):

- Hemmung pathologischer Bewegungsmuster,
- Vermeidung von assoziierten Reaktionen,
- Förderung der Gleichgewichts- und Stellreaktionen,
- Anbahnung physiologischer Bewegungsabläufe.

Indikation Erworbene Hemiplegien.

Reflexlokomotion nach Vojta

Der Begriff Reflexlokomotion besagt, dass durch die Stimulation bestimmter Reizpunkte von außen, automatisch und regelmäßig, ein reziprokes Bewegungs- und Haltungsmuster ausgelöst werden kann. Die Muster der Reflexlokomotion, dass Reflexkriechen und das Reflexumdrehen sind aus Teilmustern der idealen Motorik zusammengesetzt. Sie enthalten die automatische Haltungsanpassung des Körpers an Lageveränderungen, die Mechanismen der Aufrichtung und die zielgerichtete, dynamische, koordinierte Beweglichkeit (Thom et al. 1990).

Ziel Die Reflexlokomotion nach Vojta hat das Ziel, die Auswirkungen einer zerebralen Bewegungsstörung zu beseitigen oder zu reduzieren, den Muskeltonus zu normalisieren und die Koordination zu verbessern.

Prinzipien Aus vorgegebenen Ausgangsstellungen werden propriozeptive Reize gesetzt. Dieses sind Periostreize, Muskelstretchreize oder die Kombination von beiden. Die Auslösung der Reflexlokomotion erfolgt überwiegend aus den drei Ausgangsstellungen Bauch-, Rücken- und Seitenlage und aus zehn von Vojta beschriebenen Auslösungszonen am Körper (Gutenbrunner u. Weimann 2004).

> **Indikationen der Reflexlokomotion nach Vojta**
> - Zentrale Koordinationsstörungen im Säuglingsalter
> - Bewegungsstörungen als Folge von Hirnschädigungen
> - Lähmungen der Arme und Beine (z. B. Plexusparesen, Spina bifida)
> - Erkrankungen und Funktionseinschränkungen der Wirbelsäule, z. B. Wirbelsäulenverkrümmung (Skoliose)
> - Einsatz bei Fehlentwicklung der Hüfte (Hüftdysplasie, Hüftluxation)
> - Querschittslähmung

Verfahren zur Verbesserung der Funktion des Bewegungssystems
Manuelle Therapie

Die manuelle Therapie befasst sich mit reversiblen Funktionsstörungen am Bewegungssystem. Die Störungen des arthromuskulären Systems treten häufig in Kombination mit Schmerz auf. Sie führen zur Ausbildung unphysiologischer Haltungs- und Bewegungsmuster und können zu einer Hypo- oder Hypermobilität führen. Die Hypomobilität ist gekennzeichnet durch eine eingeschränkte Beweglichkeit. Diese wird hervorgerufen durch reflektorische, strukturelle und/oder funktionelle Veränderungen am Gelenk oder Weichteilstrukturen. Für die Behandlung der Hypomobilität stehen in der manuellen Therapie zwei Techniken zur Verfügung:

- Mobilisation,
- Manipulation.

Die **Manipulation** ist eine Technik, bei der mit geringer Kraft Impulse mit hoher Geschwindigkeit und kleiner Amplitude ausgeführt werden. Sie darf in Deutschland nur von speziell dazu ausgebildeten Ärzten angewandt werden.

Die **Mobilisation** ist eine passive Technik, wo durch Gleit- oder Traktionsmobilisation eine Verbesserung des Bewegungsausmaßes erreicht werden soll. Die Bewegung wird mit geringer Geschwindigkeit und zunehmender Amplitude durchgeführt (Baumgartner et al. 1993).

Die Hypermobilität ist eine vermehrte Beweglichkeit konstitutionell oder strukturell bedingt. Hier steht die Stabilisation des arthromuskulären Systems bei der Behandlung im Vordergrund.

Ziele Zur Erreichung des übergeordneten Therapieziels, der Beseitigung reversibler Funktionsstörungen, sind folgende Ziele zu beachten:

- Wiederherstellung einer freien Gelenkbeweglichkeit in den Extremitäten- und Wirbelsäulengelenken,

◻ Tab. 2.6 Übersicht über weitere krankengymnastische Verfahren

Verfahren	Ziele	Prinzip	Indikationen
Funktionelle Bewegungslehre	Patient soll sich am eigenen Körper orientieren können Eigenwahrnehmung soll gestärkt werden Umgang mit der eigenen Körperhaltung soll verbessert werden	Die Anwendung manueller Techniken als kinästhetisch-taktile Wahrnehmungsschulung Verbale Bewegungsinstruktionen Orientierung am eigenen Körper	Fehlhaltungen statisch bedingt Gangstörungen Funktionelle Atemstörungen
Funktionsanalyse	Erarbeitung schmerzfreier physiologischer Bewegungsmuster Motivation zur bewussten Haltungsänderung um Fehlbelastungen zu vermeiden	Systematische Befunderhebung zur Erarbeitung einer Arbeitshypothese Durchführung der Therapie, orientiert am NSB*	Alle Funktionsstörungen des Bewegungssystems
Schlingentisch	Schmerzlindernde Lagerung Gelenkmobilisation bei reduzierter Vollbelastung Detonisierung spastischer Muskulatur Wahrnehmungsschulung Koordinationsschulung	Aufhängepunkte bestimmen das Ziel der Maßnahme Durch verschieben der Aufhängepunkte kann die Bewegung erschwert oder erleichtert werden.	Schmerzhafte Muskel- und Gelenkkontrakturen Schlaffe und spastische Paresen Koordinationsdefizite bei neurologischen Störungen
Atemtherapie	Verbesserung der Atemfunktion Pneumonieprophylaxe Steigerung der physischen Belastungsfähigkeit und Ausdauer Entspannungsmaßnahme	Sekrettransport fördern Erleichternde Körperstellungen Manuelle Kontrolle der Atmung Korrektur von Fehlhaltung	Obstruktive Atemwegserkrankungen Intensivmedizinische Therapie Myopathien Prävention bei Immobilisation Geburtsvorbereitung

* Nozizeptiver Somatomotorischer Blockierungseffekt

— Wiederherstellung physiologischer Bewegungsabläufe,
— Reduzierung bzw. Beseitigung von Schmerz.

Prinzipien Jeder Behandlung geht eine differenzierte Untersuchung der Gelenkfunktion voraus. Wegen möglicher Komplikationen bei der Manipulationsbehandlung sind die Patienten über die Risiken aufzuklären. Die Aufklärung ist zu dokumentieren.

> **Indikationen der manuellen Medizin**
> ▪ Reversible Funktionsstörungen des arthromuskulären Systems an den Extremitätengelenken
> ▪ Reversible segmentale Funktionsstörungen der Wirbelsäule

Weitere Verfahren, die der manuellen Therapie zugerechnet werden

— **Cyriax-Methode**: Bei Anwendung dieser Methode wird bei der Befunderhebung durch Schmerzprovokation die Gewebsstrukturen in kontraktile und nichtkontraktile Strukturen unterteilt. Dies soll einen gezielteren Einsatz der Behandlungstechniken ermöglichen.

— **McKenzie-Methode**: Bei dieser Methode steht die Mobilisation der Bandscheibe und im speziellen des Nucleus Pulposus im Vordergrund. Sie wird vorwiegend bei Bandscheibenerkrankungen zur Anwendung kommen. Die mobilisierenden Übungen sollen zu einer Verlagerung des Nucleus pulposus führen und somit den Schmerz, der durch die segmentale Dysfunktion ausgelöst wird, beseitigen bzw. reduzieren.

— **Maitland-Methode**: Das Maitland-Konzept ist dadurch gekennzeichnet, dass neben der Mobilisation und Manipulation peripherer Gelenke und der Wirbelsäule eine Manipulation neuraler Strukturen durchgeführt wird. Eine weitere Besonderheit besteht in speziellen Kommunikationsstrukturen zwischen Behandler und Patient.

Weitere krankengymnastische Verfahren

◻ Tab. 2.6 gibt eine Kurzübersicht über weitere krankengymnastische Verfahren

Krankengymnastische Gruppentherapie

Neben der Einzelbehandlung kann zur Ergänzung oder im Sinne der Nachhaltigkeit der erzielten Therapieergebnisse eine Gruppenbehandlung durchgeführt werden. Ihr Vorteil besteht in dem Auftreten gruppendynamischer Prozesse, was die Motivation erhöhen kann. Die Aufnahme sozialer Kontakte kann zur Stärkung des Selbstvertrauens beitragen. Ein Erfahrungsaustausch im Vergleich kann Ansporn und Motivation sein, um ein vergleichbares Ziel zu erreichen. Damit die Gruppentherapie gezielt und wirksam eingesetzt werden kann, sollte die Gruppe in ihrer Zusammensetzung möglichst homogen sein (Gutenbrunner u. Weimann 2004).

> Bei der Anwendung krankengymnastischer Therapiekonzepte im Rehabilitationsprozess sollten auch Maßnahmen der Gesundheitsförderung integraler Bestandteil sein. Sie haben das Ziel, dass die Patienten die jeweiligen vorhandenen Gesundheitsressourcen eigenverantwortlich in den Prozess einbringen.

2.1.2 Ergotherapie und MBOR

K. M. Peters, T. Drüke

Wirkweise und Wirkspektrum

Der Begriff Ergotherapie, auch Beschäftigungs- und Arbeitstherapie genannt, stammt vom griechischen Wort „ergon" ab, welches Tätigkeit, Werk, Verfahren, Ausführung, Verrichtung bedeutet. Die Ergotherapie verfolgt auf dem medizinisch-rehabilitativen Sektor das Ziel, körperliche, seelische und geistige Behinderungen und Krankheiten zu beheben, ihrer Progression entgegenzuwirken bzw. verlorengegangene Funktionen zu kompensieren. Im Vergleich zu anderen Heilmitteln steht bei der Ergotherapie die eigenaktive Handlung im Sinne der Wiedergewinnung komplexer Handlungskompetenzen im Mittelpunkt. Sie bedient sich aktivierender Verfahren unter Einsatz speziell adaptierten Übungsmaterials, handwerklicher und gestalterischer Techniken sowie lebenspraktischer Übungen.

- Verfahren in der Ergotherapie
- Motorisch-funktionelle Verfahren
- Neurophysiologische Therapiestrategien
- Psychosoziale Therapien
- Arbeitstherapien
- Adaptive Therapiemethoden

Die Ergotherapie hat in der Orthopädie ihren Schwerpunkt bei motorischen Funktionseinschränkungen. Sie dient hier folgenden Zielen:
- Abbau pathologischer Haltungs- und Bewegungsmuster,
- Aufbau physiologischer Funktionen,
- Entwicklung oder Verbesserung der Grob- und Feinmotorik
- Hemmung pathologischer Bewegungsmuster und Bahnung normaler Bewegungen,
- Entwicklung und Verbesserung der Koordination von Bewegungsabläufen,
- Verbesserung von Gelenkfunktionen einschließlich Gelenkschutz,
- Vermeidung der Entstehung von Kontrakturen,
- Narbenabhärtung nach Amputationen,
- Training im Gebrauch von Hilfsmitteln,
- Selbsthilfetraining.

Gerade bei komplexen Verletzungsmustern liegen nicht selten auch sensorische und psychische Einschränkungen wie z. B. posttraumatische Belastungsstörungen vor, die ebenfalls vom ergotherapeutischen Spektrum zu erfassen sind. Ein typisches Beispiel sind komplexe Handverletzungen. Die Hand zeichnet sich durch vielfältige Funktionen wie Tasten, Gestaltgebung, Druckäußerung, Greifvermögen und Geschicklichkeit aus. Darüber hinaus ist die Hand ein Ausdrucksorgan. Bei einer komplexen Handverletzung liegen in der Regel nicht nur motorische Funktionseinschränkungen, sondern auch erhebliche sensorische Defizite und psychische Beeinträchtigungen vor. Gerade die erfolgreiche Behandlung der beiden letztgenannten Funktionen entscheidet wesentlich über das Gesamtergebnis.

Zusätzliche Behandlungsziele der Ergotherapie können dann die Stabilisierung sensomotorischer und perzeptiver Funktionen, die Verbesserung der graphomotorischen Funktionen sowie die Verbesserung von Motivation und Kommunikation beeinflussenden Funktionen wie Antrieb, Selbstvertrauen, Realitätsbezogenheit, Selbst- und Fremdwahrnehmung, Kontaktfähigkeit und Angstbewältigung sein. Durch psychische Stabilisierung und Unterstützung bei der Krankheitsbewältigung soll eine aktive Auseinandersetzung des Betroffenen mit der Erkrankung gefördert werden.

Methodik

Die Methoden der Ergotherapie orientieren sich vor allem an Tätigkeiten des Berufslebens und der Freizeitgestaltung sowie an alltäglichen Verrichtungen. Eine zentrale Bedeutung in der Orthopädie und orthopädischen Rehabilitation haben sensomotorisch-funktionelle Verfahren der Ergotherapie. Hier werden unterschieden:

Muskelfunktionstraining

Es umfasst den Erhalt eines Muskelstatus und/oder die Verbesserung der Muskelfunktion durch Vergrößerung des Muskelquerschnitts und Erhöhung von Kraft und Ausdauerleistung durch angemessene Widerstände, unterschiedlichen Krafteinsatz und Übungsdauer. Das Muskelfunktionstraining kann statisch-isometrisch, dynamisch-isoton oder auxoton erfolgen. Ziele des Muskelaufbautrainings sind die Bewegungsanbahnung, Zunahme der Muskelfaserdicke, Kraftzunahme, Steigerung der physischen Belastbarkeit sowie Beeinflussung der statischen und dynamischen Ausdauer.

Koordinationstraining

Das Koordinationstraining zielt auf ein Zusammenwirken von ZNS und Skelettmuskulatur innerhalb eines bestimmten Bewegungsablaufes ab. Ziel des Koordinationstrainings ist die Verbesserung multimuskulärer Bewegungsmuster.

Gelenkmobilisation

Die Gelenkmobilisation stellt ein Basisverfahren im sensomotorisch-funktionellen Bereich der Ergotherapie dar. Sie kann passiv oder aktiv vorgenommen werden. Zu den aktiven Formen zählen die assistive oder unterstützte Bewegung, die aktive oder freie Bewegung und die resistive Bewegung, d. h. die aktive Bewegung gegen Widerstand. Ziele der Gelenkmobilisation sind die Erhaltung bzw. Wiederherstellung eines aktiven schmerzfreien Bewegungsausmaßes, die Bewegungsanbahnung, die Bewegungskoordination sowie Verbesserung physiologischer Bewegungsabläufe.

Gelenkschutztraining

Besondere Bedeutung hat das Gelenkschutztraining bei gefährdeten Gelenken, insbesondere bei Erkrankungen des rheumatischen Formenkreises. Durch modifizierte Verhaltensweisen, neue Bewegungsabläufe und bewusstes Handeln werden Bewegungen antrainiert, die durch achsgerechte Gelenkaktionen charakterisiert sind. Das Gelenkschutztraining basiert auf den Ausführungen Brattströms zum Gelenkschutz (1984). Das Gelenkschutztraining sollte möglichst frühzeitig begonnen werden, bevor irreversible Gelenkschäden aufgetreten sind.

Behandlungsverfahren bei sensiblen Dysfunktionen

Hierbei handelt es sich um Verfahren zur Schulung der Sensibilität, der sensorischen Diskriminationsfähigkeit sowie der Desensibilisierung (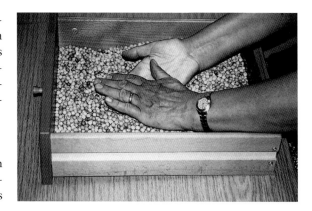 Abb. 2.5). Indikationen für Sensibilitätsschulung sind insbesondere Plexusverletzungen, konservativ oder operativ behandelte Nervenkompressionssyndrome, periphere Nervenrekonstruktionen (primäre oder sekundäre Nervennaht, Nerventransplantation), Replantationen und Verbrennungen. Bei überempfindlichen Stümpfen, übersensiblen Narben, Nervenverletzungen mit persistierenden Missempfindungen und neuromartigen Beschwerden ist eine Desensibilisierung angezeigt. Gearbeitet wird mit unterschiedlichen Materialien, Druckstäben und Vibrationen.

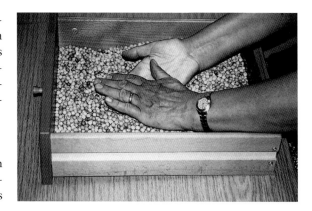

▫ Abb. 2.5 Sensibilitätstraining der Hände im Erbsenbad

Schienenbehandlung

Eine gelähmte oder verletzte Gliedmaße erfordert häufig eine adäquate Lagerung mittels Schienen. Hier erfolgt eine enge Zusammenarbeit des Ergotherapeuten mit dem Orthopädietechniker. Leichte, aus thermoplastischem Material bestehende Schienen fertigt der Ergotherapeut in der Regel selbst. Die Gebrauchsschulung der vom Orthopädietechniker angefertigten Schienen, Orthesen und Prothesen erfolgt sowohl durch Ergotherapeuten als auch Physiotherapeuten.

Schienentypen und ihre Aufgaben
- Lagerungsschienen: partielle Ruhigstellung, z.B. einer Sehnennaht, Entlastung von akut entzündeten Gelenken, z.B. bei Rheumatikern, Korrektur von Deformitäten, Schmerzminderung
- Dynamische Schienen: postoperative Funktionsverbesserung unter achsengerechten Bewegungen
- Stabilisierende, stützende (statische) Schienen: Schmerzminderung, Funktionsverbesserung im Alltag, effektive Kraftübertragung, vor allem für das Handgelenk

Prothesentraining

Bei amputierten Patienten erfüllt die Ergotherapie in der Wiederherstellung der Handlungskompetenz eine ihrer ursprünglichsten Aufgaben. Das Prothesentraining wird unterteilt in:

- Vorbereitung und Pflege des Amputationsstumpfes,
- Unterweisung in der Prothesenpflege,
- Prothesengebrauchsschulung,
- Einhändertraining bei Armprothesen,
- Gangschulung und
- Hilfsmittelversorgung.

Bei Amputationen der oberen Extremität steht der Verlust der Greiffunktion und der sensorischen Funktionen der

2

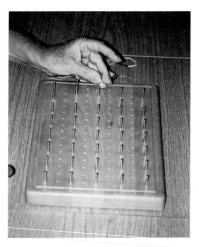

◘ **Abb. 2.6** Beübung des Spitzgriffes mittels Pinchen einsetzen

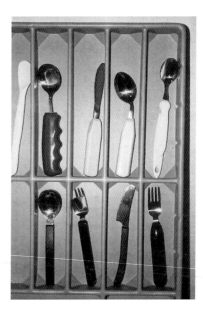

◘ **Abb. 2.7** Funktionsadaptiertes Besteck, z. B. für Rheumatiker

Hand im Vordergrund, bei Beinamputationen neben einem Verlust der körperlichen Integrität der (Teil-)Verlust der Mobilität. Andere funktionelle Verfahren der Ergotherapie, insbesondere das ADL-Training, fließen in das Prothesentraining mit ein.

ADL-Training

Das Training im lebenspraktischen Bereich (ADL: „activities of daily living") wird insbesondere bei länger anhaltenden oder bleibenden Funktionsstörungen des Bewegungsapparates eingesetzt und nutzt die verbliebenen Fähigkeiten und Fertigkeiten des Patienten, um ihn bei den Alltagsverrichtungen nur möglichst unabhängig von der Hilfe durch Fremdpersonen zu machen. Durch Erhalt, Wiederherstellung oder Verbesserung der Handlungskompetenz stellt das ADL-Training somit eine Kernaufgabe der Ergotherapie dar (◘ Abb. 2.6). Je nach Art und Grad der Schädigung müssen bestimmte Tätigkeiten des täglichen Lebens intensiver geübt werden. Dazu sind speziell eingerichtete Räume wie Übungstoilette und Übungsbad erforderlich. Für ein Haushaltstraining ist eine Lehrküche unentbehrlich. Sie sollte unterfahrbare, möglichst höhenverstellbare Arbeitsbereiche zum Training mit Rollstuhlfahrern aufweisen und mit Hilfsmitteln für Einarmigkeit oder für eingeschränkte Handfunktionen, z. B. bei Rheumatikern ausgestattet sein (◘ Abb. 2.7).

Zur Gruppe der sensomotorisch-funktionellen Verfahren in der Ergotherapie werden zudem Thermotherapie, Massagen, Rückenschule und Atemtherapie gezählt.

Die aufgeführten Behandlungsverfahren bzw. Techniken der Ergotherapie weisen z. T. erhebliche Überlappungen in die Bereiche der Krankengymnastik, der physikalischen Therapie und der Medizinischen Trainingstherapie auf.

Die in der Ergotherapie zum Ziel der Funktionsverbesserung eingesetzten Übungsgeräte und -mittel werden unterteilt in:

Funktionelle Übungsgeräte

Häufig eingesetzte funktionelle Übungsgeräte in der Ergotherapie sind die funktionellen Webgeräte (hochgehängter Webrahmen, adaptierter Webstuhl, Kufenwebstuhl, Übungsbett), adaptierte Hobelbänke, adaptierte Sägen (Nähmaschinensäge, Fahrradsäge) und adaptierte Druckpressen (◘ Abb. 2.8). Mit funktionellen Übungsgeräten lassen sich sowohl Handlungsabläufe als auch Übungsfunktionen erzielen. Der Helparm ist kein eigenständiges Übungsmittel, sondern ein Hilfsmittel. Durch Schlingen und Gewichte wird das Armgewicht teilweise oder ganz aufgehoben, so dass Bewegungen ohne den Einfluss der Schwerkraft möglich sind.

Funktionelle Spiele

Hierbei handelt es sich um handelsübliche Spiele, die für den therapeutischen Zweck in Form, Größe und Gestalt abgewandelt wurden. Die funktionellen Spiele müssen folgende Kriterien erfüllen: schnelle Erlernbarkeit, nicht zu lange Spieldauer, Individualspiele, keine Gruppenspiele, Spielverlauf mit möglichst viel Bewegung.

Handwerkliche Techniken

Für den Einsatz handwerklicher Techniken gelten ähnliche Kriterien wie für funktionelle Spiele. Die Arbeitsabläufe sollten einfach zu erlernen und überschaubar sein. Beispiele für handwerkliche Techniken sind Batikarbeiten, bildnerisches Gestalten, Drahtbiegen, Emaillieren, Holzarbeiten, Lederarbeiten, Linoldrucken, Löten, Makrameearbeiten, Metallarbeiten, Peddigrohrarbeiten, Tonarbeiten, Arbeiten am Webrahmen und Webstuhl, freies Weben (◘ Abb. 2.9). Es lassen sich sowohl Funktionsdefizite der oberen als auch der unteren Extremität behandeln.

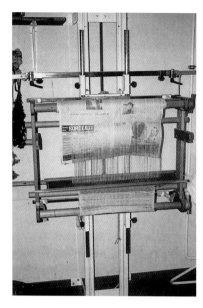

Abb. 2.8 Aufgehängter Webrahmen am Helparm

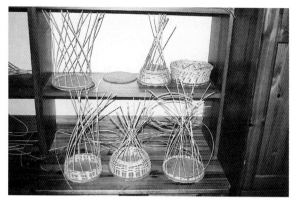

Abb. 2.9 Peddigrohrarbeiten

Beispiele für den Einsatz handwerklicher Tätigkeiten in Abhängigkeit zu der zu beübenden Funktion
- **Obere Extremität**
  - Schulterbeweglichkeit: Batikarbeiten, Weben, Sägen, Hobeln
  - Ellenbogenflexion und -extension: Batikarbeiten, Weben, Hobeln, Laubsägearbeiten, Drucken, Knüpfen
  - Pro- und Supination: Weben, Linoldrucken, Flechten, Tonarbeiten
  - Handgelenksbeweglichkeit: Weben, Linoldrucken, Leder-, Holz- und Tonarbeiten, Knüpfen
  - Fingerbeweglichkeit: Papier falten, Flechten, Knüpfen, Holz- und Metallarbeiten, Schreiben, Zeichnen, Linoldrucken
- **Untere Extremität**
  - Hüftbeweglichkeit: Weben, Sägen
  - Kniemobilisation: Weben, Töpfern

Indikationen

Die Indikationen zur Ergotherapie in der Orthopädie und orthopädischen Rehabilitation sind vielfältig und nicht nur auf Funktionsdefizite der oberen Extremität beschränkt. Ergotherapie kommt sowohl bei angeborenen orthopädischen Erkrankungen als auch nach Verletzungen bzw. postoperativ zum Einsatz, wobei dann in erster Linie sensomotorisch-funktionelle Behandlungsmethoden angewandt werden. Bei bleibenden Schädigungen steht das Kompensationstraining im Vordergrund. Eine wichtige Indikation für die Ergotherapie sind die Erkrankungen des rheumatischen Formenkreises.

Funktionelle Übungsgeräte und beispielhafte orthopädische Indikationen
- **Hochgehängter Webrahmen:** Kontrakturen und Muskelatrophien im Bereich der oberen Extremitäten, Schulterluxation, subakromiales Impingement mit Schulterteilsteife, Dorsolumbalgien bei Skoliosen, nach Wirbelkörperfrakturen, Spondylitis ancylosans, Amputationen im Bereich der unteren Extremitäten (zur Gleichgewichtsschulung)
- **Hochwebstuhl:** Spondylitis ancylosans (zur Verbesserung der Atembreite), Amputationen der unteren Extremität
- **Webgeräte zur Beübung der unteren Extremität:**
  - Hüftabduktoren und -adduktoren: Kontrakturen, Koxarthrose, Gonarthrose, Hüft-TEP
  - Kniebeuger und -strecker: Gonarthrose, Weichteilverletzungen des Kniegelenkes, Muskelatrophien, Kontrakturen, Knie-TEP, chronische Polyarthritis
- **Übungsbett:** Paresen der Rücken- und Bauchmuskulatur, Beinparesen, nach Poliomyelitis, nach Umstellungsosteotomie im Hüft- und Kniegelenksbereich, Koxarthrose
- **Adaptierte Hobelbank:** Funktionsdefizite der oberen Extremität, insbes. Kontrakturen im Ellbogengelenk
- **Adaptierte Säge:** Periphere Nervenverletzungen der unteren Extremität, entzündliche Gelenkerkrankungen nach dem akuten Stadium, nach Unterschenkelamputation
- **Adaptierte Druckpresse:** Bewegungseinschränkungen der Gelenke der oberen Extremität, Verletzungen der Hand, insbesondere nach Sehnentransplantationen, periphere Nervenverletzungen der oberen und unteren Extremität, Erkrankungen des Hüft- und Kniegelenkes

2

Handwerkliche Techniken und beispielhafte orthopädische Indikationen

- **Batikarbeiten:** Einschränkungen der Feinmotorik, z. B. nach Verbrennungen und Amputationen, chronische Polyarthritis (nicht im akuten Schub), Amputationen der oberen Extremität mit nachfolgender Prothesenversorgung, obere Plexusläsion
- **Bildnerisches Gestalten:** Periphere Nervenläsionen der oberen Extremität, Amputationen der Finger, der Hand und des Unterarmes mit nachfolgender Prothesenversorgung, Epicondylitis humeri, Algoneurodystrophie der Hand (nicht im Stadium I), Erkrankungen des Ellbogengelenkes, Zervikobrachialgien, Erbsche Lähmung, Querschnittslähmungen
- **Drahtbiegen:** Erkrankungen und Verletzungen der Hand, periphere Nervenläsionen der oberen Extremität, Querschnittslähmungen
- **Emaillieren:** Verletzungen der Unterarmsehnen und der Finger, operativ behandelte Dupuytrensche Kontraktur
- **Holzarbeiten:** Erkrankungen des Schulter- und Ellenbogengelenkes, zur Muskelkräftigung nach operativ oder konservativ behandelten Frakturen der oberen Extremität, Erkrankungen und Verletzungen der Hand, periphere Nervenläsionen der oberen Extremität
- **Lederarbeiten:** Erkrankungen und Verletzungen der Hand, periphere Nervenläsionen der oberen Extremität, Amputationen der Hand und des Unterarmes mit anschließender prothetischer Versorgung, Algoneurodystrophie im Stadium III, chronische Polyarthritis
- **Linoldrucken:** Operativ versorgte Sehnenverletzungen der oberen Extremität, operativ oder konservativ behandelte Frakturen des Unterarmes und der Hand, Verbrennungsfolgen der oberen Extremität, periphere Lähmungen der oberen Extremität, chronische Polyarthritis
- **Löten:** Erkrankungen und Verletzungen der Hand, Querschnittslähmung
- **Makrameearbeiten:** Erkrankungen der Schulter, z. B. subakromiales Impingement, Schultersteife, nach Synovektomie im Ellbogengelenk, Fingeramputationen, Prothesenversorgung der oberen Extremität, komplexe Handverletzungen, Verbrennungsfolgen, Dysmelien
- **Metallarbeiten:** Eingeschränkter Faustschluss, zur Muskelkräftigung nach operativ oder konservativ behandelten Frakturen der oberen Extremität
- **Peddigrohrarbeiten:** Dysmelien, Muskeldystrophien, nach operativ versorgter Rotatorenmanschettenruptur, Verbrennungsfolgen der oberen Extremität, Amputationen der Hand und des Unterarmes mit anschließender Prothesenversorgung, periphere Nervenläsionen, nach operativ versorgten Sehnenverletzungen, Algoneurodystrophie
- **Tonarbeiten:** Fingerpolyarthrose, chronische Polyarthritis, Amputationen im Bereich der Hand, Erkrankungen des Schultergelenkes, Handverletzungen, periphere Nervenläsionen der oberen Extremität
- **Weben:** Operativ versorgte Rotatorenmanschettenruptur, nach Narkosemobilisation der Schulter, Schulterluxation, Algoneurodystrophie im Stadium II und III, nach Frakturen der oberen Extremität, Lumbalgien, Skoliosen, Kyphosen, Läsionen des Plexus brachialis, periphere Nervenläsionen der oberen Extremität, operativ versorgte Sehnenverletzungen, Amputationen der oberen und unteren Extremitäten mit nachfolgender Prothesenversorgung
- **Freies Weben:** Chronische Polyarthritis, Polyarthrose, Radiokarpalarthrose

Die medizinisch-beruflich orientierte Rehabilitation

Unter Berücksichtigung des demographischen Wandels muss die Rehabilitation zur Sicherung dringend benötigter Arbeitskräfte ein Konzept entwickeln mit dem Ziel der kontinuierlichen Bereitstellung und Förderung von beruflicher Qualifikation und Erhalt der gesundheitlichen Leistungsfähigkeit. Diese Anforderung gilt möglichst über die gesamte Lebensarbeitszeit, insbesondere vor dem Hintergrund der Erhöhung des Rentationseintrittsalters. Hierzu bedarf es einer institutionsübergreifenden Zusammenarbeit der Sozialleistungsträger (gesetzliche Kranken-, Unfall- sowie Rentenversicherung) mit Betrieben, Jobcentern und der Agentur für Arbeit sowie den Leistungserbringern der medizinischen, beruflichen und sozialen Rehabilitation. Es entspricht den Zielen des SGB IX, den Bedarf möglichst frühzeitig zu erkennen, um einen umfassenden und gleichzeitig individuellen Behandlungs- und Rehabilitationsprozess für den Betroffenen einzuleiten.

Hierzu erfolgte im Auftrag des Bundesministeriums für Arbeit und Soziales eine Stellungnahme und Prozessbeschreibung zur Zukunft der beruflichen Rehabilitation in Deutschland, die im Mai 2009 veröffentlicht wurde (Buschmann-Steinhage 2012). Die Förderung der Teilhabe am Arbeitsleben besteht hiernach aus dem wesentlichen Element der dauerhaften Sicherung der Erwerbsarbeit unter Berücksichtigung der Neigungen und Fähigkeiten des Rehabilitanden/Arbeitnehmers. Erforderliche Hilfestellungen sind dabei für die konkrete Bedarfssituation individuell zu entwickeln. Es herrscht Übereinstimmung, dass trotz drohenden Arbeitskräftemangels Arbeitgeber letztendlich behinderte Menschen nur beschäftigen können, wenn die Leistungen der Arbeitnehmer zu den Anforderungen des Arbeitsplatzes passen („wertschöpfender Einsatz").

Die wissenschaftlichen Grundlagen der medizinisch-beruflich orientierten Rehabilitation wurden 2006 umfassend von Müller-Fahrnow und Mitautoren veröffentlicht (Müller-Fahrnow 2006) und dienen als Anhaltspunkte für die Implementierung der jetzt entwickelten Rehabilitationsform, wonach im Rahmen der medizinischen Rehabilitation berufliche Aspekte stärker berücksichtigt werden sollen. Die medizinische Rehabilitation erfüllt hierbei einerseits primär den Auftrag, gesundheitliche oder behinderungsbedingte Einschränkungen der Erwerbsfähigkeit durch therapeutische Maßnahmen möglichst dauerhaft zu verhindern (oder zumindest zu minimieren). Andererseits ist sie in der Lage, einen eventuellen Bedarf an weiteren Förderleistungen zur Teilhabe am Arbeitsleben frühzeitig zu erkennen und in Absprache mit den zuständigen Leistungsträgern und anderen Leistungserbringern ggf. die ggf. erforderlichen Maßnahmen einzuleiten.

Die in vielfältigen Veröffentlichungen dargestellten Erfahrungen im Rahmen von Projektarbeiten zeigen, dass Rehabilitanden bei konkretem Einbeziehen der tatsächlichen Arbeitsbedingungen in den Reha-Prozess in wesentlich höherem Maße erfolgreich beruflich (re)integriert werden können. Eine frühzeitige Einflussmöglichkeit fällt hierbei dem Arbeitgeber zu. Dieser kann bereits nach sechswöchiger Arbeitsunfähigkeit beziehungsweise bei Vorliegen häufiger Erkrankungen mit Einverständnis des Arbeitnehmers Kontakt zur betrieblichen Mitarbeitervertretung, dem ärztlichen Dienst (Betriebs- oder Werksarzt) und den Rehabilitationsträgern aufnehmen, um gemeinsam Lösungsmöglichkeiten für die Verbesserung der Erwerbsfähigkeit zu finden (§ 84 des SGB IX). In großen Unternehmen mit einem gut entwickelten Betriebsarztsystem sind dadurch erkennbare Fortschritte bezüglich Erhalt oder Wiedererlangung der beruflichen Leistungsfähigkeit erreicht worden. Es muss nun das Ziel sein, die wissenschaftlichen Erfahrungen sowie die in erfolgreich erprobten Projekten erworbenen Kenntnisse in eine allgemein zugängliche Struktur für ein medizinisch-berufliches Integrationsmanagement weiterzuentwickeln.

Die medizinisch-beruflich orientierte Rehabilitation (MBOR) der Deutschen Rentenversicherung

Gemäß der zuletzt im August 2012 überarbeiteten Verfahrensbeschreibung wird erwartet, dass jede Einrichtung, die Leistungen zur medizinischen Rehabilitation für die gesetzliche Rentenversicherung erbringt, stärker als bisher auf Problemlagen des Arbeitsumfeldes der Rehabilitanden eingeht und diesbezüglich entsprechende diagnostische und

therapeutische Strategien und Konzepte entwickelt (Riedel 2009). Dies entspricht der Phase A der MBOR der DRV. Hierbei stehen die Grundforderungen an die medizinische Rehabilitation im Vordergrund, möglichst eine Besserung oder Wiederherstellung der Leistungsfähigkeit bei gefährdeter oder bereits geminderter Erwerbsfähigkeit durch medizinische Maßnahmen zu erreichen sowie eventuell erforderliche nachfolgende Leistungen zur Reintegration des Rehabilitanden in das Erwerbsleben frühzeitig einzuleiten.

Es ist davon auszugehen, dass mindestens ein Drittel der Rehabilitanden in der medizinischen Rehabilitation **besondere berufliche Problemlagen** (BBPL) aufweisen und damit einer berufsorientierten therapeutischen Intervention im Rahmen der medizinischen Maßnahme zuzuführen sind. Die Zielgruppe umfasst hierbei nicht nur Versicherte mit problematischen sozialmedizinischen Verläufen (zum Beispiel längeren Arbeitsunfähigkeitszeiten), sondern auch Arbeitslose mit dem Ziel der Wiederherstellung der Beschäftigungsfähigkeit und -möglichkeit, wobei hier Bezug zu nehmen ist auf die zuletzt ausgeübte Tätigkeit. Ist die Ausübung der letzten sozialmedizinisch relevanten Tätigkeit aus ärztlicher Sicht nicht mehr möglich, so erfolgt alternativ ein Test- und Trainingsaufbau zur Verbesserung der allgemeinen Leistungsfähigkeit in den Grundfunktionen Heben, Tragen, Sitzen, Gehen, Stehen sowie Handkraft- und -koordination.

❯ Durch das MBOR-Verfahren wird somit die medizinische Rehabilitation ergänzt um diagnostische und therapeutische Maßnahmen, die noch unmittelbarer auf die Erwerbsfähigkeit des Rehabilitanden fokussieren.

Die Identifikation der Rehabilitanden mit besonderer beruflicher Problemlage erfolgt rentenversicherungsabhängig entweder durch eine Vorauswahl nach Aktenlage, unterstützt durch ein vorgeschaltetes Screeningverfahren (z. B. SIBAR, SIMBO oder Würzburger Screening) in der Phase der Prüfung der Anträge durch die Rentenversicherung. Alternativ erfolgt die Auswahl der infrage kommenden Rehabilitanden im Rahmen des Aufnahmeprozesses in der Rehabilitationseinrichtung – ebenfalls unter Einsatz validierter Screeningverfahren.

Je nach Schweregrad der festgestellten beruflichen Problemlage unterscheidet das Konzept der Deutschen Rentenversicherung zwei spezielle Interventionsmöglichkeiten (◨ Tab. 2.7).

Das MBOR-Basisangebot

In Ergänzung zu den indikationsabhängig entwickelten Therapiestandards der deutschen Rentenversicherung erfolgt im Aufnahmeprozess für alle Rehabilitanden eine allgemeine berufsbezogene Diagnostik zum Beispiel im Rahmen der

2

Tab. 2.7 Das MBOR-Angebot bei besonderer beruflicher Problemlage (BBPL)

	Dauer/Häufigkeit	Personelle Voraussetzungen	Rehabilitandenanteil
MBOR-Kernmaßnahme			
FCE-Assessment	90 min, 1–2×	EFL-Profiler (z. B. Ärzte, Ergo-, Physio- oder Sporttherapeuten)	100 %
Sozialdienst	15–60 min, 2–5×	Sozialarbeiter/Sozialpädagogen	100 %
Berufsbezogene Gruppen	45 min, 4–10×	Psychologen/Psychotherapeuten, Sozialarbeiter/Sozialpädagogen, Ergotherapeuten	25–75 %
Arbeitsplatztraining	60 min, 6–10×	Ergotherapeuten, Arbeitspädagogen, Arbeitstherapeuten, Physiotherapeuten, Sporttherapeuten	50–80 %
Spezifische MBOR-Maßnahme			
Arbeitsplatzerprobung	Variabel	Ergotherapeuten, Arbeitspädagogen, Sozialarbeiter/Sozialpädagogen, Ärzte, Psychologen/Psychotherapeuten	Einzelfall

o. g. Screening-Verfahren. Bei fehlenden Hinweisen auf eine besondere berufliche Problemlage erfolgt im weiteren Rehabilitationsverlauf eine umfassende sozialrechtliche Unterweisung. Diese umfasst Informationen über die sozialmedizinische Leistungsbeurteilung, die Möglichkeiten weiterführender Angebote und Hilfen wie die stufenweise Wiedereingliederung sowie Leistungen zur Teilhabe am Arbeitsleben und die Klärung allgemeiner Fragestellungen (z. B. Kündigungsschutz, wirtschaftlichen Absicherung, Rentenfragen und Schwerbehindertenrecht). Die Vermittlung erfolgt durch die Sozialdienstmitarbeiter der Klinik im Rahmen eines Gruppenseminars. Weitergehende spezifische Maßnahmen sind hier in der Regel nicht notwendig.

Die MBOR-Kernmaßnahme

Bei festgestellter besonderer beruflicher Problemlage (BBPL) erfolgt eine erweiterte berufsbezogene Diagnostik, bevorzugt unter Zuhilfenahme standardisierter Assessments. Die Erfassung arbeitsbezogener (körperlicher) Leistungsfähigkeit erfolgt unter dem Begriff der Functional Capacity Evaluation (FCE) und bezeichnet eine Gruppe von standardisierten Tests, die einen **Profilvergleich** ermöglichen zwischen dem Arbeitsplatz-**Anforderungsprofil** des Rehabilitanden und der prüfbaren physischen Leistungsfähigkeit (**Fähigkeitsprofil**). Hierbei findet das Krankheitsfolgemodell der ICIDH (International Classification of Impairments, Disabilities and Handicaps) Berücksichtigung, wonach nicht die Erkrankung allein (z. B. Hüftarthrose), sondern die Wechselwirkung zwischen gesundheitlichem Problem und den Kontextfaktoren bei den Folgen der Erkrankung für den einzelnen Menschen zu berücksichtigen ist.

> **Maßgeblich für die Einschätzung der Leistungsfähigkeit ist somit die Beurteilung, in wieweit die Funktionsstörungen den Versicherten in seinem beruflichen (und privaten) Umfeld beeinträchtigen.**

Am Beispiel der Hüftarthrose haben also z. B. der tägliche Arbeitsweg, die körperliche Arbeitsschwere und eventuell vorhandene Hilfen am Arbeitsplatz eine zusätzliche Bedeutung. Während validierte Testverfahren die Erfassung der somatischen/funktionellen Leistungsfähigkeit des Rehabilitanden standardisiert haben ist die Erfassung des Anforderungsprofils dann erschwert, wenn das Rehabilitationsteam ausschließlich auf mündliche Aussagen des Versicherten angewiesen ist. In erprobten regionalen Kooperationsmodellen verfügen Rehabilitationseinrichtungen daher über exakte Anforderungsangaben durch den Arbeitgeber und/oder den Werks- oder Betriebsarzt. Diese Angaben sollten möglichst in Form von standardisierten Beschreibungen der Arbeitsplätze erfolgen und sich optimalerweise in Bezug auf Arbeitsschwere und Häufigkeit von Tätigkeiten an den Vorgaben des zuständigen Kostenträgers orientieren, um eine bessere Vergleichbarkeit zu gewährleisten. Ergänzend können Informationen auch aus dem „Berufenet" der Bundesagentur für Arbeit gewonnen werden.

Das Testverfahren beinhaltet standardisierte Module, die nach vorliegendem Anforderungsprofil vom Test-Team festgelegt werden und umfasst meist zwischen 6 und 10 Testsituationen. Neben der bewegungstherapeutischen Testung erfolgt eine strukturierte Analyse durch den psychologischen und sozialen Dienst der Rehabilitationseinrichtung, wobei auch hier valide Assessment-Verfahren eingesetzt werden sollten (z. B. AVEM). Eine Teamkonferenz mit den beteiligten Ärzten, Psychologen, Sozialarbeitern und Therapeuten legt nach Identifizierung von Über- oder Unterforderung des Rehabilitanden im nächsten Schritt das erforderliche Behandlungskonzept fest.

Maßgebliche therapeutische Merkmale der MBOR-Kernmaßnahme sind die in **Tab. 2.7** aufgelisteten Interventionen im Rahmen des Rehabilitationsprozesses:

Der **Sozialdienst** der Rehabilitationseinrichtung bietet hierbei über das oben genannte Basisangebot hinausge-

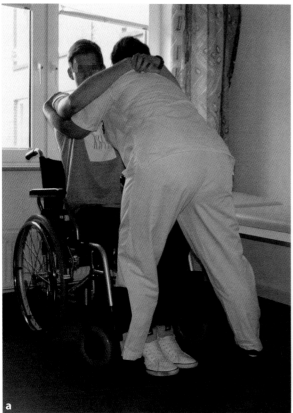
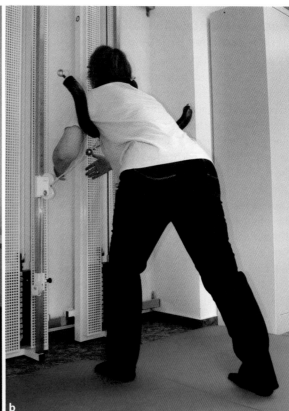

Abb. 2.10a,b Belastungssituation im Pflegeberuf und Trainingssimulation

hend ein regelmäßig stattfindendes Seminar an. Ziel ist es dabei, Lösungsansätze für die individuelle berufsbezogene und sozialrechtliche Problemsituation zu erarbeiten, und dadurch gleichzeitig bei den Rehabilitanden eine arbeitsbezogene Handlungsmotivation zu fördern. Hierzu gehört auch die Information über sowie ggf. Vermittlung und Anbahnung von erforderlichen Leistungen zur Teilhabe am Arbeitsleben und der Hinweis auf berufsbezogene Nachsorgeleistungen (z. B. berufliche Qualifizierungsmaßnahmen oder innerbetriebliche Umsetzung).

Die **berufsbezogenen Gruppen**, die von Psychologen, Sozialarbeitern und/oder Ergotherapeuten geleitet werden, vermitteln Strategien zur Verarbeitung berufsbelastender Situationen (Stress, Mobbing, ungünstige Arbeitsplatzsituation) und helfen bei der Entwicklung eigener Kompetenzen und Ressourcen.

Beim **Arbeitsplatztraining** werden – basierend auf dem Eingangsassessment – Arbeitssituationen an Musterarbeits- oder Trainingsplätzen nachgestellt mit dem Ziel, eine Verbesserung der biomechanischen, neuromuskulären und kardiovaskulären Leistungsfähigkeit zu erreichen unter gleichzeitiger Anleitung einer optimierten Arbeitsergonomie (**Abb. 2.10**). Auch im Rahmen einer dreiwöchigen Rehabilitationsmaßnahme kann hierbei bereits eine Steigerung der Leistungsfähigkeit durch Muskelkräftigung, Verbesserung der koordinativen Leistungsfähigkeit, Bewegungssicherheit und Ergonomisierung von Bewegungsabläufen erreicht werden.

Der Erfolg des Arbeitsplatztrainings wird im Rahmen eines FCE-Ausgangsassessments evaluiert.

Das spezifische MBOR-Angebot

Für Personen mit besonderer beruflicher Problemlage wird in Einzelfällen bereits während der medizinischen Rehabilitationsmaßnahme eine Belastungserprobung unter realitätsnahen Arbeitsbedingungen durchgeführt. Dies kann in speziell mit derartigen Testarbeitsplätzen ausgerichteten Rehabilitationseinrichtungen (Phase B) oder in Kooperation zwischen Rehabilitationseinrichtung und externen Musterbetrieben, Ausbildungszentren (z. B. der IHK), externen Bildungsanbietern oder einem regionalen Berufsförderungswerk (Phase C) erfolgen. Im Rahmen dieser meist einwöchigen Belastungserprobung werden die Möglichkeiten einer Wiedereingliederung an einem vorher festgelegten Arbeitsplatz geprüft. Alternativ ist dies der Ausgangspunkt für die Einleitung von weiteren Leistungen zur Teilhabe am Arbeitsleben durch die unmittelbare Vernetzung medizinischer und beruflicher Leistungserbringer.

Die arbeitsplatzbezogene muskuloskelettale Rehabilitation (ABMR) der gesetzlichen Unfallversicherung

Zielgruppe der ABMR sind Unfallverletzte, die spezifische Arbeitsbelastungsdefizite im Bereich der verletzten Körperregionen aufweisen und eine länger andauernde Arbeitsunfähigkeitsphase hinter sich haben, bei denen andererseits jedoch zum Zeitpunkt der ABMR – Planung eine positive Prognose zur Erreichung der Arbeitsfähigkeit innerhalb der nächsten vier Wochen vorliegt. Auch die ABMR ist Bestandteil der medizinischen Rehabilitation und erfolgt nach dem Erreichen einer medizinischen Grundbelastbarkeit des Versicherten, da ein mindestens dreistündiges, arbeitsplatzbezogenes Training pro Tag in dieser Phase vorgesehen ist. Arbeitsplatzbezogene Therapieformen können auch bereits in der vorgeschalteten Rehabilitationsphase der BGSW oder EAP erfolgen.

Die Feststellung des Rehabilitationsbedarfs erfolgt durch den leitenden Arzt der Rehabilitationseinrichtung gemäß FCE-basiertem Assessment nach Erhebung des Arbeitsplatz-**Anforderungsprofils** sowie Erstellung des Patienten-**Fähigkeitsprofils** mit anschließendem **Profilvergleich**. Zur Profilerstellung bevorzugt die gesetzliche Unfallversicherung die Anwendung des EFL-Systems nach Isernhagen sowie ergänzend den Einsatz des IMBA/MARIE-Vergleichsprofils, das neben somatischen Testwerten auch Arbeitsumgebungseinflüsse und Persönlichkeitsmerkmale (sog. Schlüsselqualifikationen) abgleicht.

Das **spezifische Arbeitsplatztraining** erfolgt täglich und beginnt mit einer dreistündigen Therapiedauer. Die Intervention orientiert sich an den festgestellten, arbeitsplatzbezogenen Defiziten.

Das Training umfasst ergotherapeutische Arbeitstherapien einschließlich eventuell noch zu verbessernder Hilfsmittelanpassungen sowie ein Workhardening bzw. Arbeitsplatzsimulationstraining an Musterarbeitsplätzen oder Trainingsgeräten mit dem Ziel der Verbesserung biomechanischer, neuromuskulärer und kardiovaskulärer Funktionen unter gleichzeitiger Anleitung einer optimierten Arbeitsergonomie (◘ Abb. 2.11). In Einzelfällen kann auch hier ein abschließendes Praxistraining in Kooperationszentren der Rehabilitationseinrichtung (▶ spezifisches MBOR-Angebot) erfolgen.

Die therapeutische Intervention sollte im Verlauf der Rehabilitationsmaßnahme bezüglich der zeitlichen Dimension und Intensität gesteigert werden.

Den Abschluss der Maßnahme bildet eine **Abschlusstestung** nach EFL-Kriterien mit erneutem Abgleich zwischen Anforderungs- und Fähigkeitsprofil und abschließender dokumentierter Einschätzung der Arbeits- und Leistungsfähigkeit des Unfallversicherten.

Fazit

- Die Ergotherapie gehört zusammen mit der Krankengymnastik, der Sporttherapie und medizinischen Trainingstherapie sowie der physikalischen Therapie zu den Schwerpunktmethoden der Rehabilitation in der Orthopädie und Unfallchirurgie.

- Bei der Ergotherapie steht die eigenaktive Handlung im Sinne der Wiedergewinnung komplexer Handlungskompetenzen im Mittelpunkt. Sie bedient sich aktivierender Verfahren unter Einsatz speziell adaptierten Übungsmaterials, handwerklicher und gestalterischer Techniken sowie lebenspraktischer Übungen.

- Die Indikationen der Ergotherapie in der orthopädischen und unfallchirurgischen Rehabilitation sind vielfältig. Ergotherapie kommt bei angeborenen orthopädischen Erkrankungen, nach Verletzungen oder postoperativ zum Einsatz, wobei dann in erster Linie sensomotorisch-funktionelle Verfahren angewandt werden. Bei bleibenden Schädigungen steht das Kompensationstraining im Vordergrund.

- Medizinisch-beruflich orientierte Rehabilitation stellt eine Erweiterung der medizinischen Rehabilitation um eine differenzierte arbeitsbezogene Leistungstestung und sich daraus ergebenden berufsorientierten Therapiemaßnahmen dar.

- MBOR und ABMR dienen der Besserung oder Wiederherstellung der Leistungsfähigkeit des Rehabilitanden – möglichst bezogen auf einen konkreten Arbeitsplatz („return to work").

- MBOR und ABMR erkennen die Notwendigkeit nachfolgender Leistungen und leiten, soweit möglich, die entsprechenden Maßnahmen in Absprache mit den Rehabilitanden und den zuständigen Leistungsträgern ein. Dies dient dem Ziel, die Arbeitsplatzbedingungen an eine dauerhafte Leistungsminderung anzupassen.

- Die berufsorientierten Therapieformen setzen Anreize für eine arbeits- und berufsbezogene Reha-Motivation.

2.1.3 Sport- und Bewegungstherapie

W. Geidl, J. Semrau, G. Sudeck, K. Pfeifer

Einführung

Bewegungstherapeutische Interventionen sind ein zentraler Interventionsbaustein innerhalb der medizinischen Rehabilitation orthopädischer Erkrankungen. Unter dem Begriff Bewegungstherapie werden vielfältige Verfahren zusammengefasst, die körperliche Bewegung als Interventionsmittel einsetzen (Sport- und Bewegungstherapie, Physiotherapie bzw. Krankengymnastik, sowie Elemente der Ergotherapie). Definieren lässt sich die Bewegungstherapie als „ärztlich indizierte und verordnete Bewegung, die vom

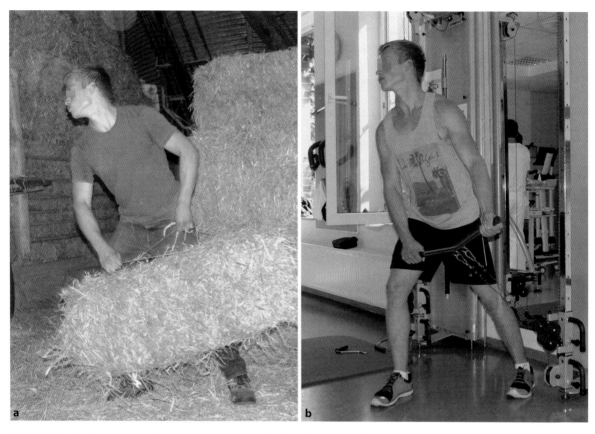

◨ Abb. 2.11a,b Typische Arbeitsbelastung in der Landwirtschaft (**a**) und Trainingssimulation nach belastungsstabil versorgter Wirbelkörperfraktur (**b**)

Fachtherapeuten bzw. der Fachtherapeutin geplant und dosiert, gemeinsam mit dem/der Arzt/Ärztin kontrolliert und mit dem/der Patienten/in alleine oder in der Gruppe durchgeführt wird" (Schüle u. Deimel 1990). Innerhalb einer stationären orthopädischen Rehabilitationsmaßnahme machen bewegungstherapeutische Leistungen mit 72,0 % den größten Anteil der Therapiezeit aus: die Rehabilitanden verbringen dabei im Durchschnitt 11,3 h pro Woche mit Bewegungstherapie (Brüggemann u. Sewöster 2010).

Innerhalb der Rehabilitationskette stellt die Sport- und Bewegungstherapie den Übergang von der eher funktionell ausgerichteten Physiotherapie hin zu weiterführenden organisierten Sportangeboten (Reha-Sport, allgemeiner Sport) bzw. eigenständiger gesundheitssportlicher Aktivität dar. Sporttherapie wird beschrieben, als „eine bewegungstherapeutische Maßnahme, die mit geeigneten Mitteln des Sports gestörte körperliche, psychische und soziale Funktionen kompensiert, regeneriert, Sekundärschäden vorbeugt und gesundheitlich orientiertes Verhalten fördert. Sie beruht auf biologischen Gesetzmäßigkeiten und bezieht besonders Elemente pädagogischer, psychologischer und soziotherapeutischer Verfahren ein und versucht, eine überdauernde Gesundheitskompetenz zu erzielen" (Schüle u. Deimel 1990).

Ziele der Bewegungstherapie

Für die Bewegungstherapie in der Rehabilitation lassen sich drei übergeordnete Zielbereiche formulieren (Pfeifer et al. 2010):

- Proximal/interventionsnah:
  - Wiederherstellung, Erhalt und Stärkung von Körperfunktionen und -strukturen einschließlich Ressourcen
  - Hinführung zu und Bindung an regelmäßige körperlich-sportliche Aktivität.
- Distal bzw. durch die Erreichung der proximalen Ziele vermittelt:
  - Minderung von Beeinträchtigungen sowie Erhalt und Ausbau von Möglichkeiten im Bereich von Aktivitäten und Partizipation.

Wirkungen von bewegungstherapeutischen Interventionen

Im Sinne der ICF („Internationale Klassifikation der Funktionsfähigkeit, Behinderung und Gesundheit" (DIMDI 2005)) wirkt sich Sport- und Bewegungstherapie auf alle Ebenen der Funktionsfähigkeit aus: Neben Körperfunktionen und -strukturen, können Aktivitäten und Teilhabe sowie personale Kontextfaktoren durch Bewegungsinter-

2

ventionen positiv beeinflusst werden. Zum Beispiel führen Bewegungsprogramme bei Menschen mit Arthrose u. a. zu

- gesteigerter Muskelkraft und kardiorespiratorischer Funktion, erhöhter Gelenkstabilität, vermindertem Schmerz, verbesserter Knochen- und Knorpelstruktur (Körperfunktion und -struktur),
- verbesserten Alltagsaktivitäten (Gehen, Treppe steigen) und erhöhter Teilhabe in soziale Situationen, wie z. B. Einkaufen, Arbeiten gehen oder Freizeitsport (Aktivität und Teilhabe) sowie
- gesteigertem Wohlbefinden und verbesserter Selbstwirksamkeit (personale Kontextfaktoren) (Beckwée et al. 2013; Brosseau 2005).

Die positiven Trainingswirkungen sind dabei vorwiegend akute, kurzzeitige Effekte, die sich nach Trainingsende oder auch bei längeren Trainingsunterbrechungen wieder zurückbilden. Für Menschen mit Arthrose der unteren Extremitäten gehen z. B. Trainingseffekte 3–12 Monate nach Beendigung einer Bewegungsintervention wieder auf das Ausgangsniveau zurück (Bartels et al. 2007; Pisters et al. 2007; Roddy et al. 2005; Tiffreau et al. 2007; Van Baar et al. 1999; Van Baar et al. 2001). Menschen mit Arthrose, die regelmäßig und langfristig an Bewegungsprogrammen teilnehmen, zeigen die größten Gesundheitsverbesserungen (Bennell et al. 2009; Roddy et al. 2005; Van Gool et al. 2005). Die Einhaltung von Bewegungsempfehlungen ist eng mit dem Langzeiterfolg der Bewegungstherapie verknüpft (Focht 2006; Pisters et al. 2010). Dementsprechend stellt die mangelnde Therapietreue zu Bewegungsinterventionen einen Hauptgrund für fehlende Rehabilitationserfolge in Trainingsstudien dar (Bennell et al. 2009; Marks u. Allegrante 2005).

Daraus resultiert: Um optimale therapeutische Effekte zu erzielen, muss ein angemessenes Maß an körperlicher Aktivität regelmäßig und langfristig durchgeführt werden. Folglich sind die Einhaltung von Trainingsempfehlungen und langfristige körperliche Aktivität nach einer Rehabilitation ein wesentlicher Schlüssel für optimale Langzeiteffekte der Sport- und Bewegungstherapie.

Therapietreue und langfristige Umstellung des Bewegungsverhaltens: die Achillesferse der Bewegungstherapie

Als gesundheitsförderliche Mindestdosis an körperlicher Aktivität empfiehlt die Weltgesundheitsorganisation (WHO) bei Erwachsenen mit und ohne chronische Erkrankungen 150 Minuten moderat-intensive körperliche Ausdaueraktivitäten pro Woche bzw. mindestens 75 min bei höheren Belastungsintensitäten (WHO 2010). Im Gegensatz zur Bedeutung körperlicher Aktivität für Gesundheit und Wohlbefinden steht das tatsächliche Bewegungsverhalten vieler Menschen. Körperliche Inaktivität

und ein sitzender Lebensstil sind in westlichen Industrienationen weit verbreitet. In Deutschland ist etwa die Hälfte aller Erwachsenen weniger als 2,5 h pro Woche körperlich aktiv; gut 20 % der erwachsenen Bevölkerung lassen sich der Gruppe der Nicht-Beweger zuordnen (Lampert et al. 2012; Rütten et al. 2007).

Menschen mit orthopädischen Erkrankungen fällt es oft noch schwerer, ein angemessenes Niveau an körperlicher Aktivität aufrechtzuerhalten. Inzwischen liegen für viele chronische Erkrankungen evidenzbasierte, indikationsspezifische Bewegungsempfehlungen für körperliches Training und körperliche Aktivität vor (ACSM 2010), die auch für Erkrankungen wie Arthrose, Osteoporose, Rückenschmerzen oder rheumatoide Arthritis spezifiziert sind (Swedish National Institute of Public Health 2010).

> ❯❯ Viele Menschen mit orthopädischen Erkrankungen bleiben mit ihrem Bewegungsverhalten unter den in den Bewegungsempfehlungen beschriebenen Mindestumfängen an körperlicher Aktivität.

Nur etwa einem Viertel bis der Hälfte der betroffenen Personen gelingt es, den Bewegungsempfehlungen nachzukommen: z. B. Totalendoprothese des Knies (55 %) (Kersten et al. 2012), Osteoarthrose (50 %) (Rosemann et al. 2008), rheumatoide Arthritis (26 %) (Arne et al. 2009).

Nehmen Menschen mit orthopädischen Erkrankungen an Bewegungsprogrammen teil, sind eine dauerhafte Teilnahme und eine langfristige Umstellung des Bewegungsverhaltens regelmäßig nicht gegeben (Hayden et al. 2005; Marks 2012; Tobi et al. 2012). Abbruchquoten in längerfristig angelegten körperlichen Trainingsprogrammen liegen häufig nach einem Jahr bei über 50 %. Bei kurzfristigen Reha-Trainingsprogrammen gelingt es ebenso etwa nur der Hälfte der Rehabilitanden, nach Abschluss des Programms weiterhin regelmäßig zu trainieren. Hohe Dropout-Raten aus Bewegungsprogrammen sind dabei ein indikationsübergreifendes Problem, dass bei Menschen mit verschiedenen orthopädischen Problemen, wie z. B. bei Arthrose (Marks 2012; Marks et al. 2005), nach Kreuzbandoperation (Chan et al. 2009) oder bei chronischen Rückenschmerzen (Hayden et al. 2005; van Middelkoop et al. 2010) auftritt. Die langfristige Effektivität der Sport- und Bewegungstherapie wird durch die hohen Dropout-Raten aus Bewegungsprogrammen und den Rückfall in bewegungsarme Lebensstile nach einer Rehabilitation deutlich reduziert.

Die **Gründe für geringe Trainingstherapietreue**, hohe Dropout-Raten und Rückfälle in körperlich inaktive Lebensstile sind vielfältig. Generell wird das Ausmaß an körperlicher Aktivität sowohl durch Umwelt- als auch durch Personenfaktoren beeinflusst (Bauman et al. 2012; Marks et al. 2005). Innerhalb der Rehabilitation werden v. a. personenbezogene Barrieren und Förderfaktoren adressiert. Zum einen weisen Menschen mit orthopädischen Erkrankungen krankheitsbedingte Funktionsveränderungen (Schmerz, geringe kardiorespiratorische Leistungsfähigkeit, Krankheitsprogression, Komorbidität etc.) auf, die es den Betroffenen erschweren, regelmäßig körperlich aktiv zu sein. Demzufolge erleichtern körperliche Funktionsverbesserungen die Durchführung regelmäßiger körperlich Aktivitäten. Häufig zeigt sich jedoch, dass körperliche Einschränkungen nicht der primäre Grund für die körperliche Inaktivität der Betroffenen ist. Ausschlaggebend für das Bewegungsverhalten sind meist persönliche Einstellungen, Wissen, Fertigkeiten und Fähigkeiten der Rehabilitanden: z. B. bewegungsbezogene Affekte, Vorstellungen über das Entstehen von Gesundheit und Krankheit, Selbstregulationsfertigkeiten, Selbstwirksamkeitsüberzeugungen oder auch allgemeine Motivation (Dixon et al. 2012; Mulligan et al. 2012; Plow et al. 2009). In der Terminologie der ICF entscheiden damit sog. personale Kontextfaktoren wesentlich darüber, ob Menschen mit chronischen Erkrankungen regelmäßig körperlich aktiv sind oder nicht.

Gesundheitskompetenz
Moderne Rehabilitationsstrategie: Gesundheit durch Kompetenzförderung

Eine zeitgemäße Rehabilitation orientiert sich an dem Konzept der Gesundheitsförderung der Weltgesundheitsorganisation (WHO) (Weltgesundheitsorganisation 1993). Gesundheitsförderung beinhaltet, Menschen mehr Selbstbestimmung über ihre eigene Gesundheit zu ermöglichen. Damit Menschen selbstbestimmt Entscheiden und Handeln können, zielt eine zentrale Strategie der Gesundheitsförderung auf die Förderung der Gesundheitskompetenz (Kuhn u. Trojan 2010). Gesundheitskompetenz (lateinisch competere = zu etwas fähig sein) umfasst dabei die Fähigkeiten, die eine Person dazu benötigt im alltäglichen Leben Entscheidungen zu treffen und Handlungen durchzuführen, die sich positiv auf die Gesundheit auswirken (Kickbusch et al. 2005).

Die Förderung der Gesundheitskompetenz stellt eine zentrale Aufgabe aller Akteure innerhalb der medizinischen Rehabilitation dar (Bitzer et al. 2009). Rehabilitanden sollen dazu befähigt werden, selbstbewusst und selbstbestimmt zu entscheiden und ihre Situation durch eigenes Handeln aktiv mitzugestalten. Rehabilitanden werden als wichtige Koproduzenten und als Experten für ihre eigene Gesundheit verstanden. Damit sie diese Expertenrolle ausfüllen können, erwerben sie innerhalb einer Rehabilitation Kompetenzen (Wissen, Fertigkeiten und Fähigkeiten), die sie in die Lage versetzen, ihren Krankheitsverlauf und ihre Gesundheit durch eigenes Verhalten positiv zu beeinflussen. Dem eigenen Bewegungsverhalten fällt dabei – aufgrund der Bedeutung regelmäßiger körperlicher Aktivität

mit weitreichenden Auswirkungen auf Wohlbefinden und Funktionsfähigkeit von Menschen mit chronischen Erkrankungen – ein besonders hoher Stellenwert zu.

> ❯ Die Förderung der Gesundheitskompetenz im Bereich „körperliche Aktivität, Bewegung und Sport" sollte ein zentrales Anliegen der Rehabilitation darstellen.

Bewegungsbezogene Gesundheitskompetenz

Für den Bereich körperliche Aktivität bedeutet das Prinzip „Gesundheit durch Kompetenzförderung" persönliche Kompetenzen der Rehabilitanden zu entwickeln, die sie dazu befähigen, ein eigenverantwortliches und selbstbestimmtes Ausmaß an gesundheitsförderlicher körperlicher Aktivität zu initiieren und aufrecht zu erhalten. Wer z. B. bei vorhandener Osteoarthrose seine Gesundheit durch Ausdauertraining steigern möchte, der muss wissen, welche Bewegungsformen geeignet und sicher sind, wie er die Intensität und die Belastung selbstständig steuern kann; weiterhin muss er ein bestimmtes Maß an motorischen Fertigkeiten und Fähigkeiten mitbringen, das heißt über Kraft, Ausdauer sowie über grundlegende Bewegungsfertigkeiten verfügen, wie z. B. Walken oder Radfahren; darüber hinaus muss er motiviert sein und den Willen haben, Ausdaueraktivitäten über einen längeren Zeitraum aufrecht zu erhalten und sich dabei regulieren, wenn er zu wenig oder auch zu viel körperlich aktiv ist. Die Aufgabe „langfristig körperlich aktiv zu sein" erweist sich für Menschen mit einer funktionalen Einschränkung der Gesundheit damit als eine äußerst komplexe Anforderungssituation. Die Bewältigung dieser Anforderungssituation hängt von verschiedenen individuellen Wissens-, Könnens- und Wollens-Elementen ab, die sich unter dem Begriff der bewegungsbezogenen Gesundheitskompetenz zusammenfassen lassen (Pfeifer et al. 2013).

In einer bereichsspezifischen Anpassung einer aus dem bildungswissenschaftlichen Bereich stammenden Definition von Weinert (2001) setzt sich bewegungsbezogene Gesundheitskompetenz zusammen aus kognitiven sowie motorischen Fähigkeiten und Fertigkeiten, die nötig sind, um gesundheitsförderliche körperliche Aktivität ausführen zu können, sowie aus den damit verbundenen motivationalen, volitionalen und sozialen Bereitschaften bzw. Fähigkeiten zur erfolgreichen und verantwortungsvollen Einbettung gesundheitsförderlicher körperlicher bzw. sportlicher Aktivität in variable Situationen des Lebensalltages.

Die bewegungsbezogene Gesundheitskompetenz ist die Grundlage für selbstbewusstes und selbstbestimmtes Handeln der Rehabilitanden im Bereich gesundheitsförderlicher körperlicher Aktivität. Die Förderung bewegungsbezogener Kompetenzen hält entsprechende Handlungsspielräume in Beruf, Freizeit und Alltag aufrecht oder stellt diese wieder her; damit trägt sie zu gesteigerter Zufriedenheit, Unabhängigkeit und Selbstachtung der Rehabilitanden bei (Whitehead 2009). Für Rehabilitanden kann dies mit weitreichenden Auswirkungen auf ihre Gesundheit und Lebensqualität verbunden sein (Gateley 2009).

Die bewegungsbezogene Gesundheitskompetenz untergliedert sich in drei bewegungsbezogene Teilkompetenzen: Bewegungs-, Steuerungs- und Selbstregulationskompetenz (Pfeifer et al. 2013). Personen mit einer hohen Bewegungskompetenz haben adäquate motorische Voraussetzungen, Fähigkeiten und Fertigkeiten, körperlich aktiv zu sein. Eine hohe Steuerungskompetenz besagt, dass jemand sein Bewegungsverhalten selber gestalten und auf Gesundheit und Wohlbefinden ausrichten kann. Personen mit hoher Selbstregulationskompetenz sind in der Lage, die Regelmäßigkeit körperlich-sportlicher Aktivitäten sicherzustellen. Die Teilkomponenten werden in den folgenden Unterkapiteln detailliert beschrieben.

Bewegungskompetenz

Um verschiedene Bewegungsanforderungen des Alltags und der Freizeit zu meistern, ist eine Reihe von körperlichen Grundvoraussetzungen nötig. Personen mit einer hohen Bewegungskompetenz besitzen gute motorische Fähigkeiten (Ausdauer, Kraft, Beweglichkeit und Koordination), vielfältige motorische Fertigkeiten sowie eine gut entwickelte Körper- und Bewegungswahrnehmung. Ihre körperlich-motorischen Voraussetzungen ermöglichen ihnen

- die problemlose Durchführung von Alltagsbewegungen (Treppen steigen, sich anziehen und waschen etc.),
- die Bewältigung körperlicher Anforderungen im Beruf, Haushalt und Garten und
- die Teilhabe an unterschiedlichen gesundheitssportlichen Aktivitäten (Joggen, Schwimmen, Radfahren, Tanzen etc.).

Ein Mindestmaß an Bewegungskompetenz wird von den meisten Menschen als selbstverständlich angesehen. Die wenigsten Menschen machen sich im Alltag über Treppen steigen oder sich ankleiden Gedanken, solange dabei keine Probleme auftauchen. Erst wenn z. B. eine Krankheit die körperliche Leistungsfähigkeit deutlich einschränkt, tritt die umfassende Bedeutung der Bewegungskompetenz zu Tage. Fehlen grundlegende physische Fertigkeiten und Fähigkeiten sind Funktionsfähigkeit im Alltag und in der Folge auch die Selbstständigkeit und Autonomie der Betroffenen bedroht.

Steuerungskompetenz

Personen mit einer hohen Steuerungskompetenz können die eigene körperliche Belastung so gestalten, dass optimale Auswirkungen auf ihre Gesundheit und ihr Wohlbefinden entstehen. Sie besitzen bewegungsspezifisches Wissen in Bezug auf ihre eigene Erkrankung, z. B. kennen sie die Effekte verschiedener gesundheitssportlicher Aktivitäten (Effektwissen) und wissen, wie diese Aktivitäten optimal ausgeführt und gesteuert werden (Handlungswissen). Menschen mit hoher Steuerungskompetenz kennen angemessene Methoden für ein gesundheitswirksames körperliches Training; sie sind in der Lage die körperliche Belastung zu dosieren und insbesondere die Intensität bei körperlichen Belastungen selbstständig zu steuern (z. B. mittels subjektivem Belastungsempfinden oder mit technischen Hilfen wie Pulsmesser etc.). Bei vorhandenen Einschränkungen der funktionalen Gesundheit können sie Belastungen angemessen auf ihre persönliche aktuelle körperliche und psychische Situation anpassen. Dadurch werden Über- und Fehlbelastungen verhindert und es können optimale Gesundheitseffekte durch körperlich-sportliche Aktivität entstehen. Im Hinblick auf das Ziel eines gesundheitsförderlichen Bewegungsverhaltens beinhaltet Steuerungskompetenz auch, ein angemessenes Verhältnis von Belastung und Erholung zu erzielen und zu wissen, wann körperliche Belastungen vorübergehend reduziert werden sollten.

Selbstregulationskompetenz

Die bewegungsbezogene Selbstregulationskompetenz ist die vielschichtigste Kompetenzfacette. Personen mit einer hohen bewegungsspezifischen Selbstregulationskompetenz sind in der Lage, langfristig die Regelmäßigkeit körperlicher Aktivität sicherzustellen. Hierfür besitzen sie eine günstige Motivationslage, die die Aufnahme und Aufrechterhaltung gesundheitswirksamer Bewegung unterstützt. Außerdem können sie ihre Absichten auch in tatsächliches Bewegungsverhalten überführen. Eine förderliche Motivationslage zeichnet sich u. a. durch positive Einstellungen zu körperlich-sportlicher Aktivität aus. Dies betrifft sowohl wissensbasierte (kognitiv-rationale) als auch gefühlsmäßige (affektiv-emotionale) Bewertungen von körperlicher Aktivität. Menschen mit förderlicher Motivation erwarten funktionalen Nutzen (z. B. Leistungsfähigkeit) und verbinden gleichzeitig positive Gefühle mit sportlicher Aktivität. Im Idealfall haben sie eine intrinsische Motivationslage, d. h. die Durchführung der Bewegungshandlung selbst erzeugt persönliche Befriedigung und damit langfristige Motivation.

Rehabilitanden mit hoher Selbstregulationskompetenz kennen verschiedene Möglichkeiten, gesundheitsförderlich körperlich aktiv zu sein, z. B. in (Reha) Sportvereinen, in Fitnessstudios, mit Freunden oder auch selbstständig. In Verbindung mit Kenntnissen zur optimalen Gestaltung von Bewegungsaktivitäten (siehe Steuerungskompetenz) können sie unter Beachtung der eigenen körperlichen Voraussetzungen angemessene und realistische Ziele setzen. Bei der Auswahl der Bewegungsaktivitäten und der Formulierung bewegungsspezifischer Ziele sind sie in der Lage, persönliche Interessen, Bedürfnisse und Ziele zu berücksichtigen. Dies ermöglicht es ihnen, geeignete Bewegungsaktivitäten auszuwählen, die bei der tatsächlichen Durchführung sowohl funktionale Gesundheitswirkungen erzielen, als auch eigene Bedürfnisse und Erwartungen befriedigen. Eine hohe Übereinstimmung von Bewegungshandeln und persönlicher Motivlage fördert dabei wiederum die oben genannte intrinsische Motivationslage.

Schließlich zeichnet sich eine hohe Selbstregulationskompetenz dadurch aus, Absichten und Ziele auch in tatsächliches Bewegungsverhalten zu überführen. In der Umsetzung (volitionale Phase) können die Rehabilitanden ihre bewegungsbezogenen Absichten gegenüber konkurrierenden Absichten abschirmen (volitonale Intentionsabschirmung). Zur Initiierung von Bewegungsverhalten können sie falls nötig passende Handlungspläne für körperliche Aktivität entwerfen. Tauchen Hindernisse und Barrieren auf, sind sie zum einen davon überzeugt mit diesen umgehen zu können, zum anderen sind sie in der Lage, tatsächlich gute Strategien zum Umgang mit verschiedenen Hindernissen zu entwickeln. Sie kennen verschiedene Selbstkontrollstrategien, können die passenden aussuchen und adäquat einsetzen. Zum Beispiel ist das Führen eines Bewegungstagebuches gut dazu geeignet, sich selbst zu kontrollieren, ob man sich tatsächlich so viel bewegt, wie man sich das vorgenommen hat.

Realisation einer verhaltens- und kompetenzorientierten Sport- und Bewegungstherapie

Mit Bezug zur Klassifikation therapeutischer Leistungen (KTL) (Deutsche Rentenversicherung 2007) beinhalten sport- und bewegungstherapeutische Interventionen insbesondere Ausdauer-, Kraft- und Koordinationstraining sowie spieleorientierte Therapieformen. Detaillierte Ausführungen zur (indikationsspezifischen) funktionsorientieren Trainingsgestaltung unter sportmedizinischen, biomechanischen und trainingswissenschaftlichen Erkenntnissen, wie z. B. optimale Leistungs- und Trainingssteuerung von Ausdauer- und Krafttrainingsbelastungen, findet der geneigte Leser u. a. im Forschungsportal der Deutschen Rentenversicherung Bund (Geidl et al. 2012a) sowie in Grundlagenbüchern zur Sport- und Bewegungstherapie (z. B. Schüle u. Huber 2012) und zur medizinischen Trainingstherapie (MTT) (Haber u. Tomasits 2006) bzw. gerätegestützten Physiotherapie (Seidenspinner 2005).

Wird die Sport- und Bewegungstherapie – zusätzlich zur Verbesserung von körperlicher Funktionsfähigkeit – auf die Förderung von bewegungsbezogenen Kompetenz und die Initiierung eines langfristigen körperlichen Lebensstils ausgerichtet, ist dies mit weitreichenden didaktisch-methodischen Konsequenzen verbunden. Nachfolgend werden ein Handlungsmodell sowie Interventions-

elemente einer Sport- und Bewegungstherapie mit Fokus auf Kompetenzförderung und Verhaltensorientierung dargestellt.

Handlungsmodell zur bewegungsbezogene Gesundheitskompetenz: Trainieren – Lernen – Erleben

Für die optimale Förderung der bewegungsbezogenen Gesundheitskompetenz sollte die Sport- und Bewegungstherapie drei grundsätzliche Interventionsbereiche berücksichtigen (Pfeifer et al. 2013): Trainieren, Lernen sowie Erleben und Erfahren.

In den drei einzelnen Interventionsbereichen wird dabei insbesondere auf folgende Effekte abgezielt (Peters et al. 2013).

- **Körperliches Trainieren und Üben:**
  - strukturelle und physiologische Anpassungen (z. B. Aufbau von Muskelmasse oder Anpassung von kollagenem Gewebe und Knochen),
  - Verbesserung motorischer Fähigkeiten (Kraft, Ausdauer, Beweglichkeit, Koordination)
  - Optimierung der Körper- und Bewegungswahrnehmung (z. B. Wahrnehmen von Muskelspannungen, Körperhaltungen oder Belastungsintensitäten).

- **Lernen:**
  - Erlernen gesundheitssport- und alltagsrelevanter motorischer Fertigkeiten (z. B. Walking, Funktionsgymnastik, Treppe steigen) und Kennenlernen vielfältiger gesundheitswirksamer Bewegungsformen,
  - Erwerb von Wissen zu den biopsychosozialen Gesundheitswirkungen verschiedener körperlicher Aktivitäten (Effektwissen),
  - Aneignung von Wissen für eine angemessene Umsetzung körperlicher Aktivität (Handlungswissen),
  - Erlernen von Handlungsstrategien zur Überführung guter Absichten in tatsächliches Bewegungsverhalten; dies beinhaltet die Fähigkeit zur Erstellung von Handlungs- und Bewältigungsplänen sowie das Erlernen von Selbstkontrollmöglichkeiten während der tatsächlichen Umsetzung (z. B. Bewegungstagebuch).

- **Erleben und Erfahren:**
  - Rehabilitanden sollen sich als kompetent im Handlungsfeld körperliche Aktivität erfahren, da dies wesentlich zum Aufbau bewegungsbezogener Selbstwirksamkeitserfahrungen beiträgt,
  - erfahren, dass eigenes Bewegungshandeln direkte positive Effekte hervorruft (z. B. Verbesserungen der Symptomatik, Stimmungsveränderungen, Steigerung der körperlichen Leistungsfähigkeit),

- in der Gruppe erfahren, akzeptiert zu werden und sich aufgehoben zu fühlen,
- auf Basis positiver Sport- und Bewegungserlebnisse die möglicherweise zunächst externalen Beweggründe („Ich bin körperlich aktiv, weil mein Arzt es mir geraten hat") zunehmend zu verinnerlichen, selbstbestimmten Beweggründen werden lassen („Ich bin körperlich aktiv, weil es mir einfach gut tut").

Konkrete Inhalte

Trainieren, Lernen und Erfahren können innerhalb der Sport- und Bewegungstherapie u. a. durch eine systematische Verknüpfung von Trainingselementen, verhaltensbezogenen Techniken und pädagogischen Elementen der Patientenschulung angesteuert werden. Mit dem Konzept der Verhaltensbezogenen Bewegungstherapie (VBT) (Geidl et al. 2012b) liegen hierfür erste konkrete Interventionsinhalte vor. Die Interventionstechniken der VBT zielen zum einen auf die Erhaltung und die Steigerung der Motivation zur Verhaltensänderung und zum anderen thematisieren sie die Planung der konkreten Umsetzung gesundheitsförderlicher körperlicher Aktivitäten. Damit unterstützen die Inhalte die Steigerung der Therapietreue und tragen zu einem langfristig aktiven Bewegungsverhalten bei.

Fazit

Die Sport- und Bewegungstherapie stellt die zentrale Intervention zur Förderung der bewegungsbezogenen Gesundheitskompetenz bei Rehabilitanden mit orthopädischen Indikationen dar. Bewegungsbezogene Gesundheitskompetenz umfasst dabei jene Gesamtheit von Wissen, Können und Wollen, über die ein Rehabilitand verfügen muss, um im Bereich körperliche Aktivität so handeln zu können, dass es sich positiv auf seine Gesundheit und die Bewältigung seiner orthopädischen Erkrankung auswirkt.

2.2   Funktionsunterstützende Maßnahmen

2.2.1   Massage und Thermotherapie

B. Kladny, W.F. Beyer

Die Massage- und die Thermotherapie haben in ihrer Gesamtheit einen hohen Stellenwert im physiotherapeutischen Alltag. Als praktizierte Einzelmaßnahme oder in Form einer wirkungskombinierten Anwendung sind sie fester Bestandteil der konservativen Behandlungspalette.

Massagetherapie
Wirkweise und Wirkspektrum

In der Massagetherapie lassen sich örtliche Wirkungen auf Blut- und Lymphgefäße sowie Muskulatur von Fernwirkungen (Allgemeinwirkung, segmentale Wirkung, Fremdreflex) unterscheiden.

Alle Massagehandgriffe sind **gefäßwirksam**. Im Bereich von Haut und Muskulatur kommt es zu einer lokalen Hyperämie durch vermehrte Kapillarisation (größere Anzahl von Kapillaren), Kapillarstrombeschleunigung, Kapillardilatation und vermehrte Permeabilität. Die Wirkungen sind örtlich-humoral und reflektorisch-nerval bedingt. Die Hyperämie führt zu einer Verbesserung der Trophik und der Blutzirkulation. Neben den lokalen Wirkungen bedingt die Massage eine allgemeine Kreislaufwirkung auf Grund des vermehrten venösen Rückstroms zum Herzen und der Beschleunigung der arteriellen Zirkulation. Diese äußert sich in einem Anstieg von Herzfrequenz und/oder Schlagvolumen und ist von der verwendeten Technik abhängig. An Haut- und Bindegewebe lassen sich Verklebungen lockern oder lösen. Je nach gewählter Technik kann durch Anwendung von Reizgriffen eine Tonisierung der Muskulatur erreicht werden. Andererseits vermag die Massage im Bereich der quergestreiften Muskulatur Verspannungen, umschriebene Myogelosen oder einen Muskelhypertonus herabzusetzen oder zu beseitigen.

Neben dem direkt auf den Muskel einwirkenden Massageeffekt kommt darüber hinaus einem **neuroreflektorischen Mechanismus** eine Bedeutung für die Tonusminderung zu.

❯ Die Verbesserung von Tonus und Trophik führt zu einer Schmerzlinderung.

> **Praxistipp**
>
> Bereits bindegewebig ersetzte Muskeln sprechen auf Dehnungsreize nicht an, so dass in diesem Fall kein wesentlicher therapeutischer Effekt erwartet werden kann.

Im Bereich der Venen und Lymphgefäße wirkt die Massage rückstromfördernd. Durch Massage reflektorischer Zonen im Bindegewebe kann als Fernwirkung eine Funktionsbeeinflussung innerer Organe bzw. eine vegetative Stabilisierung erzielt werden. In Abhängigkeit von der Ausführungstechnik sind sowohl stimulierende als auch entspannende Auswirkungen auf das ZNS zu beobachten.

Methoden

Die **klassische Massage** baut auf verschiedene Griffe auf. Streichungen (Effleurage) bezeichnen großflächige Bewegungen von peripher nach zentral in Hautbezirken über bestimmten Muskelgruppen. Knetungen oder Walkungen (Petrissage) sind tieferreichende, quer oder schräg zum Faserverlauf ansetzende Dehnungen, Verwindungen oder Drückungen. Diese Technik greift direkt am Muskel an. Reibungen oder Friktionen („friction") stellen intensive, kleinflächige, kreisförmige, elliptische Grifftechniken mit Daumen- oder Fingerkuppen dar. Dieser Griff bedeutet einen starken Reiz auf Muskulatur und Bindegewebe. Klopfungen (Tapotement) leiten zur Vibration über. Je nach Härte der Ausführung wird eine Tonussteigerung (harte Klopfgriffe) oder eine Tonussenkung (zarte rhythmische Klopfungen) bewirkt. Variationen stellen Hackungen oder Klatschungen dar. Vibrationen sind feine schwingende Bewegungen mit der flachen Hand in einer Frequenz von 10–15/Sekunde. Diese werden aus Sicht des Patienten als sehr angenehm empfunden und führen zu einer Detonisierung der Muskulatur. Erst durch die sinnvolle Kombination verschiedener Grifftechniken wird ein optimaler Behandlungserfolg erreicht.

Bereits im Jahr 2002 stellt der Cochrane-Review von Furlan et al. fest, dass Massage bei subakuten und chronischen nicht-spezifischen Rückenschmerzen positive Effekte haben kann, insbesondere dann, wenn diese mit Bewegungstherapie kombiniert wird. Dies wurde in einem update 2009 bestätigt (Fourlan et al. 2009). Nicht zuletzt deshalb fand die Massagetherapie auch Eingang in die Nationale Versorgungsleitlinie Kreuzschmerz. Dort wird die Empfehlung abgegeben, dass Massage zur Behandlung von subakutem/chronischem nicht-spezifischem Kreuzschmerz in Kombination mit Bewegungstherapie angewendet werden kann. Die Datenlage hinsichtlich positiver Effekte scheint sich für den nicht-spezifischen Kreuzschmerz zu verstetigen (Kumar et al. 2013), wobei unverändert auf weiteren Forschungsbedarf hingewiesen wird. Dennoch hat die klassische Massage inzwischen auch vor dem Hintergrund der evidenzbasierten Medizin einen gesicherten Platz unter möglichen Therapieoptionen gerade des chronischen nicht-spezifischen Kreuzschmerzes, insbesondere, wenn diese mit Bewegungstherapie in ein multimodales Therapieprogramm eingebunden ist. Belege für die Wirksamkeit bei akuten Rückenschmerzen finden sich nicht. Die Nationale Versorgungsleitlinie Kreuzschmerz stellt deshalb auch fest, dass Massage bei akuten nicht-spezifischen Kreuzschmerzen nicht angewendet werden soll. Diesbezüglich wird eher die Gefahr gesehen, dass diese als passiv-reaktives Verfahren den Patienten im Sinne einer Chronifizierungsgefahr in die Rolle des konsumierenden Patienten bringt anstatt seine Aktivität zu fördern.

Neben der klassischen Massage, die als Hauptwirkungsort die quergestreifte Muskulatur hat, wurden Sonderformen der Massage entwickelt.

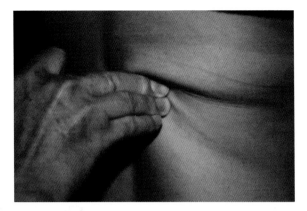

☐ **Abb. 2.12** Handgriff Bindegewebsmassage

Die **Bindegewebsmassage** gehört zu den reflextherapeutischen Verfahren und umfasst die Massage erhöht gespannter Gewebsabschnitte, den Bindegewebszonen. Das Entstehen dieser Technik geht auf das Jahr 1929 zurück. Die von der Krankengymnastin Elisabeth Dicke aufgrund einer eigenen Gefäßerkrankung empirisch entwickelte Massage wurde von Frau Dr. Hede Teirich-Leube in die heute bestehende Form gebracht.

Bindegewebszonen, die im Wesentlichen mit den Headschen Zonen vergleichbar sind, verursachen spontan keine Schmerzen. Allerdings weisen diese im pathologischen Fall eine erhöhte Spannung und verminderte Verschieblichkeit auf und verursachen bei der Palpation und Behandlung zunächst Schmerzen.

Der Masseur arbeitet in drei Bindegewebsabschnitten mit dementsprechend verschiedenen Techniken. Die **Hauttechnik** umfasst dabei das Arbeitsareal zwischen Ober- und Unterhaut (obere Verschiebeschicht), die **Unterhauttechnik** zwischen Unterhaut und Faszien (tiefe Verschiebeschicht). Die dritte Technik arbeitet ausschließlich an den Faszien und wird deshalb als **Faszientechnik** bezeichnet. Die Massagetechnik unterscheidet sich von anderen. Mit den Fingerkuppen des 3. und 4. Fingers wird ein tangentialer Zugreiz ausgeführt (therapeutischer Zug), durch den beim Patienten ein Schneideempfinden hervorgerufen wird (☐ Abb. 2.12). Durch diese Grifftechnik werden in den Bindegewebszonen bestehende Gewebsverhaftungen und Verklebungen gelöst. Die Gewebeelastizität normalisiert sich. Bei wiederholter Behandlung nimmt das „Schneidegefühl" ab und ist bei erfolgreicher Therapie nicht mehr auslösbar.

Lokale Folge der mechanischen Wirkung des therapeutischen Zugs ist neben der Dermographie eine Hyperämisierung und Stoffwechselsteigerung. Je stärker die Gewebsspannung desto stärker die Hautreaktion. Diese lässt ebenso wie das „Schneidegefühl" im Laufe der Behandlung nach. Zusätzlich lassen sich **Allgemeinwirkungen**

2

im Sinne einer sympathischen Frühreaktion (während der Behandlung auftretende Schweißabsonderung mit Gänsehaut ohne Fröstelnn) und einer parasympathischen Spätreaktion (1–2 h nach der Behandlung auftretende angenehme Müdigkeit, allgemeines Wärmegefühl, Harndrang) beobachten. Über den kuti-viszeralen und kuti-kutanen Reflexbogen kann eine Tonusnormalisierung sowohl der Bindegewebsspannung, als auch der inneren Organe, der Muskulatur, Nerven und Gefäße erreicht werden. Über die Behandlung organspezifischer Funktionen werden Funktionsstörungen segmentaler Organe therapiert. Einwirkungen auf die periphere arterielle Durchblutung und eine Beeinflussung des Vegetativums sind möglich.

> ❗ Der verordnende Arzt ist angehalten, seinen Patienten aufklärend und dokumentierend auf das Auftreten einer starken Müdigkeit hinzuweisen, vor allem auf eine zeitlich begrenzte Meidung der aktiven Teilnahme im Straßenverkehr und der Bedienung von Maschinen unmittelbar nach erhaltener Behandlung!

In einem Behandlungsprogramm müssen andere, die Bindegewebskonsistenz beeinflussende Therapien (Kälte- und Wärmetherapie, Elektrotherapie) nach der BGM durchgeführt werden, da dies sonst die Befunderhebung und Behandlung negativ beeinflusst.

Wie im gesamten Bereich der Reflexzonentherapie bestehen auch bei der Bindegewebsmassage über die genauen Abläufe im Körper während und nach der Therapie bis heute nur Theorien, die bislang unzureichend durch Untersuchungen belegt sind.

Die **Reflexzonentherapie am Fuß** ist bereits in den fernöstlichen Massagetraditionen bekannt. In der westlichen Welt hat sich der amerikanische Arzt W. Fitzgerald (1872–1942) der Entwicklung der Reflexzonenmassage gewidmet. In Deutschland ist diese mit dem Namen Hanne Marquardt verbunden. Die Fußreflexzonentherapie geht von der Überlegung aus, dass zwischen Fuß und sitzendem Menschen eine Formenanalogie besteht. Im Sinne der Somatotopie erfolgt eine kartographische Darstellung des Gesamtorganismus auf einem seiner Teilbereiche. Diese Areale sind nicht mit den bekannten Head-Zonen identisch. Über die Reizung von entsprechenden Nervenendpunkten am Fuß soll eine Wirkung in Form von Schmerzlinderung, aber auch Krankheitsheilung und Entspannung erzielt werden. In einem Review von Jeongsoon et al. (2011) konnten keine RCT identifiziert werden. Die analysierten Studien sind damit von nachrangiger Qualität. Wesentliche nachgewiesene Effekte beschränken sich auf die Verbesserung von Erschöpfung und Schlaf. Ernst (2009) konnte in seinem Review über Reflextherapie 18 RCT zu verschiedensten medizinischen Problembereichen identifizieren. Der überzeugende Nachweis einer Wirksamkeit steht demnach bislang aus.

Die **Periostbehandlung** ist eine umschriebene, punktförmige Druckmassage an bestimmten, dafür geeigneten Knochenlokalisationen. Die Wirkung besteht lokal in einer Hyperämisierung und Anregung der Zellregeneration, vor allem im Periostgewebe. Der Schwerpunkt des Wirkmechanismus liegt in der nervalen Einflussnahme auf organische Funktionsabläufe. Methodisch gehört dieses Behandlungsverfahren deshalb zur Reflextherapie.

Die **Segmentmassage** geht von der Überlegung aus, dass alle körperlichen Bereiche, so auch alle Gewebsschichten zwischen Haut und Periost, über nervale und humorale Regelkreise in Wechselbeziehungen stehen und so ein Störherd in einem Bereich sich auch auf andere Körperabschnitte auswirkt. Diese reflektorisch auffälligen Veränderungen werden dann in den der Massagebehandlung zugänglichen Geweben einer Behandlung zugeführt. Methodisch bedient man sich hierbei modifizierter Griffe der klassischen Massage.

Die **Manipulativmassage nach Terrier** verbindet Massage und passive Bewegung, die **Marnitz-Therapie** manuelle Behandlung und Bewegungstherapie.

Bei der **japanischen Stäbchenmassage** finden Massagehölzer Verwendung, mit denen ein gezielter intensiver Druck auf Veränderungen im Muskel- oder Bindegewebe ausgeübt werden kann.

Die **manuelle Lymphdrainage (MLD)** geht auf Vodder zurück und wurde erstmals 1936 schriftlich als „Manuelle Lymphdrainage ad modum Vodder" veröffentlicht. Die MLD dient vor allem als Ödem- und Entstauungstherapie zur Behandlung lymphostatischer Ödeme, die durch eine ungenügende Transportkapazität der Lymphgefäße bei normaler lymphpflichtiger Last gekennzeichnet sind. Das venöse System kann im Wesentlichen nur Gewebsflüssigkeit resorbieren. Lymphkapillaren haben ein ca. zehnfach größeres Lumen als Gefäßkapillaren und sind aufgrund einer großporigen Wand in der Lage neben Flüssigkeit auch größere Eiweißmoleküle mit aufzunehmen. Grundlage dieser Therapie ist ein manuelles Ausstreichen der Lymphgefäße, wodurch die Lymphvasomotorik aktiviert, der Lymphabstrom angeregt und die überschüssige Gewebsflüssigkeit abtransportiert werden. Durch autonome Kontraktion der glatten Muskulatur in der Lymphgefäßwand beträgt die Kontraktionsfrequenz der Lymphangiome unter Ruhebedingungen 10–12 pro Minute und kann auf bis zu 20 gesteigert werden (Weissleder u. Schuchhardt 2011).

Mit Hilfe von zarten ausstreichenden und pumpenden sowie spiral- und kreisförmigen Handgriffen (Kreisbewegungen, Pumpgriffe mit Hilfe von Daumen und Finger, sog. Schöpfgriffe, Drehgriffe) wird die Haut schonend gegen die Unterhaut verschoben und der Abtransport von Gewebsflüssigkeit gefördert. Die Behandlung beginnt zentral, zuerst in Nähe der Lymphgefäßmündungen im Angulus venosus (Venenwinkel), und geht dann auf anliegende, nachfolgend auf entferntere Körperregionen über. Dadurch wird in dem jeweiligen Abschnitt der Lymphgefäße die notwendige Kapazität für den Flüssigkeitsabtransport von peripher geschaffen.

Die Wirkung der MLD ist nicht in erster Linie nur mechanisch zu verstehen. Über das vegetative Nervensystem führt sie zu einer Umstimmung des Organismus hin zu Entmüdung, Entspannung und Regeneration.

> Die Lymphdrainage macht nur Sinn, wenn sich unmittelbar an die Behandlung eine Kompressionstherapie durch Anlage eines elastokompressiven Verbandes oder Kompressionsstrumpfes anschließt.

Trotz überzeugender klinischer Resultate in der täglichen Praxis sind die wissenschaftlichen Belege für eine Evidenz sehr spärlich. Ein systematischer Review von Vairo et al. (2009) spricht sich zurückhaltend positiv aus beim Einsatz der MLD in der Sportmedizin und Rehabilitation, wobei angemerkt wird, dass es an guten randomisierten Studien mangelt. Dies bestätigt auch der Cochrane-Review von Preston et al. (2008), der sich hinsichtlich Belegen der Wirksamkeit negativ äußert. Uher et al. (2000) randomisierten beim Complex-regional-pain-Syndrom eine Gruppe von 35 Patienten in zwei Gruppen mit Einzelkrankengymnastik und Einzelkrankengymnastik supportiv mit manueller Lymphdrainage. Ein wesentlicher Nutzen konnte in dieser Studie nicht konstatiert werden, allerdings bei Schwächen der Studien aufgrund kleiner Teilnehmerzahl und fehlender Kontrollgruppe ohne Einzelkrankengymnastik, die als wesentliches Therapieelement beschrieben ist. Dagegen konnte in einer RCT nach Rückfußoperationen von Kessler et al. (2003) eine deutliche Reduktion der Schwellung erreicht werden. Nach der Versorgung von Radiusfrakturen mit Fixateur externe wird in der RCT von Haren et al. (2000) bei 12 Patienten in der Interventionsgruppe gegenüber 14 Patienten in der Interventionsgruppe beim Einsatz der MLD am 3. und 17. Tag eine statistisch signifikante Verbesserung beschrieben, die am 33. und 68. Tag nicht mehr nachzuweisen ist.

Die **Unterwasserdruckstrahlmassage** findet in einer Wanne statt und wird mit einem Wasserdruckstrahl ausgeführt (◻ Abb. 2.13). Eine gezielte Massage ist damit schwerer möglich. Die Technik verbindet allerdings die Massagewirkung mit den Vorteilen des warmen Wannenbades (Wassertemperatur, Auftrieb, hydrostatischer Druck, psychischer Faktor). Der Druckstrahl ist in seiner Intensität regulierbar.

> **Praxistipp**
>
> Gewöhnung des Patienten an Wassertemperatur (zwischen 34–40 °C) und hydrostatischen Druck vor Behandlungsbeginn!

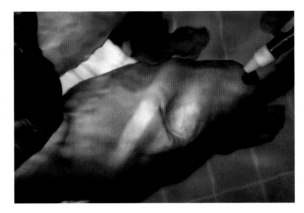

◻ **Abb. 2.13** Unterwasserdruckstrahlmassage

Indikationen

Die **klassische Massage** mit dem Hauptwirkungsort der quergestreiften Muskulatur hat als Hauptindikation den muskulären Hypertonus („Hartspann"), Muskelverspannungen und Myogelosen. Sie kommt daher bei Erkrankungen zum Einsatz, die in ihrem Verlauf derartige Muskelveränderungen hervorrufen können. Hierzu gehören vor allem akute und chronische Schmerzsyndrome der Wirbelsäule, Arthrosen, entzündlich-rheumatische Erkrankungen und weichteilrheumatische Schmerzzustände. Nach Abklingen der akuten Phase kann die klassische Massage auch posttraumatisch oder postoperativ zum Einsatz kommen.

> Klassische Massage kann bei subakuten und chronischen nicht-spezifischen Kreuzschmerzen in Verbindung mit Bewegungstherapie angewendet werden. Bei akuten nicht-spezifischen Kreuzschmerzen sollte Massage nicht angewendet werden!

Die **Bindegewebsmassage** hat aufgrund ihrer Wirkungsweise ihre Indikation bei Erkrankungen der Atmungsorgane und bei funktionellen Störungen des Gastrointestinal- und Urogenitaltraktes. Weiterhin sind aufgrund der Steigerung der Durchblutung Gefäßerkrankungen (Arteriosklerose, pAVK) und das komplexe regionale Schmerzsyndrom (M. Sudeck, CRPS) als Indikationen anzusehen.

Indikationen für die **manuelle Lymphdrainage** sind seltene primäre Lymphödeme bei Fehlanlagen des Lymphsystems (Hypo- oder Aplasie der Lymphgefäße) und sekundäre Lymphödeme, die ca. 90 % aller Lymphödeme ausmachen. Beim Vorliegen eines komplexen regionalen Schmerzsyndroms kann die Lymphdrainage proximal der Läsion eingesetzt werden. Kopfschmerzen und Migräne sprechen auf dieses Therapieverfahren an. Anders als bei der klassischen Massage stellen im Bereich der Orthopädie und Unfallchirurgie alle postoperativen und posttraumatischen Schwellungszustände Indikationen für die MLD dar. Dagegen werden frische Thrombosen und akute bakterielle

Entzündungen als absolute Kontraindikationen gesehen. Ebenso ist bei fortgeschrittener Herzinsuffizienz aufgrund der erhöhten Volumenbelastung bei vermehrtem Flüssigkeitsrückstrom ebenso Vorsicht geboten wie bei lokalen Tumoren.

Die **Unterwasserdruckstrahlmassage** ist gut einsetzbar bei stark schmerzhaften Prozessen, da sie die Massage mit der relaxierenden Wirkung des warmen Wassers verbindet. Vorteile sind auch bei stark behaarten Patienten zu sehen, bei denen der manuelle Kontakt aufgrund der Behaarung erschwert ist. Eine gezielte Massage ist allerdings mit dem Verfahren schwieriger umzusetzen, prinzipiell entsprechen aber die Indikationen denen der klassischen Massage.

> **!** Fieberhafte Erkrankungen und lokale Entzündungen (Abszess, Lymphangitis, Thrombose, Phlebitis, Osteomyelitis, Myositis) sind ebenso wie Blutgerinnungsstörungen als Kontraindikationen anzusehen.

Gefahren und Kontraindikationen
- Bei malignen Tumoren ist die Gefahr der Verbreitung von Tumorzellen zu bedenken.
- Massagen verbieten sich bei ausgeprägter oder dekompensierter Herzinsuffizienz und nach frischem Herzinfarkt aufgrund des vermehrten Blutrückstromes zum Herzen.
- Bei frischen Thrombosen besteht die Gefahr, dass durch die Manipulation eine Embolie provoziert wird.
- Beim Vorliegen einer schweren Arteriosklerose und von Durchblutungsstörungen sollte aufgrund des durch die Massage bedingten vermehrten Durchblutungsbedarfs auf die klassische Massage verzichtet werden.
- Nach frischen Frakturen, Bandverletzungen und Luxationen ist im Verletzungsgebiet ebenso wie nach operativen Eingriffen eine klassische Massage kontraindiziert. Dies gilt auch für Muskelverletzungen und große Hämatome.
- Beim komplexen regionalen Schmerzsyndrom (CRPS, M. Sudeck) besteht eine Kontraindikation für lokale klassische Massage, da das Krankheitsbild durch die zusätzliche mechanische Irritation verschlechtert werden kann.
- Meidung insbesondere der Unterwasserdruckstrahlmassage bei vorliegender Gravidität.

Fazit
- Die Massagetherapie umfasst neben der klassischen Massage eine Vielzahl von Massageformen, die sich im Wesentlichen durch ihren Hauptwirkungsort, die mechanische Ausführung und den Grad an reflektorischer Wirkung unterscheiden. Durch die Differenziertheit der zur Verfügung stehenden Behandlungsformen ist ein adäquater Einsatz bei den verschiedenen Problemindikationen erfolgreich möglich.
- Bei der ärztlichen Verordnung einer Massagetherapie gilt es, unbedingt auch auf die individuelle Reizempfindlichkeit des Patienten zu achten. Diese ist von der aktuellen Gesamtsituation (Konstitution, Reaktionstyp, Kondition) und anlagebedingte Besonderheiten abhängig und hat damit Einfluss auf die richtige Reizdosierung und therapeutische Reizschwelle.
- Um eine korrekte, dem jeweiligen Befund angepasste Behandlung durch den Therapeuten zu gewährleisten, sollte ein Rezept stets mit der therapiebezogenen Diagnose, Art und Lokalisation der Massage, Anzahl und Zeitraum und Hinweisen auf relevante Begleiterkrankungen versehen sein.

Thermotherapie

Die Thermotherapie ist als therapeutische Nutzung von Wärmeanwendungen definiert. Unterschieden wird die Wärmezufuhr (Wärmetherapie) vom Wärmeentzug. Die allgemeine Erniedrigung der Körpertemperatur wird als Hypothermie bezeichnet, der lokale Wärmeentzug als Kryotherapie.

Kältewirkung

Der lokale Wärmeentzug bedingt eine zunächst lokal begrenzte Vasokonstriktion. Im Sinne der konsensuellen Reaktion kann je nach Ausdehnung und Intensität des Kältereizes eine generalisierte Vasokonstriktion hervorgerufen werden. Intraartikuläre und intramuskuläre Temperatursenkungen sind nur bei langdauernder Kälteapplikation von mehr als 20 min zu erzielen. Die Temperaturerniedrigung geht einher mit einem reduzierten Zellmetabolismus und einer verminderten Enzymaktivität. Dies erklärt die **antiphlogistische Wirkung.**

> **Praxistipp**
>
> Unter Anwendung von Eis wird teilweise eine Ödemverstärkung beobachtet, auch bei Gesunden kann die Eisapplikation ein Ödem hervorrufen. In diesem Zusammenhang muss von einer negativen Beeinflussung des Lymphgefäßsystems durch die Kältetherapie ausgegangen werden.

Unmittelbar posttraumatisch kann die Kältetherapie zusammen mit einer Kompressionstherapie sinnvoll eingesetzt werden, um einem Ödem entgegenzuwirken. Der Kryotherapie wird u. a. aufgrund einer Beeinflussung der

Schmerzrezeptoren und Nervenfasern eine **analgetische Wirkung** zugesprochen. Durch Kälteanwendung am Bewegungssystem kommt es weiterhin zu einer **Muskeltonussenkung** (Reizung der polymodalen C-Faserendigungen). Bei längerer Kälteexposition mit Tiefenwirkung auf die intrafusalen Muskelspindeln wird deren Rezeptorenaufgabe beeinträchtigt und die Aktivität verringert. Hierdurch kann vermutlich die über die Kälteanwendung hinausgehende Muskeltonussenkung erklärt werden.

Wärmewirkung

Der Wärmetransport erfolgt über Leitung (Konduktion – z. B. Packung), Strömung (Konvektion – z. B. Wasserbad) oder Strahlung (Radiation – z. B. Infrarotstrahler). So unterscheidet man eine unmittelbare Gewebeerwärmung aus einem Wärmeträger oder mittels Strahlung und eine mittelbare Gewebeerwärmung, bei der durch Energieabsorption Wärme gebildet wird.

Neben der lokalen Temperaturerhöhung ist über die thermische Stimulierung der Haut von nerval-reflektorischen Körperreaktionen auszugehen. Eine Erhöhung der Temperatur führt zu einer **Stoffwechselsteigerung** mit **Verbesserung der Trophik** insbesondere in bradytrophem Gewebe. Als **Gefäßreaktion** sind eine arterielle und venöse Gefäßerweiterung mit Hyperämie und Hauterythem zu beobachten. An der Skelettmuskulatur führt Wärme zur **Detonisierung,** im Bereich des Bindegewebes zu einer Verbesserung der Dehnbarkeit. Die Mechanismen, die eine **analgetische Wirkung** bedingen, sind noch nicht verstanden. Ein Anstieg der Körpertemperatur bedingt eine Erhöhung der Pulsfrequenz, eine Steigerung des Herzzeitvolumens, eine Abnahme des peripheren Gefäßwiderstands und eine Blutdrucksenkung.

Methoden
Kryotherapie

Unterschieden wird die Kurzzeitanwendung von der Langzeitanwendung. Bei der kurzzeitigen Applikation (bis 5 min) steht die reflektorische Wirkung im Vordergrund, bei der langzeitigen Anwendung (länger als 20 min) eine beabsichtigte Tiefenwirkung.

Kleine Eisstückchen als **Eisgranulat oder Eischips** in eine Plastiktüte gefüllt lassen sie sich gut an anatomische Gegebenheiten anformen und haben einen Kühleffekt von mindestens 30 min. Die Haut sollte vor direktem Kontakt bei der Applikation durch ein dünnes Tuch geschützt werden, um Kälteschäden vorzubeugen. Zur **Eiswürfelmassage oder Eisabtupfung** werden Eiswürfel oder Eiskegel („Eis am Stiel") verwendet. Die Methode führt zu einem raschen Absinken der lokalen Hauttemperatur und einer sehr guten Analgesie, so dass diese Maßnahme gut in eine krankengymnastische Behandlung integrierbar und zur Eigenbehandlung geeignet ist. Daneben kommen **Eiskom-**

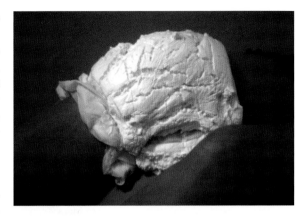

☐ **Abb. 2.14** Quarkpackung

pressen zum Einsatz. Eine schwache Salzlösung verhindert das Steiffrieren. Kommerziell verfügbare **Kältepackungen** werden bei bis zu –20 °C gelagert, sind flexibel und der Körperoberfläche gut anmodellierbar. Die Auflage **kalter Peloide** (z. B. Kaltmoorpackungen) oder die Verwendung von **Quark** (☐ Abb. 2.14) oder **Lehm** wird vom Patienten als sehr angenehm empfunden. **Eisteilbäder** bewirken einen sehr intensiven Wärmeentzug. Kaltes Wasser wird mit Eis im Verhältnis 2:1 gemischt, wodurch das Eiswasser eine Temperatur von ca. 1 °C hat. Die Anwendungsdauer beträgt nur ca. 10–60 Sekunden. Die Therapie lässt sich gut in die krankengymnastische Übungsbehandlung integrieren, die eine Wiedererwärmung durch aktive Bewegung ermöglicht.

Eine sehr intensive Kältereizung mit trockener Kälte wird durch **Kaltluft** und besonders bei der Applikation von **flüssigem Stickstoff** erreicht. Die Austrittstemperatur beträgt bei Kaltluftgeräten –30 bis –40 °C, bei flüssigem Stickstoff zwischen –100 und –180 °C. Die Applikationsdauer liegt bei 1–5 min und sollte beim Auftreten des Kälteschmerzes beendet werden. **Kältesprays** enthalten unterschiedliche Lösungen in Verbindung mit Chloräthyl. Sie entfalten durch die Verdunstungskälte eine schnell einsetzende analgetische Wirkung. Gut einsetzen lässt sich diese Technik auch zur Behandlung von Triggerpunkten und weichteilig bedingten Schmerzzuständen bei der „Spray-and-stretch"-Technik.

> ❶ Der unkontrollierte und damit unqualifizierte Einsatz von flüssigem Stickstoff und Kältesprays kann schnell zu schweren Kälteschäden des behandelten Gewebes führen. Mit gewissen Abstrichen gilt das auch für die Kaltluftapplikation.

Die kurzzeitige Applikation von Tiefsttemperaturen (–60 °C bis –110 °C) im gesamten Körperbereich erfolgt mit Hilfe der **Kältekammer.** Die Hauttemperatur erreicht bereits kurze Zeit nach Applikationsende wieder normale Werte. Dennoch ist über eine neurale Reizung eine zeitlich begrenzte Schmerzlinderung und antiphlogistische Wir-

2

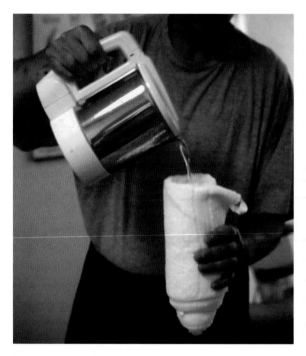

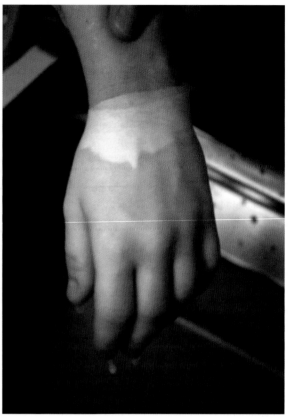

Abb. 2.15 Heiße Rolle

Abb. 2.16 Paraffinbad

kung zu erreichen. Klinische Wirksamkeit und Sicherheit der Ganzkörperkältetherapie sind bisher nur in Form von Anwendungsbeobachtungen und von ärztlichem Erfahrungswissen belegt. Unter den berichteten Indikationen für die Ganzkörperkältetherapie sind die entzündlich-rheumatischen Erkrankungen (rheumatoide Arthritis und ankylosierende Spondylitis) am besten untersucht. Eine Überlegenheit der Ganzkörperkältetherapie gegenüber anderen Therapiekonzepten der lokalen und regionalen Kryotherapie ist bisher – gerade unter Berücksichtigung der Wirtschaftlichkeit – nicht gesichert. Bei der Anwendung von **kalten Güssen** und **kalten Wickeln** gibt es hinsichtlich der Zuordnung Überschneidungen, da diese Verfahren sowohl zur Kryotherapie als auch zur Hydrotherapie (▶ Abschn. 2.2.3) zählen.

Wärmetherapie

Die Auflage von **Packungen mit Peloiden** (Moor, Torf, Mineralschlamm, Fango, Schlick) stellt eines der bekanntesten Verfahren der lokalen Wärmetherapie dar. Die Dauer der Anwendung beträgt ca. 20–30 min. Eine **heiße Rolle** besteht aus einem zylinderförmig zusammengerollten Frotteetuch, das mit kochend heißem Wasser getränkt wird (■ Abb. 2.15). Bei Abkühlung wird das Tuch von außen nach innen abgerollt, so dass die Hitzewirkung lange erhalten bleibt. Das Verfahren wirkt eher reflektorisch denn über eine langdauernde Erwärmung tieferer Gewebsschichten. Das Eintauchen der Hände in flüssiges Paraffin als **Paraffinbad** erzeugt nach mehrmaligem Eintauchen eine handschuhartige Schicht auf der Haut (■ Abb. 2.16).

Das Verfahren kann mit Bewegungstherapie verbunden werden und kommt insbesondere bei der Fingerpolyarthrose zum Einsatz. Bei der **Infrarottherapie** kann keine Tiefenwirkung erwartet werden, da die Eindringtiefe auf wenige Millimeter beschränkt ist. **Heißluft** kann generalisiert (Sauna, Dampfbad) oder apparativ lokal eingesetzt werden. Beim **Heusack** finden Rückstände der Heulagerung Anwendung, die mit heißem Wasser überbrüht oder in Dampf erhitzt werden. Die Inhaltsstoffe, die auch für den typischen Heugeruch verantwortlich sind, verursachen auf der Haut ein starkes, anhaltendes Erythem. Darüber hinaus ist eine sedierende Wirkung bekannt. **Feuchtheiße Auflagen, Wickel, heiße Dampf- und Wasserduschen** sind ebenso wie **heiße Güsse, Teil- und Vollbäder** und **Blitzguss** der Hydrotherapie (▶ Abschn. 2.2.3) zuzuordnen. Die **Hochfrequenztherapie** (Kurz-, Dezimeter- und Mikrowelle) und die **Ultraschalltherapie** sind bekannte Methoden mit einer wärmeerzeugenden Lokalwirkung. Charakteristisch ist die Möglichkeit der Erwärmung tiefer gelegener Gewebsschichten. Diese Verfahren werden traditionell der Elektrotherapie zugeordnet (▶ Abschn. 2.2.2).

Indikationen

Indikationen der **Kryotherapie** sind akute Zustände entzündlicher und degenerativer Gelenk- und Wirbel-

latur zur postoperativen Thromboseprophylaxe möglich. Im Rahmen der konservativen Skoliosebehandlung kann auch eine Elektrostimulation der spinalen konvexseitigen Muskulatur erfolgen (Ebenbichler et al. 1994)

Neben den allgemeinen **Kontraindikationen** für den Niederfrequenzbereich ist die Schwellstrombehandlung bei reflektorisch gehemmten Muskeln und entzündlich schmerzhafter Muskulatur nicht anzuwenden.

Magnetfeldtherapie Die Therapie mit pulsierenden Magnetfeldern nutzt die im Gewebe induzierten elektrischen Wirbelfelder. Es wird eine Wirkung auf die Zellatmung, das Zellwachstum und die Immunantwort beschrieben. Nachgewiesen ist die Wirkung bei verzögerter Knochenbruchheilung und zur Vorbeugung von Endoprothesenlockerungen. Ebenso besteht eine Effizienz bei degenerativen Gelenkerkrankungen und venösen Ulzera. Als Kontraindikationen werden Herzschrittmacher, Gravidität, Tumoren, unbehandelte Hyperthyreose, akuter Infekt und akute Thrombophlebitis angegeben (Bischoff 2007).

Fazit

- Elektrotherapieverfahren im Niederfrequenzbereich werden als Gleichstrom mit den Sonderformen Iontophorese und hydroelektrische Bäder oder als Impulsstrom mit unterschiedlichen Parametern eingesetzt. Gleichstrom wirkt v. a. analgetisch, hyperämisierend und trophikverbessernd.
- Impulsstrom mit Frequenzen zwischen 2 und 100 Hz sowie unterschiedlicher Impulsdauer und Intensität hat als transkutane elektrische Nervenstimulation (TENS) einen analgetischen Effekt und eignet sich besonders für die Therapie chronischer Schmerzzustände. Der Vorteil der TENS liegt in der Möglichkeit der häuslichen Behandlung durch mobile Geräte.
- Ultrareizstrom nach Träbert und diadynamische Ströme nach Bernard haben neben der analgetischen noch eine muskeldetonisierende und resorptionsfördernde Wirkung.
- Zur Elektrostimulation denervierter Muskeln eignet sich Exponential- oder Dreieckimpulsstrom, wobei eine objektive klinische Wirkung bisher nicht bewiesen wurde.
- Die neuromuskuläre Stimulation bei Inaktivitätsatrophie der Muskulatur kann durch Schwellstrom erfolgen.

Elektrotherapie im Mittelfrequenzbereich

Grundlage der Wirkung mittelfrequenter Wechselstromimpulse ist der „**Gildemeister-Effekt**". Durch die Refraktärzeit von Nerven- und Muskelzellen können die hohen Frequenzen mit kurzer Impulsdauer nicht mehr zur Erregung führen. Die Einzelimpulse verschmelzen zu einer Summationswirkung an der Membran und lösen eine reaktive Depolarisation aus (primäre, direkte Membranwirkung). Es handelt sich dabei um ein apolaritäres Reizprinzip, sodass jede Elektrode gleich aktiv ist. Weiterhin besteht im Unterschied zum Niederfrequenzbereich kein Akkomodationsverhalten von Nerv und Muskel. Vorteile des Mittelfrequenzbereiches sind die guten Ausbreitungseigenschaften mit schmerzfreier Überbrückung des Hautwiderstandes und guter Tiefenwirkung. Bei Verwendung eines nulllliniensymmetrischen Wechselstroms können die Elektroden direkt auf der Haut platziert werden, da keine elektrolytischen Effekte entstehen.

Wirkweise und Wirkspektrum

Die Hauptwirkung der Mittelfrequenztherapie liegt im Bereich der Muskulatur. Der Kontraktionsprozess wird direkt an der Muskelfaser aktiviert, sodass eine glatte Kontraktion des ganzen Muskels ohne Synchronizität der einzelnen Faser entsteht, was Ähnlichkeit mit der Willkürinnervation hat. Der Muskelkontraktion folgt unmittelbar die Hemmung des Muskeltonus, wodurch die periodische Muskeltonisation auch zu einer anhaltenden Muskelentspannung führt. An der Haut resultiert durch den MF-Strom infolge reaktiver Depolarisation sensibler Nerven ein Gefühl des „Schwirrens", das nach rascher Adaptation verschwindet. Je nach Schwebefrequenzbereich wirken Frequenzen von 100 Hz analgetisch, Frequenzen bis 50 Hz muskelstimulierend und Frequenzen bis 10 Hz resorptionsfördernd (Wenk 2011).

Methoden

Das **Interferenzstromverfahren nach Nemec** benutzt 2 mittelfrequente Wechselströme mit geringem Frequenzunterschied, die durch Überlagerung (Interferenz) im Körper zu niederfrequenten Schwebungen mit rhythmischen Stromstärkenschwankungen führen (endogene Modulation der MF-Stromanwendung). Der Interferenzstrom lässt sich auch mit Saugelektroden, die einem rhythmischen Vakuum unterzogen werden, applizieren. Die Kombination von Interferenzstrom mit den pulsierenden Vakuumsaugelektroden hat einen zusätzlichen hyperämisierenden Effekt und eine massageähnliche Wirkung.

Ein weiteres Verfahren sind die **amplitudenmodellierten MF-Ströme**. Durch die Modulation der Amplitude in einem niederfrequenten Rhythmus erhält der MF-Strom eine sinusartige Hüllkurve, wobei die Einzelimpulse eine

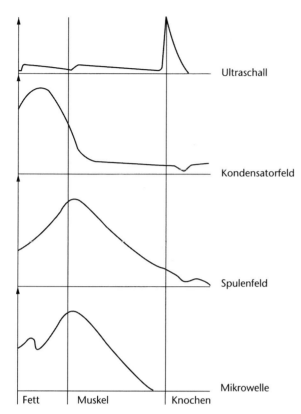

Abb. 2.20 Wärmeverteilspektrum bei den Hochfrequenztherapie-
verfahren und Ultraschalltherapie (Gewebsphantom). (Adaptiert nach
Jenrich 2000)

Dauer von 10 ms bei einer Frequenz von 100 Hz haben
(exogene Modulation).

Indikationen und Kontraindikationen
▬ Indikationen
  – Muskelatrophien (Inaktivitätsatrophie, besonders
    M. quadriceps nach Knieverletzung oder Kniege-
    lenkoperationen)
  – Paresen mit unvollständig denervierten oder
    reinnervierten Muskeln
  – Reflektorische Muskelverspannungen (Ar-
    throse)
  – Vertebragene Schmerzsyndrome (Analgesie und
    Muskeldetonisierung)
  – Insertionstendopathien (Schulter, Ellbogen)
▬ Kontraindikationen
  – Herzschrittmacher (außer Behandlungen am
    Bein)
  – Direkte Durchströmung der Herzregion
  – Frische Thrombosen, Infektionen und Hautläsio-
    nen im Behandlungsgebiet

Fazit
▬ Mittelfrequente Wechselströme wirken je nach Schwebe-
  frequenz muskelkräftigend, muskeldetonisierend oder
  analgetisch.
▬ Vorteile gegenüber den niederfrequenten Verfahren sind
  die geringe sensible Hautbelastung, die apolaritäre Reizung und die gute Tiefenwirkung.

Elektrotherapie im Hochfrequenzbereich

Durch die Anwendung hochfrequenter elektrischer und
magnetischer Felder elektrischer Wechselströme oder elek-
tromagnetischer Wellen wird die eingeleitete Energie im
Gewebe durch Absorption in Wärme umgewandelt. Die
Hochfrequenzelektrotherapie ist somit ein Thermothera-
pieverfahren (Diathermie).

Die Wirkung des Hochfrequenzstroms ist von der Die-
lektrizitätskonstanten und Leitfähigkeit abhängig. Gewebe
mit hohem Wassergehalt (Muskeln, Haut) haben eine höhere Leitfähigkeit als Gewebe mit niedrigem Wassergehalt
(Fett, Knochen). Der spezifische elektrische Widerstand
der einzelnen Gewebsarten bestimmt die Wärmewirkung
und Eindringtiefe der verschiedenen Verfahren im Hoch-
frequenzbereich.

Aus der Gewebserwärmung ergeben sich folgende Wirkungen:
▬ Vasodilatation, Hyperämie,
▬ analgetisch, sedativ, Steigerung der Nervenleitgeschwindigkeit,
▬ muskeldetonisierend,
▬ antiphlogistisch (chronische proliferative Entzündungen),
▬ Gewebsauflockerung (Kollagen),
▬ Viskositätserhöhung (Synovialflüssigkeit),
▬ Stoffwechselsteigerung.

Kurzwellentherapie

Die Kurzwellentherapie ist das älteste Hochfrequenzverfahren und arbeitet mit einer Frequenz von 27,12 MHz und
einer Wellenlänge von 11,06 m. Es werden 2 unterschiedliche Applikationstechniken angewendet. Bei der **Kondensatorfeldmethode** befindet sich der zu behandelnde Körperteil zwischen den 2 Kondensatorplatten im elektrischen
Kraftfeld (Kondensatorfeld). Die Energieabsorption erfolgt
dabei v. a. in den Geweben mit schlechter Leitfähigkeit
elektrodennah, sodass es zu einer starken Erwärmung des
Fettgewebes kommt (◘ Abb. 2.20).

Da Hochfrequenzströme auch Nichtleiter (Luft,
Kunststoff, Filz) passieren können, ist eine Änderung
des Elektroden-Haut-Abstands (EHA) möglich. Durch
einen größeren EHA von 2–4 cm wird eine etwas bessere
Tiefenwirkung erreicht. Je nach Anordnung der Elektroden kann eine Längs- oder Querdurchflutung erfolgen.
Dabei ist auf eine dem Behandlungsobjekt angepasste

Elektrodengröße und exakte Positionierung zu achten, um lokale Feldverdichtung mit der Möglichkeit thermischer Schäden zu vermeiden. Die Dosierung erfolgt nach subjektiven Kriterien (Dosisschema nach Schliephake; zit. in Edel 1991). Am häufigsten wird die Stufe III, die durch ein deutliches, angenehmes Wärmegefühl gekennzeichnet ist (60–80 W) eingesetzt. Die Behandlung sollte täglich erfolgen mit einer Dauer von 5–20 min je nach Akuität der Erkrankung.

Indikationen und Kontraindikationen

- Indikationen
  - Arthrosen (Hüft-, Knie-, Schulter-, Ellbogen-, Sprunggelenk)
  - Periarthropathien (Schulter)
  - Insertionstendinosen (Ellbogen/Knie)
- Kontraindikationen
  - Metallimplantate
  - Herzschrittmacher
  - Akute Entzündungen
  - Thrombosen
  - Tumoren
  - Blutungsneigung, Blutungsgefahr, Ödeme
  - Arterielle Verschlusskrankheit
  - Sensibilitätsstörung im Behandlungsfeld
  - Gravidität

Eine weitere Applikationsform der Kurzwelle ist die **Spulenfeldmethode.** Dabei wird der Hochfrequenzstrom durch eine Spule geleitet und erzeugt über den Mechanismus der elektromagnetischen Induktion im Gewebe zirkulär verlaufende Wirbelströme. Diese werden in Wärme umgesetzt, wobei in Geweben mit hoher Leitfähigkeit (Muskel) die stärkste Erwärmung entsteht (◘ Abb. 2.20). Die Applikation erfolgt mit einer monopolaren Wirbelstromelektrode ohne Elektroden-Haut-Abstand. Da die Tiefenwirkung dieses Verfahrens gering ist, wird es zur Behandlung von Myalgien und Muskelverspannungen besonders bei vertebragenen Schmerzsyndromen eingesetzt. Die Kontraindikationen entsprechen denen der Kondensatorfeldmethode.

Mikrowellentherapie

Die elektromagnetischen Wellen des Strahlerfeldes der Mikrowellen (Frequenz 2450 MHz, 12,5 cm Wellenlänge) werden im Gewebe absorbiert und in Wärme umgesetzt. Das Wärmeverteilungsspektrum (◘ Abb. 2.20) zeigt eine relative Entlastung des Fettgewebes und ein Temperaturmaximum am Übergang von der Subkutis zur Muskulatur. Indikationen, Dosierung und Kontraindikationen entsprechen denen der Kurzwellentherapie.

Bei der Mikrowellentherapie ist wegen der Kataraktgefahr bei Behandlung in Augennähe eine spezielle Schutzbrille zu tragen.

Die Mikrowellentherapie in Kombination mit einer Traktion (▶ Abschn. 2.2.4) hat sich besonders beim akuten Wurzelreizsyndrom bewährt.

Fazit

- Mittels Hochfrequenzverfahren wird im Gewebe Wärme erzeugt.
- Die einzelnen Methoden (Kondensatorfeld-, Spulenfeld-, Mikrowellentherapie) unterscheiden sich durch das Ausmaß der thermischen Belastung des Fettgewebes und die Tiefenwirkung.

Ultraschalltherapie

Durch Nutzung des umgekehrten piezoelektrischen Effektes eines Bariumtitanatmaterials werden hochfrequente elektrische Schwingungen in Schallwellen umgewandelt. Die handelsüblichen Ultraschallgeräte verwenden eine Frequenz von 800–1000 KHz. Die longitudinalen Druckschwingungen breiten sich mit einer Schallgeschwindigkeit im Medium aus und versetzen das beschallte Gewebe in rhythmische Schwingungen. Die Wirkung des Ultraschalls beruht auf den physikalischen Vorgängen der Interferenz, Reflexion, Absorption und Brechung der Schallwellen, die durch den unterschiedlichen Schallwellenwiderstand der einzelnen Gewebe hervorgerufen werden. Da Ultraschall an der Luft vollständig reflektiert wird, ist eine Ankopplung des Ultraschallkopfes an den Organismus mit einem flüssigen Medium (Öl, Wasser, Gel) erforderlich.

Wirkweise und Wirkspektrum

Ultraschall führt im Gewebe zu einer mechanischen und thermischen Wirkung. Durch den schnellen Wechsel von Zug und Druck werden Zellelemente in Bewegung gesetzt, sodass eine Vibrationswirkung entsteht. Als biologische Reaktion ergibt sich daraus eine gesteigerte Proteinsynthese und Änderung der Bindegewebsfasercharakteristik, woraus eine gesteigerte Geweberegeneration resultiert (Lange 2003).

Der wesentliche Effekt der Ultraschallanwendung ist jedoch die thermische Wirkung durch die Absorption der Schallenergie im Gewebe. In Abhängigkeit vom Absorptionskoeffizienten der einzelnen Gewebe kommt es besonders an der Grenzschicht zum Knochen durch Reflexion und Interferenz zu einer starken Erwärmung (◘ Abb. 2.20). Da Knochengewebe den Ultraschall stark absorbiert, ist eine Durchdringung kaum möglich, wodurch die Tiefenwirkung des Ultraschalls begrenzt wird.

Die Applikation des Ultraschalls erfolgt dynamisch mit bewegtem Schallkopf zur Verminderung von Interferenzen. Die Dosierung richtet sich nach der Akuität des

Krankheitsbildes und dem zu behandelnden Organ. Als niedrige Intensitäten gelten 0,3–0,5 W/cm², mittlere Intensitäten liegen bei 0,6–1,0 W/cm² und hohe bei 1,1–1,6 W/cm². Bei höheren Intensitäten (über 2 W/cm²) besteht die Gefahr der Gewebsschädigung durch Kavitation. Die Beschallungszeit sollte 5–10 min betragen bei einer Serie von 10 Behandlungen.

Als Sonderform der Ultraschallanwendung ist die Kombination mit niederfrequentem Reizstrom anzusehen. Des Weiteren ist die Einbringung von Medikamenten (z. B. nichtsteroidale Antirheumatika) mittels Ultraschall in Form der Ultraphonophorese (Ultrasonophorese) möglich.

Indikationen und Kontraindikationen

▬ Indikationen
- Insertionstendinosen (z. B. Epikondylopathie)
- Tendopathien (z. B. Achillodynie)
- Periarthropathien (z. B. Impingementsyndrom der Schulter)
- Chronische Polyarthritis
- Arthrosen
- Gelenkkontrakturen
- Pseudoradikulärsyndrome (paravertebrale oder Triggerpunktapplikation)
- Posttraumatische Zustände mit Weichteilbeteiligung (resorptionsfördernd, analgetisch)
- Periphere arterielle Durchblutungsstörung, sympathische Reflexdystrophie
- Hypermobilität („sklerosierende" Behandlung der Bänder mit 1,5 W/cm², semistatisch, 6 min, 15-mal, nach Riede 1995)
- Anregung der Osteogenese (Knoch 1991)

▬ Kontraindikationen
- Alle akuten Entzündungen
- Blutgerinnungsstörungen
- Maligne Tumoren
- Beschallung von parenchymatösen Organen, Auge, Gehirn, Rückenmark, Epiphysen, Geschlechtsorganen

---

Fazit

▬ Die thermische Wirkung des Ultraschalls entsteht besonders an Grenzschichten von Weichteilen zum Knochen.

▬ Durch Kombination des Ultraschalls mit niederfrequentem Reizstrom oder durch Phonophorese kann der analgetische Effekt verstärkt werden.

2.2.3 Hydro- und Balneotherapie

V. Stein

Das Medium Wasser ist eine Naturmittel, das seit jeher zur Verbesserung des Wohlbefindens und zur Beeinflussung von Erkrankungen der Menschen zur Anwendung kam. Die alten Kulturvölker der Babylonier, Ägypter, Assyrer, Juden und Inder nutzten das Wasser bereits zu Heilzwecken. In Europa fanden sich in der Nähe von St. Moritz erste Wurzeln eines therapeutischen Wassereinsatzes ca. 2000 v. Chr. Auch die Griechen wussten die Bedeutung des Wassers zu schätzen, so verordnete Hippokrates die verschiedensten Anwendungen mit diesem Naturmittel; er wird als der Begründer der Wasserheilkunde angesehen. Aristoteles setzte das Wasser zur gezielten Behandlung von Nasenbluten und Fieber ein. Von Griechenland kommend erreichte die Kunde von der Wasserwirkung auch das Römische Reich.

In Deutschland waren es Johann Siegmund Hahn und Christoph Wilhelm Hufeland, die sich im 17. bzw. 18. Jahrhundert u. a. mit Veröffentlichungen um die Wasserheilkunde verdient gemacht haben. Vinzenz Prießnitz war es im 19. Jahrhundert, der die Wasserheilkunde zu einem vielfältigen Behandlungssystem weiterentwickelte, sein noch heute bekannter „Prießnitz-Wickel" ist und bleibt Zeuge seines Wirkens.

Pfarrer Sebastian Kneipp führte die Wasserbehandlung in Wörishofen mit großem Erfolg fort, hervorzuheben sind besonders die vielfältigen Güsse und die Einführung von Teilkörperanwendungen. Kneipp kombinierte die Wasserbehandlung mit Bewegungsübungen, Ernährungsempfehlungen, Kräuterverordnungen und der Wiederherstellung einer natürlichen Lebensordnung im leiblich-seelischen Bereich, den 5 Säulen der Lehre des weltberühmten Pfarrers.

Wirkprinzipien

Der Begriff der Hydro- und Balneotherapie setzt sich aus 2 Bereichen der physikalischen Therapie zusammen, die gemeinsam das Medium Wasser für therapeutische Zwecke nutzen. Die **Hydrotherapie** umfasst dabei das weite Spektrum der vielfältigen Wasserheilverfahren, während die **Balneotherapie** in erster Linie den therapeutischen Einsatz von natürlichen Heilwässern jeglicher Art, aber auch von Heilpeloiden und Heilklimafaktoren zum Inhalt hat.

Grundlage für die therapeutische Wirkungsweise sind thermische, mechanische, elektrische und chemische Reizsetzungen, die durch das Wasser auf den Körper übergeleitet werden. Dabei kommen je nach dominierender Reizart physikalische Eigenschaften des Wassers mehr oder weniger stark zum Tragen, wie die Wärmeleitfähigkeit, der hydrostatische Druck, der Auftrieb, der Reibungswiderstand bzw. die Elektrizitätsleitung (Kaiser 1990). Wichtige praxisrelevante Kriterien für die Stärke der Reizwirkung sind darüber hinaus die Wassertemperatur als thermische Reizdosis, die Reizfläche, die Reizdauer sowie die Reizregion und der Einsatz von Koreizen.

Häufige Reizwiederholungen und individuell dosierte Reizsteigerungen verändern die Reaktionsweise des Organismus im Sinne einer funktionellen Normalisierung und einer regulatorischen Harmonisierung (Walther 1990).

Thermische Reizwirkung

Die gute Wärmeleitfähigkeit des Wassers ermöglicht es je nach konkreter therapeutischer Ausrichtung, dem Körper Wärme schnell zuzuführen bzw. diese von der Hautoberfläche abzuleiten und damit die Körpertemperatur entweder zu steigern oder zu reduzieren.

Die subjektive thermische Reizempfindung und die damit verbundene hydrotherapeutische Wirkung ist bei hoher Dosierung – d. h. je höher die thermische Stufe, also die Warm-, aber auch die Kältestufe, des Wasser ist – am größten. Mit der Zunahme der Differenz zwischen Haut- und Wassertemperatur kommt es zu adäquaten Veränderungen der Hautdurchblutung und zu entsprechenden Reaktionen thermischer Rezeptoren und in deren Folge zur regulatorischen Beeinflussung einzelner Organsysteme bzw. des Gesamtorganismus. Die hydrotherapeutische Zielrichtung ist dabei v. a. in einer Stabilisierung von Kreislauf- und Nervensystem und damit in einer Regulationsverbesserung des korporalen Wärmehaushaltes zu sehen.

Die thermische Reizkomponente des Wassers ist in der Praxis sehr gut dosierbar. Als Kriterien können hierfür die konkrete Wassertemperatur und die subjektive Empfindungsqualitäten herangezogen werden (Cordes 1980).

In diesem Zusammenhang lassen sich praxisrelevante Aussagen zur Aufenthaltsdauer im Wasser machen, therapeutisch besser als Applikationsdauer zu bezeichnen. Der Indifferenzbereich (29–38 °C) wird infolge der geringsten thermischen Reizwirkung am besten und zeitlich sehr lang, durchaus auch bis zu 1 h, vertragen. Der hypotherme (< 29 °C) und der hypertherme (> 38 °C) Bereich sind nur kürzer- bzw. kurzfristig, also nur einige Minuten bis letztendlich nur wenige Sekunden, tolerierbar. Unabhängig von der individuellen Akzeptanz steigt mit der zunehmenden Abweichung vom Indifferenzbereich die Reizintensität kontinuierlich an und hat so einen direkten Einfluss auf die Reiz- und damit auf die Therapiedauer.

Elektrische Reizwirkung

Neben der Fähigkeit der Wärmeleitung besitzt das Wasser auch hydroelektrische Eigenschaften. Die elektrische Leitfähigkeit des Wassers wird in der medizinischen Rehabilitation dazu genutzt, therapeutisch wirksame Ströme gleichmäßig großen Gewebsarealen eines Körperabschnittes zuzuführen, um dadurch eine gezielte Wirkung zu erreichen, wobei die analgetisch-hyperämisierende Wirkqualität meist im Vordergrund steht. Auf hydroelektrischem Wege können aber auch bestimmte Medikamente appliziert werden, um deren Wirkeffekt zu übertragen und besser auszuschöpfen.

Chemische Reizwirkung

Von einer hydrochemischen Wirkung spricht man dann, wenn dem Quell- oder Leitungswasser **ohne** Inhaltsstoffe bewusst bestimmte Chemikalien, Mineralien oder Gase zugegeben und dann zu therapeutischen Zwecken eingesetzt werden. Diese Zusatzsubstanzen werden von der Haut entweder adsorbiert, absorbiert oder resorbiert und können lokal an bzw. in der Haut oder nach Hauttransfer im Körperinneren die gewünschte Wirkung entfalten (Kaiser 1990).

Die hydrochemische Wirkung in der Balneotherapie basiert dagegen auf den bereits vorhandenen Inhaltsstoffen in natürlichen Wässern.

Reizfläche/Reizregion

Die thermische Empfindung ist bei einer kleinen Reizfläche in der Relation zum Gesamtorganismus nur als gering anzusehen. Eine große Reizfläche löst daher infolge einer größeren Zahl an Thermorezeptoren immer eine stärkere Reaktion aus, die eine umfangreichere Wirkung nach sich zieht und wesentlich langsamer wieder abklingt. Die Effizienz wird bei einer lokalen Wasserapplikation auch von der jeweiligen anatomischen Region bestimmt. So ist z. B. die Reizverträglichkeit der Region Unterschenkel/Fuß besser und für das Gewebe schonender als in der Region Unterarm/Hand. Ursachen hierfür sind Unterschiede in der Rezeptorenanzahl, der Volumen-Oberflächen-Relation und der gegebenen Gefäßkapazität.

Auftrieb/Reibung

Durch den Aufenthalt des Menschen in einem Wasserbecken oder einer Wanne kommt es zu einer Verdrängung einer definierten Wassermenge. Entsprechend des bekannten Prinzips nach Archimedes reduziert sich das Körpergewicht scheinbar um das Gewicht des durch ihn verdrängten Wassers. Nach Berechnungen von Strassburger (zit. in Kaiser 1990) wiegt somit ein Mensch nur noch 10–12 % seines Körpergewichts, wenn er sich bis zum Hals eingetaucht im Wasser befindet. Der Körper erfährt einen Auftrieb, sodass sich der Mensch im Wasser mit einem scheinbar herabgesetzten Körpergewicht bewegen kann und hierfür eine geringere Muskelkraft als an Land und weniger oder keine Hilfestellungen benötigt. Hat das Wasser eine erhöhte Konzentration an Mineralien (Sole), liegt das spezifische Gewicht des Körpers unter dem des Wassers, sodass die Auftriebswirkung zusätzlich – mitunter wesentlich – verstärkt wird. Der Patient erfährt dadurch das Empfinden des Schwebens.

Für den therapeutischen Alltag bedeutet dies, dass die Stütz- und Bewegungsorgane im Wasser, stärker noch in der Sole, eine deutliche Entlastung erfahren. Darüber hinaus führt diese geringere Gewichtsbelastung zu einer funktionellen Minderung des Muskeltonus und damit zu einer Entspannung der Muskulatur.

Behinderte Menschen und Patienten in einer postoperativen Entlastungsphase einer Extremität können so problemloser gezielte Bewegungsablauf- und Koordinationsübungen unter fachlicher Anleitung durchführen. Durch die Gelenkentlastung und die Verringerung des Muskeltonus kann gleichzeitig die Linderung einer bestehenden Schmerzsymptomatik und eine Zunahme der Gelenkmobilität erreicht werden.

Neben dem funktionellen Aspekt bewirken diese hydrotherapeutischen Maßnahmen eine von vielen unterschätzte psychogene Stabilisierung. Bei aktiven Übungen und bei der Fortbewegung im Wasser muss ein Reibungswiderstand überwunden werden, was ein wichtiges therapeutisches Element der muskulären Stabilisierung und Konditionierung darstellt. Die Größe des Reibungswiderstandes hängt von der unmittelbaren Angriffsfläche am Menschen und der ihm möglichen Geschwindigkeit ab, die Bewegungen im bzw. gegen das Wasser auszuführen.

Im bewegten Wasser ist der zu überwindende Widerstand größer und bedarf des Einsatzes einer bereits stärkeren Muskelkraft. In Abhängigkeit von der Größe der Strömungsgeschwindigkeit und des Strömungstyps (laminar, turbulent) kann mit einem solchen individuell gestalteten Training kontinuierlich eine weitere Leistungssteigerung des Rehabilitanden erreicht werden.

Hydrostatischer Druck

Auf dem menschlichen Körper lastet im Wasser ein hydrostatischer Druck, der auf das venöse und lymphatische System sowie auf das Rumpfinnere eine Kompressionswirkung ausübt, die am Wannen- bzw. Beckenboden sowie beim aufrechtem Stand (Wasser bis zum Hals) an der unteren Extremität am höchsten und an der Wasseroberfläche bzw. beim Liegen im flachen Wasser am geringsten ist.

Der hydrostatische Druck führt zu einer mit der Wasserstandshöhe zunehmenden Verlagerung des Flüssigkeitsvolumens (Blut, Lymphe) in das Körperzentrum bei gleichzeitiger kapazitärer Minderdurchblutung des peripheren Gefäßsystems.

Dadurch kommt es zu einer mitunter erheblichen **Erhöhung der kardialen Arbeitsleistung**, aus der bei nicht ausreichendem Anpassungsvermögen eine Überlastungsproblematik des Herzens resultieren kann.

Eine zweite Gefährdung besteht bei einem **plötzlichen Druckrückgang** infolge zu schnellen Verlassens eines warmen Wannenbades oder eines Wasserbeckens, wodurch insbesondere bei bestehender Herz-Kreislauf-Erkrankung

unerwünschte Dysregulationen oder auch ein Kreislaufversagen eintreten können.

Durch geringere Eintauchtiefe unter Einsatz von Teilbädern und/oder durch eine flache Körperlage im Wasser sowie durch eine angepasste stufenweise Beendigung hydrotherapeutischer Maßnahmen kann man solchen Komplikationen entgegenwirken. Natürlich entpflichtet diese Empfehlung nicht von der Beachtung bestehender Kontraindikationen vor Therapiebeginn!

Einflussfaktoren auf die Reizreaktion

Neben den hydrotherapeutischen Wirkqualitäten des Naturmittels Wasser haben weitere Faktoren einen Einfluss auf die unmittelbare Reizwirkung und -verträglichkeit, die v. a. durch individuelle Besonderheiten des Reizempfängers, also des menschlichen Organismus, bedingt sind. In Anlehnung an Kaiser (1990) und Walther (1990) bestimmen folgende Faktoren die Reaktionsweise des Patienten:

- Thermischer Trainingszustand des Patienten.
- Habitus:
    - **Leptosome** sind empfindsam, aber reaktionsträger, bedürfen häufig relativ starker hydrotherapeutischer Reize.
    - **Pykniker** sind leicht erregbar, bedürfen nur relativ schwacher Reize und vertragen Kälte oft besser als Wärme.
    - Der **athletische Typ** nimmt eine Zwischenstellung ein, spricht auf Kälte und mäßige Wärme an.
- Vegetative Situation:
    - Puls-Atem-Quotient > 4: reduzierte Reizschwelle, höhere Reaktionsbereitschaft,
    - Puls-Atem-Quotient < 4: umgekehrte Situation.
- Ansteigendes Lebensalter: Abnahme der Reaktionsfähigkeit von Gefäßen, vegetativem Nervensystem sowie Hormon- und Immunsystem.
- Weibliches Geschlecht:
    - **prämenstruell** meist kälteempfindlich, tolerieren besser Wärme und heiße Reize,
    - **postmenstruell** bessere Toleranz der Kältereize,
    - **postklimakterisch** verstärkt kälteempfindlich, aber auch verstärkte Kaltreizbedürftigkeit.
- Akuität/Schwere: vorsichtige Reizsetzung bei akuter/schwerer Störung/Erkrankung.
- Tages- und jahreszeitabhängige Empfindlichkeiten:
    - Kältereiz: vormittags/im Sommer größer, nachmittags/im Winter geringer,
    - Wärmereiz: umgekehrte Situation.
- Psyche: Fehlreaktionen durch Ängste, Hemmungen und Voreingenommenheit möglich.

Diese Faktoren sollten dem verordnenden Arzt bekannt sein, da sie die Auswahl der Therapiemethoden bzw. deren Dosierung beeinflussen können.

Methoden

Die Hydro- und Balneotherapie verkörpert einen riesigen Pool an verschiedenen Behandlungsmethoden und -varianten, in deren Mittelpunkt das Wasser als verbindendes Naturelement steht. So ist die Hydro- und Balneotherapie heute ein fest integrierter Bestandteil im physiotherapeutischen Alltag einer jeden größeren Behandlungseinrichtung.

Wassergebundene Bewegungstherapie

Die Bewegungstherapie im Wasser stellt gerade in der medizinischen Rehabilitation ein unverzichtbares Kettenglied im ganzheitlichen Behandlungsansatz dar. Das hierfür notwendige Bewegungs- oder Schwimmbecken gehört zur baulichen Standardausstattung einer jeden modernen Rehabilitationsklinik bzw. eines adäquaten Rehabilitationszentrums.

Diese Behandlungsmethode bietet unter Ausnutzung der enormen Auftriebswirkung des Wassers die Möglichkeit, eine verordnete Krankengymnastik durch wasserangepasste Übungen zu unterstützen bzw. methodisch zu ergänzen. Hierfür werden Wassertemperaturen im indifferent temperierten oder warm skalierten Bereich benötigt.

Art und Schweregrad der vertebragenen bzw. artikulären Einschränkungen bestimmen, ob der Patient in eine organspezifische Wassergruppe eingebunden werden kann oder/und einer einzelkrankengymnastischen Behandlung im Wasser bedarf. Sollte die Bewegungsbehinderung zu groß sein, sind technische Hilfsmittel wie spezielle Hebe-, Halte-, Sitz- und Liegevorrichtungen im Wasser verwendbar, um die hydrotherapeutische Maßnahme zu gewährleisten.

- Die wassergebundene Bewegungstherapie hat eine große Bedeutung für die rehabilitative Behandlung der vielen Patienten mit degenerativen Veränderungen an Hüft-, Knie-, Sprung- und Schultergelenken insbesondere nach Endoprothesenimplantationen und nach unfallchirurgischen Operationen inkl. nach Kniebinneneingriffen im Rahmen der postoperativen Anschlussheilbehandlung und der berufsgenossenschaftlichen Weiterbehandlung. Im Vordergrund stehen hierbei die Dehnung kontrakter Muskelgruppen und die Verbesserung der gestörten Gelenkartikulation sowie eine Steigerung der Funktionalität der betroffenen Extremität oder sogar der Körperstatik insgesamt. Im Rehabilitationsverlauf sollten sich die therapeutischen Zielkomponenten Kraft, Ausdauer und Koordination in das Programm integrativ einreihen, soweit es die individuelle Problemsituation erlaubt. Von partiellen Einschränkungen sind v. a. Patienten betroffen, bei denen eine postoperative Belastbarkeitsbegrenzung besteht.
- Ein weiteres und genauso wichtiges Einsatzfeld dieser Therapievariante stellen periphere, aber auch zentrale Lähmungen und Teilabsetzungen v. a. der unteren Extremität dar. Im Rahmen eines individuellen Rehabilitationsprogramms werden durch einzeltherapeutische Übungen mit einem Krankengymnasten im Wasser eine Stabilisierung muskulärer Restressourcen, eine Verbesserung der statischen Gesamtsituation inkl. des Sicherheitsgefühls und/oder erste bzw. aufbauende koordinative Bewegungsabläufe, falls sinnvoll mit Hilfsmitteln (Schwimmbrett, Ringe, Luftkissen, Seitenhalterungen u. a.), sowie eine Schwimmkonditionierung defizitorientiert anvisiert.
- Aber auch das breite Spektrum der Betroffenen mit vertebragener Fehlstatik, Instabilitäten bzw. Formabweichungen unterschiedlicher, inkl. traumatischer Genese, mit ausgeprägten Dysbalancen bzw. Insuffizienzen im Bereich der Rücken- und Bauchmuskulatur und mit vielschichtigen, inkl. bandscheibenbedingten Schmerzsymptomatiken bzw. -syndromen stellt ein enormes Indikationspotenzial für wasserbedingte Bewegungstherapie dar. Häufig kommt es durch Einbindung einzelner Wirbelsäulenabschnitte in den kranialen, aber auch kaudalen Gliederkettenmechanismus zu Problemen bzw. zur Intensivierung der Beschwerden.
- An dieser Stelle soll ergänzend auch auf die systemischen Indikationen Osteoporose und M. Bechterew sowie auf unspezifische Schmerzzustände hingewiesen werden.

Mit gezielter, aber stets dem aktuellen Befund angepasster Bewegungstherapie in Anlehnung an krankengymnastische Elemente an Land (► Abschn. 2.1.1) stehen muskuläre Stabilisierungsübungen, normorientierte Haltungskorrekturen und spezielle Koordinationsübungen sowie ein Rückenschwimmtraining im Zentrum des Bemühens.

Je nach Schweregrad der Rehabilitationsproblematik und nach Wirbelsäulenoperationen im Rahmen der Anschlussheilbehandlung oder bei der berufsgenossenschaftlichen Weiterbehandlung sollten die Zielkomponenten Kraft und Ausdauer mit Augenmaß in das Therapieprogramm aufgenommen werden.

Unabhängig von der konkreten Indikation zur wassergebundenen Bewegungstherapie sollten Empfehlungen im Sinne eines Hausübungsprogramms gegeben und Vorsichtsmaßnahmen (z. B. bei Hüftendoprothese) für eine mögliche Umsetzung am Heimatort erläutert werden.

Medizinische Bäder und Wasserapplikationen

Das Naturmittel Wasser wird in der externen medizinischen Anwendung vielfältig genutzt, wobei die eingesetzte Wassermenge sehr unterschiedlich ist und von der Umflutung des gesamten Körpers bis hin zur geringen lokalen Applikation reicht.

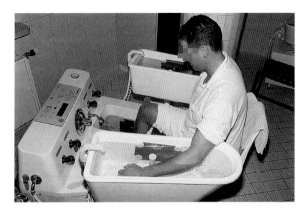

Abb. 2.21 Behandlung mit dem Vierzellenbad

> **⊘** Als Kontraindikationen für eine wassergebundene
> Bewegungstherapie sind kardiopulmonale Dekom-
> pensationen, schwere Herzrhythmusstörungen
> und Bluthochdruck, Tbc, Infektionen, postoperative
> Wundheilungsstörungen, Epilepsie, Harn- und
> Stuhlinkontinenz, Hautpilz sowie Desinfektionsmit-
> telallergien unbedingt zu berücksichtigen.

Hydroelektrische Bädertherapie

Die elektrische Leitfähigkeit des Wassers stellt die methodische Grundlage für die hydroelektrische Bädertherapie dar,
wobei man zwischen Teil- und Vollbädern unterscheidet.
Im physiotherapeutischen Alltag sind diese aber bekannter
unter den Begriffen **Stanger-Bad** und **Zellenbad**, bei dem
man Ein-, Zwei- und Vierzellenbäder (**◻** Abb. 2.21) je nach
Behandlungsnotwendigkeit verordnen kann.

Sowohl bei Zellenbädern als auch beim Stanger-Bad liegt
das Wasser als flüssige „Elektrode" großflächig und vollständig an der Oberfläche des eingetauchten Körperabschnittes
an. Ein hydroelektrisches Bad stellt besonders als Körper-
vollbad eine sinnvolle Kombination von Gleichstromwir-
kung, thermischer Wirkung (Temperaturstufe: warm) und
Auftriebswirkung dar sowie ggf. auch der Wirkung von
beigefügten Badezusätzen (Edel 1989). Je nach konkreter
Problem- bzw. Beschwerdesymptomatik unterscheiden sich
eine an- bzw. absteigende Längsdurchströmung von einer
Querdurchströmung im Körper. Je nach Elektrodenpositi-
onierung kann eine anregende bzw. beruhigende sowie eine
schmerzlindernde Wirkung erreicht werden.

Auch die **Iontophorese** ist eine wichtige Behandlungsmethode unter Nutzung des Gleichstroms, die sich
des Wassermediums bedient. Therapeutisch wirksame Medikamente werden hierbei mittels Ionenwanderung dem
Körper oder einem bestimmten Körperareal zugeführt, so
dass eine gewünschte Wirkung erzielt wird, und dies unter
Meidung der Magen-Darm-Passage.

Die hydroelektrische Therapie führt darüber hinaus im
Sinne von Allgemeinwirkungen auch zur Steigerung bzw.

Senkung des Muskeltonus, zur Verbesserung der peripheren Durchblutung, zur Stoffwechselaktivierung und zur
Anregung des Immunsystems.

Weitere methodische Angaben und Aussagen zur direkten Indikationsstellung sind ▶ Abschn. 2.2.2 „Elektrotherapie" zu entnehmen.

Bäder in der Balneotherapie

Die **Balneotherapie** stellt einen Maßnahmenkomplex natürlicher Wirkkomponenten dar, die aus einer therapeutischen Kombination von Heilwasser, Peloiden und Klima
besteht. In der modernen medizinischen Rehabilitation
werden diese Naturmittel, wenn sie territorial vorhanden sind, zwar werbeträchtig plakatiert, aber ansonsten
eher in die Palette hydro- bzw. thermotherapeutischer
Angebote einer gebietsorientierten Rehabilitationsklink
eingereiht.

Die praxisrelevante Anerkennung der **Hydrotherapie**
ist aus diesem Grunde in ihrer Gesamtheit und im Rahmen
von medizinischen Rehabilitationen im Vergleich zur Balneotherapie größer, insofern werden Sinn, Notwendigkeit
und Effizienz von Kuren vielfach kontrovers diskutiert.
Dies führt auch dazu, dass der Begriff „Balneologie" häufig mit „Baden" in Verbindung gebracht und von einigen
in freundlicher Ignoranz in einer Grauzone zwischen Na-
turheilkunde, Paramedizin und Psychotherapie angesiedelt
wird (Schmidt u. Jungmann 1987).

Eine eigenständigere Bedeutung hat der Begriff „Balneotherapie" dagegen in staatlich anerkannten Heilbädern
und an Kurorten, wo in speziellen Kurmittelhäusern die
natürlichen Heilmittel v. a. an ambulante, aber auch stationäre Patienten verabreicht werden. Nach den gesetzlichen
Vorgaben und Verordnungen sowie nach den Begriffs-
bestimmungen des Deutschen Bäderverbandes werden
in Deutschland 4 Sparten von Heilbädern bzw. Kurorten
unterschieden (Menger 1987):

- Mineral- und Moorheilbäder,
- heilklimatische Kurorte,
- Seeheilbäder und Seebäder,
- Kneipp-Heilbäder und Kneipp-Kurorte.

In dieser Aufzählung kommt den Mineralheilbädern und
den Kneipp-Heilbädern/-Kurorten die größte Vielfalt im
bädertherapeutischen Einsatz des Wassers als Naturheil-
mittel zu. In einem **Mineralheilbad** wird ein für therapeutische Maßnahmen verwendetes Wasser dann als **Heilwasser** bezeichnet, wenn es gelöste Inhaltsstoffe (Mineralien,
Gase) enthält und/oder über 20 °C temperiert ist und
einen medizinisch fundierten Heileffekt bei bestimmten
Erkrankungen bewirkt. Zu dieser Kategorie gehören auch
das Meereswasser der Nord- und Ostsee (Menger 1987).

Sobald die therapeutische Wirksamkeit eines Mineral-
wassers gutachterlich anerkannt ist, also über 1 g gelöste

■ **Tab. 2.10** Pflanzliche Badezusätze. (Nach Krauß 1990; Kolster u. Ebelt-Paprotny 1996)

Badezusatz	Zubereitung und Dosierung	Pharmakologische Eigenschaften	Anwendungsformen	Gebräuchlichste Indikation
Arnika (Arnica montana)	Für ein Vollbad (250 l) 2–4 Esslöffel Arnika Badextrakt; für Umschläge 1–3 Esslöffel Tinct. Arnicae auf 1 l Wasser	Resorptionsfördernd, schmerzlindernd	Vollbad, Teilbäder, Wickel, Einreibungen	Stumpfe und scharfe Verletzungen, Hämatome, subkutane Verlaufsformen des Rheumatismus, Extremitätenbeschwerden nach Überanstrengung
Baldrian (Valeriana officinalis)	Zumeist fertige Badeextrakte	Sedative Wirkung	Zumeist als Vollbad	Schlaflosigkeit, Hyperthyreose, nervöse Unruhe
Eichenrinde (Cortex quercus)	Für ein Vollbad 1–3 kg Eichenrinde mit 5 l Wasser ansetzen, 1/2 h kochen, abgießen und dem Bad zusetzen; für Teilbäder entsprechend weniger	Gerbsäurehaltig, adstringierende Wirkung	Vollbad, Teilbäder, Spülungen von Wunden und Körperhöhlungen	Nässende Hautausschläge, Analekzem, Vulvitis, Hautpilz
Fichtennadel (Pinus silvestris)	150 g Extr. Pinus silvestris für ein Vollbad	Enthält ätherische Öle, u. a. Terpentin, wirkt beruhigend, sekretionsfördernd, desodorierend	Vollbäder, seltener Teilbäder	Vegetative Dystonie, klimakterische Beschwerden, Thyreotoxikose, Katarrh der oberen Luftwege
Heublumen (Semina graminis)	Für ein Bad 1–1,5 kg Heublumen in 5 l kaltem Wasser ansetzen, 1/2 h kochen, durchseihen, dem Bad zusetzen; oder 150 g Badeextrakt	Ätherische Öle; hyperämisierend, spasmolytisch	Voll- und Teilbäder, Wickel, Auflagen (Heusack)	Weichteilrheumatische Beschwerden, Arthritis, chronische Bronchitis, pyogene Entzündungen
Kalmus (Acorus calamus)	Vollbad: 250 g Rhiz. Calami in 3 l Wasser kalt ansetzen und aufkochen, durchgesiebt dem Bad zusetzen	Enthält ätherische Öle, Bitterstoffe, Gerbstoffe, Terpene, stark hyperämisierend	Vollbad, Kinderbad	Rachitis, konstitutionelle Unterentwicklung, eiternde Wunden
Kamille (Matricaria chamomilla)	Vollbad: Aufguss aus 0,5–1 kg Flores Chamomillae mit 5 l kochendem Wasser übergießen, 30 min ausziehen, absieben und dem Bad zusetzen; Teilbad: entsprechend weniger; oder Kamillenbadeextrakt	Ätherische Öle; Glukoside; entzündungs- und fäulniswidrig, desodorierend	Spülung von Körperhöhlen (Darmbad, Schleimhautpflege), Tränken von Wickeltüchern	Akute, nässende Ekzeme, eitrige, besonders Höhlenwunden, Ulcus cruris, Fisteln
Kastanie (Aesculus hippocastanum)	Vollbad: 0,5–1 kg gemahlene Roßkastanie mit 5 l kaltem Wasser ansetzen, 30 min kochen, abgießen, dem Bad zusetzen; oder Kastanienbadeextrakt	Reich an Saponinen, Gerb- und Bitterstoffen; erhöht die Kapillarresistenz, Thrombinhemmung	Voll- und Teilbäder, Umschläge	Weichteil- und Gelenkrheumatismus, Neuralgie, Pruritus, periphere Durchblutungsstörungen
Lavendel (Lavendula officinalis)	1–2 Esslöffel Badeextrakt	Sedativum, leicht hautreizend, desodorierend	Vollbad, Waschungen	Klimakterische Beschwerden, neurozirkulatorische Dystonie

2

☐ **Tab. 2.10** (*Fortsetzung*) Pflanzliche Badezusätze. (Nach Krauß 1990; Kolster u. Ebelt-Paprotny 1996)

Badezusatz	Zubereitung und Dosierung	Pharmakologische Eigenschaften	Anwendungsformen	Gebräuchlichste Indikation
Lohtanninbad	Vollbad: 1 kg Gerberlohe (Eichenrinde, Fichtenrinde) mit 5 l Wasser 30 min kochen, Abguss dem Bad zusetzen; oder Badeextrakt	Stark gerbstoffhaltig	Vollbad, Sitzbad	Weichteilrheumatismus, Neuralgie, chronisches Hautleiden
Rosmarin (Rosmarinus officinalis)	Vollbad: 1–2 Esslöffel Rosmarinbadeextrakt	Reich an ätherischen Ölen, durchblutungssteigernd für Haut- und Beckenorgane	Vollbad, Sitzbad, Waschungen	Spastische Kreislaufstörungen, klimakterische Beschwerden, Weichteilrheumatismus, Quetschungen
Salbei (Salvia officinalis)	Vollbad: 250 g Folia Salviae mit 5 l siedendem Wasser übergießen, 20 min ziehen lassen, Abguss dem Bad zusetzen; Salbeibadezusatz, Savysat. besonders für Spülungen	Enthält ätherische Öle, Harze, Bitterstoffe, Gerbstoffe	Vollbad, Teilbad, Spülungen von Körperhöhlen (Schleimhautpflege), Aufschläge	Juckendes Analekzem (Sitzbad, Aufschläge), Spülungen bei Schleimhautkatarrhen und Wunden
Zinnkraut (Equisetum arvense)	Teilbad: 100–200 g Herba equiseti mit 2 l Wasser ansetzen, 1 h kochen, absieben und dem Bad zusetzen	Enthält Kieselsäure, Oxalsäure, Bitterstoffe; Förderung der Gewebeproliferation	Teilbad, Aufschläge, seltener Vollbad, Wickel	Nässendes Ekzem, Ulcus cruris und andere schlecht heilende Wunden, chronische Eiterungen (Osteomyelitis)

Kontraindikationen der Hydro- und Balneotherapie

Als allgemeine Kontraindikationen der Hydro- und Balneotherapie in der Rehabilitation der Stütz- und Bewegungsorgane sind der Indikationsübersicht unbedingt gegenüberzustellen:

- Herzdekompensationen, Angina-pectoris-Syndrom mit Ruhesymptomatik und koronarer Herzkrankheit, Kardiomyopathie, Hyperthyreose, schlecht eingestellter Diabetes mellitus, zerebrale Anfallsleiden, zerebrale Insulte, Lungentuberkulose, infektiös-bakterielle Darmerkrankungen, Schleimhautulzera mit Blutungsneigung.
- Arterielle Verschlusskrankheit (lokal warm, ansteigend, heiß).
- Akutentzündungen, Varikosis, Lymphstauungen und Schwellungen nach Operation/Trauma (lokal heiße/warme Reize), Knie- und Schultergelenkdegeneration (lokaler Hitzereiz).

Fazit

- Die Hydro- und Balneotherapie ist in ihrer methodischen Vielfalt und praktizierbaren Variabilität ein unverzichtbarer Bestandteil der Behandlungspalette in der modernen Rehabilitationsmedizin und insbesondere für die Stütz- und Bewegungsorgane. Wesentlichen Anteil daran haben die thermischen, mechanischen, elektrischen und auch chemischen Eigenschaften des Wassers, die zur Erzielung bestimmter Wirkqualitäten bei den therapeutischen Maßnahmen bewusst ausgenutzt werden.
- Durch die vielfältige Einsatzmöglichkeit des Wassers im festen, flüssigen und gasförmigen Zustand ist seine therapeutische Anwendung sehr vielschichtig, darüber hinaus aber auch gut dosierbar und individuell applizierbar. Die Hydro- und Balneotherapie erfordert in der Person des verordnenden Arztes fachliche Kompetenz, insbesondere in der Dosierung der hydrotherapeutischen Reizsetzung.
- Mit Hilfe des Naturmittels Wasser sind dem Rehabilitationsteam gezielte und konkrete therapeutische Möglichkeiten in die Hand gegeben, durch die primär oder integrativ mit anderen Maßnahmen symptom- oder diagnosebezogene Störungen im Gelenk- und/oder Wirbelsäulenbereich einer Problemlösung erfolgreich zugeführt werden können.
- Die Hydro- und Balneotherapie ist in ihrer Wirkreizstärke und der daraus resultierenden patientenseitigen Belastung so breit gefächert, dass jeweils angepasste Behandlungen sowohl bei bettlägrigen als auch bei nur leicht eingeschränkten Patienten möglich sind.

- Neben den Indikationen und der günstigen Anwendung der Hydro- und Balneotherapie im Bereich der Stütz- und Bewegungsorgane müssen natürlich generell, aber v. a. bei multimorbiden Patienten auch die methodisch differenzierten Kontraindikationen bereits bei der Therapieplanung berücksichtigt werden.

2.2.4 Traktionstherapie

V. Stein

Wirkweise und Wirkspektrum

Die Traktion am Stütz- und Bewegungsapparat ist eine in der Praxis vielfältig etablierte Behandlungsform, durch die eine dosierte, therapeutisch begründete Distanzierung sich gegenüberstehender Gelenkflächen oder eine Positionskorrektur dislozierter Frakturen erreicht werden kann. Der hierfür notwendige entgegengerichtete Zug kann prinzipiell durch eine manuelle, aber auch eine mechanische, apparativ gestützte Traktion herbeigeführt werden.

Die **therapeutische Zielsetzung** (primär-symptomorientiert oder sekundär-begleitend inkl. präoperativ) und die geeignete **Traktionsstärke** werden sowohl bei manueller als auch bei apparativ gestützter Anwendung von der anatomischen Lokalisation des Störortes, der gegebenen Muskelführung und der individuellen Beschwerdesymptomatik bestimmt. Die Traktion lässt sich bei normal formierten, aber auch bei bereits deformierten Gelenkpartnern anwenden, allerdings ist der Umfang der mobilisierenden Distanzierung vom Grad der artikulären Störung oder der bereits eingetretenen Schädigung abhängig.

Die Traktionsmaßnahme bewirkt eine unmittelbare Dehnung muskulärer, ligamentärer und kapsulärer sowie bindegewebiger Weichteilstrukturen. In deren Folge wird die therapeutische Distanzvergrößerung miteinander artikulierender Gelenkflächen sowie die entlastende bzw. korrigierende Beeinflussung einer traumatisch bedingten Fehlstatik und der eingetretenen Dislokation erreicht. Auf neuromuskulärer Ebene werden in diesem Zusammenhang reaktiv eine kurzzeitige Erhöhung und nachfolgend eine langzeitige Reduzierung des Muskeltonus beschrieben (Kirchner 1996).

Durch die Schwerkraft kommt es zu einer lokalen Reduzierung der wirksamen Muskelkraft und in deren Folge zur einer Meidung rotationsausgelöster Kapselanspannungen (Kirchner 1996). Die hierdurch erreichte bzw. zusätzlich verstärkte Druckminderung hat v. a. einen artikulären Effekt, dessen Berücksichtigung insbesondere in speziellen postoperativen Situationen eine praktische Bedeutung hat.

In der Literatur wird die Therapieform auch unter der Bezeichnung „Extension" abgehandelt, die in der Praxis bereits für eine Bewegungsrichtung vergeben ist. Durch die Bezeichnung „Traktion" kann eine Begriffsverwechslung sicher verhindert werden.

Methoden

Die Vorgehensweise muss unabhängig von der angewandten Traktionsform am Patienten stets exakt umgesetzt werden, damit keine lokalen Gewebsschädigungen entstehen, die eine Fortsetzung der Maßnahme erschweren oder sogar verhindern können.

Neben der manuellen Traktion, die auch fester Bestandteil der Chirotherapie (▶ Abschn. 2.2.5; Bischoff 1997) ist, hat die **apparativ gestützte Traktion** in der Rehabilitation der Stütz- und Bewegungsorgane einen großen Stellenwert. Um bei erworbenen Funktionsstörungen bzw. Erkrankungen an der Hals- und Lendenwirbelsäule sowie am Hüftgelenk eine wohldosierte Zugwirkung auslösen zu können, muss kranial- bzw. kaudalwärts ein genauer **Wirkansatz** gewährleistet sein. Entsprechende Areale sind bei einer angestrebten Zervikaltraktion der Kopf, bei gewünschter Lumbaltraktion das Becken und bei einer beabsichtigten Wirkung am Hüftgelenk der Rückfuß. Die unmittelbare Übertragung der Zugwirkung erfolgt über spezielle Hilfsmittel wie Beckengurt, Manschette oder Gamasche.

> ❶ Die Durchführung jeder Traktionsbehandlung sollte unabhängig von der anatomischen Lokalisation und der Indikationsstellung immer nur in Händen erfahrener, manual- bzw. chirotherapeutisch ausgebildeter Physiotherapeuten oder Ärzte liegen.

Für lumbale Traktionen stehen bei allgemein guter Patientenakzeptanz in der Praxis verschiedene mechanische Technikvarianten zur Verfügung. Die gemeinsame Basis hierfür ist eine entspannende Stufenlagerung des Patienten in möglichst rechtwinkliger Hüft-Knie-Beugung beider Beine.

Je nach verwendetem Fabrikationstyp sind in dieser Körperposition unterschiedliche Lokalwirkungen therapeutisch einsetzbar. So kann über einen intermittierenden Distalzug mittels Beckengurt eine achsengerichtete Lumbaltraktion (Trac-Computer, ◘ Abb. 2.22) ausgelöst werden, befundgebunden kann diese mit einer lokalen Hochfrequenztherapie kombiniert und damit eine detonisierende und hyperämisierende Tiefenwärmewirkung erreicht werden.

Andere Fabrikationsvarianten ermöglichen eine mehrdimensionale Lumbalvibration, durch die es über eine muskuläre Detonisierung zu einer lumbalen Dekompression kommt. Dieser Entlastungseffekt lässt sich noch nachhaltiger gestalten, wenn man durch eine mechanische

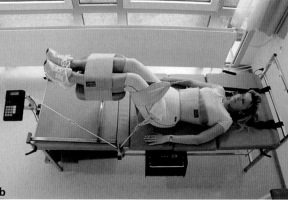

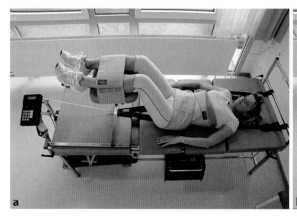

Abb. 2.22 Trac-Computer zur intermittierenden Beckenlängstraktion (**a**) und Hüfttraktion (**b**) mit lokal kombinierbarer Mikrowellentherapie

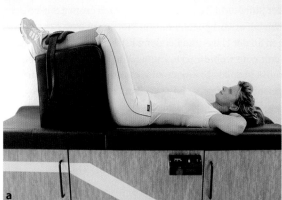

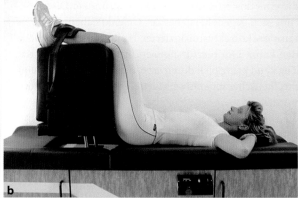

Abb. 2.23a,b Perlswing-Gerät zur mechanischen Wirbelsäulenvibration in Stufenlagerung (**a**), durch Hochfahren des Lagerungsblockes ist eine lumbale Entlordosierung (**b**) ergänzend möglich

Erhöhung der Stufenlagerung eine langsame lumbale Entlordosierung im Sinne einer modifizierten Perl-Wirkung herbeiführt (Perlswing, **Abb. 2.23**), sofern diese absolut schmerzfrei toleriert wird.

Eine andere technische Variante erreicht eine solche Effektverstärkung dadurch, dass nach vertebragener Vibration in Stufenlagerung infolge einer kopfseitigen Schrägstellung des Behandlungstisches (Schwing-Extensor, **Abb. 2.24**) die Wirbelsäule eine Traktion wie bei einer „locker geschüttelten Perlenkette" erfährt.

Eine **zervikale Traktion** kann auch apparativ gestützt ausgeübt werden. Ein intermittierender Kranialzug wird über eine Kopfmanschette dosiert auf die Halswirbelsäule übertragen, deren leicht kyphosierende Ausrichtung bewirkt dabei eine entlastende Positionierung der zervikalen Gelenkpartner. Die Anfangszugkraft sollte nach Angaben von Siemsen et al. (2001) bei der zervikalen Traktion 5–8 daN (= Deka-Newton; maximal 10 daN) und in lumbaler Anwendung 30 % des Körpergewichtes (maximal 45 daN) nicht überschreiten.

Die apparativ gestützte **Hüfttraktion** (Trac-Computer, **Abb. 2.22b**) wird in Rückenlage des Patienten durch-geführt. Die Wirkrichtung entspricht etwa der Achse des Schenkelhalses laterodistalwärts, der intermittierende Zug zur Gelenkentlastung setzt am proximalen Oberschenkel an.

> **Praxistipp**
>
> Das subjektive Empfinden der Zugübertragung kann durch eine geeignete Polsterung oder/und durch eine Vergrößerung der Übertragungsfläche verbessert bzw. normalisiert werden.

Aber auch die individuelle **Schwerkraftwirkung** des Körpergewichtes kann ergänzend oder auch vollständig zum Erreichen der Zugwirkung genutzt werden, so der Rumpf bei vertebragenen Traktionen sowie der hängende Arm oder das unbelastete Bein im Extremitätenbereich.

Indikationen

Bei Schmerzsyndromen im **lumbalen Wirbelsäulenabschnitt**, meist fehlstatisch und/oder degenerativ bedingt und häufig mit anhaltenden Beschwerden verbunden,

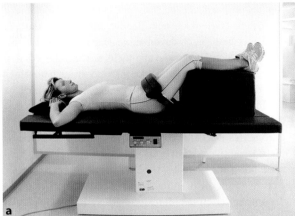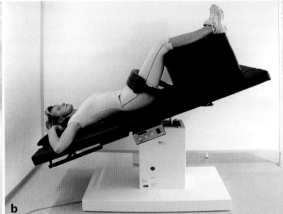

Abb. 2.24a,b Schwing-Extensor-Gerät zur mechanischen Wirbelsäulenvibration in üblicher Stufenlagerung (**a**), durch Kopftieflage kann der detonisierende Effekt verstärkt und eine zusätzliche Dekompression der Wirbelkörper erreicht werden (**b**)

kommt die apparativ gestützte Traktionstherapie sehr häufig und erfolgreich zur Anwendung. Der methodische Einsatz ist in der medizinischen Rehabilitation dann besonders wirkungsvoll, wenn eine sinnvolle Kombination mit einer befundorientierten Krankengymnastik und einer angepassten Bewegungstherapie realisierbar ist.

Bei der **thorakolumbalen Skoliose** kann die Traktion neben einer spezifischen Krankengymnastik in den konservativen Behandlungsrahmen vor einer geplanten Spondylodese integriert sein.

Auch die Halswirbelsäule ist bei anhaltenden zervikalen Schmerzsyndromen ein Areal, in dem eine Traktionstherapie als weiterführende Maßnahme ihren Einsatz finden kann. Allerdings ist die Indikationsstellung eindeutig und streng zu stellen. Insbesondere sollten noch keine wesentlichen degenerativen Veränderungen bestehen und mögliche Kontraindikationen vorher bildgebend ausgeschlossen sein.

Im Bereich der Extremitäten wird die apparativ gestützte Traktionstherapie insbesondere an der **Hüfte** angewandt, v. a. schmerzhafte Funktionseinschränkungen bei einer Koxalgie, bei einer Koxitis und bei einer Koxarthrose lassen sich erfolgreich angehen. Auch bei stärkeren Formabweichungen der Gelenkpartner und ausgeprägteren Einschränkungen der Gelenkfunktion ist das Verfahren lohnend, da der Patient in der Regel auch dann noch subjektiv eine positive Veränderung verspürt, insbesondere in der Kombination mit einer Hochfrequenztherapie.

Auch bei Patienten nach einseitiger Endoprotheseninplantation im Hüftbereich ist die Anwendung bei einer gegenseitigen Gelenkstörung möglich, allerdings sollte das operierte Bein dabei normgerecht gelagert sein.

Der Behandlungserfolg zeigt sich in einer kontinuierlichen Verringerung von Weichteilspannung, Kapsel- und Bandrigidität und weiterführend in einer Verbesserung von Beschwerdesymptomatik und Gelenkspiel. Insbeson-

dere bei noch geringerer Gelenkstörung bzw. -schädigung kann neben einer subjektiven auch eine objektiv nachweisbare, mitunter länger anhaltende Verbesserung der Bewegungsamplitude erreicht werden.

Intermittierend ausgeführte Traktionsmaßnahmen haben gleichzeitig einen positiven Einfluss auf die Zirkulation der Gelenkflüssigkeit und leisten damit einen wichtigen funktionalen Beitrag zum An- und Abtransport der Stoffwechselprodukte des Gelenkknorpels.

❶ Bei Metallimplantaten und sicherheitshalber auch bei kontralateraler Endoprothese sollte auf eine begleitende Hochfrequenztherapie verzichtet werden.

Als absolute **Kontraindikationen** zur Anwendung der Traktionstherapie müssen Tumorerkrankungen, implantierte Endoprothesen, noch nicht konsolidierte Frakturen und bestehende Kapsel-Band-Rupturen am direkten Traktionsort oder im Rahmen der Gliederkette, die sich zwischen dem Traktionsort und dem Areal der unmittelbaren Zugübertragung befindet. Auf den Einsatz dieser Behandlungsmethode sollte auch bei Hämophilie bzw. bei laufender Antikoagulanzientherapie verzichtet werden.

Auch bei dem durchblutungsgestörten Fuß, der Angiopathia diabetica, Neuropathien unterschiedlicher Genese, Lymphödemen, Knöchelödemen und erosiven Hauterkrankungen bestehen Einschränkungen in der Anwendung. In jedem Fall darf an den betroffenen Stellen keine apparative Ankoppelung erfolgen.

Fazit

Die Traktionsbehandlung ist eine fest etablierte und wirksame Methode in der Rehabilitation der Stütz- und Bewegungsorgane, die als manuell durchgeführtes oder apparativ gestütztes Verfahren in der Behandlung der Wirbelsäule, der Gelenke und der periartikulären Regionen Einsatz findet.

Eine fachkundige Durchführung gewährleistet meist einen kurzfristigen Wirkungseintritt, die subjektive Beschwerdelinderung und der objektivierbare Erfolg werden unmittelbar von der Befundausprägung sowie vom Verlauf und der Dauer der Symptomatik bestimmt.

Die Traktionsbehandlung ist sehr gut in ein rehabilitatives Gesamtprocedere integrierbar und mit ergänzenden Maßnahmen kombinierbar, insbesondere mit der hyperämisierenden bzw. detonisierenden Wirkapplikation von Tiefenwärme und Vibrationen.

Die rehabilitative Durchführung der Traktionsbehandlung sollte unabhängig von anatomischer Problemlokalisation und unmittelbarer Indikationsstellung immer nur eine Methode erfahrener, manual- bzw. chirotherapeutisch ausgebildeter Physiotherapeuten bzw. Ärzte sein und bleiben!

2.2.5   Manuelle Medizin

P. Bischoff

Die manuelle Medizin mit ihren chirotherapeutischen und osteopathischen Untersuchungs- und Behandlungstechniken gehört zum Standardprogramm einer qualifizierten orthopädisch-traumatologischen Rehabilitation in der Bundesrepublik Deutschland. Ihr Einsatz ist befund- und strukturangepasst im Rahmen einer orthopädisch-traumatologischen Rehabilitation bei Patienten aller Altersgruppen möglich-Sie geht in ihrer heutigen modernen Form auf die Wurzeln Chiropraktik und Osteopathie zurück, deren Techniken sie in ständig weiterentwickelter Form heute noch anwendet, soweit sie mit den Prinzipien einer naturwissenschaftlich orientierten Hochschulmedizin vereinbar sind.

Die manuelle Medizin befasst sich mit der Erkennung und Behandlung reversibler Funktionsstörungen an den Bewegungsorganen und dadurch hervorgerufenen oder damit im Zusammenhang stehenden lokalen oder pseudoradikulären Schmerzsyndromen. In der Rehabilitation liegt ein besonderes Augenmerk auf der Funktionsverbesserung nach Traumen, Operationen und auch in der Verminderung des funktionellen Defizits bei degenerativen Wirbelsäulen- und Gelenkerkrankungen, Dabei ist immer der ganze Mensch mit all seinen Organsystemen zu sehen. Im Hinblick auf die orthopädisch-traumatologische Rehabilitation stehen dabei aber naturgemäß die über die Muskulatur entstehenden Verkettungssyndrome und die sie auslösenden Momente im Vordergrund.

Wirkweise und Wirkspektrum

Die Wirkungsweise der manualmedizinischen Anwendungen wird durch die Entlastung wichtiger Strukturen des Bewegungssystems, durch die dehnende und detonisierende Einwirkung auf die gelenk- und segmentbegleitenden Weichteile (Gelenkkapseln, Bänder, Muskeln) erklärt. Es wird aber heute auch davon ausgegangen, dass es sich bei der manuellen Deblockierung nicht nur um die Wiederherstellung der gestörten Funktion, sondern auch um einen Eingriff in ein pathologisches Reflexgeschehen handelt.

Im Bereich der Schmerztherapie wird postuliert, dass die manuellen Techniken auf die inhibitorischen Interneurone des Rückenmarks einwirken, deren Aktivierung die nozizeptive Aktivität der Wide-dynamic-range-Neurone herunterregelt. Es wird auch davon ausgegangen, dass es durch die Manipulation neben der mechanischen Trennung der an der Blockierung beteiligten Gelenkflächen auch zur Emission summatorischer A-beta-Potenziale kommt, die zum kurzzeitigen Zusammenbruch des Schmerzspannungskreislaufs führen (Locher 2005)

Das Herunterregeln der Nozizeptorenaktivität wird aber nicht nur durch manipulative oder mobilisierende Einwirkungen erreicht, sondern auch durch sehr sanfte myofasziale Anwendungen aus dem osteopathischen Zweig der manuellen Medizin oder andere neuromuskuläre Techniken.

Methoden

Die **manuelle Diagnostik** mit ihrer Orientierung an Funktion und Nozireaktion dient dem in der orthopädisch-traumatologischen Rehabilitation tätigen Arzt nicht nur zur Indikationsstellung für den Einsatz manueller (oder anderer physikalischer oder schmerztherapeutischer) Techniken, sondern auch zur behandlungsbegleitenden Erfolgsbeurteilung. Dabei sind selbstverständlich auch die notwendigen differenzialdiagnostischen Überlegungen ggf. unter Einbeziehung bildgebender Verfahren anzustellen.

Die manuelle Diagnostik erfolgt in der Regel in 3 Schritten:

- Bewegungsprüfung (Prüfung des Gelenkspiels der Extremitätengelenke und des segmentalen Bewegungsspiels an der Wirbelsäule);
- Aufsuchen von Zeichen einer vermehrten Nozireaktion (Sell-Irritationspunkt, Bewegungsendgefühl);
- Provokationstest zur Bestimmung der ab- oder zunehmenden Nozireaktion (funktionelle segmentale Irritationspunktdiagnostik).

Die **Sell-Irritationspunkte** werden nicht nur im Bereich der kurzen autochthonen Rückenmuskulatur, sondern auch im Bereich der Glutaealmuskulatur für das Sakroiliakalgelenk, an der Linea nuchae für die Halswirbelsäule und am Thorax (M. levator costae) für die Rippenwirbelgelenke gefunden. Beim Sell-Irritationspunkt handelt es sich um den nozireaktiven Hypertonus der genannten Muskulatur. Er stellt den ersten Teil der motorischen Systemantwort auf einen überschwelligen nozizeptiven Reiz dar. Die Indikation zu einer gezielten Manipulationstherapie an Wirbelsäule und Rippen ergibt sich erst aus dem Ergebnis der vollständig durchgeführten Drei-Schritt-Diagnostik.

Die manuelle Diagnostik gibt Aufschluss über den Ort und die Art der Störung (funktionell, strukturell oder kombiniert) und damit wesentliche Hinweise für eine erfolgversprechende Therapie auch mit anderen Methoden.

Für die **Therapie** steht eine breite Palette verschiedener manueller (auf Chiropraktik und Osteopathie zurückgehender) Techniken zur Verfügung. Diese reichen von einfachen taktilen Anwendungen wie z. B. den einfachen Druckpunkttechniken (meistens nach dem Strain-Counterstrain-Prinzip angewendet) Teilen der sog. kraniosakralen Techniken, myofaszialen Anwendungen und manuellen Mobilisationen (einschließlichosteopathischer Muskelenergietechniken) bis hin zur gezielten Manipulationstherapie an der Wirbelsäule. Letztere – zu denen auch die HVLA-Techniken der Osteopathen und die HIO-Technik der Chiropraktorensowie die Atlastherapie nach Arlen gehören – stellen gewissermaßen die „Königsdisziplin" der manuellen Medizin dar, erfordern auch die beste und korrekteste Ausbildung, vor jeder Behandlung eine klare Indikationsstellung und auch eine Risikoaufklärung. Deshalb ist ihre Durchführung dem qualifiziert weitergebildeten Arzt vorbehalten und eine Delegation an Angehörige medizinischer Assistenzberufe nicht statthaft.

Dagegen können die Extremitätenbehandlungen, Mobilisationen an der Wirbelsäule, neuromuskuläre Techniken und manuelle Weichteilbehandlungen an Physiotherapeuten mit Weiterbildung in manueller Therapie delegiert werden. Doch auch in diesen Fällen liegt die Verantwortung für die Indikationsstellung beim Arzt. Die Techniken der viszeralen Mobilisation (von den Osteopathen viszerale Manipulation genannt) werden im Rahmen einer orthopädischen Rehabilitationsbehandlung nur extrem selten gebraucht.

> **❯** Gerade in der Rehabilitation ist die manuelle Medizin in ein therapeutisches Gesamtkonzept einzubauen, das auch eine evtl. vorhandene Fehlstatik, eine muskuläre Dysbalance und die nach der Wiedereingliederung zu erwartende Belastung berücksichtigt.

Indikationen und Kontraindikationen

Als Indikationen sind zunächst an den Extremitäten reversible Störungen des Gelenkspiels auch in Verbindung mit ligamentären, kapsulären oder muskulären **Kontrakturen** anzusehen. Dabei ist es zunächst wichtig, durch dosierte repetitive manuelle Traktionen so viel Platz zwischen den Gelenkflächen zu schaffen, dass weitere translatorische Mobilisationen ohne ein traumatisierendes Aufreiben der Gelenkflächen möglich sind. Diese Techniken werden sowohl zur Kontrakturprophylaxe als auch bei bereits eingetretenen Kontrakturen im Rahmen der postoperativen oder posttrau-

matischen Rehabilitation, aber auch bei entzündlich-rheumatischen und degenerativen Erkrankungen eingesetzt.

Selbst vorsichtige Mobilisationen oder Muskeldehntechniken dürfen aber erst nach Erreichen der Übungsstabilität oder im subakuten Entzündungsstadium eingesetzt werden. Beispiele für solche postoperativen Frühbehandlungen sind u. a. die Patellamobilisation nach Knie-TEP oder die vorsichtige Querdehnung verkürzter Hüftadduktoren nach Hüft-TEP; für posttraumatische Frühbehandlung die dosierte dorsovolare Gleitmobilisation im Radiokarpalgelenk nach Radiusfraktur. Bei der Behandlung bestehender Kontrakturen oder an Rheumagelenken empfiehlt sich die Kombination mit einer Kryotherapie.

An der **Wirbelsäule** stellen vor allem als **Blockierung** bezeichnete reversible Dysfunktionen i. S. einer Hypomobilität, die mit einer im segmentalen Irritationspunkt (nozireaktiver Hypertonus der kurzen autochthonen Rückenmuskulatur) feststellbaren Nozireaktion einhergehen, eine Indikation dar. Diese sind oft Ursache auch hartnäckiger lokaler oder pseudoradikulärer Schmerzsyndrome. Die Wahl der Behandlungstechnik ist dabei auch von Alter und Konstitution der Patienten, von der Knochenstruktur, der Aktivität des Geschehens und der muskulären Begleitreaktion abhängig. In frühen postoperativen oder posttraumatischen Phasen werden oft nur Druckpunkttechniken oder sehr vorsichtige muskuläre Dehntechniken wie z. B. das subokzipitale Release möglich sein.

> **❶** Die bekannten Kontraindikationen sind vor der Vorordnung manueller Therapie soweit als irgend möglich auszuschließen.

Das mit dem Einsatz einer manuellen Behandlung angestrebte Ziel ist die Wiederherstellung der Funktion und eines muskulären Gleichgewichtes sowie die Schmerzreduktion durch Minderung der Nozizeptorenaktivität. Letzteres gilt auch für chronische Schmerzsyndrome, die schon zu Sekundärblockierungen oder Verkettungen geführt haben. Die manuelle Behandlung beschränkt sich dabei nicht nur auf Wirbelsäule, Gelenke und Muskeln, sondern bezieht auch das Bindegewebe (Kapseln, Bänder, Faszien) in ihr Behandlungsprogramm ein. Bereits bestehende strukturelle Veränderungen sind dabei keine Kontraindikationen, da auch im Rahmen der durch sie eingeschränkten Restbeweglichkeit noch reversible funktionelle Störungen eintreten können.

Kontraindikationen
- Akute entzündliche Prozesse
- Tumorerkrankungen im Behandlungsgebiet
- Frische Traumafolgen (auch die frische Distorsionverletzung der HWS)

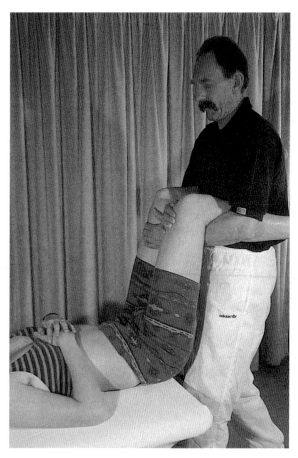

◘ Abb. 2.25 Kyphosierende Traktion an der LWS

- Hypermobilität und Instabilität (z. B. rheumatische HWS, Os odontoideum, basiläre Impression, Luxation oder Subluxation)
- Bandscheibenvorfälle mit radikulärer Symptomatik
- Osteoporose oder Osteomalazie mit Spontanverformungen
- Spontandissektionen hirnzuführender Gefäße (bei Spontandissektionen in der Anamnese ist eine genaue neurologische Abklärung erforderlich, da das Risiko erneuter nicht erkannter Spontandissektionen bei diesen Patienten deutlich erhöht ist)
- Begleitblockierungen bei psychosomatischen Syndromen ohne Einsicht der Patienten in die Psychogenese der Beschwerden

Befund und Behandlungsziel bestimmen letztlich das therapeutische Vorgehen. Für die eingangs genannten taktilen Techniken bestehen praktische keine Kontraindikationen. Sie werden v. a. im Rahmen der Schmerztherapie – und hier auch in befundentsprechend niedriger Dossierung bei entzündlichen Prozessen sowie frischen

traumatischen und postoperativen Zuständen – eingesetzt.

Für die Druckpunkttherapie werden von den einzelnen Schulen verschiedene Arten von Punkten empfohlen. Letztlich ist es aber gleich, ob über Akupunktur-, Chapman-, Counterstrain- oder Irritationspunkte gearbeitet wird. Die Wirkungsweise wird in allen Fällen mit einer modifizierten Gate-control-Theorie erklärt. Da ihnen ein entspannender Effekt zugeschrieben wird, dienen sie auch zur Mobilisations- und Manipulationsvorbereitung.

Die Mobilisationsbehandlung wird an Wirbelsäule und Extremitäten in aller Regel mit Traktionen begonnen. Dabei kommen an der Wirbelsäule v. a. Traktionen in leicht kyphosierender Einstellung zum Einsatz (◘ Abb. 2.25). Diese entlasten nicht nur den Zwischenwirbelraum, sondern auch die Wirbelgelenke und erweitern die Foramina intervertebralia. Treten bei solchen kyphosierenden Traktionen Schmerzen auf, ist in jedem Fall eine erneute diagnostische Abklärung erforderlich.

❗ Schmerzverstärkung bei kyphosierender Traktion!

Wenn die manuellen Traktionen zu einer Erleichterung geführt bzw. genügend Raum für die weiteren translatorischen Mobilisationen geschaffen haben, kommen diese zum Einsatz. Dabei ist darauf zu achten, dass ein traumatisierendes Aufreiben von Knorpelflächen vermieden wird. Das Arbeiten parallel zu den Gelenkflächen sichert die atraumatische dehnende Einwirkung auf die segment- oder gelenkbegleitenden Weichteile (Kapseln, Bäder, Muskeln). Es wird repetitiv mit langsamen dosierten Schüben oder Zügen bis an die zunehmende Spannung (erste Barriere) heran gearbeitet. Hierbei dient jeder einzelne Mobilisationsschub oder -zug auch als Probebehandlung für den nachfolgenden, da sich Weg und Intensität des nachfolgenden Zuges oder Schubes an der erfühlten Gewebereaktion der vorhergehenden Mobilisation orientieren, Dadurch ist es auch möglich, jede aufkommende Verstärkung der Nozireaktion zu erfassen, was es uns im Gegensatz zur Manipulation ermöglicht, den Vorgang sofort abzubrechen. Das bedeutet auch, dass bei diesen Mobilisationen nach Möglichkeit von Anfang an in die blockierte Richtung hinein gearbeitet wird. Nur wenn sofort bei Bewegungsbeginn in diese Richtung eine Verstärkung der Nozireaktion zu bemerken ist, wird zunächst in die entgegengesetzte Richtung therapiert (◘ Abb. 2.26).

Bei den an Physiotherapeuten delegierten Maßnahmen wird es sich in aller Regel um Mobilisationen handeln. Dazu sind aber für die Therapie wesentliche Befunde wie z. B. eine posttraumatischen Änderung einer Gelenkflächenneigung mitzuteilen. Nur dadurch wird gewährleistet, dass es zu der gewünschten Einwirkung auf Kapseln, Bänder und Muskeln kommt und ein uner-

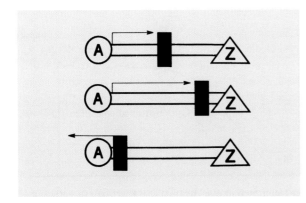

Abb. 2.26 Behandlungsrichtung der Mobilisation bei verschiedener Lage der Blockierung auf dem Weg zur Erreichung des Bewegungsziels

wünschtes Anstoßen oder Aufreiben von Gelenkflächen vermieden wird. Das gilt sowohl für Mobilisationen mit chirotherapeutischen als auch für solche mit osteopathischen Techniken.

Die Mobilisationsbehandlung an den **Extremitätengelenken** ist noch häufiger als die an der Wirbelsäule mit Muskeldehntechniken zu kombinieren. Beim Impingementsyndrom der Schulter z. B. wird nicht nur durch translatorisches Gleiten im Glenohumeralgelenk und im subakromialenGleitweg eine Kapseldehnung. Sondern auch eine sanfte Dehnung des Muskulatur (z. B. M. deltoideus und M. supraspinatus) bewirkt. Bei entsprechendem Ausfall der zur manuellen Diagnostik gehörenden Muskeltests werden die betreffenden Muskeln gezielt gedehnt (◙ Abb. 2.27).

Die Muskeldehntechniken dienen dem Zweck, einen blockierungsbegleitenden oder -auslösenden muskulären Hypertonus abzubauen, die Trophik des Muskels zu verbessern und ggf. einen verkürzten Muskel zu längen. Deshalb werden sie auch bei myogenen Kontrakturen eingesetzt. Unterstützt und vorbereitet kann das durch myofasziale Techniken (z. B. fasziales Ausstreichen) werden. Die Längs- und Querdehnungen der an einem Blockierungsgeschehen beteiligten Muskulatur werden je nach Technik mehr der Mobilisation (häufiger) oder der Massage (seltener) zuzuordnen sein. Eine reflektorisch auch nach der erfolgten Deblockierung noch hypertone oder sogar bereits strukturell verkürzte Muskulatur ist ein wesentliches Rezidivpotenzial und daher in die Behandlungsplanung einzubeziehen.

Beim Einsatz an der **rheumatischen Hand** oder am **rheumatischen Vorfuß** wird nicht nur die Verbesserung der Gelenkmechanik, sondern auch die der Gelenktrophik (Aktivierung der Synovialpumpe) angestrebt. Die aktivitätsangepasst durchgeführte repetitive manuelle Traktion bewirkt ebenso wie die manuelle Lymphdrainage auch einen Abbau des entzündlichen Ödems.

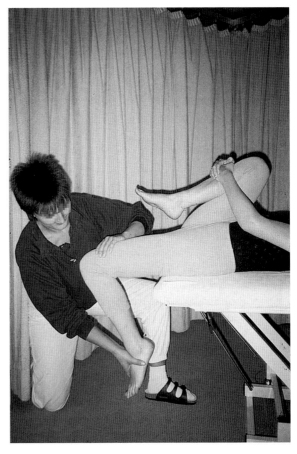

Abb. 2.27 Muskeldehnung (M. rectus femoris)

Kontraindikationen für die Mobilisationstherapie der Extremitätengelenke
- Noch nicht ausreichend stabilisierte Frakturen
- Instabile postoperative Zustände
- Maligne Tumoren im Behandlungsgebiet
- Gelenkinfektionen
- Entzündlich-rheumatische Erkrankungen im Akutstadium
- Frische Traumata
- Blutgerinnungsstörungen (speziell Hämophilie A und B)

Der gezielte Manipulationseingriff an der Wirbelsäule (◙ Abb. 2.28) wird als ärztlicher Eingriff nach den Regeln der „sanften Manipulation" (Bischoff 2002) durchgeführt. Dabei wird nach Aufnahme von Tiefenkontakt und Vorspannung sowie Durchführung der diagnostischen Probemobilisation ein kurzer schneller Minimalimpuls (kurze Zeit, kurzer Weg, kleine Kraft) eingesetzt, der gerade durch seine Geschwindigkeit in der Lage ist, die Adhäsion der Gelenkflächen eines blockierten Wirbelgelenkes zu über-

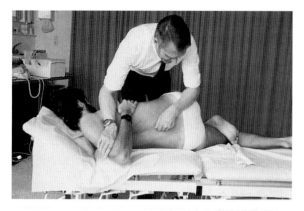

Abb. 2.28 Manipulation an der LWS

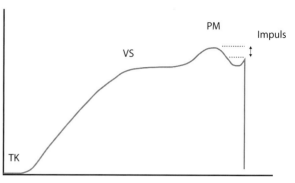

Abb. 2.29 Kraft-Weg-Zeit-Diagramm einer lege artis durchgeführten Manipulation (*TK* Tiefenkontakt, *VS* Vorspannung, *PM* diagnostische Probemobilisation)

winden. Risiken bestehen nur bei unsachgemäßer Anwendung und bei nicht erkannten Kontraindikationen. Diese sind insbesondere im Hinblick auf Spontandissektionen hirnzuführender Gefäße in sehr seltenen Fällen nicht erkennbar. Deshalb ist eine Risikoaufklärung durchzuführen.

Da es sich um einen Hochgeschwindigkeitsimpuls handelt, besteht im Gegensatz zur Mobilisation keine Abbruchmöglichkeit. ◘ Abb. 2.29 veranschaulicht das Verhältnis von Tiefenkontakt, Vorspannung und diagnostischer Probemobilisation zum eigentlichen manipulativen Impuls. Es hat sich inzwischen bei allen qualifizierten Weiterbildungsinstitutionen die Einsicht durchgesetzt, dass die Arbeit in die Richtung der abnehmenden Nozireaktion („freie Richtung; Sell 1969) gegenüber dem „Durchbrechen der Barriere" deutlich risikoärmer ist. Diese Richtung zeigt sich durch Schmerzreduktion und Abnahme des nozireaktiven Hypertonus im Irritationspunkt an.

Die immer wieder vorgebrachte Meinung, dass wiederholte Manipulationen zur Hypermobilität führen, ist durch keinerlei Studien belegt. Es handelt sich bei den angegebenen Fällen vielmehr um behandelte Blockierungen in hypermobilen Segmenten, bei denen nach der Deblockierung die Betonung der rehabilitativen Arbeit auf der muskulären und ligamentären Stabilisierung liegen muss. Gerade die Zunahme an pathologischem Bewegungsspielraum im hypermobilen Segment führt auch zu einer Zunahme der Blockierungsmöglichkeiten.

Im Gegensatz zu manchmal verbreiteten Meinungen ist – wie bereits erwähnt – der Einsatz gezielter Manipulationen an der Wirbelsäule auch bei chronischen Schmerzsyndromen durchaus sinnvoll- Nur müssen dabei die meist eingetretenen Verkettungen im Wirbelsäulen- und Extremitätenbereich ebenso beachtet werden wie reaktiv entstandene, die Symptomatik unterhaltende tendomyotische Veränderungen.

Besonders bei chronischen zervikozephalen und zervikobrachialen **Schmerzsyndromen** sowie nach operativen Eingriffen an der HWS zeigt es sich, dass die Beschwerden weiterhin durch Blockierungen im oberen Thorakal-

bereich unterhalten werden. Dann führt ein chirotherapeutischer Eingriff an der oberen BWS oder den oberen Rippenwirbelgelenken zur deutlichen Besserung wenn nicht sogar zur Beschwerdefreiheit. Dieser Eingriff beinhaltet bei sachgemäßer Durchführung kein Risiko für die operierte oder traumatisierte Halswirbelsäule. Ist in diesen Fällen eine Muskeldehnung (z. B. M. levator scapulae oder M. sternocleidomastoideus) erforderlich, so ist diese sehr vorsichtig als Querdehnung durchzuführen.

Nach Eingriffen oder Verletzungen an der Lendenwirbelsäule gilt das besondere Augenmerk begleitenden oder in der Folge aufgetretenen Blockierungen der Sakroiliakalgelenke, die Schmerzen oder muskuläre Dysfunktionen bedingen. Sakroiliakalgelenksdysfunktionen werden häufig nach Amputationen an den unteren Gliedmaßen beobachtet und sind dann in die Rehabilitationsplanung einzubeziehen.

Nach Verletzungen oder operativen Eingriffen im Thorakalbereich gilt unser Augenmerk nicht nur der Brustwirbelsäule, sondern auch der Rippenbewegung. Dabei wird die manipulative oder mobilisierende Arbeit an der Wirbelsäule und den Rippenwirbelgelenken mit neuromuskulären Techniken an der Atem- und Atemhilfsmuskulatur kombiniert.

Fazit
- Für den in der orthopädisch-traumatologischen Rehabilitation tätigen Arzt ist die manuelle Medizin eine Conditio sine qua non sowohl in diagnostischer als auch in therapeutischer Hinsicht
- Die manuelle Diagnostik ist nicht nur für die Therapieplanung, sondern auch für die Erfolgsbeurteilung von großer Bedeutung
- Die manuelle Therapie dient ebenso der Funktionsverbesserung wie der Schmerzlinderung. Ihr Einsatz wird im Rahmen der Rehabilitation nur dann von Erfolg sein, wenn sie in ein umfassendes rehabilitatives Gesamtkonzept eingebaut wird.

2.2.6 Orthopädische Schmerztherapie

Medikamentöse Schmerztherapie

E. Broll-Zeitvogel

Problemstellung

Nach der Definition der International Association for the Study of Pain wird Schmerz folgendermaßen definiert (International Association for the Study of Pain 1994):

„Schmerz ist ein unangenehmes Sinnes- und Gefühlserlebnis, das mit tatsächlicher oder potenzialer Gewebsschädigung einhergeht oder von betroffenen Personen so beschrieben wird als wäre eine solche Gewebsschädigung die Ursache."

Akuter Schmerz als Ausdruck einer Beschädigung oder Erkrankung des Körpers hat den Charakter eines Warnsignals. Die entsprechende Behandlung führt nach der „Heilzeit" zur Schmerzfreiheit.

Chronischer Schmerz wird von der Internationalen Gesellschaft zum Studium des Schmerzes als Schmerz definiert, der den zu erwartenden Zeitraum, in dem üblicherweise eine Heilung stattfindet, überdauert (International Association for the Study of Pain 1994). Der Schmerz hat seine Leit- und Warnfunktion verloren.

An der Entstehung von chronischen Schmerzen sind neben somatischen auch psychische und soziale Faktoren beteiligt. Das schmerztherapeutische Behandlungskonzept muss sich daher am bio-psycho-sozialen Modell orientieren.

Grundlage einer jeden Schmerztherapie ist daher die entsprechende Schmerzanalyse und die resultierende Schmerzdiagnose. Dies erfordert eine umfangreiche Anamneseerhebung, klinische Untersuchung und ggf. eine weiterführende Diagnostik.

Prinzipiell werden Schmerzen nach ihrer Entstehung in nozizeptorvermittelte (nozizeptiv) und neuropathische Schmerzen unterschieden. Einige Schmerzsyndrome sind durch das Nebeneinander von nozizeptiven und neuropathischen Komponenten gekennzeichnet und werden als mixed-pain bezeichnet.

Das Wissen über die grundlegenden Pathomechanismen, der Schmerzgeneration und den nachfolgenden neurophysiologischen Prozessen ist für eine suffiziente medikamentöse Schmerztherapie unabdingbar.

Nozizeptive Schmerzen

Nozizeptive Schmerzen entstehen unter den Bedingungen intakter peripherer und zentraler Neurone. Nozizeptoren sind freie Nervenendigungen der Klassen C und A-delta und befinden sich in der Haut, Muskulatur, Sehnen, Gelenken und viszeralen Organen. Thermische, mechanische oder chemische Reizung führen zur Gewebeverletzung und Freisetzung von Membranphospholipiden, die durch die Cyclooxygenase II u. a. in Prostaglandine umgebaut werden.

Prostaglandine führen zur weiteren Nozizeptorreizung und zur Kapillarerweiterung. In der Folge kommt es zur weiteren Freisetzung einer Vielzahl von Substanzen (z. B. Serotonin, Histamin, H-Ionen, Substanz P, Zytokinine). Die Substanzen sind nicht nur in der Lage die Nozizeptoren weiter zu erregen, sondern können über Sensibilisierungsprozesse die Empfindlichkeit der Nozizeptoren erhöhen und schlafende Nozizeptoren in der unmittelbaren Umgebung rekrutieren. Weiterhin werden Nervenfasern unter dem Einfluss von NGF zur Aussprossung und zum Einwachsen in das umliegende Gewebe angeregt.

Schmerzleitende Fasern treten über die Hinterwurzel in das Rückenmark ein. Hier erfolgt die Reizübertragung zum ZNS unter Regulation von deszendierenden bulbospinösen Bahnen und lokalen humoralen Einflüssen. Anhaltende Schmerzimpulse können auf Rückenmarksebene zur weiteren Sensibilisierung des nozizeptiven Systems führen (u. a. Induktion der COX II auf Rückenmarksebene).

Die **Schmerzwahrnehmung** ist eine komplexe Leistung unseres Gehirns und setzt sich überwiegend als Teilleistung von Thalamus, primärem und sekundärem sensomotorischen Cortex, dem limbischen System, dem Inselorgan und dem präfrontalem Kortex zusammen.

Schmerzempfindung ist dabei eine subjektive Wahrnehmung, die nicht nur durch neuronale Signale aus dem nozizeptiven System an das Gehirn bestimmt wird. Schmerzempfinden ist das Ergebnis elektrophysiologischer Reizleitung, humoraler Reaktion und der integrativen Bewertung des Reizes unter sensorischen, emotionalen, kognitiven und motivationalen Einflüssen.

Repetitive nozizeptive Reize können zu funktionell plastischen Veränderungen im Nervensystem führen die prinzipiell reversibel sind.

Neuropathische Schmerzen

2008 wurde von der Neuropathic Pain Special Interest Group der International Association for the Study of Pain eine neue Definition neuropathischer Schmerzen erarbeitet. Neuropathische Schmerzen sind Schmerzen, die als direkte Folge einer Schädigung oder Läsion im sensomotorischen System auftreten. Sie werden abgegrenzt von neuroplastischen und funktionellen Veränderungen des Nervensystems als Folge nozizeptiver Stimulation, bei denen die neuronalen Strukturen prinzipiell intakt sind. Je nach Läsionsort wird zwischen peripheren und zentralen neuropathischen Schmerzen unterschieden. Pathophysiologisch werden durch Läsionen, die Folge biochemischer, morphologischer und genetischer Veränderungen sind werden plastische Veränderungen im zentralen oder peripheren Nervensystem induziert. Posttraumatische Neuropathien, die Trigeminusneuralgie und zentrale Schmerzsyndrome (z. B. nach Hirninfarkt) sind typische Beispiele für neuropathische Schmerzsyndrome. Als Sonderform gilt das CRPS I, bei dem sich keine Nervenläsion nachweisen lässt.

Mixed pain (neuropathisch-nozizeptive Schmerzen)

Das Mixed-pain-Konzept geht davon aus, das einige Schmerzsyndrome durch ein Nebeneinander nozizeptiver und neuropathischer Komponenten gekennzeichnet sind (Barron u. Binder 2004). Zu den typischen Krankheitsbildern, die bereits früh gemischte Schmerzkomponenten aufweisen sind z.B. das radikuläre Lumbalsyndrom bei Bandscheibenprolaps oder Spinalkanalstenose. Für das therapeutische Vorgehen unerlässlich ist bereits initial beide Komponenten des Schmerzes suffizient zu behandeln um insbesondere einer weiteren Chronifizierung vorzubeugen.

Patientenspezifische Faktoren mit Einfluss auf die Analgetikawahl

Bei der Auswahl der eingesetzten Schmerzmedikamente spielen patientenspezifische Faktoren eine weitere wichtige Rolle.

Hohes **Patientenalter** geht gehäuft mit dem Vorliegen von Multimorbidität und eingeschränkter Organfunktion (Leber/Niere) einher. Nach Zahlen des statistischen Bundesamtes (2008) nimmt die Zahl der Diagnosen bei Patienten >65. Lebensjahr erheblich zu. Neben Erkrankungen der Bewegungsorgane betrifft dies vor allem kardiovaskuläre Erkrankungen. Die Prävalenz der Hypertonie liegt bei 60- bis 79-Jährigen über 80 %.

Bei einer **Einschränkung der Leberfunktion** kann es zur verlangsamten oder aufgehobenen Metabolisierung von z.B. Analgetika kommen.

Bei **Niereninsuffizienz** können bestimmte Arzneistoffe oder Metabolite schlechter ausgeschieden werden, kumulieren und somit zur Überdosierung führen.

In einer Untersuchung stellte Basler 2003 fest, dass Patienten in geriatrischen Einrichtungen, allgemeinmedizinischen und schmerztherapeutischen Praxen im Schnitt 7,31 Medikamente und davon 1,85 Analgetika oder Koanalgetika einnahmen. Es ist daher bei der Auswahl der Schmerzmedikamente auf **Arzneimittelinteraktionen** zu achten. Viele Arzneistoffe werden in der Leber über die Cyp P-450 metabolisiert. Einige Substanzen wirken inhibierend andere induzierend, entsprechend kann es zu unerwünschten Über- oder Unterdosierungen kommen. Weiterhin kann es bei Multimedikation zur Wirkstofferhöhung durch Verdrängung aus der Plasmaeiweißbindung kommen, da die Substanzen um die Bindung konkurrieren.

Grundprinzipien der medikamentösen Schmerztherapie

Vor Beginn einer Behandlung sind die Ätiologie des Schmerzes, der zugrundeliegende Schmerztyp (nozizeptiv,

neuropathisch, „mixed-pain"), die Schmerzintensität und gleichzeitig bestehende weitere Beschwerden zu erfassen. Zur Erfassung der Schmerzstärke eignen sich verschiedene Schmerzskalen (verbale, numerische oder visuelle Ratingskala). Die Behandlungsergebnisse müssen kontinuierlich überprüft werden. Wirkungen und Nebenwirkungen der Therapie, Änderungen der Schmerzintensität sowie Symptomveränderungen sollten erfasst werden. Ggf. sind die therapeutischen Maßnahmen oder die Schmerzdiagnose zu überdenken.

Medikamentöse Schmerztherapie ist über verschiedene **Applikationswege** (oral, rektal, parenteral (intravenös, intramuskulär, subkutan, intraartikulär) und transdermal möglich. Die Wahl der Applikation richtet sich dabei nach der Möglichkeit der enteralen Resorption. Prinzipiell ist die orale Applikation zu bevorzugen. Invasive Therapieformen bedürfen der spezifischen Indikationsstellung. Die Medikation sollte dem individuellen Schmerzempfinden des Patienten auf der Grundlage der wahrscheinlichen Pathophysiologie und möglichen patientenspezifischen Kontraindikationen auf der Grundlage des WHO-Stufenschemas angepasst durchgeführt werden. Die medikamentöse Schmerztherapie erfolgt nach festem Zeitschema unter Berücksichtigung der Wirkdauer, wobei retardierte Präparate bevorzugt werden sollten. Bei außergewöhnlichen Schmerzspitzen ist eine Bedarfsmedikation festzulegen. Prophylaxe und Therapie der zu erwartenden Nebenwirkungen müssen bedacht und ggf. festgelegt werden. Die eingeleitete Therapie ist regelmäßig auf Wirksamkeit zu überprüfen.

Nicht-Opioidanalgetika (WHO Stufe I)
Nicht-selektive COX-Hemmer (t-NSAR), selektive COX-Hemmer (Coxibe)

Die Präparate sind bei somatischen Schmerzen z.B. Gelenkarthrosen mit entzündlich-nozizeptiver Komponente eingesetzt. tNSAR und Coxibe können als antiphlogistische, antipyretische Analgetika beschrieben werden, die über die COX-Hemmung die Prostaglandinsynthese inhibieren.

Nach aktuellem Kenntnisstand der Arzneimittelkommission des deutschen Ärzteblattes (2013) geht die Einnahme dieser Medikamente mit einem deutlich erhöhten Risiko für kardiovaskuläre Komplikationen einher. Nach aktuellen Metaanalysen sind diese für die verschiedenen Substanzen unterschiedlich. Aufgrund der Studienlage scheint Naproxen das Präparat mit dem geringsten Risiko zu sein, bei Gastrointestinalkkomplikationen zeigt sich gegenüber anderen Präparaten ein erhöhtes Risiko.

> ❯ **Wegen des erhöhten gastrointestinalen Risikos der NSAR wird bei längerer Einnahme die Gabe eines Magenschutzes empfohlen.**

◻ Tab. 2.11 Nicht-Opioidanalgetika (WHO Stufe I)

Nicht-Opi-oidanalgetika	Substanzklassen	Wirkstoff	Einzeldosis (mg)	Wirkdauer (h)	Maximale Tagesdosis (mg)	Wirkung
Nicht-selektive COX-Hemmer (tNSAR)	Salicylate	Acetylsalicyl-säure	500–1000	4–8	3000	Nicht selektive COX-Hemmung
	Arylessigsäure-derivate	Diclofenac	50–150	6–12	150	
		Indometacin	50–150	6–8	150	
	Arylproprionsäu-rederivate	Ibuprofen	400–800	6–12	2400	
		Dexibuprofen	100–400	8	1200	
		Naproxen	250–1000	6–12	1250	
		Ketoprofen	25–100	6–12	200	
	Oxycame	Piroxicam	10–20	24	20	
		Meloxicam	7,5–15	24	15	
Selektive COX-II-Hemmer	Coxibe	Celecoxib	100–200	6–12	400	Selektive Hemmung der Cox-II
		Etoricoxib	30–120	24	90 (120)	
		Parecoxib (i. v.)	20–40	6–12	80	
COX-Hemmer ohne relevante antientzündliche Eigenschaften	4-Aminophe-nol-Derivate	Paracetamol	500–100	6–8	3000	COX-Hemmung Rü-ckenmarksebene
	Pyrazolone	Metamizol	500–1000	6–8	4000	Cox-Hemmer zentral
Nicht-Opioidanalge-tika ohne antipyretri-sche Eigenschaften		Flupirtin	100–400	6–8 (–24)	900	Selektiver Kaliumka-nal-Öffner
		Metacarbachol	750	6	7500	Reduktion zentrale Schmerzweiterleitung

Sowohl bei den tNSAR als auch den Coxiben kann es bei längerer Anwendung zur Einschränkung der Nierenfunktion kommen.

COX-Hemmer ohne signifikante antipyretrische Wirkung

Paracetamol wird bei schwachen nozizeptiven Schmerzen (somatisch und viszeral) mit erhöhtem Gastrointestinalrisiko eingesetzt. Paracetamol wirkt schwach antiphlogistisch und antipyretrisch. Die Hauptwirkung des Paracetamols scheint über eine COX-II-Hemmung auf Rückenmarksebene und über die Beeinflussung der NMDA-Rezeptoren im Gehirn zu erfolgen. Paracetamol ist potenziell hepatotoxisch.

Metamizol findet bei nozizeptivem Schmerz und insbesondere bei nozizeptiv viszeralen Schmerzen Anwendung. Metamizol wirkt anscheinend über eine Schmerzhemmung im periaquatorealen Grau im ZNS. Diskutiert wird auch eine Hemmung der COX I und II.

Als seltene, aber schwerwiegende Komplikationen gelten die Knochenmarksdepression sowie allergische Reaktionen.

Nicht-Opioidanalgetika ohne antipyretrische Eigenschaften

Flurpirtin wird bei mittelstarken bis starken Schmerzen die mit einem erhöhten Muskeltonus einhergehen eingesetzt. Flurpirtin wirkt zentral durch selektive Kaliumkanalöffnung (SNEPCO) muskelrelaxierend. 2013 wurde die Anwendung wegen der Hepatotoxizität auf 14 Tage beschränkt.(Rote Hand)

Metocarbamol wird bei mittelstarken bis starken Schmerzzuständen mit gleichzeitig bestehender Muskeltonuserhöhung eingesetzt. Metocarbamol wirkt direkt verstärkend auf inhibitorische Interneurone im Rückenmark und führt zur Reduktion der zentralen Schmerzweiterleitung und über Regelkreisbeeinflussung zur Muskelentspannung.

Eine Übersicht über die Nicht-Opioidanalgetika gibt ◻ Tab. 2.11.

Opioidanalgetika (WHO Stufe II und III)

Opioidanalgetika werden bei mittelstarken und starken opioidsensiblen Schmerzen eingesetzt.

Zur Langzeitanwendung von Opioiden bei nicht tumorbedingten Beschwerden (AWMF 2009) liegt eine

◘ Tab. 2.12 Opioidanalgetika (WHO Stufe III)

Wirkstoff	Zubereitungsform	Indikationen	Einzeldosis	Wirkdauer (h)	Besonderheiten
Hydromorphon	Nicht-retard	Durchbruchschmerz	Ab 1,3 mg	4	
	Retard	Dauerbehandlung	Ab 4 mg	12	
Oxycodon	Nicht-retard	Durchbruchschmerz	Ab 5 mg	4–6	Dosisreduktion bei Leber- und Niereninsuffizienz
	Retard	Dauerbehandlung	Ab 5 mg	12	
Oxycodon/ Naloxon	Retard	Dauerbehandlung	Ab 5 mg/2,5 mg	12	Dosisreduktion bei Leber- und Niereninsuffizienz
Morphin	Nicht-retard	Durchbruchschmerz	Ab 5 mg	4–6	Möglichst nicht bei ausgeprägter Niereninsuffizienz
	Retard	Dauerbehandlung	Ab 10 mg	8–12	
L-Methadon	Nicht retard	Dauerbehandlung	Ab 1 mg	8–12	Dosisreduktion bei Leber- und Niereninsuffizienz
	Pro inject	Wenn orale Gabe nicht möglich	Ab 1 mg	4–6	
Buprenorphin	Sublingual	Dauerbehandlung	Ab 0,2 mg	6–8	
	Matrixpflaster	Dauerbehandlung bei stabilem Schmerz	Ab 35 µg/h Ab 5 µg/h	96 168	
Fentanyl	Matrixpflaster	Dauerbehandlung bei stabilem Schmerz	Ab 12,5 µg/h	(48–)72	Cave bei Niereninsuffizienz
	Pro inject	Wenn transdermal nicht möglich Durchbruchschmerz	Ab 0,025 mg	0,5	
	Intranasal	Durchbruchschmerz	Ab 50 µg	1(–2)	
Tapentadol	Oral	Dauerbehandlung	50–250 mg	12	Maximale Tagesdosis 500 mg

Leitlinie auf der Basis von 60 randomisieren Studien vor. Demnach sollte die Indikation zum Einsatz von Opioiden kritisch gestellt werden.

Opioide wirken über die Interaktion an den Bildungsstellen der Endorphine und Enkephaline. Der analgetische Effekt wird überwiegend über den supraspinalen µ-Rezeptor vermittelt. Die Opioidrezeptoren befinden sich überwiegend in den zentralen Strukturen, die an der Weiterleitung, Modulation und Verarbeitung von Schmerzafferenzen beteiligt sind. Die Wirkung der Opioide ist von pharmakologischen Eckdaten (sterische Form, Größe, Lipophilie, Rezeptoraffinität und intrinsische Aktivität) abhängig.

Orale Retardpräparate und transdermale Systeme stellen die Basis in der Dauertherapie starker Schmerzen dar. Schmerzspitzen können mit schnell wirksamen unretardierten Zubereitungen behandelt werden.

Die Kombination von Stufe-II- und Stufe-III-Medikamenten ist wegen der geringen Rezeptoraffinität der Stufe-II-Präparate nicht sinnvoll.

Alle Stufe-II-Opioide liegen als Prodrugs vor, deren analgetische Potenz von den aktiven Metaboliten ausgeht. Mit Ausnahme der nicht retardierten Kombination von **Tilidin/Naloxon** unterliegen sie nicht der BTM-Pflicht. Im Gegensatz zu den Stufe-III-Opioiden (Ausnahme Tapentadol) wird keine Maximaldosierung vorgegeben.

Tramadol ist ein schwacher Agonist am µ-Rezeptor und ein GABA-Rezeptor-Antagonist mit schwacher Serotonin-Noradrenalin-Wiederaufnahmehemmung. Kombinationen mit SSRI können zum Serotoninsyndrom führen.

Relativ neu auf dem Markt ist der Wirkstoff **Tapentadol**. Er ist ein µ-Rezeptoragonist mit gleichzeitiger Noradrenalin-Wiederaufnahmehemmung. Bisher zeigten sich eine gute analgetische Potenz und Verträglichkeit.

Bei der Auswahl der Opioide sollten Einschränkungen der Organfunktionen von Niere und Leber berücksichtigt werden. Bei eingeschränkter Nierenfunktion ist bei Morphin, Tramadol und Fentanyl mit einer Akkumulation der Metaboliten zu rechnen. Tilidin/Naloxon sollten bei schwerer Leberinsuffizienz nicht angewandt werden.

Eine Übersicht über die Opioidanalgetika geben ◘ Tab. 2.12 und ◘ Tab. 2.13.

Koanalgetika

Koanalgetika sind Medikamente, die die Wirkung der Nicht-Opioide und Opioidanalgetika unterstützen oder

⬛ Tab. 2.13 Schwache Opioide (WHO Stufe II)						
Schwache Opioide	Zubereitung	Indikation	Einzeldosis (mg)	Wirkdauer (h)	Maximale Tagesdosis (mg)	Besonderheiten
Dihydrocodein retard	Tabletten	Dauermedikation	60–120	12	240	Dosisreduktion bei Niereninsuffizienz
Tramadol	Tabletten, Tropfen, Suppositorien	Durchbruch-schmerz	50–100	4–6	400	Dosisreduktion bei Niereninsuffizienz
Tramadol retard	Tabletten, Kapseln	Dauermedikation	100–300	8–12	400	
Tilidin/Naloxon	Kapseln, Tropfen	Durchbruch-schmerz	50–100	4–6	600	Bei Leberinsuffizienz vermeiden
Tilidin/Naloxon retard	Tabletten	Dauermedikation	100–300	8–12	600	

verstärken. In der orthopädischen Schmerztherapie gehören in diese Gruppe verschiedene Substanzklassen, die insbesondere Einfluss auf neuropathische und myofasziale Schmerzsyndrome haben.

In der Leitlinie Therapie neuropathischer Schmerzen der Deutschen Gesellschaft für Neurologie (2012) werden zur Pharmakotherapie neuropathischer Schmerzen die Antidepressiva (TCA, SSNRI), Antikonvulsiva (Kalziumkanalblocker oder lokal angewendete Substanzen (Capsaicin- oder Lidocain) als Therapeutika der 1. Wahl klassifiziert.

Antidepressiva Trizyklische Antidepressiva (TCI) sind nicht selektive Monoamino-Wiederaufnahmehemmer. Eine einschleichende Dosissteigerung wird empfohlen. Auch die selektiven Serotonin-Noradrenalin-Wiederaufnahmehemmer zeigen in Studien gute Wirkungen bei neuropathischen Schmerzen. Nach der Leitlinie sind es Präparate der 2. Wahl.

Antikonvulsiva Gabapentin und Pregabalin als Kalziumkanalblocker mit membranstabilisierenden Eigenschaften gelten als Präparate der 1. Wahl bei neuropathischen Schmerzen. Carbamazepin als typisches Antiepileptikum mit natriumkanalblockierenden Eigenschaften wird überwiegend bei neuropathischen Paroxysmen eingesetzt.

Myotrope Medikamente Tizanidin und Baclofen wirken über die Hemmung der praesynaptischen und partiell auch postsynaptischen Freisetzung excitatorischer Transmitter. Baclofen hat zusätzlich einen direkt hemmenden Einfluss auf das Alpha-Motoneuron. Die Präparate werden bei erhöhtem Muskeltonus auch in der Behandlung von Wirbelsäulenschmerzsyndromen eingesetzt. Baclofen eignet sich besonders bei schmerzhafter Muskelspastik aufgrund zentraler Läsionen (z. B. Querschnittssyndrome).

Prindinolmesilat blockiert Muskarinrezeptoren und verhindert die Weiterleitung von Impulsen vom WDR-Neuron auf das Alpha-Motoneuron und wirkt dadurch muskelrelaxierend. Funktionen höherer zerebraler Zentren bleiben unbeeinflusst. Eingesetzt wird es bei Schmerzsyndromen mit starken muskulären Verspannungen.

Seit August 2013 darf Tetrazepam, als muskelrelaxierendes Benzodiazepin nicht mehr verordnet oder eingesetzt werden (Arzneimittelkommision der Deutschen Ärzteschaft 2013c).

Tolperisol als oraler Natriumkanalblocker wurde in der Indikation eingeschränkt und ist nur noch bei Spastik zugelassen (Arzneimittelkommision der Deutschen Ärzteschaft 2013b).

Kortikosteroide Kortikosteroide wirken analgetisch und antipyretrisch durch Hemmung entzündungsauslösender Zytokine, Leukotriene und Prostaglandine. Bei Nerven- und Rückenmarkskompression, bei Schmerzen mit Weichteil oder Kapselschwellungen kann der kurzfristige Einsatz von Kortikosteroiden sinnvoll sein. Der Einsatz erfolgt überwiegend lokal (intraartikulär, periradikulär) kann aber auch systemisch erfolgen.

Bisphosphonate Bisphosphonate wirken hemmend auf die von Osteoklasten verursachte Knochenresorption und haben einen analgetischen Effekt. Der Einsatz kann, bei Osteoporose sowie von Knochentumoren verursachte ossären Schmerzen, sinnvoll sein.

⬛ Tab. 2.14 zeigt eine Übersicht über die Koanalgetika.

Adjuvanzien

Adjuvanzien finden Anwendung zur Behandlung von medikamenteninduzierten Nebenwirkungen.

◻ Tab. 2.14 Koanalgetika

Koanalgetika		Präparat	Startdosis (mg)	Erhaltensdosis (mg)	Besonderheiten
Antidepressiva	TCA	Amitiptylin	10	25–150	Zulassung Schmerz; 1. Wahl neuropathischer Schmerz
		Trimipramin	10	50–150	
		Clomipramin	10	50–150	
	SNRI	Dulexetin	30	60–120	Zulassung diabetische PNP
Antikonvulsiva		Gabapentin	100–300	3600	Kalziumkanalblocker; 1. Wahl bei neuropathischer Schmerz
		Pregabalin	25–75	600	
		Carbamazepin	100	400–1200	Natriumkanalblocker, Zulassung neuropathischer Schmerz (Paroxysmen)
Muskelrelaxanzien/ Myotope Medikamente		Tizanidin	3 × 2–4	6–12	Zentrale Hemmung
		Prindinolmerisilat	2-8	4–8	Blockierung Muskarinrezeptoren
		Baclofen	14	60	Zentrale Muskelrelaxation, Spastik
Kortikosteroide		Zum Beispiel Dexamethason	4–100	Rasche Dosisreduktion	z. B. Ödem, Nervenkompression, Entzündung
Bisphosphonate		Zum Beispiel Ibandronat	50	50	z. B. Schmerz bei Knochenmetastasen, Osteoporose

◻ Tab. 2.15 Adjuvanzien

Adjuvanzien	Substanz	Dosierung (mg)	Wirkweise
Antiemetika	Metocopramid	3 × 10–20	Blockade der Dopaminrezeptoren
	Haloperidol	3 × 0,3–10	
	Dimenhydrinar	1–2 × 100–150	H-1 Rezeptorantagonist
Laxanzien	Lactulose	10 ml	Osmotisch wirksam
	Macrogol	1 Beutel	
	Natriumpicosulfat	10	irritativ, antiresorptiv
	Biscodyl	10	
	Biscodyl Supp.	1–2 Supp	Enddarmwirksam
Gastroprotektiva	Pantoprazol	20	Protonenpumpenhemmer
	Omeprazol	20	
	Misoprostol	2–4 × 0,2	Prostaglandinanaloga

Antiemetika Antiemetika werden bei Übelkeit eingesetzt. Metoclopramid und Haloperidol wirken zentral über die Blockade der Dopaminrezeptoren. Dimenhydrinat ist ein H1-Rezeptorantagonist.

Laxanzien Zur Therapie oder Prophylaxe der Obstipation (z. B. opioidinduziert) werden Laxanzien eingesetzt. Die Präparate können in osmotisch oder irritativ wirkende sowie Gleitmittel unterschieden werden.

Gastroprotektiva Wegen der gastrointestinalen Nebenwirkung von entzündungshemmenden Schmerzmedikamenten kann die Gabe Gastroprotektiva notwendig werden. Empfohlen weren insbesonder Protonenpumpenhemmer oder Prostaglandinanaloga.

◻ Tab. 2.15 zeigt eine Übersicht über die Adjuvanzien.

Fazit

Die medikamentöse Therapie bei Schmerzen im Bereich der Bewegungsorgane soll die nichtmedikamentösen Maßnahmen unterstützen. Durch einen zeitgerechten gezielten Ein-

□ Tab. 2.16 Medikamente/Medikamentenkombination nach Schmerzgenese unter Berücksichtigung des WHO Stufenschemas

Schmerz-genese	Beispiel	Begleitsymptome	Medikamentöse Behandlung Stufe I	Medikamentöse Behandlung Stufe II und/oder III	Anmerkungen
Nozizeptiv somatisch	Arthrose, Arthritis	Zum Beispiel Schwellung, Über-wärmung	tNSAR/Coxib	Gegebenenfalls plus Opioid Stufe II oder Stufe III	Gegebenenfalls Gastro-protektivum Bei Opioidgabe Pro-phylaxe der Nebenwir-kungen
	Lokales/pseu-doradikuläres Wirbelsäulensyn-drom (z. B. bei Spondylarthrose)	Ohne	Paracetamol, tNSAR/Coxib	Gegebenenfalls plus Opioid Stufe II oder Stufe III	Gegebenenfalls Gastro-protektivum bei Opioidgabe Pro-phylaxe der Nebenwir-kungen
	Lokales/pseu-doradikuläres Wirbelsäulen-syndrom (z. B. bei aktivierter Spondylarthrose)	Mit deutlicher muskulärer Reaktion	Paracetamol, tNSAR/Coxib + myotropes Medikament, z. B. Prindinolmerisilat, z. B. Flurpirtin	Gegebenenfalls plus Opioid Stufe II oder Stufe III	Gegebenenfalls Gastro-protektivum Bei Opioidgabe Pro-phylaxe der Nebenwir-kungen Flurpirtin maximal 14 Tage
	Kopfschmerz	Ohne	Paracetamol, Aspirin		Medikamenteninduzierter Kopfschmerz?
Mixed Pain	Radikuläres Wirbelsäulensyn-drom	Radikuläre Schmerzausstrah-lung Hypästhesie Hyperalgesie Dysästhesien	tNSAR/(Coxib), Metamizol + TCA oder Kalzi-umkanalblocker	Gegebenenfalls plus Opioid Stufe II oder Stufe III	Gegebenenfalls Gastro-protektivum Bei Opioidgabe Prophylaxe der Neben-wirkungen TCA und Kalziumkanalblo-cker langsam aufdosieren
	Radikuläres Wirbelsäulen-syndrom	Radikuläre Schmerzausstrah-lung Hypästhesie Hyperalgesie Dysästhesien Deutliche musku-lärer Reaktion	tNSAR/(Coxib), Metamizol + TCA oder Kalzi-umkanalblocker + myotropes Medikament, z. B. Prindinolmerisilat, z. B. Flurpirtin	Gegebenenfalls plus Opioid Stufe II oder Stufe III	Gegebenenfalls Gastro-protektivum Bei Opioidgabe Pro-phylaxe der Nebenwir-kungen TCA und Kalziumkanalblo-cker langsam aufdosieren Flurpirtin maximal 14 Tage
Neuropa-thisch	PNP	Hypästhesie Hyperalgesie Dysästhesien	1. Wahl TCA, Kalzi-umkanalblocker Lokal Capsacain	Gegebenenfalls plus Opioid Stufe II oder Stufe III	TCA und Kalziumkanalblo-cker langsam aufdosieren bei Opioidgabe Pro-phylaxe der Nebenwir-kungen
	Diabetische PNP	Hypästhesie Hyperalgesie Dysästhesien	1. Wahl TCA, Kalzi-umkanalblocker Lokal Capsacain	Gegebenenfalls plus Opioid Stufe II oder Stufe III	TCA und Kalziumkanalblo-cker langsam aufdosieren bei Opioidgabe Prophylaxe der Neben-wirkungen
	Postzosterische Neuralgie	Hypästhesie Hyperalgesie Dysästhesien	1. Wahl TCA, Kalzi-umkanalblocker Lokal Lidocain	Gegebenenfalls plus Opioid Stufe II oder Stufe III	TCA und Kalziumkanalblo-cker langsam aufdosieren Bei Opioidgabe Prophylaxe der Neben-wirkungen

satz der Medikamente, entsprechend der Schmerzgeneration (nozizeptiv, neuropathisch, mixed pain), gelingt es die neurophysiologischen Veränderungen im peripheren und zentralen Nervensystem zu beeinflussen um einer Chronifizierung des Schmerzgeschehens vorzubeugen. Wird im Rahmen der Monotherapie keine ausreichende Analgesie erzielt oder die Höchstdosierung erreicht so kann die Kombination von Medikamenten unterschiedlicher Wirkstoffklassen sinnvoll sein. Auch können Koanalgetika eingesetzt werden. Koanalgetika wirken primär nicht als Analgetikum, können aber zur Schmerzlinderung beitragen. Sie beeinflussen nozizeptive Afferenzen und interferieren mit absteigenden nozifensiven Bahnen. Bei der Auswahl der Medikamente müssen die individuellen Risiken (z. B. Allergien, Begleiterkrankungen, Alter), die Zulassung des Medikamentes und dessen Pharmakologie/Nebenwirkungsprofil sowie auch wirtschaftliche Aspekte berücksichtigt werden. Einige Beispiele zu sinnvollen Medikamentenkombinationen unter Berücksichtigung der Schmerzgenese und des WHO-Stufenschemas finden sich in ◼ Tab. 2.16.

Interventionelle Schmerztherapie

T. Theodoridis

Problemstellung

Die interventionelle orthopädische Schmerztherapie gewinnt seit Jahren an Bedeutung bei der Behandlung von Schmerzpatienten und bietet neben der konservativen Therapie vor allem bei den degenerativen Wirbelsäulenerkrankungen viele Behandlungsmöglichkeiten.

Einen hohen Stellenwert haben dabei lokale Injektionen. Sie erweitern das konservative Behandlungsspektrum im Grenzbereich zu den Operationsindikationen, die nur bei den eher seltenen gravierenden Lähmungen oder ausgeprägten therapieresistenten Beschwerden gestellt werden müssen (Theodoridis 2012).

Die Symptome bei den degenerativen Wirbelsäulenerkrankungen besitzen oft einen rezidivierenden Charakter mit vorübergehenden Beschwerdespitzen. Während der Rehabilitation ist es deshalb besonders wichtig, dass der behandelnde Rehabilitationsarzt über eingehende Kenntnisse der Injektionstechniken an der Wirbelsäule verfügt. Die gezielte Injektion ist dann häufig anderen Behandlungsformen gegenüber, allein durch den sofortigen Wirkungseintritt der Lokalanästhetika, deutlich überlegen. Dadurch wird die Einsatzfähigkeit der Patienten bei den Rehabilitationsmaßnahmen und später für Beruf und Alltag beschleunigt.

> ❯ Der Rehabilitationsarzt sollte die erforderlichen Kenntnisse der Injektionstechniken an der Wirbelsäule besitzen.

Solch spezielle Infiltrationstechniken werden unter dem Begriff der minimalinvasiven Behandlungsmaßnahmen zusammengefasst (Theodoridis et al. 2006). Es handelt sich dabei um die sog. tiefe Nadelung welche die Region unmittelbar am oder im Wirbelkanal selbst betrifft.

In Form von epiduralen Injektionen, Nervenwurzelblockaden und Facetten- und ISG-Infiltrationen werden schmerzstillende, entzündungshemmende und abschwellende Präparate lokal an den Ausgangspunkt der Nozizeption im Bewegungssegment appliziert. Dadurch werden die Entzündungsprozesse, die zu einer Erregung von Nervenfasern und somit Schmerzentstehung führen, direkt vor Ort beeinflusst.

Das zweite therapeutische Prinzip ist es, im Bereich der C-Fasern (Schmerzfasern) die Schmerzleitung zu hemmen. Durch Unterbindung der Schmerzweiterleitung wird verhindert, dass durch Dauerbeschuss des Spinalganglions und des zentralen Nervensystems Chronifizierungsvorgänge auftreten (Strohmeier 2011).

> ❯ Die lokale Injektionstherapie an der Wirbelsäule hat eine direkte Wirkung am „Ort der Schmerzentstehung".

Durch die lokale Gabe eines niedrig konzentrierten Lokalanästhetikums ggf. unter Zusatz von Steroiden werden sensibilisierte Nozizeptoren vorübergehend ausgeschaltet.

Rydevik (1990) und Yabuki et al. (1996) haben in experimentellen Untersuchungen gezeigt, dass sich entzündliche Veränderungen der Nervenwurzel, hervorgerufen durch Kompression, mit Lidocaininjektionen weitgehend zurückbilden können. Die schmerzlindernde Wirkung hält länger an als von der Wirkdauer des Lokalanästhetikums zu erwarten ist. Durch mehrmalige Infiltrationen des Lokalanästhetikums ggf. auch an aufeinanderfolgenden Tagen erreicht man eine Schmerzreduktion durch die Desensibilisierung der überaktiven neuralen Elemente. Für diese schmerztherapeutische lokale Injektionsbehandlung werden keine höheren Lokalanästhetikakonzentrationen verwendet, da keine vollständige Anästhesie und Paralyse erwünscht ist (Theodoridis 2012)

Die **Hauptindikationen** für die Injektionsbehandlungen sind die Nervenwurzelreizsyndrome bei der Bandscheibenprotrusion oder dem Bandscheibenvorfall, bei der Rezessusstenose und der Spinalkanalstenose sowie bei periradikulären Vernarbungen. Aber auch bei lokalen und pseudoradikulären Beschwerden sind oft Injektionen am Bewegungssegment z. B. an den Facettengelenken oder Kreuzdarmbeinfugen sehr effektiv. Eine nachhaltige Wirkung wird schließlich durch Physio-, Bewegungs-, Haltungs- und Verhaltenstherapie z. B. im Rahmen der Rehabilitation erzielt.

Injektionstechniken

Um diese Areale nah am Bewegungssegment zu erreichen, benötigt man bei der Durchführung der Injektionen Kanülenlängen von mindestens 8–12 cm. Die meisten Injektionstechniken können ohne Röntgenhilfe nach palpatorisch-anatomischen Orientierungspunkten („landmarks") durchgeführt werden. Dadurch wird beim Patienten eine kumulative Strahlenbelastung bei wiederholten Injektionen unter strahlenbelastender Bildgebung vermieden (Krämer et al. 2008). Dies setzt selbstverständlich voraus, dass man die Techniken soweit beherrscht, dass der Injektionsablauf komplikationslos verläuft. Jegliche Techniken können im Rahmen von Fortbildungen und „Hands-on"-workshops erlernt und zertifiziert werden.

Eine Durchleuchtungs- bzw. CT-Kontrolle kann erforderlich sein, wenn besondere anatomische Verhältnisse es erschweren, den gewünschten Injektionsort mittels palpatorisch anatomischer Orientierungspunkte aufzufinden, so z. B. bei Skoliosen, Übergangswirbeln und sehr adipösen Patienten (Theodoridis 2007).

> **Praxistipp**
>
> Die meisten Injektionstechniken an der Wirbelsäule können, sicher und effizient, nach palpatorisch-anatomischen Landmarken durchgeführt werden.

Voraussetzungen und Kontraindikationen

Bei der Anamneseerhebung und der klinischen Untersuchung sollte festgestellt werden, ob eine Injektionstherapie indiziert ist und ob keine Kontraindikationen vorliegen (► Übersicht), die bei Nichtbeachtung zu Komplikationen führen könnten. Im Vergleich zu anderen minimalinvasiven Verfahren wie Lasertherapie, intradiskale, perkutane und endoskopische Verfahren, ist hier jedoch die Komplikationsrate gering.

Zu den **allgemeinen Komplikationen** und Nebenwirkungen gehören vasovagale Synkopen, anaphylaktische Reaktionen, Infektionen und Blutungen. Diese können bei jeder lokalen Injektion von Lokalanästhetika auftreten (Hanefeld et al. 2005, 2006; Willburger et al. 2005).

Zu den **speziellen Komplikationen** durch die Injektion in die unmittelbare Nähe des zentralen Nervensystems gehören bei Injektionen an der Lendenwirbelsäule das postpunktionelle Syndrom, die Entwicklung einer Spinalanästhesie durch die versehentliche intrathekale Lokalanästhetikaapplikation und die epidurale Abszessbildung (Theodoridis 2012).

> **Kontraindikationen für die Injektionstherapie an der Wirbelsäule**
>
> - Geschwächtes Immunsystem (z. B. systemische Infektionen, grippaler Infekt)
> - Lokale Infektionen oder Hautirritationen im Injektionsbereich
> - Bekannte Unverträglichkeit gegenüber Lokalanästhetika
> - Neurologische Anfallsleiden und Rückenmarkserkrankungen
> - Steroidkontraindikationen (wie z. B. schwer kontrollierbarer Diabetes mellitus)
> - Akute Herz- und Kreislaufstörungen
> - Kardiale Überleitungsstörungen
> - Einnahme blutverdünnender Medikamente (ASS und Clopidogrel, Marcumar etc.)

Die Injektionen werden in Infiltrationsräumen durchgeführt, wo auch nur entsprechende aseptische Behandlungen stattfinden. Für Herz- und Kreislaufkomplikationen müssen Reanimationsmöglichkeiten vorhanden sein. Ärzte und Personal sollten in die Notfallbehandlung eingewiesen sein.

Epidurale Schmerztherapie

Im Rahmen der minimalinvasiven Wirbelsäulentherapie nach palpatorisch-anatomischen Orientierungspunkten haben sich drei epidurale Applikationsformen bewährt.
- der Zugang über den Hiatus sacralis,
- der dorsale interlaminäre Zugang und
- die epidurale-perineurale Injektion.

Epidural sakral (kaudale Umflutung)

Nach Palpation der Cornua sacralia tastet man eine derbe bandförmige Membran, die den Hiatus sacralis verschließt. Der Zielort der Kaudalanästhesie ist der sakrale Epiduralraum. Am liegenden Patienten wird zunächst die Kanüle senkrecht eingestochen. Nach dem Widerstandsverlust des derben Bandes wird die Kanüle abgesenkt und geringgradig vorgeschoben (Abb. 2.30). Die Höhe S3 darf nicht überschritten werden, da eine Duraverletzung zu befürchten ist.

Die Kaudalanästhesie wird oft beim Postdiskotomie- oder Postfusionssyndrom eingesetzt, wenn der interlaminäre Zugang durch Knochenspäne verlegt ist. Nachteil dieser Technik ist, dass man größere Mengen von Lokalanästhetika braucht, um u. a. auch die betroffenen Nervenwurzeln in der gewünschten Konzentration zu umfluten (Hildebrandt 2012).

Epidural dorsal (gerader interlaminärer Zugang)

Bei dieser, in der Mittellinie des ausgewählten Interspinalraums durchgeführten Technik (Abb. 2.31), erreicht man

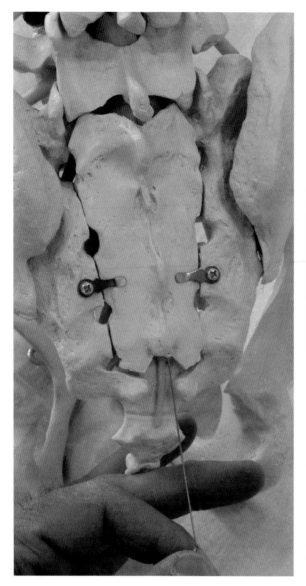

Abb. 2.30 Nadellage am Skelett bei der epiduralen kaudalen Umflutung. Die Nadel hat bereits die derbe Membran zwischen den Cornua sacralia passiert und liegt im Hiatus sacralis. Die Kanülenspitze sollte nur geringgradig vorgeschoben werden (bis Höhe S3)

gleichzeitig mehrere Wurzeln, ggf. auch auf beiden Seiten, da die injizierte Flüssigkeit hauptsächlich im dorsalen Epiduralabschnitt verteilt wird.

Die Kanüle durchdringt das Ligamentum supraspinale und interspinale und erreicht das gelbe Band (Lig. flavum). Da es sich bei den ersten beiden Bändern um feste Strukturen handelt, ist ein Spritzenwiderstand deutlich zu spüren. Sobald die Nadelspitze das Ligamentum flavum durchdringt, fehlt dieser Widerstand schlagartig („Loss-of-resistance"-Technik). Dies ist das Zeichen, dass der Periduralraum erreicht ist.

Der Nachteil dieser Technik ist jedoch auch die Applikation größerer Volumina von Lokalanästhetika.

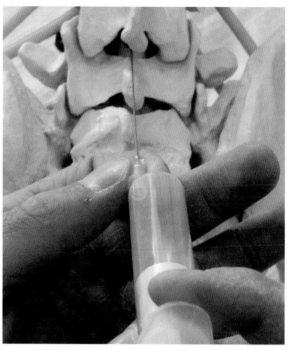

Abb. 2.31 Lage der Nadel zwischen L4 und L5 am Skelett bei dem geraden interlaminären Zugang zum Epiduralraum

Epidural perineural (schräger kontralateraler interlaminärer Zugang mit Doppelnadelsystem)

Den anterolateralen Epiduralraum erreicht man am besten von dorsal interlaminär mit einer Doppelnadeltechnik mit schräger Zielrichtung (Theodoridis 2009).

Im interlaminären Fenster L5/S1 wird eine Führungskanüle, idealerweise mit einem Einstichwinkel von ca. 20° (Theodoridis et al. 2009), bis vor das Ligamentum flavum vorgeschoben. Schließlich wird eine dünne 29-G-Kanüle bis zum anterolateralen Epiduralraum durchgeschoben. Die Kanüle ist so dünn, dass selbst bei transduraler Passage keine Schäden erzeugt werden (**Abb. 2.32**).

Die großen Vorteile dieser Technik sind zum einen die geringe Lokalanästhetikamenge von ca. 1 ml (Teske et al. 2011), die appliziert wird, zum anderen das Erreichen zweier Nervenwurzeln (L5 und S1) direkt im ventralen Epiduralraum und schließlich die geringe Invasivität bei großer Effektivität (Krämer et al. 1997; Becker et al. 2007; Teske et al. 2009; Theodoridis 2012). Die Hauptindikationen dieser Technik sind Wurzelreizsyndrome L5 und S1 durch verlagertes Bandscheibenmaterial und/oder durch knöcherne Bedrängung bei der Spinalkanalstenose.

> Mit der Doppelnadeltechnik im Segment L5/S1 werden, mit einer geringen Menge Lokalanästhetikum, sowohl die L5-Wurzel, als auch die S1-Wurzel im anterolateralen Epiduralraum behandelt.

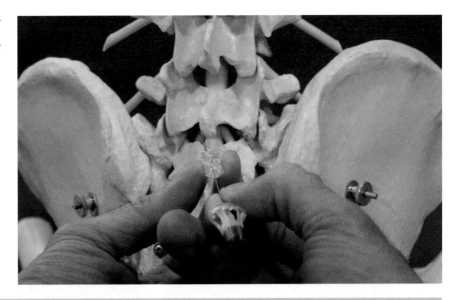

⬛ Abb. 2.32 Schräger kontralateraler interlaminärer Zugang zum anterolateralen Epiduralraum. Der Einstichwinkel weicht etwa 15°-20° von der sagittalen Mittellinie ab, wie hier am Skelettmodell

⬛ Tab. 2.17 Randomisierte kontrollierte Studien zur epiduralen Injektionsbehandlung beim lumbalen Wurzelkompressionssyndrom

Autor	Jahr	Zugang	Dosis	Ergebnis
Krämer et al.	1996	Interlaminär epidural-perineural	10 mg Triam/NaCl	+
Krämer et al.	1997	Interlaminär epidural-perineural und epidorsal versus Muskelinfiltration	10 mg Triam	+
Ng et al.	2005	Interlaminär dorsal	40 mg Triam versus Bupivacain	+
Becker et al.	2006	Interlaminär epidural-perineural	10/5 mg Triam versus Orthokin	+
Teske et al.	2009	Interlaminär epidural-perineural	10 mg Triam versus Lidocain	+

Ergebnisse

Es liegen zahlreiche positive Ergebnisse aus randomisiert-kontrollierten Studien zu epiduralen Injektionen beim lumbalen Wurzelkompressionssyndrom vor. Eine Übersicht der aktuelleren Untersuchungen findet sich in ⬛ Tab. 2.17 (Theodoridis 2012).

Lumbale Spinalnervanalgesie (LSPA), periradikuläre Therapie (PRT)

Mit dieser von posterolateral durchgeführten Injektionstechnik wird die Region am Foramen intervertebrale und im lateralen Wirbelkanal infiltriert. Hauptindikationen sind radikuläre Schmerzen in der Lumbalregion.

> **Praxistipp**
>
> Am sichersten erreicht man die Foramina intervertebralia der unteren Lendenwirbelsäule von einer Einstichstelle, die 8 cm seitlich der Medianlinie in Höhe der Darmbeinkämme liegt, in einer horizontalen 60°-Winkelposition.

Durch die posterolaterale Nadelrichtung wird in der Tiefe ein sicherer Knochenkontakt im Foramen intervertebrale erreicht. Je nach betroffener Wurzel wählt man aus dieser 60°-Winkelposition verschiedene Winkelgrade in der Vertikalebene (Theodoridis 2009) (⬛ Abb. 2.33).

Facetteninfiltration

Die lumbalen Wirbelgelenkkapseln erreicht man durch senkrechtes Vorschieben einer 6–8 cm langen Kanüle 2–2,5 cm paravertebral zwischen den Dornfortsätzen (⬛ Abb. 2.34).

Hauptziel der Injektionstechnik ist die Ausschaltung von gereizten Nozizeptoren in der Region der lumbalen Wirbelgelenkkapseln. Diese werden mit einem Lokalanästhetikum ggf. unter Zusatz von Steroiden vorübergehend blockiert. Beim Hyperlordose-Kreuzschmerz ohne Beinausstrahlung kann eine Injektion der Facetten vorgenommen werden. Aber auch bei radikulären Schmerzen, die mit lokalen Beschwerden einhergehen, ist eine Facetteninfiltration indiziert.

Die vorübergehende Schmerzausstrahlung dient auch zur Identifikation des Schmerzausgangspunktes für eine eventuelle weiterführende Facettenkoagulation (Jerosch 2009).

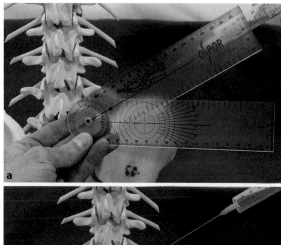

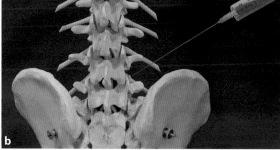

Abb. 2.33a,b Um die foraminoartikuläre Region L4/5 zu erreichen wird die Nadel in einem Winkel von 30° in der Vertikalen eingestellt (**a**). Endgültige Nadellage am Skelett, beim Erreichen der austretenden L4-Wurzel rechts, oberhalb des Querfortsatzes L5 (**b**)

Zahlreiche Untersucher (Carrera 1980; Ghormley 1993; Moran et al. 1988; Young u. King 1983) weisen auf die Bedeutung der Facetten bei der Entstehung von Rückenschmerzen hin. Zu Facetteninfiltrationen liegen zwar zahlreiche retrospektive Studien und Erfahrungsberichte vor, randomisierte, kontrollierte Studien fehlen jedoch.

Infiltration am Iliosakralgelenk (ISG-Blockade)

ISG-Irritationen werden mit dieser Injektionstechnik behandelt. Oft erfolgt die Infiltration im Anschluss an eine manualtherapeutische Behandlung. Die Region, die infiltriert wird, ist der Übergang vom Band zum Knochen am dorsalen Bandapparat der Sakroiliakalgelenke und an den Ansätzen des Lig. iliolumbale.

Von einer Einstichstelle, die in der Mittellinie in Höhe der gleichseitigen Spina iliaca posterior superior und des Dornfortsatzes S1 liegt, wird am einfachsten der Bandapparat im ISG-Bereich erreicht. Die Stichrichtung geht nach lateral in einem 45° Winkel zur Haut (**◙** Abb. 2.35).

Da Blockierungserscheinungen am Iliosakralgelenk häufig Restbeschwerden pseudoradikulären Charakters beim lumbalen Wurzelreizsyndrom verursachen, sollte eine ISG-Injektion mindestens einmal in einem Behandlungszyklus als „probatorische" Injektion durchgeführt werden. Es kommt dann häufig zu einer deutlichen Beschwerdebesserung.

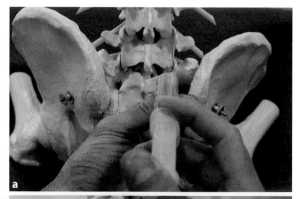

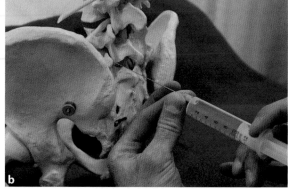

Abb. 2.34a,b Senkrechter Einstich und Knochenkontakt L4/5 rechts am Skelett bei der Facetteninfiltration (**a**). Der Gelenk-Kapselkomplex liegt in diesem Segment 2 cm lateral der Mittellinie zwischen den Dornfortsätzen L4 und L5. **b** Seitansicht am Skelett beim Erreichen der Facette L5/S1 links. Eine 6–8 cm lange Kanüle ist erforderlich, um den Knochen-Kapselkontakt in der Tiefe sicher zu erreichen

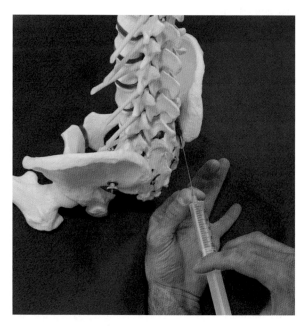

Abb. 2.35 Nadellage am Skelett bei der ISG-Infiltration rechts. Laterale Stichrichtung mit einer Winkeleinstellung von 45°

Fazit

Während einer Rehabilitationsmaßnahme kann die Behandlung des Wirbelsäulenpatienten durch die spezielle Injektionstherapie positiv beeinflusst werden. Auch auftretende Beschwerdespitzen, die häufig bei den degenerativen Wirbelsäulenerkrankungen auftreten, werden damit in der Regel schnell und effizient gebessert. Deswegen ist wichtig, dass die Rehabilitationsärzte diese besonderen Injektionstechniken erlernen und anwenden können.

2.2.7 Akupunktur

A. Molsberger

Das Hauptindikationsgebiet der Akupunktur sind die Erkrankungen der Stütz- und Bewegungsorgane. Sie hat sich in den letzten 20 Jahren in der westlichen Medizin, und hier besonders in Deutschland, als verbreitete Therapieform etabliert. Wurde sie Anfang der 1980er Jahre noch als alternative Außenseitermedizin stigmatisiert, so zählt sie heute bei Ärzten und Patienten zu den beliebtesten Therapieformen. So wenden nach Schätzungen der Kassen und Angaben der Akupunkturgesellschaften bis zu 40.000 Ärzte (ca. 30 % aller niedergelassenen Kollegen) die Methode in Deutschland an. Mehr als jeder zweite niedergelassene Orthopäde bietet die Akupunktur an. Allein 12.000 Ärzte nehmen an den Modellvorhaben zur Erforschung der Akupunktur, den größten ambulanten Therapiestudien der Nachkriegszeit, teil. Die Kosten der gesetzlichen Kassen für Akupunkturbehandlungen liegen zwischen 200 und 270 Mio. Euro (1,0–1,4 % des Budgets für Medikamente und Hilfsmittel; Molsberger et al. 2002).

Um die Zeitenwende hat sich die Akupunktur in China zusammen mit der traditionellen chinesischen Medizin unter Einbeziehung konfuzianischer Ideensysteme entwickelt (Unschuld 1997). Damit ist die Akupunktur eine empirisch und historisch gut begründete Therapiemethode, deren klinische Wirksamkeit bei verschiedenen Krankheitsbildern und Krankheitsstadien gewissermaßen in einem „unkontrollierten Feldversuch", im täglichen Einzelexperiment von Arzt zu Patient, über 2000 Jahre lang beobachtet werden konnte. Dass sie sich unter diesen Beobachtungsbedingungen bis heute gehalten hat, spricht für einen therapeutischen Nutzen und v. a. gegen ausgeprägte unerwünschte Wirkungen. Dieses „evolutionäre Argument" für die Wirksamkeit der Akupunktur begründet das über alle kulturelle Schranken hinweg wachsende Interesse der westlichen Medizin an der Akupunktur – im klinischen Einsatz und in der wissenschaftlichen Erforschung.

Wirkweise und Wirkspektrum

Der Nadeleinstich an Akupunkturpunkten stimuliert periphere Rezeptoren. Afferente Bahnen dünner myelinisierter Nervenfasern leiten den Reiz zum Hinterhornneuron. Dort, auf segmentaler Ebene, wird auf ein 2. Neuron umgeschaltet, und die Erregung erreicht über den Tractus spinothalamicus das ZNS. Auf segmentaler Ebene stimuliert die Akupunktur mindestens die Ausschüttung der Neurotransmitter Enkephalin und Dynorphin, im Bereich des ZNS mindestens die Ausschüttung von β-Endorphin und Serotonin. Durch diese in der Literatur sehr gut belegten neurophysiologischen Mechanismen wird eine Modulation der Schmerzwahrnehmung erreicht; sie erklären v. a. die kurze analgetische Wirkung der Akupunktur (Pomeranz 2000).

Eine neuere Hypothese postuliert die Stimulation spezifischer Wachstumsfaktoren durch die Akupunktur; hierzu gehören „transforming growth factor" β1 und 2 (TGFB 1, TGFB 2), „insulin like growth factor" (IGF 1, 2), „bone derived growth factor" (BDGF), „fibroblasten growth factor" (FGF), „nerve growth factor" (NGF). Durch diese immunologischen Mechanismen lässt sich die bei chronischen Erkrankungen der Stütz- und Bewegungsorgane zu beobachtende langfristige regenerative Wirkung der Akupunktur erstmalig erklären (Molsberger 1994).

Ergebnisse klinischer Forschung

In den letzten 20 Jahren wurden hunderte kontrollierte und nicht kontrollierte Studien zur Akupunktur publiziert. Die meisten Arbeiten weisen allerdings methodische, biometrische und/oder qualitativ-handwerkliche Mängel bei der Akupunkturbehandlung auf. Klinische Studien, die strengen wissenschaftlichen Ansprüchen der evidenzbasierten Medizin genügen – d. h. prospektive, kontrollierte, randomisierte, wenn möglich verblindete Studien nach den Prinzipien der „good clinical practice" (GCP) –, finden sich genauso selten wie im Bereich der konventionellen Medizin (Stux et al. 2003; Molsberger u. Böwing 1997). Vor diesem Hintergrund entspricht somit die klinisch wissenschaftliche Situation in der Akupunktur etwa derjenigen der westlichen Medizin: Nur knapp 4 % aller Therapieverfahren sind hier wie dort durch Wirksamkeitsnachweise belegt (Gerlach 2001).

Bereits seit den 1990er Jahren haben öffentliche Förderprogramme („Unkonventionelle Medizinische Richtungen", Forschungsförderprogramm des BMBF) zum Ziel, den Mangel an guten klinischen Studien zu beheben. Publikationen hierdurch geförderter Studien haben in den letzten Jahren die Nachweislage zur Akupunktur insbesondere zu orthopädischen Indikationen wie HWS-Syndrom, chronischer Kreuzschmerz, chronischer Schulterschmerz, deutlich verbessert (Leibing et al. 2002, Irnich et al. 2001, Molsberger et al. 2002a–c).

1997 konstatierte das National Institute of Health (USA) in seinem „Consensus Development Statement" zur Akupunktur, dass für die Wirksamkeit der Akupunktur bei Erkrankungen des Bewegungsapparates gesicherte wissenschaftliche Nachweise – d.h. Studien mit gutem Studiendesign, die von unabhängigen Arbeitsgruppen wiederholt worden sind – fehlten. Jedoch existierten nach Auffassung des NIH im Bereich der Stütz- und Bewegungsorgane gute Studien, die eine analgetische Akupunkturwirkung bei Tennisarm und Fibromyalgie aufzeigten (NIH 1997).

In Deutschland kam im Oktober 2000 der HTA-Bericht des Bundesausschusses der Ärzte und Krankenkassen in seiner Bewertung der Akupunktur zum Ergebnis, dass Hinweise für eine mögliche Wirksamkeit, die weitere klinische Erforschung begründeten, sich für Spannungskopfschmerz, Migräne, Arthrose und Kreuzschmerz fänden (Akupunktur 2001). Der NIH- und HTA-Bericht wurde an verschiedenen Stellen kritisch diskutiert. Tenor: Trotz Bemühung um wissenschaftliche Objektivität spiegelten beide Statements eher die Meinung des beteiligten politischen Plenums als die tatsächliche wissenschaftliche Nachweislage wider (Akupunktur 2001; Molsberger et al. 2002a–c).

Aufgrund des Ergebnisses des HTA-Berichtes verpflichtete der Bundesausschuss der Ärzte und Krankenkassen im Oktober 2000 die GKV, die Akupunkturbehandlung nur noch dann zu bezuschussen, wenn im Rahmen von Modellprojekten die Wirksamkeit der Akupunktur bei chronischem Kreuzschmerz, Gonarthroseschmerz, Spannungskopfschmerz und Migräne wissenschaftlich erforscht wird. Die Folge sind die international größten Therapiestudien zur Akupunktur unter Bedingungen der ambulanten Versorgung (Molsberger et al. 2002a–c).

Bei der Beurteilung der klinischen Akupunkturforschung muss man weiterhin berücksichtigen, dass für viele klinisch häufige Akupunkturindikationen kontrollierte Studien noch gar nicht durchgeführt worden sind, die Frage des Wirksamkeitsnachweises also noch gar nicht gestellt wurde. Dies gilt z. B. für die Therapie aller Ansatztendinosen außer Tennisarm. Die Frage der Wirksamkeit bleibt dort zzt. unbeantwortet. Keinesfalls darf dies, wie fälschlich häufig angenommen, gleichgesetzt werden mit einer erwiesenen Unwirksamkeit. Tatsächlich gibt es – unabhängig von den z. T. gegensätzlichen Ergebnissen von Studien, Übersichtsarbeiten und Metaanalysen – unseres Wissens nach für den Bereich der Stütz- und Bewegungsorgane keine Studie, die die Wirksamkeit der Akupunktur für eine gegebene Indikation widerlegt. Die Akupunkturwirkung wurde also bisher für keine dieser Indikationen falsifiziert.

Klinische Forschung zur Akupunktur bei Kreuzschmerz und Arthrose
Kreuzschmerz

Die Problematik der klinischer Studien und deren wissenschaftliche und politische Bewertung lässt sich exemplarisch an dem verbreiteten und damit volkswirtschaftlich so wichtigen Krankheitsbild chronischer Kreuzschmerz aufzeigen. Hochrangig publizierte Metaanalysen und Reviews, die die gleichen klinischen Studien zum gleichen klinischen Krankheitsbild analysieren, kommen trotzdem zu entgegengesetzten Schlussfolgerungen und Empfehlungen. So schlossen Van Tulder et al. (2001) in einer systematischen Recherche der Cochrane Collaboration zur Akupunkturanwendung beim unspezifischen Kreuzschmerz aus der Analyse von 11 kontrollierten randomisierten Studien, dass sich eine Wirksamkeit der Akupunktur nicht nachweisen lässt und somit die Akupunktur nicht zur Therapie des chronischen Kreuzschmerzes zu empfehlen sei.

Ernst u. White (1998) hingegen kommen in seiner Metaanalyse der im Wesentlichen gleichen Arbeiten zum entgegengesetzten Ergebnis: Die Akupunktur sei verschiedenen Kontrolltherapien deutlich überlegen und stelle einen vielversprechenden Therapieansatz dar.

Neuere Arbeiten zeigen den Einfluss der Akupunkturqualität auf das Ergebnis. Cherkin et al. (2001) zeigten eine Überlegenheit der Massage gegenüber Akupunktur bei chronischem Kreuzschmerz in einer nicht verblindeten RC-Studie, sofern die Akupunktur von Nichtärzten mit zu geringer Anwendungshäufigkeit durchgeführt wurde. Leibing et al. (2001) zeigten in einer verblindeten RC-Studie an 150 Patienten zu chronischem Kreuzschmerz, dass eine nicht lege artis durchgeführte Verumakupunktur (keine Nadelung von Ahshi-Punkten), zwar einer krankengymnastischen Therapie, jedoch nicht einer Sham-Akupunktur überlegen ist.

Eine eigene neue RC-Studie an 186 verblindeten Patienten mit chronischem Kreuzschmerz vermeidet diese handwerklichen Fehler und zeigt, dass durch eine zusätzliche Akupunkturtherapie die Ergebnisse einer konservativen Standardtherapie bei chronischem Kreuzschmerz hochsignifikant verbessert werden (Molsberger et al. 2002b). Einen Überblick gibt ◘ Tab. 2.18.

Arthrose

Ezzo et al. (2001) kommen in einer systematischen Reviewarbeit zum Ergebnis, dass es deutliche Beweise („strong evidence") für die schmerzlindernde, nicht aber für die funktionsverbessernde Wirkung der Verumakupunktur im Vergleich zu einer Sham-Akupunktur gibt. Dass Akupunktur mit 16 Sitzungen innerhalb von 8 Wochen zusätzlich zur Standardtherapie ein besseres Ergebnis als Standardtherapie allein bei gonarthrosebedingten Schmerzen erzielt, zeigten Berman et al. (1999).

Tab. 2.18 Kontrollierte Studien zu Arthrose und LWS-Syndrom					
Erstautor (Jahr)	Indikation (Patientenanzahl)	Design (Patientenanzahl)	Verblindung	Zielkriterien	Ergebnis
Bermann (1999)	Gonarthrose (63)	Akupunktur (37), Standardtherapie (36)	Nein	Schmerz und Funktion (WOMAC)	Verum + Standardtherapie signifikant besser als Standardtherapie allein
Fink (2000)	Koxarthrose (65)	Verumakupunktur (33), Shamakupunktur (32), 9 Sitzungen	Patienten und Untersucher verblindet	Schmerz (VAS), Funktion	Signifikante Schmerzbesserung in Verum und Sham, aber kein signifikanter Unterschied zwischen Verum und Sham; Verum mehr Responder, weniger Dropouts
Molsberger (2002)	LWS (186)	Verumakupunktur + Standard (65), Shamakupunktur + Standard (61), Standardtherapie allein (60), 12 Sitzungen	Patienten und Untersucher verblindet	Schmerz (VAS), Globale Bewertung, Funktion	Akupunktur + Standardtherapie signifikant besser als Kontrollgruppen direkt nach Therapieende und nach 3 Monaten
Cherkin (2001)	LWS (262)	Akupunktur (94), Massage (78), Eigentherapie (90), 8 Sitzungen	Nein	Schmerz (Skala 0–10), Funktion	Massage besser als Akupunktur nach 10 und 52 Wochen
Leibing (2002)	LWS (150)	Verumakupunktur, Shamakupunktur, Krankengymnastik	Verblindet	Schmerz, Funktion u. a.	Verum nicht besser als Sham; beide besser als Krankengymnastik

Eine neuere Arbeit von Fink et al. (2000) zur Akupunktur bei Koxarthrose zeigte bei geringer Sitzungsanzahl und nur kurzer Therapiedauer von 3 Wochen an 67 Patienten nach 9 Sitzungen keinen Unterschied der Verumakupuntur zu einer Shamkontrollgruppe, bei der Nadeln an Nichtakupunkturpunkte in gleicher Tiefe wie in die Akupunkturpunkte gestochen wurden. In beiden Gruppen besserten sich die Beschwerden nach 6 Wochen signifikant; in der Verumgruppe fand sich eine höhere Befundkonstanz, eine höhere Responderrate und eine geringere Dropoutrate (**>** Tab. 2.18).

Unerwünschte Wirkungen

Die wissenschaftliche Bewertung der Therapieform Akupunktur erfordert neben dem Wirksamkeitsnachweis die Erfassung von Häufigkeit und Art der (schweren) unerwünschten Wirkungen und deren Abwägen gegen den Therapienutzen. Verschiedene Publikationen wie eigene prospektive Studienergebnisse im Rahmen der German Acupuncture Trials an über 190.000 Patienten – dies entspricht ca. 1,9 Mio. Akupunkturbehandlungen – zeigen, dass leichte unerwünschte Wirkungen wie Hämatome am Einstichort (5,1 %), Symptomverschlechterung (1,3 %), vasovagale Synkopen während der Behandlung (0,7 %) selten sind und schwere unerwünschte Wirkungen wie z. B. Pneumothorax maximal mit einer Häufigkeit von 1:300.000 Behandlungen zu beobachten sind. Zu berücksichtigen ist neben einem wahrscheinlichen Underreporting, dass Nadelungsschmerz, Blutungen am Einstichort und Müdigkeit nach der Behandlung therapeutisch erwünscht sein können und die Gefahr der Infektionsübertragung durch die Verwendung steriler Einmalnadeln ausgeräumt ist.

Da in kontrollierten Studien die Wirksamkeit der Akupunktur mit derjenigen konventioneller Maßnahmen verglichen wird, interessiert dieser Vergleich auch im Bereich der unerwünschten Wirkungen. Hier wiesen Lazarou et al. (1998) darauf hin, dass im Bereich der konventionellen Medizin jährlich allein in den USA zwischen 76.000 und 137.000 Patienten an unerwünschten Medikamentennebenwirkungen sterben, mithin unerwünschte Medikamentennebenwirkungen an 4.–6. Stelle der Todesursachen stehen. Nach bisheriger Datenlage muss die Akupunktur, trotz der Möglichkeit des Underreportings in den genannten Studien, insbesondere im Vergleich zu medikamentösen Therapien, als ein besonders risikoarmes Therapieverfahren angesehen werden.

Anwendung der Akupunktur im Workflow der orthopädischen Rehabilitation

Die Akupunktur eignet sich prinzipiell für alle orthopädischen Krankheitsbilder, die nicht durch irreversible anatomische Veränderungen verursacht sind. Bei akuten Schmerzerkrankungen, wie z. B. Thoraxschmerz nach Rippenprellung, kann der oft innerhalb von Sekunden eintretende Therapieerfolg bereits anhaltend sein. Bei chronischen Krankheitsbildern, wie z. B. chronischer Kreuzschmerz, zeigt die Akupunktur nach in der Regel 15 Behandlungen häufig eine lang anhaltende Beschwerdefreiheit, die bis zur

Ausheilung führen kann. Letzteres ist z. B. insbesondere bei chronischen Ansatztendinosen wie z. B. Achillodynie, chronischem Supraspinatussyndrom, Tennisarm und Ansatztendinosen im Wirbelsäulenbereich zu beobachten.

Die Therapie chronischer Erkrankungen erfordert in der Regel mindestens 15 Sitzungen, wobei eine erste Besserung zwischen der 6. und 10. Therapie zu erwarten ist. Hierzu besteht nationaler und internationaler Expertenkonsens (Molsberger et al. 2002a, b). Negative Therapieergebnisse – wie auch unklare Studienergebnisse in der Vergangenheit – sind häufig durch eine zu geringe Anwendungsanzahl der Akupunktur bedingt. Dies belegt auch eine retrospektive Studie an 163 Patienten mit chronischen Schmerzerkrankungen (mittlere Erkrankungsdauer 6,3 Jahre), in der wir gezeigt haben, dass bei Patienten, die sich selbst als erfolgreich behandelt bezeichneten, im Mittel 17,8 Therapiesitzungen erforderlich waren und erste Zeichen der Besserung im Mittel nach 9,8 Sitzungen auftraten (Molsberger u. Stux 1992).

> **Praxistipp**
>
> Bei akuten Erkrankungen reichen häufig 1–6 Therapiesitzungen. Bei chronischen Erkrankungen tritt eine erste Besserung zwischen der 6. und 10. Sitzung auf. Es sollten 15 Sitzungen durchgeführt werden. Wir beobachten in aller Regel eine weitere Besserung der Beschwerden innerhalb von 3 Monaten nach Therapieende („Nachheilungsintervall").

Qualitätskontrolle

Für die Entwicklung der Akupunkturtherapie der German Acupuncture Trials (gerac; Modellvorhaben u. a. der AOK und BKK) haben wir im Konsens mit führenden nationalen und internationalen Experten sowie der maßgeblichen Literatur Leitlinien zur Akupunkturtherapie entwickelt (Molsberger et al. 2003). Hieraus ergeben sich generell folgende Anforderungen an eine qualitätsvolle Akupunkturbehandlung:

- Die Indikationsstellung für eine Akupunkturtherapie erfolgt unter Einbeziehung einer fachorthopädischen Diagnostik. Hierbei wird die Akupunktur nicht als Monotherapie, sondern meist in Kombination mit anderen bewährten orthopädischen Therapieverfahren eingesetzt.
- Einordnung des Krankheitsbildes nach den Kriterien der chinesischen Medizin (Blut und Qi), sowie nach den Ba-Gang-Kriterien Yin und Yang, Leere und Fülle, Kälte und Hitze, innere und äußere Störung.
- Genaue Palpation der Ahshi-Punkte (Locus dolendi) und Zuordnung zu den betreffenden Akupunkturmeridianen.

- Bei chronischen Erkrankungen mit Beteiligung mehrerer Körperregionen wird die Diagnostik durch eine chinesische Syndromdiagnostik, einschließlich Zungen- und ggfs. Pulsdiagnostik, ergänzt.
- Erstellung eines Therapieplans mit Festlegung von in der Regel 5–20 Akupunkturpunkten und der voraussichtlichen Anzahl und Frequenz der Akupunktursitzungen. Neben der Punktauswahl ist die Stichtiefe sowie Art und Intensität der Nadelstimulation – manuell, durch Wärme (Moxibustion), Schröpfköpfe oder elektrisch – zu bestimmen.
- Die Punktauswahl erfolgt zuerst nach den Meridiantheorien. Bei pathologischen Befunden in den chinesischen Syndromen werden zusätzliche energetische Punkte eingesetzt. Ein schriftlicher Ernährungsplan nach Erkenntnissen der chinesischen Medizin und ggf. eine Rezeptur entsprechend der chinesischen Phytotherapie ergänzt die Akupunktur.
- Weitere ergänzende Verfahren, wie die Bewegungstherapie Qi Gong und die chinesische Massagetechnik Tuina, können eingesetzt werden.
- Alle therapeutischen Anwendungen werden detailliert dokumentiert – insbesondere Akupunkturpunkte und Stimulationstechnik.
- Das Therapieergebnis wird evaluiert.

Wertung der Akupunkturtherapie der Stütz- und Bewegungsorgane

Vor dem Hintergrund vorhandener, z. T. auch widersprüchlicher klinischer Studien, Metaanalysen und systematischer Übersichtsarbeiten ergibt sich folgende Bewertung: Mehrere kontrollierte, in Bereichen wie dem chronischen Kreuzschmerz; aber noch widersprüchliche Studien und Reviews liegen vor für: Schmerztherapie bei Gonarthrose (Berman 1999; Brandmeier 1994; Ezzo et al. 2001; Molsberger et al. 1997), chronischer Kreuzschmerz (Cherkin et al. 2001; Leibing et al. 2001; Molsberger et al. 2002), Tennisarm (Haker u. Lundeberg 1990; Molsberger u. Böwing 1997; Fink 2002); Periarthritis humeri scapularis (Kleinhenz et al. 1999; Molsberger 2002; Evidenzgrad mindestens 1b).

Da nach Gerlach nur maximal 4 % ärztlicher Therapiemaßnahmen evidenzbasiert sind und sich hierauf allein ärztliche Maßnahmen nicht beschränken können, basieren 96 % der in der medizinischen Literatur empfohlenen Therapiemaßnahmen auf einem Expertenkonsens (Gerlach 2001). Hiernach ergeben sich zusammengefasst folgende Indikationsempfehlungen (Evidenzgrad 4; Birch u. Hammerschlag 1996; Focks u. Hillenbrand 2000; Stux et al. 2003):

HWS-Syndrom (Irnich et al. 2001), Koxarthrose (Fink et al. 2000), Fibromyalgie (Deluze et al. 1992), weitere Ansatztendinosen (Epicondylitis humeri ulnaris, Periarthritis coxae, Adduktorenreizung, Styloiditis radii et ulnae), Radikulitiden (auch bei Bandscheibenerkrankungen), Sehnener-

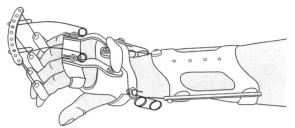

Abb. 2.39 Dynamische Handorthese im DAHO-Modularsystem: Extensionsorthese. (Aus: Baumgartner u. Greitemann 2002)

- **Fingermittelgelenkextensionsschienen** bei Mittelgelenkflexionskontrakturen oder Knopflochdeformität,
- **Fingermittelgelenkflexionsschienen** bei Extensionskontrakturen der Mittelgelenke sowie der Schwanenhalsdeformität.

Ein besonderes Feld in dieser Hinsicht sind die

- **dynamischen Handorthesen** des DAHO-Modularsystems. Es handelt sich hierbei um ein Baukastensystem von diversen dynamischen Schienen zu aktiver Extension und Flexion, zum Ausgleich der Handskoliose und zur Handlagerung, zur aktiven Kräftigung der Muskulatur durch Gummizüge und Redression. 3 Grundmodelle sind erhältlich:
  - Typ I: Dynamischer dorsoradialer Zug auf MP-Gelenke bei fixiertem oder beweglichem Handgelenk.
  - Typ II: Dynamische Extension der distalen und proximalen Interphalangealgelenke sowie der MP-Gelenke mit Handgelenkextension.
  - Typ III: Dynamische Flexion der Langfinger bei fixiertem Handgelenk, Fixation aller Fingernägel, mit aufgeklebten Häkchen oder künstlichen Fingergelenken (**Abb. 2.39**).

Orthesen für die untere Extremität
Hüftgelenk

Der arthrotische Befall des Hüftgelenkes ist selten eine Indikation für eine orthopädisch-technische Versorgung. Heute sind diese Patienten leichter und schneller operativ versorgt. Typische Probleme resultieren aus einer schmerzhaften Bewegungseinschränkung speziell der Rotation, besonders der Innenrotation, sowie in einer Bewegungsbehinderung der Extension und Abduktion. Es kommt zur Beugeadduktionskontraktur mit funktioneller Beinlängendifferenz und Überbelastung auch des lumbosakralen Bereichs. An Hüftorthesen sind folgende Versionen zu unterscheiden:

- **Stabilisierende Hüftorthese:**
  - Indikationen für derartige Orthesen sind hochgradige arthritische/arthrotische Veränderungen des Hüftgelenkes mit starker Bewegungsschmerzhaftigkeit und fehlender Operationsmöglichkeit.

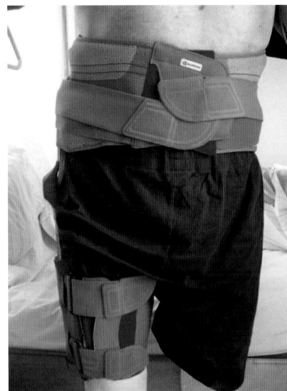

Abb. 2.40a,b Erlanger Orthesenbandage

- Sie besteht aus einem Beckenanteil, der im Bereich der Beckenschaufeln eine feste Fixation ermöglicht, einer Oberschenkelhülse, die bis knapp oberhalb der Kondylen reicht, und einem seitlichen Scharniergelenk über dem Hüftgelenk.
- **Erlanger Orthesenbandage** (**Abb. 2.40**):
  - Indikationen sind ebenfalls schmerzhafte arthritische/arthrotische Veränderungen des Hüftgelenkes, ihre Hauptindikation hat diese Orthese zur Luxationsprophylaxe nach Endoprothesenluxationen.
  - Wesentlich ist eine feste Becken- und sichere Kondylenumfassung. Erforderlich ist hierfür, dass die Kondylenumfassung gut angepasst ist, um eine Einschränkung der Rotation zu gewährleisten, dass die Prothese im Beckenbereich gut sitzt, eine Adduktion sicher verhindert wird. Meist wird die Flexion auf limitiert. Wir empfehlen derartige Orthesen nach Erstluxation für etwa 6–8 Wochen nach dem Ereignis, um eine stabile Narbe zu erreichen und Reluxationen, die sonst eine Häufigkeit von bis zu 35 % zeigen, zu vermeiden. Sowohl die stabilisierende Orthese, als auch die Erlanger Orthesenbandagen können bei Girdlestone-Resektionszuständen (Tumore, Infektionen etc.) stabilisierend eingesetzt werden. Manche Patienten können erst so schmerzfrei mobilisiert werden.

2

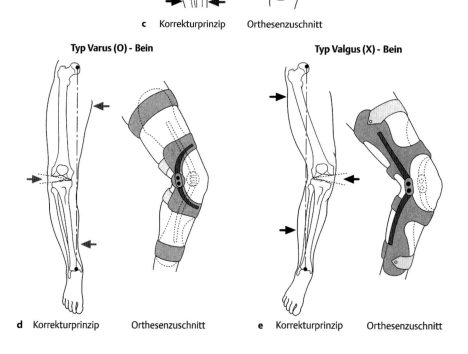

Typ ACL - Typ Bilateral
Verletzung des vorderen
Kreuzbandes und der Seitenbänder

Typ PCL
Verletzung des hinteren Kreuzbandes

a   Korrekturprinzip   Orthesenzuschnitt

b   Korrekturprinzip   Orthesenzuschnitt

Typ Gonarthrose

c   Korrekturprinzip   Orthesenzuschnitt

Typ Varus (O) - Bein

Typ Valgus (X) - Bein

d   Korrekturprinzip   Orthesenzuschnitt

e   Korrekturprinzip   Orthesenzuschnitt

☑ **Abb. 2.41a–e** Prinzipien der Knieorthetik nach Fior u. Gentz. (Aus Baumgartner u. Greitemann 2002)

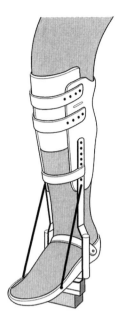

Abb. 2.42 Orthese nach Allgöwer zur vollständigen Entlastung von distalem Unterschenkel und Fuß (Fa. Röck). (Aus Baumgartner u. Greitemann 2002)

- **Osteoporosehüftkappenorthese**
  - Diese Orthese ist indiziert bei höhergradiger Osteoporose mit Minderung der Knochendichte im Ward-Dreieck zur Schenkelhalsfrakturprophylaxe, meist bei geh- und stehunsicheren Patienten.
  - Sie werden entweder als aufklebbare Kunststoffpelotten oder als gummielastische Hüftbandage, die über dem Trochantermassiv eine eingelegte Kappe aus Kunststoff enthält, abgegeben. Ziel ist es, bei auftretenden Stürzen eine Minderung der Frakturhäufigkeit zu erreichen.

Knie

Orthesen an den Kniegelenken sind die mit am häufigsten verordneten orthopädischen Hilfsmittel und werden heute meist konfektioniert abgegeben. Es gibt starre Rahmenorthesen und elastische Bandagen bzw. Mischformen. Starre Orthesen verrutschen nicht selten auf den Weichteilen und müssen daher auch während der Tragezeit öfter rezentriert werden. Strickorthesen verrutschen weniger, haben über den großflächigen Auflagebereich den zusätzlichen Effekt einer stimulierenden Wirkung auf die Kniegelenkpropriozeption.

Die Prinzipien der Knieorthetik zeigt ☐ Abb. 2.41.

- **Kniebandagen** werden insbesondere bei Reizzuständen des Kniegelenkes, rezidivierenden Ergüssen, bei chondromalazischen Veränderungen, bei leichteren Formen der Gonarthrose ohne wesentliche Fehlstellungen und bei Arthritiden angewendet. Eine wesentliche biomechanische Wirkung kommt ihnen nicht zu, allerdings die Wirkung einer zirkulären Kompression und eines die Propriozeption stimulierenden Effektes. Die subjektive Akzeptanz seitens der Patienten ist in aller Regel hoch.
- **Kniebandagen mit parapatellaren Druckpelotten** ermöglichen gleichzeitig eine Laufbeeinflussung der Patella in beschränktem Maße, was bei Patienten in der Rehabilitation nach Eingriffen im patellaren Sehnenbereich oder Sub-/Luxationen von Bedeutung ist.
- Bei Patellaproblemen bzw. Patienten mit anteriorem Knieschmerz haben sich **Patellasehnenbandagen** teilweise bewährt. Grundvoraussetzung ist, dass der Druck nicht zu stark auf das Patellaband ausgeübt wird, insbesondere der Ansatzbereich des Patellabandes an der Patellaspitze muss geschont werden.
- In der Rehabilitation ebenfalls häufig eingesetzt werden **postoperative Lagerungs-** bzw. **Führungsorthesen**, im Sinne von Lagerungs-, oder Instabilitätsorthesen (speziell zum Schutz des vorderen oder hinteren Kreuzbandes). Bei letzteren Orthesen ist zu beachten, dass die Wirkung bisher in Studien bisher nicht gesichert werden konnte. Dennoch werden sie von den meisten Operateuren postoperativ eingesetzt. Seltenere Indikationen für Orthesenversorgungen im Kniegelenkbereich sind **Orthesen zur Vermeidung eines Genu recurvatum** oder **Quengelorthesen** bei fortgeschrittenen Kontrakturen des Kniegelenkes, speziell bei Flexionskontrakturen.
- So genannte **Osteoarthroseorthesen** oder **Gonarthroseorthesen** haben hingegen eine nachgewiesene Wirkung in der Entlastung des betroffenen Gelenkabschnittes. Dennoch werden sie nur bei Patienten verordnet, die nicht operativ therapiert werden können (oder noch nicht sollen). Deren Wirkung ist allerdings in zahlreichen Studien evidenzbasiert.

Sprunggelenk

Im Sprunggelenkbereich werden typischerweise nach Bandverletzungen bzw. auch nach Frakturen folgende Orthesen angewendet:

- **Stabilisierende Orthesen** mit teilweise anformbaren Kunststoffelementen, die das Sprunggelenk (Außenbandapparat) ruhig stellen sollen. Der Indikationsbereich betrifft fibulare Bandrupturen, Arthrosen im oberen oder unteren Sprunggelenk bzw. posttraumatische Zustände, aber auch teilweise Osteoarthropathien. Je nach Diagnose und individueller Situation stehen Orthesen mit geringem, mittlerem und hohem Stabilisierungsgrad zur Verfügung – bei Patelladysplasien und -subluxationen können halbstarre Orthesen eingesetzt werden, bei denen der Lauf der Patella mittels Zügeln beeinflusst wird.
- **Entlastende Orthesen** zur axialen Entlastung von Unterschenkel und Fuß nach schweren Frakturen im Knöchel und distalen Unterschenkelbereich

(z. B. Allgöwer-Apparat, ◘ Abb. 2.42, oder Settner-Münch-Orthese, s. u.) Wichtig hierbei ist einerseits die genaue Anpassung der Orthese im proximalen Unterschenkelbereich, um die Kräfte über eine „Patella-Tendon-Bearing-Fassung" abzufangen, andererseits der Höhenausgleich des Schuhs auf der Gegenseite, um ein entsprechend normales Laufen zu ermöglichen.

> **Praxistipp**
>
> Dabei ist nach Verletzungen des Außenbandapparates zu beachten, dass eine Plantarflexion des Fußes von > 20° bereits die Bänder anspannt. Daher sollte in der Frühphase nach einer derartigen Verletzung eine Orthese gewählt werden, die zwar eine frühfunktionelle Therapie ermöglicht, aber die Plantarflexion sicher begrenzt, um keine dauerhaften Instabilitäten zu provozieren.

- Bei der Achillessehnenruptur haben sich in der konservativ-funktionellen Behandlung, aber auch in der postoperativen Nachbehandlung entsprechende Orthesen mit höhenverstellbaren Fersenkeilen bewährt, heute werden sie zumeist als **konfektionierter Spezialschuh** genutzt. Ihnen kommt ein wesentlicher Effekt in der frühen Rehabilitationsphase zu, insofern, als dass der Patient unter Entlastung der verletzten bzw. operierten Sehne schnell wieder mobilisiert werden kann.
- Ähnliches gilt für die **Fersenentlastungsorthese** nach Settner und Münch. Sie ermöglicht, auch bei komplexeren Fersenbeinfrakturen eine Mobilisation des Patienten ohne aufwändige große entlastende Apparatekonstruktionen.
- Paresenorthesen als **Fußheberorthesen** werden verordnet, wenn der Patient beim Gehen stolpert bzw. eine Sturzgefahr besteht. Ihre Indikationen betreffen schlaffe Lähmungen (speziell den Hänge- oder Fallfuß), Poliomyelitis, aber auch Hemiplegiefälle. Die Orthese selbst sollte schwereren Fällen von Paresen vorbehalten werden, leichte Paresen können mit Foot-up-Orthesen (gummielastischer Zügel an der Schuhlasche) oder über ein entsprechendes Training behandelt werden.

Entsprechende Orthesen gibt es in unterschiedlichen Versionen, so Orthesen mit vorderen gekreuzten, elastischen Zügeln, Spitzfußfedern mit seitlich abnehmbarem Federstab, Lähmungswinkel aus Polypropylen, die meist heute industriell vorkonfektioniert angeboten werden bzw. die Heidelberger Feder.

Wirbelsäulenorthesen

Orthesen spielen in der rehabilitativen Behandlung bei Wirbelsäulenproblemen eine nicht unerhebliche Rolle. Hauptziele bei orthetischen Maßnahmen am Achsorgan sind Ruhigstellung und Entlastung. Zusätzlich sind ggf. seitliche Bewegungseinschränkungen, eine Extensions- oder Flexionslimitierung im Bereich einzelner Wirbelabschnitte möglich. Schwierig ist die Einschränkung der Rotation.

> **Wirbelsäulenorthesen**
>
> - Wirkprinzipien
>   - Kinästhetische Erinnerungsfunktion (Mahnwirkung)
>   - Abstützung durch Erhöhung des intraabdominalen Druckes („Zahnpastatubeneffekt")
>   - 3-Punkt-Abstützung
>   - Extension
>   - Endpunktbewegungskontrolle
> - Einteilung
>   - Leibbinden (körperumschließende Orthese nach Maß aus Drell, teilweise mit elastischen Materialien)
>   - Miederbandagen (aus unterschiedlichen Materialien hergestellt, oft mit Pelotten oder Federstäben im Wirbelsäulenbereich versehen, immer ohne Beckenkorb)
>   - Korsettrumpforthese
>   - Orthese nach Maß oder Abdruck, ganz oder teilweise aus festen Materialien hergestellt, stärkere Bewegungseinschränkungen und Bewegungsführung möglich
> - Indikationen
>   - Wirbelfrakturen
>   - Zustände nach operativen Eingriffen am Achsorgan (insbesondere Hals- und Lendenwirbelsäule)
>   - Skoliose
>   - Spinalkanalstenose
>   - Chronische Schmerzsyndrome speziell im LWS-Bereich

Halswirbelsäule

Im Bereich der Halswirbelsäule besteht die Möglichkeit, durch Orthesen je nach individueller Situation aufsteigend eine progrediente Immobilisation zu erreichen. Nach zunehmendem Immobilisierungsgrad geordnet sind dies

- Schaumstoffzervikalstützen,
- starrere Zervikalstützen aus festeren Materialien,
- semistabile Plastikzervikalstütze aus Plastazote,
- Philadelphia-Kragen,

— Philadelphia-Kragen mit thorakaler Extension,
— Halo-Zervikalorthese.

Zu achten ist dabei insbesondere auf korrekte Anpassung der Größe der Orthese, eine Immobilisierung möglichst in leichter Flexionshaltung des Kopfes (ca. 20–30°) und für eine gute Polsterung entsprechende Abstützflächen zur Vermeidung von Druckulzerationen.

Generell sind im Bereich der Rehabilitation diese Orthesen nicht selten gerade bei postoperativen Zuständen verordnet. Man darf sich allerdings über die Bewegungslimitierung der Orthesen keine Illusionen machen. Bis auf die starren, rigiden Konstruktionen mit Abstützung am Thorax sind Restbewegungen der Halswirbelsäule häufig noch in sehr großem Maße möglich, sodass generell diese Orthesen eher als postoperative Mahnorthesen zu verstehen sind. Bei banalen HWS-Syndromen bzw. nach HWS-Distorsionstraumata sind diese als längerfristig genutzte Orthesen eher kontraindiziert. Bei akuten Zervikalsyndromen oder radikulären Reizungen kann aber auch eine Schaumstofforthesen durch die Bewegungseinschränkung und den entlastenden Effekt auf die Halsmuskulatur schmerzreduzierend sein.

Orthesen bei Wirbelfrakturen

Die meisten Frakturen resultieren insbesondere im unteren Thorakal- und oberen Lendenwirbelsäulenbereich an der typischen Umschlagstelle zwischen thorakaler Kyphose und Lendenlordose. Es kommt in aller Regel zu einer kyphotischen Einstauchung der betroffenen Wirbelkörper, die in der Folge bei häufig zugrundeliegender Haltungsinsuffizienz etc. zur progredienten kyphotischen Deformierung des Wirbelkörpers führt, der dann längerfristig Probleme bereitet. Hier liegt eindeutig ein Indikationsfeld für nach dem 3-Punkt-Prinzip abstützende und aufrichtende Orthesen. Diese werden heute meist konfektioniert angeboten (■ Abb. 2.43). Zu achten ist auf einen korrekten Sitz und eine gute Abstützung an Sternum und Symphyse. Die dorsale Pelotte sollte von der Höhe je nach Frakturlokalisation gewählt werden. Regelmäßige kurzfristige Röntgenkontrollen in der Orthese sind erforderlich.

Degenerative Veränderungen

Bei degenerativen Veränderungen der Lendenwirbelsäule und Spinalkanalstenose gibt es eine breite Palette von Orthesen insbesondere im LWS-Bereich. Dies reicht von der einfachen Leibbinde über die Tigges-Bandage, das Kreuz-/Stützmieder, das Lindemann-Mieder, letztendlich bis zum starren Überbrückungsmieder nach Hohmann.

Je nach Indikation kann man somit auf dieser Palette spielen.

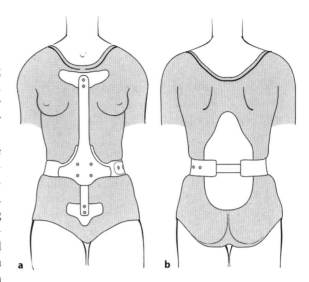

■ **Abb. 2.43a,b** 3-Punkt-Korsett nach Vogt u. Baehler in der Ansicht von vorn (**a**) und hinten (**b**). (Aus Baumgartner u. Greitemann 2002)

❶ Achten sollte man darauf, dass bei Veränderungen, die pseudoradikuläre Beschwerden verursachen, nicht selten entsprechende Bandagen, die eine starke Pelottierung zeigen, den Patienten in die Lordose „treiben" und das Beschwerdebild nicht selten weiter unterhalten.

Häufig wird insbesondere von Physiotherapeutenseite gegenüber Orthesen die Skepsis geäußert, dass die Muskulatur darunter atrophiere. Dies ist nicht richtig. Es gibt einerseits EMG-Untersuchungen, die bestätigt haben, dass auch bei getragener Orthese die Wirbelsäulenmuskulatur trainiert und stimuliert werden kann, andererseits sollten Orthesen aus Sicht des Autors insbesondere bei zu erwartenden Belastungen (lange Gehstrecken, anstrengende körperliche Tätigkeiten etc.) getragen werden. Ein Training der Rückenmuskulatur ist in der verbliebenen Zeit dann problemlos weiter möglich.

Skoliose

Bei der Skoliose handelt es sich häufig um rechtsthorakale Adoleszentenskoliosen. Hierunter versteht man eine dreidimensionale Fehlform der Wirbelsäule, die eine Korrektur in allen Raumebenen verlangt. Für die Korsettindikation sind der Cobb-Winkel und das Knochenalter ausschlaggebend. Es handelt sich insgesamt bei dieser Therapie, insbesondere durch die Notwendigkeit zum ganztägigen Tragen, um eine eingreifende Maßnahme, die eine intensive Auseinandersetzung des Patienten, aber auch der Angehörigen mit dieser Therapie erfordert.

Bereits bei der Indikationsstellung muss ein realistisches Therapieziel mit dem Patienten zusammen erarbeitet werden, ansonsten fehlt die Akzeptanz. Nur erfolgversprechende Voraussetzungen sollten dazu führen, dass ein Korsett verordnet wird, da sonst die Methode versagt. Wesentlich bei der entsprechenden Versorgung ist einzig und allein der primäre Korrektureffekt.

Immer muss eine Korsetttherapie begleitet werden von einem intensiven krankengymnastischen Therapieprogramm. Als Therapieziel kann die langfristige Verhinderung einer Progredienz festgelegt werden. Die röntgenologische Kontrolle der Korrekturwirkung im Korsett ist dabei ein ganz wesentliches Kriterium.

Je nach Art der Skoliose (Fehlbildung, Säuglings- oder Wachstumsskoliose) sind verschiedene Orthesentypen gebräuchlich. Die beiden wesentlichen sind im Lumbalbereich die **Boston-Orthese** und im Thorakalbereiche die **Cheneau-Orthese**.

Osteoporose

Patienten mit Osteoporose spielen in der Rehabilitation eine zunehmende Rolle (▶ Abschn. 4.4). Im Rahmen der technischen Orthopädie ist bei stark schmerzgeplagten Patienten eine Behandlung mit Osteoporoseorthesen möglich. Ziel sämtlicher Versorgungen ist die aufrichtende Wirkung, die heute eher elastisch angegangen wird. Nur sehr selten werden die bisher üblichen starren Rahmenstützkorsette verwendet. Problem dieser Orthesenversorgung ist häufig der Druck auf die Klavikula bzw. die vorderen Brustbereiche, was vom Patienten im hohen Alter nur sehr selten toleriert wird. Die heute gängigen konfektionierten elastischen Osteoporoseorthesen werden hingegen häufig sehr gut akzeptiert und bewirken nicht selten eine merkbare Schmerzlinderung und eine Reduktion von Schmerzmitteln (▶ Abb. 2.44).

Im Wesentlichen sind 3 gängige Osteoporoseorthesen derzeit konfektionell auf dem Markt erhältlich:
- Spinomed-Orthese,
- Vibrostatic-Orthese,
- Osteomed-Osteoporoseorthese.

Prothetik der oberen Extremität

Die Rehabilitation von Patienten mit Amputationen an den oberen Extremitäten ist eine besondere Herausforderung. Prinzipiell unterscheidet man bei Armprothesen zwischen verschiedenen Prothesentypen (▶ Abb. 2.45).
- **Passivprothesen** oder **Schmuckprothesen** sind für jede Amputationshöhe möglich. Dabei ersetzen sie zunächst den Armverlust optisch, die Stigmatisierung entfällt. Zusätzlich eignet sich dieser Arm auch als Gegenhalt. Die Vorteile sind leichtes Gewicht, hoher Tragekomfort, kosmetisch gutes Ergebnis und wenig unangenehme Beanspruchungen für den Stumpf.
- Aktivere Prothesen bedürfen als **Aktivprothesen (Eigenkraftprothesen)** entsprechender zusätzlicher Einschränkungen oder Beeinträchtigungen durch

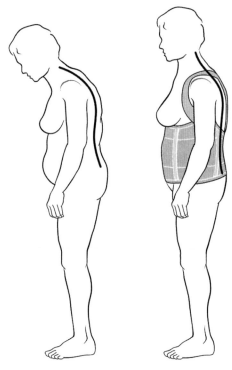

Abb. 2.44 Prinzip einer elastisch-aufrichtenden Orthese. (Aus Baumgartner u. Greitemann 2002)

Kraftzüge (▶ Abb. 2.46). Hierzu müssen die angrenzenden Gelenke in der Beweglichkeit frei sein, damit derartige Bewegungen möglich sind.
- **Fremdkraftprothesen** sind heute die Standardversorgung. Sie werden myoelektrisch gesteuert und bedürfen einer sorgfältigen, insbesondere ergotherapeutischen Schulung in der Nutzung. Wichtigstes Kriterium ist, dass zunächst die entsprechenden elektrischen Erregerströme der Stumpfmuskeln über Hautelektroden abgeleitet werden können. Eine derartige Versorgung ist Standardversorgung für Amputationen im Unterarmbereich, je höher die Amputationen durchgeführt werden, umso geringer ist allerdings die Nutzung einer entsprechenden Prothese (Stinus u. Baumgartner 1992).
- Bei Amputationen im Oberarmbereich haben sich die **Hybridprothesen**, d. h. Kombinationen von passiven Elementen, Eigenkraftelementen und Fremdkraftsteuerungen bewährt. Ein besonderes Beispiel hierfür ist eine Oberarmprothese mit myoelektrischer Handfunktion sowie mechanischer Ellbogengelenkver- und -entriegelung.
- Auch im Bereich der Armprothetik ermöglichen Passteile unterschiedliche Anpassungen an diverse Belastungen, so z. B. der Elektrogreifer an starke berufliche Belastungen. Die Schaftversorgung ist im Oberarmbereich zumeist mit HTV-Silikonliner-Tech-

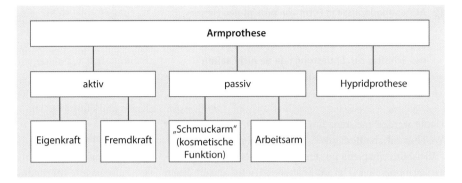

Abb. 2.45 Die verschiedenen Typen von Armprothesen

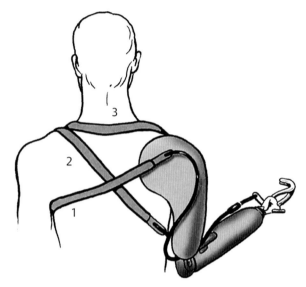

Abb. 2.46 Oberarmkraftzugprothese nach Kuhn mit *1* Greifzug, *2* Beugezug, *3* Sperrzug. Der Greifzug öffnet den Haken oder die Hand, die beiden anderen bedienen das Ellbogengelenk. (Aus Baumgartner u. Greitemann 2002)

nik zu erstellen, um möglichst die vorhandene Rotationsfähigkeit durch eine ansonsten erforderliche Schulterkappe nicht zu beeinträchtigen.

▬ Durch Nervenverlagerungen auf Anteile des M. pectoralis können mittels Elektroden heute auch selektiv Armnerven angesteuert werden, sogar sensible Rückmeldungen erzielt werden („targeted muscle reinnervation"). Derzeit ist die Indikation zu diesen Maßnahmen nur auf Einzelfälle beschränkt.

Prothetik der unteren Extremität

Die Prothesenversorgung amputierter Patienten ist eine der wesentlichen rehabilitativen Aufgaben. Sie verlangt ein interdisziplinär zusammenarbeitendes Team, das große Erfahrung in der Versorgung Amputierter hat. Es kann nicht genug darauf hingewiesen werden, dass es nicht sinn- und verantwortungsvoll ist, sich mit dieser Thematik zu befassen, wenn pro Jahr Fallzahlen unter 50 amputierter Patienten behandelt werden. So kann vom Team keine Erfahrung

gesammelt werden, und die Versorgung für den Patienten bleibt suboptimal.

Eine Prothesenversorgung wird im Rehabilitationsteam besprochen, das hierzu zuvor einen Eindruck über die funktionellen Kapazitäten, die Psyche und das soziale Umfeld des Patienten erarbeitet hat (▶ Abschn. 3.3).

Für die Prothesenversorgung an den unteren Extremitäten sind folgende Kriterien wesentlich:

▬ Passform des Schaftes (geringe Stumpfschaftpseudarthrose),
▬ korrekter statischer Aufbau,
▬ funktionell adäquate Prothesenpassteile,
▬ intensive Schulung des Patienten in
　▬ Gangschulung,
　▬ Anziehen/Ausziehen,
　▬ Falltraining.

Statik/Aufbau

Der statische Aufbau der Prothese orientiert sich prinzipiell zunächst an der normalen Anatomie, d. h. in der Ansicht von vorn an der Mikulicz-Linie, in der Ansicht von der Seite ebenfalls an der normalen Lage des Körperschwerpunktes. Um dem Patienten mehr Standsicherheit zu geben, speziell beim Auftritt, wird im Kniegelenkbereich die Achse des künstlichen Kniegelenkes nicht selten **hinter** die Gesamttragachse gelegt. Nachteil ist, dass in der Schwungphase hierdurch das Vorbringen des Kunstbeines manchmal schwieriger ist. Die Passteilhersteller geben für ihre Passteile unterschiedliche Aufbaulinien vor.

Schaftpassform

Anzustreben ist ein sog. **Vollkontaktschaft**. Dies beinhaltet, dass der Schaft so exakt wie möglich den Stumpf umschließt ohne Ausbildung einer Pseudarthrose. Der Schaftboden sollte dabei möglichst hohe axiale Kräfte (soweit von der Amputation her möglich) von der Stumpfspitze übernehmen. Hierzu bedarf es eines belastungsfähigen Stumpfes. Der Schaftboden muss primär parallel zum knöchernen Stumpfende gebaut werden und sich nicht nur der Kontur der Weichteile anpassen, sondern insbesondere auf die knöcherne Stumpfsituation Rücksicht nehmen.

2

> ❗ Abflusshindernisse in Form von proximalen Hinter-
> schneidungen, Gurten oder Verschlüssen sollten
> unterbleiben. Problematisch sind auch Fensterungen
> des Schaftes zur „Entlastung", da sie nicht selten
> Fensterödeme zur Folge haben und die Haut zusätz-
> lich mazerieren.

Heute werden meistens für den Kontakt zur Stumpfhaut Weichwandschafttechniken verwendet aus Schaummaterialien, die einerseits polstern, andererseits Nachpassungen ermöglichen. Der Außenbereich wird durch einen „Container", meist aus Carbon oder Gießharzmaterialien gefertigt.

Die Linertechnik hat sich heute durchgesetzt. Der wesentliche Vorteil dieser Technik liegt in der festen Fixation über eine größere Hautfläche, der flächigen Kompression der Weichteile und dadurch deren Stabilisation, sowie – insbesondere bei der transfemoralen Versorgung – in der leichteren Anziehbarkeit. Allerdings ist mit der Linerversorgung in der postoperativen Frühphase, besonders nach Myoplastiken, sehr vorsichtig um zu gehen, da zu frühe Linerversorgungen, speziell mit Linern mit Pin-System, zu Dislokationen der befestigten Muskulatur führen können. Es werden eine Vielzahl unterschiedlicher Liner aus Silikon oder Polyurethan verwendet. Diese breite Palette wird durch zusätzliche Linerarmierungen ergänzt, die das bisher problematische „Pumpen" bzw. „Ziehen" der Liner an den Weichteilen mindern. Nachteile der Liner liegen im teilweise vermehrten Schwitzen, der Hygiene, dem nicht seltenen Stumpfödeme durch Zug am Stumpfende sowie einer verminderten Endbelastbarkeit dadurch, dass sich die „Linertasse" nicht den knöchernen Stumpfformen anpasst bzw. anpassen lässt und über das knöcherne Stumpfende „kippt". Dies führt fast regelhaft zu schmerzhaften Bursitiden an der knöchernen Stumpfspitze. Es kann zudem zu einem chronischen „Melkeffekt" mit Stumpfödemen, teilweise – gerade am Unterschenkel – zu einem Verrutschen der Weichteile und zu Reizungen an der knöchernen Stumpfspitze kommen. In der Frühphase nach Operationen und Fixation der Muskulatur an der Stumpfspitze sind Liner problematisch, da sie zu einer Dislokation der angenähten Muskulatur nach dorsal führen können, Liner mit Tasse und Pinfixation sind in dieser Situation nahezu obsolet.

Passteile

Die Auswahl der Passteile ist im interdisziplinären Team eine der wesentlichen Aufgaben. Zu berücksichtigen ist speziell der Funktions- und Aktivitätsgrad des Patienten, zusätzlich Einfluss nehmen die örtlichen Voraussetzungen im Heimatbereich des Patienten, die Anforderungen seines täglichen Lebens bzw. die berufliche Situation.

Insgesamt steht eine Vielzahl unterschiedlicher Passteile zur Verfügung. Im Hinblick auf die genauen Informationen ist auf entsprechende Fachbücher (z. B. Baumgartner u. Greitemann (2008); Baumgartner u. Botta (2007) zu verweisen.

Im Wesentlichen unterscheidet man zwischen Hüft-, Knie- und Fußpassteilen.

Fußpassteile

- Prinzipiell werden unterschieden:
- Fußpassteile für niedrigere Aktivitätsgrade (gelenklose Füße mit eher stoßdämpfender Funktion (z. B. „geriatric light foot", SACH-Fuß etc.),
- Passteile für höhere Aktivitätsgrade
- Füße mit federnder Rückstellkraft, entweder über Carbon- oder Kunststofffedern bzw. Federkeile (Beispiel Seattle-Fuß, Flex-Foot, Springlight),
- Gelenkige Füße.

Heute gehen Bestrebungen dahin, mittels „aktiver" Fußpassteile verloren gegangene Funktionen wiederherzustellen. Für unebene Böden gibt es ebenfalls besondere Konstruktionen, die auch Pro-/Supination gewährleisten.

Unterschenkelanteil

Der Unterschenkelanteil ist in aller Regel zunächst eine starre Verbindung durch ein Titan- oder Aluminiumrohr, das das Kniepassteil mit dem Fußpassteil verbindet. Neuerdings gibt es auch Stäbe in Karbonfasertechnik, die ein Federn bzw. Druckaufnehmen Unterschenkelanteils ermöglichen. Weitere Systeme wie z. B. schockabsorbierende und die Endrotation zumindest beschränkt ermöglichende Rohrpassteile sind im Angebot.

Kniepassteile

Für ältere Patienten das sicherste Kniepassteil ist immer noch ein Feststellknie. Dies eignet sich für Patienten mit niedrigem Aktivitätsgrad, für die insbesondere nur Transferfunktionen bzw. das sichere Gehen über kleinere Entfernungen notwendig sind.

Ist der Aktivitätsgrad allerdings höher, und das Gangbild soll verbessert werden, so sind aktivere Passteile erforderlich. Diese sind mit beweglichen Kniegelenken ausgerüstet. Hierbei muss man unterscheiden zwischen 2 wesentlichen funktionellen Anforderungen:
- einer sicheren Standphase,
- einer möglichst dynamischen Schwungphase.

Hierin unterscheiden sich die auf dem Markt angebotenen Kniegelenkskonstruktionen.

Ein wesentliches Element der Kniesicherheit ist die Achse des eingebrachten Gelenkes und hierdurch die

Gelenkfunktion. Man unterscheidet Kniegelenke mit 1 Achse (monozentrisch), Kniegelenke mit 2 Achsen (zweiachsige polyzentrische Gelenke) und Kniegelenke mit 4 oder mehr Achsen (polyzentrische Gelenke). Bei monozentrischen Gelenken wird vom statischen Aufbau der Prothese her der Gelenkdrehpunkt meist etwas hinter die Traglinie im Kniegelenkbereich gelegt, um ein Sicherungselement zu erzeugen. Bei polyzentrischen Kniegelenken findet sich per se der Kniedrehpunkt in aller Regel hinter und oberhalb des Kniegelenkes, sodass ein kniesicherndes Moment eintritt. Polyzentrische Gelenke sind in der Regel sehr sicher.

Im Hinblick auf die **Standphasenkontrolle** sind zu unterscheiden:

- Standphasenkontrolle mit Kniefeststellung,
- Standphasenkontrolle mit Rückverlagerung des Kniedrehpunktes,
- Standphasenkontrolle mit gewichtsabhängiger Bremse (Bremsknie),
- Standphasenkontrolle mittels polyzentrischem Kniegelenk und verlagertem Kniedrehpunkt,
- Standphasenkontrolle mit hydraulischen bzw. pneumatischen Dämpfereinheiten (aktivere Gelenke).

Je aktiver der Amputierte wird, umso mehr bedarf er einer dynamischen **Schwungphasensteuerung**. Dabei sollten sowohl Beuge- als auch Streckbewegungen des Kniegelenkes individuell auf die Bedürfnisse des Amputierten einstellbar sein. Technische Ausführungen hier sind in ansteigender Aktivität:

- äußere Vorbringer,
- innere Vorbringer,
- mechanische Bremsen,
- pneumatische Dämpfer,
- hydraulische Dämpfer.

Sicherlich in dieser Hinsicht die aktivsten Passteile sind Kniegelenke mit hydraulischen Dämpferkonstruktionen, sie sind ebenso wie die pneumatischen Gelenke mit einer Zylinderkolbeneinheit bestückt. Neue und richtungsweisende Gelenkkonstruktionen betreffen elektronisch die Stand- und/oder Schwungphase überwachende Gelenke, die dem Betroffenen nachweislich deutlich verbesserte Teilhabemöglichkeiten bieten. In der Zwischenzeit haben sich derartige Konstruktionen beständig weiter entwickelt und bieten den Betroffenen hochwertige Angebote.

Hüftpassteile

Bei Hüftexartikulationen und höheren Amputationsniveaus sind zusätzlich Hüftgelenkskonstruktionen erforderlich. In dieser Hinsicht bildet das Grundprinzip immer noch die sog. Canada-Prothese nach McLaurin (1954). Patienten mit Hüftexartikulation oder Hemipelvektomien bedürfen eines Beckenkorbes, nicht nur zum Sitzen im Rollstuhl, sondern auch zur Prothesenversorgung, eines künstlichen Hüft- und Kniegelenkes sowie eines künstlichen Fußpassteiles. Es gibt in dieser Hinsicht diverse Modelle auf dem Markt. Nicht selten ist es aber so, dass Hüftexartikulierte schneller mittels 2 Unterarmgehstützen mobil sind.

Zubehör

Ein nützliches Zubehör für das leichtere An- und Ausziehen aller Prothesen ist ein sog. Drehadapter. Es handelt sich um einen Adapter, der oberhalb des Kniegelenkes in die Prothesenstruktur eingesetzt wird und durch Knopfdruck eine Verriegelung löst, anschließend sind Drehbewegungen und Gelenkachse der Prothese freigegeben und erlauben ein leichtes Anziehen der Prothese.

Weitere wichtige Zubehörteile sind Anziehhilfen, heute meist aus leicht handhabbarem Segeltuch, ggf. ein Anziehstock und Stumpfpflegemittel.

Gehhilfen

Gehhilfen spielen in der orthopädisch-traumatologischen Rehabilitation eine wesentliche Rolle. Im Fortgang des rehabilitativen Prozesses können sie zudem selbst häufig wechseln und so den Fortschritt des Patienten angepasst werden. Folgende Gehhilfen werden in der Rehabilitation häufig genutzt:

Gehwagen mit Armauflage Gehgestell für die frühere Mobilisationsphase, speziell in Kliniken, mit Abstützmöglichkeit für Unterarm und Achselstützen. Indikation: bei Gangunsicherheit zur frühen postoperativen, posttraumatischen und geriatrischen Mobilisation sowie bei neurologischen Gangunsicherheiten.

Gehbock Vierfußgestell ohne Räder. Indikation: bei höchstgradigen Gang- und Standunsicherheiten, Lähmungen, neurologischen Krankheitsbildern und zerebralen Gangunsicherheiten. Gewährleistet sehr sichere Mobilisations- und auch Stehhilfe, allerdings schlechte dynamische Mobilisation.

Kay-walker Stahlrohrrahmengestell mit zwei vorderen Rädern, hinteren Standflächen. Indikation: insbesondere bei Gangunsicherheiten in der neurologischen Rehabilitation, Nutzung in frühen Rehabilitationsphasen, sichere Mobilisationshilfe auch ohne Bremsen.

Vierpunktrollator Mobilisationshilfe mit 4 Rädern zur Entlastung der unteren Extremität und zur Gangsicherheit als Rahmengestell, häufig kombiniert mit Aufsitzplatte sowie

2

kleinem Einkaufskorb. Die Bremssituation sollte den individuellen Bedürfnissen des Patienten angepasst sein, meist
werden Bremsen genutzt, die sich auf Druck aktivieren.
Günstig sind zusätzliche Blockadebremsen für das Hin-
setzen.

Dreipunktrollator Mobilisationshilfe mit 3 Rädern zur
Entlastung der unteren Extremitäten, zur Gangsicherheit.
Indikation: insbesondere bei postoperativen, posttraumatischen und geriatrischen Mobilisationen. Problematisch
ist die seitliche Kippneigung über das Vorderrad. Vorteil
ist allerdings auch die Nutzbarkeit in engen Wohnlagen.

Achselgehstütze Gehhilfen zur Entlastung einer oder beider unterer Extremitäten bei zusätzlich fehlender Belastbarkeit der oberen Extremität. Problematisch ist teilweise
der Druck in der Axilla, manchmal mit hierdurch verursachten neurologischen Ausfällen.

Arthritikerstütze Unterarmgehstützen mit Ellbogengelen-
kauflage zur Entlastung der unteren Extremitäten, Einsatz-
bereich auch bei deutlich eingeschränkter Belastbarkeit
von Hand und Handgelenk z. B. bei Rheumatikern.

Vierpunktgehstock Gehhilfe mit einem Vierfußstand. Nutzung zur Entlastung der unteren Extremitäten, insbesondere
bei höheren Gangunsicherheiten und Gleichgewichtsstörungen, aber auch bei Lähmungen. Häufig auch angewandt
bei geriatrischen Patienten, erhöhte Sicherheit gegenüber
der Unterarmgehstütze, aber größerer Raumbedarf.

Unterarmgehstütze Metall- oder Kunststoffstütze mit Ab-
winkelung im Ellbogengelenkbereich und dorsaler Fassung
zur Entlastung der unteren Extremitäten. In der Rehabilitation sehr häufig genutztes Hilfsmittel.

Gehstock mit Fritz-Griff Hilfsmittel zur einseitigen Entlastung der unteren Extremität, z. B. zur konservativen
Behandlung bei Gon- und Koxarthrosen, Arthrosen der
unteren Extremität generell und zur postoperativen Nachbehandlung bei noch eingeschränkter Sicherheit. Nutzung
auf der Gegenseite (!) der betroffenen Seite, teilweise insofern etwas problematisch, als dass Patienten sich gerne
dann auf den Gehstock neigen.

Technische Hilfen

Stehhilfen Stehhilfen sind im rehabilitativen Setting insbesondere bei schwerst- und schwerbehinderten Patienten im
Einsatz. Man unterscheidet hier zwischen passiven und aktiven Stehgestellen oder auch z. B. einem Aufrichtrollstuhl.
Die Indikationen betreffen meist Kinder bis zum 14. Lebensjahr, der Aufrichtrollstuhl oder Stehrollstuhl auch
Erwachsene zum Stehtraining bei Lähmungszuständen,

Querschnitten oder auch zum Kreislauftraining. Teilweise
kann man einen derartigen Aufrichtrollstuhl als Hilfe bei
der Entleerung der oberen Harnwege nutzen.

Greifhilfen Gerade in der Rehabilitation nach Hüfttotalen-
doprothesen, aber auch bei mangelnder Beugefähigkeit im
Hüftgelenk oder Kniegelenk sind Greifhilfen in der Rehabilitation unverzichtbar. Meist werden sie in Form einer
Zange mit Stiel zum Aufheben von Gegenständen angeboten mit der Indikation zur Vermeidung von starker Beugung an den unteren Extremitäten, z. B. bei Hüft-TEP, oder
bei eingeschränktem Greifbereich durch Erkrankungen der
oberen Extremitäten.

Griffverlängerungen Griffverlängerungen werden in der
Rehabilitation häufig bei rheumatischen Erkrankungen
mit Einschränkung der Greif- und Drehkraft der oberen
Extremitäten, postoperativ oder bei posttraumatischen
Zuständen mit entsprechenden Einschränkungen oder
bei Schultererkrankungen eingesetzt. Durch Griffverlängerungen kommt es durch eine Hebelarmverlängerung zu
einer Krafterhöhung und bei gestörter Funktion der oberen Extremitäten auch zu einer Erhöhung der Reichweite.
Griffverlängerungen werden zumeist thermoplastisch durch
die Ergotherapeuten angefertigt und an entsprechende Gebrauchsgegenstände angepasst.

ADL-Hilfen An Hilfen für den Alltag (ADL = „activity of
daily life") existiert eine große Variationsbreite an Hilfsmitteln seitens der technischen Orthopädie, die häufig über
die Ergotherapie mitangeboten werden. Sie richten sich je
nach dem individuellen Funktionsausfallprofil des betroffenen Patienten.

**ADL-Hilfen (nach Baumgartner u. Greitemann
2003)**
- Haushaltshilfen
    - Schneide- und Schälhilfen
    - Rotierende oder elektrische Zerkleinerungsma-
      schinen (Gemüse, Zwiebeln)
    - Dosenöffner (ggf. mit Wand-/Tischhalterung)
    - Schöpfkellen mit verlängertem Griff
    - Flaschen- oder Gläseröffner
    - Scheren für Linkshänder, Spezialscheren
    - Bügelbretter
    - Topfbefestigungen
    - Rutschfeste Unterlagen
    - Griffverdickungen
    - Einhänderschneidebrett
    - Kehrgarnitur
    - Tragegurt

- Schlüsselhilfen
- Ergonomische Messer
- Universalgriff
- Hilfen zur Nahrungsaufnahme
  - Spezialessbestecke
  - Besteckhalter
  - Frühstücksbrett
- Hilfen zum Ankleiden
  - Schuhanzieher
  - Reißverschlusshilfe
  - Elastische Schnürsenkel
  - Strumpfanziehhilfe
  - An- und Ausziehhaken
  - Knöpfhilfe
- Hygienehilfen
  - Handwaschbürste mit Saugnapf
  - Rasiererhalterungen
  - Badewannengriffe, -sitze, -lifter, -verkürzer
  - Duschklappsitz, Duschhocker, Wandgriffe
  - Gleitschutzmatten
  - Toilettensitze, -erhöhungen
  - Toilettenstützgestell
  - Höhenverstellbares WC
  - Berührungsfreies WC
  - Dusch- und Toilettenstuhl
  - Stützgriffe in der Toilette
  - Kippspiegel
  - Fuß- und Zehenreiniger
  - Griffverlängerungen
  - Tamponapplikatoren
- Hilfen zum Schreiben, Lesen, Sprechen, Hören
  - Schreibgeräte und -hilfen
  - Zeichenplatte
  - Kommunikatoren
  - Stirnstab
  - Prismenbrille
  - Blattwender
  - Leseständer
- Lagerungs- und Sitzhilfen
  - Dekubitusmatratzen
  - Bettgalgen
  - Pflegebett
  - Stehhilfe
  - Arthrodesestuhl
  - Sitzkissen
- Mobilitätshilfen
  - Drehscheibe
  - Lifter
  - Dreirad mit Sonderausstattung
  - Transportwagen

- Hilfen im Freizeitbereich
  - Spielkartenhalter
  - Fahrradzurichtungen
- Treppenlifter, Rampen
- Hilfen am Arbeitsplatz
  - Handgelenkauflagen
  - Ergonomisches Mousepad
  - Stehstuhl
  - Armauflagen
  - Höhenverstellbarer Arbeitstisch
  - Griffverdickungen
- Fahrbedienungshilfen für das Auto
  - Lenkhilfen, z. B. Drehknopf, Sondergriffe
  - Sondersteuerungen, z. B. Joysticksteuerung
  - Handbedienungsgeräte für Kupplung, Gas, Bremse
  - Fußschaltungen für Armamputierte
  - Fußbedienbares System für Ohnhänder
  - Elektrisch bedienbare Feststellbremse
  - Sehr leichtgängige Servolenkung
  - Adaptierte Bedienhebel für Blinker, Wischer etc. bei Arm- und Handbehinderungen
  - Hilfen zum Gasgeben, z. B. Gashebel, Gasring
  - Fahrzeugausstattung für Kleinwüchsige
- Andere Autohilfen
  - Orthopädische Sitze
  - Schwenksitze
  - Elektrische Sitzverstellungen
  - Elektrische Türöffner
  - Sitzschienenverlängerung für bequemeren Einstieg
  - Vorklappbarer Beifahrersitz für Rollstuhlfahrer
  - Auffahrschienen/Rampen für Rollstuhlfahrer
  - Ausfahrbare Trittstufe
  - Rollstuhlverladesysteme (Dach-, Kofferraumlifter)
  - Absenkbare Fahrzeuge
  - Hebebühnen

Rollstuhlversorgung

Rollstühle spielen in der Rehabilitation, aber auch in der späteren Resozialisierung im heimischen Umfeld inzwischen eine bedeutende Rolle. Sie sind sozial akzeptiert, Rollstuhlfahrer fallen üblicherweise im Straßenbild kaum noch auf. Moderne Rollstühle sollen ihrem Benutzer die bestmöglichen Voraussetzungen schaffen, sich in seinem Lebensumfeld möglichst aktiv zu bewegen und seine Umwelt im wahrsten Sinne des Wortes zu „erfahren". Hierzu bedarf es einer optimalen Versorgung, die in einer Rehabilitationsklinik mit dem Patienten individuell abgesprochen und angepasst werden muss. Hierbei muss – je nach Behinderungsart – in enger Zusammenarbeit mit dem Patienten der für ihn jeweils sinnvolle Einsatzzweck herausgearbeitet und der passende Rollstuhl ausgewählt werden. Überwiegend kommen für durchschnittlich aktive Patienten Standardrollstühle sowie Adaptivrollstühle, für aktivere Patienten Adaptivrollstühle bzw. Sportrollstühle zum Einsatz.

Bei den heutigen Rollstühlen ermöglicht ein umfassendes Baukastensystem die bestmögliche Anpassung an das jeweilige Handicap des Patienten. Nicht jeder Patient ist gleich groß, so müssen spezifisch Körpergröße, Greiffunktion und Greifradius, Unterschenkellänge und Oberschenkellänge, Sitzbreite etc. mit dem Patienten erarbeitet werden. An Ausstattungsdetails stehen zusätzlich unterschiedliche Armlehnen, Fußstützen, Antriebsräder, Bereifungen, Bremssysteme etc. zur Verfügung.

> **Praxistipp**
>
> Bei dauerhaft auf den Rollstuhl angewiesenen Patienten muss man an die Gefahr eines Dekubitus denken und vorbeugend z. B. Gelkissen verwenden. Die Gefahr eines rückwärtigen Überschlages muss speziell bei Patienten nach Amputationen (durch den Gewichtsverlust im vorderen Anteil des Rollstuhles) Rechnung getragen werden durch Radstandsverlängerung oder Antikippräder. Bei Amputierten hat sich zudem zur Vermeidung von Stumpfkontrakturen eine Stumpfauflage bewährt.

Folgende Besonderheiten sind bei den unterschiedlichen Rollstuhlsystemen zu beachten:

- **Standardrollstühle** sind in der Regel nicht oder nur eingeschränkt in den Grundeinstellungen veränderbar und schwierig auf die individuelle Situation des Benutzers anzupassen. Sie sind insbesondere Mobilisationshilfen im stationären Bereich, in Heim- und Pflegebereichen, ggf. bei inaktiveren Patienten auch im heimischen Bereich.
- **Adaptivrollstühle** sind sicherlich die derzeit meist abgegebenen Rollstühle. Sie werden der individuellen Situation des Patienten am meisten gerecht, da sie ein variabel einstellbares Fahrwerk mit multiplen Möglichkeiten zur Optimierung von Radstand, Sturzprophylaxe und Sitzhöhe bieten und dementsprechend für den Langzeiteinsatz optimal anpassbar sind.
- **Sportrollstühle** werden überwiegend für rein sportliche Zwecke genutzt, moderne Sportrollstühle bieten aber auch alltagstaugliche Lösungen und kommen deshalb bei sehr aktiven Patienten durchaus als Alternative in Betracht. Bei Sportrollstühlen ist meist allerdings ein starrer, nicht faltbarer Rahmen vorhanden, der natürlich unter sportlichen Aspekten durch das bessere Abfangen der wirkenden Antriebskräfte effizienter und günstiger zu nutzen ist. Sie haben den Nachteil, dass sie beim Transport sperriger sind.

- **Lagerungs- und Multifunktionsrollstühle** sind in der Regel der Versorgung schwer pflegebedürftiger Patienten mit schwersten Behinderungen vorbehalten, wobei hierbei der Schwerpunkt nicht auf Leichtgängigkeit und geringem Gewicht, sondern auf der möglichst großen Adaptierbarkeit in Bezug auf unterschiedliche Sitz- und Lagerungspositionen und die Anpassung an das Krankheitsbild gesetzt wird.
- Bei den **Elektrorollstühlen** ist das hohe Gewicht zu erwähnen. Sie eignen sich daher nur für einen begrenzten Indikationsbereich und kommen bei älteren Personen sowie Patienten mit schweren Beeinträchtigungen der Gehfähigkeit zum Einsatz. Es werden unterschiedliche Modelle angeboten. Man muss bei der individuellen Versorgung sehr genau die Verkehrssicherheit und das Fahrverhalten der einzelnen Modelle auf das individuelle Krankheitsbild des Patienten abstimmen. Bei bestimmten Elektrorollstühlen ist eine strenge Anforderung an die Seh- und Konzentrationsfähigkeit des Patienten zu stellen, da sie wie Verkehrsmittel zu bewerten sind. Dies muss vom Verordner mit abgeprüft werden.

> **Rollstuhlverordnung (nach Baumgartner u. Greitemann 2003)**
>
> - Zu beachten
>   - Auswahl der passenden Abmessungen
>   - Sitzbreite (möglichst gering zwecks besserer Handlichkeit, jedoch bequem)
>   - Sitztiefe (Vorderkante der Sitzfläche bis ca. 2 cm vor der Kniekehle bietet eine bequeme Auflage, ohne die Blutzirkulation zu beeinträchtigen)
>   - Sitzhöhe (niedrige Sitzhöhe = stabiler Rollstuhl) und
>   - Höhe des Rückengurts (bei ausreichender Sitzstabilität möglichst niedrig, um die Bewegungsfreiheit im Schultergelenk nicht zu beeinträchtigen)
>   - Alter und körperliche Leistungsfähigkeit des Patienten (Gewicht und Fahrwerkeinstellung)
>   - Körpergröße und Gewicht des Benutzers (evtl. verstärktes Fahrwerk!)
>   - Art der Behinderung, Greiffunktion (Ausstattung)
>   - Sitzstabilität und Gleichgewicht (evtl. spezielle Sitzeinheiten, Pelottierung)
>   - Verwendungszweck und -dauer
>   - Sicherheitsrelevante Aspekte (Antikipprollen, Radstandverlängerung, Größe der Lenkräder, Haltegurte, Bremsen)
>   - Dekubitusprophylaxe (durch Gelkissen, Sitzschalen oder vergleichbare Systeme)

1 Woche mehr Jahresurlaub und das Recht, Mehrarbeit abzulehnen.

Über eine **Gleichstellung** beim zuständigen Arbeitsamt können auch Personen mit einem GdB von unter 50, aber mindestens 30 im Kündigungsschutz mit Schwerbehinderten gleichgestellt werden. Dies verbessert oftmals die Absicherung der Betreffenden im Betrieb und ermöglicht häufig eine bevorzugte innerbetriebliche Umsetzung.

❯ Vor Beantragung eines GdB sollte die berufliche Situation genau beleuchtet werden.

Strebt ein Rehabilitand eine berufliche Umorientierung außerhalb des bisherigen Betriebs an, so muss bedacht werden, ob der Erhalt eines GdB oder gar einer Schwerbehinderteneigenschaft (GdB ≥ 50) nicht spätere Einstellungschancen deutlich reduziert. Ebenso sollten Personen, die bereits einen GdB von ≥ 50 besitzen und eine Erhöhung ihres GdB mittels Verschlechterungsantrag anstreben, darüber informiert werden, dass es zu einer Neubewertung ihres Gesundheitszustands kommt, was ggf. auch zu einer Rückstufung des bisherigen GdB führen kann.

Unterstützend kann sich ein GdB bei einem laufenden Verfahren zum Erhalt einer Erwerbsminderungsrente auswirken. Ein GdB von ≥ 50 berechtigt ab 60 Jahren zum Eintritt in die Altersrente bei Schwerbehinderung, sofern eine Wartezeit von 35 Jahren erfüllt wurde.

Weitere Ebenen sozialmedizinischer Beratung

Über die oben genannten Pfeiler sozialmedizinischer Beratung hinaus sind noch viele weitere fundierte Kenntnisse erforderlich, um den Patienten durch schwere soziale Situationen begleiten zu können. Ersatzleistungen wie Krankengeld, Arbeitslosengeld und Arbeitslosengeld II sind wichtige Hilfestellungen, durch die oft Zeiten erst überbrückt werden können, die dann z. B. in die Rente oder auch in die Berufsförderung führen. Daher ist es äußerst wichtig, über deren Höhe, die maximale Leistungsdauer und die Voraussetzungen für ihren Erhalt Bescheid zu wissen.

Ebenso wichtig sind Kenntnisse über unterschiedliche Regelungen zum Kündigungsschutz, da entsprechende Informationen bei betroffenen Patienten existentielle Ängste drastisch reduzieren können.

Auch Kenntnisse über das Bundessozialhilfegesetz sind im Beratungsalltag immer wieder erforderlich. Da die soziale Situation immer mit der psychischen Ebene in Verbindung steht, sind im Beratungsgespräch kommunikationspsychologische Kenntnisse (z. B. gesprächspsychotherapeutische Ansätze nach Rogers) hilfreich, um mit dem Patienten zusammen eine möglichst gute Lösung seiner Probleme zu erreichen.

Medizinisch-beruflich orientierte Rehabilitation (MBOR)

Zwar war die Erhaltung bzw. Wiedererlangung der Erwerbsfähigkeit der erkrankten Personen bereits schon immer erklärtes Ziel ambulanter oder stationärer Rehabilitationsmaßnahmen, durch die Einführung der sog. medizinisch-beruflich orientierten Rehabilitation (MBOR) wurden zusätzliche diagnostische und therapeutische Maßnahmen in den Kliniken und ambulanten Zentren gezielt aufgebaut und teilweise auch entsprechend finanziell durch die Kostenträger gefördert.

Für alle Versicherten der Deutschen Rentenversicherung, die die persönlichen und versicherungsrechtlichen Voraussetzungen für eine stationäre oder ganztägig ambulante medizinische Rehabilitation erfüllen, steht mit der medizinisch-beruflich orientierten Rehabilitation eine vertiefte Möglichkeit offen im Falle von sog. **besonderen beruflichen Problemlagen** (BBPL) oder bei Auftreten von deutlichen Diskrepanzen zwischen beruflicher Leistungsfähigkeit und den Anforderungen im bisherigen Berufsfeld Hilfestellungen zu erhalten, um den derzeitigen oder auch einen in Zukunft angestrebten Arbeitsplatz wieder oder erstmalig einnehmen zu können.

Dabei definiert sich der Begriff der besonderen beruflichen Problemlagen durch verschiedene, oft in Häufung auftretende Kriterien, wie z. B. lange oder immer wieder aufgetretene Zeiten von Arbeitsunfähigkeit oder Arbeitslosigkeit, Sorgen des Rehabilitanden, den Anforderungen des Arbeitsplatzes nicht mehr standhalten zu können, aus ärztlicher Sicht notwendige berufliche Veränderungen etc.

Durch die MBOR wird die bereits bislang bestehende Hinwendung auf die Anforderungen der Arbeitswelt/die jeweiligen Arbeitsplätze in der medizinischen Rehabilitation zum Kern dieser Maßnahmen. Bei einer MBOR sollen sich alle Phasen der Rehabilitation am beruflichen Sein bzw. den beruflichen Möglichkeiten ausrichten.

Das trägt wiederum einem biopsychosozialem Krankheitsverständnis Rechnung, da es in Anbetracht dieses Verständnisses, zumindest bei Patienten im arbeitsfähigen Alter, keine Behandlung gibt, die nicht auch berufsbezogen wäre.

Die **Umsetzung der MBOR** verläuft dann allerdings in unterschiedlichen Abstufungen: Zunächst erfolgt im Rahmen jeder medizinischen Rehabilitation eine allgemeine berufsbezogene Diagnostik. Ziel ist es eine BBPL zu erfassen, um sich auf diese dann während der medizinischen Rehabilitation zu konzentrieren. Dieses Erfassen kann sowohl im Vorfeld einer entsprechenden Maßnahme erfolgen, wenn der sozialmedizinische Dienst der Rentenversicherung diese bereits z. B. durch die Aktenlage erkennt. Hier kann dann auch eine gezielte Zuweisung in geeignete Rehabilitationseinrichtungen erfolgen.

Darüber hinaus müssen in Rehabilitationseinrichtungen aber systematisch Rehabilitandinnen und Rehabilitanden mit BBPL herausgefiltert werden. Möglich ist dies z. B. während der klinischen Untersuchung, bei der Anamnese der Erwerbsbiographie oder auch durch den Einsatz von Screening- Fragebögen. So bietet z. B. das Würzburger Screening sowohl eine Version für den Einsatz durch den sozialmedizinischen Dienst der Rentenversicherung im Rahmen des Zugangsverfahrens zur medizinischen Rehabilitation, als auch eine Klinikversion für den Einsatz in Einrichtungen der medizinischen Rehabilitation. Durch ein entsprechendes Screening wird bereits zu Beginn der Behandlung eine bedarfsgerechte Planung in Hinblick auf berufsbezogene Maßnahmen ermöglicht. Aber auch wenn das Screening eine große Hilfe bei der Filterung von entsprechenden Personengruppen darstellt, so kann doch eine weitergehende fundierte Anamneseerhebung bzw. Diagnostik nicht dadurch ersetzt werden. Vielmehr liefert ein Screeningverfahren Anhaltspunkte, die dann zu einer gezielten weiteren Analyse der beruflichen Situation bzw. von entsprechenden rehabilitativen Maßnahmen führen.

Ist eine BBPL erkannt, dann wird ein jeweils partielles **Fähigkeitsprofil** aus medizinischer, sozialpädagogischer, psychologischer und bewegungstherapeutischer Sicht erstellt.

Ggf. unter Einbeziehung einer betrieblichen oder betriebsärztlichen Stellungnahme zu den konkreten Belastungen am Arbeitsplatz wird dann ein entsprechendes multiprofessionelles **Therapiekonzept** erstellt, **Therapieziele** mit den Rehabilitandinnen und Rehabilitanden vereinbart und anschließend umgesetzt.

Jede medizinische Rehabilitationseinrichtung bietet dafür sog. **beruflich orientierte Basisangebote** (Stufe A) wie z. B. die Feststellung beruflicher Probleme, Beratung und Information zu sozialmedizinischen und sozialrechtlichen Aspekten in Hinblick auf das Erwerbsleben an. Dies wird häufig über niedrigschwellige Angebote, z. B. Vorträge über sozialrechtliche Themenstellungen für alle Rehabilitanden, also auch solche ohne BBPL, gewährleistet.

Sog. **MBOR-Kernangebote** (Stufe B) werden nur von medizinischen Rehabilitationseinrichtungen mit entsprechender Schwerpunktsetzung durchgeführt. Zielgruppe sind hier ausschließlich alle Rehabilitandinnen und Rehabilitanden mit BBPL. Dazu gehören beispielsweise Arbeitsplatztraining, also das Training typischer, in der jeweiligen Tätigkeit auftretender Bewegungsabläufe u. a. mit dem Ziel einer Verinnerlichung von Bewegungsabläufen unter ergonomischen Gesichtspunkten, berufsbezogene Gruppen wie psychoedukative Gruppenangebote zur Stressbewältigung am Arbeitsplatz und soziale Arbeit in Einzelgesprächen oder speziellen Gruppenangeboten.

Den nächsten Schritt stellen sog. **spezifische MBOR-Angebote** (Stufe C) dar. Diese werden notwendig, wenn die Basis – und Kernangebote nicht ausreichend sind, um die berufliche Problematik in den Griff zu bekommen. Dies trifft nur auf eine begrenzte Zielgruppe innerhalb der Gruppe der Personen mit BBPL zu.

Zu den Angeboten der Stufe C gehört u. a. die Erarbeitung einer neuen beruflichen Perspektive, eine berufliche Belastungserprobung z. B. durch therapeutisch begleitetes, tage- oder stundenweises Arbeiten in Betrieben, die einen entsprechenden Praktikanteneinsatz ermöglichen. Die Stufe C steht oft, aufbauend auf den Ergebnissen der Testung, auch in Verbindung mit der Einleitung von Leistungen zur Teilhabe am Arbeitsleben (s. oben), um konkrete Hilfen zu erhalten, die dann die berufliche Integration, entsprechend dem während der Rehabilitation erarbeiteten Leistungsbild zu ermöglichen bzw. zu unterstützen.

Arbeitsplatzbezogene medizinische Rehabilitation (ABMR)

Auch diese Form der medizinischen Rehabilitation, die sich in vielen Teilen auch in oben beschriebenen MBOR-Maßnahmen spiegelt, hat in den letzten Jahren immer mehr an Bedeutung gewonnen. Während einer arbeitsplatzbezogenen Rehabilitation werden die rehabilitativen Maßnahmen gezielt auf die Anforderungen des jeweiligen Arbeitsplatzes bzw. Berufsbilds abgestimmt. Zunächst erfolgt dafür eine **funktionelle Jobanalyse**, d. h. die tatsächlichen im Arbeitsleben auftretenden Anforderungen werden festgehalten.

Im nächsten Schritt erfolgt eine gemeinsame **Zielvereinbarung** mit den Rehabilitanden. Dabei sollen wichtige Abläufe im beruflichen Handeln durch die Patienten benannt werden, bei denen eine Einschränkung empfunden wird. Im Anschluss werden die Rehabilitationsziele (meist die Wiederherstellung der Leistungsfähigkeit am aktuellen Arbeitsplatz) zwischen den Rehabilitanden und den Therapeuten vereinbart, schriftlich festgehalten und mit Unterschrift bestätigt.

Um diese Ziele kontrolliert erreichen zu können, werden diese in Teilziele aufgeteilt, die während des Rehabilitationsprozesses gut messbar und nachvollziehbar sind. Durch diese Aufteilung in Teilziele können die Rehabilitanden selbsttätig Fortschritte oder auch Probleme in der Therapie erkennen, was oft zu einem erhöhten Maß an Eigenverantwortung und Motivation bei den Rehabilitanden führt.

Nach diesen Vereinbarungen wird z. B. durch den sog. EFL-Screening-Test ein möglichst genaues Bild der aktuellen **funktionellen Leistungsfähigkeit** erstellt. Bei diesem Testverfahren werden innerhalb von ca. einer Stunde fünf bis sieben wichtige Anforderungen des jeweiligen Arbeitsplatzes festgelegt und dann in Form von arbeitsplatzorientierten Testsituationen umgesetzt.

Auf der Grundlage der Ergebnisse dieses Screeningverfahrens wird dann der detaillierte **Therapieplan** erstellt, der die jeweiligen positiven wie negativen Aspekte des Leistungsvermögens berücksichtigt.

Umgesetzt werden die therapeutischen Inhalte einerseits über eine sog. **arbeitsplatzbezogene medizinische Trainingstherapie** (AMTT), bei der es vorrangig um die Wiederherstellung der funktionellen Stabilität innerhalb der physiologischen Beweglichkeit und dem Entwickeln einer individuellen Handlungskompetenz geht und dem EF-Screening-Training bei dem unter therapeutischer Begutachtung und ohne Leistungsdruck Abläufe und Tätigkeiten der Arbeit an standardisierten Arbeitsstationen erfolgt.

Zum Abschluss der Rehabilitation wird die **sozialmedizinische Leistungsbeurteilung** auf der Grundlage eines 2. EFL-Screening-Tests durchgeführt.

Schon während der Rehabilitationsmaßnahme können darüber hinaus in enger Zusammenarbeit mit dem Betrieb weitergehende Maßnahmen durchgeführt werden. So kann z. B. eine stufenweise Wiedereingliederung, eine ergonomische Anpassung des Arbeitsplatzes oder auch innerbetriebliche Umsetzungen zeitnah und in direktem Kontakt z. B. mit dem Werksarzt effektiv umgesetzt werden. Oft weiß hier die Rehabilitandin oder der Rehabilitand bereits während der Rehabilitationsmaßnahme wie es nach der Maßnahme im Betrieb beruflich weiter geht. Perspektiven werden nicht nur theoretisch, sondern konkret erarbeitet und zeitnah umgesetzt. Modellhaft zu nennen ist hier z. B. das Netzwerk Reha zwischen der Firma BMW und der Deutschen Rentenversicherung Bayern Süd und Schwaben u. a.

Über Jahre sind in Verbindung mit der arbeitsplatzbezogenen Rehabilitation bei der Zusammenarbeit mit verschiedenen Firmen teils sehr unterschiedliche Projekte zustande gekommen. Diese Unterschiede sind auch darauf zurückzuführen, dass jeder Betrieb seine Besonderheiten aufweist, die im Rehabilitationsprozess zu berücksichtigen sind.

Intensivierte Rehabilitationsnachsorge (IRENA)

Um den Erfolg einer medizinische Rehabilitationsmaßnahme auch nach Ende der Maßnahme weiter zu sichern, bieten Kostenträger vielfältige Nachsorgemöglichkeiten mit unterschiedlichen Ansätzen und Ausmaßen. Exemplarisch soll hier das sog. IRENA-Programm der Deutschen Rentenversicherung zur Darstellung eines möglichen Programms dienen.

Im Anschluss an eine ambulante oder stationäre Rehabilitationsmaßnahme durch die Deutsche Rentenversicherung kann auf Empfehlung des Rehabilitationsarztes eine solche intensivierte Rehabilitationsnachsorge zur nachhaltigen und langfristigen Absicherung des Rehabilitationserfolgs verordnet werden, wenn dies medizinisch sinnvoll er-

scheint. Dies unter der Voraussetzung, dass bei Entlassung aus der Rehabilitation keine Rentenantragstellung vorliegt und die Erwerbsfähigkeit mit über drei Stunden täglich eingestuft worden ist.

Die ärztliche Empfehlung enthält individuell abgestimmte medizinische Leistungen und verweist auf eine Nachsorgeeinrichtung in der Nähe des jeweiligen Wohnorts oder Arbeitsplatzes.

Die IRENA beinhaltet medizinische Trainingstherapie, Funktionsgruppen und Ausdauertraining im Umfang von maximal 24 Terminen mit einer Zeitdauer von 90–120 min. In der Regel wird die Leistung möglichst zeitnah zur medizinischen Rehabilitation begonnen und innerhalb der ersten sechs Monate nach der Entlassung abgeschlossen. Neben den Kosten der Behandlungen wird pro Behandlungstag ein pauschaler Fahrtkostenzuschuss von Seiten der Deutschen Rentenversicherung über die Nachsorgeeinrichtung ausbezahlt.

Eine Besonderheit ist eine spezifische Sonderform der IRENA im Sinne eines **telemedizinischen Konzeptes**. Hier wird unmittelbar nach Ende der ambulanten oder stationären Rehabilitationsphase der Patient zu Haus telemedizinisch weiterversorgt. Nach entsprechenden Modellversuchen wurde dieses Konzept von einigen Kostenträgern im In- und Ausland übernommen, um zum einen eine lückenlose, zum anderen flächendeckende Versorgung zu gewährleisten.

Fazit

- Die sozialmedizinische Beratung ist unerlässlicher Teil einer erfolgversprechenden Behandlung unfallbedingter/orthopädischer Krankheitsbilder und kann den Genesungsprozess unabdingbar beeinflussen. Sie kommt überall dort zum Einsatz, wo ein derartiges Krankheitsbild Veränderungen in der sozialen Situation erforderlich macht.
- Da diese Veränderungen für den Rehabilitanden oft große Einschnitte in sein bisheriges Leben mit sich bringen (geringere Einkünfte, Erarbeiten neuer komplexer Handlungsmuster im Beruf etc.), kann es häufig vorkommen, dass der Patient sich teils unbewusst gegen eine solche Veränderung wehrt. Eine umfassende und realitätsorientierte sozialmedizinische Beratung, die nach Möglichkeit bisherige Erfahrungen des Patienten z. B. im Beruf anerkennt und mit einbezieht und Veränderungen nur soweit wie tatsächlich notwendig veranlasst, hilft dem Rehabilitanden, Neuerungen in seinem Leben anzunehmen.
- Die Bandbreite der Inhalte sozialmedizinischer Beratung und die vielfältigen Kombinationsmöglichkeiten verschiedener Hilfsangebote einerseits, die Auswirkungen auf das gesamte Erleben und Verhalten des Rehabilitanden andererseits machen fundierte sozialrechtliche und kommunikationspsychologische Kenntnisse unerlässlich, um den Beratungsverlauf positiv zu gestalten.

▬ Durch die anhaltende, verstärkte Hinwendung der Rehabilitationsmaßnahmen auf arbeits- und berufsbezogene Aspekte wird der Bereich der sozialmedizinischen Beratung fortlaufend wichtiger.

Literatur

Zu Abschnitt 2.1.1

Barsky AJ (1993) Applification, Somatization, and the Somatoform Disorder. Psychosomatic 33:28–34

Baumgartner H, Dvorak J, Graf-Baumann T, Terrier B (1993) Grundbegriffe der Manuellen Medizin – Terminologie – Diagnostik – Therapie. Springer, Berlin Heidelberg New York

Bengel J (2001) Was erhält Menschen gesund? Antonovskys Modell der Salutogenese. Bundeszentrale für gesundheitliche Aufklärung (BZgA), Köln

Detmers C, Bülkau P, Weiller C (2007) Schlaganfallrehabilitation. Hippocampus, Bad Honnef

Deutsches Institut für Medizinische Dokumentation und Information (DIMDI) (2005) Internationale Klassifikation der Funktionsfähigkeit, Behinderung und Gesundheit ICF

Egle UT (1998) Diagnose, Differentialdiagnose und Psychodynamik der somatoformen Schmerzstörung; Somatoforme Störungen. Schattauer, Stuttgart New York, S 89–102

Engelhardt M, Neumann G (1994) Sportmedizin – Grundlagen für alle Sportarten. BLV Verlagsgesellschaft, München

Fialka-Moser V (2005) Kompendium Physikalische Medizin und Rehabilitation, Diagnose und Therapie, 2. Aufl. Springer, Berlin Heidelberg New York

Flor H, Turk DC, Birnbaumer N (1985) Assessment of Stress – Related psychophysiological Reactions in Chronic Back Pain Patients. Consult Clin Psychol 53:354–364

Franz JW (1991) Hypertonie und Sport. Springer, Berlin Heidelberg New York

Freiwald J (2013) Optimales Dehnen, Sport-Prävention-Rehabilitation, 2. Aufl. Spitta, Balingen

Geiger W (2000) Der schwierige Patient – Überlegungen zur Psychosomatik chronischer Schmerzsyndrome am Bewegungssystem. Krankengymnastik 52:784–798

Gutenbrunner C, Weimann G (2004) Krankengymnastische Methoden und Konzepte – Therapieprinzipien u. -techniken systematisch dargestellt. Springer, Berlin Heidelberg New York

Hasenbring M (1992) Chronifizierung bandscheibenbedingter Schmerzen. Schattauer, Stuttgart New York

Hasenbring M (1996) Kognitive Verhaltenstherapie chronischer und prächronischer Schmerzen. Psychotherapeut 41:313–325

Heidmann M, Horst R, Wimmerroth W (2012) Weiterbildung im PNF-Konzept – Evidenzbasierung und Weiterentwicklung Struktur – Ziele – Inhalte; AG PNF im Deutschen Verband für Physiotherapie

Hesse S (2007) Lokomotionstherapie. Hippocampus, Bad Honnef

Hollmann W, Hettinger T (1990) Sportmedizin: Arbeits- u. Trainingsgrundlagen, 3. Aufl. Schattauer, Stuttgart; New York

Hüter-Becker A, Betz U, Heel C, Kern C, Quinten S (2002) Bewegungssystem: Das neue Denkmodell in der Physiotherapie. Thieme, Stuttgart New York

Köllner V, Schneider C (1998) Zur Kombination von kognitiver Verhaltenstherapie und Körperarbeit bei der Behandlung chronischer Schmerzen – eine Kasuistik. Krankengymnastik 50:2074–2082

Lagerström D (1987) Grundlagen der Sporttherapie bei Koronaren Herzerkrankungen, Teil I und II. Echo, Köln

Löllgen H, Dirschedl P (1992) Chronische Lungenkrankheiten und Sport. Internist 33:142–149

Radlinger L (1998) Rehabilitative Trainingslehre. Thieme, Stuttgart New York

Rost R (1991) Sport und Bewegungstherapie bei inneren Krankheiten. Deutscher Ärzteverlag, Köln

Seemann H (1998) Psychosomatische Schmerzen als Kommunikationsstörung oder wie man mit seinem Körper wieder ins Gespräch kommen kann. Krankengymnastik 50:2067–2072

Spring H, Dvorak J, Dvorak V, Schneider W, Tritschler T, Villiger B (1997) Therorie und Praxis der Trainingstherapie. Thieme, Stuttgart New York

Thom H et al (1990) Krankengymnastik, 3. Aufl. Grundlagen, Techniken, Bd. 1. Thieme, Stuttgart New York

WHO (2002) WHO – Internationale Klassifikation der Funktionsfähigkeit, Behinderung und Gesundheit (ICF) der Weltgesundheitsorganisation (WHO). Deutschsprachige Fassung. DIMDI

Zu Kap. 2.1.2

Buschmann-Steinhage R (2012) Anforderungsprofil zur Durchführung der Medizinisch-beruflich orientierten Rehabilitation (MBOR) im Auftrag der Deutschen Rentenversicherung. Deutsche Rentenversicherung Bund, Berlin

Diepenbruck E, Peters KM (2001) Mittelfristige sozioökonomische Ergebnisse nach stationärer Rehabilitation komplex handverletzter Patienten. Orthop Praxis 37:281–283

Eckhardt R, Kluger P (2001) Konservative Orthopädie Ergotherapie. In: Wirth CJ, Bischoff HP: Praxis der Orthopädie, Bd. I. Thieme, Stuttgart-New York, S 164–171

Hasselblatt A (1996) Ergotherapie in der Orthopädie. Eine Einführung in die fachspezifischen Behandlungstechniken, 2. Aufl. Stam Bardtenschläger, Köln

Liebermeister RGA (1995) Beschäftigungs- und Arbeitstherapie. In: Schmidt KL, Drexel H, Jochheim KA (Hrsg) Lehrbuch der Physikalischen Medizin und Rehabilitation. Fischer, Stuttgart Jena New York, S 246–255

Müller-Fahrnow W et al (2006) Wissenschaftliche Grundlagen der medizinisch-beruflich orientierten Rehabilitation. Pabst Science Publishers, Lengerich

Riedel H-P (2009) Stellungnahme der wissenschaftlichen Fachgruppe RehaFutur zur Zukunft der beruflichen Rehabilitation in Deutschland. Deutsche Akademie für Rehabilitation, Bonn

Scheepers C, Steding-Albrecht U, Jehn P (2000) Ergotherapie. Vom Behandeln zum Handeln, 2. Aufl. Thieme, Stuttgart-New York

Zu Abschnitt 2.1.3

American College of Sports Medicine (ACSM) (2010) ACSM's Guidelines for Exercise Testing and Prescription, 8. Aufl. Lippincott Williams & Wilkins, Raven

Arne M, Janson C, Janson S et al (2009) Physical activity and quality of life in subjects with chronic disease: Chronic obstructive pulmonary disease compared with rheumatoid arthritis and diabetes mellitus. Scand J Primn Health Care 27(3):141–147

Bartels EM, Lund H, Hagen KB et al (2007) Aquatic exercise for the treatment of knee and hip osteoarthritis. Cochrane Database of Systematic Reviews 17(4)4:CD005523

Bauman AE, Reis RS, Sallis JF et al (2012) Correlates of physical activity: Why are some people physically active and others not? Lancet 380(9838):258–271

Beckwée D, Vaes P, Cnudde M, Swinnen E, Bautmans I (2013) Osteoarthritis of the knee: Why does exercise work? A qualitative study of the literature. Ageing Research Reviews 12(1):226–236

Bennell KL, Hunt MA, Wrigley TV et al (2009) Muscle and Exercise in the Prevention and Management of Knee Osteoarthritis: an Internal Medicine Specialist's Guide. Medical Clinics of North America 93(1):161–177

Bennell KL, Hunter DJ, Hinman RS (2012) Management of osteoarthritis of the knee. BMJ (Online) 345:e4934

Bitzer EM, Dierks ML, Heine W et al (2009) Teilhabebefähigung und Gesundheitskompetenz in der medizinischen Rehabilitation Empfehlungen zur Stärkung von Patientenschulungen. Rehabilitaiton 48(4):202–210

Brosseau L (2005) Ottawa panel evidence-based clinical practice guidelines for therapeutic exercises and manual therapy in the management of osteoarthritis. Phys Ther 85(9):907–971

Brüggemann S, Sewöster D (2010) Bewegungstherapeutische Versorgung in der medizinischen Rehabilitation der Rentenversicherung. Bewegungstherapie & Gesundheitssport 26(6):266–269

Chan DK, Lonsdale C, Ho PY et al (2009) Patient Motivation and Adherence to Postsurgery Rehabilitation Exercise Recommendations: The Influence of Physiotherapists' Autonomy-Supportive Behaviors. Archives of Physical Medicine and Rehabilitation 90(12):1977–1982

Deutsche Rentenversicherung (2007) KTL – Klassifikation therapeutischer Leistungen in der Medizin. Ausgabe 2007. http://www.deutsche-rentenversicherung.de/nn_7112/Sha-redDocs/de/Inhalt/Zielgruppen/01_sozialmedizin_forschung/04_klassifikationen/dateianh_C3_A4nge/ktl_2007_pdf,templateId=raw,property=publicationFile.pdf/ktl_2007_pdf. Zugegriffen: 9. April 2008

DIMDI (Hrsg) (2005) World Health Organization. ICF: Internationale Klassifikation der Funktionsfähigkeit, Behinderung und Gesundheit. Genf/Neu-Isensburg

Dixon D, Johnston M, Elliott A, Hannaford P (2012) Testing integrated behavioural and biomedical models of activity and activity limitations in a population-based sample. Disabil Rehabil 34(14):1157–1166

Focht BC (2006) Effectiveness of exercise interventions in reducing pain symptoms among older adults with knee osteoarthritis: A review. Journal of Aging and Physical Activity 14(2):212–235

Gateley P (2009) Physical literacy and obesity. In: Whitehead M (Hrsg) Physical literacy. Throughout the lifecourse. Routledge, London New York, S 83–99

Geidl W, Hendrich S, Pfeifer K (2012a) Entwicklung von Materialien für die Dissemination evidenzgesicherter Konzepte für die Bewegungstherapie in der Rehabilitation. http://forschung.deutsche-rentenversicherung.de/ForschPortalWeb/contentAction.do?key=main_reha_ep_diss_pfeifer

Geidl W, Hofmann J, Göhner W, Sudeck G, Pfeifer K (2012b) Verhaltensbezogene Bewegungstherapie. Bindung an einen körperlich aktiven Lebensstil. Rehabilitation 51:259–268

Haber P, Tomasits J (2006) Medizinische Trainingstherapie. Anleitungen für die Praxis. Springer, Berlin Heidelberg New York

Hayden JA, Van Tulder MW, Tomlinson G (2005) Systematic review: Strategies for using exercise therapy to improve outcomes in chronic low back pain. Annals of Internal Medicine 142(9):776–785

Kersten R, Stevens M, van Raay J, Bulstra S, van den Akker-Scheek I (2012) Habitual physical activity after total knee replacement. Phys Ther 92(9):1109–1116

Kickbusch I, Maag D, Saan H (2005) Enabling healthy choices in modern health societies. Paper for the European Health Forum, Bad Gastein

Kuhn J, Trojan A (2010) Gesundheit fördern statt kontrollieren: lessons learned, lessons to learn. Gesundheitswesen 72(1):23–28

Lampert T, Mensink GBM, Müters S (2012) Körperlich-Sportliche Aktivität bei Erwachsenen in Deutschland Ergebnisse der Studie „Gesundheit in Deutschland Aktuell 2009". Bundesgesundheitsblatt – Gesundheitsforschung – Gesundheitsschutz 55(1):102–110

Marks R (2012) Knee osteoarthritis and exercise adherence: A review. Curr Aging Sci 5(1):72–83

Mulligan HF, Hale LA, Whitehead L, David Baxter G (2012) Barriers to physical activity for people with long-term neurological conditions: A review study. Adapt Phys Act Q 29(3):243–265

Peters S, Sudeck G, Pfeifer K (2013) Trainieren, Lernen, Erleben: Kompetenzförderung in Bewegungstherapie und Gesundheitssport. Bewegungstherapie und Gesundheitssport 29:210–215

Pfeifer K, Sudeck G, Brüggemann S, Huber G (2010) DGRW-Update: Bewegungstherapie in der medizinischen Rehabilitation – Wirkungen, Qualität, Perspektiven. Die Rehabilitation 49:224–236

Pfeifer K, Sudeck G, Geidl W, Tallner A (2013) Bewegungsförderung und Sport in der Neurologie – Kompetenzorientierung und Nachhaltigkeit. Neurologie und Rehabilitation 19(1):7–19

Pisters MF, Veenhof C, Schellevis FG et al (2010) Exercise adherence improving long-term patient outcome in patients with osteoarthritis of the hip and/or knee. Arthrit Care Res 62(8):1087–1094

Pisters MF, Veenhof C, Van Meeteren N et al (2007) Long-term effectiveness of exercise therapy in patients with osteoarthritis of the hip or knee: A systematic review. Arthritis Care and Research 57(7):1245–1253

Plow MA, Resnik L, Allen SM (2009) Exploring physical activity behaviour of persons with multiple sclerosis: A qualitative pilot study. Disabil Rehabil 31(20):1652–1665

Roddy E, Zhang W, Doherty M et al (2005) Evidence-based recommendations for the role of exercise in the management of osteoarthritis of the hip or knee – The MOVE concensus. Rheumatology 44(1):67–73

Rosemann T, Kuehlein T, Laux G, Szecsenyi J (2008) Factors associated with physical activity of patients with osteoarthritis of the lower limb. J Eval Clin Pract 14(2):288–293

Rütten A, Abu-Omar K, Adlwarth W, Meierjürgen R (2007) Bewegungsarme Lebensstile – Zur Klassifizierung unterschiedlicher Zielgruppen für eine gesundheitsförderliche körperliche Aktivierung. Gesundheitswesen 69(7):393–400

Schüle K, Deimel H (1990) Gesundheitssport und Sporttherapie – eine begriffliche Klärung. Gesundheitssport und Sporttherapie 6(1):3

Schüle K, Huber K (2012) Grundlagen der Sporttherapie. Prävention, ambulante und stationäre Rehabilitation. Ullstein Medical, Wiesbaden

Seidenspinner D (2005) Training in der Physiotherapie. Gerätegestütze Krankengymnastik. Springer, Berlin Heidelberg New York

Swedish National Institute of Public Health (2010) Physical Activity in the Prevention and Treatment of Disease. http://www.fhi.se/Page-Files/10682/Physical-Activity-Prevention-Treatment-Disease-webb.pdf. Zugegriffen: December 13, 2010

Tiffreau V, Mulleman D, Coudeyre E et al (2007) The value of individual or collective group exercise programs for knee or hip osteoarthritis. Elaboration of French clinical practice guidelines. Annales de Readaptation et de Medecine Physique 50(9):741–746

Tobi P, Estacio EV, Yu G et al (2012) Who stays, who drops out? Biosocial predictors of longer-term adherence in participants attending an exercise referral scheme in the UK. BMC Public Health 12:1

Van Baar ME, Assendelft WJ et al (1999) Effectiveness of exercise therapy in patients with osteoarthritis of the hip or knee: A systematic review of randomized clinical trials. Arthritis and Rheumatis, 42(7):1361–1369

Van Baar ME, Dekker J, Oostendorp RA et al (2001) Effectiveness of exercise in patients with osteoarthritis of hip or knee: Nine months' follow up. Annals of the Rheumatic Diseases 60(12):1123–1130

Van Gool CH, Penninx BW et al (2005) Effects of exercise adherence on physical function among overweight older adults with knee osteoarthritis. Arthritis Care and Research 53(1):24–32 van Middelkoop M, Rubinstein SM, Verhagen AP, Ostelo RW, Koes BW, van Tulder MW (2010) Exercise therapy for chronic nonspecific low-back pain. Best Practice and Research. Clinical Rheumatology 24(2):193–204

Weinert FE (2001) Vergleichende Leistungsmessung in Schulen – eine umstrittene Selbstverständlichkeit. In: Weinert FE (Hrsg) Leistungsmessungen in Schulen. Beltz, Weinheim und Basel, S 17–31

Weltgesundheitsorganisation (WHO) (1993) Charta der 1. Internationalen Konferenz zur Gesundheitsförderung, Ottawa, 1986. In: Franzkowiak P, Sabo P (Hrsg) Dokumente der Gesundheitsförderung. Peter Sabo, Mainz, S 93

Whitehead M (2009) Introduction. In: Whitehead M (Hrsg) Physical literacy. Throughout the lifecourse. Routledge, London New York, S 3–9

WHO (2010) Global recommendations on physical activity for health. http://whqlibdoc.who.int/publications/2010/9789241599979_eng.pdf

Zu Abschnitt 2.2.1

Bringezu G, Schreiner O (2001), Lehrbuch der Entstauungstherapie Band 1 und 2, Springer-Verlag, Berlin, Heidelberg, New York

Cherkin DC, Sherman KJ, Deyo RA, Shekelle PG (2003) A review of the evidence for the effectiveness, safety, and cost of acupuncture, massage therapy, and spinal manipulation for back pain. Annals of Internal Medicine 138:898–906

Ernst E (1999) Massage therapy for low back pain: a systematic review. J Pain Symptom Manage 17:65–9

Ernst E (2009) Is reflexology an effective intervention ? A systematic review of randomized controlled trials. Med J Aust 191:263–266

Földi M, Kubik S (2002) Lehrbuch der Lymphologie, 5. Aufl. Urban & Fischer, München

Furlan AD, Brosseau L, Imamura M, Irvin E (2002) Massage for Low-back Pain: A Systematic Review within the Framework of the Cochrane Collaboration Back Review Group. Spine 27:1896–1910

Furlan AD, Imamura M, Dryden T, Irvin E (2009) Massage for low back pain: an updated systematic review within the framework of the cochrane back review group. Spine 34:1669–1684

Hanada EY (2003) Efficacy of rehabilitative therapy in regional musculoskeletal conditions. Best Pract Res Clin Rheumatol 17:151–166

Haren K, Backman C, Wiberg M (2000) Effect of manual lymph drainage as described by Vodder on oedema of the hand after fracture of the distal radius: a prospective clinical study. Scand J Plast Reconstr Surg Hand Surg 34:367–72

Hendrickson T (2002) Massage for Orthopedic Conditions. Lippincott Williams and Wilkins, Baltimore

Jeongsoon L, Misook H, Youghae C, Jinsun K, Jungsook C (2011) Effects of foot reflexology on fatigue, sleep and pain. a stematic review and meta-analysis. J Korean Acad Nurs 41:821–833

Kessler T, de Bruin E, Brunner F, Vienne P, Kissling R (2003) Effect of manual lymph drainage after hindfoot operations. Physiother Res Int 8:101–10

Kolster BC (2003) Massage – Klassische Massage, Querfriktionen, Funktionsmassage. Springer, Berlin, Heidelberg, New York

Kolster BC (2003) Reflextherapie. Springer, Berlin, Heidelberg, New York

Kumar S, Beaton K, Hughes T (2013) The effektiveness of massage therapy for the treatment of nonspecific low back pain: a systematic reviewof systematic reviews. Int J Gen Med 6:733–741

Lang A (2003) Physikalische Medizin. Springer, Berlin, Heidelberg, New York

Oosterveld FGJ, Rasker JJ (1994) Treating arthritis with locally applied heat or cold. Seminars in Arthritis and Rheumatism 24(2):82–90

Preston NJ, Seers K, Mortimer PS (2004) Physical therapies for reducing and controlling lymphoedema of the limbs. Cochrane Database of Systematic Reviews

Database of Systematic Reviews, Issue 4. Art. No.: CD003141. DOI: 10.1002/14651858.CD003141.pub2

Rich GJ (2002) Massage Therapy. The Evidence for Practice. Mosby, St. Louis

Robinson V, Brosseau L, Casimiro L, Judd M, Shea B, Wells G, Tugwell P (2003) Thermotherapy for treating rheumatoid arthritis (Cochrane Review). In: The Cochrane Library, Issue 2 2003. Oxford

Salvo SG (2003) Massage Therapy, Principles and Practice, 2. Aufl. Saunders, Philadelphia

Schifter R, Harms E (2005) Bindegewebsmassage, 14. Aufl. Thieme, Stuttgart

Schmidt KL, Drexel H, Jochheim K-A (2000) Lehrbuch der Physikalischen Medizin und Rehabilitation. Fischer, Stuttgart Jena, New York

Schröder D, Anderson M (1995) Kryo- und Thermotherapie, Grundlagen und praktische Anwendung. Hrsg. v. Bernd Geupel. Urban & Fischer, München

Storck U (1993) Technik der Massage. Hippokrates, Stuttgart

Trnavsky G (1986) Kryotherapie. Pflaum, München

Uher EM, Vacariu G, Schneider B, Fialka V (2000) Comparison of manual lymph drainage with physical therapy in complex regional pain syndrome, type I. A comparative randomized controlled therapy study. Wien Klin Wochenschr 112:133–7

Vairo GL, Miller SJ, Mc Brier NM, Buckley WE (2009) Systematic Review of Efficacy for Manual Lymphatic Drainage Techniques in Sports Medicine and Rehabilitation: An Evidence-Based Approach. J Man Manip Ther 17(3):e80–e89

Weissleder H, Schuchhardt C (2011) Erkrankungen des Lymphgefäßsystems, 5. Aufl. Viavital, Köln

Zu Abschnitt 2.2.2

Bischoff HP (2007) Elektrotherapie. In: Bischoff HP, Heisel J, Locher H (Hrsg) Praxis der konservativen Orthopädie. Thieme, Stuttgart, S 160–167

Bossert F-P, Jenrich W, Vogedes K (2006) Leitfaden Elektrotherapie. Urban & Fischer, München

Ebenbichler G, Liederer A, Lack W (1994) Die Skoliose und ihre konservativen Behandlungsmöglichkeiten. Wien Med Wochenschr 144:593–604

Edel H (1991) Fibel der Elektrodiagnostik und Elektrotherapie, 6. Aufl. Verlag Gesundheit, Berlin

Eriksson MBE, Sjölund BA (1989) Transkutane Nervenstimulation. Fischer, Heidelberg

Heisel J (2005) Elektrotherapie, Ultraschalltherapie, Magnetfeldtherapie. In: Grifka J (Hrsg) Praxiswissen Halte- und Bewegungsorgane. Thieme, Stuttgart, S 126–160

Jenrich W (2000) Grundlagen der Elektrotherapie. Urban & Fischer, München Jena

Knoch HG, Knauth K (1991) Therapie mit Ultraschall. Fischer, Jena

Kröling P, Gottschild S (1999) TENS hebt die Druckschmerzschwelle in Abhängigkeit von elektrischen topischen Parametern. Phys Rehab Kur Med 9:48–55

Lange A (2003) Physikalische Medizin. Springer, Berlin Heidelberg New York, S 53–167

Melzack R, Wall (1965) Pain mechanism: A new theory. Science 150:971–979

Niethard FN, Pfeil J (2003) Orthopädie. Thieme, Stuttgart, S 65–66

Riede D (1995) Chronische Kreuzschmerzen – Diagnostik und Therapie. Phys Rehab Kur Med 5:161–169

Smolenski UC, Best N, Loudovici D (2011) Elektro- und Ultraschalltherapie – ein Update. Akt Rheumatol 36:170–177

Ulrich H, Graßhoff H (1994) Der thermische Effekt der TENS. Phys Rehab Kur Med 4:79–82

Walsh DM, Lowe AS, Mc Cormack K et al (1998) Transcutaneous electrical nerve stimulation: Effekt on peripheral nerve conduction, mechanical pain threshold and tactile threshold in humans. Arch Phys Med Rehabil 79:1051–1058

Wenk W (2011) Elektrotherapie. Springer, Berlin Heidelberg New York

Zu Abschnitt 2.2.3

Bachmann RM, Schleinkofer GM (1992) Die Kneipp-Wassertherapie. Thieme, Stuttgart

Breusch S, Mau H, Sabo D (2002) Klinikleitfaden Orthopädie, 4. Aufl. Urban & Fischer, München Jena

Brüggemann W, Uehleke B (1992) Kneipp Vademecum pro Medico, 13. Aufl. Sebastian Kneipp Gesundheitsmittel-Verlag, Würzburg

Cordes JC (1980) Hydrotherapie. In: Cordes JC, Albrecht U, Edel H, Callies R (Hrsg) Spezielle Physiotherapie, 1. Aufl. VEB Verlag Volk und Gesundheit, Berlin

Cordes JC, Arnold W, Zeibig B (1989) Physiotherapie, 1. Aufl. VEB Verlag Volk und Gesundheit, Berlin

Finkbeiner GF, Stöhr C (1998) Hydrotherapie. In: Bauch J, Halsband H, Hempel K, Rehner M, Schreiber HW (Hrsg) Manual Ambulante Chirurgie II. Fischer, Stuttgart Jena

Kaiser JH (1990) Kneippsche Hydrotherapie, 9. Aufl. Kneipp-Verlag, Bad Wörishofen

Kaiser JH (1993) Kneipp-Anwendungen, 6. Aufl. Kneipp-Verlag, Bad Wörishofen

Knauth K, Reiners B, Huhn R (1996) Physiotherapeutisches Rezeptierbuch, 7. Aufl. Ullstein Mosby, Berlin Wiesbaden

Kolster B, Ebelt-Paprotny G (1996) Leitfaden Physiotherapie, 2. Aufl. Jungjohann, Neckarsulm Lübeck Ulm

Krauß H (1990) Hydrotherapie. Fischer, Stuttgart

Menger W (1987) Die Kurmittel der Balneo- und Klimatherapie in Heilbädern und Kurorten. In: Deutscher Bäderverband (Hrsg) Grundlagen der Kurortmedizin und ihr Stellenwert im Gesundheitswesen der Bundesrepublik Deutschland. Hans Meister, Kassel

Schmidt KL, Jungmann H (1987) Aus-, Weiter- und Fortbildung der Ärzte. In: Deutscher Bäderverband (Hrsg) Grundlagen der Kurortmedizin und ihr Stellenwert im Gesundheitswesen der Bundesrepublik Deutschland. Hans Meister, Kassel

Strassburger: Zitat aus Kaiser (1990)

Walther J (1990) Hydrotherapie. In: Drexel H, Hildebrandt G, Schlegel KF, Weimann G (Hrsg) Physikalische Medizin, Bd. 1. Hippokrates, Stuttgart

Zu Abschnitt 2.2.4

Bischoff HP (1997) Chirodiagnostische und chirodiagnostische Technik, 3. Aufl. Spitta, Balingen

Debrunner AM (2002) Orthopädie – Orthopädische Chirurgie. Huber, Bern Göttingen Toronto Seattle

Kirchner P (1996) Untersuchungs- und Behandlungstechniken. In: Hüter-Becker A, Schewe H, Heipertz W (Hrsg) Physiotherapie. Thieme, Stuttgart

Krämer J (1983) Orthopädie, 1. Aufl. Springer, Berlin Heidelberg New York

Maier P, Otto C, Tüchert H (2001) Massage-Mechanotherapie. In: Wirth CJ, Bischoff HP (Hrsg) Praxis der Orthopädie, 3. Aufl. Thieme, Stuttgart

Pitzen P, Rössler H (1989) Orthopädie, 16. Aufl. Urban & Schwarzenberg, München

Siemsen CH, Waczakowski M, Gabler M (2001) Physikalische Therapie – Extensionsbehandlungen bei Wirbelsäulenerkrankungen – eine Praxisstudie. Orthopädische Praxis 37:11

Zu Abschnitt 2.2.5

Bischoff H-P, Moll H (2011) Lehrbuch der Manuellen Medizin, 6. Aufl. Spitta, Balingen

Bischoff H-P (2010) Komplikationen in der Manuellen Medizin. In: Wirth CJ, Mutschler W, Bischoff H-P, Püschmann H, Neu J (Hrsg) Komplikationen in Orthopädie und Unfallchirurgie. Thieme, Stuttgart New York

Eder M, Tilscher H (1998) Chirotherapie, 4. Aufl. Hippokrates, Stuttgart

Frisch H (1985) Programmierte Untersuchung des Bewegungsapparates, 4. Aufl. Springer, Berlin Heidelberg New York

Greenman PE (1998) Lehrbuch der Osteopathischen Medizin. Haug, Heidelberg

Kaltenborn F (1985) Manuelle Therapie der Extremitätengelenke, 7. Aufl. Norlis, Oslo

Lewit K (1984) Manuelle Medizin im Rahmen der medizinischen Rehabilitation, 4. Aufl. Urban & Schwarzenberg, München Wien

Locher H (2003) Ein neurophysiologisches Denkmodell zur manuellen Medizin. In: Neumann H-D (Hrsg) Manuelle Medizin, 6. Aufl. Springer, Berlin Heidelberg New York

Neumann H-D (Hrsg) (2003) Manuelle Medizin, 6. Aufl. Springer, Berlin Heidelberg New York

Sachse J, Schildt-Rudloff K (1997) Wirbelsäule, 3. Aufl. Ullstein-Mosby, Berlin

Sell K (1969) Spezielle manuelle Segment-Technik als Mittel zur Abklärung spondylogener Zusammenhangsfragen. Manuelle Med 7:99–102

Zu Kap. 2, Abschn. Medikamentöse Schmerztherapie

Arzneimittelkommission der Deutschen Ärzteschaft (2013a) Nichtsteroidale Antirheumatika (NSAR) im Vergleich: Risiko von Komplikationen im oberen Gastrointestinaltrakt, Herzinfarkt und Schlaganfall. Dt Ärzteblatt 110(29–30):A1447–A1148

Arzneimittelkommission der Deutschen Ärzteschaft (2013b) Rote-Hand-Brief zu Tolperisonhaltigen Arzneimitteln. www.akdae.de/Arzneimittelsicherheit/RHB/20130221.pdf. Zugegriffen: 21.02.2013

Arzneimittelkommission der Deutschen Ärzteschaft (2013c) Rote-Hand-Brief zu Tetrazepamhaltigen Arzneimitteln. www.akdae.de/Arzneimittelsicherheit/RHB/20130624.pdf. Zugegriffen: 24.06.2013

Baron R, Binder A (2004) Wie neuropathisch ist die Lumboischialgie? Das Mixed Painkonzept. Orthopäde 33:568–575

Basler HD, Hesselbarth S, Kalutza G, Shuler M, Sohn W, Nikolaus T (2003) Komorbidität, Multimedikation und Befinden bei älteren Patienten mit chronischen Schmerzen. Schmerz 17:252–260

International Association for the Study of Pain (1994) Classification of Chronic Pain, Descriptions of Chronic Pain Syndroms and Definition of Pain Terms. IIASP Press, Seattle

Junker U, Baron R, Freynhagen R (2004) Chronische Schmerzen: Das mixed pain conzept als neue Rationale. Dt Ärzteblatt 101:1115–1116

Junker U, Nolte T (Hrsg) (2005) Grundlagen der Speziellen Schmerztherapie. Curriculum Spezielle Schmerztherapie der Deutschen Gesellschaft für Schmerztherapie e. V. nach dem Kursbuch der Bundesärztekammer. Urban & Vogel, München

Kalso E, Allan L, Dobrogowski J, Johnson M, Krcevski-Skvarc N, Macfarlane GJ (2005) Do strong opioids have a role in the early management of back pain? Recommendations from a European expert panel. Curr Med Res Opin 21:1819–1828

Malanga G, Wolff E (2008) Evidence-informed management of chronic low back pain with nonsteroidal anti-inflammatory drugs, muscle relaxants, and simple analgesics. Spine J 8:173–184

Rote Liste Service GmbH (2013) Fachinformationsverzeichnis Deutschland (Fachinfo-Service) einschließlich EU-Zulassungen. http://www.fachinfo.de/

S1-Leitlinie Diagnostik neuropathischer Schmerzen der Deutschen Gesellschaft für Neurologie (DGN) (2012) In: AWMF online

S1-Leitlinie Pharmakologische nicht interventionelle Therapie chronisch neuropathischer Schmerzen der Deutsche Gesellschaft für Neurologie (DGN) (2012) In: AWMF online

S3-Leitlinie Langzeitanwendung von Opioiden bei nicht tumorbedingten Schmerzen (LONTS) der deutschen Gesellschaft zum Studium des Schmerzes (DGSS) (2009) In: AWMF-online

Statistisches Bundesamt (2007) Diagnosedaten der Patienten und Patientinnen in Krankenhäusern. Statistisches Bundesamt, Wiesbaden

Treede RD, Jensen TS, Campbell JN et al (2008) Neuropathic pain: redefinition and a grading system for clinical and research purposes. Neurology 70:1630–1635

Zenz M, Jurna I (2001) Lehrbuch der Schmerztherapie. Wissenschaftliche Verlagsgesellschaft, Stuttgart

Zu Kap. 2, Abschn. Interventionelle Schmerztherapie

Becker C, Heidersdorf S, Drewlo S, Zirke S, Krämer J, Willburger R (2007) Efficacy of epidural perineural injections with autologous contitioned serum for lumbar radicular compression. An investor-initiated, prospective, double-blind, reference-controlled study. Spine 32(17):1803

Carrera F (1980) Lumbar facet injection in LBP and sciatica. Radiology 137:661–664

Ghormley RK (1993) Low back pain with special reference to the art. Facets with presentation of an operative procedure. J Amer Med Ass 101:1773

Hanefeld C, Miebach T, Bulut D, Theodoridis T, Rubenthaler F, Krämer J, Mügge A (2005) Effects of lumbar spinal nerve analgesia on the cardiovascular system. Z Orthop Ihre Grenzgeb 143(1):86–90

Hanefeld C, Ohlgard P, Miebach T, Kleinert H, Mügge A, Theodoridis T (2006) Acute cardiovascular reactions to cervical nerve root infiltration. Z Orthop Ihre Grenzgeb 144(1):27–32

Hildebrandt J, Pfingsten M (Hrsg) (2012) Rückenschmerz und Lendenwirbelsäule, 2. Aufl. Elvesier Urban u. Fischer, München

Jerosch J (2009) Facettensyndrom. In: Jerosch J, Steinleitner W (Hrsg) Minimal invasive Wirbelsäulen-Intervention, 2. Aufl. Deutscher Ärzte-Verlag, Köln, S 209–243

Krämer J, Ludwig J, Bickert U, Owczarek V, Traupe M (1997) Lumbar epidural perineural injection: a new technique. Eur Spine J 6:357–61

Krämer J (2006) Bandscheibenbedingte Erkrankungen, 5. Aufl. Thieme, Stuttgart

Krämer J, Blettner M, Hammer P (2008) Bildgesteuerte Injektionstherapie an der Lendenwirbelsäule. Dtsch Ärzteblatt 105:34–35 (596–598)

Moran R, O'Connel D, Walsh MG (1988) The diagnostic value of facet injections. Spine 13:1407–1410

NG L, Chaudhary N, Sell P (2005) The efficacy of corticosteroids in periradicular infiltration for chronic radicular pain. Spine 30(8):857–62

Rydevik B (1990) Etiology of sciatica. In: Weinstein J, Wiesel S (Hrsg) The Lumbar Spine. Saunders, Philadelphia

Strohmeier M (2011) Injektionen. In: Locher H, Casser H-R, Strohmeier M, Grifka J (Hrsg) Spezielle Schmerztherapie der Halte- und Bewegungsorgane. Thieme, Stuttgart

Teske W, Zirke S, Trippe C, Krämer J, Willburger RE, Theodoridis T, Beer AM, Molsberger A (2009) Epidural injection therapy with local anaesthetics versus cortisone in the lumbar spine syndrome: a prospective study. Z Orthop Unfall 147(2):199–204

Teske W, Zirke S, Nottenkämper J, Lichtinger T, Theodoridis T, Krämer J, Schmidt K (2011) Anatomical and surgical study of volume determination of the anterolateral epidural space nerve root L5/S1 under the aspect of epidural perineural injection in minimal inva-

sive treatment of lumbar nerve root compression. European Spine J 20:537–541

Theodoridis T (2007) Injektionstherapie an der Wirbelsäule ohne Bildsteuerung. Orthopäde 36:73–86

Theodoridis T (2012) Stellenwert der Injektionstherapie bei degenerativen Erkrankungen der Lendenwirbelsäule. Orthopäde 41(2):94–9

Theodoridis T, Krämer J (2009) Spinal injection techniques. Thieme Edition, Stuttgart

Theodoridis T, Krämer J, Rommel O, Bäcker M (2006) Rückenschmerzen. In: Dobos G, Deuse U, Michalsen A (Hrsg) Chronische Erkrankungen integrativ, 1. Aufl. Elvesier Urban u. Fischer, München, S 173–197

Theodoridis T, Mamarvar R, Krämer J, Wiese M, Teske W (2009) Einstichwinkel bei der epidural-perineuralen Injektion an der Lendenwirbelsäule. Z Orthop Unfall 147(1):65–8

Willburger R, Knorth H, Haaker R (2005) Nebenwirkungen und Komplikationen der Injektionsbehandlung bei degenerativen Erkrankungen der Wirbelsäule. Z Orthop 143:170–174

Yabuki S, Kawaguchi Y, Olmarker K, Kirkuchi S, Rydevik B (1996) Effect of Lidocain infiltration in a pig herniated Nucleus Pulposus Model. Abstract ISSLS, Burlington

Young KH, King A (1983) Mechanism of facet load transmission as a hypothesis for low back pain. Spine 8:327

Zu Abschnitt 2.2.7

Akupunktur (2001) Zusammenfassender Bericht des Arbeitsausschusses „Ärztliche Behandlungen" des Bundesausschusses der Ärzte und Krankenkassen über die Beratungen der Jahre 1999 und 2000 zur Bewertung der Akupunktur gemäß § 135 Absatz 1 SGV 5, S 39

Berman B, Singh BB, Lao I et al (1999) A randomized trial of acupuncture as an adjunctive therapy in osteoarthritis of the knee. Rheumatology 39:340

Birch S, Hammerschlag R (1996) Acupuncture efficacy, a compendium of controlled clincal studies. National Academy of Acupuncture and Oriental Medicine, Tarrytown, New York, S 11

Brandmaier R (1994) Gutachten zum Stand des Nachweises der Wirksamkeit der Schmerztherapie mit Akupunktur bei Gonarthrose. In: Naturheilverfahren und unkonventionelle medizinische Richtungen, Grundlagen, Methoden, Nachweissituationen. Springer, Berlin Heidelberg New York

Cherkin DC, Eisenberg D, Sherman KJ et al (2001) Randomized Trial comparing traditional chinese medical acupuncture, therapeutic massage, and self-care education for chronic low back pain. Arch Intern Med 161:1081

David J, Modi S, Aluko A et al (1998) Chronic neck pain: a comparison of acupuncture treatment and physiotherapy. Br J Rheumatol 37:1118

Deluze C, Bosia L, Zirbs A et al (1992) Electroacupuncture in fibromyalgia: results of a controlled trial. BMJ 305:1249

Ernst E (1997) Acupuncture as a symptomatic treatment of osteoarthritis: a systematic review. Scand J Rheumatol 26:444

Ernst E, White AR (1998) Acupuncture for low back pain. A meta analysis of randomized controlled trials. Arch Intern Med 158:2235

Ezzo J, Hadhazy V, Birch S et al (2001) Acupuncture for osteoarthritis of the knee: a systematic review. Arthrit Rheum 44(4):819

Fink MG, Kunsebeck HW, Wippermann B (2000) Effect of needle acupuncture on pain perception and functional impairment of patients with coxarthrosis. Z Rheumatol 59(3):191

Fink M, Wolkenstein E, Karst M, Gehrke (2002) Acupuncture in chronic epicondylitis: a randomized controlled trial. Rheumatology 41(2):205–209

Focks C, Hillenbrand N (2000) Leitfaden Traditionelle Chinesische Medizin, Schwerpunkt Akupunktur, 2. Aufl. Urban & Fischer, München

Gerlach FM (2001) Qualitätsförderung in Praxis und Klinik – eine Chance für die Medizin. Thieme, Stuttgart New York, S 80

Haker E, Lundeberg T (1990) Acupuncture treatment in epicondyalgia: a comparative study of two acupuncture techniques. Clin J Pain 6:221

Irnich D, Behrens N, Molzen H et al (2001) Randomised trial of acupuncture compared with conventional massage and „sham" laser acupuncture for treatment of chronic neck pain. BMJ 322:1574

Kleinhenz J, Streitberger K, Windeler J et al (1999) Randomised clinical trial comparing the effects of acupuncture and a newly designed placebo needle in rotator cuff tendinitis. Pain 83:235–241

Lazarou J, Pomeranz B, Corey PN (1998) Incidence of adverse drug reactions in hospitalized patients. JAMA 279:1200

Leibing E, Leonhardt U, Koster G et al (2002) Acupuncture treatment of chronic low-back pain – a randomized, blinded, placebo-controlled trial with 9-month follow-up. Pain 96(1–2):189–196

Molsberger A, Böwing G (1995) The analgesic effect of acupuncture in chronic tennis elbow pain. Br J Rheumatol 33:1162

Molsberger A, Böwing G (1997) Akupunktur bei Schmerzen des Bewegungsapparates. Kritische Analyse klinischer Studien unter besonderer Berücksichtigung der handwerklichen Qualität der Akupunktur. Schmerz 11:24

Molsberger A, Stux G (1992) Anzahl der Sitzungen bis zum Therapieerfolg. Vortrag Kassenärztliche Bundesvereinigung, Köln

Molsberger A, Diener HC, Krämer J et al (2002a) Die gerac Akupunktur Studien – German acupuncture trials. Dtsch Ärztebl 99(A 1819):1824

Molsberger AF, Mau J, Pawelec DB, Winkler J (2002b) Does acupuncture improve the orthopedic management of chronic low back pain-a randomized, blinded, controlled trial with 3 months follow up. Pain 99(3):579–587

Molsberger A, Bowing G, Haake M et al (2002c) Acupuncture in diseases of the locomotor system. Status of research and clinical applications. Orthop 31(6):536–543

Molsberger A, Mau J, Gotthardt H. (2003) German research of acupuncture for shoulder pain (grasp) – does acupuncture contribute to the treatment of chronic shoulder pain (cSP). SAR meeting, Cambridge, Harvard University National Institutes of Health, Consensus Development Statement Acupuncture

Pomeranz B (2000) Acupuncture analgesia – Basic research. In: Stux G, Hammerschlag R (Hrsg) Clinical acupuncture – scientific basis. Springer, Berlin Heidelberg New York

Stux G, Stiller N, Pomeranz B (2003) Akupunktur, Lehrbuch und Atlas, 6. Aufl. Springer, Berlin Heidelberg New York

Unschuld PU (1997) Chinesische Medizin. Beck, München

Van Tulder MW, Cherkin DC, Berman B et al. (2001) Acupuncture for low back pain (Cochrane Review. The Cochrane Library, Issue 1

Zu Abschnitt 2.2.8

Baumgartner R, Botta P (2007) Amputation und Prothesenversorgung der unteren Extremität. Enke, Stuttgart

Baumgartner R, Greitemann B (2007) Grundkurs Technische Orthopädie. Thieme, Stuttgart

Berschin C et al (2003) Achstreue und Achsenmigration von Knieorthesen in der Praxis. MOT 3:69–77

Greitemann B (1997) Armamputation und Haltungsasymmetrie. Enke, Stuttgart

Landauer F (2003) Therapieziel der Korsettbehandlung bei idiopathischer Adoleszentenskoliose. MOT 3:33–38

Stinus H, Baumgartner R (1992) Über die Akzeptanz von Armprothesen. MOT 112():7–12 (McLaurin CA (1954) Hip disarticulation prostheses. Rep No 15 Prosthetic Service Center, Dep Vet Affairs, Toronto, Can, Iss March)

Zu Abschnitt 2.2.9

Balint M (2001) Der Arzt, sein Patient und die Krankheit, 10. Aufl. Klett-Cotta, Stuttgart

Dörner K (2001) Der gute Arzt. Schattauer, Stuttgart

v Engelhardt D (1999) Krankheit, Schmerz und Lebenskunst. Beck, München

Flor H, Fydrich T, Turk DC (1992) Efficacy of multidisciplnary pain treatment centers; a metaanalysis review. Pain 49:221–30

Potreck-Rose F, Koch U (1994) Chronifizierungsprozesse bei psychosomatischen Patienten. Schattauer, Stuttgart

Schuntermann MF: Ausbildungsmaterialien zur ICF. VDR-Homepage: http://www.vdr.de

Tipler PA (1994) Physik. Spektrum Akademischer Verlag, Heidelberg Berlin Oxford

Uexküll T, Wesiack W (1998) Theorie der Humanmedizin, 3. Aufl. Urban & Schwarzenberg, München Wien Baltimore

Uexküll T, Geigges W, Plassmann R (2002) Integrierte Medizin. Schattauer, Stuttgart

Waddell G (1998) The back pain revolution. Churchill Livingstone, Edingburgh London New York

von Weizsäcker V (1997a) Der Gestaltkreis Gesammelte Schriften, Bd. 4. Suhrkamp, Frankfurt/Main

von Weizsäcker V (1997b) Pathosophie Gesammelte Schriften, Bd. 10. Suhrkamp, Frankfurt/Main

Zu Abschnitt 2.2.10

Bailey WC, Kohler CL, Richards JM, Windsor RA, Brooks CM, Gerald LB, Martin B, Higgins DM, Liu T (1999) Asthma self-management. Do patient education programs always have an impact? Archives of Internal Medicine 159:2422–2428

Bandura A (1977) Self-efficacy: Toward a unifying theory of behavioral change. Pychological Review 84:191–215

Bork H, Ludwig FJ, Middeldorf St (2003) Gesundheitstraining Gelenkerkrankungen, Sektion Rehabilitation der DGOU

Bork H, Ludwig FJ, Bode M, Stein V (2008) Gesundheitstraining Osteoporose – Seminar in mehreren Modulen. Sektion Rehabilitation der DGOU

Bott U (2000) Didaktische Konzeption der Patientenschulung. Praxis Klinische Verhaltensmedizin und Rehabilitation 51:16–26

Bundesärztekammer (BÄK), Kassenärztliche Bundesvereinigung (KBV), Arbeitsgemeinschaft der Wissenschaftlichen Medizinischen Fachgesellschaften (AWMF) Nationale VersorgungsLeitlinie Kreuzschmerz 2010, Diagnostik, Therapie und Verlaufskontrolle des Diabetes mellitus im Kindes- und Jugendalter 2012, Nationale VersorgungsLeitlinie Asthma 2011, Definition, Pathophysiologie, Diagnostik und Therapie des Fibromyalgiesyndroms 2012, Interdisziplinäre Leitlinie Management der frühen rheumatoiden Arthritis 2011

Clark N, Nothwehr F (1997) Self-management of asthma by adult patients. Patient Education and Counseling 32:5–20

de Vries U, Petermann F (2010) Patientenschulung in der medizinischen Rehabilitation. Phys Med Rehab Kuror 20:137–143

Dibbelt S, Greitemann B, Büschel C (2006) Nachhaltigkeit orthopädischer Rehabilitation bei chronischen Rückenschmerzen – Das Integrierte orthopädisch-psychosomatische Behandlungskonzept (IopKo). Rehabilitation 45(6):324–335

DRV Bund (2007) Klassifikation therapeutischer Leistungen in der medizinischen Rehabilitation,

DRV Bund (2011) Reha-Therapiestandards Hüft- und Knie-TEP; Reha-Therapiestandards Chronischer Rückenschmerz

Ehlebracht-König I (2002) Patientenschulung in der medizinischen Rehabilitation. Phys Med Rehab Kuror 12:31–38

Ehlebracht-König I, Bönisch A (2002) Grundlagen der rheumatologischen Patientenschulung. Theoretische Grundlagen und Didaktik. Z Rheumatol 61:39–47

Gibson PG, Coughlan J, Wilson AJ, Abramson M, Baumann A, Hensley MJ, Walters EH (2000) Self-management education and regular practioner review for adults with asthma. In: The Cochrane Library, Issue 3, Oxford

Guzmán J, Esmail R, Karjalainen K, Malmivaara A, Irvin E, Bombardier C (2002) Multidisciplinary bio-psycho-social rehabilitation for chronic back-pain (Cochrane Review) The Cochrane Library, Bd. 3. John Wiley & Sons, Chichester

Haydn JA, van Tulder MW, Malmivaara A, Koes BW (2005) Exercise therapy for treatment of non-specific low back pain. Cochrane Database Syst Rev 3:CD000335

Hofmann J, Buchmann J, Meng K, Vogel H, Bork H, Pfeifer K (2010) Wirksamkeit einer integrativen Patientenschulung „PASTOR" zur Optimierung der stationären Rehabilitation bei chronischem Rückenschmerz. DRV Bund, Berlin

Kanfer FH, Reinecker H, Schmelzer D (1991) Selbstmanagement-Therapie. Springer, Berlin Heidelberg New York

Koes BW, van Tulder MW, van der Windt DAWM, Bouter LM (1994) The efficacy of back schools: A Review of Randomized Clinical Trials. J Clin Epidemiol 47:851–862

Langer HE, Ehlebracht-König I, Josenhans J (1998) Evaluation des Patientenschulungskurses „chronische Polyarthritis". Deutsche Rentenversicherung 3-4:239–264

Lorig K, Laurin J (1985) Some notions about the assumptions underlying health education. Health Educ Q 12:231–243

Lorig K, Fries JF (1986) The Arthritis Helpbook. A tested Self-Management Program for Coping with Your Arthritis. Addison-Wesley, Reading (Revised version)

Lorig K, Seleznick M, Lubeck D, Ung E, Chastain R, Holman H (1989) The beneficial outcomes of the arthritis self-management course are not adaequately explained by behaviour change. Arthritis Rheum 32:91–95

Lorig K, Gonzales V (1992) The integration of theory with practice: a 12-year case study. Health Educ Q 19:355–368

Reusch A, Schug M, Küffner R, Vogel H, Faller H (2013) Gruppenprogramme der Gesundheitsbildung, Patientenschulung und Psychoedukation in der medizinischen Rehabilitation 2010 – Eine Bestandsaufnahme. Rehabilitation 52:226–233

Schwarzer R (1996) Psychologie des Gesundheitsverhaltens, 2. Aufl. Hogrefe, Göttingen

Schwarzer R (1999) Self-regulatory process in the adoption and maintenance of health behaviors. The role of optimism, goals and threats. Journal of Health Psychology 4:115–127

Ströbl V, Friedl-Huber A, Küffner R, Reusch A, Vogel H, Faller H (2007) Beschreibungs- und Bewertungskriterien für Patientenschulungen. Praxis KlinischeVerhaltensmedizin und Rehabilitation 20(75):11–14

VD (1991) Bericht der Reha-Kommission des Verbandes Deutscher Rentenversicherungsträger. Empfehlungen zur Weiterentwicklung der medizinischen Rehabilitation in der gesetzlichen Rentenversicherung. Verband Deutscher Rentenversicherungsträger, Frankfurt am Main

VDR (1996) Rahmenkonzept für die medizinische Rehabilitation in der gesetzlichen Rentenversicherung. Empfehlungen des Verbandes Deutscher Rentenversicherungsträger. Deutsche Rentenversicherung 10–11:633–665

Vogel H (2007) Qualitätssicherung und Qualitätsentwicklung der Patientenschulung – ein Rahmenkonzept. Praxis klinische Verhaltenstherapie und Rehabilitation 20(75):5–10

Zu Abschnitt 2.2.11

DRV (Stand 16.08.2012): Anforderungsprofil zur Durchführung der medizinisch-beruflich orientierten Rehabilitation

Kreft D, Mielenz I (1996) Wörterbuch der sozialen Arbeit, 4. Aufl. Beltz, Weinheim Basel

Schriftenreihe der DRV Bund (Stand 02/2013): Berufliche Rehabilitation – Erwerbsminderungsrente – Die richtige Altersrente für Sie – Medizinische Rehabilitation

Zentrum Bayern für Familie und Soziales (Hrsg) Stand 09/12: Wegweiser für Menschen mit Schwerbehinderung

Spezifische Behandlungsstrategien

*T. Stein, V. Stein, J. Heisel, H.-J. Hesselschwerdt, M. Langer, P. Garcia,
W.-D. Scheiderer, B. Scheiderer, J. Jerosch, F. Vazifehdan, B. Greitemann,
E. Broll-Zeitvogel, K.-L. von Hanstein, U. Lolis, R. Abel, W. Wenz,
H.J. Gerner*

V. Stein, B. Greitemann (Hrsg.), *Rehabilitation in Orthopädie und Unfallchirurgie*,
DOI 10.1007/978-3-642-44999-4_3, © Springer-Verlag Berlin Heidelberg 2015

3.1   Rehabilitation der oberen Extremität

3.1.1   Frührehabilitation nach Schulter-Oberarm-Trauma

T. Stein, V. Stein

Grundlagen

Aufgrund der außergewöhnlichen Anatomie des Schultergelenks, der zahlreichen traumatischen und degenerativen Pathologiemuster sowie der hohen funktionellen Anforderung im Alltag und Sport gestaltet sich die Rehabilitation nach operativer Versorgung komplex. Ein Wandel in der sportlichen Freizeitgestaltung mit hohem Anspruch an Funktion und Belastung des Schultergürtels führt zu einer Zunahme mikro- und makrotraumatischer Verletzungsmuster mit therapeutischer Konsequenz im konservativen, operativen und postoperativen Bereich. In den letzten Jahren wurden zudem etliche arthroskopische Therapieverfahren etabliert, die aufgrund der neuartigen Rekonstruktionsmöglichkeiten hochspezifische Nachbehandlungsstrategien erfordern. Auf der anderen Seite bestehen aufgrund des demographischen Wandels auch zunehmend die Indikationen zur operativen Therapie der fortgeschrittenen Omarthrose mittels partiellem, einseitigen und totalem endoprothetischen Ersatz inklusive der reversen Schulterendoprothese.

Rehabilitationsphasen am Schultergelenk

In diesem Kapitel wird die Frührehabilitation nach operativen Eingriffen am Schultergelenk beschrieben, die sich inhaltlich an den Rehabilitationsphase 1 und 2 nach Gokeler et al. (2003) orientiert. Insbesondere beim älteren Patienten steht jedoch die individuelle Rehabilitation im Vordergrund, die sich u. a. an internistischen und neurologischen Grunderkrankungen orientieren muss:

- Die **Phase 1 (Akutphase)** beinhaltet die Reduzierung der postoperativen Schmerzsymptomatik, Resorptionsförderung bei Weichgewebsschwellung und Ergusssituation, Minimieren der Muskelhypotrophie infolge der postoperativen Ruhigstellung, Erhalt der Bewegungsausmaße im Rahmen der operationsbedingten Limitierung. Weiterhin gilt der Fokus der sensomotorischen Aktivierung der Schulter und der Minimierung der skapulothorakalen und glenohumeralen Dysbalance zur Vermeidung sekundärer Funktionsstörungen. Für den Gesamtorganismus sollte der Erhalt der aeroben und anaeroben Ausdauer erreicht werden.
- Die **Phase 2 (Zwischenphase)** beinhaltet nach Freigabe endgradiger Bewegungsausmaße in erster Linie Kräftigungs- und Koordinationsübungen zum Wiederaufbau der Muskulatur, Erreichung freier Bewegungsausmaße und zur Stabilisierung des Schultergelenks. Neben Skapulasetting und Humeruskopfzentrierung steht die neuromuskuläre Rehabilitation im Vordergrund. Zum Ende der Zwischenphase soll die sportartspezifische Belastbarkeit für gezielte Belastungssituationen erreicht werden mit schmerzfreier Trainingssituation. Allgemein kann durch Kräftigung von Rumpf und unteren Extremitäten sowie durch kardiovaskuläres Training der Gesamtorganismus trainiert werden.
- Die **Phase 3 (Return-to-play-Phase)** besteht aus der Vorbereitung auf eine uneingeschränkte berufliche Beanspruchung bzw. Sportaktivität mit Minimierung des Rezidivrisikos. Die rehabilitative Maßnahmen beinhalten ein sportart- und zielfunktionsspezifisches Training inklusive des gezielten sensomotorisch, reaktiven Trainings. Ziel dieser Phase ist die Vollbelastung des Schultergelenks in allen Gelenkpositionen mit vollständig wiederhergestellter statischer, dynamischer und sensomotorischer Stabilität.
- Die **Phase 4 (Wettkampfphase)** schließt sich bei entsprechender sportlicher Aktivität an die Return-to-play-Phase an und beinhaltet den uneingeschränkten Wiedereinstieg in den Leistungs-orientierten Freizeit -bzw. Wettkampfsport. Insbesondere sekundäre strukturelle Überlastungssituationen, neuromuskuläre Dysbalancen und das Aufrechterhalten von Trainingsprogrammen zur Sekundärprophylaxe stehen im Vordergrund.

Frührehabilitation an Schulter und Oberarm

Prinzipiell sollten Nachbehandlung und Rehabilitation standardisiert erfolgen, jedoch müssen diese aufgrund der Möglichkeit von Kombinationsverletzungen bzw. unterschiedlichen Ausprägungen der Pathologie streng nach den postoperativen Vorgaben und in Rücksprache mit dem Operateur durchgeführt werden. Der Großteil der Nachbehandlungsschemata stützen sich nicht auf evidenzbasierten Untersuchungen, sondern zumeist auf empirischen Erkenntnissen.

Rehabilitationsziele

Je nach Krankheitsbild bedarf es nach Beginn der konservativen Therapie bzw. erfolgter operativer Versorgung zunächst einer mehrwöchigen **Ruhigstellung** mit eingeschränkten rehabilitativen Maßnahmen, in der neben einer Schmerzreduktion die Aufrechterhaltung der passiven, zum Teil aktiven Schulterbeweglichkeit in limitierten Bewegungsausmaßen sowie ggf. isometrische Muskelanspannungsübungen im Vordergrund stehen. Begleitend sollten ggf. Schmerz- und Schonhaltungssymptomatiken z. B. in der HWS oder BWS mitbehandelt und muskuläre Dysbalancen ausgeglichen werden. Der Ruhigstellung folgt nach entsprechender Konsolidierung des Verletzungsmusters, die stufenweise glenohumerale und skapulothorakale Mobilisierung sowie die Wiedererlangung der neuromuskulären Kapazität sowie Wiederaufbau der muskulären Maximalkraft und Ausdauerkraft. Insbesondere Dauer, Intensität sowie die soziale und berufliche Beeinträchtigung sollten mit dem Patienten und dem entsprechenden Kostenträger wenn möglich vor Beginn der Therapie explizit in exaktem Umfang kommuniziert und organisiert werden.

Ein weiteres Ziel der Frührehabilitation ist das Wiedererlangen der **Eigenständigkeit** des Patienten in den Aktivitäten des täglichen Lebens (ADL). Neben dem Ent- und Bekleiden sowie An- und Ablage des zum Teil komplexen orthetischen Hilfsmittels steht der Erhalt bzw. das Wiedererlangen der sozialen Unabhängigkeit und der häusliche Versorgung im Mittelpunkt der Frührehabilitation. Des Weiteren sollte bei jeglichen Verletzungsmustern der Schulter unmittelbar postoperativ auch aktive Übungen für das Ellenbogengelenk, Handgelenk und Hand durchgeführt werden. Lediglich eine Beteiligung der langen Bizepssehne führt zu einer Einschränkung für den Ellenbogen bei Mobilisierung gegen Widerstand.

Bewegungstherapeutische Rehabilitationsmaßnahmen

Die Bewegungstherapie sollte in aller Regel unmittelbar postoperativ beginnen sowie nach entsprechender Patientenanleitung in häuslicher Umgebung weitergeführt werden, entweder im Rahmen einer **passiven Mobilisation** (CPM; „Continuous-passiv-motion"-Schiene) oder wenn möglich durch **aktive Bewegung** und unter Beachtung von Halswirbelsäule und skapulothorakalem Gleitlager. Nach Freigabe der Bewegungslimitierung zumeist zwischen der 6. und 8. Woche bzw. des Belastungsaufbaus kann mit einer gerätegestützten Therapie begonnen werden. Die medizinische Trainingstherapie hat hier einen großen Stellenwert, um mit individuell ausgearbeiteten Trainingsplänen vor allem Kraft, Ausdauer und Koordination wiederzuerlangen.

Im Rahmen der jeweiligen Frührehabilitation sollte bereits ein Fokus auf das **neuromuskuläre Training** der Schulter gelegt werden, da hierüber insbesondere die Wiederaufnahme einer späteren Schultersportaktivität positiv beeinflusst werden kann. Die persistierende Einschränkung der glenohumeralen Propriozeption wird als einer der prädisponierenden Risikofaktoren für erneute Verletzungsmuster bei der Wiederaufnahme des Schultersports gesehen. Zur Primärprophylaxe einer Ruhigstellung-assoziierten Muskelhypotrophie ist postoperativ eine Elektromyostimulation (EMS) im Mittelfrequenzbereich (▶ Abschn. 2.2.2) zu empfehlen. Lediglich nach erfolgter Sehnenrekonstruktionen im Rahmen der Rotatorenmanschettennaht und im Rahmen Zugangs-assoziierter Sehnenrefixationen nach

endoprothetischen Eingriffen und ggf. nach osteosynthetischen Operationen sollte eine direkte Muskelstimulation nicht innerhalb der ersten Rehabilitationsphasen durchgeführt werden. Die Schulung der Propriozeption sollte nicht nur den Schultergürtel einbeziehen, sondern additiv zum Gleichgewichtstraining erfolgen. Diesbezüglich ist die **Propriozeptive Neuromuskuläre Fazilitation** (PNF) ein maßgeblicher bewegungstherapeutischer Ansatz zur Förderung der neuromuskuläre Koordination.

Physikalische Rehabilitationsmaßnahmen

Sowohl im Rahmen der konservativen als auch der operativen Therapiestrategie existieren additive Behandlungstechniken, die unterstützend zur Bewegungstherapie erfolgen können. Bei einem **akuten Entzündungsprozess** präoperativ, posttraumatisch als auch postoperativ ermöglicht die lokale Kryotherapie den Einsatz von Techniken zur Trophik- und Stoffwechselverbesserung. Auch eine der Pathologie angepasste Traktion oder Bindegewebs-Faszien-Techniken können eine solchen Reizzustand ebenfalls positiv beeinflussen. Wärmeanwendungen (z. B. Fango oder heiße Rolle) sind hingegen erst nach Abklingen eines Akutprozesses möglich.

Schmerzhafte Sehnenansätze können nach Ausschluss einer Ruptur und nach Abklingen der akuten Reizsymptomatik mit Ultraschall, Querfriktionen und/oder Kinesiotapes, ggf. auch mittels Stoßwellentherapie therapiert werden. Kinesiotapes beeinflussen dabei nicht nur die Beschwerdesymptomatik, sondern auch bestehende muskuläre Dysbalancen positiv.

Spezifisch applizierte **Tapeverbände** tragen sowohl im akuten als auch im chronischen Stadium zur Schmerzreduktion, zur Muskeldetonisierung bzw. zum verbesserten Lymphabfluss bei. Klassische, unelastische Tapeverbände bieten dagegen die Möglichkeit einer posttraumatischen als auch postoperativen Schulterstabilisierung. Der Einsatz einer **EMS-Elektrotherapie** kann infolge ihrer muskeldetonisierenden und analgetischen Wirkfacetten eine sinnvolle Ergänzung darstellen.

Orthesenversorgung

❯ **Die orthetische Versorgung einer Schulterverletzung hat in den letzten Jahren in der Frührehabilitation an Bedeutung gewonnen. Durch neue Orthesenmodelle mit verschiedenen bzw. variabel einstellbaren Rotations- und Abduktionsgraden des Glenohumeralgelenks ist mittlerweile eine verletzungs- und versorgungsspezifische Ruhigstellung möglich.**

Studien zeigen, dass die konservative Therapie der primärtraumatischen Schultererstluxation in einer Außenrotations-Abduktionspositionierung eine signifikant verbesserte Labrumreposition mit klinischer Reduktion der Reluxationsrate ermöglicht (Itoi et al. 1999, 2007; Scheibel et al. 2009b). Zudem können beispielsweise eine ventrale (Itoi et al. 1999, 2007; Scheibel et al. 2009b) und eine dorsale Schulterstabilisierung (Provencher et al. 2011) pathologiespezifisch in Neutralposition, Außenrotation-Abduktion (ventrale Instabilität) oder auch Neutralrotation-Abduktion (dorsale Instabilität) in verschiedenen Orthesen unterschiedlich positioniert werden. So ermöglichen die Orthesenmodelle neben verschiedenen starren Einstellungen von Abduktion und Außenrotation zudem auch eine gezielte Freigabe von befundangepassten Bewegungsausmaßen in der angelegten Orthese.

Die Indikationen für eine Ruhigstellung in Innenrotation durch **Gilchrist-** oder **Desault-Verbänden** ist mittlerweile auf eine initiale posttraumatische bzw. postoperative bzw. eine präoperative Ruhigstellung für jeweils wenige Tage reduziert. Dauerhafte orthetische Versorgungen der Schulter sind heutzutage nur noch auf Sonderindikationen begrenzt, beispielsweise bei persistierender Instabilität nach erfolgter Schulter-Endoprothesenimplantation und bei bestehender Kontraindikation zur operativen Revision.

Verletzungsspezifische Durchführung der Frührehabilitation

Die Frührehabilitation erfordert aufgrund der komplexen Verletzungsmuster inklusive der hochspezifischen Operationstechniken die zwingende Notwendigkeit einer präzisen und individuellen Therapiedurchführung. Prinzipiell sollte diese Phase in standardisierten Algorithmen ablaufen. Die Ziele der Frührehabilitation sind im Sinne von Therapierichtlinien zu sehen, die innerhalb der Verletzungsmuster aufgrund von heterogenen Kombinationsverletzungen, verschiedenen Injury-to-Surgery-Intervallen und Versorgungstechniken sowie in Abhängigkeit vom Alter des Patienten und aufgrund interindividueller Heilungskapazitäten variieren.

Akute und chronische Verletzungen des Schultereckgelenks

Die Nachbehandlung der konservativen bzw. operativen Stabilisierung des Schultereckgelenks hängt primär vom Ausmaß des Verletzungsmusters und im Falle der operativen Versorgung von der Wahl des applizierten Retentionsmittel ab (Beitzel et al. 2013; Tauber 2013). Bei der akuten und bei der chronischen Verletzung des Schultereckgelenks muss hinsichtlich des Umfangs der radiologischen Diagnostik, deren konservativer bzw. operativer Versorgungsstrategie und der anschließenden Frührehabilitation auch an die in ca. 20 % der Fälle beschriebene glenohumerale Begleitpathologie (SLAP-, Rotatorenmanschetten-, Labrumläsion) (Pauly et al. 2009; Tischer et al. 2009) gedacht und das Behandlungsregime ggf. dahingehend modifiziert werden. Eine Untersuchung zur stufenweisen Freigabe der

glenohumeralen Mobilisierung mit Auswirkung auf die Konsolidierung der Bandstrukturen am Schultereckgelenk nach akuten oder chronischen Verletzungssituationen existiert in der aktuellen Literatur nicht (Cote et al. 2010).

Im Rahmen der konservativen Therapie der geringradigen **Instabilitäten** (Rockwood I–II°, ggf. III°) generiert die Kryotherapie und Schmerztherapie eine initiale Beschwerdelinderung. Den Verletzungsmustern Rockwood II–III° ermöglicht die additive Applikation von redressierenden Tapes und der Einsatz von Orthesen eine partielle geschlossene Reposition (Beitzel et al. 2013; Cote et al. 2010; Reid et al. 2012; Tauber 2013). Insbesondere mit Hinblick auf die horizontale Instabilität besteht aktuell noch kein einheitlicher Therapiealgorithmus zur konservativen Therapie des Verletzungsmusters Rockwood III.

> ❯ Bei der Wahl des konservativen Therapieregimes sollte unbedingt die Compliance des Patienten hinsichtlich einer Orthesenversorgung sowie potenzieller Hautirritationen infolge mehrwöchig applizierter Tape-Verbände bedacht werden.

In Anbetracht der biomechanischen Erkenntnisse zur Beanspruchung der einzelnen ligamentären Strukturen des Schultereckgelenks (Debski et al. 2001) und zur Belastung der in Konsolidierung befindlichen Bandstrukturen im Rahmen der Frührehabilitation (Majima et al. 2006; Thronton et al. 2003) erfolgen im eigenen Vorgehen zu physikalischen und analgetischen Maßnahmen additiv eine temporäre Orthesenversorgung in Neutralrotation und kranialer Reposition im Schultereckgelenk, eine akromioklavikuläre Retention mittels Tape-Verbänden und die Mobilisierung und Entlastung analog zur Versorgung der Schultereckgelenksstabilisierung mittels „double tight-rope" (☐ Tab. 3.1).

Die Implantation einer Hakenplatte bzw. eine K-Draht-Stabilisierung (Stabilisierung akromioklavikulär) ermöglicht eine funktionell freie Beweglichkeit bis 90° Abduktion ohne das Tragen einer Schulterorthese (Salem u. Schmelz 2009; Sehmisch et al. 2008), bedarf jedoch einer operativen Materialentfernung zwischen der 8–10 Woche. Im weiteren Verlauf sollte die Nachbehandlung analog zu ☐ Tab. 3.1 erfolgen. Die korakoklavikuläre Stabilisierung mittels Faden-Cerclage bzw. Tight-rope-Technik bedingt eine restriktivere, stufenweise Freigabe der Abduktion aus der für 4–6 Wochen angelegten Schulterorthese heraus (Salzmann et al. 2010; Scheibel et al. 2011; Venjakob et al. 2013) (☐ Tab. 3.1). Die o. g. Erkenntnisse der biomechanischen Beanspruchung der einzelnen akromioklavikulären Bandstrukturen (Debski et al. 2001) und den biomechanischen Erkenntnissen zur Belastbarkeit der in Konsolidierung befindlichen Bandstrukturen im Rahmen der Frührehabilitation (Majima et al. 2006; Thornton et al. 2003) implizieren die lange und restriktive Ruhigstellung

(6 Wochen) und Entlastung des Schultergelenks (12 Wochen) bei Vorliegen dieses Verletzungsmusters.

Die Nachbehandlung nach Stabilisierung der **chronischen ACG-Separation** mit Versorgung mittels freier Hamstringssehne wird ebenso durch das applizierte Retentionsmittel sowie die Einheilung des freien Sehnentransplantats determiniert (Carofino u. Mazzocca 2010; Scheibel et al. 2008). Analog zu den akuten Verletzungsmustern gelten die biomechanischen Erkenntnisse der Beanspruchung der einzelnen akromioklavikulären Bandstrukturen (Debski et al. 2001). Zudem ist der Einfluss der repetitiven Belastungen auf die ossäre Ligamenteinheilung sowie das ligamentäre Remodelling während der ersten postoperativen Wochen nicht abschließend bekannt (Fu et al. 2013). Auch im Falle der Stabilisierung mittels Sehnentransplantat und Retentionsmedium („tight rope"; Hakenplatte) ist eine lange und restriktive Ruhigstellung (6 Wochen) und Entlastung des Schultergelenks (12 Wochen) im Rahmen dieses Verletzungsmusters (◘ Tab. 3.1) angezeigt.

Aufgrund der zum Teil langen Ruhigstellung und Bewegungslimitierung nach erfolgter ACG-Stabilisierung in Tight-rope-Technik ist in den vorgegebenen Bewegungsausmaßen eine frühzeitige intensive glenohumerale Rehabilitation erforderlich, da insbesondere bei Kombinationsverletzungen mit Beteiligung der Rotatorenmanschette bzw. der Bizepssehne postoperative glenohumerale Adhäsionen minimiert werden sollten. Eine Schlüsselrolle in der Frührehabilitation dieses Verletzungsmusters nimmt die Kräftigung der spino-skapulo-humeralen Funktionskette ein. Insbesondere die Kräftigung periskapulärer Muskelgruppen (Rhomboiden, Levator scapulae, Trapezius, Latissimus dorsi) führen zu einer aktiven Stabilisierung der Skapula und reduzieren die Belastung auf die in Konsolidierung befindlichen Bandstrukturen des Schultereckgelenks (Tauber 2013).

> **Zielstellungen**
> ▬ **Ziel 6. Woche**: passive glenohumerale Abduktion und Außenrotation bei ca. 60–80 % der maximalen Mobilisierung entsprechend des Nachbehandlungsschemas, reizlose Weichgewebsstatus, unveränderter radiologischer Befund (ACG a.p., y-View), angedeutete Untersuchung der vertikalen und horizontale ACG-Verschieblichkeit unauffällig
> ▬ **Ziel 12. Woche**: aktive Schultergürtelbeweglichkeit bei ca. 80 % der maximalen Bewegungsamplitude im Seitenvergleich, unauffälliger Status Rotatorenmanschette und Bizepssehne, unveränderter radiologischer Befund (ACG a.p., y-View, dynamische dorsale Instabilitätsuntersuchung; Tauber et al. 2010), keine vertikale oder horizontale ACG-(Sub-)Luxation in der klinischen Untersuchung

Frakturen der Klavikula

Die Nachbehandlung nach osteosynthetischer Versorgung der Klavikula wird insbesondere durch die Lokalisation der initialen Fraktur und deren osteosynthetischer Versorgung bestimmt.

Laterale Klavikulafrakturen Frakturen lateral der korakoklavikulären Bandinsertion sollten initial analog zur Versorgung der akuten ACG-Stabilisierung nachbehandelt werden. Zwischen den korakoidalen Bändern und medial derselben ist dieses abhängig von der Stabilität der Osteosynthese und wird individuell durch den Operateur festgelegt (Pujol et al. 2013; Stegemann et al. 2013; Tan et al. 2012). Hierbei muss die Wahl der osteosynthetischen (und ggf. additiven akromioklavikulären) Stabilisierung und der korakoidalen Stabilität berücksichtigt werden. Operative Versorgungen mittels akromioklavikulärer Fixation (Hakenplatte) erlauben eine funktionelle Nachbehandlung mit Limitierung der Abduktion ohne zusätzliche Orthesenversorgung (◘ Tab. 3.1) (Tan et al. 2012). Die distale klavikuläre Osteosynthese mit korakoklavikulärer Stabilisierung (additives TightRope) bzw. mehrfragmentäre distale Frakturen im Insertionsbereich der korakoidalen Bänder sollten eine restriktivere Nachbehandlung inklusive einer orthetischen Ruhigstellung für 4–6 Wochen und einer stufenweisen Freigabe der passiven Abduktion analog zur ACG-Stabilisierung erhalten (◘ Tab. 3.1).

Mittlere Klavikulafrakturen Die osteosynthetischen Versorgungen des mittleren Klavikuladrittels ermöglichen in aller Regel eine frei funktionelle Nachbehandlung, wobei für die Frührehabilitation durch die Wahl der Osteosyntheseart (Plattenosteosynthese; intramedulläre Osteosynthese) im Regelfall keine Einschränkung besteht (Smith et al. 2013). Allerdings scheint im klinischen Outcome innerhalb der Frührehabilitation das intramedulläre Verfahren Vorteile zu generieren (Tarng et al. 2012). Der Belastungsaufbau wird bei gesicherter knöcherner Konsolidierung ab der 7. postoperativen Woche stufenweise initiiert.

Mediale Klavikulafrakturen Die Nachbehandlung der seltenen medialen Klavikulafraktur bzw. des Sternoklavikulargelenkes erfolgt individuell entsprechend der sternoklavikulären operativen Retention.

> **Zielstellungen**
> ▬ **Ziel 6. Woche**: passive glenohumerale Abduktion und Außenrotation bei ca. 80 % der maximalen Mobilisierung entsprechend des Nachbehandlungsschemas, reizlose Weichgewebsstatus, nahezu abgeschlossene Frakturkonsolidierung im radiologischen Befund (Klavikula in 2 Ebenen)

> ▬ **Ziel 12. Woche:** aktive Schultergürtelbeweglichkeit bei ca. 90–100 % der maximalen Bewegungsamplitude im Seitenvergleich, abgeschlossene Frakturkonsolidierung im radiologischen Befund (Klavikula in 2 Ebenen) ohne Schmerzexazerbation bei Belastung

Glenohumerale Instabilitäten
Anteroinferiore Schulterinstabilität

Die konservative Therapie der primärtraumatischen Schultererstluxation versus der primär operativen Schulterstabilisierung nach traumatischer Schultererstluxation ist Gegenstand aktueller wissenschaftlicher Untersuchungen (Greiner et al. 2010). Nach dem aktuellen konservativen Therapieansatz sollte eine Ruhigstellung in einer Abduktion-Außenrotationsposition erfolgen (Itoi et al. 1999, 2007; Scheibel et al. 2009b), während nach operativer Stabilisierung dieses aus der Neutralstellung heraus durchgeführt werden kann (❑ Tab. 3.2). Die Orthesenversorgung wird zwischen 3 und 6 Wochen durchgeführt. Sowohl die konservative als auch die postoperative Therapie nach erfolgter Stabilisierung einer anteroinferioren Schulterinstabilität bedarf in jedem Fall einer stufenweisen Freigabe von Außenrotation und von Abduktion (zunächst in Innenrotation). Zur adäquaten Konsolidierung der anteroinferioren Kapsel erfolgt die initiale Abduktionslimitierung bis 60°. Die glenohumerale Außenrotation sollte zur Vermeidung einer unkontrollierten Bewegung bzw. Stress des rekonstruierten anteroinferioren Kapsel-Labrumkomplexes limitiert werden und initial ausschließlich geführt erfolgen. Dieses Vorgehen ist nicht durch eine evidenzbasierte Studie dargestellt, jedoch im Konsens der aktuellen wissenschaftlichen Literatur mit Untersuchungen des klinischen Outcomes (Imhoff et al. 2010; Stein et al. 2011) bzw. magnettomographischem Assessment der Rekonstruktion des anteroinferioren Labrumkomplexes (Stein et al. 2011b; Yoo et al. 2008).

Auch wenn ein grundlegender wissenschaftlicher Nachweis der offenen versus der arthroskopischen Schulterstabilisierung bis dato fehlt (Pulavarti et al. 2009), zeigt der aktuelle wissenschaftliche und klinische Trend einen Shift von der offenen Schulterstabilisierung mit Subskapularissehnensplitting bzw. partieller Tenotomie zum arthroskopischen Vorgehen (Bottoni et al. 2006; Hobby et al. 2007). In 10–15 % ist die anteroinferiore Gelenklippenverletzung assoziiert mit einer proximalen Läsion der langen Bizepssehne. Diese stellt die häufigste Begleitverletzung der Schulterinstabilität dar und wird ggf. intraoperativ additiv adressiert (Hobby et al. 2007). Die postpostoperative Modifikation der Nachbehandlung limitiert in der Regel lediglich die Beugebelastung gegen Widerstand im Ellbogengelenk für 8 Wochen postoperativ.

Die hierüber generierte anteroinferiore Stabilität führt in der Regel zu einer Einschränkung der glenohumeralen Abduktion und Außenrotation, die ab der 7. postoperativen Woche stufenweise durch intensivierte Mobilisierung rückläufig gestaltet werden muss. Da insbesondere der anteroinferiore Kapsellabrumkomplex zwei Drittel der sensomotorischen Nervenfasern des Glenohumeralgelenks beinhaltet (Vangsness et al. 1995), ist eine frühe und intensive Beübung der Schulterpropriozeption als wichtiger Eckpfeiler der Sekundärprophylaxe zu betrachten (Myers et al. 2006). Da dieses Verletzungsmuster zumeist dem jüngeren, sportlich aktiven Patienten widerfährt, ist die stufenweise Reintegration in den Schultersport ein Schwerpunkt dieser postoperativen Rehabilitation (Stein et al. 2011a).

> **Zielstellungen**
> ▬ **Ziel 6. Woche:** passive glenohumeralen Abduktion und Außenrotation bei ca. 60–80 % der maximalen Mobilisierung entsprechend des Nachbehandlungsschemas, reizlose Weichgewebsstatus, angedeutete Untersuchung des Apprehension/Relocation-Test negativ, Bizepssehnen-Tests negativ
> ▬ **Ziel 12. Woche:** aktive Schultergürtelbeweglichkeit bei ca. 80–90 % der maximalen Bewegungsamplitude im Seitenvergleich, Untersuchung des Apprehension/Relocation-Test negativ, Bizepssehnen-Tests negativ

Dorsale Schulterinstabilität

Die isolierte hintere Schulterinstabilität ist vergleichsweise selten (Habermeyer et al. 2004; Provencher et al. 2011). Aktuelle Erkenntnisse zur Pathologie und Biomechanik sowie zu konservativen und operativen Versorgungsstrategien zeigen in der Literatur mittlerweile einen weitestgehenden Konsens, dass die primärtraumtische Erstluxation konservativ (Burkhead et al. 1992) und die persistierende bzw. rezidivierende Instabilität bzw. persistierende funktionelle Defizite operativ stabilisiert werden sollten (Provencher et al. 2011). Im Falle der Indikation zur operativen Vorgehensweise bei einer dorsalen Schulterinstabilität sollte dieser Eingriff arthroskopisch erfolgen, da die dorsalen Kapsel-Ligamentstrukturen sowie die reverse Bankart-Läsion hierüber besser adressiert werden kann[48]. Sowohl die konservativ therapierte als auch arthroskopisch versorgte dorsale Schulterinstabilität bedarf einer initialen Ruhigstellung innerhalb der ersten 4–6 Wochen. Diese erfolgt in 30° Abduktion und Neutralrotation und strenger Vermeidung der Innenrotation. Im Gegensatz zur initialen Ruhigstellung der anteroinferioren Schulterinstabilität ist aufgrund des schwächeren Gewebes des posteroinferioren Kapselgewebes die passive Abduktion initial bis 30–45° zu limitieren. Unter Gewährleistung dieser Bewegungsbegrenzung erfolgt die krankengymnastische Therapie analog zur vorderen Schulterinstabilität.

Ab der 7. postoperativen Woche erfolgt die stufenweise glenohumerale Mobilisierung und Kräftigung der Muskulatur. Additiv stellt das Wiedererlangen der neuromuskulären Kapazität einen zentralen Punkt in der Sekundärprophylaxe dar (Myers et al. 2006). Aufgrund der vergleichsweise „schwächeren" dorsalen glenohumeralen Kapsel-Bandstrukturen, ist für die initiale Nachbehandlung eine hohe Compliance der Orthesenakzeptanz unumgänglich.

> **Zielstellungen**
> ▬ **Ziel 6. Woche**: passive glenohumeralen Abduktion und Innenrotation bei ca. 60–80 % der maximalen Mobilisierung entsprechend des Nachbehandlungsschemas, reizlose Weichgewebsstatus, angedeutete Untersuchung des Jerk-Test negativ.
> ▬ **Ziel 12. Woche**: aktive Schultergürtelbeweglichkeit bei ca. 80–90 % der maximalen Bewegungsamplitude im Seitenvergleich, Untersuchung des Jerk- und Kim-Test negativ, Bizepssehnen-Tests negativ

Anteroinferiore Glenoidfraktur

Die Therapie der **akuten Glenoidfraktur** erfolgt entsprechend der Frakturmorphologie und deren Dislokation (Brunner u. Nadjar 2007; Scheibel 2008; Scheibel et al. 2009a). Die nicht bzw. minimal dislozierte Glenoidfraktur kann analog zur primärtraumatischen Schultererstluxation konservativ therapiert werden (Kraus et al. 2010) (◘ Tab. 3.2). Neben der konservativer Therapie kann bei stärkerer Fragmentdislokation in Abteilungen mit Spezialisierung für Schulterchirurgie die osteosynthetische Versorgung in der Regel arthroskopisch durchgeführt werden (Scheibel 2008; Scheibel et al. 2009a). Hierdurch wird die Integrität des M. subscapularis nicht verletzt und eine vereinfachte postoperative Rehabilitation analog zur arthroskopischen Schulterstabilisierung ermöglicht (Scheibel et al. 2007) (◘ Tab. 3.2). Im Rahmen der offenen Glenoidosteosynthese erfolgt zumeist eine komplette bzw. partielle temporäre Subskapularistenotomie mit anschließender Refixation (Sehnennaht bzw. Tuberculum-majus-Refixation), die eine restriktivere Nachbehandlung analog zur Versorgung der hochgradigen Subskapularisrefixation (s. unten, „Sehnenverletzungen der Rotatorenmanschette) bedingt.

Die Versorgung **chronischer Glenoidfrakturen** bzw. höhergradiger Glenoiderosionsdefekte kann in Abhängigkeit vom Status des Kapsel-Labrum-Komplexes in spezialisierten Abteilungen mittels Fragmentmobilisierung und Refixation bzw. Glenoidaufbau mittels autologer Beckenkammspan-Transplantation zumeist arthroskopisch durchgeführt und analog zur arthroskopischen Stabilisierung nachbehandelt werden (◘ Tab. 3.2). Die offene Schulterstabilisierung mit Glenoidaufbau bzw. Korakoidtransfer bei additivem Defizit des Kapsel-Labrum-Komplexes wird zumeist individuell nachbehandelt.

Analog zum arthroskopischen Bankart-Repair zeigt sich nach Ende der Ruhigstellung neben der anteroinferioren Stabilität in der Regel eine Einschränkung der glenohumeralen Abduktion und Außenroation, diese muss ab der 7. postoperativen Woche durch stufenweise intensivierte Mobilisierung beübt werden. Dieses Verletzungsmuster zeigt ein sehr inhomogenes Patientenverteilungsmuster, so dass eine allmähliche Reintegration in den beruflichen Alltag bzw. den Schultersport individuell geplant werden sollte.

> **Zielstellungen**
> ▬ **Ziel 6. Woche**: passive glenohumerale Abduktion und Außenrotation bei ca. 60–80 % der maximalen Mobilisierung entsprechend des Nachbehandlungsschemas, reizlose Weichgewebsstatus, angedeutete Untersuchung des Apprehension/Relocation-Test negativ, Bizepssehnen-Tests negativ, Rotatorenmanschettentests negativ, regelgerechte Fragmentretention mit fortgeschrittener Frakturkonsolidierung im radiologischen Befund (Schulter a.p. und y-View)
> ▬ **Ziel 12. Woche**: aktive Schultergürtelbeweglichkeit bei ca. 80–90 % der maximalen Bewegungsamplitude im Seitenvergleich, Untersuchung des Apprehension/Relocation-Test negativ, Bizepssehnen-Tests negativ, Rotatorenmanschettentests negativ, regelgerechte Fragmentretention mit abgeschlossener Frakturkonsolidierung im radiologischen Befund (Schulter a.p., y-View und axial, ggf. CT).

Bizepssehnenverletzungen

Bei der Bizepssehnenverletzung wird die Therapie entsprechend des Verletzungsmusters bzw. der operativen Versorgung durchgeführt (Knesek et al. 2013). Zumeist besteht eine Kombinationsverletzung, so dass die begleitende glenohumerale bzw. akromioklavikuläre Instabilität oder die Rotatorenmanschettenrekonstruktion im Zentrum der Nachbehandlung stehen (Habermeyer et al. 2004; Knesek et al. 2013).

Die postoperative Therapie der isolierten **SLAP-Rekonstruktion** bzw. **Bizepssehnentenodese** ist infolge der 2- bis 6-wöchigen Ruhigstellung in Neutralstellung limitiert. Über die exakte Dauer der Ruhigstellung existiert kein wissenschaftlicher Konsens, jedoch sollte nach der initialen Orthesenversorgung neben einer Bewegungslimitierung lediglich eine Bizepsbelastung ohne Widerstand für 12 Wochen erfolgen (◘ Tab. 3.3). Während der SLAP-Repair eher beim jungen, sportlich zumeist aktiven Patienten durchgeführt wird, erfolgt eine Tenodese häufig im Rahmen von Rotatorenmanschettenrekonstruktionen bei älteren Patienten. Dieses inhomogene Verletzungsmuster zeigt, dass die stufenweise Reintegration in den beruflichen Alltag bzw. in den Schultersport individuell geplant und erfolgen sollte. Während Patienten nach SLAP-Repair häufig tendinitisartige Beschwerden in den postoperativen Monaten beschreiben, kann nach erfolgter Tenodese eine verlängerte Beschwerdesituation im Tenodesebereich bestehen.

Bei einer chronischen Bizepssehnenreizung bei Patienten über 55 Jahren bietet die Tenodese gegenüber der Tenotomie hinsichtlich des funktionellen Outcomes weder bei isolierten Verletzungen (Hsu et al. 2011) noch in Kombination mit Rotatorenmanschettenrekonstruktionen (De Carli et al. 2012) signifikante Vorteile. Die Frührehabilitation nach erfolgter Tenotomie ist schneller und schmerzärmer durchführbar. Die LBS-Tenodese bedarf zwar einer 2- bis 4-wöchigen Orthesenversorgung ohne Beugeentlastung im Ellenbogen für 8 Wochen postoperativ, zeigt jedoch innerhalb der ersten 6 Wochen kosmetisch ein besseres Outcome bei reduzierter Krampftendenz des Bizepsmuskelbauchs.

Bei symptomatischen posttraumatischen oder postoperativen **LBS-Tendinitiden** und entweder einem Rupturausschluss durch eine direkte MR-Arthrographie oder einem intraoperativen Rupturausschluss können zunächst exzentrische Belastungsübungen für die lange Bizepssehne durchgeführt werden. Additiv sollte eine lokale Querfriktion mit Kryotherapie und ggf. Ultraschall angewandt werden. Bei persistierenden chronischem Beschwerdebild trotz konservativer Therapiemaßnahmen kann auch eine temporäre orale Kortisontherapie nach Ausschluss sämtlicher Kontraindikationen angezeigt sein, um eine Reiz- und Beschwerdelinderung zu erreichen.

Nach erfolgtem SLAP-Repair bzw. Tenodese sind diese Maßnahmen ab der 12. postoperativen Woche zu empfehlen.

Zielstellungen
- **Ziel 6. Woche Tendinitis:** aktive Schultergürtelbeweglichkeit bei ca. 90–100 % der maximalen Bewegungsamplitude im Seitenvergleich, angedeutete Untersuchung der Bizepssehnen-Tests gering positiv bis negativ, Schmerzarmut Sulcus bicipitalis
- **Ziel 12. Woche Tendinitis:** aktive Schultergürtelbeweglichkeit bei ca. 100 % der maximalen Bewegungsamplitude im Seitenvergleich, Untersuchung der Bizepssehnen-Tests hinsichtlich Kraft und Schmerz negativ, Schmerzfreiheit Sulcus bicipitalis

- **Ziel 6. Woche SLAP-Repair/Tenodese:** passive glenohumeralen Abduktion und Außenrotation bei ca. 60–80 % der maximalen Mobilisierung entsprechend des Nachbehandlungsschemas, reizlose Weichgewebsstatus, angedeutete Untersuchung der Bizepssehnen-Tests negativ, Schmerzarmut Sulcus bicipitalis/Bizepsinsertion
- **Ziel 12. Woche SLAP-Repair/Tenodese:** aktive Schultergürtelbeweglichkeit bei ca. 90 % der maximalen Bewegungsamplitude im Seitenvergleich, Untersuchung der Bizepssehnen-Tests hinsichtlich Kraft und Schmerz negativ, Schmerzfreiheit Sulcus bicipitalis
- **Ziel 6. Woche Tenotomie:** aktive Schultergürtelbeweglichkeit bei ca. 90–100 % der maximalen Bewegungsamplitude im Seitenvergleich, angedeutete Untersuchung der Bizepssehnen-Tests hinsichtlich Schmerz negativ, Schmerzfreiheit Sulcus bicipitalis
- **Ziel 12. Woche Tenotomie:** aktive Schultergürtelbeweglichkeit bei ca. 100 % der maximalen Bewegungsamplitude im Seitenvergleich, Untersuchung der Bizepssehnen-Tests hinsichtlich Schmerz negativ, Schmerzfreiheit Sulcus bicipitalis

Subakromiale Dekompression und AC-Resektion

Bei isolierten Eingriffen zur subakromialen Dekompression und AC-Resektion ist eine frühzeitige Rehabilitation ohne initiale Ruhigstellung möglich. Während die isolierte subakromiale Dekompression eine initiale schmerzadaptierte freifunktionelle Mobilisierung ermöglicht, wird nach erfolgter AC-Resektion eine stufenweise Steigerung der Abduktion innerhalb der ersten 3–4 Wochen empfohlen.

Zielstellungen
- **Ziel 6. Woche:** aktive Schultergürtelbeweglichkeit bei ca. 90–100 % der maximalen Bewegungsamplitude im Seitenvergleich, angedeutete Untersuchung der Rotatorenmanschette und Bizepssehne hinsichtlich Kraft negativ bei leichter Schmerzhaftigkeit, vertikale und horizontale Stabilität mit Schmerzarmut über dem ACG bei erfolgter Resektion
- **Ziel 12. Woche:** aktive Schultergürtelbeweglichkeit bei ca. 100 % der maximalen Bewegungsamplitude im Seitenvergleich, Untersuchung der Rotatorenmanschette und Bizepssehne hinsichtlich Kraft und Schmerz negativ, vertikale und horizontale Stabilität mit Schmerzfreiheit über dem ACG bei erfolgter Resektion

Sehnenverletzungen der Rotatorenmanschette

Die **konservative Therapie** der Rotatorenmanschettenruptur ist auf wenige Sonderindikationen bei Komplettrupturen (Safran et al. 2011) bzw. auf initiale geringgradige Partialrupturen (Pedowitz et al. 2011; Strauss et al. 2011) beschränkt. Die operative Versorgungsstrategie zur Rotatorenmanschettenrekonstruktion zeigt hinsichtlich des Zugangweges mit dem arthroskopischen, mini-open bzw. offenen Approach ein heterogenes Verteilungsmuster in Deutschland. Insbesondere die spezialisierten Departments weisen jedoch einen deutlichen Trend zur arthroskopischen Versorgung der kranialen Subskapularissehnen sowie der kompletten Supraspinatussehnenverletzungen (Schofer et al. 2009). Bezüglich der Single-Row- versus Double-Row-Rekonstruktion weist die Literatur aktuell keinen signifikanten Unterschied im kurz- bis mittelfristigen Outcome bzw. bezüglich der postoperativen Rehabilitationsalgorhitmen auf, jedoch scheint die Rerupturrate nach Double-Row-Rekonstruktion reduziert zu sein (Duquin et al. 2010; Gerhardt et al. 2012; Lapner et al. 2012).

Die **Rekonstruktion der Rotatorenmanschette** bedarf einer postoperativen Ruhigstellung in Neutralposition zwischen 4 - 6 Wochen mit kontinuierlicher passiver Mobilisierung des Glenohumeralgelenks (Gerhardt et al. 2012; Mulligen et al. 2012). Eine CPM-Schienen-Versorgung unmittelbar postoperativ und für die häusliche Umgebung ist additiv zur physiotherapeutischen Therapie empfehlenswert (Kim et al. 2012). Bezüglich der passiven Abduktion nach Rekonstruktion der Supraspinatussehne unabhängig von der Art der operativen Versorgung erscheint die aktuelle Literatur mit initialer Bewegungsfreigabe zwischen 60–90° inhomogen (El-Azab et al. 2010; Gerhardt et al. 2012). Eine Unterscheidung zwischen Partial- bzw. Komplettrupturen hinsichtlich der Mobilisierung erfolgt nicht (Iagulli et al. 2012). Im eigenen Vorgehen wird im Regelfall die initiale passive Abduktion bis 90° zugelassen (◻ Tab. 3.4).

Nach **Rekonstruktion der Subskapularissehne** weist die Literatur hinsichtlich der initialen passiven Abduktion mit Freigaben zwischen 60–90° ebenso heterogene Vorgaben auf, unabhängig von der isolierten bzw. der kombinierten Rekonstruktion (Bartl et al. 2011, 2012; Lafosse et al. 2007; Minzlaff et al. 2012). Im eigenen Vorgehen wird im Regelfall nach erfolgter arthroskopischer Versorgung der kranialen Subskapularissehnenrupturen (I–III° nach Fox und Romeo) die initiale passive Abduktion bis 90° zugelassen, nach offener Rekonstruktion der subtotalen Verletzungen (III–IV° nach Fox und Romeo) bis 60° (◻ Tab. 3.4). Hinsichtlich der Rotation zeigt die Literaturanalyse den Konsens, dass diese nach Rekonstruktion der Subskapularissehne ausschließlich eine passive Innenrotation mit Freigabe der passiven Außenrotation bis 0° erlaubt (Bartl et al. 2011, 2012; Lafosse et al. 2007; Minzlaff et al. 2012). Nach Rekonstruktion der Supraspinatussehne ist die In-

nenrotation freigegeben bei maximaler Außenrotationsfreigabe bis 20–30° (Duquin et al. 2010; Gerhardt et al. 2012; Lapner et al. 2012).

Bei Kombinationsverletzungen ist hinsichtlich der Abduktion und der Rotation die Subskapularissehne führend.

Ab der 7. postoperativen Woche kann bei adäquater isometrischen Anspannungstests eine fortführende schmerzadaptierte aktive Mobilisierung des Glenohumeralgelenks begonnen werden. Ab der 8. postoperativen Woche und bei Erhalt guter Bewegungsausmaße sollte mittels intensivierter isometrischer Kräftigung und zentrierender Übungen der Wiederaufbau der Rotatorenmuskulatur begonnen werden.

Eine chronische Bizepssehnenreizung, Bizepssehnenverletzung oder Verletzung der Pulleystruktur des Patienten über 55 Jahre kann zusätzlich in Kombination bei Verletzungen der Rotatorenmanschette bestehen (s. unten, „Bizepssehnenverletzungen").

> **Zielstellungen**
> - **Ziel 6. Woche**: passive glenohumeralen Abduktion und Außenrotation bei ca. 60–80 % der maximalen Mobilisierung entsprechend des Nachbehandlungsschemas, reizlose Weichgewebsstatus, angedeutete Untersuchung der Rotatorenmanschetten-Tests in 0° Abduktion mit schmerzarmer Kraftentfaltung, angedeutete Bizepssehnen-Tests negativ, Schmerzarmut Sulcus bicipitalis/Bizepsinsertion
> - **Ziel 12. Woche**: aktive Schultergürtelbeweglichkeit bei ca. 80–90 % der maximalen Bewegungsamplitude im Seitenvergleich, Untersuchung der Rotatorenmanschetten-Tests mit schmerzfreier (-armer) Kraftentfaltung bei verminderter Kraftausdauer, Bizepssehnen-Tests negativ, Schmerzfreiheit Sulcus bicipitalis/Bizepsinsertion

---

Frakturen proximaler Humerus

Die Nachbehandlung einer konservativ therapierten Fraktur im proximalen Humerus bzw. nach erfolgter osteosynthetischer Versorgung hängt in erster Linie von deren Übungsstabilität ab. Prinzipiell sollte die konservativ therapierte Frakturmorphologie bzw. die erfolgte Osteosynthese dieses ermöglichen (Fakler et al. 2008; Kuhlmann et al. 2012; Maier et al. 2012). Perkutane indirekte Repositionen bedürfen zumeist einer längeren initialen Ruhigstellung. Inwieweit eine Rotationsfreigabe postoperativ erfolgt, sollte insbesondere von der Stabilität der Tuberkula abhängig gemacht werden. Zudem muss die Frührehabilitation ggf. infolge von weiteren Begleitpathologien individuell modifiziert werden. Insbesondere die Prävalenz koexistierender Rotatorenmanschettenrupturen zwischen 5 %

3

bis über 50 % bei proximalen Humerusfrakturen (Scheibel 2011) zeigt, dass trotz stabiler Osteosyntheseversorgung das Nachbehandlungsregime ggf. der Rotatorenmanschetenversorgung angepasst werden sollte (◘ Tab. 3.4).

Bei isolierter knöcherner Verletzungssituation mit stabiler winkelstabiler Plattenosteosynthese kann eine Ruhigstellung in der Orthese in Neutralposition innerhalb der ersten Tage zur Schmerzreduktion erfolgen (Kuhlmann et al. 2012), sollte hinsichtlich eines frühen Rehabilitationsbeginns jedoch in Abhängigkeit von der Frakturstabilität möglichst kurz gewählt werden. Nach gesicherter radiologischer Konsolidierung kann ca. ab der 8–10 Woche eine kontinuierliche Therapie mit Belastungssteigerung zur verbesserten Mobilisierung und Kräftigung der Muskulatur erfolgen. Ab der 8. postoperativen Woche und bei Erhalt guter Bewegungsausmaße sollte mittels isometrischer Kräftigung und zentrierender Übungen der Wiederaufbau der Rotatorenmuskulatur begonnen werden.

> **Zielstellungen**
> ▬ **Ziel 6. Woche** (ohne Begleitverletzungen): passive glenohumeralen Abduktion und Außenrotation bei ca. 80 % der maximalen Mobilisierung entsprechend des Nachbehandlungsschemas, reizlose Weichgewebsstatus, Untersuchung der Rotatorenmanschetten-Tests mit schmerzarmer, regelgerechter Kraftentfaltung, Bizepssehnen-Tests negativ
> ▬ **Ziel 12. Woche** (ohne Begleitverletzungen): aktive Schultergürtelbeweglichkeit bei ca. 80–90 % der maximalen Bewegungsamplitude im Seitenvergleich, Untersuchung der Rotatorenmanschetten-Tests mit schmerzfreier Kraftentfaltung ggf. mit leicht verminderter Kraftausdauer, Bizepssehnen-Tests negativ

Schulterendoprothetik

Hinsichtlich des endoprothetischen Ersatzes am Schultergelenk ermöglicht die Weiterentwicklung der Implantate die Versorgungen mit arthroskopisch assistiert implantierten Partialoberflächenersatz, Humeruskopfkappenendoprothese, schaftfreier Schulterendoprothese, Kurzschaftendoprothese sowie der glenohumeralen anatomischen Standarddendoprothese, Frakturendoprothese und der inversen Schulterendoprothese (Delaney et al. 2013; Fink et al. 2013; Gwinner et al. 2013; Loew 2013; Tauber et al. 2013; Thomas et al. 2005; Wiedemann 2013). In Anbetracht dieser heterogenen Implantatmöglichkeiten, der verschiedenen Indikationen mit jeweilig spezifischen Pathologiemustern ist ein allgemeiner Algorithmus für die Frührehabilitation nach endoprothetischer Versorgung am Glenohumeralgelenk nicht darstellbar.

Die Frührehabilitation nach primär omarthrosebedingter Implantation einer **Kappenendoprothese**, einer **schaftfreien Endoprothese**, einer **Kurzschaftendoprothese** sowie **Standardschulterendoprothese** erfolgt angepasst an das Versorgungsmusters der Subskapularissehnenrefixation mit stufenweiser Freigabe der Außenrotation und Abduktion bis zur 6. postoperativen Woche. Erfolgt eine Ablösung des Subscapularis sollte die Außenrotation nicht vor der sechsten Woche freigegeben werden. Die orthetische Versorgung wird in Neutralposition und 30° Abduktion für 6 Wochen durchgeführt. Insbesondere beim Patienten mit Endoprothesenversorgung gelten jedoch die Zeitangaben als Orientierungspunkte, ohne diese durch zu forcierte physiotherapeutische Therapie zwingend in jedem Falle umsetzen zu müssen. Die Schmerzfreiheit und die individuellen Möglichkeiten des Patienten mit Hinblick auf den Ausgangsbefund inklusive der Vorgaben des Operateurs werden als primäre Orientierungsparameter gesehen (Habermeyer et al. 2010).

Im Falle der Implantation einer **inversen Schulterendoprothese** wird postoperativ eine Ruhigstellung auf dem Postträgerkissen empfohlen. Hierüber soll die unmittelbar postoperativ geschwächte Fornix humeri entlastet und die Einheilung der Basisplatte gesichert werden (Gwinner et al. 2013; Habermeyer et al. 2010). Im Rahmen der täglichen Physiotherapie empfehlen wir aktiv-assistierte Beübungen. Die freigegebenen Bewegungsparameter werden entsprechend der Subskapularissehnenversorgung limitiert. Diese legt der Operateur jeweils spezifisch fest, die Abduktion und die Innenrotation sollten in der Regel freigegeben werden können. In den ersten 6 Wochen sind lediglich isometrische Anspannungsübungen angezeigt, anschließend isotonische Kräftigungsübungen mit maximal 2 kg für 12 Wochen. Prinzipiell sollte nach Implantation einer inversen Prothese die Belastung dauerhaft auf 5 kg reduziert und das Abstützen über den betroffenen Arm sollte vermieden werden. Postoperativ empfehlen wir engmaschige Röntgenkontrolluntersuchungen additiv durchzuführen, die bei unauffälligem Verlauf auf 2-Jahres-Intervalle erweitert werden können (Habermeyer et al. 2010).

Im Falle der **endoprothetischen Frakturversorgung** wird der Verlauf der Frührehabilitation in Abhängigkeit von der ossären Frakturmorphologie, der köchernen humeralen und glenoidalen Fixation und ggf. entsprechend der Rotatorenmanschettenbegleitverletzung limitiert (Tauber et al. 2013). Dieser Zwiespalt hinsichtlich frühfunktioneller Mobilisierung versus der für die Frakturkonsolidierung angezeigten Ruhigstellung ist ein Schwerpunkt in den ersten 8–10 Wochen der Frührehabilitation nach Implantation einer primären Frakturendoprothese (Habermeyer et al. 2010). Daher sollten die individuellen Vorgaben des Operateurs, die Schmerzfreiheit und die individuellen Möglichkeiten des Patienten mit Hinblick auf die zunächst engmaschi-

Tab. 3.1 Nachbehandlung: Korakoklavikuläre ACG-Stabilisierung (Orthese in: 15° Abduktion/0–10° Außenrotation)

0.–2. postoperative Woche	Orthese: Tag und Nacht/Belasten: keine
	ROM: passiv Abduktion/Flexion bis 30°, Außenrotation 0°
3.–6. postoperative Woche	Orthese: Tag und Nacht/Belasten: keine
	ROM: passiv: Abduktion/Flexion bis 45°, Außenrotation 30°
Ab 7. postoperative Woche	Orthese: keine/Belasten aktiv-assistive Krankengymnastik, sonst keine Belastung
	ROM: Abduktion/Flexion bis 90°, Außenrotation 60°
8.–10. Woche	Operative Materialentfernung Hakenplatte/K-Draht bei akromioklavikulärer Stabilisierung*
Ab 12. postoperative Woche	Orthese: keine/Belasten: aktive Krankengymnastik mit schrittweisem Belastungsaufbau
	ROM: schmerzadaptiert und spannungsabhängig frei
	Übungen: Üben des skapulothorakalen Rhythmus, sensomotorische Übungen mit o.g. ROM und Belastungslimitierung
	Wichtig: kein Kontakt-, Überkopf- und Kampfsport!
Ab 7. postoperativem Monat	Orthese: keine/Belasten: schmerzadaptierte volle Belastung
	ROM: schmerzadaptiert und spannungsabhängig frei
	Übungen: Üben des skapulothorakalen Rhythmus, sensomotorische Übungen mit o.g. ROM und Belastungslimitierung
	Wichtig: kein Kontakt-, Überkopf- und Kampfsport!
Ab 10. postoperativem Monat	Wiederaufnahme Kontakt-, Überkopf- und Kampfsport

* ab Materialentfernung, zwischen 8. und 10. Wochen Schema auch für akromioklavikuläre ACG-Stabilisierung

gere radiologische Verlaufsuntersuchung die vorrangigen Parameter zur Durchführung der Frührehabilitation sein.

Posttraumatische und postoperative Schultersteife

In der Frage der Schultersteife muss zwischen der primären und sekundären (posttraumatischen und postoperativen) Schultersteife unterschieden werden (Goldberg et al. 1999; Schultheis et al. 2008). Insbesondere bei Überkopfsportlern werden in der Literatur die mikrotraumatisch induzierten posteroinferioren Kapselkontrakturen mit konsekutiv verminderter Innenrotation bei 90° Abduktion im Glenohumeralgelenk, dem so genannten „glenohumeral internal rotation deficit" (GIRD), beschrieben (Burkhart et al. 2003a, b).

Der Ablauf der Frührehabilitation hängt maßgeblich von der Ursache und Morphologie der Schultersteife ab. Während es im Rahmen der primären „frozen shoulder" eher zu einer ventralen kontrakten Kapselverdickung kommt, zeigen die posttraumatischen bzw. postoperativen zumeist intraartikuläre Adhäsionen. Prinzipiell bedürfen diese Krankheitsmuster einer initialen hochintensiven Therapie, die wenn möglich durch eine adäquate Schmerztherapie ggf. sogar Schmerzkathetertherapie begleitet werden sollte. Eine intraartikuläre oder subakromiale bzw. temporäre orale Kortisontherapie kann eine Inflammationsreduktion und so eine verbesserte Mobilisierbarkeit generieren. Bei einer in-

traartikulären Kortisoninfiltration scheint es der subakromialen Applikation gegenüber keine signifikanten klinischen Unterschiede zu geben, so dass diesbezüglich die geringere Zugangsmorbidität gewählt werden kann (Oh et al. 2011).

Sollte sich durch konservative Maßnahmen nicht die angestrebte glenohumerale Mobilität einstellen bzw. zeigt sich als Ursache einer **posttraumatischen Schultersteife** intraartikulär ein spezifisches ursächliches Verletzungsmuster, sollte eine arthroskopische Adhäsiolyse mit 270° Kapsulotomie erfolgen. Sowohl eine mehrwöchige Initialtherapie als auch die unmittelbar postoperative Intensivtherapie nach erfolgter Schulterarthrolyse müssen mit dem Patienten und dem entsprechenden Kostenträger vor Beginn der Therapie in exaktem Umfang kommuniziert und organisiert werden.

Neben den spezifischen Dehnungsübungen für die betroffenen Kapselareale sollten dem Patient eine umfassende Anleitung zu intensiven Übungen in Eigenregie sowie über Defizite der „Core-Stabilität" und der Skapuladyskinesie vermittelt werden. Eine lokale Massage- und Thermotherapie vor Beginn der Dehnungsübungen haben aus eigener Beobachtung häufig einen positiven Einfluss auf das Mobilisierungsergebnis erbracht.

Nachbehandlungsschemata

Bei den in **Tab. 3.1**, **Tab. 3.2**, **Tab. 3.3** und **Tab. 3.4** dargestellten Nachbehandlungsschemata handelt es sich

▣ Tab. 3.2 Nachbehandlung: Vordere Schulterinstabilität (Orthesenwahl: konservativ → Orthese in: 30° Abduktion – 30° Außenrotation; operativ → Orthese in: 15° Abduktion – 0–10° Außenrotation)

0.–4. Woche	Orthese: Tag und Nacht/Belasten: keine
	ROM: passiv 45° Abduktion und Flexion, Innenrotation/Außenrotation 80–0–0°
5.–6. Woche	Orthese: nachts/Belasten: KG im erlaubten ROM
	ROM: aktiv-assistiv: 90° Abduktion/Flexion, Innenrotation/Außenrotation 80–0–30°
	Übungen: Erlernen des skapulothorakalen Rhythmus, Gelenkstabilisationsübungen, Beginn mit sensomotorischen Übungen mit o. g. ROM und Belastungslimitierung
Ab 7. Woche	Orthese: keine/Belasten: aktive KG im erweiterten Bewegungsumfang (funktionell, schmerzadaptiert, spannungsabhängig)
	ROM: Abduktion/Flexion bis 90°, Außenrotation 60°
	Übungen: Erlernen des skapulothorakalen Rhythmus, Gelenkstabilisationsübungen, Beginn mit sensomotorischen Übungen mit o. g. ROM und Belastungslimitierung (medizinische Trainingstherapie/EAP)
	Wichtig: hohe Außenrotation (bei 90° Abduktion) vermeiden!
3.–6. Monat	Belasten: Gelenkstabilisation unter Belastung möglich
	ROM: Außenrotation frei ist in allen Winkelstellungen, forcierte Außenrotation nur als kontrollierte Bewegung
	Übungen: sensomotorische Übungen und medizinische Trainingstherapie
	Kein Kontakt-, Überkopf- und Kampfsport!
Ab 7. Monat	Stressübungen für die vorderen Kapselanteile erlaubt
	Wiedereingliederung in spezifische Sportarten erlaubt, inklusive Kontakt-, Überkopf- und Kampfsport
Ab 10. Monat	Wiederaufnahme Wettkampf-, Kontakt-, Überkopf- und Kampfsport

▣ Tab. 3.3 Nachbehandlung: SLAP-Repair (Orthese in: 15° Abduktion – 0–10° Außenrotation)

0.–4. postoperative Woche	Orthese: Tag und Nacht/Belasten: keine aktive Bizepssehnenanspannung, keine volle Streckung im Ellenbogen
	ROM: passiv 60° Abduktion/Flexion mit flektiertem Ellenbogen (90°), Innenrotation/Außenrotation 80–0–0°
5.–6. postoperative Woche	Orthese: nachts/Belasten: aktiv-assistive Krankengymnastik im erlaubten Bewegungsausmaß
	ROM: Abduktion/Flexion bis 90°, Innenrotation/Außenrotation 80–0–15° mit freier Ellenbogeneinstellung
Ab 7. postoperative Woche	Orthese: keine/Belasten: aktiv-assistiv Krankengymnastik im erweiterten Bewegungsumfang (funktionell, schmerzadaptiert, spannungsabhängig) ohne aktive Bizepsanspannung unter Belastung
	ROM: Innenrotation/Außenrotation frei (Außenrotation als kontrollierte Bewegung), Ellenbogen frei
	Wichtig: Hohe Außenrotation (bei 90° Abduktion) vermeiden
3.–4. postoperativer Monat	Belasten: Gelenkstabilisation unter Belastung möglich, aktive Bizepsanspannung unter Belastung
	ROM: Außenrotation frei ist in allen Winkelstellungen, forcierte Außenrotation nur als kontrollierte Bewegung
	Kein Kontakt-, Überkopf- oder Kampfsport!
Ab 7. postoperativem Monat	Keine Stressübungen für Bizeps
	Wiedereingliederung in spezifische Sportarten erlaubt, inklusive Kontakt-, Überkopf- und Kampfsport
Ab 10. Monat	Wiederaufnahme Wettkampf-, Kontakt- Überkopf- und Kampfsport

Tab. 3.4 Nachbehandlung: Rotatorenmanschettenrekonstruktion (Orthese in: 15° Abduktion – 0–10° Außenrotation)	
0.–6. postoperative Woche	Orthese: Tag und Nacht/Belasten: keine Belastung
	ROM:
	– SSP/ISP: 1–6 Woche: passiv Abduktion/Flexion bis 90°, Außenrotation bis 20°
	– SSC: 1.–4. Woche: passiv Abduktion/Flexion bis 60°, Außenrotation bis 0°; 5. + 6. Woche Abduktion/Flexion bis 90°, Außenrotation bis 10°
Ab 7. postoperativer Woche	Orthese: ggf. Anlage für 1 Woche nachts/Belasten: keine Belastung
	ROM: Abduktion, Flexion und Außenrotation erweitert bis zur schmerzadaptierten und spannungsabhängigen Endstellung
Ab 8. postoperativer Woche	Medizinische Trainingstherapie/EAP aktiv im erweiterten Bewegungsumfang (funktionell, schmerzadaptiert, spannungsabhängig) Übungsbehandlung der Rotatoren aktiv (Zentrierung des Humeruskopfes, Gelenkstabilisation)
	Wurf- und Schlagsportarten nach frühestens 6 Monaten; kein Kontakt-, Überkopf- oder Kampfsport!
Ab 7. postoperativem Monat	Wiedereingliederung in spezifische Sportarten erlaubt, inklusive Kontakt-, Überkopf- und Kampfsport

größtenteils um empirische Procedere, zumeist besteht hinsichtlich der Nachbehandlung eine nur sehr geringe evidenzbasierte Studienlage.

3.1.2 Rehabilitation an Schulter und Ellenbogen

J. Heisel, H.-J. Hesselschwerdt

Grundlagen und Epidemiologie

Im Gegensatz zu den im täglichen Leben axial erheblich belasteten großen Körpergelenken der unteren Extremität (Hüfte, Knie) spielen im Bereich des Schulter- und Ellenbogengelenkes degenerative Affektionen der Knorpelstrukturen (Arthrose) nur eine untergeordnete Rolle. Dem gegenüber neigt die Rotatorenmanschette der Schulter mit zunehmendem Lebensalter nicht selten auf Grund ihrer bradytrophen Stoffwechsellage zur Regression mit dann typischen subakromialen Reizzuständen und Beschwerdebildern (sog. **Impingement**). Neben der gesamten konservativen Therapie haben hier auch die gedeckten arthroskopischen und offenen Operationsverfahren zur Wiederherstellung einer schmerzfreien Funktionalität eine wesentliche Bedeutung. Im rehabilitativen Alltag hat das Schultergelenk einen wesentlich höheren therapeutischen Stellenwert, da eigenständige Primärstörungen am Ellenbogengelenk vergleichsweise selten sind. Im Vordergrund stehen hier meist begleitende Aspekte der anatomischen und therapierelevanten Funktionsdualität der Gliederkette.

Eine Mitbeteiligung der großen Gelenke der oberen Extremität im Rahmen von **Erkrankungen des rheumatischen Formenkreises** ist eher selten anzutreffen. **Frakturen**

v. a. des Humeruskopfes, auch der humeralen Kondylärregion, sind typische knöcherne Verletzungen des betagten Menschen mit osteoporotischer Knochenstoffwechsellage: Bei schlechter Erfolgsaussicht einer Osteosynthese im Falle einer Trümmerfraktur wird heutzutage nicht selten die Indikation zum primären endoprothetischen Ersatz gestellt (in Deutschland im Jahre 2012 Implantation von insgesamt etwa 12.000 Schulterendoprothesen). In diesem Zusammenhang spielt die (anschließende) medizinische Rehabilitation unter stationären, teilstationären und/oder ambulanten Bedingungen (Heilverfahren, Anschlussheilbehandlung) mit ihren variationsreichen Behandlungsstrategien eine bedeutende Rolle.

Indikationen und Rehabilitationsziele

Die individuelle **Rehabilitationsfähigkeit** des betroffenen Patienten wird – eine entzündungsfreie lokale Situation vorausgesetzt – im Wesentlichen durch seine internistischen und/oder neurologischen Begleiterkrankungen bestimmt sowie vom Lebensalter, der häuslichen sozialen Situation und vor allem der Gesamtmobilität. Gerade bei Affektionen im Bereich des Schultergelenkes, v. a. bei älteren Menschen, ist die Dauer der Rehabilitation oft langwierig und daher auch kostenaufwändig (Heger et al. 2001).

Hauptindikationen für die Einleitung von Maßnahmen der medizinischen Rehabilitation sind:

- degenerativer Aufbruch des Schulterhauptgelenkes (Omarthrose) oder der Rotatorenmanschette, vor allem im mittleren und späten Stadium mit rezidivierenden/persistierenden Beschwerdebildern und Funktionseinschränkung (meist als Heilverfahren),
- entzündlich-rheumatische Gelenkaffektionen, Zustand nach (evt. arthroskopisch erfolgter) Synovektomie (HV, AHB),

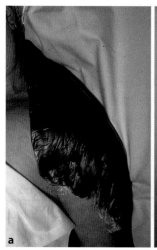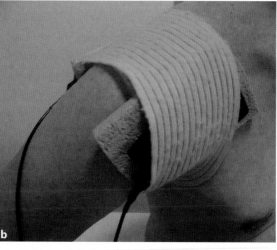

◘ **Abb. 3.1a,b** Physikalische Therapieoptionen im Bereich der Schulter. **a** Fango-Anwendung. **b** Iontophorese

— schmerzhafte Schulter(teil)einsteifung,
— posttraumatische Zustandsbilder, z. B. konservativ oder operativ behandelte subkapitale Humerusschaft- sowie perkondyläre Humerus- und Olekranonfrakturen (meist als AHB),
— Zustandsbilder nach subkapitalen Humerusschaft-Korrekturosteotomien in der frühen postoperativen Phase (meist als ambulante Maßnahme),
— Zustandsbilder nach operativer gelenkerhaltender Ausräumung einer Humeruskopfnekrose (als AHB),
— nach arthroskopischer oder offener Akromioplastik, evt. mit Rekonstruktion der Rotatorenmanschette (als AHB),
— nach operativ-stabilisierendem Eingriff bei habitueller Luxationsneigung des Schultergelenkes (als AHB),
— nach endoprothetischem Ersatz des Schulter- bzw. des Ellenbogengelenkes in der frühen postoperativen Phase mit noch bestehenden lokalen Reizzuständen sowie muskulären und/oder funktionellen Defiziten (meist als AHB).

Vor Beginn spezieller Behandlungsmaßnahmen ist mit dem betroffenen Patienten das jeweilige **Rehabilitationsziel** individuell und auch möglichst detailliert abzusprechen und abzustimmen, wobei realitätsbezogen erläutert werden muss, was im geplanten mehrwöchigen Zeitraum bei entsprechender aktiver Mitarbeit erreichbar ist und was nicht. Mit entscheidend sind hier zunächst die Informationen des vorbehandelnden Arztes zum Verlauf des Krankheitsprozesses, des Weiteren die aktuelle klinische Situation sowie, vor allem nach erst kurz zurückliegendem operativen Eingriff, auch der bildgebende Befund (Radiologie: Übungsstabilität? Belastungsstabilität?; Sonographie: Situation der Rotatorenmanschette). In diesem Zusammenhang gelten als wesentliche Ziele:
— Reduktion des Schmerzbildes bis hin zur Schmerzfreiheit (auch unter Belastung),

— Rückgang eines (entzündlichen) Gelenkbinnenreizzustandes,
— Verbesserung der aktiven/passiven Gelenkfunktion,
— Erlernen und Trainieren einer Ersatzfunktion (im Falle irreparabler Defizite),
— Verbesserung der Kraftentfaltung der gelenkumspannenden Muskulatur,
— Verbesserung der Belastbarkeit des betroffenen Armes im Alltag, Beruf und/oder Sport,
— Wiederherstellung bzw. (weitgehender) Erhalt der Selbstständigkeit im täglichen Leben (ADL),
— (weitgehende) Unabhängigkeit von Hilfspersonen und/oder Hilfsmitteln (Vermeidung von Pflegebedürftigkeit).

Therapie, Strategie und Nachsorge
Medikamentöse Maßnahmen

Im Falle eines subjektiv beeinträchtigenden lokalen Gelenkbinnenreizzustandes (aktivierte Arthrose, rheumatische Affektion, frühe postoperative Phase u. a.) steht die bekannte Palette der peripher wirkenden **nichtsteroidalen Antiphlogistika** (NSAR; ◘ Tab. 3.14), evtl. unter gleichzeitiger Gabe zentral oder peripher wirkenden **Analgetika** (◘ Tab. 3.13) sowie auch **Externa** zur Verfügung (Indikation und Kontraindikationen ► Abschn. 3.2).

Oral eingesetzte **Chondroprotektiva** (z. B. D-Glukosamin- und Chondroitinsulfat) sowie die intraartikulär applizierten **Hyaluronsäurepräparate** spielen in der Rehabilitation von Erkrankungen des Schulter- und Ellenbogengelenkes eher eine untergeordnete Rolle.

Eine systemische orale Gabe von **Glukokortikoiden** (als kurzfristige Stoßbehandlung oder als längerfristige Dauermedikation) kommt, nach sorgfältiger Abwägung des Nutzen-Risiko-Verhältnisses, im Rahmen der Rehabilitation von Schulter- und Ellenbogengelenkserkrankungen nur in seltenen Ausnahmefällen in Frage wie z. B. bei stark entzündlichen Verläufen rheumatischer Affektionen, die

◘ Tab. 3.5 Elektrotherapie mit niederfrequenten galvanischen Strömen

Behandlungsart	Applikationsform	Hauptindikation	Behandlungdauer
Stabile Quergalvanisation	2 Metallelektroden (Zinkbleche mit feuchten Schwämmen)	Analgesie zwischen 2 Trigger-punkten	Akuter Prozess: 3–5 min Chronischer Prozess: 5–30 min
Zwei-Zellenbad	Armteilbad	Degenerativer arthritischer Reizzustand	10–15 min (2- bis 3-mal/Woche)
Stangerbad	Ganzkörperbad	Multiartikuläre Reizzustände, Neuralgien	10–30 min (2- bis 3-mal/Woche)

durch eine ausreichend dosierte nichtsteroidale Medikation nicht befriedigend eingestellt werden können, außerdem bei ausgeprägten subjektiven Schmerzbildern z. B. im Zuge einer hochgradigen Schultereinsteifung.

Eine intraartikuläre Applikation von **Kristallkortikoiden** ist in erster Linie bei ausgeprägten exsudativen synovitischen Reizzuständen, aber auch im Falle einer aktivierten Arthrose mit akzentuiertem Beschwerdebild zu überlegen. Effektiv sind derartige Präparate (Dexamethason, Triamcinolon) vor allem bei subakromialen Reizzuständen (Impingementsyndrom bei Rotatorenmanschettenarthropathie; Injektion evt. unter sonographischer Kontrolle), Sehnenansatztendopathien (Proc. coracoideus, Tuberculum majus, lateraler bzw. medialer Humerusepikondylus u. a.), im Falle einer Bursitis subdeltoidea bzw. olecrani u. a. m.

Basistherapeutika wie Sulfasalazin, Leflunomid, Chloroquin (Antimalariamittel), Goldpräparate, D-Penicillamin sowie **Immunsuppressiva** wie Methotrexat, Ciclosporin A u. a. m. sind wesentliche Bausteine in der Langzeitbehandlung destruierend verlaufender Erkrankungen des rheumatischen Formenkreises. Die Einstellung des Patienten auf diese Präparate sowie die Überwachung im Hinblick auf das Auftreten nicht seltener Nebenwirkungen obliegt einem erfahrenen Rheumatologen; im Rahmen der Rehabilitation spielen diese Substanzen im Allgemeinen keine wesentliche Rolle.

Eine systemische, breit abdeckende perioperative **Antibiotikaprophylaxe** („one shot" oder über 24 h) ist nach Implantation einer Endoprothese zwingend geboten; eine postoperative medikamentöse **Ossifikationsprophylaxe** mit NSAR nach alloplastischem Ersatz – wie im Bereich des Hüftgelenkes üblich – wird nach Eingriffen im Bereich der Schulter oder des Ellenbogengelenkes nur in speziellen Risikofällen (z. B. erheblich beeinträchtigte Mobilisation des Patienten) durchgeführt. Eine postoperative **Thromboembolieprophylaxe** (z. B. mit fraktionierten Heparinen oder oralen Thrombinhemmern) ist nur in Ausnahmefällen (z. B. im Falle einer nur unzureichenden Mobilisation des Patienten) notwendig.

Physikalische Maßnahmen

Der Einsatz lokal wirksamer physikalischer Behandlungsstrategien kommt in erster Linie bei periarthralgischen oder intraartikulären Reizzuständen in Betracht mit dem Ziel der Analgesie und Antiphlogese.

Thermotherapie Eine lokale Thermotherapie (heiße Rolle, Fangopackungen, hochfrequente Wechselströme) wird in der Regel bei chronisch entzündlichen Gelenkprozessen mit begleitenden Dysfunktionen der gelenkumspannenden Muskulatur (◘ Abb. 3.1a) empfohlen.

Kryotherapie Örtlich applizierte Kälte (Kryotherapie mit Eis, Gelbeuteln, Peloide u. ä.; ◘ Tab. 3.19) führt über die resultierende Reduktion der Aktivität enzymatischer Gewebeprozesse, die Detonisierung der Muskulatur und die Herabsetzung der nervalen Aktivität zu einer effektiven Analgesie und Antiphlogese. Tägliche ein- bis mehrfache Anwendungen (über jeweils 10–15 min) sind vor allem bei posttraumatischen Reizzuständen und in der frühen postoperativen Phase (z. B. nach Akromioplastik, endoprothetischem Gelenkersatz, Osteosynthese, auch als einleitende Maßnahme vor Durchführung krankengymnastischer Übungen sinnvoll.

Hydrotherapie Maßnahmen der Hydrotherapie, evtl. mit gleichzeitigen mechanischen Reibungen oder Bürstungen oder Güsse, spezielle Wannenbäder mit natürlichen oder externen Zusatzstoffen wie Salzen, Ölen, Pflanzenextrakten u. a. m stellen ergänzende Behandlungsmaßnahmen dar.

Elektrotherapie Im Rahmen der Rehabilitation von Erkrankungen des Schulter- und Ellenbogengelenkes werden auch sehr häufig die unterschiedlichsten Behandlungsverfahren der Elektrotherapie eingesetzt: hier gilt die allgemeine Regel: „Je akuter der Prozess, desto kürzer; je chronischer der Verlauf, desto länger die Einzelanwendung".
Bei den überwiegend analgetisch wirkenden **niederfrequenten Strömen** (bis zu 1000 Hz) mit applizierten Stromstärken deutlich unter der subjektiven Toleranzgrenze von 1 mA/cm² Hautoberfläche werden zunächst die stabile Quergalvanisation, das Zwei-Zellenbad und das Stangerbad unterschieden (◘ Tab. 3.5).

Bei der **Iontophorese** (Stromstärke 0,5–1 mA/cm² Elektrodenfläche) erfolgt ein transkutan gerichteter Ionentransport im Zuge eines galvanischen Stromdurchflusses zwischen großflächigen Plattenelektroden (◨ Abb. 3.1b).

- Effekt: Analgesie und muskuläre Detonisierung unter der Anode, starke Hyperämisierung unter der Kathode
- Behandlungsdauer: 5–30 min; 3- bis 5-mal/Woche
- Verwendete Begleitmedikation (Externa): ▶ Übersicht
- Hauptindikation: schmerzhafte periarthropathische und Binnenreizzustände des Schultergelenkes; Myogelosen des Schulter-Nackenbereiches

---

Iontophorese und externe Begleitmedikation
- **Platzierung unter der Kathode** (negative Ladung der Präparate)
  - Salizylsäure (3 %)
  - Diclofenac
  - Nikotinsäure (3 %)
  - Hirudin u. a.
- **Platzierung unter der Anode** (negative Ladung der Präparate)
  - Lokalanästhetika (2–5 %)
  - Histamin (3:100.000)
  - Acetylcholin
  - Vitamin B u. a.

Die ebenfalls niederfrequenten diadynamischen **Bernardschen** einweg- oder vollweggleichgerichteten sinusförmigen **Impulsströme** (50–100 Hz; Impulsdauer 10 msec) sind in modulierbarer Form einem in seiner Intensität frei einstellbaren Gleichstrom (2 mA) überlagert.

- Effekt: gute Analgesie, Hyperämisierung, Resorptionsförderung
- Behandlungsdauer: 10–15 min täglich
- Hauptindikation: akute traumatische exsudative arthritische Reizzustände

Beim **TENS-Verfahren** (**t**ranskutane **e**lektrische **N**ervenstimulation) erfolgt eine Reizung peripherer Nervenendigungen durch rechteckförmige Impulsströme (batteriebetriebenes Taschengerät; Amplitude 10–85 mA; Frequenz 40–120 Hz) mit sekundärer Blockade der Schmerzweiterleitung im Bereich der Hinterhornneurone.

- Effekt: rein symptomatische lokale Analgesie
- Behandlungsdauer: 20–30 min; durchaus mehrmals täglich
- Hauptindikation: schmerzhafte Mobilisationen bei Schulter(teil)steife

Mittelfrequente Ströme (1000–300.000 Hz) führen zu einer asynchronen Antwort der erregbaren Zellen; aufgrund

des niedrigen kapazitiven Gewebewiderstandes wird nur eine geringe Stromspannung benötigt (hohe Stromdichte ohne sensible Hautbelastung möglich).

- Behandlungsart: Nemectrodyn (Wechselstrom mit Interferenz zweier frequenz- und phasenverschobener Stromkreise mit konsekutiver Reizerhöhung in ihrem Überlappungsgebiet); Interferenz-Frequenz 100–200 Hz
- Effekt: lokale Analgesie, lokale muskuläre Detonisierung, lokale Hyperämie
- Behandlungsdauer: bei akuter Symptomatik 5–10 min, bei chronischen Prozessen 12–15 min; möglichst täglich
- Hauptindikationen: muskuläre Dysfunktionen, Gelenkbinnenreizzustände

Hochfrequente Ströme (über 300.000 Hz) erzeugen aufgrund ihrer nur kurzen Impulsdauer einen ausschließlich chemischen Reiz mit Wärmewirkung durch elektromagnetische Wellen (sog. Diathermie); kein unmittelbarer Hautkontakt der Elektroden erforderlich.

- Effekt: lokale Hyperämisierung und Stoffwechselsteigerung, gute Analgesie, muskuläre Detonisierung, Viskositätserhöhung der Synovialflüssigkeit; nur geringe Kreislaufbelastung
- Anwendungsformen: Kurzwelle (27,12 MHz; Wellenlänge 11,062 m), Dezimeterwelle (433,92 MHz; Wellenlänge 0,69 m), Mikrowelle (2450 MHz; Wellenlänge 0,122 m)
- Behandlungsdauer: 10–15 min; 3- bis 5-mal/Woche
- Hauptindikationen: schmerzhafte chronische Gelenk- und Weichteilprozesse

Die **pulsierende Signaltherapie (PST)** wird in den letzten Jahren im Falle subjektiv beeinträchtigender, degenerativ bedingter Gelenkveränderungen als schmerzfreie Alternative zu einer Gelenkoperation propagiert; die Applikation von Gleichstromimpulsen zielt angeblich auf die Selbstheilungskräfte des Körpers ab und versucht, bei Vorliegen einer Arthrose körpereigene Prozesse zur Regeneration von Knorpelzellen anzuregen; eine Effizienz ist bisher nicht eindeutig belegt.

Ultraschalltherapie Die Ultraschalltherapie erzeugt im Grenzflächenbereich unterschiedlicher Dichte (z. B. am Übergang von Weichteilen zum Knochengewebe, wo eine Schallreflexion erfolgt) lokale Wärme; die Eindringtiefe der Schallwellen liegt bei etwa 3–6 cm (je homogener das geschallte Gewebe, desto größer die Eindringtiefe mit dann kegelförmiger Ausbreitung). Ein Luftspalt zwischen Schallkopf und Oberhaut wird nicht überwunden, weswegen ein direkter Hautkontakt erforderlich ist. Sowohl eine statische (ruhender Schallkopf) als auch eine dynamische

Applikation (bewegter Schallkopf, hier reduzierte Verbrennungsgefahr) sind möglich; sinnvoll ist eine Kombination mit Ankopplungsmedien (Externa wie Salben, Öle oder Gele; sog. **Ultraphonophorese**) oder mit diadynamischen Strömen (sog. **Phonoiontophorese**).

- Dosis: anfänglich 0,1–0,5 W/cm^2 Hautoberfläche; Steigerung bis auf maximal 3,0 W/cm^2 Hautoberfläche
- Effekt: Permeabilitäts- und damit Diffusionssteigerung des durchfluteten Gewebes mit Stoffwechselerhöhung, lokale Analgesie, muskuläre Relaxation; Lösen von Gewebeverklebungen, Verbesserung der Gewebetrophik
- Hauptindikation im Rahmen der Rehabilitation: periarthralgische Reizzustände und Sehnenansatzirritationen im Bereich der Schulter, radiale oder ulnare Humerusepikondylopathien, lokale Verwachsungen oder Narbenbildungen des Bindegewebes
- Kontraindikationen: hohe Entzündungsaktivität, lokalisierte Infektionen, Phlebothrombosen, Gerinnungsstörungen, arterielle Durchblutungsstörungen, einliegende Metallimplantate (Gefahr der Überhitzung); nicht im operierten Bereich einsetzen!

Magnetfeldtherapie Die Magnetfeldbehandlung (extrem niederfrequente, gepulste Magnetfelder niedriger Intensität) wird als unterstützende Maßnahme zur Förderung der Knochenbruchheilung und Osteointegration zementfreier Alloplastiken eingesetzt (Effektivität umstritten!).

Röntgenreizbestrahlung Nur bei sonstig therapierefraktären Reizzuständen kann als Methode der 2. Wahl eine Röntgenreizbestrahlung überlegt werden (z. B. im Falle einer chronischen tendinitischen oder kalzifizierenden Periarthropathie der Schulter bzw. einer hartnäckigen radialen oder ulnaren Humerusepikondylopathie), wenn die veränderte lokale Stoffwechsellage eine Erhöhung der Empfindlichkeit auf ionisierende Strahlen mit sich bringt.

Ultraschallzertrümmerung Als weitere Alternative kommt in diesen Fällen auch eine Ultraschallzertrümmerung (Stoßwellentherapie; ESWT) in Frage.

Massagetherapie Die klassische Massagebehandlung setzt durch gezielter Handgriffe (Druck, Zug, Verschiebungen und Erschütterungen auf Haut- und Unterhautgewebe) einen gezielten Reiz auf die Enterorezeptoren der Haut sowie die tiefer gelegenen Propriozeptoren von Sehnen, Bändern, Gelenkkapseln und Muskeln mit dem Ziel der Lockerung und Lösung verspannter oder verhärteter Gewebestrukturen.

- Behandlungsformen: Muskelmassage, mechanische Massage (Bürstung, Stäbchenmassage, Vakuumsaugung), manuelle Lymphdrainage, Unterwasser-(druckstrahl)massage. Die Reflexzonenmassage führt über die Beeinflussung (Erregung, Hemmung) eines entfernt liegenden Zielorganes entlang kutisviszeraler Wege zu einer Reduktion von überwiegend weichteilbedingten Schmerzbildern.
- Behandlungsdauer: 20–30 min; 3- bis 5-mal/Woche
- Hauptindikationen im Rahmen der Rehabilitation: schmerzhafte Verspannungen, Verkürzungen, Kontrakturen oder Verhärtungen des muskulären Schultergürtels, postoperative Verklebungen des Kapselrezessus der Schulter; venöse oder lymphatische (ödematöse) Umlaufstörungen im Bereich des Armes in der frühen postoperativen Phase

❶ Kontraindikationen der Massagebehandlung sind lokale entzündliche Prozesse, Thrombophlebitiden oder frische Thrombosen sowie dekompensierte Herzinsuffizienz.

Bewegungstherapeutische Maßnahmen

Durch schonungsbedingten Wegfall der funktionellen Bewegungs- und Dehnungsreize im Gefolge schmerzhafter entzündlicher peri- oder intraartikulärer Reizzustände sowie durch längere Zeit fortbestehende postoperative Schmerzbilder kommt es vor allem im Bereich des Schultergelenkes nicht selten zu einer Schrumpfung der gelenkumgebenden Weichteilstrukturen. Betroffen sind hier ist in erster Linie der zur Adhäsion neigende kaudale Reserverezessus, im Bereich des Ellenbogens die Strukturen der Ellenbeuge sowie der M. triceps brachii. Zum Erhalt bzw. zur Wiederherstellung eines Höchstmaßes an funktioneller Leistungsfähigkeit der/des betroffenen Gelenke(s) ist deshalb in nahezu allen Fällen eine gezielte Bewegungstherapie erforderlich. Intensität sowie Dosierung der einzelnen Übungsteile werden hier von der aktuellen Krankheitsaktivität, aber auch vom Ausmaß der gegebenen Funktionsbeeinträchtigungen bestimmt; weitgehende Schmerzfreiheit sowie ausreichende Erholungspausen sollten gewährleistet sein. Eine möglichst kontinuierliche tägliche Behandlung, evtl. auch in zusätzlicher Eigenregie durch den Patienten selbst, ist erstrebenswert.

> **Primäre Ziele einer krankengymnastischen Behandlung im Rahmen der Rehabilitation (◘ Abb. 3.2)**
> - Schmerzlinderung durch Entlastung der/s Gelenke(s) (z. B. Traktionen; funktionsgerechte, kontrakturvorbeugende Lagerung; Schlingentischanwendung)
> - Detonisierung hypertoner periartikulärer Muskelgruppen durch vorsichtige Lockerungs- und Dehnungsübungen

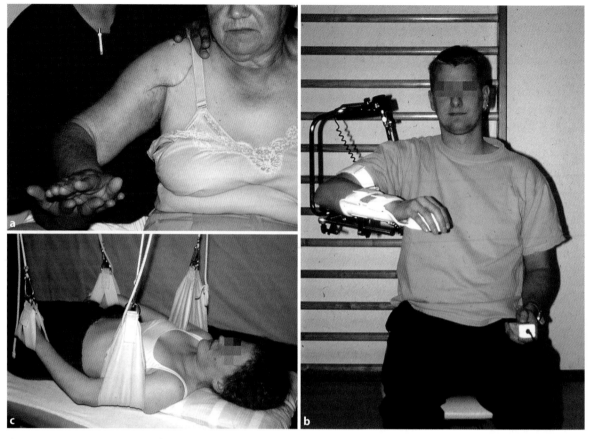

Abb. 3.2a–c Krankengymnastische Behandlung des Schultergelenks. **a** Einzeltherapie mit passiv geführter Abduktion im Sitzen. **b** Einzeltherapie mit Mobilisation der Abduktion mit Widerlagerung in Seitlage. **c** Zweipunktaufhängung im Schlingentisch im Liegen

- vorsichtige, schrittweise gesteigerte manuelle Dehnung einer geschrumpften und damit kontrakten Gelenkkapsel, evtl. mit zusätzlicher Wärme- (chronischer Prozess) oder Kälteapplikation (akute Affektion, postoperative Situation), Quermassage, postisometrische Relaxation
- Verbesserung der Gelenkbeweglichkeit durch möglichst schmerzfreies passives Durchbewegen, aber auch durch widerlagernde Mobilisation im Rahmen der funktionellen Bewegungslehre (FBL), durch rhythmische Bewegungsübungen u.a.
- Kräftigung der gelenkumspannenden und -stabilisierenden Muskulatur sowie Korrektur von Fehlstellungen, z.B. durch gezielte aktive Spannungsübungen, PNF-Pattern, Einsatz von Therabändern, Partnerübungen u.a.
- Prävention eines muskulären Defizites durch gezielte aktive Übungen
- Verbesserung der Knorpelernährung durch intermittierende manuelle Traktionen u.a.

- Verbesserung motorischer Funktionen wie Kraft, Ökonomie, Ausdauer, Koordination (Propriozeption) und Geschicklichkeit durch Eigen- oder Partnerübungen an einer Sprossenwand oder mit speziellen Hilfsmitteln wie Pezzi-Ball, Skateboard, Stäben o.ä.
- Erlernen von Ersatzfunktionen (kompensatorische Bewegungsmuster)

Im akuten Stadium mit entsprechendem subjektiven Beschwerdebild kommen in erster Linie Übungen aus der funktionellen Bewegungslehre sowie assistive Übungen unter Abnahme der Eigenschwere in Frage, im späteren Verlauf bei Rückgang des Gelenkreizzustandes dann vor allem aktive isotonische (dynamische) Bewegungen, auch gegen manuellen Widerstand (statische oder isometrische Übungsteile), des Weiteren eine Kräftigung der antagonistischen Muskulatur. Im Rahmen der **Einzelbehandlung** ist ein individuelles Üben optimal praktikabel, auch die jeweilige Schmerzgrenze des Patienten kann besser berücksichtigt werden (Abb. 3.2a,b).

Die krankengymnastischen Mobilisation des **Schultergelenkes** in der frühen postoperativen Phase beginnt mit Maßnahmen zur Pneumonieprophylaxe (frühes und regelmäßiges Sitzen an der Bettkante, Atemübungen, Vibrationsmassage); weiterhin Lockerung hypertoner Muskelgruppen durch mobilisierende Massage quer zu ihrem Faserverlauf sowie eine vorsichtige, passiv geführte Flexion bis 90° ab dem Operationstag; es schließen sich einige Tage später isometrische Anspannungsübungen der periartikulären Muskulatur (M. deltoideus; Mm. supra-, infraspinatus et subscapularis unter Berücksichtigung der Art des operativen Eingriffes). In Abhängigkeit vom Zustand der Rotatorenmanschette folgt dann nach 3–7 Tagen eine schrittweise Steigerung des passiven/aktiv assistierten Übungsprogrammes (möglichst 1- bis 2-mal täglich für 10–20 min) mit widerlagernder Mobilisation aus der funktionellen Bewegungslehre (FBL), Skapulamobilisation aus der Seitlage; gleichzeitige Dehnungsübungen der betroffenen (meist hypertonen) Schultermuskulatur mit mobilisierenden Massagen, manueller Therapie (v. a. bei Weichteilverklebungen im Rezessusbereich und Sehnenansatzproblemen); muskuläre Kräftigung der Schulterblattstabilisatoren im Sinne von „shoulder shrugs" gegen Widerstand (Mm. trapezius, serratus anterior et rhomboideii), Deltamuskelkräftung (z. B. mit unterschiedlichen Thera-Bändern), PNF (Armpattern/Skapulapattern), auch Koordinationsübungen mit einem Ball; des Weiteren täglich konsequentes eigenständiges Übungsprogramm (z. B. kreisende Bewegungen im Sinne von „Teigrühren" mit Armhaltung vor dem leicht anteklinierten Oberkörper; „jede Stunde für 5 min"). Eine Aufhängung im **Schlingentisch** (Sitzhaltung, Seit- oder Rückenlage; ◘ Abb. 3.2c) kommt vor allem bei noch deutlich schmerzhafter Funktionsbeeinträchtigung in Betracht (dann möglichst täglich).

Bei übungsstabilem **Ellenbogengelenk** stehen postoperativ spezielle Einzelmaßnahmen für den M. triceps brachii sowie die Beugemuskulatur (v. a. die Mm. biceps brachii et brachialis) im Vordergrund.

Ein weiterer unverzichtbarer Bestandteil eines funktionellen Behandlungsprogrammes im Falle einer Schulter(-teil)einsteifung, auch in der frühen postoperativen Phase (nach Akromioplastik, Rekonstruktion der Rotatorenmanschette, Implantation einer Endoprothese u. a.) ist die **„continuos passive motion" (CPM)** nach Salter auf einer speziellen Motorschiene (◘ Abb. 3.2c) zur ausschließlich passiv geführten Gelenkmobilisation im vorab definiertem Bewegungsausmaß (1- bis 2-mal täglich über 15–20 min) bis zur bzw. bis knapp über die aktuelle Schmerzgrenze. Ziele dieser Maßnahme sind die dosierte, schrittweise Dehnung der Schultergelenkskapsel und der gelenkumspannenden Muskulatur sowie die Verbesserung der Gleiteigenschaften der periartikulären Gewebeschichten und Optimierung

◘ **Tab. 3.6** Besonderheiten in der Rehabilitation nach Schulter-TEP	
Postoperative Rückenlagerung (in Abduktionsschiene)	Bis zur 2.–4. Woche
Liegen auf der operierten Seite	Ab der 5.–6. Woche
Limitierung der aktiven Abduktion und Elevation (abhängig vom Ausmaß der Rotatorenmanschettenrekonstruktion und von einer Osteosynthese der Tuberkula)	Bis zur 2.–6. Woche
Auto fahren	Ab der 8.–12. Woche
Sexualität (abhängig von der Stellung)	Ab der 2.–6. Woche

der Knorpeltrophik. Als Steigerung der CPM-Mobilisation gelten aktive Übungen am Hand-Motomed (◘ Abb. 3.4a) und am Help-arm.

Auch für das Ellenbogengelenk stehen passive Bewegungsschienen zur dosierten gleichmäßigen Bewegungstherapie zur Verfügung.

Eine ergänzende krankengymnastische **Gruppentherapie** ist aufgrund der meist gegebenen erheblichen interindividuellen Unterschiede im subjektiven Beschwerdebild, im Funktionsspiel und der aktuell möglichen Belastbarkeit der betroffenen artikulären Strukturen nur sehr eingeschränkt möglich.

Im Rahmen der **Endoprothesenschule** (Jerosch u. Heisel 1996; ◘ Tab. 3.6) sollte der Patient durch theoretische Vorträge und praktische Demonstrationen auf den besonderen Umgang mit dem Kunstgelenk und seine Belastbarkeit im Alltags- und evtl. Berufsleben informiert werden.

Das krankengymnastische **Bewegungsbad** (z. B. im Thermalbad) ist bei Schulteraffektionen ein wesentlicher Eckpfeiler der Rehabilitation, in erster Linie in der frühen postoperativen Phase. Eine Wassertemperatur von etwa 34–36 °C wirkt muskulär detonisierend und hilft, bestehende Kontrakturen abzubauen. Spezielle Übungen unter Abnahme der Eigenschwere des Armes fördern die Mobilisation und Koordination, vor allem aber die Ausdauer und die Kraftentfaltung der geschwächten oder durch einen operativen Eingriff vorübergehend geschädigten gelenkumspannenden Muskulatur.

Die Einzelbehandlung (möglichst täglich) erfolgt vorzugsweise in Rückenlage (überwiegend mit passiven Mobilisationsübungen durch den Therapeuten; ◘ Abb. 3.3a) oder im Stehen (dann auch mit Einsatz spezieller „erschwerender" Hilfsmittel wie Bälle, Schwimmbrettchen, Schwimmpaddel, Stäbe u. a., die gegen den Wasserwiderstand bewegt werden müssen; ◘ Abb. 3.3b). Eine Gruppentherapie erscheint – ebenso wie bei den Behandlungsmaßnahmen „im Trockenen" – aufgrund der oft erheblich

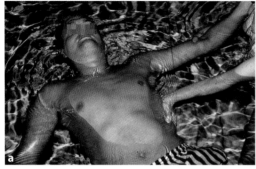

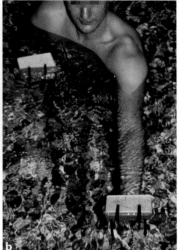

◻ Abb. 3.3a,b Balneotherapie zur Mobilisation des Schulter- und Ellenbogengelenkes. **a** Krankengymnastisch geführte Abduktion der Schulter und Extension des Ellenbogengelenkes in Rückenlage. **b** Spielerisches Training der Anteversion des Schultergelenkes gegen den Wasserwiderstand mit Schwimmbrettchen

differierenden interindividuellen Befundkonstellationen nur bedingt sinnvoll. Von zusätzlichen Unterwasser- bzw. Druckstrahlmassagen ist bei diesem Patientengut aufgrund möglicher Irritationen der operierten Weichteile abzuraten.

❗ Kontraindikationen des Bewegungsbades bestehen in erster Linie im Falle einer gestörten Wundheilung, bei generalisierten Infekten sowie bei drohender Herz-/Kreislaufinsuffizienz.

Wesentliches Element der Rehabilitation bei Funktionsstörungen des Schultergelenkes, teilweise auch des Ellenbogengelenkes – vor allem in der postoperativen Nachsorge – ist die **medizinische Trainingstherapie (MTT)** bzw. die sog. **gerätegestützte Physiotherapie.** Das Übungsprogramm beinhaltet ausschließlich aktive Einheiten, die über die Bewegungsbahn, den Widerstand und auch die Repetition (15–20 Wiederholungen des Bewegungsablaufes, möglichst unter Spiegelkontrolle) mit wechselweiser Beanspruchung unterschiedlicher Muskelgruppen im Atemrhythmus selektiv modifiziert werden. Der jeweilige Widerstand richtet sich nach den individuellen Gegebenheiten des Patienten (Konstitution, Trainingszustand, postoperativer Zeitraum). Ein reduziertes Gewicht ist hierbei wichtiger als ein spezielles Training der Kraftausdauer, insbesondere auch, weil hiermit eine höhere Anzahl an Einzelwiederholungen erfolgen kann, als dies bei größeren Gewichten möglich wäre.

Im Falle einer degenerativ bedingten Gelenkstörung sind zu Beginn des Trainingsprogrammes Kraft-Leistungsbereiche von 20–30 % sinnvoll, was in etwa 30 bis allenfalls 40 Übungswiederholungen mit niedrigen Gewichten entspricht, ohne dass dabei eine nennenswerte muskuläre Ermüdung auftritt; ein Präventionstraining liegt dem gegenüber bei etwa 60–70 % muskulärer Kraftanstrengung.

Bestandteile der medizinischen Trainingstherapie
- Gelenktraining (sowohl Automobilisation als auch Autostabilisation)
- Muskeltraining zur Verbesserung von Kraft und Ausdauer
- Koordinationstraining
- Prophylaxe der Alltagsbewegungen

Über die Einzelbehandlung erlernt der Patient zunächst einfache selektive Funktionsabläufe (für das Schultergelenk: Retroversion, Abduktion, Adduktion, Innenrotation; für das Ellenbogengelenk: Flexion, Extension; ◻ Abb. 3.4b-d), um diese dann zu komplexen Bewegungsmustern zusammenzusetzen. Er bleibt so lange in physiotherapeutischer Einzelbetreuung, bis er sich koordinativ weitgehend selbstständig kontrollieren kann. Motivationssteigernd mit ständig neu angepasstem Trainingsprogramm ist das anschließende Gruppentraining, welches möglichst täglich, zumindest aber 3-mal wöchentlich jeweils über 30–60 min und insgesamt über mehrere Monate stattfinden sollte, um neu erlernte Bewegungsmuster bestmöglichst zu automatisieren.

- Körperpositionen: Rückenlage, Sitz, Stand
- Apparative technische Ausstattung: Rollenzüge, Trainingstische, Mobilisationsbank, Sprossenwand, Hanteln, Expander, Therabänder, Skateboards u. a.

❗ Kontraindikationen der medizinischen Trainingstherapie sind lokal entzündliche Prozesse, virale oder bakterielle Allgemeininfektionen, dekompensierte Herzinsuffizienz, medikamentös unzureichend eingestellte Hypertonie u. ä.

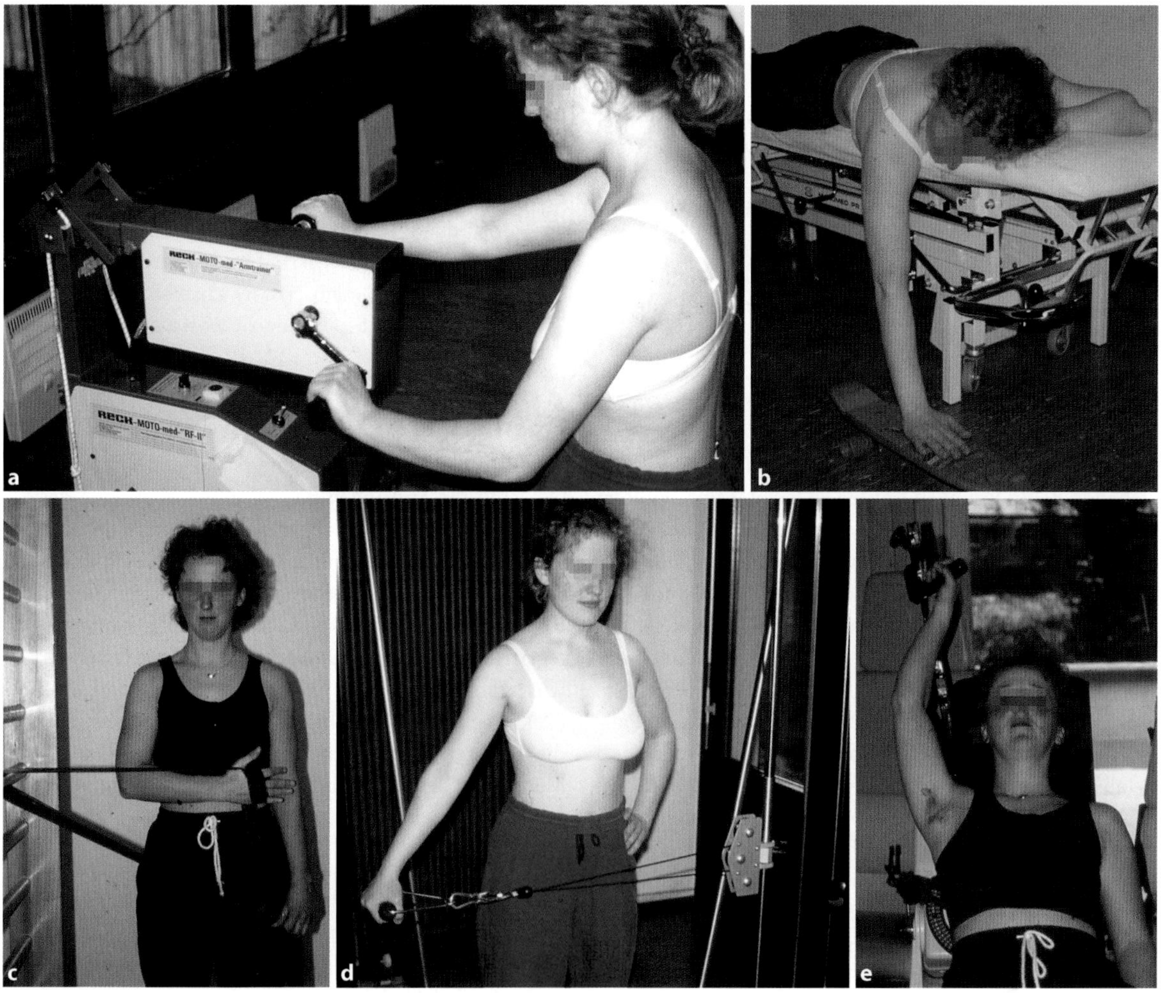

Abb. 3.4a–e Medizinische Trainingstherapie (MTT). **a** Hand-Motomed-Training von Schulter und Ellenbogen im Sitzen. **b** Anteversionstraining der Schulter in Bauchlage mit einem Skateboard. **c** Innenrotationstraining der Schulter im Stehen mit einem Theraband. **d** Abduktionstraining der Schulter im Stehen an einem Rollenzug. **e** Isokinetisches Krafttraining der Schulter am Cybex

Wichtige Grundregeln der medizinischen Trainingstherapie (MTT)

- Kurze Aufwärmphase (5–10 min) zur Aktivierung des Herz-Kreislauf-Systems (Puls von 100–110/min)
- Primäres kurzes Stretching-Programm der zu trainierenden Muskulatur
- Zunächst Behandlung des betroffenen Gelenkes, dann erst der bewegenden Muskulatur
- Zunächst Dehnung verkürzter Muskelgruppen, dann erst Kräftigungsübungen für geschwächte Anteile
- Alle Übungen im Atemrhythmus durchführen, Pressatmung vermeiden (bei Kraftanstrengung: Ausatmung; bei Entlastung: Einatmung)
- Übungen langsam ausführen ohne Schwung (kein „Anlauf“)
- Alle Übungseinheiten sollten immer weitgehend schmerzfrei sein, anfänglich leichte muskuläre Beschwerden ausgenommen
- Zunächst einfache selektive Funktionsabläufe in nur einer Raumebene trainieren, dann erst komplexere (zusammengesetzte) Bewegungsmuster
- Vermeiden von Ausweichbewegungen (meist technische Fehler bei zu hohem Übungsgewicht)
- Kein plötzliches Abbrechen des Übungsprogrammes sondern abschließende Lockerung mit muskelentspannenden Dehnungsübungen oder passiven Maßnahmen

Als Steigerung der medizinischen Trainingstherapie bleibt für das Spätstadium der Rehabilitation nach Abklingen jeglicher Gelenkbinnenreizzustände das **isokinetische**

3

Training zu erwähnen. Vordringliches Behandlungsziel ist dabei die weitere gezielte Kräftigung der Schulter- und Oberarmmuskulatur. Die individuellen Kraftvorgaben des Patienten determinieren hier den jeweiligen Übungswiderstand, der dann computergesteuert apparativ (z. B. am Cybex; ◘ Abb. 3.4e) vorgegeben wird.

Letztendlich ist auch der **therapeutische Sport** ist wesentlicher integrativer Bestandteil eines konservativen Rehabilitationsprogrammes bei Gelenkerkrankungen der oberen Extremitäten. Er steht meist erst am Ende des funktionellen Trainings, wobei, neben dem Erhalt einer beschwerdefreien (Rest-)Gelenkfunktion sowie der muskulären Kraftentfaltung v. a. auf die Verbesserung der koordinativen Leistungsfähigkeit (Schulung einer möglichst optimalen Körperbeherrschung) abgezielt wird; evtl. bestehende Behinderungen werden so leichter überwunden (Bedeutungsreduktion). Der psychische Einfluss durch das Gruppenerlebnis sowie die Bewusstmachung der individuellen Belastbarkeit sollte hier nicht unterschätzt werden.

Sowohl im Falle einer degenerativen Gelenkerkrankung als auch nach operativen Eingriffen im Bereich der Rotatorenmanschette oder nach endoprothetischem Gelenkersatz sollte der Sportmediziner dem betroffenen Patienten die einzelnen Bewegungsprogramme individuell und detailliert vorgeben, evt. mit Anpassung bzw. Modifikation gewisser Sportarten an bereits bestehende Behinderungen (unterschiedliche Belastungsstufen). In den meisten Fällen sind zumindest am Anfang Bewegungsabläufe mit hohen kinetischen (dynamischen) Kraftspitzen zu vermeiden; die muskulären Schutzmechanismen des betroffenen Gelenkes dürfen nicht überfordert werden.

Sport nach endoprothetischem Schulter- bzw. Ellenbogengelenksersatz

- **Empfohlene Sportarten**
  - (Rücken-)Schwimmen
  - Gymnastik
  - Reiten
  - Wandern, Walking, Jogging, Leichtathletik: Laufsportarten
- **Tolerierte Sportarten** (evt. mit Regelmodifikationen)
  - Golf
  - Bogenschießen
  - Schlittschuhlaufen
  - Radfahren
- **Bedenkliche Sportarten**
  - Kegeln, Bowling
  - Leichtathletik: Wurf-, Stoß- und Sprungdisziplinen
  - Ballrückschlagsport (Tischtennis, Tennis, Badminton, Squash)

- Mannschaftsballsportarten (v. a. Hand-, Basket-, Faust-, Volleyball)
- Kraft- und Kampfsportarten (v. a. mit direktem Körperkontakt wie Boxen, Ringen, Judo u. a.)
- Gewichtheben
- Fechten
- (Geräte-)Turnen
- Alpinski, Langlaufski mit Stockeinsatz, Rodeln, Eishockey, Curling, Eisstockschießen
- Rudern, Kanusport, Segeln, Wasserski

Ergotherapie und Hilfsmittelversorgung

Ergotherapeutische Behandlungsstrategien sind vor allem bei schweren Störungen des Schulter-, aber auch des Ellenbogengelenkes unverzichtbarer Bestandteil einer optimierten Rehabilitation. Im Allgemeinen beinhalten die **Einzel-** und **Gruppenbehandlungen** in erster Linie eine funktionelle und ablenkende Selbstbeschäftigung mit integrierter individueller **Bewegungstherapie** durch immer wiederkehrendes Üben wichtiger Gelenk- und Muskelfunktionen im Rahmen handwerklicher Tätigkeiten, wobei die Tätigkeit selbst als auch die verwendeten Geräte und Materialien der vorliegenden Funktionsstörung individuell angepasst sein müssen.

Vorrangige Behandlungsziele

- Wiedergewinnung bzw. Erhalt der Gelenkfunktion
- Muskuläre Kräftigung der gelenkbewegenden Muskulatur
- Prophylaktischer Gelenkschutz (Bewegungsökonomie) durch Erlernen von Ausweich- und Kompensationsbewegungen
- Soziale und berufliche Wiedereingliederung durch Trainieren wichtiger Bewegungsabläufe
- Psychologische Ablenkung von Krankheit und funktioneller Behinderung

---

Typische **handwerkliche Behandlungsstategien**:

- Schultergelenk: Holzarbeiten (Sägen, Hobeln); Linoldruck, Flechten; Weben (Bett- bzw. Flachwebstuhl)
- Ellenbogengelenk: leichtere Holzarbeiten (Sägen); Flechten, Teppich knüpfen, Weben, Töpfern; Schrauben hereindrehen

Als relative **Kontraindikationen** sind lediglich akut entzündliche lokale Prozesse mit hierdurch verursachten Schmerzbildern zu werten.

Wesentlicher Bestandteil der Ergotherapie vor allem in der Phase der frühen postakzidentellen und postope-

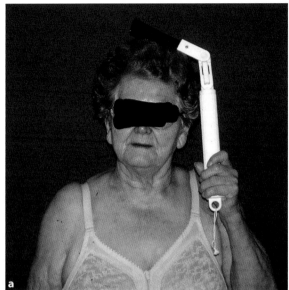

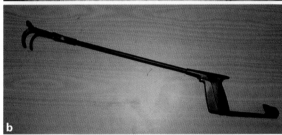

Abb. 3.5a,b Hilfsmittelversorgung der Ergotherapie bei Schulter- und Ellenbogenaffektionen. **a** ergonomischer Fön bei eingeschränkter Funktion. **b** Langstielige Greifhilfen

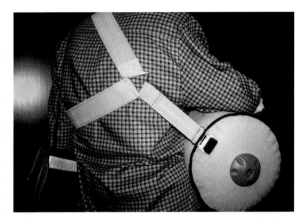

Abb. 3.6 Briefträgerkissen mit Gewährleistung einer leichten Ante-versions- und Abduktionshaltung des operierten Schultergelenkes

— Essen: ergonomisches Spezialbesteck (z. B. Fuchs-schwanzmesser u. a.)
— Arbeitsplatz: Beachtung der optimalen Sitz- und Tischhöhe; Stehpult

Psychologische Mitbetreuung

Vor allem bei Patienten mit chronifiziertem Schmerz-bild mit möglicher psychovegetativer Überlagerung bzw. bei diskrepantem subjektiven Beschwerdebild und objektivem Befund mit Verdacht auf Schmerzverarbei-tungsstörung ist im Rahmen der Rehabilitation eine be-gleitende psychologische Mitbehandlung mit speziellem **Entspannungstraining** (progressive Muskelrelaxation nach Jacobsson, autogenes Training) als Gruppentherapie sinnvoll. Außerdem ist die Teilnahme an **Schmerzverar-beitungsprogrammen** bis hin zum **psychotherapeuti-schen Einzelgespräch** möglich (Theil et al. 1999). In die-sen Fällen ist oft eine längerfristige konsequente Führung des Patienten, auch über die Dauer einer mehrwöchigen stationären und/oder ambulanten Rehabilitation hinaus, in die Wege zu leiten.

Orthetische Versorgung

Eine temporäre Ruhigstellung im **schulterfixierenden Desault- oder Gilchrist-Verband** ist in aller Regel nur bei hochschmerzhaften posttraumatischen Zustandsbildern (konservative Behandlung von Humeruskopffrakturen, frühe postoperative Phase nach Osteosynthese, nach Re-konstruktion der Rotatorenmanschette oder endopro-thetischem Gelenkersatz u. a.) sinnvoll; zur Vermeidung einer Verklebung des kaudalen Kapselrezessus sollte be-reits frühzeitig (2.–4. Tag) ein (weicher, gut gepolsterter) **Abduktionsbrace** oder zumindest ein **Briefträgerkissen** (**Abb. 3.6**) zum Einsatz kommen. Eine dauerhafte orthe-tische Versorgung auf Grund einer möglicherweise fortbe-stehenden Instabilität des Gelenkes (**Abb. 3.7**) wird im Allgemeinen nur selten erforderlich.

rativen Rehabilitation ist weiterhin das (Wieder-)Erlan-gen von Selbstständigkeit und damit die Unabhängigkeit von fremder Hilfe. Hierzu zählt das **Selbsthilfetraining** (als Einzeltherapie oder in einer kleinen Gruppe; Help-arm-Training; vorzugsweise morgens) bezüglich der ADL („**a**ctivities of **d**aily **l**ife") wie An- und Auskleiden, der Es-senszubereitung und -einnahme, Maßnahmen der Körpe-rhygiene, des Transfers u. a. m.

In die Ergotherapie integriert ist im Falle vorüberge-hender oder bleibender Defizite zur Erleichterung der All-tagsaktivitäten die individuelle häusliche und berufliche **Hilfsmittelversorgung** und **Umgebungsgestaltung:**

— Toilette und Bad: stabile Haltegriffe, Badewannensitz, Duschhocker, Badebürsten mit gebogenem Stiel, Spezialkamm, langstieliger Fön (**Abb. 3.5a**) u. a. m.
— An- und Auskleiden: Schuh- und Strumpfanziehhilfe, Greifzange (**Abb. 3.5b**) u. a.
— Haushalt: Spezialansatzstücke für Wasserhähne, spezielle Kehrschaufeln und Handfeger; evt. Neu-ordnung der häuslichen Verhältnisse mit Regalen auf Augenhöhe (Vermeidung einer Deponierung von Haushaltsgeräten auf Überkopf-Niveau)

3

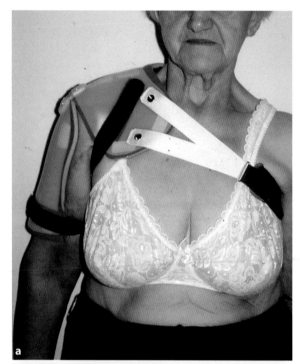

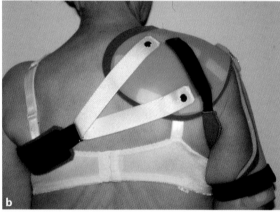

Abb. 3.7a,b Teilimmobilisierende Schulterorthese rechts bei persistierender Instabilität nach TEP. **a** Ansicht von vorne. **b** Ansicht von hinten

Im Bereich des **Ellenbogengelenkes** ist nur in der frühen Phase nach Osteosynthese oder Endoprothesenimplantation eine temporäre Immobilisation im Oberarmschienenverband zu überlegen. Im Falle einer chronischen Humerusepikondylitis haben sich wenig auftragende Spezialbandagen (sog. Epikondylitisspangen) bewährt, die den Ursprung der Handgelenksextensoren bzw. -flexoren effizient entlasten.

Nachsorge

Integrativer Bestandteil einer beruflichen und medizinischen Rehabilitation ist die **Reha-Beratung** durch den Sozialdienst-Mitarbeiter, der zu Fragen der Reintegration in

das Erwerbsleben (stufenweiser Einstieg, innerbetriebliche Umsetzung, Umschulung) sowie zu einer möglicherweise bleibenden Schwerbehinderung (Versorgungsamt) berät. Auch bei deutlicher vorübergehender oder bleibender Beeinträchtigung im Alltag ist die Abklärung der häuslichen Versorgung (evt. Erleichterung durch temporären Mittagstisch, Haushaltshilfe, Pflegestation; im Ausnahmefall auch Einleitung häuslicher Umbaumaßnahmen u. a. m.) in die Wege zu leiten; in Einzelfällen ist bei verstärkter Hilfsbedürftigkeit eine Kurzzeitpflege oder gar eine Heimunterbringung anzudenken.

Die weitere ambulante Betreuung nach Abschluss der Rehabilitation (z. B. ab der 8.–12. Woche nach einem operativen Eingriff) obliegt im Allgemeinen dem niedergelassenen Haus- und/oder Facharzt. Zum bestmöglichen Erhalt der wichtigen muskulären Gelenkführung und -stabilität sollte ein konsequentes regelmäßiges und v. a. gleichmäßiges funktionelles Training erfolgen mit Vermeidung kinetischer Kraftspitzen im Sinne der **MTT** bzw. des **therapeutischen Sportes** (Eigenregie, spezielle Gruppen, Physiotherapiezentrum) etwa 1- bis 2-mal/Woche über 30–60 min.

Nach einem endoprothetischem Gelenkersatz sind auch im Falle subjektiver Beschwerdefreiheit jährliche standardisierte klinische und radiologische Kontrolluntersuchungen mit sorgfältiger Dokumentation der Befunde im **Endoprothesenpass** anzuraten.

Qualitätssicherung und Ergebnisse

Der **Barthel-Index** (0–100 Punkte) dokumentiert die Pflegeaufwändigkeit des betroffenen Patienten zu Beginn, im Verlauf sowie zum Ende der stationären Rehabilitation.

Zur detaillierten standardisierten Erfassung der subjektiven und objektiv-funktionellen Rehabilitationsergebnisse nach operativen Eingriffen im Bereich des Schultergelenkes werden in erster Linie der **Constant-Score** (Constant u. Murley 1987), seltener der **Score der Gesellschaft amerikanischer Schulter- und Ellenbogenchirurgen** (Barrett et al. 1987) oder der **Swanson-Score** (Swanson et al. 1989) herangezogen.

Im Hinblick auf eine wissenschaftlichen Bewertung der Langzeitergebnisse nach Implantation einer Schulter- oder Ellenbogengelenks-TEP wird eine Weitergabe der jeweiligen Befunde an das **deutsche Endoprothesenregister** nahe gelegt.

Fazit

━ Bei der medizinischen Rehabilitation des Schulterbzw. Ellbogengelenks handelt es sich in aller Regel um eine rein konservative Behandlungsmaßnahme oder um eine postoperative Anschlussheilbehandlung nach orthopädischer oder unfallchirurgischer Vorbehandlung.

- Als Hauptindikationen für die Durchführung rehabilitativer Maßnahmen sind folgende degenerativen, entzündlichen bzw. traumalogischen Veränderungen anzusehen:
  - degenerativer Aufbruch des Schulterhauptgelenks (Arthrose) oder der Rotatorenmanschette, v. a. im mittleren und späten Stadium mit rezidivierenden/persistierenden Beschwerdebildern und Funktionseinschränkung (meist als Heilverfahren),
  - entzündlich-rheumatische Gelenkaffektionen, Zustand nach (evtl. arthroskopisch erfolgter) Synovektomie (HV, AHB),
  - schmerzhafte Schulter(teil)einsteifung,
  - posttraumatische Zustandsbilder, z. B. konservativ oder operativ behandelte subkapitale Humerusschaft- sowie perkondyläre Humerus- und Olekranonfrakturen (meist als AHB),
  - Zustandsbilder nach subkapitalen Humerusschaftkorrekturosteotomien in der frühen postoperativen Phase (meist als ambulante Maßnahme),
  - Zustandsbilder nach operativer gelenkerhaltender Ausräumung einer Humeruskopfnekrose (als AHB),
  - nach arthroskopischer oder offener Akromioplastik, evtl. mit Rekonstruktion der Rotatorenmanschette (als AHB),
  - nach operativ-stabilisierendem Eingriff bei habitueller Luxationsneigung des Schultergelenks (als AHB),
  - nach endoprothetischem Ersatz des Schulterbzw. des Ellbogengelenks in der frühen postoperativen Phase mit noch bestehenden lokalen Reizzuständen sowie muskulären und/oder funktionellen Defiziten (meist als AHB).
- Neben den unmittelbaren artikulären Störungen und Erkrankungen zeichnet sich die Schulterregion nicht selten durch eine zervikal bedingte Belastungs- und Funktionseinschränkung mit vergleichbarer subjektiv beschriebener Symptomatik aus oder kann durch eine solche noch überlagert werden.
- Am Ellbogengelenk können sich hier lokalisierte Verletzungen bzw. Erkrankungen desselben im Sinne von Mitbeteiligungen des benachbarten Radioulnargelenks negativ auswirken. Eine dadurch auftretende Funktionseinschränkung von Pronation und Supination kann mitunter eine ausgeprägte Minderung der manuellen Leistungsfähigkeit der Hand, insbesondere im Fall der Gebrauchshand, nach sich ziehen.

3.1.3 Rehabilitation bei Verletzungen an Hand und Unterarm

M. Langer

Grundlagen

Kaum ein Bereich des menschlichen Körpers ist nach Verletzungen oder Erkrankungen so abhängig von der Reha-

bilitation wie die Hand und der Unterarm. Versäumnisse bei der Rehabilitation haben schnell Bewegungseinschränkungen zur Folge, die sich manchmal nicht einmal mehr durch Folgeoperationen lösen lassen. Die hohe Wertigkeit der Rehabilitation nach Verletzungen und Operationen bei Erkrankungen der Hand ist schon lange bekannt:

„Je mehr sich der Sitz der Störungen der uns hier beschäftigenden Art dem Greiforgan, der Hand, nähert, desto schwieriger und verantwortungsvoller gestaltet sich die Behandlung. Nirgends bedarf der Grundsatz öfterer Stellungsänderung im Verbande, frühzeitiger Bewegungsaufnahme zwecks Verhütung von Verwachsungen und Kontrakturen so strenger Beachtung wie bei Verletzungen des Unterarmes und der Hand. Nirgends pflegen sich Unterlassungssünden nach dieser Richtung so schwer zu rächen als hier." (Dreyer 1917)

Aus diesem Grund wurde die Krankengymnastik und Ergotherapie für die Weiterbehandlung an der Hand oder Unterarm schon seit langem intensiv angewendet und in den letzten Jahren auch eine spezielle Ausbildung zur „Handtherapie" entwickelt (Deutsche Arbeitsgemeinschaft für Handtherapie; DAHTH).

Im Gegensatz zu früheren Publikationen (z. B. Nigst 1981) kann m. E. heute nicht generell aufgelistet werden, welche Verletzungen oder Operationen eine Handtherapie benötigen und welche nicht. Die Indikation für spezielle Rehabilitationsmaßnahmen und deren Dauer müssen individuell gestellt werden. Auch nach kleinen Bagatellverletzungen oder Verletzung eines Hautnervs kann es durchaus vorkommen, dass eine langwierige spezielle Handtherapie notwendig wird, andererseits können manchmal auch bei komplexen Verletzungen gut angeleitete und verständige Patienten einen Großteil der Rehabilitationsmaßnahmen schon kurzfristig selbstständig zuhause übernehmen. Bei jeder noch so kleinen Verletzung ist eine gute Anleitung des Patienten über die Übungsbehandlung und über bestimmte Verhaltensweisen im täglichen Leben in Bezug auf die Verletzung, Operation oder Erkrankung wichtig.

In diesem Kapitel können natürlich nicht alle Rehabilitationsverfahren bei Verletzungen, Erkrankungen oder speziellen operativen Verfahren im Einzelnen besprochen werden. Dafür werden die Grundprinzipien besonders aufgeführt, die bei der Rehabilitation unbedingt eingehalten werden sollten.

> Grundpfeiler für die Rehabilitation an der Hand und am Unterarm:
> - Bewegung (Just Lucas-Championnière 1880: „Le mouvement est la vie.")
> - Beseitigung von Schwellungen
> - Beseitigung von Verhärtungen

- Ruhigstellung – genau angepasst, so kurzfristig wie möglich und auf das Äußerste reduziert
- Schmerzvermeidung und -beseitigung
- Normalisierung (Kraftaufbau, Geschicklichkeitsaufbau, Anpassung)

Alle oben genannten Grundpfeiler ergänzen und verstärken sich gegenseitig.

Bewegung

Alles, was die Bewegung behindert, muss beseitigt werden. Verbände und Schienen, die nicht betroffene Gelenke fixieren, müssen reduziert werden. „Bequeme Tragetücher" für den Unterarm und die Hand fixieren Ellenbogen und vor allem die Schulter („Leichentuch für die Schulter"). Der Bewegungsspielraum sollte täglich möglichst den vollen Gelenkbereich umfassen – von der vollen Streckung bis zur vollen Beugung. Nur so werden alle Bandanteile eines Gelenkes maximal gestreckt und können sich nicht verkürzen.

> **Praxistipp**
>
> Häufig ausgeführte kleine schmerzfreie Bewegungen sind dabei günstiger als wenige große schmerzhafte Bewegungen. Und um die endgradigen Bewegungsausschläge zu erreichen sind lange andauernde kleine Aufdehnungen besser als kurze kräftige Zerreißungen („brisement forcé").

An der Hand sind zwischen den Bewegungsübungen zur Aufdehnung von Gelenkkontrakturen häufig dynamische Schienen notwendig, die durch bestimmte Federmechanismen, Gummizügel o. ä. einen leichten konstanten Zug auf das kontrakte Narbengewebe ausüben. Diese Schienen sind bei kontrollierter Anwendung, genauer Einstellung des Zuges in der Zeit der Narbenbildung und Narbenreifung sehr effektiv. Sind die Narben ausgereift (ca. 5–6 Monate) und können die Schienen die Gelenke nicht weiter aufdehnen, sollte zu operativen Maßnahmen zur Arthrolyse übergegangen werden.

Schwellung

Man darf nicht außer Acht lassen, dass die Schwellung zu den biologischen Schutzmaßnahmen und auch zu den heilungsfördernden Maßnahmen des Körpers gehört. Nach einem Knochenbruch blutet es in den Frakturbereich stark ein, aber auch in das umliegende Gewebe. Der gesamte Bereich um die Fraktur schwillt ödematös an. Durch diese Schwellung wird der Bruch intern stabilisiert und soweit an der Bewegung gehindert, dass die Frakturheilung stattfinden kann. Dies sind nützliche Reaktionen des Körpers, die wir heute aber durch Operationen oder spezielle Schienen überflüssig machen und dadurch die Nachteile einer übermäßigen Schwellung verhindern können. Alles, was die Schwellung zurückbildet oder verhindert ist günstig. Hochlagerung der Extremität, Lymphdrainage, Kühlung in der Anfangsphase nach der Operation oder Verletzung etc.

Beseitigung von Verhärtungen

Verhärtungen entstehen nicht akut, sondern durch Vernarbungen und können in fast allen Gewebearten auftreten. Meist reagieren diese Verhärtungen gut auf Wärme, was die Physiotherapie und Ergotherapie leichter macht. Verhärtungen der Haut können sehr gut durch die verschiedenen Formen der Massagen, Vibration und auch durch Silikonauflagen (Silikongele (z. B. Dermatix oder Silikonplatten, z. B. CicaCare, Mepiform, aber auch auf Mineralölbasis z. B. Silipos oder Medigel) behandelt werden. Über die Vorteile des langsamen Aufdehnens bei Gelenk- und Kapselkontrakturen gegenüber dem gewaltsamen Aufreißen wurde schon geschrieben. Beim langsamen Aufdehnen kommt es zur Entkopplung der Querbrücken, während durch die gewaltsame „Arthrolyse" unkontrolliert Fasern einreißen, die dann zu neuen (und häufig größeren) Narben führen.

Ein anhaltender Druck von 25–30 mmHg auf Narben durch Kompressionshandschuhe oder Kompressionsstrümpfe soll die Durchblutung und damit die Sauerstoffversorgung der Haut und der Narbe reduzieren. Dadurch soll der komplizierte Narbenaufbau mit Kollagensynthese gebremst, während der einfachere (nicht sauerstoffverzehrende) Narbenabbau ungebremst ablaufen kann. Die Dauer der Kompressionsbehandlung sollte bis zur Narbenreifung (6–12 Monate) bis zur 24 h täglich reichen.

An der Haut können bei Therapieresistenz (z. B. bei Verbrennungskontrakturen) Hautplastiken oder Hauttransplantationen notwendig werden. Bei verhärteten Gelenkkontrakturen ist eine schonende Arthrolyse mit gezielten wenigen sauberen Strangdurchtrennungen mit dem Skalpell Erfolg versprechend. Allerdings sollte das Narbengewebe nicht mehr aktiv sein, das heißt die Hautnarben sollten abgeblasst sein, die physikalische Therapie ausgereizt und etwa 6 Monate vergangen sein.

Ruhigstellung

Wird eine Fraktur in der Heilungsphase einer konservativen Behandlung zu viel bewegt, entsteht eine **Pseudarthrose**. Sehnennähte oder Bandnähte, die sofort voll belastet werden, reißen auseinander. Auch Gefäßnähte, Nervennähte, Hautplastiken und Infektionen sind weitere Beispiele, bei denen eine Ruhigstellung nicht selten unbedingt notwendig ist. Die Ruhigstellung sollte in der besten Position erfolgen, die Schiene so klein wie möglich und die Tragdauer so kurz wie möglich sein. Die beste Position ist die Stellung, in der die nicht verletzten Bänder möglichst gespannt sind, da entspannte sich Bänder ohne Bewegung schnell verkürzen können und dadurch die Funktion der Hand langfristig am stärksten beeinträchtigen. Dies ist die **Intrinsic-Plus-Stellung** mit leichter Handgelenksextensionsstellung, Grundgelenksbeugung von 70–90° und Streckstellung der Mittel- und Endgelenke in 0° Stellung oder leichter Beugung bis 10°. In dieser Position lassen sich auch die meisten Frakturen sehr gut behandeln.

Allerdings gibt es häufig Bewegungseinschränkungen an nicht betroffenen ruhig gestellten Gelenken. Daher sollte die Schiene möglichst nur die Gelenke einschließen, die nicht bewegt werden dürfen. Genähte Sehnen heilen am besten, wenn auf die Naht keine oder nur eine leichte Spannung einwirkt. Daher muss die Ruhigstellung so erfolgen, dass die Sehnennaht entlastet ist, was durch eine Kleinert-Position (Handgelenk 30° flektiert, Grundgelenke 60° flektiert) erreicht werden kann. Eine komplette Ruhigstellung für Sehnen führt aber zu vermehrten Adhäsionen, daher muss die Sehne im entlasteten Bereich bewegt werden.

Gerissene Bänder sollten konservativ nicht in der maximalen Spannungsstellung ausheilen, da in dieser (Intrinsic-Plus-Stellung) Position die Bandstümpfe sich gar nicht oder nur kaum berühren. Eine gute Position ist daher eine Mittelposition zwischen maximaler Anspannung und maximaler Entlastung (Grundgelenke in 40° Flexion, Mittel- und Endgelenke allerdings gestreckt).

Früher wurden Gipsschienen häufig so angelegt, dass gar keine Bewegung möglich war. Heute kann man sich bei jeder Ruhigstellung fragen, wieviel Bewegung kann in oder mit der Schiene erlaubt werden?

Schmerzreduktion und -beseitigung

Schmerzen sind meist nicht dazu da, um den Patienten zu ärgern, sondern um ihn zu warnen. Er ist zumindest in der Anfangsphase nach einer Verletzung oder Operation eher ein Freund als ein Feind. Eine komplette medikamentöse Schmerzausschaltung ist zwar angenehmer, aber die Kontrolle über falsche Bewegungen, zu enge Verbände etc. kann verloren gehen und ungünstige Auswirkungen haben. Es sollte daher schon mit der Operation beginnend alles versucht werden, Schmerzen gar nicht erst entstehen zu lassen. Das sind: Gewebeschonende Operationen, spannungsfreie Nähte und großzügiger Einsatz von entlastenden Hautplastiken, gute nicht stauende Durchblutung der Extremität, keine zu engen Verbände, gute Armhochlagerung zur Abschwellung, Kühlung zur Schwellungsreduktion und vieles mehr. Damit das Zentralnervensystem in der Operation von Schmerzimpulsen nicht überflutet wird und die

neuronalen Umschaltstellen durch den Operationsschmerz überlastet werden, sind Leitungsanästhesien (Plexus) und zusätzliche Lokalanästhesien für die gesamte Schmerzverarbeitung und die Entstehung eines CRPS sehr viel günstiger als Vollnarkosen. Die modernen langwirksamen Lokalanästhetika können sehr gut zusätzlich noch einmal am Ende der Operation lokal verabreicht werden und decken den Bereich der höchsten Schmerzphase komplett ab.

Die besten Übungen bei der Rehabilitation sind die, die „angenehm" sind. Die Patienten machen diese Übungen gerne und wenn dadurch der Bewegungsspielraum ständig vergrößert wird, ist alles erreicht.

> **Praxistipp**
>
> Man kann sich in den meisten Fällen danach richten: Das was angenehm ist, ist günstig! Das was unangenehm ist, ist ungünstig! Allerdings darf auch kein vorzeitiger Stillstand bei dem Übungserfolg akzeptiert werden.

Nach der Ursache für neu aufgetretene Schmerzen muss immer sehr intensiv gesucht werden.
- Ist der Verband zu eng (Der Patient im Gips hat immer Recht!)?
- Liegt eine Infektion vor?
- Hat sich etwas verschoben?
- Hat sich ein Hämatom entwickelt?
- Hat sich die Durchblutung des Gewebes verschlechtert?
- Liegt ein Kompartmentsyndrom vor?
- Entwickelt sich ein chronisches Schmerzsyndrom (CRPS)?

Am besten ist es an der oberen Extremität, wenn die Schmerzen durch mechanische Maßnahmen beseitigt werden können.

Normalisierung (Kraftaufbau, Geschicklichkeitsaufbau, Anpassung)

Alle oben genannten Maßnahmen dienen dazu, den Patienten so schnell wie möglich wieder in seinem normalen Leben aktiv werden zu lassen. Nach vielen Verletzungen ist das eine schwierige Aufgabe, da einige Funktionen komplett verloren sein können. Hier muss dem Patienten geholfen werden, sich an die neue Situation anzupassen (Anpassung ist Gesundheit! – Hegemann), Kraft und Geschicklichkeit zu trainieren. Kleine Erfolge bedeuten für den Patienten meist sehr viel, werden von seiner Umwelt aber meist nur unzureichend gewürdigt, weil häufig die Erwartungshaltung der umgebenden (unwissenden) Menschen unrealistisch hoch ist.

Verletzungs- und erkrankungsspezifische Rehabilitation der Hand

Im Folgenden werden die wichtigsten Punkte der Rehabilitation nach Verletzungen und Erkrankungen der Hand beschrieben:

- Rehabilitation nach Frakturen,
- Rehabilitation nach Luxationen,
- Rehabilitation nach Beugesehnenverletzungen,
- Rehabilitation nach Strecksehnenverletzungen,
- Rehabilitation nach Muskelverletzungen,
- Rehabilitation nach Nervenverletzungen,
- Rehabilitation nach Gefäßverletzungen,
- Rehabilitation nach Verletzungen des Hautweichteilmantel,
- Rehabilitation nach Infektionen,
- Rehabilitation nach den häufigsten handchirurgischen Operationen.

Rehabilitation nach Frakturen an Unterarm und Hand

Die Frakturen der Hand und des Unterarmes sind mit Abstand die häufigsten Frakturen des Menschen. Die distale Radiusfraktur die häufigste Fraktur überhaupt. Heute werden aufgrund der immer besser gewordenen Implantate wesentlich mehr Frakturen operiert als noch vor 10 oder 20 Jahren, trotzdem hat die konservative Therapie mit Schienenbehandlungen immer noch einen sehr hohen Stellenwert und teilweise ist die konservative Therapie von den Ergebnissen her funktionell jeder operativen Therapie überlegen.

Nicht dislozierte Frakturen an der Hand und am Unterarm

Nicht dislozierte (extraartikuläre) Frakturen an der Hand können selbstverständlich sehr gut konservativ mit einer Schienenruhigstellung versorgt werden. Folgendes muss dabei beachtet werden:

- Die Fraktur soll möglichst perfekt anatomisch, also ohne Achs- oder Drehfehler ruhiggestellt werden.
- Nur die Gelenke, die für die Heilung zwingend ruhiggestellt werden müssen, sollten in die Schiene eingeschlossen werden, alle anderen Gelenke sollten möglichst frei beweglich bleiben.
- Die Gelenke, die fixiert werden müssen, sollten in einer Stellung gelagert werden, in der die Bänder in maximaler Länge und Spannung sind, damit sich diese Bänder nicht verkürzen können. Das bedeutet an der Hand eine Intrinsic-Plus-Stellung, am Handgelenk eine leichte Extensionsstellung. Die Intrinsic-Plus-Stellung ist eine Stellung der Hand, in der die einzelenen Gelenke eine Stellung aufweisen wie folgt:
    - Grundgelenke der Finger von 70°–90°
    - Mittelgelenke von 0–10°
    - Endgelenke von 0°–10°

> **❯** Die in vielen Büchern dargestellte „Funktionsstellung" der Hand wird häufig missgedeutet. Die Funktionsstellung ist die beste Stellung, in der Gelenke versteift werden können. Die Intrinsic-Plus-Stellung ist dagegen die Stellung, in der durch Ruhigstellung die wenigsten Kontrakturen auftreten.

- Verletzungen an Radius und Ulna mit Beteiligung des proximalen oder distalen Radioulnargelenkes benötigen häufig eine Ausschaltung der Pronation und Supination und benötigen einen Oberarmgips. Der Oberarmgips sollte in etwa in 60–90° Ellenbogengelenksbeugung und leichter Supinationsstellung angelegt werden. Dadurch werden die Fasern der Membrana interossea angespannt.
- Die Dauer der Ruhigstellung ist vom Frakturtyp und der Lokalisation abhängig. Das Röntgenbild zeigt dabei nicht an, wann die Fraktur verheilt ist. Ein grobe Einschätzung der Heilungsdauer bei nicht dislozierten Frakturen gibt ◻ Tab. 3.7.

> **❶** Oft werden Brüche an der Hand unnötigerweise zu lange ruhiggestellt, weil die Fraktur noch nicht knöchern durchbaut erscheint. Dabei fehlt nur die komplette Mineralisation des schon stabilen Kallus.

> **Praxistipp**
>
> Der beste Parameter zur Bestimmung der Knochenheilung ist der Bewegungsschmerz. Sind nach den in ◻ Tab. 3.7 genannten Zeiten die Brüche schmerzfrei, so kann man davon ausgehen, dass die Fraktur verheilt ist, auch wenn der Frakturspalt auf dem Röntgenbild noch zu sehen ist.

Dislozierte Frakturen an Hand und Unterarm

Dislozierte Frakturen müssen eingerichtet und häufig operiert werden. Gelingt eine stabile anatomiegerechte Reposition, kann in vielen Fällen (insbesondere bei jüngeren Patienten) so vorgegangen werden, wie bei nicht dislozierten Frakturen. Eine Operation muss dann erfolgen, wenn die gewünschte Stellung nach Reposition nicht gehalten werden kann. Die modernen Implantate können die Frakturen häufig so stabil fixieren, dass keine äußere Schiene mehr notwendig wird und dass vor allem sofort nach der Operation mit Bewegungsübungen begonnen werden kann. Dadurch können Kontrakturen der Bänder und Kapseln und Adhäsionen von Sehnen sehr gut vermieden werden. Die Rehabilitationszeit verkürzt sich teilweise dramatisch. Andererseits kann durch den Zugangsweg oder das Einbringen der Implantate selbst das zarte Gleitgewebe iatrogen so stark in Mitleidenschaft gezogen werden, dass neue Vernarbungsherde entstehen und das Ergebnis schlechter sein kann als eine konservative Heilung in Fehlstellung.

„Hand fractures can be complicated by deformity from no treatment, stiffness from overtreatment, and both deformity and stiffness from poor treatment" (Swanson 1970).

Die Stabilität der Frakturversorgung ist abhängig von der Bruchform und der Art der Implantate. Kirschner-Drähte, Schrauben, Platten, intramedulläre Drähte und Nägel, Cerclagen sind einzeln oder in Kombination möglich und die Stabilitäten nach den Operationen sind individuell sehr unterschiedlich. Auf jeden Fall sollte der Operateur nach der Operation genaue Angaben über die Stabilität der Versorgung und Anweisungen für die Rehabilitation machen. So kann es z. B. aufgrund von karpalen Begleitverletzungen notwendig sein, dass zusätzlich zu einer sehr stabilen winkelstabilen Plattenosteosynthese am distalen Radius eine Handgelenks-übergreifende Schiene getragen werden muss. Andererseits kann eine Gelenks-schrägfraktur eines Fingergelenkes durch zwei einzelne Minischrauben übungsstabil versorgt sein.

Rehabilitation nach Luxationen

Bei Luxationen (Verrenkungen) verlieren die Gelenkflächen eines Gelenkes durch eine abnorme Krafteinwirkung und Kraftrichtung, die den Bewegungsspielraum eines Gelenkes übersteigt, den Kontakt zueinander. Dies ist nur möglich, wenn zumindest ein Teil der Kapsel und ein Teil der Verstärkungsbänder reißt.

Da die umgebenden Strukturen in der Luxationsstellung teilweise stark angespannt und überdehnt sind, ist die Luxationsposition schmerzhaft. Von den zerrissenen Bändern gehen weniger Schmerzen aus. Bei der Reposition muss die restliche Gelenkkapsel noch mehr gedehnt werden, um die verhakten Gelenkflächen wieder aufeinander setzen zu können. Durch die schnell einsetzende Schwellung des gesamten Gelenkbereiches wird dieses Manöver noch erschwert und schmerzhafter. Diese Schmerzen führen zur Muskelanspannung und dies wiederum erhöht den Widerstand bei der Reposition.

> ❯ Grundsätzlich sollte eine Reposition möglichst schnell, schmerzfrei und schonend erfolgen. Wegen der schnell einsetzenden Schwellung ist die Reposition direkt nach der Verletzung wesentlich leichter als erst nach mehreren Stunden.

Nach einigen Tagen kann es bereits möglich sein, dass das Gelenk gar nicht mehr geschlossen reponiert werden kann, sondern operativ eingestellt werden muss.

Für eine gezielte Therapie und Rehabilitation ist eine genaue Diagnostik unbedingte Voraussetzung. Oft liegt

◻ **Tab. 3.7** Heilungsdauer bei nicht dislozierten Frakturen

Fraktur	Heilungsdauer (ungefähr)
Radiusschaft isoliert	5–6 Wochen
Ulnaschaft isoliert	5–6 Wochen
Radius- und Ulnaschaft	6 Wochen
distaler Radius	5 Wochen
distale Ulna	5 Wochen
Kahnbein (nicht disloziert, CT)	6 Wochen
Handwurzelknochen (nicht disloziert)	5 Wochen
Mittelhandknochen	4 Wochen
Grundgliedknochen	3–4 Wochen
Mittelgliedknochen	3–4 Wochen
Endgliedknochen	3 Wochen

nicht nur eine reine Luxation, sondern eine Luxationsfraktur vor, die dann häufig anders behandelt werden muss. Daher sind **Röntgenbilder** des betroffenen Gelenkes in zwei Ebenen zu fordern. Die beste Aussagekraft und die meisten Informationen liefern Röntgenbilder in der luxierten Stellung. Die Anfertigung von Röntgenbildern in luxierter Stellung ist aber aufgrund der Schmerzen und lokalen Druckschädigung des Gewebes nur dann erlaubt, wenn die Röntgenbilder sofort ohne größere Zeitverzögerung erstellt werden können. Ist die Anfertigung der Röntgenbilder nicht kurzfristig möglich, sollte an der Hand zuerst ein Repositionsversuch unternommen werden. Gelingt die Reposition sind die Röntgenbilder meist unspektakulär ohne Hinweis auf die Repositionsrichtung und manchmal legen sich kleine knöcherne Fragmente auch anatomisch an.

Bei der Diagnostik ist die Feststellung der Luxationsrichtung enorm wichtig, da unterschiedliche Strukturen zerrissen sein können. Zum Beispiel sind bei der häufigen dorsalen PIP-Luxation die Kollateralbänder meist intakt und lediglich die palmare Platte ist distal ausgerissen. Dagegen sind bei einer palmaren PIP-Luxation beide Kollateralbänder zerrissen und vor allem der Strecksehnenmittelzügel von der Mittelgliedbasis abgerissen, was nach Reposition ohne spezielle Therapie unweigerlich zur Knopflochdeformität des Fingers führt.

Haben die Röntgenbilder keine wesentliche knöcherne Verletzung gezeigt, können die meisten Verrenkungen an der Hand (mit oder ohne Anästhesie) durch einen **Längszug** reponiert werden. Lediglich bei den Luxationen der Grundgelenke kann ein Längszug kontraproduktiv sein, da dadurch eine noch reponierbare Luxation in eine irreponible Luxation überführt werden kann (Farabeuf).

❶ Große Kraftanwendungen und starke Schmerzen bei der Reposition sind unbedingt zu vermeiden. Meist sind diese Zeichen für eine zusätzliche einrenkungsbedingte Knorpelschädigung.

Nach der Einrenkung sollte sofort eine **Stabilitätsuntersuchung** des betroffenen und der benachbarten Gelenke vorgenommen werden. Hieraus ergeben sich wertvolle Hinweise für die Art der Rehabilitation. Stabile Gelenkanteile können sofort beübt werden, instabile Gelenkanteile brauchen eine Schonung zur Heilung. Eine erneute Röntgenaufnahme ist ebenfalls notwendig, um nachzuweisen, dass das Gelenk wirklich wieder eingerenkt ist und dass im Gelenkspalt keine knöchernen Fragmente oder Weichteile interponiert sind.

Für eine Ruhigstellung ist die Intrinsic-Plus-Stellung meist optimal, wobei die Schiene möglichst auf ein Gelenk reduziert werden sollte.

Verrenkung des Endgelenkes

Verletzungen dieses Gelenkes sind fast alle einheitlich durch Reposition (Längszug) und eine Schienenbehandlung in Streckstellung für 10 Tage zu behandeln.

Verrenkungen des Mittelgelenkes

Bei den Mittelgelenksverletzungen muss man unterscheiden, ob es sich lediglich um eine Zerrung ohne Instabilitäten, um eine seitliche Bandruptur, eine Instabilität im Bereich der palmaren Platte oder um eine palmare Luxation mit einer Zerreißung des Strecksehnenmittelzügels handelt.

- Bei den stabilen Zerrungen reichen Schienen in 0° oder 10° Stellung für 1 Woche. Ein flexibler elastischer Wickelverband um den Finger reduziert die Schwellung zum Teil enorm.
- Ist ein Kollateralband gerissen, eignet sich ein Extensionsblock-Schiene in 10–20°, die zwar für 3 Wochen getragen werden muss, aber bereits ab dem 4. Tag aus der Schiene heraus beübt werden sollte. Der Nachbarfinger auf der betroffenen Seite sollte mit in den Verband eingeschlossen und mit bewegt werden (8er-Schlaufe, Twin-tape oder Buddy-Tape).
- Die häufigen Hyperextensionsverletzungen des PIP mit Zerreißungen im Bereich der palmaren Platte und einer palmaren Instabilität werden ebenfalls in einer Extensionsblockschiene in 20° Beugestellung ab dem 4. Tag aus der Schiene heraus beübt. Die Schiene wird bis 3 Wochen getragen.
- Bei den palmaren Luxationen sind meist beide Kollateralbänder und der Strecksehnenmittelzügel zerrissen. Nach unserer Meinung sollte zumindest der Mittelzügel anatomisch refixiert werden. Eine Schiene ist trotzdem für etwa 5 Wochen in 0–10° Stellung für das PIP erforderlich.

Verrenkungen der Grundgelenke der Finger

Entstehen meist durch Hyperextension, die Reposition ist meist sehr schwierig und gelingt am ehesten durch Hyperextension, ist aber auch häufig irreponibel und daher operationspflichtig.

Ist nur ein Band des Grundgelenkes rupturiert, ist meist schon die Diagnostik schwierig. Die Kollateralbänder der Grundgelenke testet man am besten in 90° Flexionsstellung der MCP-Gelenke. Bei einer stabilen Zerrung reicht ein Twin-Tape Verband und ein Übungsbeginn nach 4 Tagen. Liegt eine komplette einseitige Bandruptur vor, sollte eine Schiene in 40–50° Beugestellung für 3–5 Wochen angelegt werden, danach sollten Übungen im Twin tape-Verband für weitere 2–3 Wochen erfolgen.

Komplette und reponierte Luxationen der MCP-Gelenke werden in 70° Beugestellung für 3 Wochen fixiert.

Verrenkungen des Daumengrundgelenkes

Bandverletzungen im Bereich des Daumengrundgelenkes benötigen meist 5 Wochen zur Heilung. Die Schiene sollte des Grundgelenk gut abstützen, eine Handgelenksruhigstellung ist nicht zwingend erforderlich, das Daumenendgelenk kann immer frei bleiben.

Verrenkungen der Karpometakarpalgelenke

Diese Verletzungen treten beim Faustschlag oder Stürzen auf und können nicht immer vollständig reponiert werden. Trotz Gipsruhigstellung bleiben die Schmerzen doch einige Wochen länger bestehen als erwartet.

Karpale Verrenkungen

Karpale Bandverletzungen müssen meist operativ behandelt werden. Die Stellung der Handwurzelknochen wird durch interkarpale K-Drähte gesichert. Die Bänder brauchen meist 7 Wochen zur stabilen Heilung. So lange muss auch eine Handgelenksschiene getragen werden, da es sonst leicht zu Drahtbrüchen kommt.

Radiokarpale Luxationen

Unbehandelt können radiokarpale Luxationen langfristig zu deutlichen Handgelenkbeschwerden und Arthrosen führen, da es zu einer ulnaren Translation des gesamten Karpus kommen kann. Die reponierte Stellung wird häufig durch Kirschner-Drähte zwischen Radius und Karpus für mehrere Wochen gesichert.

Verrenkungen des distalen Radioulnargelenkes (DRUG)

Das distale Radioulnargelenk hat einen kompliziert aufgebauten Bandapparat („triangulärer fibrokartilaginärer Komplex"; TFCC) um den Ellenkopf in Pronation und Supination stabil und um fast 180° beweglich mit dem distalen Radius und den Handwurzelknochen zu verbinden.

Tab. 3.9 Nachbehandlung bei Frakturen von Hüfte und Oberschenkel

	Therapie	Belastung	Bewegungsumfang
Hüftkopfnekrose	Konservativ (ARCO Stadium 0)	Entlastung mindestens 6 Wochen	Frühe Beübung im schmerzfreien Bereich, CPM
	Operativ (ab ARCO 1 Anbohrung)	Entlastung mindestens 6 Wochen	Frühe Beübung im schmerzfreien Bereich, CPM
Femurkopffrakturen	Konservativ	Entlastung 6 Wochen	Frühe Beübung im schmerzfreien Bereich, CPM
Femurkopffrakturen	Operativ (Schrauben/Pins)	Teilbelastung 15 kg 12 Wochen	Limitierung Rotation je nach operativem Zugang, CPM
Hüftgelenksluxation	Geschlossene Reposition	Teilbelastung 15 kg 2 Wochen	Keine Flexion > 90°, Limitierung Rotation je nach Luxationsrichtung
Hüftgelenksluxation	Offene Reposition	Teilbelastung 15 kg 2 Wochen	Keine Flexion > 90°, Limitierung Rotation je nach operativem Zugang
Schenkelhalsfraktur	Hemiprothese/Totalendoprothese	Vollbelastung bei muskulärer Kontrolle	Keine Flexion > 90°, Limitierung Rotation je nach operativem Zugang
	DHS	Vollbelastung bei muskulärer Kontrolle	Frühe Beübung im schmerzfreien Bereich, keine endgradige Rotation
	Schrauben	Vollbelastung bei muskulärer Kontrolle	Frühe Beübung im schmerzfreien Bereich, keine endgradige Rotation
Per-/Suptrochantäre Femurfraktur	DHS	Vollbelastung bei muskulärer Kontrolle	Frühe Beübung im schmerzfreien Bereich, keine endgradige Rotation
	Intramedullärer Nagel	Vollbelastung bei muskulärer Kontrolle	Frühe Beübung im schmerzfreien Bereich, keine endgradige Rotation
	Intramedullärer Nagel (Trümmerzone, Osteoporose)	Teilbelastung 15 kg 6 Wochen	Frühe Beübung im schmerzfreien Bereich, keine endgradige Rotation
Femurschaftfraktur	Marknagel (A3 reine Querfraktur)	Vollbelastung bei muskulärer Kontrolle	Frühe Beübung im schmerzfreien Bereich, keine endgradige Rotation
	Marknagel (sonstige Frakturtypen)	Teilbelastung mindestens 6 Wochen	Frühe Beübung im schmerzfreien Bereich, keine endgradige Rotation
Distale Femurfraktur	Operativ (intramedullärer Nagel, Plattenosteosynthese)	Teilbelastung 10–15 kg mindestens 6 Wochen	Frühe Beübung im schmerzfreien Bereich, CPM
Koxarthrose	Zementierte Totalendoprothese	Vollbelastung bei muskulärer Kontrolle	Keine Flexion > 90°, Limitierung Rotation je nach operativem Zugang
	Zementfreie Totalendoprothese	Vollbelastung bei muskulärer Kontrolle	Keine Flexion > 90°, Limitierung Rotation je nach operativem Zugang
	Kurzschaftprothese	Vollbelastung bei muskulärer Kontrolle	Keine Flexion > 90°, Limitierung Rotation je nach operativem Zugang
	Oberflächenersatz („Kappe")	Vollbelastung bei muskulärer Kontrolle	Keine Flexion > 90°, Limitierung Rotation je nach operativem Zugang
	Revisionsprothesen	Teilbelastung 10-15 kg mindestens 6 Wochen	Keine Flexion > 90°, Limitierung Rotation je nach operativem Zugang
Periprothetische Hüftfraktur	Osteosynthese mit/ohne Prothesenwechsel	Entlastung individuell nach Maßgabe Operateur	Limitierung der Rotation und Adduktion nach Maßgabe Operateur

3

◘ **Tab. 3.10** Nachbehandlung bei Knietrauma

	Therapie	Belastung	Orthese	Bewegungsumfang
Patellafraktur	Konservativ	Teilbelastung 15 kg für 6 Wochen	Orthese in Streckstellung	KG 0-0-30° dann alle 2 Wochen 30° steigern, keine aktive Streckung für 6 Wochen
	Operativ	Teilbelastung 15 kg für 6 Wochen	Orthese in Streckstellung	KG 0-0-30° dann alle 2 Wochen 30° steigern, keine aktive Streckung für 6 Wochen
Patellasehnen-ruptur	Operativ	Teilbelastung 15 kg für 6 Wochen	Orthese in Streckstellung	KG 0-0-30° dann alle 2 Wochen 30° steigern, keine aktive Streckung für 6 Wochen
Quadrizeps-sehnenruptur	Operativ	Teilbelastung 15 kg für 6 Wochen	Orthese in Streckstellung	KG 0-0-30° dann alle 2 Wochen 30° steigern, keine aktive Streckung für 6 Wochen
Vorderes Kreuzband	Operativ	Teilbelastung 15 kg für 10 Tage, dann schmerzadaptierte Vollbelastung	Bewegliche Orthese	KG ab sofort, 0-10-90° für 6 Wochen
Hinteres Kreuzband	Operativ/konservativ	Je 2 Wochen: Bodenkontakt → 20 kg, Teilbelastung → halbes KG	6 Wochen PTS + 6 Wochen bewegliche Orthese	KG 0-0-20° dann alle 2 Wochen 20° steigern, ab 7. Woche frei
Mediales Kollateralband	Konservativ	Telbelastung 15 kg für 6 Wochen	Bewegliche Orthese	KG ab sofort, 0-20-90° für 6 Wochen
	Operativ	Teilbelastung 15 kg für 6 Wochen	Bewegliche Orthese	KG ab sofort, 0-20-90° für 6 Wochen
Laterales Kollateralband	Operativ	Teilbelastung 15 kg für 6 Wochen	Bewegliche Orthese	KG ab sofort, 0-20-90° für 6 Wochen
Patellaluxation	Konservativ	Teilbelastung 15 kg für 6 Wochen	Patella-medialisierende bewegliche Orthese	KG 0-0-30° dann alle 2 Wochen 30° steigern, keine aktive Streckung für 6 Wochen
	Operativ (MPFL-Rekonstruktion)	Teilbelastung 15 kg für 6 Wochen	Patella-medialisierende bewegliche Orthese	KG 0-0-30° dann alle 2 Wochen 30° steigern, keine aktive Streckung für 6 Wochen
Meniskusteilresektion	Operativ	Übergang zur Vollbelastung (1–2 Wochen)	Keine	KG ab sofort, freie ROM
Knorpelrekonstruktion	Operativ (Mikrofrakturierung, MACT)	Teilbelastung 15 kg für 6 Wochen	Keine	KG ab sofort, freie ROM
Meniskusrekonstruktion	Operativ (Naht/Transplantation)	Teilbelastung 15 kg für 6 Wochen	Keine	KG ab sofort, 0-0-60° für 6 Wochen

◘ **Tab. 3.11** Nachbehandlung bei Trauma von Unterschenkel, Sprunggelenk und Fuß

	Therapie	Belastung	Bewegungsumfang
Bandruptur OSG lateral	Konservativ (II° nach Jackson)	Entlastung bis zum Abschwellen, dann Vollbelastung, ggf. Brace 6 Wochen	Keine Supination/Pronation, nach 6 Wochen propriozeptives Training
Sprunggelenksfraktur	Konservativ (Weber A)	Vollbelastung in OSG Orthese zur Supinationshemmung	Keine Supination/Pronation, nach 6 Wochen propriozeptives Training
	Konservativ (Weber B)	Teilbelastung 6 Wochen im Unterschenkelgehgips (Stiefel)	Nach 6 Wochen Beübung im schmerzfreien Bereich und proprioreptives Training
	Operativ	Teilbelastung 6 Wochen im Unterschenkelgehgips (Stiefel), junge Patienten ggf. auch Vollbelastung)	Nach 6 Wochen Beübung im schmerzfreien Bereich und proprioreptives Training

◻ Tab. 3.11 (*Fortsetzung*) Nachbehandlung bei Trauma von Unterschenkel, Sprunggelenk und Fuß

	Therapie	Belastung	Bewegungsumfang
Pilo-tibiale-Fraktur	Operativ	Teilbelastung 15 kg für mindestens 6 Wochen	Frühe Beübung OSG/USG im schmerzfreien Bereich
Talusfraktur	Operativ	Teilbelastung 15 kg für mindestens 8–10 Wochen	Frühe Beübung OSG/USG im schmerzfreien Bereich
Kalkaneusfraktur	Operativ	Entlastung für mindestens 8–10 Wochen	Frühe Beübung OSG/USG im schmerzfreien Bereich
Frakturen der Mittelfußknochen	Konservativ	Teilbelastung 6 Wochen im Orthesenschuh (ggf. frühere Vollbelastung)	Frühe Beübung OSG/USG im schmerzfreien Bereich
	Operativ	Teilbelastung 6 Wochen im Orthesenschuh (ggf. frühere Vollbelastung)	Frühe Beübung OSG/USG im schmerzfreien Bereich
Achillessehnenruptur	Operativ	Teilbelastung 20 kg für 2 Wochen, dann schmerzadaptierte Vollbelastung im Stiefel	Stiefel in Plantarflexion 30° für 3 Wochen + 15° 3 Wochen
	Konservativ	Teilbelastung 20 kg für 2 Wochen, dann schmerzadaptierte Vollbelastung im Stiefel	Stiefel in Plantarflexion 30° für 3 Wochen + 15° 3 Wochen ROM 0-30-40° für 3 Wochen + 0-15-40° 3 Wochen

auch spezifische intraoperative Befunde die nur vom Operateur erkannt und beschrieben werden können (Ausdehnung der Verletzung, intraoperative Komplikationen und Besonderheiten, Knochenqualität). Aufgrund der zahlreichen Einflussfaktoren lassen sich keine allgemeingültigen Nachbehandlungsrichtlinien formulieren, die unreflektiert auf alle Patienten angewendet werden können.

Einflussfaktoren der Nachbehandlung
- Frakturmorphologie
- Osteosyntheseverfahren
- Knochenqualität des Patienten
- Begleitverletzungen
- Komorbiditäten
- Patienten-Compliance

Im Rahmen der postoperativen Nachsorge sollten im Bereich der unteren Extremität spätestens 6 Wochen postoperativ klinische und radiologische Verlaufskontrollen erfolgen. Da ein zügiger Übergang zur Vollbelastung mit Freigabe der Bewegungsumfänge für eine schnelle Rehabilitation wichtig ist, muss zu diesem Zeitpunkt eine individuelle Einschätzung des Heilungsverlaufs erfolgen. Hierbei sollten insbesondere folgende Punkte beurteilt werden:
- Radiologischer Befund: Ist die Frakturheilung soweit fortgeschritten die Belastung des Patienten zu steigern?
- Sind die Beschwerden des Patienten in Übereinstimmung mit dem radiologischen Befund einer zeitge-

rechten Frakturheilung? Schmerzen über das normale Maß hinaus können Hinweis auf eine verzögerten Heilungsverlauf sein.
- Ist der Bewegungsumfang zeitgerecht? Müssen intensivere Beübungen zum Erhalt eines funktionellen Bewegungsumfangs erfolgen? (Intensivierung der krankengymnastischen Beübung, Narkosemobilisation, Schmerzkatheter).

Entsprechend den klinischen und radiologischen Kontrollen erfolgt eine Belastungssteigerung der unteren verletzten Extremität. Nur in Ausnahmefällen sollte eine Immobilisation oder Entlastung über 12 Wochen hinaus erfolgen, da es hierdurch zu Atrophien der Muskulatur und Demineralisierung des Knochens kommen kann. Progrediente Beschwerden oder radiologisch ausbleibende Kallusbildung über die 12. Woche hinaus können Hinweis auf eine gestörte Frakturheilung sein und Bedürfen einer weiterführenden Abklärung und ggf. einer therapeutischen Intervention.

Bei der Entscheidung zu einem Nachbehandlungsschema von Verletzungen der unteren Extremität müssen sowohl die Limitierungen der Belastung und der Bewegungsumfänge berücksichtigt werden, welche für eine adäquate Heilung des verletzten Bewegungsabschnitts erforderlich ist, als auch die mit diesen Limitierungen einhergehenden Risiken. So kann eine zu frühe Aufbelastung der unteren Extremität nach Osteosynthesen der unteren Extremität zu einem Implantatversagen oder Pseudarthroseentstehung führen. Umgekehrt kann es durch eine zu lange Immobilisation oder Entlastung zu Demineralisierungen, Muskelatrophien oder gar thromboembolischen Ereignissen kommen. Bei der Entscheidung zu bestimmten Einschränkungen im Rahmend er Nachbehandlung sollte demnach gelten: So viel wie nötig – so wenig wie möglich.

Risiken von Bewegungs- und Belastungslimitierungen
- Muskelatrophie
- Osteopenie
- Gelenkkontrakturen
- Chondromalazie
- Venöse Thromboembolien

> Postoperative Nachbehandlung nur in Kooperation mit der erstversorgenden Klinik und dem Operateur!

Thromboembolien und Prophylaxe

Patienten mit Verletzungen und operativen Eingriffen an der unteren Extremität haben ein deutlich erhöhtes Risiko zur Entwicklung einer tiefen Venenthrombose (TVT) und gehören zur Hoch-Risiko-Gruppe. Im Gegensatz zu Verletzungen der oberen Extremität sollte hier nach größeren operativen Eingriffen entsprechend der aktuellen S3-Leitlinie eine medikamentöse venöse Thromboembolieprophylaxe (VTE) erfolgen. Bei Patienten mit Frakturen, welche konservativ frühfunktionell behandelt werden, kann aufgrund fehlender Daten keine generelle Empfehlung zur VTE-Prophylaxe gegeben werden. Bei Immobilisation, eingeschränkter Beweglichkeit im OSG ($< 20°$) oder einer Belastung mit weniger als 20 kg sollte jedoch eine medikamentöse VTE-Prophylaxe erfolgen. Unabhängig von obigen Empfehlungen wird für hüftgelenksnahe Eingriffe eine medikamentöse Prophylaxe über 28–35 Tage und nach Implantation einer Kniegelenksprothese über 11–14 Tage empfohlen.

Indikation zur postraumatischen medikamentösen VTE-Prophylaxe
- Nach Hüftoperationen 28–35 Tage
- Nach Knie-TEP 11–14 Tage
- Bei Immobilisation
- Fixierende Verbände der unteren Extremität
- Mobilisation mit Belastung < 20 kg
- Beweglichkeit OSG < 20

Becken

Beckenringfrakturen sind mit 0,3–6 % aller Frakturen eher seltene Verletzungen, finden sich jedoch in 20 % aller polytraumatisierten Patienten (Gansslen et al. 1996). Gerade polytraumatisierte Patienten mit oft bestehenden Begleitverletzungen erfordern eine intensive Rehabilitation. Es finden sich zwei Altersgipfel für Beckenringfrakturen:
- junge Patienten zwischen 15–30 Jahren im Rahmen von Hochrasanztraumen sowie
- ältere Patienten mit verminderter Knochenqualität im Rahmen von niedrig energetischen Traumen.

Zur Behandlung und Rehabilitation von Beckenringfrakturen ist ein Verständnis der Anatomie des Beckenrings und der im Rahmen von Frakturen resultierenden Instabilitäten erforderlich. Beckenringfrakturen werden entsprechend der Art der Instabilität klassifiziert (Tile u. Pennal 1980; Pennal et al. 1980):
- **Typ A**: Beckenring intakt (Apohysen- und Randbrüche) → keine Instabilität des Rings
- **Typ B**: Beckenring unterbrochen (v. a. ventral) → instabil in Rotation, vertikal stabil
- **Typ C**: Beckenring unterbrochen (ventral und dorsal) → instabil in Rotation und vertikal instabil

Aus dieser Klassifikation lassen sich bereits Nachbehandlungsrichtlinien ableiten. Da es sich bei **Typ-A-Verletzungen** um stabile Verletzungen handelt, kann die Behandlung in der Regel konservativ erfolgen. Ausnahmen sind hier stark dislozierte Frakturen und Ausrißverletzungen von Apophysen (z. B. Spina iliaca anterior superior/inferior, Tuber ischiadicum) oder der Beckenschaufel welche in Einzelfällen operativ behandelt werden müssen. Hier muss in der Nachbehandlung die Zugrichtung der an den Apophysen ansetzenden Muskelgruppen berücksichtigt werden. Eine aktive Beübung als auch eine Überdehnung dieser Muskelgruppen sollte für einen Zeitraum von mindestens 6 Wochen vermieden werden. Aufgrund der Stabilität des Beckenrings in Rotation und vertikaler Richtung erlauben Frakturen des Typs A jedoch einen schmerzadaptierten Übergang zur Vollbelastung.

Beckenringfrakturen vom Typ B können aufgrund der vertikalen Stabilität auch konservativ behandelt werden. Größere Dislokationen oder Sprengungen der Symphyse erfordern jedoch ein operatives Vorgehen. Entsprechend der mechanischen Rotations-Instabilität ist hier eine Stabilisierung durch ventrale Schließung des Beckenrings mittels eines Fixateur externe oder einer Symphysenplatte ausreichend. In Einzelfällen kann bei Beschwerden im Bereich des hinteren Beckenrings eine zusätzliche perkutane Verschraubung des ISG erwogen werden. Die Nachbehandlung erfordert jedoch, obgleich operativ oder konservativ therapiert, zumeist eine Entlastung der verletzten Seite für einen Zeitraum von 6 Wochen, da eine Mobilisation unter Vollbelastung nicht nur schmerzhafter für die Patienten ist, sondern durch Bewegungen in der Fraktur die Frakturheilung stören kann. Bei protrahierten Schmerzen unter konservativ behandelter Beckenringfraktur vom Typ B und Beeinträchtigungen der Mobilisation, sollte eine operative Stabilisierung des Beckenrings auch im Verlauf erwogen werden.

Patienten mit **Beckenringfrakturen vom Typ C** können aufgrund der vertikalen Instabilität und der damit fehlenden Kraftüberleitung vom Becken auf die Wirbelsäule, nicht konservativ behandelt werden. Nach operativer Stabilisierung des Beckenrings (ileoiliakale, ileosakrale oder spinopelvine Stabilisierung) erfolgt eine Mobilisation unter Entlastung der verletzten Seite für mindestens 6 Wochen. Nach radiologischer und ggf. computertomographischer Kontrolle erfolgt danach die Entscheidung über eine sukzessive Aufbelastung.

Besondere Probleme stellen Patienten mit beidseitigen Beckenringfrakturen vom Typ C dar. Da durch eine Mobilisation trotz operativer Stabilisierung das Risiko von Störungen der Frakturheilung zu groß ist, sollte hier eine Mobilisation im Rollstuhl alternativ im Paddelwagen für 6 Wochen mit begleitenden Bewegungs- und Kräftigungsübungen der unteren Extremität erfolgen.

Azetabulum

Azetabulumfrakturen sind seltene Verletzungen, können jedoch zu einer dauerhaften Immobilität oder einer posttraumatischen Koxarthrose mit späterer Notwendigkeit zur Implantation einer Hüftprothese führen.

Die Behandlung erfolgt bei verschobenen Brüchen mit Inkongruenzen der Gelenkfläche oder freien Gelenkkörpern operativ mit anatomischer Reposition der Gelenkfläche und osteosynthetischer Versorgung durch Platten-Schraubensysteme. In Abhängigkeit des Frakturtyps, des Alters des Patienten und einer vorbestehenden Koxarthrose kann auch primär eine endoprothetische Versorgung erwogen werden.

In der Nachbehandlung nach osteosynthetischer Versorgung ist zum Erhalt der Hüftgelenksbeweglichkeit und zur Protektion des Knorpels eine frühe Beübung des Hüftgelenks erforderlich. Diese beginnt bereits in den ersten Tagen postoperativ nach Drainagezug unter Einbeziehung einer Motorschiene (CPM). Eventuelle Bewegungslimitierungen werden vom Operateur anhand der Frakturmorphologie und des intraoperativen Befundes vorgegeben (ggf. Limitierung bis max. 60° oder 90° Flexion) um Scherkräfte auf instabile Frakturzonen oder osteochondrale Defekte zu vermeiden. Bei einem dorsalen Zugang (Kocher-Langenbeck) liegt häufig eine Schädigung der hinteren Kapsel oder auch der knöchernen Hinterwand vor. Hier sollte auch die Innenrotation limitiert werden. Entsprechendes gilt für Verletzungen der vorderen Kapsel oder der Vorderwand, bei denen eine Außenrotation vermieden werden sollte.

Die operative Stabilisierung erzielt in der Regel eine Beübungs- aber keine Belastungsstabilität. Demnach muss

posttraumatisch (operativ/konservativ) auch bei guter Knochenqualität eine Entlastung für 12 Wochen erfolgen (Schmidt-Rohlfing et al. 2010). In Abhängigkeit vom Frakturtyp und der Knochenqualität kann ggf. vor Ablauf der 12 Wochen in Rücksprache mit dem Operateur mit einer schrittweisen Belastungssteigerung begonnen werden, wobei in aller Regel nicht vor der 13. Woche mit einer Vollbelastung begonnen werden sollte.

Frakturen des proximalen Femur

Frakturen des proximalen Femurs zählen neben den Wirbelkörperfrakturen zu den häufigsten Spätkomplikationen der Osteoporose. Die Inzidenz für Deutschland ist mit etwa 90/100.000 Einwohner pro Jahr und bei den über 65-Jährigen mit sogar 600–900/100.000 Einwohnern hoch (Minne et al. 2001), wobei aufgrund des demographischen Wandels weltweit mit einer Vervierfachung der Inzidenz gerechnet wird (Weißbuch Osteoporose 2004). 25 % der Patienten bedürfen einer protrahierten poststationären Betreuung und bis zu 50 % der Patienten, die in ihr häusliches Umfeld zurückkehren, bleiben dauerhaft beeinträchtigt (Schurch et al. 1996; Hochberg et al. 1998).

Die 1-Jahres-Mortalität ist mit bis zu 20–30 % entsprechend hoch und kann nicht auf die knöcherne Verletzung als solche zurückgeführt werden. Die hohe Mortalität ist vielmehr ein Ausdruck der bereits vorbestehenden Komorbiditäten in diesen Patienten als auch ein Ausdruck der Komplikationen welcher insbesondere auf eine längere Immobilisation der Patienten zurückzuführen ist. Dies zeigt die Notwendigkeit einer frühen Mobilisation und Rehabilitation der Patienten, welche aufgrund der hohen Komorbiditäten oft interdisziplinär erfolgen muss (Stenvall et al. 2007).

> ❗ Zu beachten ist bei proximalen Femurfrakturen im Alter die Diagnose und ggf. der Therapiebeginn einer ggf. vorliegenden Osteoporose.

Ist eine Osteoporoseabklärung noch nicht im Rahmen der Primärversorgung geschehen so sollte eine entsprechende Osteoporosediagnostik und ggf. Therapie im Rahmen einer Anschlussheilbehandlung oder im weiteren ambulanten Verlauf in die Wege geleitet werden. Bereits während des stationären Aufenthaltes sollte unserer Einschätzung nach auch ohne komplettierte Osteoporosediagnostik bereits mit einer Substitution von Kalzium (1000 mg) und Vitamin D3 (800–2000 IE) begonnen werden.

Schenkelhalsfraktur

Die konservative Therapie der Schenkelhalsfraktur wurde aufgrund der hohen Rate an sekundären Komplikationen bei verbesserten Osteosynthesetechniken verlassen und wird nur noch in Ausnahmefällen durchgeführt (z. B.

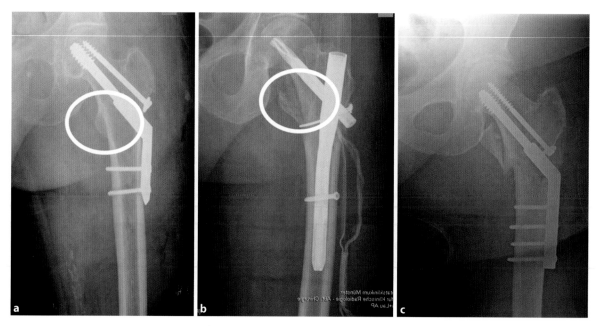

◻ Abb. 3.8a–c Pertrochantäre Femurfraktur. **a** Osteosynthese nach anatomischer Reposition mit einer dynamischen Hüftschraube bei intaktem Trochanter minor als Zeichen einer intakten medialer Abstützung → Vollbelastung. **b** Osteosynthese nach Reposition mit einem intramedullären Nagel bei frakturiertem Trochanter minor als Zeichen einer fehlenden medialen Abstützung → Vollbelastung. **c** Osteosynthese einer pertrochantären Femurfraktur mit medialer und lateraler Trümmerzone und Osteosynthese mittels DHS → cave instabile Fraktur mit kritischer Osteosynthese, hohe Dislokationsgefahr

bettlägerige schmerzfreie Patienten). Im Rahmen der operativen Versorgung erfolgt in Abhängigkeit des Frakturtyps und des Patientenalters eine Osteosynthese oder eine endoprothetische Versorgung. Sowohl nach einer Osteosynthese als auch nach einer Endoprothese kann und sollte mit der Mobilisation spätestens ab dem zweiten Tag postoperativ begonnen werden. Nach endoprothetischer Versorgung kann in der Regel sowohl nach zementierter als auch unzementierter Technik ein schmerzadaptierter Übergang zur Vollbelastung erfolgen.

Nach erfolgter Osteosynthese wird von einigen Autoren eine Teilbelastung für 6 Wochen postoperativ beschrieben (Stoeckle et al. 2005). Zahlreiche Publikationen zeigen jedoch keine ungünstigen Effekte bei erfolgter Vollbelastung nach osteosynthetischer Versorgung der Schenkelhalsfraktur, so dass wir im eigenen Vorgehen nach erfolgter Osteosynthese einen schmerzadaptierten Übergang zur Vollbelastung empfehlen. Diese Empfehlung ist unabhängig ob eine perkutane Schraubenosteosynthese oder eine Stabilisierung mit einer dynamischen Hüftschraube mit Antirotationsschraube (oder mit Klinge) erfolgen. Bei stark osteoporotischem Knochen kann jedoch aufgrund eines erhöhten Risikos einer sekundären Dislokation (Szita et al. 2002) eine Teilbelastung erwogen werden.

Per- und subtrochantäre Femurfrakturen

Etwa 40–45 % der hüftgelenksnahen Frakturen betreffen den intertrochantären Bereich und 10–15 % den subtrochantären Bereich (Hoffmann et al. 1994). Die Behandlung per- oder subtrochantärer Frakturen erfolgt in aller Regel operativ, da konservativ keine Belastungs- und Übungsstabilität erzielt werden kann. Bereits bei der Wahl des geeigneten Osteosyntheseverfahrens unterscheidet man entsprechend einer auf Evans zurückgehenden Klassifikation stabile von instabilen Frakturen (Evans 1949). Um **stabile Frakturen** handelt es sich hierbei, wenn nach Reposition eine mediale Abstützung und Kraftübertragung möglich ist, was durch einen intakten Trochanter minor definiert ist (◻ Abb. 3.8). Frakturen mit frakturiertem Trochanter minor werden demnach als **instabil** klassifiziert.

Die beiden am häufigsten verwendeten Osteosynthesetechniken sind die dynamische Hüftschraube (DHS, ggf. mit Spiralklinge) und der intramedulläre Marknagel. Während stabile pertrochantäre Frakturen prinzipiell mit beiden Verfahren behandelt werden können, ist für instabile Frakturen eine intramedulläre Stabilisierung aufgrund einer besseren biomechanischen Kraftüberleitung zu bevorzugen. Beide Verfahren erlauben eine Übungsstabilität, wobei auf extreme Rotationsbewegungen verzichtet werden sollte. Stabile Frakturen können in der Regel bei guter Knochenqualität unter einem schmerzadaptiertem Übergang zur Vollbelastung nachbehandelt werden. Auch instabile Frakturen können nach intramedullärer Stabilisierung bei guter Knochenqualität unter Vollbelastung nachbehandelt werden. Patienten mit einer ausgeprägten Trümmerzone oder schlechter Knochenqualität sollten

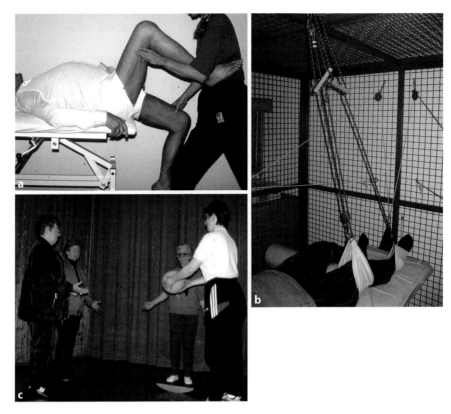

■ **Abb. 3.10a–c** Krankengymnastische Behandlung. **a** Einzeltherapie zur Verbesserung der Hüftextension links (bei Aufhebung der Lendenlordose durch maximal flektierte Hüfte rechts). **b** Aufhängung des rechten Beines im Schlingentisch. **c** Gruppentherapie mit Koordinationsschulung der Beine auf instabiler Unterlage

präoperativ oft bestehende Außenrotationskontraktur ist postoperativ nicht in allen Fällen immer ausreichend korrigiert, da nicht selten auf eine Diszision der entsprechenden Sehnenansätze verzichtet wird. Aus diesem Grunde bleibt diese typische Schonhaltung einer Koxarthrose auch in der frühen postoperativen Phase meist in mehr oder weniger ausgeprägtem Umfange fortbestehen.

Der Patient selbst bevorzugt subjektiv zu diesem Zeitpunkt eher eine Entlastungsstellung der Hüfte in leichter Flexion, Adduktion und Außenrotation, da die hüftumgebenden Weichteile hierbei am meisten entspannt sind; intraoperativ wird die verdickte und entzündlich gereizte Gelenkkapsel meist subtotal reseziert, damit von ihr im weiteren frühen postoperativen Verlauf keine wesentlichen Beschwerden mehr ausgelöst werden können. Eine vom Patienten eingenommene Schonhaltung der Hüfte würde aber über kurz oder lang eine Hüftbeuge- und Außenrotationskontraktur begünstigen: Aus diesem Grund muss auch nach Abklingen des Wundschmerzes (nach etwa 36–48 h) wieder zwingend auf eine korrekte Beinlagerung geachtet und z. B. die Positionierung eines subjektiv durchaus als angenehm empfundenen Kissens unter dem homolateralen Kniegelenk möglichst vermieden werden.

Mobilisationsbehandlung

Im Rahmen der frühen postoperativen krankengymnastischen Mobilisationsbehandlung steht zunächst vor allem die Funktionalität des Gelenkes im Vordergrund. Das Muskeltraining sollte hier möglichst nicht im offenen sondern lediglich im geschlossenen System durchgeführt werden. Alltagssituationen spielen sich nicht in der „Luft" ab sondern stets mit Bodenkontakt des betroffenen Beines, wobei ständig sowohl eine Anspannung des M. quadriceps femoris als auch der ischiokruralen Muskulatur abverlangt wird.

Die **Kräftigung der Abduktoren** stellt einen äußerst wichtigen Anteil der krankengymnastischen Nachbehandlung nach operativen Eingriffen im Bereich des Hüftgelenkes dar, vor allem um später im Rahmen der Gangschulung einem Duchenne'schen oder Trendelenburg'schen Hinken entgegenzuwirken. Gewisse Vorsicht ist allerdings bei Patienten geboten, bei denen intraoperativ der M. tensor fasciae latae abgelöst bzw. eine Trochanterosteotomie durchgeführt wurde.

Durch Übungen auf einer labilen Unterstützungsfläche (u. a. Schaukelbrett, Trampolin, Pezziball) werden auf die noch vorhandenen Mechanorezeptoren neue Reize gesetzt mit einer nachfolgenden Neuaktivierung propriozeptiver Afferenzmuster. Bei Einsatz der o. a. Geräte gibt es eine Vielzahl verschiedener Übungsangebote, die durch die Kreativität des Therapeuten variiert und ausgebaut werden können. In jedem Fall sollte hier eine Belastbarkeit des betroffenen Beines mit zumindest dem halben Körpergewicht erlaubt sein. Wird bei den nachfolgenden Übungen allerdings nur ein Bein belastet, ist von einer Vollbelastungssituation auszugehen.

In vielen Fällen besteht bei Patienten postoperativ nach künstlichem Hüftgelenksersatz eine eingeschränkte Extension (Aufhebung der physiologischen Überstreckung), die sich zwanglos durch die langdauernde präoperative Schonhaltung erklären lässt. Diese Beugekontraktur bringt dann oft ein schlechtes Gangbild mit sich, weswegen Hüftpatienten aufgrund der kompensatorischen hyperlordotischen Einstellung der Lendenwirbelsäule nicht selten auch über gleichzeitig bestehende Rückenschmerzen klagen. Typischerweise wird beim Gehen in der Hauptbelastungsphase die fehlende Extension auch durch eine Beckenrotation des Standbeines im Uhrzeigersinn ausgeglichen.

Gehschulung

Zur Beurteilung einer ökonomischen **Gangabwicklung** existieren einige grundsätzliche Beobachtungskriterien:

- Die **Schrittlänge** (Fußkontakt des vorderen Beines einerseits und Vorfußbelastung des hinteren Beines andererseits) liegt normalerweise zwischen 60 und 90 cm (2,5–4 Fußlängen). Der Patient tendiert mit seinem gesunden Bein meist dazu, einen kürzeren Schritt zu machen, um das operierte Bein weniger stark belasten zu müssen. In aller Regel beträgt das Verhältnis Standbein/Spielbein 60 %:40 %.
- Die Ferse des Spielbeines überholt mit ihrer inneren Seite das Standbein und berührt gerade eben nicht den inneren Malleolus. Die **Spurbreite** ist abhängig u. a. vom Hüftgelenksabstand, einer evtl. vorliegenden Oberschenkeladipositas sowie einer möglicherweise bestehenden erheblichen Varus- oder Valgusfehlstellung der Beine. Ist ein Patient gezwungen, seine Füße breiter auseinander aufzusetzen, wird sein Gangbild unökonomischer, da in diesem Fall zu viel Gewicht von einer auf die andere Seite verlagert werden muss.
- Am schonendsten und ökonomischsten für die Gelenke der unteren Extremität im Hinblick auf Zug- und Druckbelastung ist ein **Gangtempo** von etwa 110–120 Schritten/min. Erst ab dieser Schrittfrequenz kann überhaupt ein reaktives Armpendel erwartet werden, was als aktiv-passives Widerlager für die Brustwirbelsäule angesehen werden kann. Durch den Gehmechanismus der Körperabschnitte Becken-Beine entsteht eine Rotationswirkung auf die Brustwirbelsäule, die jedoch aktiv durch die kleinen Rückenstrecker (u. a. Mm. rotatores, M. multifidus) widerlagert wird.

In der Anfangsphase der Gehschule darf ein derartiges Schritttempo nicht erwartet werden; ein langsames bewusstes Üben des Bewegungsablaufes eines Schrittzyklus

□ **Tab. 3.19** Axiale Belastung der betroffenen Extremität bei Einsatz unterschiedlicher Gehhilfen

Verwendete Gehhilfen	Axiale Beinbelastung
2 Unterarmgehstützen (Dreipunktegang)	20–30 kp
2 Unterarmgehstützen (Vierpunktegang)	50–60 % des Körpergewichtes
1 Unterarmgehstütze (kontralateral)	75 % des Körpergewichtes
2 Handstöcke	70–80 % des Körpergewichtes
1 Handstock (kontralateral)	80 % des Körpergewichtes
Rollator	80–90 % des Körpergewichtes

am Ort ist sinnvoll. Der Gehbarren gibt dem Patienten hierfür eine ausreichende Sicherheit.

Beim Gangablauf mit entscheidend ist, ob die Brustwirbelsäule in ihrer Körperlängsachse erhalten bleiben kann oder ob sie zur operierten Seite im Sinne des sog. Duchenne-Phänomenes abweicht bzw. das Becken in der Spielbeinphase des nicht operierten Beines absinkt (Trendelenburg-Symptomatik).

Beim **Abrollen** über die funktionelle Fußlängsachse in der Standbeinphase setzt der Fuß mit der lateralen Ferse auf; dann erst erfolgt der Sohlenkontakt über den lateralen Fußrand. Die letzte Kontaktstelle des Abrollvorganges ist der Vorfuß in Höhe des Großzehengrundgelenkes.

Patienten mit einer zementierten Hüftalloplastik sind im Allgemeinen schon nach wenigen postoperativen Tagen bei voller axialer Belastung der betroffenen Extremität gut in der Lage, sich im **Vierpunktegang** fortzubewegen. Im Falle einer zementfreien Endoprothese gehen die Empfehlungen meist dahin, dass innerhalb der ersten 2–4 Wochen lediglich eine Teilbelastung von 20–40 kp im **Dreipunktegang** erfolgen sollte; teilweise wird aber auch eine wöchentliche Steigerung des Belastungsgewichtes um 10–20 kp erlaubt. Erst zum Zeitpunkt einer Belastung von zumindest 80 % des Körpergewichtes ist dann ein Vierpunktegang erlaubt.

In der Frage, ob die Abschulung von den Gehstützen über den vorübergehenden Einsatz lediglich einer kontralateralen Gehhilfe erfolgen oder ob sofort mit einem freien Gehen begonnen werden sollte, gehen die Meinungen auseinander. Der Nachteil, lediglich auf eine Unterarmgehstütze zurückzugreifen, besteht darin, dass sich der Patient möglicherweise zu stark auf diese abstützt und somit ein schiefes Gangbild entwickelt. Andererseits ist aber auch der Übergang von zwei auf überhaupt keine unterstützende Gehhilfe mehr oft relativ groß, wird von einigen Patienten als unangenehm empfunden und daher auch nicht gerne toleriert. Bei längeren Gehstrecken kommen Ermüdungserscheinungen der hüftumspannenden Muskulatur hinzu, die dann, trotz zunächst zufriedenstellender Gangabwicklung, wieder einen Hinkmechanismus entstehen lassen, so dass durchaus auch über einen längeren postoperativen Zeitraum der Einsatz einer oder sogar beider Gehhilfen sinnvoll sein kann (◘ Tab. 3.19 und ◘ Tab. 3.20).

„Continuos passive motion" nach Salter

Eine weitere unverzichtbarer Bestandteil eines funktionellen Behandlungsprogrammes in der frühen postoperativen Phase ist die **CPM** („continuos passive motion") zur ausschließlich passiv geführten Gelenkmobilisation unter

◘ **Tab. 3.20** Richtlinien für die Entlastung der betroffenen unteren Extremität in der postoperativen Rehabilitation von Erkrankungen des Hüftgelenks

Erkrankung/Versorgung		Völlige Entlastung (nur Abrollen des betroffenen Beines)	Teilbelastung mit 20 kp (Dreipunktegang) an zwei Unterarmgehstützen	Weitgehende Vollbelastung (Vierpunktegang) an 2 Unterarmgehstützen	Vollbelastung an einer kontralateralen Gehstütze	Völlig unterstützungsfreies Gehen
Azetabulumfrakturen	Konservative Behandlung	Ab 2.–3. Tag	Ab 6. Woche	Ab 10. Woche	Ab 12. Woche	Ab 16. Woche
	Operative Behandlung	Ab 1.–3. Tag	Ab 2.–4. Woche	Ab 6.–8. Woche	Ab 10.–12. Woche	Ab 14. Woche
Beckenosteotomien, Pfannendachplastiken (Chiari, Tönnis)		Ab 1.–3. Tag	Ab 4.–6. Woche	Ab 8.–10. Woche	Ab 12. Woche	Ab 16. Woche
Mediale Schenkelhalsfrakturen	Konservative Behandlung (Typ Garden I)	Ab 2.–3. Tag	Ab 3. Woche	Ab 6. Woche	Ab 8. Woche	Ab 10.–12. Woche
	Osteosynthese mit kanülierten Schrauben	Ab 1.–2. Tag	Ab 1. Woche	Ab 4.–6. Woche	Ab 6.–8. Woche	Ab 8.–10. Woche
	Osteosynthese mit DHS	Ab 1.–2. Tag	Ab 1. Woche	Ab 2. Woche	Ab 6. Woche	Ab 8.–10. Woche
	Endoprothetische Versorgung	Ab 1. Tag	Ab 1. Woche	Ab 2. Woche	Ab 4. Woche	Ab 6.–8. Woche
Laterale Schenkelhalsfrakturen	Osteosynthese mit 120°-Winkelplatte	Ab 1.–2. Tag	Ab 1. Woche	Ab 3.–4. Woche	Ab 6.–8. Woche	Ab 10.–12. Woche
	Osteosynthese mit DHS	Ab 1.–2. Tag	Ab 1. Woche	Ab 2. Woche	Ab 6. Woche	Ab 8.–10. Woche
	Osteosynthese mit γ-Nagel	Ab 1.–2. Tag	Ab 1. Woche	Ab 2. Woche	Ab 6. Woche	Ab 8.–10. Woche
Stabile pertrochantäre Oberschenkelfrakturen	Osteosynthese mit DHS	Ab 1.–2. Tag	Ab 1.–2. Woche	Ab 2.–4. Woche	Ab 6.–8. Woche	Ab 10.–12. Woche
	Osteosynthese mit γ-Nagel bzw. PNF-Nagel	Ab 1.–2 Tag	Ab 1. Woche	Ab 2. Woche	Ab 6. Woche	Ab 8.–10. Woche
Instabile pertrochantäre Oberschenkelfrakturen	Osteosynthese mit γ-Nagel bzw. PNF-Nagel, evtl. Osteoporose	Ab 1.–2. Tag	Ab 1.–2. Woche	Ab 4.–6. Woche	Ab 8.–10. Woche	Ab 10.–12. Woche
Subtrochantäre Oberschenkelfrakturen	Osteosynthese mit 95°-Winkelplatte	Ab 1.–2. Tag	Ab 2. Woche	Ab 6.–8. Woche	Ab 8.–10. Woche	Ab 12. Woche
	Osteosynthese mit γ-Nagel bzw. PNF-Nagel	Ab 1.–2. Tag	Ab 1. Woche	Ab 2. Woche	Ab 6. Woche	Ab 8.–10. Woche

◼ Tab. 3.20 (Fortsetzung) Richtlinien für die Entlastung der betroffenen unteren Extremität in der postoperativen Rehabilitation von Erkrankungen des Hüftgelenks

Erkrankung/Versorgung		Völlige Entlastung (nur Abrollen des betroffenen Beines)	Teilbelastung mit 20 kp (Dreipunktegang) an zwei Unterarmgehstützen	Weitgehende Vollbelastung (Vierpunktegang) an 2 Unterarmgehstützen	Vollbelastung an einer kontralateralen Gehstütze	Völlig unterstützungsfreies Gehen
Hüftgelenksnahe Oberschenkelosteotomien		Ab 1.–2. Tag	Ab 1.–2. Tag	Ab 6.–8. Woche	Ab 8.–10. Woche	Ab 12. Woche
Avaskuläre Hüftkopfnekrose	Nach operierter Ausräumung und subchondraler Spongiosaplastik	1.–2. Tag	Ab 2. Woche	Ab 10.–12. Woche	Ab 12.–14. Woche	Ab 16. Woche
Hüftendoprothese	Schenkelhalsprothese	Ab 1.–2. Tag	Ab 2. Woche	Ab 5.–6. Woche	Ab 8.–10. Woche	Ab 10.–12. Woche
	Zementierte Vollprothese	Ab 1.–2. Tag	Ab 1. Woche	Ab 2. Woche	Ab 6. Woche	Ab 7.–8. Woche
	Hybridprothese	Ab 1.–2. Tag	Ab 1. Woche	Ab 2. Woche	Ab 6. Woche	Ab 7.–8. Woche
	Zementfreie Vollprothese	Ab 1.–2. Tag	Ab 1. Woche	Ab 2. Woche	Ab 6.–8. Woche	Ab 8.–10. Woche
TEP-Wechsel	Ohne Besonderheiten	Ab 1.–2. Tag	Ab 1. Woche	Ab 6. Woche	Ab 10.–12. Woche	Ab 10.–12. Woche
	Aufwändige Rekonstruktion des Pfannenlagers	Ab 1.–3. Tag	Ab 2.–3. Woche	Ab 8.–10. Woche	Ab 12. Woche	Ab 14.–16. Woche
	Deckelung der Femurschaftkortikalis	Ab 1.–3. Tag	Ab 2.–3. Woche	Ab 8.–10. Woche	Ab 12. Woche	Ab 14.–16. Woche

Einsatz einer elektrischen Bewegungsschiene (1- bis 2-mal täglich über 15–20 min). Hier erfolgen in ihrem Funktionsausmaß definierte gleichmäßige Bewegungsabläufe meist in einer Ebene (v. a. Extension/Flexion) bis zur bzw. bis knapp über die aktuelle Schmerzgrenze. Ziele dieser Maßnahme sind die dosierte Dehnung der bereits präoperativ (teil)kontrakten gelenkumspannenden Weichteile zur schrittweisen Verbesserung des Bewegungsausschlages des betroffenen Gelenkes, aber auch die Verbesserung der Gleiteigenschaften der periartikulären Gewebeschichten, die Optimierung ihrer lokalen Stoffwechselsituation sowie letztendlich die Verhinderung einer kapsulär bedingten Gelenkeinsteifung. Als Steigerung der CPM-Mobilisation gelten aktive Übungen auf dem Motomed und auch auf dem Fahrradergometer (◼ Tab. 3.21).

> ❱❱ Am Ende der Frührehabilitation (Entlassung aus dem Akuthaus) sollte in aller Regel bezüglich des betroffenen operierten Hüftgelenkes ein Bewegungsausmaß von 90° Flexion bei freier Extension gegeben sein. Im

◼ Tab. 3.21 Mobilisationstherapie nach Implantation einer Hüftendoprothese

Art der Maßnahme	
CPM-Schiene	Ab dem 1. postoperativen Tag, solange Hüftbeugung < 90°
Motomed	Ab der 2. postoperativen Woche; wenn Hüftbeugung > 70°
Ergometer	Ab der 3. postoperativen Woche, wenn Hüftbeugung zumindest 90°

Falle eines dorsalen Zugangsweges zum Hüftgelenk nach TEP darf die Beugung in der Anfangsphase jedoch 60–70° nicht überschreiten, um eine Prothesenluxation zu vermeiden.

Krankengymnastische Gruppentherapie

Ergänzend zur Einzelbehandlung, vor allem zum Abschluss eines Rehabilitationsprogrammes steht dann die

Tab. 3.22 Besonderheiten in der frühen Rehabilitation nach Hüft-TEP

	Zeitpunkt
Liegen auf der nicht-operierten Seite (mit einem Kissen zwischen den Beinen)	2.–4. Woche
Liegen auf der operierten Seite	5.–6. Woche
Übereinanderschlagen der Beine	Ab 6. Woche
Tiefes Bücken, Extrembewegungen (z. B. Kürzen der Zehennägel)	Ab 12. Woche
Freies Gehen	8.–12. Woche
Autofahren	8.–12. Woche
Sexualität: abhängig von Mann/Frau und von Körperstellung	4.–12. Woche

krankengymnastische Gruppentherapie mehr im Vordergrund, wobei hier auch stimulative psychologische Effekte einer Partnerbehandlung die Motivation des Patienten fördern sollen. Es sollte möglichst auf eine sinnvolle Zusammenstellung der Behandlungsgruppen bzgl. der individuellen körperlichen Belastbarkeit der Teilnehmer geachtet werden (z. B. ob bereits eine Vollbelastung des operierten Beines erlaubt ist oder nicht); außerdem sollten die Gruppen zwecks besserer Betreuung übersichtlich klein sein (maximal 10–12 Teilnehmer). Vordringliches Ziel dieser Behandlungseinheiten ist in erster Linie die Verbesserung der Koordination mit einem spielerischen Verlängern der Standbeinphase. Die erlernten Übungen sollten dann über die therapeutisch geführten Übungen hinaus später alleine zu Hause in Eigenregie fortgeführt werden (individuell abgestimmtes Hausprogramm mit speziellen Bewegungsabläufen). Typische fehlerhafte Ausführungen durch Ausweichbewegungen müssen jedoch bereits während der Einzeltherapie bewusst gemacht werden, damit der Patient sie später dann auch wirksam vermeiden kann.

Endoprothesenschule

Im Rahmen der Endoprothesenschule (Jerosch u. Heisel 1996; ☐ Tab. 3.22 und ☐ Tab. 3.23) sollte der Patient im Rahmen theoretischer Vorträge und auch praktischer Demonstrationen darauf hingewiesen werden, dass innerhalb der ersten 4–6 postoperativen Wochen keine Hüftflexion über 90° erfolgen sollte; die Beine sollten nicht über Kreuz gehalten werden, eine Adduktion des operierten Beines über die Mittellinie hinaus sollte vermieden werden. Sitzen in tiefen Sesseln ist nicht gestattet; eine entsprechende Stuhlauflage bzw. auch eine Erhöhung des Bettes (zweite Matratze) wird in den ersten Wochen oft erforderlich. Im Hinblick auf eine mögliche Luxation des Kunstgelenkes ist eine Hüftflexion in Kombination mit einer gleichzeitigen Außenrotation gefährlich, derartige Bewegungsmuster

sollten in den ersten 6–12 Wochen nach dem Eingriff ebenfalls nicht durchgeführt werden; auch Oberkörperdrehbewegungen bei fixiertem Fuß (z. B. beim Stehen auf Teppichboden) sollten vermieden werden. Innerhalb der ersten 3–4 Wochen nach Implantation einer Hüft-TEP sollte der Patient ganz überwiegend in Rückenlage schlafen; dann ist ein Liegen auf der nicht operierten Seite mit Kissen zwischen den Beinen erlaubt; ab der 6. postoperativen Woche und reizfreien Wundverhältnissen ist auch im Liegen auf der operierten Seite gestattet. Das Ein- und Aussteigen aus dem Bett sollte in dieser Zeit möglichst über die operierte Seite erfolgen.

---

10 Regeln der Endoprothesenschule nach Jerosch u. Heisel (1996)

1. Eine Endoprothese kann das natürliche Gelenk nie voll ersetzen.
2. Schon einige Wochen nach der Operation sind alle normalen Bewegungsabläufe wieder möglich – lediglich extreme Gelenkstellungen sind zu meiden.
3. In sitzender Körperhaltung sollen die Kniegelenke nie höher stehen als die Hüften (Gefahr der Luxation einer Hüft-TEP).
4. Das operierte Bein sollte im täglichen Leben möglichst gleichmäßig belastet werden; Bewegungsabläufe mit kinetischen Kraftspitzen (plötzlich einwirkende oder auch maximale Belastungen) sind auszuschließen.
5. Das Tragen von Lastgewichten, die mehr als 20 % des eigenen Körpergewichtes betragen, sollte vermieden werden.
6. Der Endoprothesenträger muss bei veränderten äußeren Gegebenheiten mit erhöhter Sturzgefahr (z. B. nasser Bodenbelag, Schnee, Glatteis) besondere Vorsicht an den Tag legen.
7. Die Endoprothese muss stets vor der gefürchteten Komplikation einer eitrigen Entzündung geschützt werden. Daher ist bei einer fieberhaften bakteriellen Infektion, bei zahnärztlichen oder urologischen Behandlungen immer ein besonderer Antibiotikaschutz erforderlich.
8. Im Falle unklarer, insbesondere zunehmender Schmerzbilder im Bereich des Kunstgelenkes, v. a. unter körperlicher Belastung, sollte unverzüglich der betreuende Arzt konsultiert werden.
9. Auch wenn keine wesentlichen Beschwerdebilder bestehen, sollte das künstliche Gelenk regelmäßig in etwa jährlichen Abständen ärztlicherseits klinisch und röntgenologisch kontrolliert werden.
10. Der (sorgfältig ausgefüllte) Endoprothesenpass sollte immer bei sich getragen werden.

3

◻ **Tab. 3.23** Hüftschaden und sportliche Belastbarkeit

Sportart	Gut geeignet	Weniger geeignet	Nicht geeignet
American Football			x
Angeln	x		
Badminton			x
Ballett			x
Baseball			x
Basketball			x
Bergsteigen			x
Billard		x	
Biathlon			x
Bobfahren			x
Bodybuilding		x	
Bogenschießen	x		
Bowling		x	
Boxen			x
Cricket			x
Curling		x	
Dart	x		
Eishockey			x
Eiskunstlauf			x
Eisschnelllauf		x	
Eisstockschießen		x	
Eistanz			x
Fallschirmspringen			x
Faustball		x	
Fechten			x
Freiklettern			x
Fußball			x
Gerätturnen			x
Gewichtheben			x
Golf		x	
Gymnastik	x		
Handball			x
Hockey			x
Inline-Skaten		x	

Sportart	Gut geeignet	Weniger geeignet	Nicht geeignet
◻ Tab. 3.23 (Fortsetzung) Hüftschaden und sportliche Belastbarkeit			
Jogging		x	
Judo			x
Kampfsport (Karate u. a.)			x
Kanufahren		x	
Kegeln		x	
Leichtathletik			
– Kurz-, Mittel- und Langstrecke		x	
– Hürdenlauf			x
– Weit-, Hoch-, Drei-, Stabhochsprung			x
– Diskus-, Hammerwurf			x
– Kugelstoßen			x
– Speerwerfen			x
Motorradrennen			x
Motorsport (Auto)		x	
Radfahren			
– Ergometer	x		
– Bahnrennen		x	
– Straße		x	
– Mountainbiking			x
– Kunstrad			x
Reitsport			
– Dressur	x		
– Trabrennen		x	
– Springen		x	
– Military			x
Ringen			x
Rodeln			x
Rollschuhlaufen		x	
Rollstuhlsport	x		
Rudern		x	
Rugby			x
Schießen	x		
Schwimmen	x		
Segeln		x	

Tab. 3.23 (Fortsetzung) Hüftschaden und sportliche Belastbarkeit

Sportart	Gut geeignet	Weniger geeignet	Nicht geeignet
Skateboardfahren		x	
Skifahren			
– alpin		x	
– Langlauf		x	
– Snowboard			x
– Trickski			x
Squash			x
Surfen			x
Tanzen	x		
Tauchen	x		
Tennis		x	
Tischtennis		x	
Trampolinspringen		x	
Triathlon			x
Turmspringen		x	
Volleyball			x
Wandern		x	
Wasserball		x	
Wasserskifahren			x

Balneotherapie

Neben der krankengymnastischen Behandlung des Hüftpatienten „im Trockenen zu Lande" ist vor allem die therapeutisch geführte Balneotherapie ein wesentlicher Eckpfeiler der Rehabilitation.

Allgemeine Ziele: Steigerung der Vitalkapazität sowie der Gesamtkörperdurchblutung; eine Wassertemperatur von etwa 34–36 °C wirkt detonisierend und hilft, muskuläre Kontrakturen abzubauen. Spezielle Übungen fördern die Mobilisation, die Koordination, die Ausdauer und schließlich auch die Kraftentfaltung der geschwächten oder durch einen operativen Eingriff vorübergehend geschädigten gelenkumspannenden Muskulatur.

Behandlungsindikationen im Rahmen der Rehabilitation: Unterstützung von Gangübungen (geringere Gewichtsbelastung) im Rahmen der frühen postoperativen Mobilisierungsphase nach alloplastischem Gelenkersatz oder gelenknaher Korrekturosteotomie, konservative und postoperative Nachbehandlung von Frakturen, allgemeine muskuläre Schwäche u. ä.

Die **Einzelbehandlung** erfolgt vor allem in liegender Körperposition des Patienten (☐ Abb. 3.11), die **Gruppentherapie** im Stand, wobei verschiedene Hilfsmittel wie Ringe, Bälle, Reifen, Schwimmärmel, Flossen und schließlich auch Styropor-Stangen (sog. „Aqua-Gym-Sticks") eingesetzt werden können. Diese Hilfsmittel dienen einerseits der Erleichterung gewisser Bewegungsabläufe, können aber auch, um gezielte Kraftübungen durchzuführen, erschwerend funktionieren.

Die krankengymnastische Einzelbehandlung im Rahmen der postoperativen Balneotherapie beginnt sinnvollerweise mit einem einleitenden Floaten zur allgemeinen muskulären Entspannung und Gewöhnung an das Medium. Eine entspannte Rückenlage kann bei älteren, ängstlichen Patienten evtl. durch eine spezielle Halskrause (aufblasbare Manschette) erreicht werden, wobei der am Kopfende stehende Therapeut den Patienten im Bereich des Thorax mit beiden Händen fixiert und durch das Becken gleiten lässt.

Ein großer **Vorteil der Wasserbehandlung** nach endoprothetischem Hüftgelenksersatz ist die Möglichkeit der sofortigen vollen axialen Belastung des betroffenen Beines, selbst im Falle einer zementfreien Implantatfixation. Eine seitliche Abstützung auf Brettchen bei speziellen Übungen bzw. das eigenständige manuelle Absichern an einer Stange des Beckenrandes ist nur in Ausnahmesituationen erforderlich. Andererseits beinhaltet die Balneotherapie generell aber auch einige **behandlungsimmanente Nachteile**, dies gerade im Hinblick auf eine mögliche Luxationsgefahr einer Hüft-TEP bei Einsatz eines langen Hebelarmes und noch geschwächter hüftumspannender Muskulatur. So soll zum Beispiel das gestreckte Bein im Wasser nicht schnell angehoben werden, maximale Bewegungsausschläge (übersteigerte Hüftflexion über 90°) sowie Adduktions- und Außenrotationsbewegungen sollten vorerst limitiert bzw. vom Physiotherapeuten überwacht werden. Brustschwimmen sollte für die ersten sechs postoperativen Monate möglichst vermieden werden.

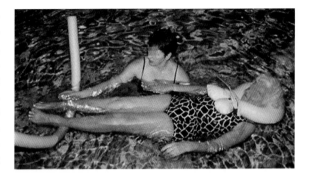

☐ **Abb. 3.11** Balneotherapie. Einzelbehandlung in Rückenlage mit Nackenrolle und Aqua-Gym-Stick

❗ Generelle Kontraindikationen der Balneotherapie sind Wundheilungsstörungen, tiefe Wundinfektionen, frische Thrombosen bzw. Thrombophlebitiden, floride Allgemeinerkrankungen (insbesondere Infektionen), dekompensierte Herz-Kreislauferkrankungen; problematisch sind eine Stuhl- und Harninkontinenz.

Unterwassermassagen bzw. sonstige **Druckstrahlmassagen** sind im Rahmen der Balneotherapie frisch operierter Patienten ebenfalls nicht zu empfehlen, da die Gewebeausheilungsvorgänge zu diesem Zeitpunkt noch nicht abgeschlossen sind und hier einer Serom- bzw. einer Hämatombildung Vorschub geleistet werden könnte. Darüber hinaus ist eine direkte, teilweise nur ungenügend dosierbare Druckstrahlbehandlung für die intraoperativ abgelöste bzw. reinserierte Muskulatur in der frischen Phase der Rehabilitation oft mit erheblichen lokalen Beschwerden verbunden.

Medizinische Trainingstherapie

Die medizinische Trainingstherapie (MTT) stellt einen Sammelbegriff für ein physiotherapeutisches Behandlungskonzept im Rahmen der manuellen Medizin zur Erhaltung bzw. Wiederherstellung von Körper- und hier vor allem von Gelenkfunktionen dar (sog. **gerätegestützte Physiotherapie**). Sie wird vor allem im Rahmen der Rehabilitation orthopädischer Erkrankungen, unter anderem auch bei degenerativen Gelenkveränderungen mit begleitenden Defiziten der Funktionalität und Kraftentfaltung der jeweiligen gelenkumspannenden und -bewegenden Muskulatur eingesetzt; die MTT beinhaltet ausschließlich aktive Übungen, die über die Bewegungsbahn, den Widerstand und auch die Repetition selektiv modifiziert werden. Der jeweilige Widerstand richtet sich nach den individuellen Gegebenheiten des Patienten. Ein effektives Ausdauertraining besteht im Allgemeinen aus 15–20 Wiederholungen des Bewegungsablaufes im Atemrhythmus des Patienten.

Ein wichtiges Prinzip der medizinischen Trainingstherapie ist die Beachtung der wechselweisen Beanspruchung unterschiedlicher Muskelgruppen. Ein reduziertes Gewicht ist hierbei wichtiger als ein spezielles Training der Kraftausdauer, insbesondere auch, weil hiermit eine höhere Anzahl an Einzelwiederholungen erfolgen kann, als dies bei größeren Gewichten möglich wäre.

Praxistipp

Die jeweiligen Übungen sollten immer möglichst langsam und ohne Schwung („Anlauf"), darüber hinaus auch ohne Ausweichbewegungen durchgeführt werden.

Ist es dem Patienten möglich, ein spezielles Gewicht repetitiv 10-mal zu bewegen und spürt er beim 10. Mal eine gewisse muskuläre Belastung, so beansprucht er sich in etwa in einem Kraft-Leistungsbereich von 60–70 %. Kann der Patient die Übungen 25-mal hintereinander ausführen, bevor er eine muskuläre Kraftanstrengung verspürt, liegt der Kraft-Leistungsbereich bei etwa 40 %. Im Falle einer degenerativ bedingten Gelenkstörungen sind zu Beginn Kraft-Leistungsbereiche von 20–30 % sinnvoll, was in etwa 30 bis allenfalls 40 wiederholten Übungen mit niedrigen Gewichten entspricht, ohne dass dabei eine nennenswerte muskuläre Ermüdung auftritt. Ein Präventionstraining liegt dem gegenüber bei etwa 60–70 % muskulärer Kraftanstrengung, wobei die einzelnen Übungen regelmäßig zumindest 1- bis 2-mal pro Woche, möglichst jedoch täglich durchgeführt werden sollten. Die ideale Dosis hängt hier sehr vom Einzelfall ab und ist immer eng dem jeweiligen Heilungsverlauf anzupassen.

Bei den einzelnen Übungen sollte unbedingt auf einen langsamen Beginn mit möglichst exakter Ausführung der Bewegungsabfolge geachtet werden. Dies betrifft sowohl die konzentrischen als auch die später durchzuführenden exzentrischen Funktionsmuster. Sowohl Patient als auch Therapeut sollten stets kontrollieren, dass tatsächlich auch nur der jeweils betroffene Muskel gezielt trainiert wird; Ausweichbewegungen, die dann meistens eine Be-

3

lastung der Wirbelsäule mit sich bringen, sollten unterbleiben. Ursache für solche technischen Fehler ist meistens die Verwendung eines zu großes Übungsgewichtes. Eine Pressatmung (Luftanhalten während der einzelnen Kraftleistungen) ist unbedingt zu vermeiden. Unter diesem Gesichtspunkt ist bei körperlicher Anstrengung die Ausatmung zu empfehlen, das Einatmen bei der Entlastung.

> **Bestandteile der medizinischen Trainingstherapie**
> – Gelenktraining (sowohl Automobilisation als auch Autostabilisation)
> – Muskeltraining zur Verbesserung von Kraft und Ausdauer
> – Koordinationstraining
> – Prophylaxe der Alltagsbewegungen

Voraussetzung zur Durchführung der medizinischen Trainingstherapie ist die auf der ärztlichen Diagnose aufbauende Funktionsuntersuchung durch den Therapeuten. Hieraus ergeben sich, den Gesetzen der manuellen Medizin folgend, die Behandlungsprinzipien einer Mobilisation bei Gelenkhypomobilität sowie einer Stabilisation im Falle einer Hypermobilität. Zu beachten ist hier zwingend, dass zunächst das betroffene Gelenk und erst dann die Muskulatur behandelt wird. Verkürzte Muskelgruppen müssen zu Beginn gedehnt, erst anschließend dürfen ihre geschwächten Anteile gekräftigt werden; paretische Muskulatur ist nicht in Dehnstellung zu bringen. Außerdem sollten die Behandlungsstrategien der medizinischen Trainingstherapie immer weitgehend schmerzfrei sein. Toleriert werden lediglich anfängliche leichte muskuläre Beschwerden aufgrund der Belastung bzw. einer erfolgten Dehnung bei bereits eingetretener muskulärer Verkürzung.

Sinnvollerweise beginnt die Behandlungseinheit mit einer kurzen **Aufwärmphase**, vor allem im Hinblick auf eine Aktivierung des Herz- Kreislauf-Systemes. Dies gelingt z. B. durch eine 5- bis 10-minütige unterschwellige, jedoch gleichmäßige Bewegungsbelastung (z. B. durch lockeres Gehen auf dem Laufband, Ergometertraining), um Herzfrequenz und Blutdruck an ihren Arbeitsbereich heranzuführen. Erstrebenswert ist hier ein Pulswert von etwa 100–110 Schlägen/min. An diese Aufwärmphase schließt sich dann ein kurzes **Stretchingprogramm** der später zu trainierenden Muskelgruppen an.

Auch im Rahmen eines Rehabilitationstrainings sollte, wie es ja auch im Breitensport üblich ist, eine gesteigerte körperliche Aktivität nicht plötzlich abgebrochen werden. Dem Körper sollte vielmehr Zeit gelassen werden, sich langsam wieder zu erholen. In diesem Zusammenhang sind aktive Maßnahmen, wie z. B. ein lockeres Auslaufen

bzw. muskelentspannende Dehnungsübungen, aber auch passive Therapieeinheiten sinnvoll.

Über die Einzelbehandlung erlernt der Patient zunächst einfache selektive Funktionsabläufe, um diese dann zu komplexen Bewegungsmustern zusammenzusetzen. Er bleibt so lange in physiotherapeutischer Einzelbetreuung, bis er sich koordinativ weitgehend selbstständig kontrollieren kann (◘ Abb. 3.12). Wichtig für den Erfolg der medizinischen Trainingstherapie ist das anschließende Gruppentraining, welches möglichst täglich, zumindest aber 3-mal wöchentlich jeweils über 30–60 min und insgesamt über mehrere Monate stattfinden sollte, um neu erlernte Bewegungsmuster optimal zu automatisieren. Hier fördert ein dem Patienten ständig neu angepasstes Trainingsprogramm sicherlich deutlich die Motivation.
– Körperpositionen: Bauchlage, Rückenlage, Seitlage, Sitz, Stand
– Apparative technische Ausstattung: Fahrradergometer, Rollenzüge, Schrägbretter, Schenkeltrainer, Trainingstische, Mobilisationsbank, Hanteln u. a.
– Kontraindikation: lediglich dann, wenn sich jegliche physikalische Therapie aufgrund einer entzündlichen Störung (lokaler entzündlicher Prozess, virale oder bakterielle Infektionen) oder internistischer Probleme (dekompensierte Herzinsuffizienz, medikamentös nicht ausreichend eingestellte arterielle Hypertonie u. a. m.) verbietet.

Isokinetisches Training

Als Steigerung der medizinischen Trainingstherapie bleibt für das Spätstadium der Rehabilitation nach Abklingen jeglicher Gelenkbinnenreizzustände das isokinetische Training zu erwähnen. Vordringliches Behandlungsziel ist dabei die Kräftigung der hüftumspannenden Muskulatur, aber auch die des M. quadriceps femoris sowie die der Kniebeugergruppe. Die Besonderheit dieses technisch aufwendigen und kostenintensiven Trainingsprogrammes liegt darin, dass hier die individuellen Kraftvorgaben des Patienten den jeweiligen Übungswiderstand determinieren, der dann computergesteuert apparativ vorgegeben wird.

Therapeutische Sport

Auch der therapeutische Sport ist wesentlicher integrativer Bestandteil eines konservativen Rehabilitationsprogrammes im Falle von Gelenkerkrankungen der unteren Extremitäten; er steht meist erst am Ende des funktionellen Trainings, wobei hier, neben dem Erhalt einer beschwerdefreien (Rest-)Gelenkfunktion sowie der muskulären Kraftentfaltung v. a. auf die Verbesserung der koordinativen Leistungsfähigkeit (Schulung einer möglichst optimalen Körperbeherrschung) abgezielt wird; evt. bestehende Behinderungen werden so leichter überwunden (Bedeu-

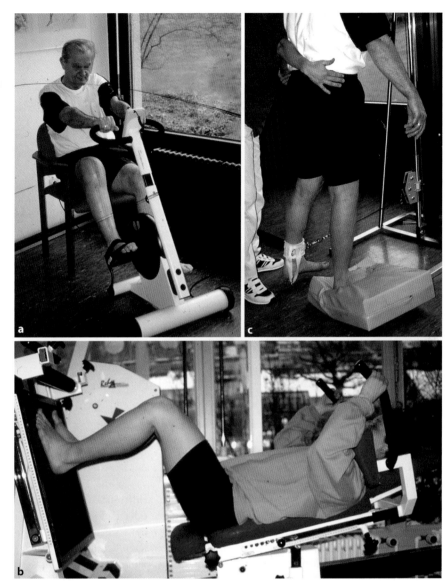

■ Abb. 3.12a–c Medizinische Trainingstherapie (MTT). **a** Motomed-Training im Sitzen bei noch eingeschränkter Hüftflexion. **b** Leg press in Rückenlage zur Verbesserung der Kraftentfaltung der Oberschenkelstreckmuskulatur. **c** Rollenzugtraining der Hüftabduktoren im Stehen auf instabiler Unterlage

tungsreduktion). Der psychische Einfluss durch das Gruppenerlebnis sowie die Bewusstmachung der individuellen Belastbarkeit darf nicht unterschätzt werden.

Bei Vorliegen degenerativer Gelenkveränderungen wie auch nach erfolgtem endoprothetischem Gelenkersatz sollte der Sportmediziner dem betroffenen Patienten die einzelnen Bewegungsprogramme individuell und detailliert vorgeben, evtl. mit Anpassung bzw. Modifikation gewisser Sportarten an bereits bestehende Behinderungen (unterschiedliche Belastungsstufen). In diesem Zusammenhang müssen sportliche Betätigungen mit hohen kinetischen (dynamischen) Kraftspitzen unbedingt vermieden werden; in erster Linie sollten gleichmäßige Bewegungsabläufe in das Programm integriert werden, die die muskulären Schutzmechanismen des betroffenen Gelenkes nicht überfordern und somit bereits knorpelgeschädigte

Gelenkbereiche nicht über Gebühr strapaziert werden. Unter diesem Gesichtspunkt sind vor allem Kampf- und Ballsportarten, die einen teilweise unkontrollierbaren direkten Körperkontakt mit sich bringen, unter therapeutischen Gesichtspunkten im Rahmen eines Rehabilitationsprogrammes weniger gut geeignet (■ Tab. 3.23).

Ergotherapie

Wichtigste Aufgabe der Ergotherapie im Allgemeinen ist die Beurteilung, ob „innere", vom Patienten selbst ausgehende Kompensationsmechanismen genügen, um eine defizitäre Situation auszugleichen, oder ob hierfür zusätzliche unterstützende „äußere" Hilfsmittel erforderlich werden.

Die **Einzel-** und **Gruppenbehandlungen** beinhalten in erster Linie eine funktionelle und ablenkende Selbstbeschäftigung mit integrierter individueller **Bewegungs-**

3

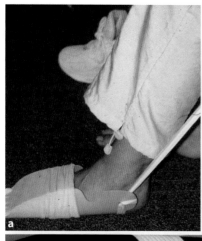

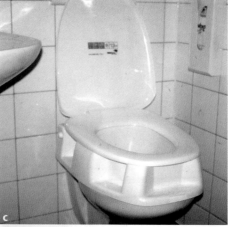

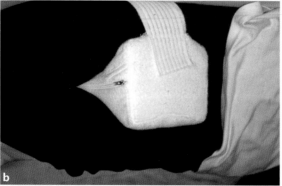

Abb. 3.13a–c Ergotherapeutische Versorgung. **a** Strumpfanziehhilfe (eingeschränkte Hüftflexion). **b** Beinkissen zur Verhinderung der Hüftadduktion im Liegen (Luxationsprophylaxe nach Hüft-TEP). **c** Toilettensitzerhöhung

therapie durch immer wiederkehrendes Üben wichtiger Gelenk- und Muskelfunktionen im Rahmen handwerklicher Tätigkeiten, wobei die Tätigkeit selbst als auch die verwendeten Geräte und Materialien der vorliegenden Funktionsstörung angepasst sein müssen. Im Falle einer degenerativen Affektion des Hüftgelenkes, aber auch im Zuge der postoperativen Rehabilitation nach alloarthroplastischem Ersatz kommen vor allem das Arbeiten am Kufenwebstuhl, außerdem Holzarbeiten wie Hobeln und Sägen, letztendlich auch Töpferarbeiten in Frage.

Ziele: Wiedergewinnung bzw. der Erhalt der Gelenkfunktion, muskuläre Kräftigung im Bereich der unteren Extremitäten, prophylaktischer Gelenkschutz (Bewegungsökonomie) durch Erlernen von Ausweich- und Kompensationsbewegungen; berufliche Wiedereingliederung, psychologische Ablenkung von Krankheit und funktioneller Behinderung.

Relative Kontraindikation: akut entzündliche und dadurch mit starken Schmerzen verbundene Phasen einer Gelenkaffektion.

Wesentlicher Bestandteil der Ergotherapie vor allem in der Phase der frühen postoperativen Rehabilitation ist weiterhin das (Wieder)Erlangen von Unabhängigkeit von fremder Hilfe mit Erhalt der Selbstständigkeit. Hierzu zählt das **Selbsthilfetraining** (als Einzeltherapie oder in einer kleinen Gruppe) bzgl. der ADL („activities of daily life")

wie An- und Auskleiden, Maßnahmen der Körperhygiene, des Transfers u. a. m.

In die Ergotherapie integriert ist die individuelle **Hilfsmittelversorgung,** z. B. im Falle vorübergehender oder bleibender Defizite zur Erleichterung des Ankleidens mit speziellen Strumpfanziehhilfen und langstieligen Schuhlöffeln; Nach endoprothetischem Ersatz des Hüftgelenkes sind in den ersten 12 postoperativen Wochen zur Vermeidung einer extremen Gelenkstellung mit der Gefahr einer Luxation des Kunstgelenkes besondere Greifhilfen, außerdem die Verwendung einer sitzerhöhenden Stuhlauflage wichtig. In diesem Zusammenhang müssen weiterhin Wohnung und Arbeitsplatz möglichst behinderungsgerecht eingerichtet werden (z. B. Beachtung der optimalen Sitz- und Tischhöhe, Einbau von Sitzschalen nach Maß im Falle einer einseitigen Hüfteinsteifung, Versorgung des Bades mit einer Toilettensitzerhöhung, einem Duschhocker, einem Badewannenlifter u. a. m.; **Abb. 3.13).**

Ein wesentliches Behandlungsprinzip im Falle bestehender Defizite in der muskulärer Kraftentfaltung bzw. artikulärer Reizzustände ist die temporäre (bei postoperativen Zustandsbildern) oder dauerhafte (bei bleibenden Funktionsdefiziten) Gelenkschonung durch Entlastung. Hierzu gehört die Versorgung des Patienten mit adäquaten **Geh-** bzw. **Fortbewegungshilfen** (unterschiedliches

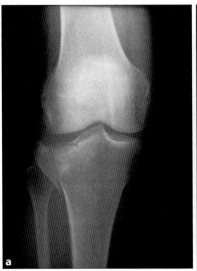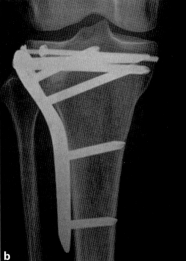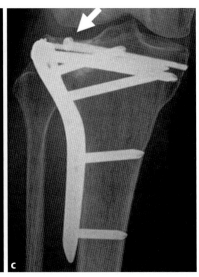

◻ Abb. 3.15a–c Tibiakopffraktur. **a** Laterale Tibiakopfspalt-Impressionsfraktur (Typ B3.1 nach AO). **b** Osteosynthetische Versorgung durch laterale Platten-/Schraubenosteosynthese und metaphsärer Defektauffüllung durch synthetischen Knochenersatz. **c** Nachsinterung der lateralen Gelenkfläche unter Mobilisation

ren oder Luxationen führen können. Eine neben allgemein rehabilitativen Maßnahmen konsequent durchgeführte Sturzprophylaxe und eine interdisziplinäre Betreuung der oft multimorbiden Patienten können hier die Sturzgefahr reduzieren und dazu beitragen das Behandlungsergebnis zu sichern (Giusti et al. 2011; Gillespie et al. 2012).

Sturzprophylaxe bei älteren multimorbiden Patienten
- Verbesserung des Allgemeinzustandes
- Sensorische Ausfälle ausgleichen (Brille, Hörgerät etc.)
- Mobilitätstraining
- Kraft- und Balancetraining
- Neubewertung der Medikation
- Sachgerechter Umgang mit Hilfsmitteln
- Passende Schuhe, Kleidung, gegebenenfalls Stoppersocken
- Umgebungsanpassung
- Kontinuität in der Assistenz durch Pflegende

3.2.4 Rehabilitation am Kniegelenk

J. Jerosch, J. Heisel

Belastung des gesunden Kniegelenkes

Das Kniegelenk ist das größte und wohl auch biomechanisch komplizierteste Gelenk des menschlichen Körpers und ist maßgeblich an der Fortbewegung beteiligt. Anatomisch ist es schwierig, seine Biomechanik exakt zu definieren. Einerseits spricht man von einem Bikondylenge-

lenk, bei vereinfachter Betrachtungsweise auch von einem Drehscharniergelenk mit 2 Freiheitsgraden. Andererseits ist die Bezeichnung des Flächengleit-Scharniergelenkes gebräuchlich, da sowohl Extension und Flexion als auch die Rotation über eine Fläche laufen (Müller 1982; Schellmann 1976). Das Ausmaß der jeweiligen Anteile aus Roll- und Gleitbewegung (Kinematik) im Verlauf der einzelnen Bewegungsphasen zu erkennen, wird im Detail problematischer, da sich im Zuge der Flexion und Extension in der sagittalen Hauptebene die automatische Initial- und Schlussrotation sowie die willkürliche Rotation überlagern (Müller 1982). ◻ Tab. 3.25 zeigt die durchschnittlichen maximalen Kniebewegungen bei Aktivitäten des alltäglichen Lebens (Kettelkamp u. Nasca 1973).

Bewegungsanalysen zeigen eine Roll-Gleit-Bewegung der Femurkondylen auf der tibialen Gelenkfläche sowie eine axiale Rotationsbewegung von maximal 20°. Das Kniegelenk besitzt somit zwei Drehachsen. Wird das Problem der Roll-Gleit-Bewegung auf eine Ebene (Sagittalebene) reduziert, so lässt sich sowohl das Rollen und Gleiten isoliert als auch die Kombination zum Roll-Gleiten vereinfacht darstellen (Müller 1982). Das Verhältnis von Roll- und Gleitmechanismus des Kniegelenkes ist nicht in jeder Phase der Flexionsbewegung gleich; am Anfang der Flexionsbewegung beträgt es etwa 1:2; am Ende etwa 1:4.

Auf das Kniegelenk einwirkende Kräfte

Die Gelenkreaktionskraft im Falle einer vollen Kniestreckung aus einer Beugung von 90° heraus entspricht in etwa der Hälfte des Körpergewichtes (Nordin u. Frankel 1989); dies bedeutet, dass die Gelenkreaktionskraft eines 70 kg schweren Menschen etwa 350 N beträgt. Würde in diesem

◻ Tab. 3.25 Notwendige Bewegungsausschläge des Kniegelenkes bei Alltagsbewegungen

Aktivität	Extension/Flexion	Ab-/Adduktion	Rotation
Laufen (Schwungphase)	0–64°	3° + 8° = 11°	7° + 8° = 15°
Laufen (Standphase)	0–21°		
Treppen aufsteigen	0–38°		
Treppen absteigen	–90°		
Hinsetzen	0–93°		
Schuh schnüren	0–106°		
Objekt anheben	0–117°		

Fall der Fuß mit einem Gewicht von 10 kp belastet, so steigt zwar die Gravitationskraft nur um 100 N an, die Gelenkreaktionskraft wird aber fast verdreifacht auf 1000 N. Beim Treppensteigen ergibt sich für die Patellasehne eine Kraft, die dem 3,2-fachen des Körpergewichtes entspricht; gleichzeitig resultiert ein Faktor von 4,1 für die Gelenkreaktionskraft. Aus diesen Untersuchungen ist zu folgern, dass die Muskelkräfte einen wesentlich größeren Anteil an den Gelenkreaktionskräften besitzen als die Bodenreaktionskräfte.

Nachdem die Ferse aufsetzt, steigt die Gelenkreaktionskraft um das Vierfache des Körpergewichtes an; sie steht im Zusammenhang mit der Kontraktion der Kniebeuger, welche die Kniestabilisierung gewährleisten. Während der Flexion am Beginn der Standphase geht die Gelenkreaktionskraft auf das zweifache Körpergewicht zurück. Am Ende der Standphase, kurz bevor die Zehen gehoben werden, steigt die Kraftkurve dann wieder auf das Vierfache des Körpergewichtes an, was im Zusammenhang mit der Kontraktion des M. gastrocnemius steht. Während der Schwungphase entsprechen die Gelenkreaktionskräfte dem Körpergewicht, dies aufgrund der Kontraktion der Kniebeuger. Auch die Patellasehnenkraft ist für das Kräfteverhältnis im Knie wichtig.

Andere Untersuchungen zeigen bei einer Kniebeuge eine Gelenkkraft vom 2,5-fachen des Körpergewichtes (Gruber 1987). Beim einbeinigen Standhochsprung mit Landung auf der Ferse ergaben sich Gelenkkräfte in Höhe des 5-fachen Körpergewichtes.

Belastung des künstlichen Kniegelenkes

Beim künstlichen Kniegelenkersatz hängt die Art der Kraftübertragung vom gewählten Prothesentyp ab. Unter mechanischen Gesichtspunkten wird hier zwischen den sog. **kraftschlüssigen** und **formschlüssigen Prothesen** unterschieden, außerdem ist eine Systematisierung nach Freiheitsgraden der gelenkbildenden Bauelemente möglich.

❶ Aus den rechnerisch ermittelten Belastungswerten ist zu folgern, dass eine falsche Prothesenpositio- nierung in situ in Bezug auf den physiologischen Valguswinkel zu einer ungünstigen Kraftverteilung führt, was schließlich in einer mechanisch bedingten Implantatlockerung enden kann.

Die Belastung des Kunstgelenkes hängt entscheidend von seinem **Drehpunkt** ab (Schumpe et al. 1975). Weicht dieser stark von der physiologischen Lokalisation ab, kommt es im Zuge der Beugebewegung zu einem Wechsel zwischen Zug- und Druckbelastung der Auflagefläche. Bei Starrachsendoprothesen fangen ihre im diaphysären Knochen verankerten Stiele die Drehwirkung auf die Auflagefläche ab. Bei nur mangelnder Implantatumscheidung mit Knochenzement kann es im Bereich des knöchernen Lagers zu ungünstigen Hebelverhältnissen kommen, was dann eine Druckverstärkung bewirken und zu einer Lockerung führen kann.

Auch in weiteren Untersuchungen bestätigte sich, dass das Kunstgelenk mit der physiologischen Dorsalverlagerung der Drehachse die geringsten Kontakt- und Patellakräfte aufweist. Eine Ventralverlagerung der momentanen Drehachse führte zu wesentlich höheren Knie- und Patellakräften (Röhrle u. Sollbach 1985).

Als ein weiterer wichtiger Faktor für die Stabilität und Lebensdauer einer Kniegelenkendoprothese (besonders der formschlüssigen Scharnierprothese) wurde die **Schaftlänge** angesehen (Rauch und Hiss 1992). Durch die Reduktion der Bewegung auf nur einen Freiheitsgrad kommt es bei den starrachsigen Modellen, besonders an der tibialen Komponente zu erhöhten Grenzflächenbeanspruchungen im Prothesenlager (Ungethüm u. Stallforth 1981, Blauth et al. 1977).

Spezielle Prothesensysteme

Die äußere Gestaltung einer Knieendoprothese muss die Wechselwirkungen von Ligamenten und die Artikulationsflächen-Geometrie berücksichtigen. Ein Kunstgelenk mit dem Ziel des Erhaltes beider Kreuzbänder verfügt über eine andere Stabilität und andere Belastungs- und

◻ Tab. 3.26 Prothesentypen des Kniegelenkes (Jerosch et al. 2012)

Schlittenprothese	Oberflächenersatz (achsfreie Implantate)	Scharnierprothese (achsgekoppelte Implantate)
Unikompartimentäre Destruktion Keine wesentliche Achsabweichung Stabiler Kapsel-Band-Apparat Beugedefizit unter 20° Kein Streckdefizit Vorwiegend medial betonte Arthrose Einseitige Femurkondylennekrose (M. Ahlbäck)	Stabile Seitenbandführung Intaktes hinteres Kreuzband Achsfehlstellungen bis 25° Kein ausgeprägtes Genu recurvatum	Erhebliche knöcherne Substanzdefekte Ligamentäre Insuffizienzen Achsabweichungen von mehr als 25° Keine langstielige ipsilaterale Hüftprothese

Rotationscharakteristiken als eine Prothese, bei der beide Kreuzbänder reseziert werden. Deshalb ist ein Verständnis der Stabilitätscharakteristik einerseits und der möglichen Rotations- und Translationsmöglichkeiten eines Designs andererseits wesentlich, um die Auswirkungen auf die Funktion der Ligamente, die Knochenzement- sowie die Polyethylenbelastung verstehen zu können.

Auf der einen Seite bedingt eine konforme Artikulationsflächengestaltung:

- eine geringere Kontaktbelastung,
- einen minimalen Verschleiß,
- eine erhöhte Gelenkstabilität sowie
- eine erhöhte Belastung der Prothesen-Knochen-Grenze.

Andererseits führt eine weniger konforme Artikulationsflächengestaltung zu:

- einem größeren Bewegungsspielraum des Kniegelenkes,
- einer erhöhten, aber kleinflächigen Kompressionsbelastung und
- einer erhöhten exzentrischen Belastung des Tibiaplateaus.

Beides – konforme und nicht konforme Oberflächengestaltung – kann eine spätere Prothesenlockerung begünstigen. Es ist einsichtig, dass für jede optimierte Variable eine andere geopfert werden muss. Aus biomechanischer Perspektive ist ein optimales Implantat zwischen „semi-" und „non-constrained" (halb- bzw. ungekoppelt) anzusiedeln, bei gleichzeitigem Erhalt des hinteren Kreuzbandes.

In Bezug auf Erhaltung des Bandapparates können alloplastische Knieimplantate unterschieden werden in:

- Prothesen, die sowohl beide Kreuz- als auch beide Kollateralbänder erhalten.
- Prothesen, die das hintere Kreuzband und beide Kollateralbänder erhalten.
- Prothesen, die nur die Kollateralbänder erhalten, das hintere Kreuzband aber ersetzen (posterior stabilisierte bzw. kreuzbandsubstituierende Prothesen).
- Prothesen, die nur die Kollateralbänder erhalten.

- Prothesen, die die Funktion aller Bänder ersetzen (sog. Scharnierprothesen).

Je nach vorgegebener Indikation werden unterschiedliche Prothesensysteme verwendet. Hier wird der sog. Oberflächenersatz von einem großvolumigen Scharniergelenk unterschieden.

Differenzialindikationen für die unterschiedlichen Prothesentypen des Kniegelenkes zeigt ◻ Tab. 3.26.

Scharnierendoprothesen

Bei Scharnierprothesen existieren unterschiedliche Mechanismen, die zu einer Bewegungsbeschränkung des Implantates beitragen können. Die einfachste Form der vollständigen Kopplung stellt das Scharnier mit einer einzigen festen Achse dar, welches nur einen Freiheitsgrad hat; der Varus-Valgus-Shift, die anteroposteriore Bewegung und auch die Tibiarotation bleiben vollständig beschränkt, sogar die Begrenzung von Flexions- und Extensionsspiel durch einen Stop sind möglich. Bei diesen Alloplastikmodellen wird eine unphysiologische Flexions-Extensionsbewegung um eine einzige Achse erzwungen (sog. **Gartentürchen-Effekt**). Der erste Schritt zu einer weniger gekoppelten Prothese stellt ein Scharniergelenk mit 2 Freiheitsgraden dar, das eine Rotation der Tibia um ihre Längsachse erlaubt (◻ Abb. 3.16)

Oberflächenendoprothesen

Den nächstgeringeren Grad an Kopplung weisen nicht formschlüssige Prothesen (sog. Oberflächenprothesen) auf mit einem zentralen, zwischen die Femurkondylen ragenden tibialen Stiel. Sie werden als sog. posterior stabilisierte oder kreuzbandsubstituierende Endoprothesen bezeichnet. Durch sorgfältiges Anpassen von Länge und Form des Tibiastiels an die interkondyläre Geometrie der Femurkomponente ist ein dem einfachen Scharnier entsprechender Kopplungsgrad zu erreichen. Mit Hilfe einer entsprechend eng sitzenden Stielform können anteroposteriore, Varus-Valgus- und auch Rotationsbewegungen kontrolliert werden (◻ Abb. 3.17).

Selbst die am stärksten stabilisierten Prothesen dieses Typs erfordern jedoch in einem gewissen Ausmaß einen

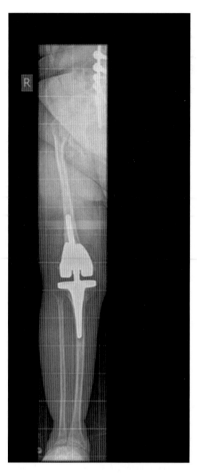

□ Abb. 3.16 Scharnierprothese

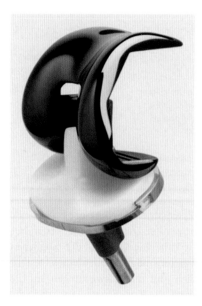

□ **Abb. 3.17** Posterior stabilisierter Oberflächenersatz. (Mit freundlicher Genehmigung von Smith & Nephew)

stabilen Zustand des umgebenden Kapsel-Band-Apparates, um eine Distraktion von Tibia- und Femurkomponenten zu verhindern. Der vielfältige Gebrauch des stabilisierenden Tibiastieles dient hauptsächlich dem Zweck, posteriore Tibiadislokationen zu verhindern. Bei einem solchen „posterior stabilisierten Knie" sind Länge, Breite und allgemeine Form der tibialen Komponente so dem interkondylären Bereich des Femurs angepasst, dass eine Varus-Valgus-Stabilität nicht gewährleistet wird.

Hinteres Kreuzband erhaltende Prothesen

Als weiteres designspezifisches Implantat wird der das hintere Kreuzband erhaltende Prothesentyp differenziert. Hier sollte eine geringe Kongruenz zwischen Femur- und Tibiakomponente vorliegen. Die Erhaltung des hinteren Kreuzbandes hat zumindest zwei Vorteile. Auf der einen Seite ist eine posteriore Stabilität gewährleistet wie z. B. der Schutz vor Subluxation und Dislokation der Tibia nach posterior. Der zweite Vorteil ist subtilerer Natur. Bei einem nur durch die Kollateralbänder und die Kongruenz von Femurkondylen und Tibiaoberfläche stabilisierten Implantat vollzieht sich die gesamte Kniegelenksbewegung als Gleiten der Fe-

murkomponente auf dem tibialen Widerlager. Im Falle einer extremen Flexion befindet sich hier der Schienbeinkopf in relativ posteriorer Position, wobei die hintere Kante des Plateaus der Tibiakomponente an den Ansatz der Femurkondylen stößt und eine weitere Flexion verhindert. Eine Abflachung des Tibiaplateaus und die Erhaltung des hinteren Kreuzbandes erlaubt den Femurkondylen, eine annähernd physiologische Rollgleitbewegung auszuführen. Bleibt das hintere Kreuzband in funktioneller Länge erhalten, wird die Tibia während des Rollgleitens relativ nach anterior und das Femur nach posterior bewegt. Die Hinterkante des Tibiaplateaus stößt damit nicht an den Femurschaft, was einen größeren Flexionsumfang mit sich bringt (□ Abb. 3.18).

Kreuz- und Seitenbänder erhaltende Prothesen

Am Ende der Skala stehen nicht gekoppelte Prothesen, welche die Erhaltung aller vier Knie-Ligamente ermöglichen. Dieser Prothesentyp wird jedoch heutzutage im Allgemeinen nicht verwendet. Dies liegt v. a. darin begründet, dass bei gleicher Patientensituation ein künstliches Gelenk, das die Entfernung eines oder beider Kreuzbänder erfordert, mit weit weniger technischen Schwierigkeiten eingesetzt werden kann. So können der Schienbeinkopf besser nach vorne luxiert und die Kollateralbänder leichter adäquat gespannt werden (□ Abb. 3.19).

Knieteilendoprothesen

Für manche Indikationen hat die sog. **Schlittenprothese** (unikompartimentale Kniegelenksersatz) unvermindert ihren festen Platz. Dieses Verfahren kann im Vergleich zu einem totalen Ersatz des Kniegelenkes durch die relativ konservative Vorgehensweise gewebeschonender sein (Er-

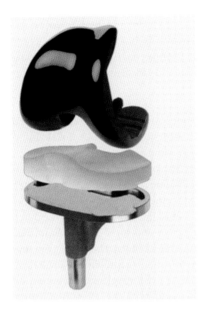

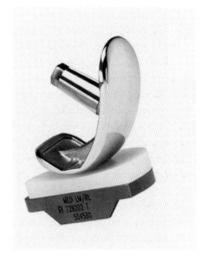

Abb. 3.20 Medialer Knieteilersatz (sog. Schlittenprothese). (Mit freundlicher Genehmigung von Smith & Nephew)

Abb. 3.18 Hinteres Kreuzband erhaltender Oberflächenersatz. (Mit freundlicher Genehmigung von Smith & Nephew)

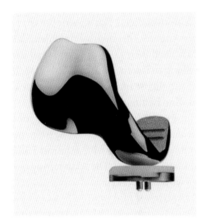

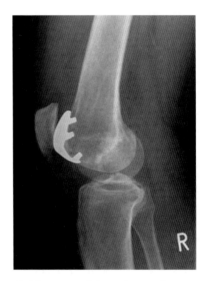

Abb. 3.19 Kreuz- und Seitenband erhaltender Oberflächenersatz. (Mit freundlicher Genehmigung von Smith & Nephew)

Abb. 3.21 Patellofemorale Knieteilersatz

halt der Patella, der Kreuzbänder und des kontralateralen Gelenkkompartiments). Weitere intraoperative Vorteile werden vor allem in der geringeren Komplikationsgefahr durch den meist sehr niedrigen Blutverlust und im geringeren Problem bei der Achsausrichtung des Beines gesehen. Bezüglich postoperativer Vorteile ist vor allem auf eine geringere Infektionsrate, eine schnellere Rehabilitation des Patienten und eine bessere Gelenkbeweglichkeit hinzuweisen; dem betroffenen Patienten ist eine physiologische Gangabwicklung und ein normales Treppensteigen eher möglich als nach einem Totalersatz des Kniegelenks (**Abb. 3.20**).

Daneben gibt es auch den Teilersatz die patellofemoralen Gleitlagers (**Abb. 3.21**)

Frühe postoperative Rehabilitation im Akuthaus

Die postoperative Therapie beginnt bereits unmittelbar am Tag des Eingriffes. Ab dem 1. postoperativen Tag werden im Allgemeinen folgende Maßnahmen angewendet:
- Atemtherapie,
- lokale Kryotherapie,
- Thromboseprophylaxe,
- Bewegung der Fußgelenke zur Verbesserung des venösen Rückstroms (Flexion/Extension bzw. Kreiselung),
- isometrische Übungen der ischiokruralen Muskulatur und des M. quadriceps.

Die **Drainagen** können normalerweise 24 h nach dem Eingriff entfernt werden. Bei zementierten Knieprothesen sollten nach Entfernung der Redondrainagen geführte passive Bewegungen im Sinne der Flexion und Extension (schrittweise gesteigert bis 0–0–90°) bis zur Schmerzgrenze, „continuous passive motion" (CPM), Pendelübungen des gleichseitigen Unterschenkels, aktiv unterstützte Bewegungen bis zur Schmerzgrenze sowie Patellamobilisationen durchgeführt werden. Weiterhin gehören auch die Behandlung von Muskelkontrakturen, Elektrostimulation, Wiederaufbau physiologischer Bewegungsmuster, Koordinationsschulung, Gangschulung zunächst an Unterarmgehstützen mit Teilbelastung/Vollbelastung auf ebenem Gelände und später beim Treppensteigen sowie, nach Abschluss der Wundheilung, das Bewegungsbad zum Standardprogramm.

Mit **quadrizepsstärkenden Übungen** sollte sofort postoperativ begonnen werden. Nach Entfernung der Drainagen steht dann zunächst ein überwachtes Physiotherapieprogramm zur Maximierung des Bewegungsumfanges im Vordergrund. Während des Schlafens sollte eine Knieschiene angelegt werden, um so möglichst schnell wieder die vollständige Streckung zu gewinnen. Ist dies erreicht, so kann während der Nacht auf eine derartige Maßnahme verzichtet werden.

Auch nach abgeschlossener Wundheilung liegen im Gefolge eines alloplastischen Kniegelenkersatzes oftmals noch erhebliche **Reizzustände** vor, die sich in Form von Schwellneigungen und Bewegungsschmerzen äußern. Mit Maßnahmen wie z. B. dem Anheben des Beines mit Fußübungen und auch der Kryotherapie kann dieser symptomatisch entgegengewirkt werden. Abhängig vom postoperativem Reizzustand des Kniegelenkes ist dann der schrittweise Übergang von Anspannungsübungen der Beinmuskulatur zur Mobilisation möglich. Nach Erreichen eines größeren Bewegungsausmaßes (etwa 50–60° Flexion) werden dann Pendelübungen und später auch Übungen gegen einen Widerstand durchgeführt. Gleichzeitig hierzu wird dann meist auch die Gehschulung intensiviert.

Die Möglichkeiten der frühen postoperativen Nachbehandlung eines endoprothetisch versorgten Kniegelenkes werden nur selten kontrovers diskutiert. Die Autoren beschäftigen sich in ihren Artikeln oft zwar mit unterschiedlichen Alloplastikmodellen (Scharnier- und Schlittenprothesen), ihre postoperative Vorgehensweise ist jedoch meist sehr ähnlich, sodass in diesem Zusammenhang fast von einer weitgehend standardisierten Therapie gesprochen werden kann.

Der chronologische Ablauf in der **frühen postoperativen Nachsorge** sowohl für achsgeführte als auch achsfreie Endoprothesen sollte in etwa wie folgt aussehen:

Operationstag Das Bein wird mit elastischen Binden gewickelt und in einer Schiene ruhiggestellt. Zur Schmerzbekämpfung empfiehlt sich die Verwendung von Schmerzkathetertechniken. Dieses Vorgehen ist auch bei den ersten

Übungsbehandlungen zur Gelenkmobilisation sehr nützlich; es fehlt jedoch ein Warnschmerz, was den Patienten eventuell dazu verleiten könnte, das Gelenk zu schnell oder zu kraftvoll zu mobilisieren, was dann erst zu Schädigungen führen könnte.

1. Tag postoperativ Unter Ausnutzung des analgetischen Effekts der Periduralanästhesie oder der LIA (lokale Infiltrations Anästhesie) kann mit isometrischen Spannungsübungen für die Oberschenkelmuskulatur rasch begonnen werden. Die Frühmobilisation startet auch schon am ersten Tag an der Bettkante mit einem leichten Kreislauftraining. Hierzu gehören auch Atem- und Hantelübungen, die durch den Einsatz von Baligeräten und sogar durch Klimmzüge am Bettgalgen ergänzt werden können. Diese Übungen sind auch als Pneumonie- und Thromboseprophylaxe anzusehen. Gleichzeitig beginnt die passive Kniegelenkmobilisation auf einer motorisierten Bewegungsschiene. Diese Maßnahme bewirkt nach Ansicht mancher Autoren (Jenny et al. 1986; Hungerford et al. 1985) eine wesentliche Verbesserung des funktionellen Resultates mit Reduzierung der Häufigkeit der sonst gelegentlich notwendigen Narkosemobilisationen (Jenny et al. 1986). Andere Operateure empfehlen, das betroffene Bein für 24 h nach dem Eingriff über 2-mal 2 h täglich in 60° Beugestellung zu lagern. Danach soll das frisch operierte Bein wieder möglichst in maximaler Streckstellung gehalten werden. Zur Beübung der Quadrizepsmuskulatur sowie zum kontinuierlichen Funktionstraining des Beines wird auch hier eine elektrische Bewegungsschiene empfohlen. Die Thromboseprophylaxe wird nun mit Hilfe von Gummistützstrümpfen unterstützt. Die Aktivierung des Herz-Kreislaufsystems wird beibehalten.

Ab 2. postoperativem Tag Beginn mit aktiv und passiv unterstützten Beuge- und Streckübungen (zum Teil am Bettrand). Um die Patienten für den Zeitpunkt, an dem sie an zwei Gehstützen entlastet gehen müssen, ausreichend zu mobilisieren, wird unter Zuhilfenahme der motorisierten Bewegungsschiene ein Kniebeugewinkel von 70° angestrebt. Aufgabe der Krankengymnastik sind jetzt Spannungsübungen für die Oberschenkelmuskulatur sowie ein Kniestrecktraining. Wurde bei der Operation die Tuberositas tibiae temporär abgelöst, sollte allerdings mit Extensionsübungen mindestens 4 Wochen gewartet werden. Ist eine Kniebeugefähigkeit von 90° erreicht, so können intensivere Pendelübungen an der Bettkante absolviert werden, die Schiene kann dann tagsüber weggelassen werden. Eine Teilbelastung des operierten Beines wird dem Patienten in der Regel bereits ab dem 3. bis 5. Tag erlaubt; dies wird durch Mobilisation im Gehwagen oder an zwei Unterarmgehstützen mit Aufsetzen und Abrollen des Beines mit seinem Eigengewicht erreicht. Zwischen dem 2. und 4. Tag werden die einliegenden Wunddrainagen entfernt.

Ca. 2 Wochen postoperativ Zu diesem Zeitpunkt sollte eine Knieflexion von zumindest 90° erreicht sein. Gelingt dies nicht, so kann ein vorsichtiges passives Bewegen des Gelenkes in Narkose überlegt werden, um das maximale Bewegungsmaß, welches die Prothese erlaubt, auch tatsächlich zu erreichen.

Nach abgeschlossener Wundheilung ist eine zusätzliche Behandlung im Wasser (Gehbad) durchaus wünschenswert. Bewegungen gegen den Wasserwiderstand bedeuten sowohl ein muskelaufbauendes als auch ein koordinationsverbesserndes Training. Treten keine wesentlichen Komplikationen auf, so können Belastung und Bewegungsumfang jetzt schrittweise gesteigert werden. Das Gehen an zwei Unterarmstützen ist für die ersten 4 Wochen erforderlich, danach wird für die nächsten 4–6 Wochen noch eine kontralateral eingesetzte Unterarmgehstütze benötigt. Das Training der Kniestreckmuskulatur muss über den gesamten Behandlungszeitraum ein wesentlicher Bestandteil des physiotherapeutischen Übungsprogrammes bleiben, um einem schwächebedingtem Einknicken im Gelenk entgegen zu wirken. Solange die Funktion der Muskulatur noch nicht wieder hergestellt ist, sollte der Patient unbedingt unterstützende Gehhilfen verwenden; dies wird in der Regel für eine Dauer von ca. 6 Wochen postoperativ notwendig sein. Grundsätzlich findet die schrittweise Belastung des operierten Beines selbstverantwortlich unter Berücksichtigung der subjektiven Toleranzgrenze des Patienten statt.

Modifikation des Basisprogramms

Flexionskontraktur Die postoperative Behandlung einer Flexionskontraktur unterscheidet sich von der postoperativen Behandlung von Routinefällen. Eine Kniebeugekontraktur neigt zu Rezidiven; bei den Patienten mit bereits präoperativ vorbestehender Flexionskontraktur besteht die Tendenz, auch postoperativ rasch eine Flexionshaltung einzunehmen, auch wenn intraoperativ eine ausgezeichnete intraoperative Korrektur erzielt werden konnte. Aus diesem Grunde ist in diesen Fällen eine kontinuierliche Schienung des betroffenen Kniegelenkes für die ersten 3–4 postoperativen Tage in Streckstellung empfehlenswert. Danach werden routinemäßige Bewegungsübungen entweder mit einer motorisierten Bewegungsschiene oder noch besser manuell durch den Physiotherapeuten ohne passive kontinuierliche Bewegung durchgeführt. Bis zur Entlassung aus dem Akutkrankenhaus wird das operierte Bein nachts konsequent in Extension geschient.

Auch die Kniehaltung, die von vielen Patienten beim Einsatz einer motorisierten Bewegungsschiene eingenommen wird, ist bei maximaler Extension der motorisierten Bewegungsschiene noch leicht oder mäßig gebeugt, was ebenfalls ein Rezidiv einer Flexionskontraktur begünstigt. Bei neueren Geräten zur passiven kontinuierlichen Bewegung wird das Bein auf der Bewegungsschiene festgeschnallt, so dass das Erreichen der vollen Extension nicht mehr von der Schwerkraft abhängt und das Gerät die Streckbewegung forciert. Obwohl diese Motorschiene sehr wirkungsvoll arbeitet, sollte man vorsichtig sein, weil viele Patienten die forcierte Streckung als unangenehm empfinden.

Besonderheiten bei Problemen des Kniestreckapparates Eine Verletzung im Bereich des Kniestreckapparates stellt in jedem Fall eine ernste Komplikation dar. In diesen Fällen muss das Kniegelenk in Streckstellung immobilisiert werden, was unter Umständen mit einer eingeschränkter Beugefähigkeit einhergehen wird, was jedoch einer eingeschränkten Streckfähigkeit und damit verbundener Instabilität beim Gehen vorzuziehen ist.

In mehr oder weniger großem Ausmaß gilt dies auch nach einer intraoperativ durchgeführten Ablösung des Extensionsapparates ebenso wie bei einer Osteotomie der Tuberositas tibiae. Auch in diesen Fällen ist der Extensionsapparat im Vergleich zu normalen Patienten weniger belastbar. Eine Weichteilkontraktur kann bis zur Ausheilung durch passive Mobilisationen vermieden werden. Nach Abschluss der Heilung wird dann mit einem aktiven Bewegungsprogramm begonnen.

Der Einsatz der motorisierten Bewegungsschiene hängt hier von der Qualität der Wiederherstellung des Defektes ab; eine CPM-Behandlung ist sicherlich am 3. bis 5. postoperativen Tag möglich, wenn der Patient sich selbst so weit unter Kontrolle hat, dass er ohne Probleme das Bein in die Bewegungsschiene und auch wieder heraus heben kann.

Zementfreie Prothesen In der unmittelbaren postoperativen Phase nach zementfreier Implantation von Knieendoprothesen, bei denen eine Osteointegration erreicht werden soll, wird von den meisten Autoren die Belastung des operierten Beines für 6 Wochen nach Implantation zementierter Knieendoprothesen eingeschränkt. Der Hintergrund dieser Maßnahme ist die Minimierung von Mikrobewegungen an den Oberflächen durch erhöhten Schutz der evtl. noch unsicher im Knochen verankerten Prothesenkomponenten, vor allem im Bereich der Tibia. Bewegungsübungen zur Vergrößerung des Bewegungsumfanges und die Verwendung einer kontinuierlichen passiven Bewegung auf einer motorisierten Übungsschiene ist jedoch genau so gestattet wie bei zementierten Knieendoprothesen. Der Blutverlust kann bei einer zementfreien Kniealloarthroplastik besonders in Verbindung mit einer motorischen Bewegungsschiene jedoch etwas größer sein, so dass bei hohem postoperativem Blutverlust in den ersten 12–24 h nach der Operation auf eine CPM-Behandlung verzichtet werden sollte.

Revisionsoperationen Nach einer Revisionsoperation mit Austausch der Totalendoprothese ist das Rehabilitationsprogramm dem nach einem Primäralloarthroplastik sehr ähnlich. Oftmals ist die funktionelle Nachbehandlung bei diesen Patienten aufwendiger, weil häufig schon präoperativ eine Kontraktur vorlag. Andere Einschränkungen hängen von besonderen Umständen ab wie geschädigtes Knochenlager und inadäquate Weichgewebesituation.

Maßnahmen nach der Entlassung aus der stationären Rehabilitation

Bis zur 7. Woche nach der Operation scheint eine Teilbelastung des operierten Beines mit nur 30 kg axiale Kraft sinnvoll, um die knieumspannenden Weichteile an die veränderte Situation zu gewöhnen; der Patient führt nach der Entlassung aus der stationären Behandlung die physiotherapeutischen Übungen selbstständig weiter fort. Dazu wird dem Patienten ein schriftliches Übungsprogramm mit allgemeinen Verhaltenshinweisen ausgehändigt. Ist der Patient entlassen, muss er mindestens zweimal täglich das volle Übungsprogramm fortsetzen. Der endoprothetisch versorgte Patient sollte den Physiotherapeuten benachrichtigen, wenn Bewegungseinschränkungen oder andere ungewöhnlichen Zwischenfälle auftreten.

Tabelle 3.27 und Tab. 3.29 geben Empfehlungen für die postoperative Rehabilitation bei Erkrankungen des Kniegelenkes. Tab. 3.28 zeigt die Mobilisation nach Implantation einer Knieendoprothese.

Auch der **therapeutische Sport** ist wesentlicher integrativer Bestandteil eines konservativen Rehabilitationsprogramms im Fall von Gelenkerkrankungen der unteren Extremitäten; er steht meist erst am Ende des funktionellen Trainings, wobei hier, neben dem Erhalt einer beschwerdefreien (Rest-)gelenkfunktion sowie der muskulären Kraftentfaltung v. a. auf die Verbesserung der koordinativen Leistungsfähigkeit (Schulung einer möglichst optimalen Körperbeherrschung) abgezielt wird; evtl. bestehende Behinderungen werden so leichter überwunden (Bedeu-

Tab. 3.27 Richtlinien für die Entlastung der betroffenen unteren Extremität in der postoperativen Rehabilitation von Erkrankungen des Kniegelenks (Jerosch u. Heisel 2004)

Erkrankung/Versorgung		Völlige Entlastung (nur Abrollen des betroffenen Beines)	Teilbelastung mit 20 kp (Dreipunktegang) an zwei Unterarmgehstützen	Weitgehende Vollbelastung (Vierpunktegang) an 2 Unterarmgehstützen	Vollbelastung an einer kontralateralen Gehstütze	Völlig unterstützungsfreies Gehen
Suprakondyläre Oberschenkelfrakturen	Plattenosteosynthese	Ab 1.–2. Tag	Ab 2.–3. Woche	Ab 6. Woche	Ab 8.–10. Woche	Ab 10.–12. Woche
	Dynamische Versorgung	Ab 1.–2. Tag	Ab 2. Woche	Ab 6. Woche	Ab 8.–10. Woche	Ab 10.–12. Woche
Schienbeinkopffrakturen	Konservative Behandlung	Ab 1.–2. Tag	Ab 2.–4. Woche	Ab 12. Woche	Ab 14.–16. Woche	Ab 16. Woche
	Schraubenosteosynthese	Ab 1.–2. Tag	Ab 2.–4. Woche	Ab 10. Woche	Ab 12. Woche	Ab 14. Woche
	Plattenosteosynthese	Ab 1.–2. Tag	Ab 2. Woche	Ab 8.–10 Woche	Ab 10.–12. Woche	Ab 12.–14. Woche
Knorpelplastik (Femurrolle, Schienbeinkopf, Patella)	Abrasion	Ab 1.–2. Tag	Ab 1. Woche	Ab 6.–8. Woche	Ab 10. Woche	Ab 10.–12. Woche
	Mosaikplastik	Ab 1.–2. Tag	Ab 2. Woche	Ab 8.–10. Woche	Ab 12. Woche	Ab 12.–14. Woche
	Chondrozytentransplantation	Ab 1.–2. Tag	Ab 2. Woche	Ab 12. Woche	Ab 14. Woche	Ab 14.–16. Woche
Kreuzbandverletzungen	Konservative Behandlung	Ab 1.–2. Tag	Ab 2. Woche	Ab 6.–8. Woche	Ab 8.–10. Woche	Ab 12. Woche
	Frische operative Rekonstruktion	Ab 1.–2. Tag	Ab 2. Woche	Ab 6. Woche	Ab 8.–10. Woche	Ab 12. Woche
	Plastischer Ersatz	Ab 1.–2. Tag	Ab 2. Woche	Ab 6. Woche	Ab 8.–10. Woche	Ab 12. Woche

◘ Tab. 3.27 (Fortsetzung) Richtlinien für die Entlastung der betroffenen unteren Extremität in der postoperativen Rehabilitation von Erkrankungen des Kniegelenks (Jerosch u. Heisel 2004)

Erkrankung/Versorgung		Völlige Entlastung (nur Abrollen des betroffenen Beines)	Teilbelastung mit 20 kp (Dreipunktegang) an zwei Unterarmgehstützen	Weitgehende Vollbelastung (Vierpunktegang) an 2 Unterarmgehstützen	Vollbelastung an einer kontralateralen Gehstütze	Völlig unterstützungsfreies Gehen
Kniegelenksnahe Korrekturosteotomien	Suprakondylär	Ab 1.–2. Tag	Ab 2. Woche	Ab 6.–8. Woche	Ab 8.–10. Woche	Ab 12. Woche
	Infrakondylär					
	– Additiv	Ab 1.–2. Tag	Ab 2. Woche	Ab 8.–10. Woche	Ab 12. Woche	Ab 16. Woche
	– Subtraktiv	Ab 1.–2. Tag	Ab 2. Woche	Ab 6.–8. Woche	Ab 8.–10. Woche	Ab 12. Woche
Knieendoprothese	Mediale Schlittenprothese	Ab 1.–2. Tag	Ab 1. Woche	Ab 2. Woche	Ab 4. Woche	Ab 6. Woche
	Achsfreier Oberflächenersatz					
	Zementfrei	Ab 1.–2. Tag	Ab 1. Woche	Ab 2.–4. Woche	Ab 6. Woche	Ab 8. Woche
	Zementiert	Ab 1.–2. Tag	Ab 1. Woche	Ab 2. Woche	Ab 4.–6. Woche	Ab 6.–8. Woche
	Achsgeführte Alloplastik	Ab 1.–2. Tag	Ab 1. Woche	Ab 2. Woche	Ab 4.–6. Woche	Ab 6.–8. Woche
	TEP-Wechsel	Ab 1.–3. Tag	Ab 1.–2. Woche	Ab 4.–6. Woche	Ab 6.–8. Woche	Ab 8.–12. Woche

◘ Tab. 3.28 Mobilisationstherapie nach Implantation einer Knieendoprothese

Art der Maßnahme	Knie-TEP
CPM-Schiene	Ab dem 1. postoperativen Tag, solange Kniebeugung < 90°
Motomed	Ab der 3. postoperativen Woche, wenn Kniebeugung zumindest 70°
Ergometer	Ab der 4. postoperativen Woche, wenn Kniebeugung zumindest 90°

◘ Tab. 3.29 Besonderheiten in der frühen Rehabilitation nach Knie-TEP (Jerosch u. Heisel 2001, Heisel u. Jerosch 2007)

	Zeitpunkt
Trotz gehäuft vorliegendem intraartikulärem Resterguss Zurückhaltung bezüglich Punktion des Kniegelenks	
Keine provozierte mechanische Ablösung von Hautkrusten bzw. trockenen Oberflächennekrosen (Infektionsgefahr!)	
Postoperative Rückenlagerung (keine Knierolle)	Etwa 2 Wochen
Keine Widerstandsextension am langen Hebel (nach erfolgter Osteosynthese der Tuberositas tibiae)	Für 6–8 Wochen
Freies Gehen	8.–12. Woche
Auto fahren	8.–12. Woche
Sexualität: abhängig von Mann/Frau und von Körperstellung	4.–12. Woche

tungsreduktion). Der psychische Einfluss durch das Gruppenerlebnis sowie die Bewusstmachung der individuellen Belastbarkeit darf nicht unterschätzt werden.

Bei Vorliegen degenerativer oder posttraumtischer Gelenkveränderungen wie auch nach erfolgtem endoprothetischem Gelenkersatz sollte der Sportmediziner dem betroffenen Patienten die einzelnen Bewegungsprogramme individuell und detailliert vorgeben, evtl. mit Anpassung bzw. Modifikation gewisser Sportarten an bereits bestehende Behinderungen (unterschiedliche Belastungsstufen) (◘ Tab. 3.30).

In diesem Zusammenhang müssen sportliche Betätigungen mit hohen kinetischen (dynamischen) Kraftspitzen unbedingt vermieden werden; in erster Linie sollten gleichmäßige Bewegungsabläufe in das Programm integriert werden, die die muskulären Schutzmechanismen des betroffenen Gelenks nicht überfordern und somit bereits knorpelgeschädigte Gelenkbereiche nicht über Gebühr strapaziert werden. Unter diesem Gesichtspunkt sind v. a. Kampf- und Ballsportarten, die einen teilweise unkontrollierbaren direkten Körperkontakt mit sich bringen, unter therapeutischen Gesichtspunkten im Rahmen eines Reha-

3

◘ **Tab. 3.30** Knieschaden und sportliche Belastbarkeit (Heisel u. Jerosch 2007)

Sportart	Gut geeignet	Weniger geeignet	Nicht geeignet
American Football			x
Angeln	x		
Badminton			x
Ballett			x
Baseball			x
Basketball			x
Bergsteigen			x
Billard		x	
Biathlon			x
Bobfahren			x
Bodybuilding		x	
Bogenschießen	x		
Bowling		x	
Boxen			x
Cricket			x
Curling		x	
Dart	x		
Eishockey			x
Eiskunstlauf			x
Eisschnelllauf		x	
Eisstockschießen		x	
Eistanz			x
Fallschirmspringen			x
Faustball		x	
Fechten			x
Freiklettern			x
Fußball			x
Gerätturnen			x
Gewichtheben			x
Golf		x	
Gymnastik	x		
Handball			x
Hockey			x
Inline-Skaten		x	

Anatomisch-topographisch unterteilt sich der Fuß in den Rück-, Mittel- und Vorfuß, während er sich anatomisch - funktionell in den Längs- und Querbogen aufgliedert. Der gewölbeartige Aufbau der knöchernen Strukturen wird über einen straffen Kapsel-Band-Apparat gehalten. Aus dieser Betrachtung wird zwischen Sprungbein- und Fersenbeinfuß differenziert.

Zum **Sprungbeinfuß** zählt man das Sprung-, Kahn- und die Keilbeine sowie den 1.–3. Mittelfußknochen.

Zum **Fersenbeinfuß** gehören das Fersen-, Würfelbein und die lateral liegenden Mittelfußknochen 4 und 5. Der Fersenbeinfuß trägt beim Stand den größten Anteil des Körpergewichtes im Sinne eines Stützgewölbes, während der mediale Bogen (Sprungbeinfuß) beim Gehen wie eine Feder wirkt.

Analog Kettengliedern passt sich bei statischen und dynamischen Belastungen der Fuß der entsprechenden Umgebung an, wobei das Talokrural- und das untere Sprunggelenk kardanartige Bewegungen ausführen.

Muskulatur

Durch den direkten Ansatz hat der Großteil der inneren und äußeren Fußmuskulatur seinen Fixpunkt am Fersenbeinfuß, wirkt jedoch auf den Sprungbeinfuß und hier wiederum auf die Mittelfußknochen.

Die wichtigsten Muskeln sind:
- Mm. peroneus longus und brevis,
- M. flexor hallucis longus,
- M. tibialis posterior.

Der M. peroneus longus verspannt das Quergewölbe, während er und der Brevis gemeinsam Pronation und Plantarflexion ausführen. Der M. tibialis posterior bewirkt eine Plantarflexion und Supination des Fußes. Bei Ruptur oder Insuffizienz desselben kommt es zu einem Knick-Plattfuß mit valgischer Fehlstellung des Kalkaneus und Abflachung des medialen Fußgewölbes, man spricht von einer Coxa pedis.

Gelenk- und Kapselverbindungen

Das elastische Knochen-Band-System verbindet die entsprechenden Gelenke untereinander. Die wichtigste Gelenkverbindung ist das Talokruralgelenk:

Das Talokruralgelenk ist ein Scharniergelenk und nimmt für die Schwerkraftkontrolle eine bedeutende Rolle ein. Der aufrechte Stand wird nur über die Stabilisierung im Talokruralgelenk mit Fortsetzung der kinematischen Kette über Knie und Hüfte ermöglicht. Voraussetzung für die Stabilisierung im Talokruralgelenk ist wiederum die normale anatomische Funktion und das Zusammenwirken von Ferse, Fersenbeinfuß, Sprungbeinfuß und des Art. subtalaris.

Bandstrukturen

Die passive Verspannung des Fußgewölbes erfolgt in 3 Schichten über die Bänder:
- Lig. calcaneonaviculare plantare,
- Lig. plantare longum,
- sohlenwärts die Aponeurosis plantaris.

Die **Plantaraponeurose** ist mit die wichtigste Stabilisator des lateralen Fußgewölbes (Fersenbeinfuß). Weichteilverletzungen mit Beteiligung der Bandarchitektur können zu narbigen Strukturen führen, die die Abrollbewegung sowohl sensitiv als auch biomechanisch stören.

Der **Kalkaneus** wird dorsal durch die Achillessehne und ventral durch die Plantaraponeurose in seiner Winkelstellung im Sinne eines Knochenhebels (Wippe) gehalten. Bei einer Traumatisierung der Plantaraponeurose kommt es zu einer Abnahme der Fußgewölbespannung, und der Talus wie auch der Kalkaneus kippt in Längsrichtung ab: Es entsteht ein Plattfuß. Aus diesem Grund ist es wichtig, dass das Gleichgewicht über die beiden Bandstrukturen Achillessehne und Plantaraponeurose erhalten bleibt.

Der anatomische Fersenbeinwinkel von ca. 20–25° und das **Ligamentum plantare longum** verringern beim Gehen die Kraft auf das Talokruralgelenk. Eine Winkeländerung, traumatisch bedingt, führt zu einer Änderung der Kraftvektoren und damit zu einer vorzeitigen Arthrose.

Ein weiteres wichtiges Band ist das **Lig. talocalcaneum interosseum**, dessen Ansatz als Drehpunkt wirkt. Man spricht vom „Kreuzband" des USG. Bei der Ein- und Auswärtsdrehung des Sprung- und Fersenbeinfußes ist es als Sperre beteiligt. Wie auch die Kreuzbänder des Kniegelenks wirkt es bei der Stabilisierung des Beines bei Drehmomentkräften mit. Eine Ruptur des Bandes bedeutet einen Verlust des Drehpunktes und eine daraus resultierende Instabilität.

Klinische und apparative Untersuchung

Die klinische Untersuchung erfolgt sowohl statisch als auch dynamisch beim ausgezogenen Patienten. Dabei sollte das Augenmerk besonders auf Dysmetrien gerichtet werden. Primär erfolgt die Untersuchung im Stehen. Dabei ist die Stellung des Längs- und Quergewölbes, des Vorfußes und der Zehen sowie des Weichteilmantels mit eventuellen trophischen Störungen zu beurteilen. In Abhängigkeit von der Belastungsvorgabe ist beim Gang die funktionelle Gesamtsituation der unteren Extremität einschließlich Wirbelsäule mit zu berücksichtigen. Sowohl das Aufsetzen des Fußes, das Zehenverhalten beim Abrollvorgang als auch die verschiedenen Achsstellungen des Beines und des Fußes sind bezüglich der Beinkinetik zu überprüfen und Pathologika entsprechend festzuhalten.

Obligat schließt sich nach der ausführlichen orthopädischen Untersuchung, zu der auch die Erhebung des

Gefäßstatus gehört, eine **neurologische Befunderhebung** an. Gegebenenfalls muss ein neurologischer Konsiliarius hinzugezogen werden. Zur neurologischen Untersuchung gehört auch die Erfassung des psychischen Status. Das Rehabilitationsziel aus der Sicht des Patienten wie auch aus der des Arztes muss ebenfalls formuliert und im Konsens besprochen werden.

Zu einer qualitativen Rehabilitation sind eventuell **bildgebende Verfahren** wie konventionelles Röntgen (statische oder dynamische Untersuchungen unter dem Bildwandler), Sonographie zur Dokumentation von Weichteilveränderungen und Gefäßstatus, aber auch evtl. Computertomographie und/oder Kernspintomographie zur Erstbefundung wie auch zur Verlaufskontrolle.

Die Kernspintomographie hat neben der Darstellung von knöchernen Pathologika, wie Knochenmarködem oder Nekrose, den weiteren Vorteil in der Beurteilung von ligamentären Verletzungen, wie z. B. die Ruptur des Lig. talocalcaneum interosseum. Weiterhin besteht die Möglichkeit der dynamischen NMR-Untersuchung, die jedoch nur den Fällen vorbehalten sein sollte, in denen eine dynamische Untersuchung unter dem Bildwandler nicht aussagekräftig ist.

Die exakte Verifizierung des Untersuchungsergebnisses mit Verlaufsdokumentation und fundierte biomechanische Kenntnisse der unteren Extremität sind Grundvoraussetzungen einer effektiven, v. a. aber effizienten Behandlung.

> **Praxistipp**
>
> Generell sollte bei Verletzungen der unteren Extremität bei der stationären Aufnahme zur Rehabilitation eine Kompressionssonographie zum Ausschluss einer tiefen Beinvenenthrombose durchgeführt werden.

Obligat ist bei Teilbelastung der betroffenen Extremität eine **Thromboseprophylaxe**, die individuell in Abhängigkeit von der Belastung, der Mobilität und weiterer Risikofaktoren des Verletzten erfolgen sollte.

Strategie, Therapie und Nachsorge

Die Behandlung von angeborenen und traumatischen Erkrankungen erfordert z. T. abweichende Therapiestrategien. Es wäre zu umfangreich, diese Strategien en detail aufzugliedern. Die häufigen traumatischen Verletzungen, die vorwiegend operativ versorgt werden, sind

- Malleolarfrakturen,
- Pilontibialfrakturen,
- Rückfußfrakturen,
- Vorfußfrakturen,
- Ruptur der Achillessehne.

Postoperativ wird die Versorgung mit einem Unterschenkel-Cast oder Orthesestiefel für einen Zeitraum von 6–12 Wochen mit einer Teilbelastung mobilisiert.

Bei konservativer Versorgung einer **Malleolarfraktur** wird ein Unterschenkel-Cast für sechs Wochen mit einer Teilbelastung angelegt, bei operativer ein Orthesestiefel (Vacoped) für sechs Wochen mit einer Teilbelastung und frühfunktiontioneller Nachbehandlung, **Pilon-tibiale-Frakturen** entweder mit einem Unterschenkel-Cast oder Orthesestiefel (Vacoped) für 6–12 Wochen bei Teilbelastung. Rückfußfrakturen, die **Talusfraktur** ist selten (ca. 3 % aller Frakturen im Fußbereich) und bei konservativer Versorgung wird unter Entlastung des betroffenen Beines über einen Zeitraum von 6–12 Wochen der Unterschenkel mittels eines Castes ruhiggestellt. Die **Kalkaneusfraktur** kann nach Abschwellen der Weichteile mittels einer Fersenentlastungsorthese voll belastet werden und damit das Ziel der frühfunktionellen Nachbehandlung angestrebt werden. Eine Vollbelastung ohne Orthese wird in Abhängigkeit von der Weichteil- und Fraktursituation nach 6–12 Wochen erreicht. Der Vorteil der Orthesen liegt in der Pflege und in der – falls möglich – aktiven Physiotherapie.

Die Arthrose wird primär konservativ behandelt. Schwere Arthrosen im Sprunggelenk können sowohl mittels einer **Arthrodese** als auch mit einer **OSG-Endoprothese** versorgt werden. Die Arthrodese hat den Vorteil der Schmerzfreiheit, wenn die biomechanischen Gegebenheiten noch vorhanden sind und die angrenzenden Gelenke nicht auch schon schwere arthrotische Veränderungen aufweisen. Sie hat immer noch ihren Stellenwert.

Dies ist für die Indikation zur OSG-Endoprothese von hoher Relevanz, denn bei den jüngeren Patienten, die damit versorgt werden, ist die Erwartungshaltung entsprechend höher als beim älteren. Die minimalinvasive Technik erlaubt eine frühere Rehabilitation bei besserer Funktionalität. Entscheidend ist für den Patienten die Schmerzsymptomatik. Bis zur Wundheilung kann das Sprunggelenk mit einer Orthese versorgt werden, der Patient geht an 2 U-Armstützen teilbelastend, danach Übergang auf Vollbelastung unter Stabilisationssicherung mittels der Orthese.

Die Rehabilitation kann nur im Team mit einer engen Verzahnung bei individueller Flexibilität erfolgen. Vorgegebene Qualitätsstandards müssen dabei berücksichtigt werden.

Primäres Therapieziel ist der sichere Stand, sowohl bei Entlastung, Teil- oder Vollbelastung. Zur Diagnostik und Überprüfung des Ganges werden zunehmend apparative Möglichkeiten mit herangezogen. Dabei differenziert man zwischen

- Standphase und
- Gehphase.

Das Gangbild steht bei Verletzungen der Fußregion im Mittelpunkt des therapeutischen Handelns. Optische Unterstützung mittels Spiegeln zur kontinuierlichen Eigenkontrolle, Laufband, Pedoskop, Balancegerät, Propriomed und videodokumentierte Ganganalyse sind einige der zusätzlichen, unterstützenden Möglichkeiten des Therapiespektrums.

Schmerztherapie

Schmerz limitiert den Therapieerfolg. Nur eine adäquate Schmerzbehandlung führt zu den gemeinsam erarbeiteten Rehabilitationszielen. Leider ist von Seiten des Patienten, aber auch ärztlicherseits immer wieder festzustellen, dass aus mangelnder Kenntnis oder Compliance die Therapie von Schmerzen insuffizient betrieben wird. Schmerz ist beherrschbar, wenn man frühzeitig mit der entsprechenden speziellen Schmerztherapie beginnt. Die kausale unfallchirurgische Schmerztherapie wird durch die symptomatische ergänzt bzw. häufig erst durch diese ermöglicht.

Neben der medikamentösen Therapie – es ist vom Schmerzcharakter zwischen nozizeptiven, neuropathischen Schmerzen und dem mixed pain zu differenzieren und die Verordnungsstrategie entsprechend darauf auszurichten – kommen therapeutische lokale Injektionsbehandlungen und Nervenblockaden zum Einsatz. Speziell bei peripheren tendokapsulären und tendomyotischen Schmerzsyndromen lassen sich mittels Lokalanästhesie und Kortisonapplikation rasche Besserungen erzielen. Manuelle Mobilisation im Sinne von chiropraktischen Techniken findet bei der Schmerztherapie ebenso Anwendung wie die TENS-Behandlung.

Pflege

Der Pflege kommt eine wichtige Aufgabe in der Behandlungskette zu. In der Frühphase ist auf die fachgerechte Lagerung der unteren Extremität zur Vermeidung eines Druckulkus mit Abpolsterung der Ferse und der Knöchelregion besonders zu achten.

Je nach Lokalbefund ist eine entsprechende pflegerische Versorgung notwendig. Je nach Mobilisationsgrad soll auch das Pflegeteam den Patienten motivieren, um möglichst rasch seine Selbstständigkeit für Alltagssituationen zu erreichen.

Physiotherapie

Die Physiotherapie, unterteilt in Krankengymnastik und physikalische Therapie, nimmt den größten Teil des Rehabilitationsprogramms ein. Infolge der mechanischen Komplexität sowie der Notwendigkeit für ein physiologisches Gangbild und der sich darauf aufbauenden Statik steht bei der Krankengymnastik am Fuß der Erhalt respektive Wiederaufbau und die Funktion des Fußgewölbes mit seinen aktiven und passiven Anteilen im Vordergrund.

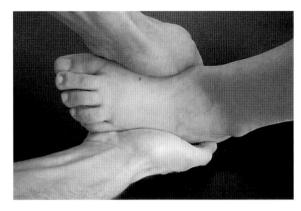

◻ Abb. 3.22 Frühphase: Aufdehnung des Fußquergewölbes mittels Manualtechnik

In der Gehphase – auch bei Teilbelastung des Fußes – gliedert sich die äußere Kraft in unterschiedliche Kraftvektoren in den Gelenken auf, was wiederum ein differenziertes Therapieschema nach sich zieht.

Da meist infolge der Ruhigstellung ein ausgeprägtes Ödem bzw. eine Ödemneigung vorhanden ist, stehen in der Frühphase **resorptionsfördernde Maßnahmen** im Vordergrund. Dazu zählen:

- leichte Hochlagerung der Extremität,
- Aktivierung der Muskelpumpe durch Bewegen im oberen Sprunggelenk,
- isometrisches Anspannen der Fußsohlen im Sekundentakt gegen Widerstand (z. B. Bettende),
- manuelle Lymphdrainage.

Voraussetzung für eine adäquate Nachbehandlung ist zumindest die Übungsstabilität bei noch fehlender Belastungsstabilität.

Auch von Seiten der Physiotherapie werden **schmerzlindernde Maßnahmen** durchgeführt. Diese sind u. a. Weichteiltechniken wie Ausstreichungen, Funktionsmassagen im Bereich des M. tibialis anterior, M. triceps surae und M. peroneus, passives Durchbewegen des Gelenkes und unterstützend eine Kurzzeitkryotherapie. Die Aufdehnung des Fußquergewölbes mittels Manualtechnik in der Frühphase zeigt ◻ Abb. 3.22.

Ein besonderes Augenmerk wird seitens des Therapeuten in der Frühphase auf die **Spitzfußprophylaxe** gerichtet, durch

- isometrisches Anspannen,
- Bewegen in Dorsalextension unter Beachtung der Lagerung,
- aktives Bewegen im Kniegelenk,
- vorsichtige manuelle Therapie des Vorfußes.

Es ist immer auch darauf zu achten, dass die angrenzenden Gelenke mobil sind.

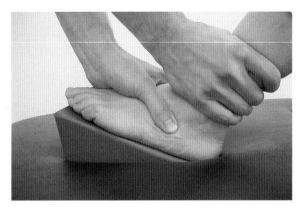

Abb. 3.23 Mobilisation der Tibia nach ventral zur Verbesserung der Dorsalflexion

Wenn Schmerz und Ödemneigung abnehmen, beginnt die **Mobilisation** unter Anwendung der „manuellen Therapie" nach Kaltenborn/Evjenth oder Maitland mit Techniken wie z. B.

- Traktion,
- Oszillationen bzw. Kompressionstherapie (gegen Entkalkung der Knochen),
- Gleittechniken,
- aktive Bewegung im schmerzfreien Bereich.

Die Mobilisation der Tibia nach ventral zur Verbesserung der Dorsalflexion zeigt **Abb. 3.23.**

Außerdem wird eine Kräftigung der nicht betroffenen Extremität angestrebt. Durch Training im Einbeinstand auf der nicht betroffenen Extremität wird das Halten des Gleichgewichts geübt, was für den weiteren Belastungsaufbau notwendig ist. Oberkörper und Arme müssen mit gekräftigt werden, z. B. durch Seitenlage und Abduktionstraining mittels Therabändern.

> ⓘ Bei traumatischen Fußverletzungen mit diffusem persistierendem Beschwerdebild muss der Behandler immer an die Möglichkeit eines komplexen regionalen Schmerzsyndroms (CRPS) wie auch PTBS (s. unten) denken.

CRPS Typ I – keine periphere traumatische Nervenläsion – kommt häufiger vor als Typ II.

Da postoperativ zu ca. 81 % eine Ödembildung besteht, muss eine **tiefe Beinvenenthrombose** ausgeschlossen werden. Differenzialdiagnostisch sollte auch eine Thrombophlebitis in die Überlegungen mit einbezogen werden.

Das Propriozeptionstraining, d. h. das Bewusstmachen der Kräfte an der Fußsohle und damit der Fußgelenke, lässt sich im Rahmen der Krankengymnastik gut mit Hilfe eines Pedoskops durchführen (**Abb. 3.24**). Dieses Training kann sowohl bei Entlastung des Fußes – dabei sitzt der Patient – als auch im Stand unter Belastung

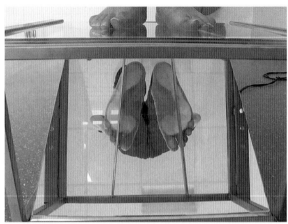

Abb. 3.24 Pedoskop: Darstellung des Belastungsprofils und der Krafteinleitung auf das Fußgewölbe

durchgeführt werden. Ein wichtiger Faktor ist der Aufbau des Fußgewölbes. Der Therapeut muss dem Patienten unbedingt die biomechanischen Notwendigkeiten nahebringen und den Aufbau über Großzehe/Außenkante/Ferse schulen.

Ein weiterer Abschnitt in der Therapiestrategie ist die **Gangschule** mit dem damit verbundenen Belastungsaufbau. Dazu wird der Patient nach Möglichkeit mit Gehstützen mobilisiert. Das Augenmerk des Therapeuten richtet sich hierbei auf Schwungbein- und Standbeinphase.

Besonders vorteilhaft ist die **Krankengymnastik im Wasser**, da sich durch den hydrostatischen Druck eine Kompression auf die Extremität erzielen lässt und es durch den Auftrieb zu einer Gewichtsentlastung kommt. Dies kann durch Anlegen von Spezialschwimmwesten noch verstärkt werden, um eine nahezu vollkommen belastungsfreie Situation für die Extremität zu erreichen. Damit der Patient ein Gefühl für die Höhe der Belastung reflektiert, führen wir diese Schulung auf dem Balancegerät durch, bei vollkommener Entlastung zuerst im Sitzen mit langsamem Übergang in den Stand (**Abb. 3.25**).

Bei Fehlen dieser Einrichtung kann auch mit einer normalen Waage geübt werden. Der 2. Schritt bei der Gangschulung ist die Vermittlung des Gleichgewichtes und damit der Sicherheit des Patienten beim Gehen. Dies kann in der Klinik auf der Weichbodenmatte oder auf dem Schaukelbrett mit Unterstützung durch Gehbarren und/oder Therapeuten, im Freien im Gehparcours erfolgen. In der Spätphase bei erreichter Vollbelastung erhalten dann leistungsorientierende Maßnahmen zunehmend einen therapeutischen Stellenwert. Beim jüngeren Patienten kann ein Stabilitätstraining mittels Inline-Skater (offener Schuh im Einbeinstand im Gehbarren und Propriomed) Zugang in eine Behandlungsstrategie finden.

Die physikalischen Anwendungen sind eine wichtige Begleittherapie zur Krankengymnastik.

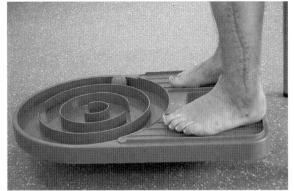

Abb. 3.26 Wobbler: Koordination und Balancetraining

— Koordination,
— Schmerzreduktion,
— Muskelkräftigung,
— Gelenkmobilisation.

Ein Schwerpunkt liegt im Wiedererlangen physiologischer Bewegungsmuster. Der erste Schritt ist eine **Wahrnehmungsschulung**. Durch die Mobilisationstechnik nach Spiraldynamik wird die Beweglichkeit angebahnt und die natürliche dreidimensionale Verschraubung des Fußes für die Patienten erlebbar gemacht. Therapiegeräte wie Kreisel, Kippbrett, Wobbler (■ Abb. 3.26) und das Minitrampolin geben Input auf Gelenkkapsel und alle umliegenden Strukturen, verbessern die Beweglichkeit und fördern die Kraft und die Stabilität des Fußes. Abrollübungen lassen sich sehr gut auf dem Airex-Kissen sowie dem Ballkissen durchführen.

Die Sandbox, eine Wärmeanwendung, hat eine durchblutungsfördernde Wirkung, die positiv die Beweglichkeit beeinflusst. Beide Medien dienen auch als Sensibilitätstraining bei Nervenläsionen. Das Sensibilitätstraining wie auch das Propriozeptionstraining durch die Behandlung nach Perfetti sollen die Eigenwahrnehmung fördern. Eine Verbesserung der Bewegungsfunktion und der Koordination wird somit erzielt und prophylaktisch pathologischen Haltungs- und Bewegungsmustern vorgebeugt.

Dies alles bildet die Basis für eine Eingliederung in alle alltags- und berufsspezifischen Tätigkeiten. In der Therapie wird der Patient zum Eigentraining angeleitet, denn nur eine konsequente, regelmäßige Therapie bringt den erwünschten Erfolg. Durch die enge Verzahnung von Physiotherapie und Ergotherapie in der Behandlungsstrategie ist ein ständiger Informationsfluss und Kooperation notwendig.

Orthopädietechnik

Die adäquate Orthesen-/Hilfsmittelversorgung in der Frühphase der Nachbehandlung führt zu einer schnelleren Rehabilitation. Die anfänglich klassische Gipsruhigstellung

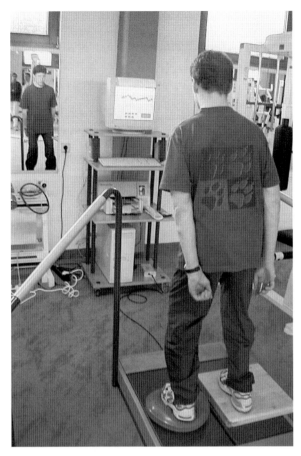

Abb. 3.25 Balancegerät: Dient der Eigen-/Verlaufskontrolle und Schulung des Patienten in Abhängigkeit von der Belastung

Wegen der Lymphabflussstörungen sollte anfänglich täglich eine manuelle **Lymphdrainage** appliziert werden. Thermotherapie (milde Kälte oder milde Wärme), niederfrequente Elektrotherapie (diadynamisch, Ultrareizstrom) und Ultraschall, Kohlensäurebäder bei Durchblutungsstörungen, Muskelstimulation bei neurologischen Defiziten zeigen einen kleinen Teil der großen Palette physikalischer Therapiemöglichkeiten.

Es ist selbstverständlich, dass parallel in allen Behandlungsphasen ein angepasstes, im Verlauf aufbauendes Koordinations- und Krafttraining mit medikomechanischen Geräten begleitend zum Einsatz kommen.

Zur Kräftigung der oberen Extremitäten wie auch der Rückenmuskulatur können beispielsweise Zugapparat, Pull down, Dips und Rudergerät entsprechend verwendet werden. Die unteren Extremitäten können über die reziproke Kräftigung bei Teilbelastung der betroffenen Extremität mit der Beinpresse trainiert werden.

Ergotherapie

Die Ziele der ergotherapeutischen Behandlung sind zum großen Teil kongruent mit denen der Physiotherapie.

3

wurde nahezu verlassen. **Dynamische Orthesen** z. B. der VACO ped erleichtern die Pflege und haben einen hohen Tragekomfort. Die Tragezeit richtet sich nach der Verletzungsart. Bei den Fersenbeinfrakturen hat sich der Einsatz einer Fersenentlastungsorthese, z. B. der Orthese nach Settler, bewährt. Es besteht die Möglichkeit, die eingeschränkte Funktionsfähigkeit des Fußes über Schuhzurichtung mit Ausgleich der Gegenseite, z. B. „**Ausgleichsrolle**", oder mittels orthopädischem Schuh zu versorgen. Die Wahl des Verfahrens hängt von der jeweiligen Schwere der Verletzung und der daraus resultierenden Beeinträchtigung ab.

> Die orthopädietechnische Versorgung muss, soweit möglich, die beeinträchtigte Funktion des Gelenkes ausgleichen, und ihr Ziel ist, die Belastung möglichst wieder auf die gesamte Fußsohle zu übertragen.

Häufig kommt es nach Traumata zu Arthrosen in den Gelenken bzw. es ist bei schweren ossären Verletzungen eine Arthrodese notwendig. Für das obere Sprunggelenk wird bei eingetretener Gelenkarthrose ein **Abrollschuh** mit
- Pufferabsatz,
- Mittelfußrolle (**Cave:** Gleichgewichtsstörungen!) und
- Stegabsatz

vorgeschlagen.

Bei schweren Arthrosen und nach Versteifungen ist die Versorgung mit einem **Arthrodesenstiefel** notwendig mit deutlicher Überknöchelhöhe und Hinterkappenversteifung.

Bei der Arthrodese der Fußwurzelgelenke reicht oft die zurückgesetzte Mittelfußrolle aus, die Versteifung der Zehengelenke bedarf wegen der Verlängerung des vorderen Fußhebels einer Ballenrollenversorgung.

Die häufigen Fersenbeinfrakturen führen meist zu einem traumatischen Plattfuß mit Höhenverlust und Fersenverbreiterung, ggf. auch mit Exostosen und mit einer frühzeitigen Arthrose des unteren Sprunggelenkes. Er muss schuhtechnisch mit einer am Fersenbalkon abstützenden, schalenförmigen Ausgleichsbettung inkl. Höhenausgleich und ggf. Hinterkappenpolsterung versorgt werden, um die biomechanischen Gesetzmäßigkeiten zu rekonstruieren. In eine solche Versorgung müssen daüber hinaus Pufferabsatz, Mittelfußrolle, Stegabsatz sowie Sohlen- und Laschenversteifung integriert sein.

> Bei der Wahl der Materialien ist immer auf die Biokompatibilität zu achten und eine Entlastung und Weichbettung der druckempfindlichen Stellen (Narben, Schwielen usw.) anzustreben.

Psychotherapie

Im Bedarfsfall sollte ein Psychotherapeut mit zugezogen werden. Es ist Aufgabe des Behandlers, rechtzeitig am Ver-

halten des Betroffenen zu erkennen, wenn dieser die Fähigkeit verliert, die psychischen und physischen Leistungsanforderungen zu bewältigen. Nimmt er die Verletzung als unabdingbaren Schicksalsschlag – ohne Perspektive, nach oder während der Rehabilitation seine Lebensführung aktiv zu beeinflussen – wahr, ist dringend psychologischer Handlungsbedarf angezeigt. Bei Unfällen sieht man nicht selten, dass posttraumatische Belastungssyndrome (PTBS) nicht erkannt und/oder unbehandelt gravierende langfristige Folgen haben können. Die Patienten klagen über medizinisch nicht quantifizierbare Beschwerden, neigen zu Schonhaltungen und unphysiologischem Einsetzen der betroffenen Extremität, fühlen sich in ihrer Leistungsfähigkeit beeinträchtigt und sehen ihre Reintegration ins Berufsleben für verfrüht an. Etwaige Belastungserprobungen am Arbeitsplatz werden abgebrochen.

> Bei der Anamneseerhebung ist ein ausführliches, offenes Gespräch über Unfallhergang, Unfallverarbeitung und Einschätzung der Traumafolgen durch den Patienten notwendig, um rechtzeitig ein posttraumatisches Belastungssyndrom (PTBS) zu erkennen. Hinzuziehung und eventuelle Behandlung durch einen Psychologen sind dann notwendig.

Fazit
- Fußverletzungen oder -korrekturen bei Fußfehlbildungen, operativ oder konservativ versorgt, bedürfen wegen der Komplexität einer spezifischen Rehabilitation, die sowohl ambulant als auch stationär durchgeführt werden kann.
- Der Aufwand der Nachbehandlung ist proportional zum Schweregrad, das primäre Ziel ist die Wiederherstellung der sicheren Schwerkraftkontrolle im statischen Zustand, in der 2. Phase erfolgt die Mobilisation zur Harmonisierung der kinematischen Kette.
- Es ist unabdingbar, dass das Behandlerteam – bestehend aus Arzt, Physiotherapeut, Ergotherapeut, Pflege und evtl. Orthopädie(schuh)techniker, Psychologe und Sozialarbeiter – eine enge Vernetzung pflegt, um die Effizienz des Ergebnisses und Reintegration zu garantieren.
- Autofahren: Eine Teilnahme am Straßenverkehr ist gegeben, wenn das betroffene Bein in jeder Situation voll belastbar ist.

3.3 Rehabilitation nach Amputationen

B. Greitemann

Die Rehabilitation Amputierter ist eine der anspruchvollsten Aufgaben in der Rehabilitationsmedizin. Sie ist das Paradebeispiel einer interdisziplinären Rehabilitation im Team mit hohen Ansprüchen an die Kooperationsfähigkeit der Teammitglieder und das Koordinationsvermögen des Teamleiters.

Die primäre Rehabilitation Amputierter ist eine Domäne der stationären Rehabilitation. Patienten mit Majoramputationen an den unteren Extremitäten sind gerade im Hinblick auf Alter und Gesundheitszustand nicht im Rahmen ambulanter Rehabilitationsmaßnahmen zu versorgen. Bei Amputationen an den oberen Extremitäten ist die Mobilität der Patienten in der Regel weniger eingeschränkt, damit sind in einem versierten Zentrum mit entsprechender Ausstattung (intensive Ergotherapie als Gebrauchsschulung, hochqualifizierte Prothesentechnik) auch ambulante, wohnortnahe Rehabilitationsangebote gut vorstellbar. Die Rehabilitation Amputierter untergliedert sich in Subphasen bis hin zur lebenslangen Rehabilitation, um gemäß der UN-Konvention die Teilhabe dieser schwer betroffenen Patienten optimal zu ermöglichen.

> **Subphasen der Rehabilitation**
> - Präoperative Rehabilitation (Information, Aufklärung, Training Stützkraft)
> - Chirurgische Eingriffsqualität
> - Direkt postoperative Rehabilitation (Vitalparameterbehandlung, Thrombose- und Pneumonieprophylaxe, Frühmobilisation, Wundmanagement)
> - Frühe Rehabilitation (Kräftigung der erhaltenen Extremitäten, Ödemausschwemmung, frühe Mobilisation)
> - Späte Rehabilitation (Gehtraining, Armgebrauchstraining, Kräftigung, Sport, ADL-Training)
> - Lebenslange Rehabilitation

3.3.1 Problemstellung

Patienten und Grunderkrankung

Epidemiologische Daten zu Amputationen in Deutschland sind in Ermangelung eines durchgängigen Amputationsregisters schwer zu erhalten. In den Industriestaaten wird die Anzahl an Amputationen zwischen 5.5 und 17 pro 100.000 Einwohner pro Jahr geschätzt (McCollum u. Walker 1992; Pernot et al. 2000). Erkennbar sind deutliche regionale Unterschiede. Nach den neuen des statistischen Bundesamtes Statistiken werden in Deutschland jährlich etwa 69.000 Amputationen durchgeführt, davon ca. 20.000 als sog. Major-Amputationen (oberhalb des Sprunggelenkes) und 44.000 am Fuss. Deutschland liegt somit in der Amputationsrate im internationalen Vergleich immer noch sehr hoch, erfreulich hat sich das Verhältnis in den letzten Jahren zu den peripheren Amputationen verschoben.

In den Industrienationen betrifft die Mehrzahl der Amputationen die **unteren Extremitäten** (Pernot et al. 2000). Dabei handelt es sich zu über 75–80 % um Patienten mit fortgeschrittener generalisierter Erkrankung im Sinne der peripheren arteriellen Verschlusserkrankung und Arteriosklerose mit oder ohne Diabetes mellitus (Baumgartner 1985). Bei vielen dieser Patienten sind neben mehrfachen Voroperationen (z. B. Gefäßoperationen) und einer Vielzahl körperlicher Funktionsdefizite (degenerative Veränderungen an anderen Gelenken, kardiovaskuläre Limitationen, Nierenstoffwechselstörungen, Augenerkrankungen) auch erhebliche zentrale und koordinative Störungen vorhanden. Seltener sind Traumata, Infektionen, Tumoren oder angeborene Fehlbildungen Ursachen.

Nach dem dänischen Amputationsregister (Andersen-Ranberg u. Ebskov 1988) machen die **Armamputationen** nur 3 % aller großen Amputationen aus bei völlig anderer Ätiologie. Hier dominieren eindeutig die Traumata.

Vorausgehende Therapie

Für jeden Patienten ist die Amputation nicht nur eine Verstümmelung, sondern ein schwerer Eingriff in die eigene Persönlichkeit mit erheblicher Beeinträchtigung. Oft sprechen Patienten vom „Ende" der Behandlung, haben Angst, den Angehörigen zur Last zu fallen und zum Pflegefall zu werden. Die Patienten sind zu Beginn der Rehabilitation oftmals in tiefer Depression und Angst, insbesondere Zukunftsangst. Dies wirkt sich häufig in Resignation und mangelndem Antrieb aus. Problematisch ist, dass auch manche Operateure die Amputation als „Behandlungs-Ende" ansehen.

> ❯ „Die Amputation ist nicht das Ende, sondern der Beginn der Behandlung." (Sir Reginald Watson-Jones)

Die Rehabilitation des Amputierten muss bereits mit einer suffizienten operative Versorgung und vorherigen sachgerechten Information beginnen.

Gerade bei älteren Patienten ist zu beachten, dass die **Amputationshöhe** richtig gewählt wird. Immer noch wird zu hoch amputiert, was letztlich einen erheblich erhöhten Energieaufwand beim späteren Gehen für den Patienten bedeutet. Unter dem Aspekt, dass im Rahmen der Grunderkrankung die 2. Extremität gefährdet sein kann, ist es unverantwortlich, die Amputationshöhe primär gleich zu hoch zu wählen, um eine „Salamitaktik" zu vermeiden.

Dabei ist der **Erhalt des Kniegelenkes** für jeden Patienten von ganz entscheidender Bedeutung für die späteren Rehabilitationsaussichten, da bei erhaltenem Kniegelenk auf ein künstliches Kniegelenk mit all seinen Problemen verzichtet werden kann. Falls das Knie nicht erhalten werden kann, bietet die Knieexartikulation einen wesentlichen Vorteil gegenüber transfemoralen Amputationen durch volle Stumpfendbelastbarkeit und ungestörtes Muskelgleichgewicht.

Im Rahmen der operativen Versorgung ist auf schonende Operationstechnik, sorgfältige Abrundung der Knochenkanten und v. a. auch versierte operationstechnische Kürzung der Nervenenden außerhalb des Belastungsbereiches der späteren Prothesenversorgung zu achten. Jeder Operateur, der sich mit Amputationschirurgie befasst, muss daher spezielle Kenntnisse auch über die Prothesenversorgung haben, um die Belastungsanforderungen der Prothese an den Stumpf zu kennen.

In Einzelfällen sind bei mangelhafter Primärversorgung ggf. vor Einleitung einer Rehabilitation stumpfkorrigierende Eingriffe sinnvoll, um den Rehabilitationsverlauf bzw. die Versorgbarkeit des Patienten zu ermöglichen.

In der **frühen postoperativen Rehabilitation** ist neben der Kontrolle der Vitalparameter und einem guten Wundmanagement eine Frühmobilisation des Patienten mit vorsichtigen Kräftigungsübungen bspw. für die Stützkraft, die beste Thrombose- und Pneumonieprophylaxe. Nach den ersten postoperativen Tagen kann bereits im Akuthaus mit einer intensiveren Kräftigung der Armstützkraft und der Kraft der erhaltenen Extremität begonnen werden, teilweise bereits mit einer erweiterten Mobilisation.

Rehabilitationsfähigkeit

Ein vieldiskutiertes Thema ist, in welchem Zustand ein Patient rehabilitationsfähig ist bzw. in eine Rehabilitationsklinik verlegt werden kann. Unabhängig von den sicherlich nicht mehr ganz aktuellen Kriterien des AHB-Kataloges ist aus orthopädisch-rehabilitationsmedizinischer Perspektive festzustellen:

> ❯❯ Anzustreben ist die frühestmögliche Verlegung des betroffenen Patienten ohne Prothese in eine qualifizierte Rehabilitationseinrichtung.

Bisher wurde Rehabilitationsfähigkeit im Rahmen des AHB-Verfahrens dann gesehen, wenn der Patient mit einer Prothese versorgt und mobilisiert war. Hierdurch geht wertvolle Zeit verloren, es entstehen erhebliche Folgekosten. Nach der Operation ist der Amputationsstumpf geschwollen. Wird der Patient dann in der Akutklinik noch mit einer Prothese versorgt, passt diese bereits in der Rehabilitationsklinik nicht mehr, Nachpassungen können wegen der Produkthaftung nicht durch den Orthopädietechniker an der Rehabilitationsklinik geschehen, wenn nicht „Verbundkooperationen" bestehen oder der Techniker zur Reha-Einrichtung kommt.

Viel sinnvoller erscheint die sofortige Aufnahme in eine Rehabilitationseinrichtung, in der im Anschluss an entstauende Maßnahmen und Erreichen eines gewissen „steady state" die Anpassung einer Prothese durchgeführt werden kann.

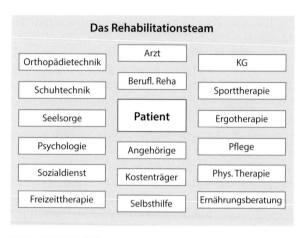

Das Rehabilitationsteam

	Arzt	
Orthopädietechnik		KG
	Berufl. Reha	
Schuhtechnik		Sporttherapie
Seelsorge	**Patient**	Ergotherapie
	Angehörige	
Psychologie		Pflege
Sozialdienst	Kostenträger	Phys. Therapie
Freizeittherapie	Selbsthilfe	Ernährungsberatung

◘ **Abb. 3.27** Rehabilitationsteam

Die Definitivversorgung sollte wiederum im heimischen Umfeld erfolgen. In der Zwischenzeit hat der Patient in der Rehabilitationsklinik das Gehen gelernt und Vertrauen in sein Hilfsmittel gewonnen, was bei einer nicht passenden Prothese nicht möglich wäre.

3.3.2 Strategie, Therapie und Nachsorge

Rehabilitationsziele und Rehabilitationsphasen

Die **frühe Rehabilitation** dieser Patienten setzt eine besondere Teamstruktur voraus, die effizient interdisziplinär funktionieren muss. In unserer Klinik trifft sich das Rehabilitationsteam einmal wöchentlich zu Teambesprechungen, bei denen alle Teammitglieder anwesend sind und den Rehabilitationsablauf untereinander absprechen und koordinieren (◘ Abb. 3.27).

Direkt nach Aufnahme und Erfassung des körperlichen und psychischen Status und des Erwartungshorizontes des Patienten beginnt die interdisziplinäre intensive Betreuung des Rehabilitanden.

Grundlage für die Entscheidung zu einer Versorgung sind die individuelle **Rehabilitationsprognose** sowie die individuellen, mit dem Patienten (und evtl. auch dessen Angehörigen) gemeinsam festgelegten **Rehabilitationsziele**. Diese bauen auf einer detaillierten Analyse der Funktionsdefizite, der Fähigkeitsstörungen und der Kenntnis des sozialen und beruflichen Umfeldes auf (Kontextfaktoren nach ICF, ▶ Abschn. 1.1.2).

> **Rehabilitationsziele in der frühen Rehabilitationsphase**
> ▬ Ödemreduktion, Entstauung
> ▬ Psychische Stabilisierung

- Kräftigung der erhaltenen Extremitäten, Verbesserung des Allgemeinzustandes
- Training von Alltagssituationen (Transfer, Ankleiden, Hygiene, allgemeine Mobilisierung)
- Training von Kompensationsmechanismen
- Feststellen der Prothesenversorgungsfähigkeit

Die wichtigsten Aufgaben in der frühen Rehabilitationsphase sind dabei die Feststellung der Prothesenversorgungbarkeit, die entstauende Therapie am Stumpf, die vorsichtige Kräftigung der erhaltenen Extremitäten, sowie die psychische Stabilisierung des Patienten.

Nach getroffener Entscheidung zur Prothesenversorgung, Festlegung der Prothesenpassteile unter funktionsorientierten Aspekten im Team, Abschwellen und Konditionieren des Stumpfes sind die Schwerpunkte der 3. Rehabilitationsphase deutlich anders.

Rehabilitationsziele in der frühen Rehabilitationsphase
- Sichere Mobilisation mit der Prothese
- Erlernen des selbstständigen Prothesenan- und -ausziehens
- Erlernen der selbstständigen Stumpf- und Prothesenhygiene
- Vermittlung von Informationen über Problemsituationen mit der Prothese (Passfähigkeitsprobleme, Komplikationen, technische Arbeitsweise der Prothese, Verhalten bei technischen Defekten etc.)
- Erarbeiten eines möglichst nicht eingeschränkten Alltagsverhaltens
- Einüben und Beratung im Hinblick auf Fahrtauglichkeit (der Pkw gehört heute zu einem der wichtigsten Lebensbereiche)

Ärztliche Betreuung

Der betreuende Arzt ist und bleibt für den Patienten nach dem dramatischen Ereignis der Amputation Hauptansprechpartner. Die Grundlage für das weitere Betreuungsverhältnis wird im aufnehmenden, einfühlsamen Patientengespräch gelegt. Hierin gilt es, einerseits eine Vertrauensbasis herzustellen, andererseits den Patienten über den voraussichtlichen Verlauf der Rehabilitation zu informieren. Besonders bedeutsam ist es, dem Patienten auch Hoffnung zu vermitteln, ohne unrealistische Prognosen abzugeben. Dies ist teilweise eine Gratwanderung und bedarf daher eines in der Rehabilitation Amputierter erfahrenen Arztes.

Im weiteren Verlauf übernimmt der Arzt neben der Schmerz- und Wundtherapie insbesondere die Funktion der Teamkoordination. Er sammelt, wertet und filtert die einlaufenden Informationen aus den unterschiedlichen Behandlungsbereichen, koordiniert die Abläufe, motiviert die Beteiligten und den Patienten in gemeinsamen Teambesprechungen und trifft letztendlich verantwortlich die Entscheidung zur oder gegen eine Prothesenversorgung.

> Keine falschen Versprechen im Hinblick auf Prothesenversorgung und Rehabilitationsprognosen.

Sicher eines der schwierigsten Gespräche, die es zu führen gilt, ist das Gespräch mit dem Patienten und seinen Angehörigen, wenn eine Prothesenversorgung nicht sinnvoll ist. Von vielen Patienten wird dies als „Vorenthalten von medizinischen Behandlungsmöglichkeiten" verstanden, der Patient reagiert möglicherweise verärgert oder aggressiv. Es gelingt in aller Regel allerdings mit einem einfühlsamen Gespräch, realistischer Darlegung der Möglichkeiten, aber auch Anforderungen an eine Prothesenversorgung, dem Patienten zu vermitteln, dass eine nicht durchgeführte Prothesenversorgung im Einzelfall nicht unbedingt die schlechtere Versorgung sein muss.

Im Rahmen der ärztlichen **Abschlussuntersuchung** und des **Abschlussgespräches** wird der wesentliche Verlauf noch einmal resümiert, dem Patienten werden notwendige zusätzliche Informationen zur Prothesenversorgung, zur weiteren Rehabilitation im heimischen Umfeld etc. vermittelt, ggf. wird auch eine weitere Einschätzung der beruflichen und sozialen Situation abgegeben.

Betreuung durch das Pflegeteam

Der Pflegebereich ist der zu Beginn der Rehabilitation für den Patienten vielleicht wichtigste Teampartner. Durch die Zuwendung, die er von Pflegekräften erfährt, wird er psychisch aufgefangen. Die Pflege muss dabei intensive Unterstützung auch bei der Verarbeitung der Situation geben. Zudem erfolgt die Einweisung des Patienten in ödemreduzierende und stumpfkonditionierende Maßnahmen sowie die pflegerische Betreuung. Auch das Wundmanegement und die Therapie evtl. vorhandener Druckstellen (besonders gefährdet: Sakral- und Fersenregion sowie Patella, Außenknöchel und äußerer Fußrand, bei Knieexartikulationen die Kondylen, speziell der äußere).

Bei Amputationen an den oberen Extremitäten wird von den Pflegekräften das „Umlernen" auf die gegenseitige Extremität, insbesondere in den Alltagssituationen Hygiene, Waschen etc. unterstützt und gefördert.

Psychologische Betreuung

Im Rahmen der psychologischen Mitbehandlung des Patienten wird bereits früh auf eine suffiziente Verlustverarbeitung hingearbeitet. Nach Amputationen sind zeitlich aufeinanderfolgende Coping-Strategien der Patienten

⬛ Tab. 3.31 Physiotherapie in der Primärphase nach Amputationen

Ziele	Maßnahmen
Pneumonieprophylaxe	Atemgymnastik (besonderer Wert wird auf tiefe Atmung gelegt)
Dekubitusprophylaxe	Fachgerechte Lagerung, hervorstehende Körperstellen wie Fersen, Fußaußenrand, Knöchel und Sakrum müssen frei liegen oder abgepolstert werden; regelmäßige Umlagerung des Patienten, intensive Hautpflege
Schmerzlinderung	Entspannungstechniken, progressive Muskelrelaxation nach Jacobson, Lagerung adaptiert an die Bedürfnisse des Patienten, ggf. Bürstenmasagen, TENS
Ödemreduktion	Hochlagerung des Stumpfes (nur bei ungestörter Durchblutung), sonst horizontal
Durchblutungsförderung	Horizontale Lagerung des Stumpfes
Kontrakturprophylaxe	Lagerung des Stumpfes
Selbstständiges Bewegen	Erarbeiten von Drehen, Aufrichten zum Sitz oder Anziehen durch „bridging" und Becken-/Schulterpattern, auch PNF

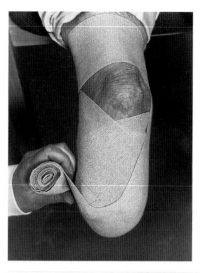

⬛ Abb. 3.28 Stumpfwickeln am Unterschenkel

tungsförderung, Kontrakturprophylaxe, die Erarbeitung von selbstständigem Bewegen sowie eine vorsichtige Kräftigung der Stumpfmuskulatur wichtig (⬛ Tab. 3.31). Eine gezielte Absprache mit dem Operateur ist vonnöten, da beispielsweise stumpfkräftigende Maßnahmen bei erfolgten myoplastischen Versorgungen erst verzögert einsetzen sollten. Bewährt haben sich von krankengymnastischer Seite Übungen mit PNF-Pattern.

Ödemreduktion, Stumpfwickelung und Stumpfkonditionierung

Im Rahmen der Ödemreduktion (Wickeln, Liner etc.) wird der Stumpf an äußeren Druck gewöhnt, es werden dem Patienten Stumpfpflegemaßnahmen vermittelt.

> ❯ Die richtige Wickeltechnik ist zur Vermeidung von Folgeschäden von zentraler Bedeutung.

Im Rahmen einer gut gemeinten, aber nicht kompetent durchgeführten Ödemreduktion durch Stumpfwickelung kann es schnell zu Ulzerationen, meist an prominenten Knochenkanten kommen. Dementsprechend müssen alle Teammitglieder, die mit diesen Maßnahmen befasst sind, laufend in der Technik geschult werden! Besonders ist dabei auf die Patella und die vordere Tibiakante zu achten (⬛ Abb. 3.28 und ⬛ Abb. 3.29).

bekannt: zuerst das Ignorieren der Amputation, dann die Verarbeitung in Form von Wut und Aggressionen, teilweise gegenüber den Vorbehandlern, teilweise gegenüber den Teammitgliedern, teilweise auch gegen sich selbst. Letzter Schritt ist die suffiziente Verarbeitung, die den Patienten neue Kräfte schöpfen lässt und zur Akzeptanz der Amputation und zur Prothesenversorgung motiviert. In der psychologischen Betreuung Amputierter wird v. a. dieser letzte Schritt unterstützt, der Patient motiviert und bei der Entwicklung von realistischen Perspektiven unterstützt.

Bewährt hat sich bei uns der „Amputierten-Club", in dem amputierte Patienten sich einmal wöchentlich in einem Gesprächskreis treffen, über ihre Probleme, aber auch über ihre Erfolge sprechen und in dem ehemalige Patienten aus der Klinik über ihre Erfahrungen berichten. Es ist beeindruckend, wie die Patienten gerade am Vorbild der anderen Patienten neue Kraft und Hoffnung schöpfen.

Physiotherapeutische Betreuung

Die Physiotherapie ist sicherlich die wesentliche Behandlung im Rahmen der Rehabilitation des Amputierten.

Physiotherapie in der frühen postoperativen Rehabilitation

In dieser Phase sind Pneumonieprophylaxe, Dekubitusprophylaxe, Schmerzlinderung, Ödemreduktion, Durchblu-

Praxistipp

Wir bevorzugen bei der Wickeltechnik vorsichtig dosierte halbelastische Kurzzugbinden, deren Zug jeweils die Wundflächen aneinander adaptiert, d. h. beispielsweise beim Unterschenkelstumpf die erste Wickeltour von dorsal kommend mit Zug über den langen Hinterlappen nach proximal ausführt.

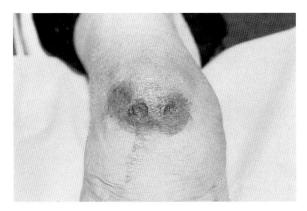

Abb. 3.29 Ulkus über der Patella nach fehlerhaftem Stumpfwickeln

Knieexartikulationsstümpfe werden aufgrund der mangelhaften Weichteildeckung bei uns generell nicht gewickelt! Diese Stumpfformen haben hohe Ansprüche auch an die pflegerische Versorgung, insbesondere, was die Lagerung anbetrifft, da Knieexartikulationsstümpfe generell in Außenrotation drehen und hierdurch der äußere Femurkondylus „bodenständig" wird und besonders gefährdet ist.

Nach der ersten Wickelphase und abgeheilter Wunde beginnt die weitere Behandlung an den **unteren Extremitäten** mit Stumpfkonditionierung und Frühmobilisation wie beispielsweise Interimsmobilisationshilfen wie dem PPMA (**Abb. 3.30**).

Zielsetzung ist hierbei, den Patienten frühestmöglich auf die Beine zu bringen, ihm das Gefühl des Stehens auf dem Stumpf zu geben und ihn an Druckbelastungen zu gewöhnen.

Auch an den **oberen Extremitäten** steht in der Frühphase die Ödemreduktion im Vordergrund. Hier ergeben sich aufgrund der komplexeren nervalen Situationen nicht selten doch sehr empfindliche Armstümpfe. Gerade an den oberen Extremitäten kann bereits frühzeitig die Siliconlinertechnik durch die moderne Prothesenversorgung mithelfen, die Abschwellung zu unterstützen und frühzeitig eine Gewöhnung des Stumpfes an äußeren Druck zu erreichen.

Physikalische Therapie

Die entstauende Therapie wird gleichzeitig durch physikalische Therapien unterstützt. Hier hat sich die Lymphdrainage bewährt. Weitere Verfahren sind:
- Bürstenmassage (bei abgeheilter Wunde zur Stumpfabhärtung),
- Elektrotherapie,
- TENS-Therapie zur Schmerzbehandlung,
- diadynamische Ströme zur Analgesierung/Hyperämisierung,
- ggf. Ultraschall,
- stumpfabhärtende Anwendungen von Detergenzien (beispielsweise Stumpföle etc.).

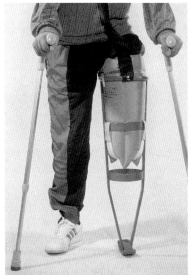

Abb. 3.30 Patient mit PPMA-Splint

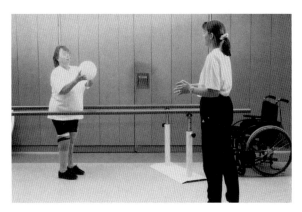

Abb. 3.31 Prothesentraining im Barren

! Vorsicht vor Elektrotherapie bei Sensibilitätsstörungen, speziell bei Diabetikern.

Prothesentraining und Mobilisierung

Im Rahmen der Krankengymnastik wird neben der Ödemreduktion und Stumpfkonditionierung besonderer Wert auf das Training des Prothesenan- und -ausziehens, des Aufstehens, des Stehens und Sitzens mit Prothese gelegt. Im weiteren Verlauf erfolgt dann zunächst die Mobilisation im Barren, bis genügend Sicherheit vorhanden ist (**Abb. 3.31**).

» Sicherheit muss in der Rehabilitation Amputierter zunächst Priorität genießen.

Ein einmaliges Sturzereignis in der Frühphase der Rehabilitation verunsichert den Patienten und zerstört das Vertrauen in das Hilfsmittel.

Bereits in der frühen Phase wird mit **Standübungen** begonnen. Steht keine Sprossenwand zur Verfügung, kann
das freie Ende des Bettes genutzt werden. Es sollte aber so
schnell wie möglich versucht werden, den Patienten aus
dem Bett in die physiotherapeutische Abteilung bzw. den
Gehbarren zu bringen. Der Stumpf sollte im Gehbarren
immer in den Gangablauf mit einbezogen werden, einerseits um die Muskulatur und Propriozeption für das Gehen
zu schulen, andererseits um Schmerzen durch ein Hängen-
lassen des frisch operierten Stumpfes zu vermeiden.

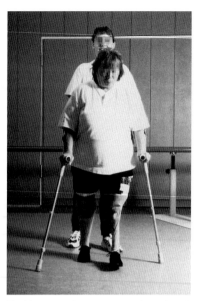

◨ Abb. 3.32 Gehtraining mit Haltungskorrektur

> Das Beüben der Extension des Stumpfes im Stehen
> hat von Anfang an oberste Priorität.

An den **oberen Extremitäten** erfolgen Bewegungsübungen der angrenzenden Gelenke (Ellbogen/Schulter). Zur
Phantomschmerzprophylaxe haben sich Übungen auf der
Gegenseite (Spiegeltherapie) und autogenes Training der
betroffenen Extremitäten bewährt.

Im **Gehbarren** werden folgende Therapieziele erarbei-
tet:
- Kräftigung,
- Gleichgewichts- und Koordinationstraining,
- Belastungsaufnahme mit der Prothese,
- Verstehen und Nutzen der Funktionen eines eventu-
  ellen künstlichen Kniegelenkes und der Fußpassteile,
- Training langsamer und schneller Schrittzyklen.

Zunächst steht die Kräftigung der Stützmuskulatur und der
Muskulatur des erhaltenen Beines im Vordergrund. Diese
Übungen können bereits früh ohne Prothese begonnen
werden. Nach erfolgter Versorgung mit einer Interimspro-
these gilt es, die Kraftübernahme auf der betroffenen Extremität zu trainieren. Die Lastaufnahme gewöhnt zudem
den Stumpf an Druck. Zu Beginn erlernt der Patient im
Gehbarren den Einsatz seiner Prothese und macht sich
mit den mechanischen Eigenschaften der Fuß- und Knie-
passteile vertraut. Dabei steht immer noch die Sicherheit
im Vordergrund. Eine wichtige Funktion ist auch die Erarbeitung eines „Prothesengefühls", d. h. Propriorezeptions-
und Gleichgewichtsschulung.

Im Gehbarren wird mit folgenden Varianten gearbeitet:
- Gewichtsverlagerung nach vorn und zurück, nach
  rechts und links,
- Haltewiderstände am Becken/Schulter,
- mit offenen/geschlossenen Augen die Körpermitte im
  Stand finden, Austarieren des Gleichgewichtes mit
  offenen/geschlossenen Augen,
- adaptierter Kreuzgang.

Nach der Mobilisation im Gehbarren erfolgt die Mobilisation an **Unterarmgehstützen** immer noch unter dem
Sicherheitsaspekt, bei sicheren Patienten unter zunehmender Geschwindigkeit. Nach Erspüren der Prothese und des
Prothesenverhaltens beginnt das sich langsam steigernde
Aufbauprogramm mit Belastungsübernahme, Nutzung
der Prothese in der Spielbeinphase. Dabei ist die Haltungskorrektur hin zu einer möglichst idealen Körperhaltung
besonders wichtig. Der Patient erfährt jetzt seine Körpermitte neu! Wenn der Patient zunehmend sicher im Barren
laufen kann, können z. B. auch Geräte genutzt werden, insbesondere Hindernisse, die der Patient überwinden muss,
in späteren Stadien auch der Einsatz von Ball, Pedalen und
Stepper (◨ Abb. 3.32).

Kräftigung der Stumpfmuskulatur

Früh kann in die Behandlung des Patienten eine Kräftigung der Stumpfmuskulatur mit einbezogen werden. Hierbei ist speziell an folgende Muskulatur zu denken:

Transtibiale Amputation Dehnung und Kräftigung von M.
iliopsoas und M. tensor fascia latae sowie der ischiokruralen Muskulatur, Kräftigung des M. quadriceps (ohne und
mit Prothese).

Knieexartikulation Kräftigung der Glutäen (benötigen viel
Kraft zur Stabilisation des mechanischen Kniegelenkes in

der Standphase, sind oft durch Dauerdehnungen im Sitzen geschwächt), Dehnung der Hüftflexoren.

Transfemorale Amputation Kräftigung und Dehnung der gesamten Oberschenkel- und Hüftmuskulatur (je kürzer der Stumpf, umso größer ist die Tendenz zu Flexions-, Abduktions-, Außenrotationskontrakturen), Mobilisation der Lendenwirbelsäule zum Erhalt der Beckenbeweglichkeit, ggf. Kompensation von Beckenbewegungen.

Hüftexartikulation, Hemipelvektomie Eine Kräftigung der „Stumpfmuskulatur" ist in diesen Exartikulationshöhen meist nicht mehr möglich, allerdings steht hier die Kräftigung der Rumpfmuskulatur sowie die Schulung des Gleichgewichtsgewinnes weit im Vordergrund.

Transradiale Amputation Kräftigung der Extensoren und Flexoren des Unterarmes, bei Exartikulationen am Handgelenk zusätzliche Kräftigung von Pronatoren und Supinatoren.

Oberarmamputationen Kräftigung der Schultermuskulatur.

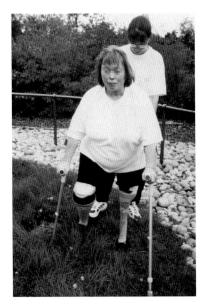

☐ **Abb. 3.33** Terraintraining

> **Praxistipp**
>
> Generell muss bei Amputationen an den oberen Extremitäten an eine intensive Kräftigung der wirbelsäulenstabilisierenden Muskulatur, insbesondere der Streckmuskulatur, des M. latissimus dorsi und der Mm. rhomboidei gedacht werden, um die meist auffälligen seitlichen Ausbiegungen der Wirbelsäule und die sich dabei entwickelnden muskulären Dysbalancen möglichst gering zu halten (Greitemann 1995).

Physiotherapie in den späten Rehabilitationsphase

Transferübungen beinhalten nicht nur Umsteigen vom Bett in den Rollstuhl, sondern auch beispielsweise vom Rollstuhl auf die Toilette, auf einen Stuhl etc. Bei allen Transfers muss darauf geachtet werden, dass der Patient am erhaltenen Bein sicheres Schuhwerk trägt. Ansonsten ist die Sturz- und Verletzungsgefahr nicht unerheblich, deshalb ist dem erhaltenen Bein hinsichtlich der Schuhversorgung besondere Bedeutung zu schenken.

Zum Ende der primären Rehabilitation liegt der Schwerpunkt insbesondere auf dem Training der Alltagsabläufe, d. h. beispielsweise des Verhaltens im Auto einschl. der Demonstration unterschiedlicher Fahrzeugzurichtungen für Amputierte, im Üben evtl. der Möglichkeit des Fahrradfahrens etc. Gerade diese Therapien sind selbstverständlich besonders abhängig vom Aktivitätsniveau des Patienten (☐ Abb. 3.33, ☐ Abb. 3.34, ☐ Abb. 3.35 und ☐ Abb. 3.36).

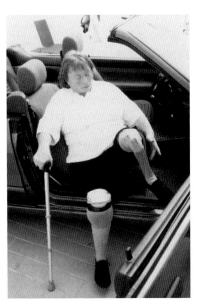

☐ **Abb. 3.34** Training im Auto

Prothesenversorgung
Entscheidung über die Prothesenversorgung

Im Rahmen der Rehabilitation amputierter Patienten steht letztendlich die Frage der Prothesenversorgung an. Hier sollte man sich im Team unter Einbezug aller Informationen kritisch folgende Fragen stellen:

— Kann der Patient versorgt werden?
— Will der Patient versorgt werden?
— Muss der Patient versorgt werden?
— Hat die Versorgung Aussicht auf Erfolg?

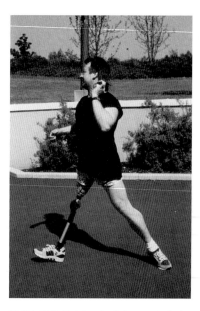

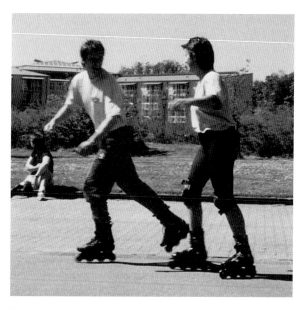

Abb. 3.35 Training der Belastungsaufnahme auf der Prothese durch Sport

Abb. 3.36 Sportartspezifisches Training

Man sich im Sinne des Patienten realistische Ziele setzen. Bei einem jungen Amputierten muss es sicherlich das Ziel sein, dass er ohne Hilfsmittel laufen, ins Berufsleben reintegriert und wieder sportlich aktiv sein kann. Bei älteren Patienten sind die Rehabilitationsziele oft deutlich reduzierter. Die Rückkehr ins eigene Haus, ohne auf Hilfs- bzw. Pflegedienste angewiesen zu sein, die Rückkehr in das soziale Umfeld können bereits wichtige und sinnvolle Ziele sein. Bei sehr schwachen Patienten oder sehr hohem Amputationsniveau ist oft auch die Nutzung einer Prothese nur als Transferhilfe schon eine lohnende Zielsetzung, um Selbstständigkeit zu erhalten und Folgekosten durch Pflegeaufwand zu reduzieren.

Umgekehrt kann es durchaus sein, dass nach einer primären Rehabilitationszeit, die sich auf etwa 1–2 Wochen begrenzen lässt (Greitemann 1994), das Team zu der Ansicht kommt, dass eine Prothesenversorgung für den betroffenen Patienten zu belastend ist oder er sie nicht will. In diesen Fällen sollte man auch ehrlicherweise die stationäre Rehabilitation frühzeitig beenden.

Im Rahmen der Entscheidung für eine Prothesenversorgung im Team sind bestimmte Faktoren von besonderer Bedeutung:

- die Standkraft bzw. Standzeit im Einbeinstand,
- die koordinativen Fähigkeiten des Patienten,
- seine allgemeine kardiopulmonale Leistungsfähigkeit,
- die persönliche Zielsetzung des Patienten,
- (nicht zu unterschätzen) das soziale Umfeld und dessen Unterstützung.

Generell muss unterstrichen werden, dass jede Entscheidung im Team immer wieder kritisch hinterfragt werden

muss und nicht endgültig sein darf. Es ist beispielsweise durchaus denkbar, dass ein Patient in der Frühphase der Rehabilitation sinnvollerweise nicht prothesenversorgt wird und später, nach entsprechender Kräftigung, doch eine Prothesenversorgung erhält.

Durchführung der Versorgung

Besondere Bedeutung hat eine suffiziente orthopädietechnische Betreuung in der Klinik. Möglichst sollte ein orthopädietechnischer Betrieb an der Klinik zur Verfügung stehen, damit diesen schwer betroffenen Patienten lange Anfahrtzeiten und Wartezeiten nicht zugemutet werden. In unserer Klinik haben wir eine wöchentliche interdisziplinäre technisch-orthopädische Sprechstunde mit den betreuenden Therapeuten und dem Orthopädietechniker/-schuhtechniker, wo eventuelle Probleme, die sich mit der Versorgung ergeben, mit dem Techniker durchgesprochen werden sollten.

> **Mögliche Probleme der Prothesenversorgung**
> - Mangelnde Motivation des Patienten
> - Mangelnde zerebrale Compliance
> - Koordinationsstörung
> - Neurologische Begleiterkrankung
> - Probleme am Gegenbein
> - Stumpfvolumenschwankungen (beispielsweise Dialyse)
> - Andere Gelenkprobleme
> - Kardiopulmonale Limitierung
> - Fehlende soziale Unterstützung

❯ Prinzipiell ist sowohl die Indikation als auch die Verordnung und Auswahl der Passteile Aufgabe des Arztes. Die Abnahme einer Prothese durch den verordnenden Arzt ist verpflichtend.

Natürlich wird der Arzt die Indikation und die Verordnung in Beratung mit einem Orthopädietechniker stellen. Zu fordern ist von einem Arzt, der amputierte Patienten betreut, eine profunde Kenntnis der Möglichkeiten unterschiedlicher Passteile, um eine sinnvolle Passteilauswahl unter patientenorientierten und KostenNutzen-Gesichtspunkten durchzuführen.

Prothesen für die unteren Extremitäten

Vom Prinzip her soll die Prothese eine feste Verbindung zwischen Schaft und Stumpf garantieren. Zu fordern ist ein Vollkontakt des Stumpfes zum Schaft mit möglichst hoher Endbelastung. Hinterschneidungen sind wegen der Störungen der Zirkulation zu vermeiden. Des Weiteren sollte die Prothese möglichst nachpassbar, hygienisch und haltbar sowie kosmetisch akzeptabel sein. Gerade bei geriatrischen Patienten ist auch auf ein geringes Gewicht zu achten.

Praxistipp

Primär empfiehlt sich bei älteren Patienten und Prothesenversorgung der unteren Extremitäten zunächst der Aufbau „auf Sicherheit" mit viel Kniesicherheit, sicherem Auftritt, guter Dämpfung. Auf Dynamik wird zunächst etwas geringerer Wert gelegt. Ist der Patient kräftiger und eher sportlich, so kann der Komfort und die Sicherheit gegenüber der Dynamik im Rahmen der Passteilauswahl reduziert werden.

Bei der Schaftversorgung präferieren wir aufgrund mannigfaltiger Vorteile im Oberschenkelbereich die längsovale Schaftform.

Prothesen für die oberen Extremitäten

Bei der Prothesenversorgung an den oberen Extremitäten unterscheidet man zwischen sog. aktiven und passiven Armprothesen. Passive Armprothesen sind sog. Kosmetik- oder Habitusprothesen oder passive Arbeitsarme. Unter aktiven Armprothesen werden die Eigenkraftprothesen und Fremdkraftprothesen unterschieden. Die Indikationsstellung zur Prothesenversorgung an den oberen Extremitäten ist eine besonders schwierige Aufgabe, die eines besonders erfahrenen Teams bedarf. Nicht selten erfolgen anfangs ausgedehnte, sehr teure und schwere Prothesenversorgungen, die später nicht mehr genutzt werden (Krösl 1969; Stinus et al. 1992; Greitemann 1995).

Dem Arzt obliegt es, in einem intensiven Gespräch mit dem Patienten (und evtl. dessen Angehörigen), die Notwendigkeiten und Aussichten einer Prothesenversorgung zu erarbeiten. Dabei ist prinzipiell festzustellen, dass die Neigung der Patienten zum Tragen/Nutzen der Prothese umso geringer wird, je höher die Amputationshöhe ausgefallen ist. Transhumeral Amputierte und insbesondere Schulterexartikulierte nutzen auch noch so ausgefeilte myoelektrische Prothesen oftmals nicht, da sie leichter mit der verbliebenen Extremität zurechtkommen und sich durch das aufwändige prothetische „Geschirr" bzw. das Gewicht der Prothese oft behindert fühlen.

Durch verbesserte Prothesentechnik, insbesondere die Einführung des HTV-Siliconhaftschaftes, hat sich zwar einiges zum Besseren verändert, insgesamt sollte man gerade in der Frühphase der Rehabilitation allerdings Zurückhaltung üben. Eine Kosmetikprothese, die leicht ist und den Patienten nicht behindert, ist oft der bessere Weg. In jedem Fall ist gerade an der oberen Extremität ein intensives Prothesengebrauchstraining anzuschließen.

Sporttherapie

Eine ausgesprochen effektive Behandlung ist die Sporttherapie. Unsere Patienten werden bereits 1–2 Tage nach stationärer Aufnahme in sporttherapeutischen Gruppen betreut. Ziel ist nicht das Erarbeiten von sportlichen Höchstleistungen. Vielmehr liegt der Sinn darin, die Patienten im Rahmen von leichten Bewegungsübungen, leichten Spielen über das Erlebnis Sport und Geselligkeit in der Gruppe wieder zu motivieren, aus ihrer Depression herauszukommen. Bei manchen Patienten ergeben sich Effekte, die für den Therapeuten unvergesslich bleiben; so kann ein geriatrischer Patient nach einer Amputation plötzlich „aufblühen", da er bemerkt hat, dass er doch noch „etwas kann" (z. B. Federballspiel), und hierdurch wieder Perspektiven mit der Folge entwickelt, dass er sich wesentlich motivierter auch im Rahmen der Krankengymnastik engagiert.

Oftmals wird die Sporttherapie gerade am Anfang als Rollstuhlsport in der Gruppe durchgeführt. Neben den motivierenden Aspekten resultieren die Kräftigung der Arm- und Beinmuskulatur sowie eine Verbesserung der Koordination. Im weiteren Verlauf kann sie gezielt auch eine Kräftigung unterstützen. Gerade bei medizinischer Trainingstherapie ist aber eine genaue Kenntnis der Belastungsmöglichkeiten des Patienten mit Blick auf die Komorbiditäten und die Grundproblematik erforderlich.

Ergotherapie

In der ergotherapeutischen Abteilung erfolgt bei uns bei jedem an der **unteren Extremität** amputierten Patienten primär eine **Rollstuhlanpassung**, um den Patienten möglichst schnell zu mobilisieren. Der Erfolg, am Essen im Speisesaal teilgenommen zu haben, ist nicht zu unterschätzen.

❯ Auch wenn die Zielsetzung auf der Mobilisation ohne Rollstuhl liegt, ist der Rollstuhl doch eine oft wichtige Zwischenstation.

Frühzeitig wird im Rahmen der ergotherapeutischen Betreuung die Notwendigkeit der Versorgung mit **Hilfsmitteln** abgeklärt. Hier sind intensive Gespräche, auch mit den Angehörigen oder Betreuern notwendig, teilweise auch Hausbesuche.

An den **oberen Extremitäten** obliegt die so wichtige Arbeit des **Prothesengebrauchstrainings** federführend der Ergotherapie. Das Prothesengebrauchstraining sollte möglichst unter Alltagsgegebenheiten erfolgen, um spätere Frustrationen im heimischen Umfeld zu vermeiden. Im Rahmen der Ergotherapie wird auch die Arbeitsplatztherapie mit einbezogen.

Sozialdienst

Die weitere berufliche und soziale Rolle ist bei Amputierten erheblich abhängig von den Kontextfaktoren. Daher muss von der Rehabilitationsklinik frühzeitig der Sozialdienst in die weitere Rehabilitationsplanung eingeschaltet werden. Zu bearbeiten sind hier:
- Abklärung der Versorgung mit Hilfsmitteln zu Hause und Kostenträgerklärung,
- berufliche Situation, Frage eventueller Umschulungserfordernisse etc.,
- Pflegeunterstützung, pflegerische Situation im Haus, ggf. Hausumbauten etc.,
- KFZ-Adaptationen

Hilfsmittel für Amputierte
- Rollstuhl
- Gehstock
- Gehwagen
- Toilettensitz
- Handgriffe
- Rutschfeste Unterlagen
- Badewannenlifter
- Kippbarer Spiegel
- Toilettenartikel
- Seitliche Geländer
- Rampen
- Treppenlift
- Bettgalgen
- Elektrisches Bett
- Anziehstange
- Küchenhilfen
- Autozurichtungen

Für den Erfolg der Rehabilitation sind derartige begleitende Maßnahmen oftmals genauso entscheidend wie die Versorgung mit einer Prothese.

Diätberatung

Bei den Erkrankungen, die zur Amputation an den unteren Extremitäten führen, handelt es sich häufig um systemische Erkrankungen, deren Fortschreiten durch eine suffiziente Einstellung der Stoffwechsellage ggf. vermindert bzw. abgestoppt werden kann. In dieser Hinsicht gehört auch eine diätetische und medikamentöse Beratung zur ganzheitlichen Behandlung im Rehabilitationsteam bei Amputierten.

3.3.3 Qualitätssicherung und Ergebnisse

Struktur-, Prozess- und Ergebnisqualität

Im Hinblick auf die **Strukturqualität** einer Rehabilitationseinrichtung, die sich mit Amputierten beschäftigt, ist zu fordern, dass mindestens 50 Amputierte jährlich behandelt werden (Leitlinie zur Rehabilitation amputierter Patienten an der unteren Extremität der DGOOC und AWMF).

Des Weiteren zu beachten sind:
- Suffiziente räumliche und apparative Ausstattung (beispielsweise Prothesengehschule, Terraintraining, Bewegungstherapiebecken, Ergotherapie mit entsprechender Arbeitsplatzausstattung),
- Vorhalten aller notwendigen personellen Ressourcen,
- orthopädietechnische Versorgungsmöglichkeiten (möglichst im Hause oder in unmittelbarer Nähe der Klinik),
- ggf. Kooperationsbeziehungen mit vor- oder nachgelagerten Versorgungseinheiten.

Die **Prozessqualität** umfasst die spezifischen Rehabilitationskonzepte, insbesondere die Einhaltung der von den Fachgesellschaften entwickelten Leitlinien und die Kontrolle der Qualität im Rahmen eines TQM („total quality managements"). Hierunter versteht man die strukturierte Ablauforganisation einschließlich eines suffizienten Controllings der Abläufe. Dies beinhaltet selbstverständlich auch eine entsprechende Qualitätssicherung im Hinblick auf rehabilitationsrelevante Faktoren.

Die **Ergebnisqualität** Amputierter kann einerseits im Rahmen allgemeiner Abfragescores im Hinblick auf die erzielte Selbstständigkeit gemessen werden, andererseits anhand spezifischer Scores im Hinblick auf die Funktion:
- Allgemeinere Abfragen
  - Kurzform SF 36
  - Nottingham Health-Profile-Fragebogen
  - Funktionsfragebogen Hannover modifiziert für Amputierte

◻ Tab. 3.32 Amputationshöhe der nachuntersuchten Patienten

Amputationshöhen	Häufigkeit [%]
Hüftexartikulation	1
Oberschenkelamputation	52
Knieexartikulation	10
Unterschenkelamputation	40
Amputationen Fuß	9

◻ Tab. 3.33 Amputationsursache bei den nachuntersuchten Patienten

Diagnosen	Häufigkeit [%]
AVK und Diabetes mellitus	52
AVK	27
Diabetes mellitus	4
Trauma	8
Tumoren	6
Osteomyelitis	3

- Spezifische Amputationsfragebogen
  - Functional Measure for Amputees Questionaire (FMA)
  - Prosthetic Profile of the Amputee Person (PPA)
  - deutsche Version des PPA

Im Rahmen der Qualitätssicherung sollte gefordert werden, dass der betreuende Orthopädietechniker für den individuellen Patienten definiert, wie die Versorgung im weiteren Verlauf einschließlich eventueller Stumpfumfangsprotokolle geschehen sollte.

Behandlungsergebnisse

Bei entsprechender Sachkenntnis des Rehabilitationsteams sind ausgesprochen erfolgreiche Rehabilitationsverläufe festzustellen und in der Literatur belegt (Greitemann 1993, 1996; Greitemann u. Baumgartner 1994).

Wir haben im Behandlungszeitraum 1987–1995 eine bewusst problematische Patientengruppe nachuntersucht. Es handelte sich hierbei um ältere Patienten, die im Alter von über 72 Jahren erstmals amputiert worden waren. Sämtliche Patienten wurden mindestens ½ Jahr nach der Entlassung aus dem Krankenhaus nachbefragt. Insgesamt konnten 96 Patienten untersucht werden, 9 Patienten waren älter als 85 Jahre. Es handelt sich um 47 weibliche und 49 männliche Patienten. Amputationshöhen und Diagnosen der Patienten sind in ◻ Tab. 3.32 und ◻ Tab. 3.33 zusammengefasst.

Die Ergebnisse zeigten trotz dieser sehr problematischen, älteren Patientengruppe ausgesprochen gute Ergebnisse. 78 Patienten konnten prothesenversorgt werden und nutzten die Prothese auch ½ Jahr nach der Entlassung noch. Dies entspricht einem Versorgungsgrad von mehr als 80 %.

Auffällig war, dass bei Verlust beider Kniegelenke generell eine Versorgung nicht mehr möglich war.

Die Versorgung auch von doppelseitig transfemoral Amputierten ist nur in Einzelfällen möglich. Bei einer kritischen Nachbefragung dieser Patienten nach ein paar Jahren zeigt es sich, dass ein Großteil die Prothesen nicht mehr benutzt.

> **Kriterien für erfolgreiche Versorgung**
> - Gute operative Technik
> - Kenntnisse der Stumpf- und Prothesenanforderungen
> - Suffiziente Wundnachbehandlung
> - Schnelle Ödemreduktion
> - Schnelle Mobilisation
> - Lückenlose, früh einsetzende Rehabilitation
> - Wille und Mitarbeit des Patienten
> - Ausreichender physischer und psychischer Zustand
> - Erfahrenes Rehabilitationsteam
> - Gute Orthopädietechnik
> - Soziale Unterstützung

Fazit

- Die Rehabilitation Amputierter sollte i. Allg. stationär erfolgen, dabei ist die frühestmögliche Verlegung der Patienten ohne Prothese in eine qualifizierte Rehabilitationsklinik anzustreben.
- Die Rehabilitation Amputierter ist eine interdisziplinäre Aufgabe, die nur im Team erfolgen kann. Der Arzt ist dabei Koordinator und Hauptansprechpartner für den Patienten.
- Die Rehabilitation gliedert sich in 2 Phasen. In der frühen Phase stehen die Feststellung der Prothesenversorgungsfähigkeit, die entstauende Therapie am Stumpf und die psychische Stabilisierung des Patienten im Vordergrund, in der 2. Rehabilitationsphase der eigenständige Umgang des Patienten mit der Prothese.
- In einer Rehabilitationseinrichtung, die amputierte Patienten betreut, sollten mindestens 60 Amputierte jährlich betreut werden, um die Qualität der Versorgung sicherzustellen.

3.4   Wirbelsäulenrehabilitation

3.4.1   Frührehabilitation nach traumatischen Wirbelfrakturen

F. Vazifehdan

Grundlagen
Einführung

Um die Komplexität der Wirbelsäule zu verstehen, muss man sie in Bewegung betrachten. Sie stellt eine Funktionseinheit dar, welche an unterschiedlichen Stellen unterschiedlich mechanisch beansprucht wird und unterschiedliche Aufgaben erfüllt. Die Beanspruchung prägt daher die Morphologie der jeweiligen Abschnitte. Das Verständnis dieses Zusammenspiels ist unerlässlich, um der Pathophysiologie dieser Bewegungseinheit auf die Schliche zu kommen.

Der aufrechte Gang induziert die Verformung der Wirbelsäule. Die Verformung können wir im Verlauf der ontogenetischen Individualentwicklung verfolgen.

Die praktisch C-förmige Wirbelsäule bei der Geburt erhält ihre erste Krümmung mit Beginn des aufrechten Ganges mit ein bis zwei Lebensjahren. Die Wirbelsäule erhält schließlich ihre definitive Form – vor der Degeneration – mit ca. 10 Jahren. Die dann resultierende **S-Form** der Wirbelsäule entpuppt sich als eine biomechanisch ausgereifte Form, die eine bis 10-fache Belastung im Vergleich zu einer Säule ohne Krümmung aushalten kann.

> ❯ Um die Belastbarkeit der Wirbelsäule zu erhalten, sollte daher bei jeglicher operativer Intervention die entstandene Deformität – zum Beispiel aufgrund einer Fraktur – korrigiert und diese S-Form wieder hergestellt werden.

Die Erhaltung der sagittalen Balance nach einer Wirbelfraktur gewährleistet die Belastbarkeit der Wirbelsäule und vermindert bei ausgeglichenen Verhältnissen die Belastung der Anschlusssegmente und die daraus resultierende Anschlussdegeneration. Daher ist es umso wichtiger, bei der Therapie die zu erwartende Formveränderung der Wirbelsäule während des Wachstums und im Alter aufgrund der Degeneration zu beachten.

Epidemiologie

Wirbelsäulenverletzungen machen nur einen geringen Anteil am Gesamtaufkommen aller Frakturen aus, nämlich 0,5–1 %. Eine Bedeutung kommt ihnen aber insbesondere durch teilweise schwere neurologische Folgeerscheinungen hinzu. So führt jede fünfte Wirbelsäulenverletzung in Deutschland zu bleibenden neurologischen Defiziten bis hin zu Querschnittlähmungen

(Beisse 2001). Wirbelfrakturen machen dabei etwa 2 % aller Knochenbrüche aus (Hipp 2002). Frakturen treten in allen Lebensabschnitten auf, am häufigsten bei Erwachsenen um das 30. und das 60. Lebensjahr (pathologische Fraktur bei Osteoporose; Hipp et al. 2002) (❏ Abb. 3.37a). Mit zunehmendem Alter und Verschlechterung der Knochenqualität werden in Zukunft vermehrt osteoporotische Frakturen und Wirbelkörperdeformierungen auftreten. Die osteoporotische Fraktur wird in ▶ Abschn. 4.4 behandelt.

Fraktureinteilung

Die Wirbelsäule besteht aus 3 Abschnitten, der Hals-, Brust- und Lendenwirbelsäule. Das Kreuzbein (Os sacrum) und Steißbein (Os coccygis) sind rudimentär angelegt und spielen bei der klassischen Fraktureinteilung eine untergeordnete Rolle.

Anatomisch kommt den Übergangsbereichen der Wirbelsäuleeine besondere Bedeutung zu.

Thorakolumbaler Übergang Die meisten Frakturen finden im thorakolumbalen Übergang statt (❏ Abb. 3.37b). Dafür sind drei Faktoren verantwortlich:

- Relativ mobile Lendenwirbelsäule stößt auf relativ durch den Brustkorb stabil gehaltene und fixierte Brustwirbelsäule.
- Die Ausrichtung und die Formation der Facettengelenke sind im Bereich der Brust- und Lendenwirbelsäule völlig unterschiedlich.
- Die Lordose der LWS trifft auf die Kyphose der BWS.

Lumbosakraler Übergang Die gesamte Last der Wirbelsäule trifft über den fünften Lendenwirbel auf das Sakrum. Der fünfte Lendenwirbel ist dementsprechend sehr kräftig gebaut und mit unzähligen Bändern mit Sakrum und Becken verbunden, sodass die untere LWS und der Beckenring insgesamt als eine Einheit auftreten. Dadurch finden traumatische Frakturen in diesem Bereich seltener statt.

Zervikothorakaler Übergang Es besteht ein Zusammenhang zwischen dem Kraftvektor und dem Unfallereignis in der Frakturlokalisation. So führt eine Krafteinwirkung in der sagittalen Ebene eher zu einer Verletzung des zervikothorakalen Überganges. Bei einer Untersuchung zur epidemiologischen Erfassung der Wirbelkörperfrakturen am Berufsgenossenschaftlichen Universitätsklinikum Bergmannsheil in Bochum zwischen 1996 und 2000 wurden diese Frakturen im zervikothorakalen Übergang vor allem bei Sportunfällen beobachtet.

Okzipito-zervikaler Übergang Die obere Halswirbelsäule oder der axiale Bereich stellen eine anatomische Besonderheit dar. Die meisten Bewegungen der HWS werden aus diesem Bereich generiert. Es befindet sich keine Bandscheibe zwischen dem ersten Halswirbel (Atlas) und zweiten Halswirbel (Axis) und dem Okziput. Eine Reihe von Ligamenten stabilisiert diesen Bereich. Vor allem bei Verkehrsunfällen ist der okzipito-zervikale Übergang betroffen.

Den besonderen anatomischen Verhältnissen wurde durch eine eigene Klassifikation Rechnung getragen.

Überblick der Wirbelkörperfrakturklassifikationen C3–L5

Durch die Erkenntnisse der letzten Jahrzehnte hat sich die Klassifikation der Wirbelkörperfrakturen stetig gewandelt. Die erste Klassifikation wurde 1929 von Böhler präsentiert. Er unterschied fünf verschiedene Typen, wobei er bei seiner Einteilung auf den Frakturmechanismus eingegangen ist. Watson Jones präsentierte 1931 sein Konzept der Instabilität durch Bandverletzungen. Es folgte danach 1949 eine Zusatzklassifikation nach Nicoll und daraufhin 1958 eine Erweiterung nach Decoulx und Rieunau, die sich vor allem auf das Konzept von Watson Jones bezogen haben. Kelly und Whitesides stellten 1968 das **Zweisäulenmodell** vor, in dem die Wirbelsäule in Bandscheiben und Wirbelkörper, die unter einer Kompression stehen, und Wirbelbogen und Gelenkfortsätze, die Extensionskräften ausgesetzt sind, unterteilt wird.

Das **Dreisäulenmodell** wurde erstmals 1973 durch Louis vorgestellt.1983 modifizierte Denise das Zweisäulenmodell in ein Dreisäulenmodell und kombinierte die Fraktureinteilung zusätzlich unter Einbeziehung des Frakturmechanismus. Dies war die Basis der Fraktureinteilung von heute, die 1994 von Magerl et al. veröffentlicht wurde und wir heute auch als **AO-Klassifikation** von Magerl kennen (◻ Abb. 3.38). Diese Klassifikation stützt sich auf die Morphologie der Fraktur sowie auf das zugrundeliegende Verletzungsmuster.

Die 3 typischen Frakturmechanismen sind die
- Kompression (A),
- Distraktion (B) und
- Torsion (C) (Knapp 1994),

die man in drei Gruppen und weitere Untergruppen unterteilt. Innerhalb der hierarchisch aufgebauten Klassifikation nimmt die Verletzungsschwere im Sinne der Instabilität zu (Magerl 1998). Somit bezeichnet man stabile Frakturen als Wirbelsäulenverletzungen, die keiner Reposition bedürfen und unter physiologischer Belastung (Kompression, Rotation, Torsion) keine progressive Verformung, z. B. Kyphosierung, erfahren.

Kompressionsfraktur (Typ-A-Verletzungen)

Bei diesen Verletzungen, denen eine axiale Krafteinwirkung auf den Wirbelkörper zugrunde liegt, gibt es eine Verdichtung der Spongiosa bei intaktem dorsalem Bandap-

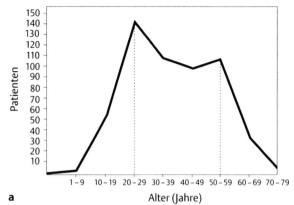

a

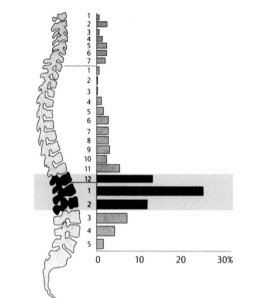

b

◻ **Abb. 3.37** Wirbelfrakturen. **a** Altersverteilung. **b** Lokalisation und Häufigkeit. (Aus Hipp et al. 2002)

parat. Diese Verdichtung führt zu einer Höhenminderung des Wirbelkörpers.

Die A-Verletzungen werden in drei Gruppen unterteilt:
- **A1: Die Impaktionsbrüche**: Bei dieser Verletzung kommt es zu einer Deckplattenimpression (A1.1). Diese Brüche können auch zu einer keilförmigen Deformierung des Wirbelkörpers führen, welche je nach Lokalisation kranial-kaudal, aber auch lateral lokalisiert sein kann (Typ A1.2 sowie A1.2.1 bis 3).
- **A2: Spaltbrüche**: Bei diesen Verletzungen verläuft die Frakturlinie entweder in der Sagittal- oder Frontalebene; zeitweise sind größere Trümmerzonen zentral vorhanden. Die dorsale Struktur und der dorsale Bandapparat bleiben stets intakt (A2.1 bis A2.2). Beim Kneifzangenbruch kommt es zu einem Bandscheibeneinbruch in den Wirbelkörper hinein, welche die Einheilung des frakturierten Wirbelkörpers verhindert (A2.3).

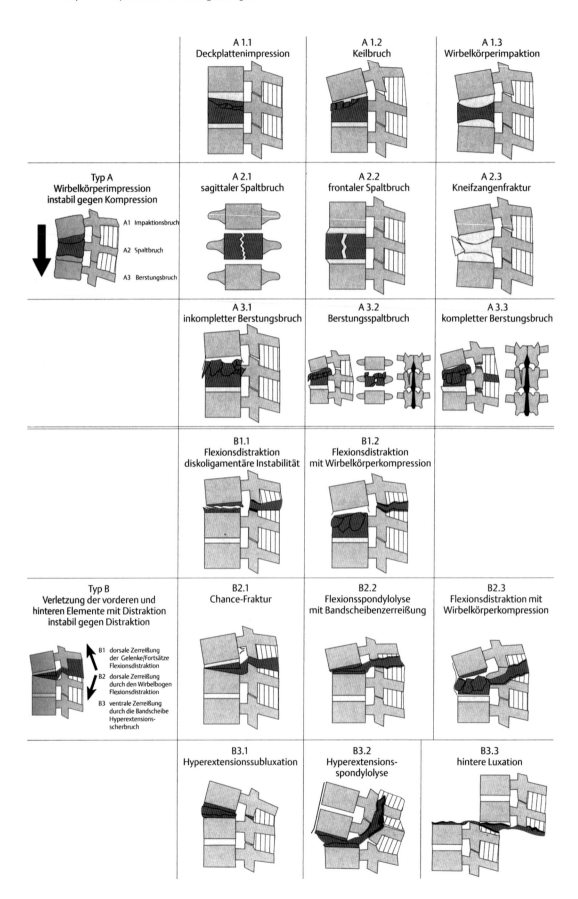

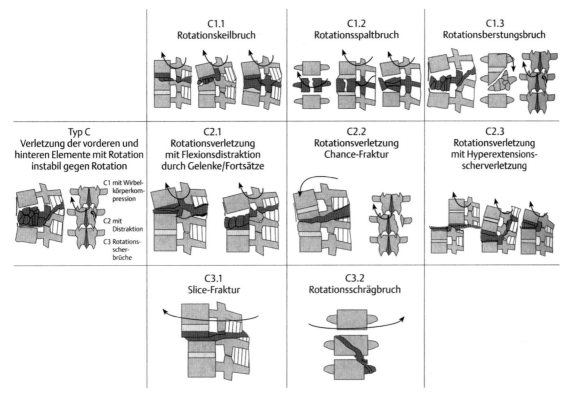

Abb. 3.38 Schematische Darstellung der Einteilung von Wirbelsäulenverletzungen nach Magerl et al. (1994). **Typ A:** Man unterscheidet axiale Gewalteinwirkungen im Sinne einer Kompression: A1 = stabile Kompressionsfraktur; A2 = Berstungsspaltbruch; A3 = instabiler Berstungsbruch. **Typ B:** Bei den Distraktionsmechanismen unterscheidet man: B1 = dorsale Zerreißung durch die Gelenke; B2 = dorsale Zerreißung durch die Wirbelbögen; B3 = Zerreißung durch die Bandscheiben durch Hyperextension. **Typ C:** Wirkt zusätzlich ein Drehmoment in der horizontalen Ebene, so können als C1-Fraktur Kombinationen mit Wirbelkompressionen, als C2-Fraktur Distraktionsverletzungen und als C3-Fraktur Rotationsscherbrüche unterschieden werden. (Aus Hipp et al. 2002)

— **A 3: Berstungsbrüche:** Bei diesen Verletzungen bleibt der dorsale Bandapparat intakt. Es kommt allerdings zu einer inkompletten oder kompletten Borstung des Wirbelkörpers. Es wird ein inkompletter (A3.1) oder kompletter Berstungsbruch (A3.3) unterschieden. Bei dem Berstungsspaltbruch (A3.2) kommt es zu einer Borstung des meist kranial gelegenen Anteils des Wirbels und einer vertikale Spaltung der anderen Hälfte. Somit ist von einer Mitverletzung der angrenzenden Bandscheibe auszugehen.

Distraktionsverletzungen (Typ-B-Verletzungen)

Bei diesen Verletzungen kommt es zu einer Kombination aus einer Flexions- und Distraktionsbewegung oder einer Hyperextensionsbewegung. Es entsteht dadurch eine transversale Zerreißung der vorderen und/oder der hinteren Elemente.

— Beim **Typ B1** sind vor allem die dorsalen Elemente betroffen. Hierbei kann es auch zu einer gleichzeitigen Kompressionsfraktur des Wirbelkörpers kommen.

— Bei **Typ B2** ist sowohl die vordere als auch die hintere Säule betroffen. Bei einer ossären Beteiligung spricht man von einer „Chance fracture" (Chance 1948) (▸ Abb. 3.39).

— Bei **Typ B3** handelt sich um eine Hyperextensionsfraktur mit Durchtrennung des vorderen Ligamentes und Zerreißung der Bandscheibe. Aufgrund der Beteiligung der vorderen und hinteren Säule handelt sich dabei um eine instabile Fraktur.

Torsionsfraktur (Typ-C-Verletzungen)

Bei diesen Verletzungen besteht eine Kombination aus einer Flexions- oder Kompressionseinwirkung mit einer gleichzeitigen rotatorischen Komponente. Betroffen sind sowohl die vorderen als auch die hinteren Elemente der Wirbelsäule. Bei einer Beteiligung der Facettengelenke kann es zu einer Translation oder gar Luxation der Wirbelabschnitte kommen. Solche Verschiebungen führen nicht selten zu neurologischen Ausfallerscheinungen.

3

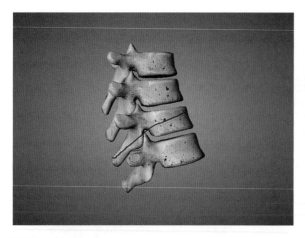

Abb. 3.39 Chance fracture

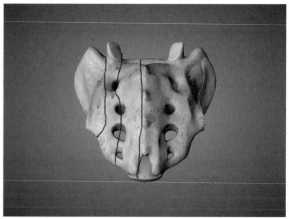

Abb. 3.41 Sakrumfraktur: mögliche Frakturlinien

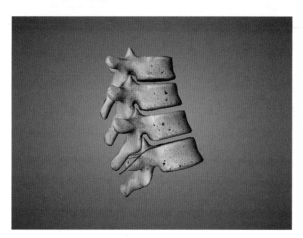

Abb. 3.40 Slice fracture

- Die **C1-Frakturen** umfassen die zusätzliche Kompressionskomponente, die jeweils in Rotation zum Keilbruch, Spaltbruch oder Berstungsbruch führt.
- Bei der **C2-Fraktur** entsteht eine Distraktion der frakturierten Elemente im Sinne einer Flexion oder Hyperextension.
- Bei der **C3-Fraktur** handelt es sich um einen Rotationsscherbruch. Erwähnenswert ist hier die „slice fracture" (C3.1; ◨ Abb. 3.40) (Holdworth 1963), die eine spezielle Form des Rotationsscherbruches darstellt. Hier verläuft die Frakturlinie unterhalb der Endplatte, wobei die Bandscheibe intakt bleiben kann. Es handelt sich um eine instabile Fraktur, die in 66 % der Fälle mit einem neurologischen Defizit einhergeht.

Sakrumfrakturen

Sakrumfrakturen (◨ Abb. 3.41) entstehen vor allem durch indirekte Gewalteinwirkung und treten in einer Häufigkeit von ca. 3–8 % aller Frakturen auf. Das Sakrum gilt als Überträger der Last von der Wirbelsäule in das Becken und

anschließend in die untere Extremität hinein und steht bei aufrechtem Gang unter ständiger Belastung.

Bei einer Sakrumfraktur sollte auch eine Beckenringmitbeteiligung ausgeschlossen werden. Bei Dislokationen kann es zu neurologischen Funktionsstörungen wie Harnretention und vermindertem Sphinktertonus kommen.

Denis hat die Sakrumfraktur in 3 Typen eingeteilt, wobei der vertikale Riss durch das Sakrum bei Typ 1 lateral der Neuroforamina, bei Typ 2 durch die Neuroforamina und bei Typ 3 medial der Neuroforamina verläuft.

Die Therapie richtet sich nach der Dislokation und den neurologischen Erscheinungen. Eine operative Intervention wird durch eine interne Fixierungshilfe und Schrauben durch teilweise Mitunterstützung von Pedikelschrauben erreicht. Konservativ wird eine Teilbelastung mit Gehstützen oder Rollator mit einer adäquaten Schmerztherapie angestrebt.

Fraktureinteilung im okzipitalen Übergang

Aufgrund der anatomischen Besonderheit der Kopfgelenke, oder axialer Bereich genannt (Okziput C 0, Axis C 1, Dens C 2), und der topographischen Nachbarbeziehung zum Rückenmark und Hirnstamm bedarf dieser Bereich einer eigenen Klassifikation.

Atlasfraktur

Eine Fraktur des ersten Halswirbels ist selten und beträgt 2–13 % aller HWS-Verletzungen und nur 1,3 % aller Wirbelsäulenverletzungen (Sherk 1970).

Erstmalig wurde die Differenzierung der Atlasfrakturen durch eine Publikation von 42 Fällen im Jahre 1920 von Jefferson vorgenommen. Er unterschied zwischen
- Typ 1 isolierte Bogenfraktur,
- Typ 2 kombinierte Frakturen des vorderen und hinteren Atlasbogens,
- Typ-3-Fraktur der massa lateralis und
- Typ-4-Querfortsatzfrakturen.

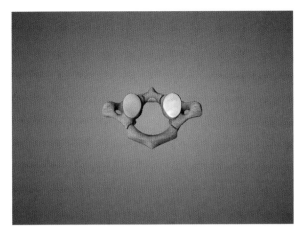

◘ **Abb. 3.42** Atlasfraktur: mögliche Frakturlinien

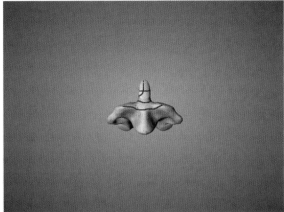

◘ **Abb. 3.43** Dens-Axis-Fraktur: mögliche Frakturlinien

Vollständigkeitshalber möchte ich hier die Klassifikation von Gehweiler et al. nicht unerwähnt lassen, die eine Einteilung von vier Frakturtypen unterschieden hat. Im Wesentlichen ist aber diese Einteilung der Einteilung von Jefferson angelehnt.

Da der erste Halswirbel einen kräftigen Weichteilmantel besitzt, entstehen die Frakturen des ersten Halswirbels vor allem durch indirekte Gewalteinwirkung (Verkehrsunfälle sowie Stürze aus großer Höhe) (Levine 1991). In den meisten der Fälle ist allerdings die Atlasfraktur von weiteren Verletzungen begleitet. In 50 % der Fälle kommt es auch zu einer Axisbegleitfraktur (Schären 1999). Isolierte Atlasfrakturen können die kaudalen Hirnnerven IX und XII affektieren. Meist ist aber bei einer neurologischen Ausfallerscheinung eine Begleitverletzung, wie z. B. eine Densfraktur, vorhanden (Fowler 1990). Aufgrund der anatomischen Nachbarbeziehungen von Arteria vertebralis zum Atlasbogen wurden hier auch Bogenverletzungen und Verletzungen der Vertebralarterie beschrieben (◘ Abb. 3.42).

Densfraktur

Die Fraktur des Dens axis ist relativ häufig und wird in unterschiedlichen Studien zum Thema zwischen 7–19 % aller signifikanten Frakturen angegeben (Greene 1997; Müller 1997). Da der Dens axis durch das Ligamentum transversum mit dem vorderen Atlasbogen recht stabil verbunden ist, können Flexionstraumata zu einer Fraktur des Dens führen. Hier hat sich die Klassifikation nach Anderson und D´Alonzo durchgesetzt. Sie unterscheiden zwischen drei Frakturtypen (◘ Abb. 3.43):

- **Typ 1:** Die Densspitzenfraktur: Diese Fraktur ist recht selten. Dabei handelt es sich vor allem um eine Abrissfraktur der Ligamenta alaria, welche an der Densspitze inserriert.
- Beim **Typ 2** verläuft die Frakturlinie basisnah zum Denskörper. Pseudarthrosen werden hier häufig beobachtet. Möglicherweise ist hier eine geringe

knöcherne Fläche der Fraktur für die Entstehung der Pseudarthrose verantwortlich.
- **Typ 3:** Die Fraktur verläuft in der Densbasis. Man spricht hier auch von einer Denssockelfraktur. Begleitverletzungen treten bei Densverletzungen relativ häufig auf. Sie können lokal im Bereich des hinteren Atlasbogens oder im Bereich der vorderen Bogenwurzel des Axis verzeichnet werden.

Fraktur des Axisbogens

Man spricht auch von einer traumatischen Spondylolisthese des Axis, welche vor allem durch ein Hyperextensions- und Distraktionstrauma entsteht (Bucholz 1981). Da diese Verletzung vor allem in beide Richtungen durch Erhängen beigeführt wird, wird auch häufig von der „hangman's fracture" gesprochen. Diese Verletzung wurde erstmalig 1843 durch Bouviér und 1866 durch Houghton beschrieben. 1913 zeigte Wood Jones, dass beim Erhängen durch den submentalen Knoten des Seils regelmäßig dieses Verletzungsmuster auftritt.

Hier hat sich die Klassifikation nach Effendi et al. durchgesetzt:

- **Typ I:** Nichtdislozierte Fraktur mit intakter Bandscheibe C2/C3.
- **Typ II:** Fraktur mit Läsion der Bandscheibe C2/C3. Hier besteht ein ventrales Verschieben des Wirbelkörpers C2. Zusätzlich findet sich eine Flexions- oder Extensionsstellung des genannten Wirbelkörpers. Hier kann es zu einer Ruptur des vorderen und hinteren Längsbandes kommen.
- **Typ III:** Diese Frakturen entstehen vor allem durch eine Kompression auf eine maximal flektierte Halswirbelsäule. Dabei kommt es zu einem Verhaken des Facettengelenkes C2/3. Es handelt sich hier um eine instabile Fraktur.

Assoziierte Verletzungen

Okzipitale Kondylenfraktur

Anderson und Monetesano (1988) teilten diese Fraktur in drei Typen ein:

- **Typ 1:** Impaktierte Fraktur der Kondylen
- **Typ 2:** Kondylenfraktur im Rahmen einer Schädelbasisfraktur. Diese Frakturen sind als stabil zu betrachten und benötigen nur eine zervikale Stütze für 6–8 Wochen. Bei einer Schädelbasisfraktur sollte natürlich eine Mitverletzung der Hirnnerven ausgeschlossen werden.
- **Typ 3:** Die eigentliche Abrissfraktur der Kondylen. Dies sollte durch einen Halo-Fixateur für 8–12 Wochen stabilisiert werden.

Atlanto-okzipitale Dislokation

Eine seltene Fraktur, die oftmals nicht mit dem Leben vereinbar ist (Bani 2003). Es werden je nach Luxationsrichtung nach Harris 3 Typen unterschieden:

- Bei **Typ 1** besteht eine ventrale Dislokation.
- Bei **Typ 2** liegt eine dorsale Dislokation vor, es handelt sich jedoch hier um eine sehr seltene Fraktur.
- **Typ 3:** Eine axiale Dislokation. Dabei kommt es zu einer Separation des Kopfes von der Halswirbelsäule.

Atlantoaxiale Instabilität

Hier kommt es zu einer Ligamentumverletzung zwischen erstem und zweitem Halswirbel. Es können translatorische (ventrale und dorsale) von den kranialen und rotatorischen Instabilitäten unterschieden werden.

Am häufigsten finden sich translatorisch ventral-atlantoaxiale Instabilitäten, die vor allem aufgrund einer Ruptur des Ligamentum transversum atlantis entstehen (Landells 1988).

Pathomechanismen und Klassifikation der Wirbelfrakturen der unteren HWS

Margel und Mitarbeiter haben die Frakturklassifikation der LWS und BWS auf die Halswirbelsäule übertragen. Auch hier bestehen die drei Klassifikationen.

- **A: Kompressionsfraktur** mit
  - A1: Impaktion,
  - A2 Spaltbildung und
  - A3 Berstungsbrüche.
- **B: Distraktionsfraktur** mit
  - B1: ossäre Flexionsdistraktion,
  - B2: ligamentäre Flexionsdistraktion und
  - B3: Hyperextensionsläsion.
- **C: Kombinierte Rotationsfraktur**
  - C1: Rotation mit Typ-A-Verletzungen,
  - C2: Rotation mit Typ-B-Verletzungen und
  - C3: spezielle, nicht klassifizierte Läsionen (Wir haben den Typ mit der „slice fracture" in der Untergruppe C3.2).

Diagnostik

Bei der Diagnostik von Wirbelfrakturen im Primärstadium ist auf folgende Punkte zu achten:

Genaue Anamnese Sie erfolgt im Hinblick auf die Entstehung und den Mechanismus, speziell des Unfallmechanismus (daraus können Begleitverletzungen weiter evaluiert werden).

Schmerzuntersuchung Charakter, Lokalisation, Ausstrahlung, Begleitsymptome.

Klinische Untersuchung Beachtung von äußeren Verletzungen wie Schürfwunden und Prellmarken (sekundäre Hinweise auf das Unfallereignis).

Palpation Feststellung von lokalen Muskeltonuserhöhungen und -steifigkeiten, Druck- und Bewegungsschmerz (Hinweise auf die Lokalisation der Fraktur). Die Palpation der prominenten Strukturen der Wirbelsäule wie z. B. den Dornfortsätzen kann ebenfalls hilfreich sein.

Neurologischer Status Dabei sollten je nach Frakturlokalisation die entsprechenden Muskelgruppen auf Sensibilitätsstörungen, die Reflexe und die Koordination geprüft werden.

Laborchemische Untersuchungen Diese könnten erste Hinweise von größeren inneren Blutungen geben.

Weitere Untersuchungen So sind neurophysiologische und konsiliarische Untersuchungen wie z. B. Urologie vor allem bei Querschnittpatienten oder bei Beteiligung von Beckenfrakturen unerlässlich.

Bildgebende Verfahren

Das Ausmaß der radiologischen Untersuchungen hängt natürlich vom klinischen Bild und Zustand des Patienten ab. Klassische Röntgenuntersuchungen liefern erste Hinweise für eine Fraktur. Wobei es darauf ankommt, ob die Aufnahmen Belastungsaufnahmen, also Bilder im Stehen, oder Liegendaufnahmen sind; dies sollte bei der Betrachtung und Beurteilung der Bilder miteinbezogen werden.

Die **Computertomographie** bildet die knöcherne Struktur je nach Schichtdicke wesentlich genauer ab. Bei einem polytraumatisierten Patienten hat sich daher das Spiral-CT durchgesetzt.

Die **Kernspintomographie** bildet vor allem die Weichteile gut ab. Dazu gehören neben neuralen Strukturen intraspinale Raumforderungen (z. B. Bandscheibe, Blutung, Tumor). Je nach Wichtung kann die Kernspintomographie Flüssigkeitsansammlungen wie Ödeme als Hinweise auf Einblutungen infolge einer Fraktur darstellen, bevor eine Deformierung des Wirbelkörpers vorliegt. Dies ist vor allem bei osteoporotischen Frakturen ein wichtiger Hinweis.

Tipps zur Erkennung von Frakturen in den Röntgenbildern Wie bereits erwähnt, ist es bei der Diagnostik von Bedeutung, zwischen Bildern im Stehen und im Liegen zu differenzieren. Dabei ist auf die Abstände zwischen den Dornfortsätzen, auf die Facettenformation sowie auf die Kongruenz der Gelenke zu achten. Zusätzlich sollten die Bandscheibenhöhen verglichen und die Wirbelkörperform von der seitlichen und frontalen Ansicht beurteilt werden. Jegliche Deformierung eines Wirbelsäulenabschnitts kann am besten in einer Belastungsaufnahme beurteilt werden. Ist eine Belastungsaufnahme aufgrund des Zustandes des Patienten nicht möglich, ist ein Computertomogramm unerlässlich.

Therapie der Wirbelfrakturen

Ziel der Therapie ist die Wiederherstellung der Funktion und der Form der Wirbelsäule. Ihre Funktion als Achsenorgan und zum Schutz der neuralen Struktur sollte bei der Behandlung der Wirbelfrakturen immer in Betracht gezogen werden.

Konservative Therapie

Magnus und Böhler haben das Bild der konservativen Behandlung der Wirbelsäulenfrakturen stark beeinflusst. Einerseits beruht dies auf der funktionellen Therapie geprägt durch Magnus, der auf Reposition verzichtet, und auf der anderen Seite auf Böhler, der eine Reposition anstrebt und diese durch eine externe Stabilisierung aufrechterhält. Gleichzeitig gehört die Stabilisierung und Koordination der Bauch- und Rückenmuskulatur zu den beiden genannten Konzepten.

Funktionelle Therapie

Das von Magnus entwickelte Konzept beruht auf der Annahme, dass eine Retention des Repositionsergebnisses nicht möglich ist. Daher basiert das Therapiekonzept nach Magnus auf physiotherapeutischen Maßnahmen zur Bewegung der Extremitäten sowie Atemübungen, unterstützt durch Analgetika. Erst nach der Konsolidierung der Therapie wird mit Rumpfübungen begonnen.

Dieses Therapiekonzept wird zur Behandlung stabiler Frakturen (A 1.1. bis A 2.2) eingesetzt. Bei einer sekun-

dären Kyphosierung im Bereich der Fraktur über 20° sollten invasivere Maßnahmen zum Einsatz kommen.

Konservative Therapie bei Frakturen an der Halswirbelsäule

Wie eingangs beschrieben, sollten aufgrund der anatomischen Besonderheiten die Frakturen im Bereich der unteren und oberen Halswirbelsäule in einen axialen und subaxialen Bereich eingeteilt werden.

Konservative Therapie bei Frakturen im axialen Bereich

Ist die Fraktur im axialen Bereich stabil, kann durch Anlage einer rigiden zervikalen Stütze (mindestens Philadelphia-Prothese) die Fraktur behandelt werden. Die Dauer variiert zwischen 6–8 Wochen. Daher sollten je nach Frakturtyp engmaschige Röntgenkontrollen durchgeführt werden, um eine mögliche Dislokation zeitnah zu diagnostizieren. Es ist allerdings zu bedenken, dass es durch eine externe Stütze keineswegs zu einer vollständigen Ruhigstellung einer Fraktur kommt. Aber auch die Mahnfunktion der Stütze ist von großer Bedeutung. Ein wesentlich suffizienteres Verfahren ist die Anlage eines Halofixateurs. Dieses Verfahren ist allerdings für die Patienten sehr unangenehm und bedarf einer besonderen pflegerischen Betreuung.

Konservative Therapie bei subaxialen HWS-Frakturen

Auch hier kann die Anlage einer zervikalen Stütze bei stabilen Frakturen in Frage kommen. Insgesamt sollte allerdings die anatomische Form der Halswirbelsäule erhalten bleiben. Bei neurologischer Symptomatik und auch bei drohenden neurologischen Irritationen ist die operative Therapie die Methode der Wahl. Der Einsatz eines Halofixateurs könnte auch hier in den speziellen Fällen bei multimorbiden Patienten durchaus als Alternative dienen.

Operative Therapie
Verletzungen der Brust- und Lendenwirbelsäule

Es bestehen an sich zwei klassische Indikationen für eine operative Intervention. Zum ersten die Instabilität, diese kann einen akuten, aber auch einen chronischen Charakter haben, und zum anderen die bestehende oder die drohende Neurologie.

Eine **akut instabile Verletzung** sollte auch akut dekomprimiert und stabilisiert werden. Da sich bei solchen Frakturen auch die physiologische Form der Wirbelsäule verändert, sollte die Balance wiederhergestellt werden.

Bei einer **chronischen Verletzung** kommt es zunehmend zu einer Kyphosierung und möglicherweise zu einer Kompression der neuralen Struktur. Solche Verletzungen müssen nicht akut stabilisiert werden. Es ist jedoch eine engmaschige Kontrolle erforderlich, um eine Progredienz der Neurologie, aber auch eine Dekompensation des sagittalen Profils zeitnah zu diagnostizieren und zu therapieren.

Bei **neurologischen Ausfällen**, aber auch bei drohender Neurologie ist die operative Intervention mit Dekompression und Stabilisierung das Mittel der Wahl. Bei einer drohenden Neurologie sollte die Dekompression und Stabilisierung akut oder zeitnah (dann jedoch mit absoluter Bettruhe bis zur Operation) durchgeführt werden. Die Fusion kann dorsal, kombiniert dorsal ventral, aber auch allein ventral stattfinden. Die Art der Vorgehensweise hängt von der Art der Verletzung, der Beteiligung der neuralen Struktur, der Knochenqualität, von der Beteiligung der diskoligamentären Anteile und dem Allgemeinzustand des Patienten ab.

Prinzipiell gilt: Eine suffiziente Dekompression kann von dorsal stattfinden. Eine suffiziente Reposition kann über Pedikelschrauben von dorsal durchgeführt werden. Auch hier gilt: Ausnahmen bestätigen die Regel. Ventrale Abstützung kann durch autogenen trikortikalen Beckenkamm, artifiziell durch Cages und Wirbelkörperersatz erreicht werden. Bei schlechter Knochenqualität, aber auch bei größeren Instabilitäten, kann zusätzlich eine ventrale winkelstabile Plattenspondylodese zur Ergänzung der Stabilität eingesetzt werden. Die Wirbelsäule kann dorsalseitig – falls eine Erweiterung des Nervenkanals nicht erforderlich ist – perkutan und ventral durch einen retroperitonealen Zugang im LWS-Bereich oder durch einen transthorakalen Zugang durch eine Minithorakotomie oder thorakoskopisch instrumentiert werden. Die Durchführung solcher Verfahren hängt auch vom Schwerpunkt und der Erfahrung des Operateurs ab.

Verletzungen der Halswirbelsäule

Aus anatomischen und biomechanischen Gründen, die bereits oben angesprochen wurden, wird der axiale und subaxiale Bereich der HWS separat behandelt.

Grundsätzlich besteht im Bereich der Halswirbelsäule eine dorsale sowie eine ventrale Vorgehensweise. Die dorsale Vorgehensweise wird vor allem bei langstreckigen Instabilitäten, und insbesondere in den Übergangsbereichen, nämlich im Bereich des okzipito-zervikalen sowie cervicothorakalen Übergangs, die von ventral schwer zugänglich sind, durchgeführt.

Operative Therapie im axialen Bereich

Eine instabile Atlasbogenfraktur kann durch eine Verschraubung der Massa lateralis mit Querverbinder rekonstruiert werden. Bei kombinierten Frakturen wird die Stabilisierung mit Hilfe einer transartikulären C1-/C2-Verschraubung mit zusätzlicher dorsaler Zugurtung durchgeführt. Bei komplexen Frakturen kann die Instrumentierung auf das Okziput erweitert werden.

Eine instabile Densfraktur, vor allem bei guter Knochenqualität, kann von ventral durch zwei Densschrauben wegen der Rotationsstabilität versorgt, bei schlechter Knochenqualität kann dies durch eine transartikuläre Verschraubung stabilisiert werden. Die Entscheidungen werden im Einzelfall je nach Instabilität und je nach Zustand des Patienten getroffen. Der Einsatz von Halofixateuren hat in den letzten Jahren weiterhin abgenommen, er wurde durch die Primärversorgung ersetzt.

Bei einer instabilen Ligamentumverletzung mit Beteiligung der zerviko-okzipitalen Bänder wird eine okzipito-zervikale Stabilisierung, je nach Ausmaß bis C2, C3 oder auch weiter, durchgeführt. Winkelstabile Implantate sowie Computernavigation haben diese Stabilisierung erleichtert.

Operative Therapie im subaxialen Bereich

Hier haben sich vor allem die ventrale Vorgehensweise, die interkorporelle Fusion und die ventrale Plattenspondylodese etabliert. Zusätzlich können bei größeren Instabilitäten und bei Verletzung der dorsalen Struktur sowie verhakte Luxationen das Verfahren durch eine additive dorsale Stabilisierung oder auch Dekompression ergänzt werden. Eine rein dorsale Vorgehensweise hat sich vor allem bei einer multietageren Spinalkanalstenose mit zervikaler Myelopathie durchgesetzt.

Rehabilitationsspezifische Grundlagen

Rehabilitationsdiagnostik
- Anamnese
  - Spezielle Unfallanamnese
  - Eventuell Operationsbefunde, Operationsverlauf
  - Vorbestehende neurologische Ausfälle, Verlauf neurologischer Störungen (rückläufig?)
  - Empfehlungen des Operateurs zur Belastung und Nachbehandlung
  - Vorbestehende Wirbelsäulenprobleme
  - Zusätzliche Begleiterkrankungen
  - Berufliche und soziale Anamnese (zur Einleitung von Folgemaßnahmen von besonderer Bedeutung)
  - Kontextanamnese (zur Ermittlung der häuslichen Verhältnisse, Unterstützungsmöglichkeiten durch Angehörige etc., besonders wichtig bei schweren neurologischen Ausfällen)
- Klinische Untersuchung
  - Lokalbefund
  - Schmerzen, Schmerzausstrahlung
  - Neurologische Untersuchung
  - Funktions- und Fähigkeitsstörungen

- Begutachtung der aktuellen bildgebenden Diagnostik und Verlaufsbeobachtung (Stabilität, Fortschreiten von Deformierungen etc.)

Im Rahmen der neurologischen Untersuchung kommt der Kenntnis der jeweiligen Kennmuskulatur besondere Bedeutung zu (◘ Tab. 3.34).

Bei einer ausgedehnten Nervenschädigung, vor allem bei einer Rückenmarksläsion, kann es zu einer kombinierten Ausfallerscheinung kommen, wobei das neurologische Defizit entweder eine Extremität betrifft (beidseits Arm- oder Beinparesen; Paraparese) oder die gesamten Extremitäten (beidseits Arm- und Beinparesen; Tetraparese). Im klinischen Alltag hat sich die Klassifikation von Frenkel etabliert, die die Rückenmarkverletzungen in fünf Klassen A–E unterteilt.

Klassifikation der Rückenmarkverletzungen nach Frenkel

- **Frenkel A** ist die komplette motorische und sensible Lähmung unterhalb des verletzten Segmentes.
- **Frenkel B:** Hier besteht noch eine Restsensibilität bei vollständiger motorischer Lähmung.
- **Frenkel C:** Die motorische Lähmung ist inkomplett, allerdings ist die Kraft für den Alltag nicht von praktischem Nutzen.
- **Frenkel D:** Bezeichnet eine inkomplette motorische Lähmung, allerdings kann sich der Patient mit der Restfunktion durchaus bewegen oder sogar ein paar Schritte laufen.
- **Frenkel E:** Hier besteht keine motorische Lähmung, kein Sensibilitätsverlust; allerdings könnten pathologische Reflexe nachgewiesen worden sein.

Rehabilitationsziele

Nach Durchführung der rehabilitationsspezifischen Diagnostik wird unter Würdigung der Empfehlungen aus der Akutbehandlung der individuelle Rehabilitationsplan erarbeitet. Dieser wird im Weiteren mit dem Patienten besprochen und auf dessen individuelle Bedürfnisse abgestellt. Hierbei ist besonders das individuelle Rehabilitationsziel des Patienten von Bedeutung. Die besonderen Fähigkeiten des Rehabilitationsmediziners zeigen sich in einem subtilen vertrauensvollen Gespräch mit dem Patienten, bei dem dieser über den derzeitigen Zustand, prognostische Aussichten, hierfür erforderliche therapeutische Schritte und alternative Behandlungsmöglichkeiten informiert

◘ **Tab. 3.34** Kennmuskulatur für die neurologische Diagnostik

Kennmuskulatur	Lokalisation
Atemlähmung	Läsion oberhalb C4
Schulterabduktion	C5
Ellbogenbeugung (Bizepssehnenreflex)	C5/C6
Ellbogenstreckung (Trizepssehnenreflex)	C7/C8
Pronation/Supination	C6
Handgelenksbeugung und -streckung	C6/C7
Beugung und Streckung der Langfinger	C7/C8
Spreizen und Zusammenführen der Langfinger	C8/Th1
Sensibilität in Höhe der Mamillen	Th4
Sensibilität in Nabelhöhe	Th10
Sensibilität in der Leistenregion	L1
Hüftbeugung	L2/L3
Hüftstreckung	L4/L5
Kniestreckung (Patellarsehnenreflex)	L3/L4
Kniebeugung	L5/S1
Supination im Sprunggelenk	L4
Pronation im Sprunggelenk	L5/S1
Fußhebung	L4/L5
Großzehenhebung	L5
Fußsenkung (Achillissehnenreflex)	S1

wird, damit er eigenverantwortlich in den Behandlungsplan mit eingebunden werden kann.

Zur Erarbeitung eines therapeutischen Vorgehens sind beim behandelnden Rehabilitationsmediziner umfassende Kenntnisse auf dem Gebiet der konservativen und operativen Wirbelsäulenbehandlung, der Schmerztherapie, der Physio-, Sport-, Ergo- und Trainingstherapie sowie der begleitenden Bereiche Psychologie, Sozialmedizin und soziale Unterstützungsberatung erforderlich. Der Rehabilitationsmediziner muss hier deutlich über die rein symptomorientierte Betrachtungsweise hinausgehen und die teilweise gravierenden Einwirkungen einer derartig schweren Verletzung auf das private und berufliche Umfeld des Patienten mitberücksichtigen. Bewährt hat sich hier der interdisziplinäre Dialog zwischen Patient, Arzt und den beteiligten Therapeuten sowie Pflegeteams.

Rehabilitationsziele bei Wirbelfrakturen
- Schmerzreduktion
- Sichere Mobilisation
- Vermeidung von Sekundärdeformierungen bzw. Sekundärinstabilitäten
- Wiedererarbeitung verlorener Funktionen und Fähigkeiten
- Trainieren von Restfunktionen bzw. Kompensationsmechanismen
- Unterstützung lokaler und neurologischer Erholungsmechanismen
- Allgemeine Roborierung
- Information über Verlauf, Prognose und zu erwartendes Endergebnis (falls möglich)
- Fördern der aktiven Krankheitsverarbeitung, ggf. Akzeptanz von bleibenden Behinderungen
- Erkennen von Problemsituationen im psychosozialen Umfeld und Erlernen von Bewältigungsstrategien, Unterstützung und Beratung im Hinblick auf die berufliche und soziale Reintegration, ggf. Hilfsmitteloptimierung, ggf. Initiierung einer Rehabilitationsnachsorge zur weiteren Stabilisierung

Therapie

Die rehabilitationsspezifische Behandlung nach Wirbelfrakturen, sowohl nach konservativen als auch nach operativen Frakturen, steht auf folgenden wesentlichen Behandlungspfeilern:

Schmerztherapie Die Prinzipien der Schmerztherapie müssen hier nicht im Einzelnen erläutert werden. Wichtig ist allerdings, zu erwähnen, dass Schmerzen lokal bzw. ausstrahlend wesentliche Informationen im Hinblick auf die Belastbarkeit und das therapeutische Regime geben können. Von daher ist es häufig nicht sinnvoll, Schmerzen komplett zu unterbinden. Dem Therapeuten und dem Patienten geben sie wichtige Warnhinweise und sollten unbedingt beachtet werden. Dennoch sollte verständlicherweise für den Patienten ein entsprechend wirksames Schmerzregime nach dem WHO-Stufenschema durchgeführt werden. Begleitet werden kann dies u. a. durch Maßnahmen der balneophysikalischen Therapie, insbesondere der Elektrotherapie auch mit TENS-Geräten. Schmerztherapeutische Wirkung haben evtl. auch Orthesen.

Physiotherapie (stabilisierend) Im Rahmen der Physiotherapie steht insbesondere die Stabilisierung im traumatisch verletzten Wirbelsäulenabschnitt im Vordergrund. Hierzu sind isometrische Spannungsübungen zur Kräftigung der wirbelsäulenstabilisierenden Muskulatur sowohl in der Physiotherapie als auch in der Sporttherapie (Zugapparat, ggf. therapeutisches Bogenschießen, Therabandübungen etc.), sinnvoll einzusetzen. Dabei erscheint es von Bedeutung, darauf hinzuweisen, dass nicht das gesamte Achsorgan rein stabilisierend bearbeitet wird (früher durchgeführte Brunkow-Übungen), sondern dass versucht werden sollte, den betroffenen Wirbelsäulenbereich funktionell zu stabilisieren, wobei andere Wirbelsäulenabschnitte zusätzlich mobilisierend mitbehandelt werden können.

Bewährt haben sich (nach enger Absprache zwischen Arzt und Therapeut) z. B. detonisierende Maßnahmen in den Nachbarwirbelsäulenabschnitten und der stabilisierenden Glutealmuskulatur. Elektrotherapeutische Anwendungen können Ödemresorptionen begünstigen und Paresentherapien neurologische Restitutionen beschleunigen (je nach neurophysiologischem Befund).

Ergotherapie und Hilfsmittelversorgung Im Rahmen der Ergotherapie und Hilfsmittelabklärung steht insbesondere die Hilfe zur Selbsthilfe im Vordergrund. Hilfsmittel sollten so minimal wie möglich abgegeben werden, um funktionelle Eigenkapazitäten nicht einzuschränken, der Patient muss weiter gefordert werden. Dennoch sind bei entsprechenden neurologischen Ausfällen, insbesondere bei schweren neurologischen Komplikationen, Hilfsmittelversorgungen, Transfertraining etc. unumgänglich.

Hier zeigt sich die Relevanz einer gutenergotherapeutische Beratung z. B. für eineindividuell genau abgestimmte Verordnung einer Rollstuhlversorgung (Sitztiefe, Sitzhöhe, Greifreifen, Bremssystem, Rückenstütze etc.). In dieser Hinsicht sei, was die Hilfsmittelversorgung angeht, auf einschlägige Standardwerke verwiesen (Baumgartner u. Greitemann 2002).

Pflegerische Betreuung Gerade bei schweren neurologischen Defiziten mit Lähmungen kommt der pflegerischen Betreuung eine wesentliche Bedeutung zu. Durch spezifische Lagerungstechniken, Unterstützung der Hilfe zur Selbsthilfe, besonders bei den körperlichen Grundfunktionen, spielt dieser Bereich eine wichtige Rolle in der Rehabilitation. Besondere Bedeutung kommt der Dekubitusprophylaxe zu.

Psychosoziale Unterstützung Schwerwiegende neurologische Verletzungen sind meist mit einem schweren Trauma verbunden, das den Patienten auch psychisch beeinträchtigt. Teilweise bestehen erhebliche depressive Zustände aufgrund der Schwere der Funktionsausfälle, der Fähigkeitsstörung, insbesondere aber deprimierende Aussichten im Hinblick auf die weitere berufliche und soziale Situation. Hier bedarf es einer intensiven psychosozialen

Begleitbehandlung und Beratung zur Unterstützung von Verarbeitungsprozesse und Unterstützung bzw. Einleitung einer entsprechenden beruflichen und sozialen Rehabilitation.

Spezifische Therapie nach BWS- und LWS-Verletzungen

Prinzipiell können die sog. stabilen Frakturen (A1 bis A1.3 sowie A2.1 und A2.2) konservativ behandelt werden. Ziel der Behandlung ist die Wiederherstellung der Belastbarkeit und der natürlichen Form des betroffenen Wirbelsäulenabschnittes sowie das Schaffen von Voraussetzungen für die bestmögliche Erholung bei neurologischen Ausfällen. Dabei ist die frühfunktionelle Therapie und Mobilisation unter Aktivierung des stützenden natürlichen Muskelkorsetts von besonderer Bedeutung.

Primär als stabil zu bezeichnende Wirbelsäulenverletzungen werden nach wenigen Tagen der Immobilisation (Schmerzreduktion) frühmobilisiert. In den ersten Tagen der Ruhe wird nach der modifizierten funktionellen Therapie nach Magnus (1939) vorgegangen. Repositionsbedürftige Frakturen sind als instabil zu bezeichnen und benötigen eine operative Stabilisierung.

Modifizierte funktionelle Therapie nach Magnus
- Atemtherapie/Extremitätenübungen/Isometrie
- Antiphlogistika/Analgetika
- Aufbauen des dynamischen Muskelmieders
- Drehen en bloc
- „Tilt table"
- Tubersitz

Nach der Phase der Atemtherapie erfolgt bei diesem Behandlungskonzept die physiologische Aufrichtung der Wirbelsäule mit dem Ziel, die einzelnen Wirbelsäulenabschnitte durch Kräftigung der Muskulatur in ihre physiologische Stellung zu bringen und den Patienten sicher zu mobilisieren. Er erlernt dabei Techniken der Mobilisation aus dem Bett über die Rücken- und Bauchlage heraus.

Generell versorgen wir Patienten auch mit stabilen Wirbelfrakturen mit einer Dreipunktorthese oder einem Rahmenkorsett, um neben der Kyphosierung auch eine Seitneigung zu verhindern. Generell verschlechtert sich die radiologisch erkennbare Fehlstellung auch nach konservativer Behandlung von stabilen Frakturen um bis zu 30 %. Orthesen können zwar die Kyphosierung nicht verhindern, dennoch haben wir aufgrund klinischer Erfahrungen feststellen können, dass eine getragene Dreipunktorthese eine wesentliche Mahnfunktion beim Patienten ausübt und weitere Kyphosierungen im Alltag reduziert.

Die Orthesenbehandlung wird im Allgemeinen für 12 Wochen beibehalten.

Ab der 3. und 4. Woche beginnt die eigentliche Phase der Rehabilitation und der muskulären Stabilisation. Begleitend zu den aktiven muskulären Stabilisationsübungen erfolgt in der Frühphase der Rehabilitation häufig eine physikalische Therapie im Sinne einer Detonisierung hypertonisierter Nachbarareale und ggf. auch periphere Elektrotherapie zur Unterstützung von Hämatomresorptionen im betroffenen Gebiet. In der Folge der bei allen Frakturen auftretenden Hämatome konnte nachgewiesen werden, dass es nicht selten zu einer Verkürzung der tonischen Muskulatur und zum Verlust physiologischer Schutzmechanismen kommt. Eine überwiegend tonische Typ-1-Faser und eine Atrophie der Typ-2-Fasern ist beschrieben.

In dieser Phase der Rehabilitation steht, neben dem Training täglich vorkommender Bewegungsabläufe, die muskuläre Stabilisation weit im Vordergrund. Die aktive Stabilisation wird dabei in entlasteter schmerzfreier Position, häufig mittels Stabilisation im Wasser, trainiert. Hier kann, neben dem Wärme- und hydrostatischen Effekt des Wassers, zusätzlich eine natürliche geschwindigkeitsabhängige Widerstandsgebung eingesetzt werden. Unterstützt wird dies durch Übungen am Seilzugapparat, dem Schrägbett und in Therabandgruppen. Besondere Bedeutung kommt der Muskelkräftigung und der Balancierung insgesamt zu, sodass auch Dysbalancen durch das Auftrainieren insuffizienter Muskelgruppen erreicht werden.

Die intersegmentale Stabilisierung wird durch manualtherapeutische Methoden sowie isometrische Übungen mit geringen Belastungen unterstützt. In den weiteren Phasen der Rehabilitation kann die muskuläre Aufbauarbeit durch Begleittherapien weiter unterstützt werden. Hier bieten sich an:
- medizinische Trainingstherapie zur weitestgehend isometrischen Kräftigung der Rücken- und Bauchmuskulatur und deren Koordination,
- therapeutisches Bogenschießen,
- therapeutisch begleitetes Klettern.

Ab der 6. bis 8. Woche kann sukzessive auch das Dreipunktmieder abtrainiert und der Patient mehr belastet werden.

◘ Abb. 3.44 und ◘ Abb. 3.45 zeigen zwei Fallbeispiele von Wirbelsäulenverletzungen.

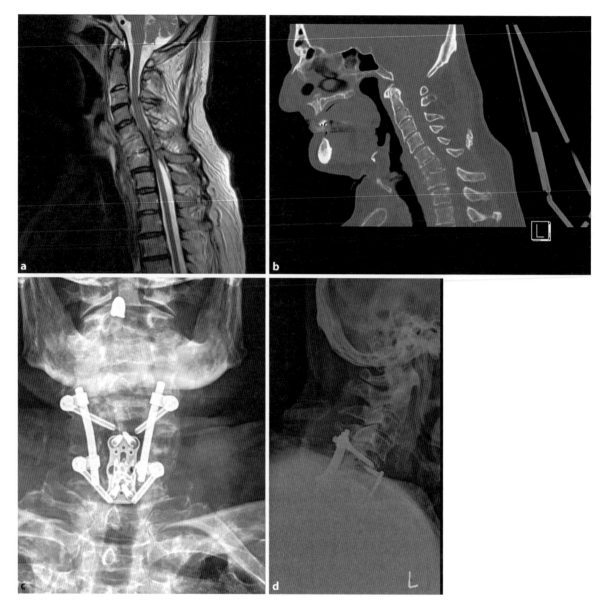

Abb. 3.44a–d Fallbeispiel 1: 81-jähriger Patient, Zustand nch Treppensturz. **a,b** Flexionsubluxationsfraktur (B1.2.3) C5/6, C6/7. (Mit freundlicher Genehmigung der Radiologischen Abteilung des Klinikums Sindelfingen-Böblingen). **c,d** Zustand nach dorsaler Instrumentierung C5–7 und Laminektomie C6 sowie ventraler Plattenosteosynthese C5–7 und partieller Korporektomie und Wirbelkörperersatz. (Mit freundlicher Genehmigung der Radiologischen Abteilung des Diakonieklinikums Stuttgart)

3.4.2 Degenerative Wirbelsäulenerkrankungen

Akute, subakute und postoperative Phase

E. Broll-Zeitvogel, V. Stein

Zervikalsyndrome
Problemstellung

> Unter dem Begriff Zervikalsyndrom werden Krankheitserscheinungen subsumiert, die durch Funktionsstörungen und degenerative Veränderungen

zervikaler Bewegungssegmente verursacht werden (Krämer 1994).

Sie können mit einer eingeschränkten Halswirbelsäulenbeweglichkeit, Verspannung der Schulter-Nacken-Muskulatur, radikulären Zeichen an den oberen Extremitäten sowie vegetativen Symptomen einhergehen. Eine präzise Trennung zwischen akuten, subakuten und chronischen Beschwerden kann aufgrund der Literatur nicht angegeben werden. In der Quebec-Studie werden Beschwerden zwischen 0 und 7 Tagen als akut, zwischen 7 Tagen und

Tab. 3.36 Indikation zervikaler Injektionen

Injektion	Prinzip	Indikation
Zervikale Facetteninfiltration	Ausschaltung von Nozizeptoren in den zervikalen Wirbelgelenkkapseln	Lokale und pseudoradikuläre Zervikalsyndrome
Zervikale Nervenwurzelblockade (Spinalnervenanalgesie)	Posterolaterale Injektion in die foraminoartikuläre Region der unteren zervikalen Bewegungssegmente	Zervikale Wurzelreizsyndrome C5–C8, zervikozephale Syndrome, lokales Zervikalsyndrom mit starken Beschwerden
Stellatumblockade	Vorübergehende Ausschaltung des Halssympathikus	Zervikale Wurzelreizsyndrome C5–C8, zervikozephale Syndrome, lokales Zervikalsyndrom mit starken Beschwerden
Triggerpunktinfiltrationen	Unterbrechung der peripheren Schmerzkette durch Infiltration schmerzhafter Muskelareale	Alle Formen der Zervikalsyndrome

> **Praxistipp**
>
> Mit der Unterbrechung der Kaskade Schmerz – Fehlhaltung – Verspannung – Schmerz schafft die gezielte Injektionstherapie die Voraussetzung dafür, physiotherapeutische Maßnahmen ergänzt durch physikalisch-balneologische Maßnahmen durchführen zu können.

Neben einer sanften, schmerzfreien Mobilisationsbehandlung des Nervensystems kann wegen des synergistischen Effektes gleichzeitig eine manuell durchgeführte kyphosierende Traktion der HWS-Gelenke und der muskuloligamentären Strukturen erfolgen. Diese im Sinne der Manualmedizin in schmerzfreier Lagerung durchgeführte Behandlung ist einer maschinellen kyphosierenden Traktion vorzuziehen. Dabei ist die entsprechende Qualifikation des Therapeuten eine wesentliche Voraussetzung. Im Rahmen der Behandlung erfolgt auch die Korrektur fehlerhafter Bewegungsabläufe sowie die Verbesserung der Gleichgewichts- und Koordinationsfähigkeiten. Die Häufigkeit der Maßnahmen richtet sich dabei nach dem individuellen Schädigungsmuster.

> **Praxistipp**
>
> Grundsätzlich gilt für alle Übungen die Beachtung der Schmerzgrenze. Überängstliche Patienten müssen ermuntert werden, sich entsprechend ihrer Leistungsfähigkeit mehr zuzutrauen, beschwerdearme (besonders postoperativ), sehr leistungsorientierte Patienten müssen dagegen vor Überlastung gewarnt werden.

Krankengymnastische Übungen im Bewegungsbad unter Nutzung des Auftriebs bei gleichzeitiger Entlastung der Wirbelsäule sind ebenfalls Bestandteil der Rehabilitationsbehandlung.

Eine sinnvolle Ergänzung zur Krankengymnastik stellt die **medizinische Trainingstherapie (MTT)** dar. Die MTT umfasst den Einsatz von Prinzipien, Inhalten und Methoden der Trainingswissenschaft und der praxisorientierten Trainingslehre innerhalb medizinisch indizierter Präventions-, Therapie- und Rehabilitationsmaßnahmen. Die durch ein gezieltes muskuläres Training initiierten Anpassungen des Organismus lassen sich verschiedenen Ebenen zuordnen. Im Einzelnen sind dies qualitative und quantitative Veränderungen der zur Energiebereitstellung benötigten Substrate, Veränderungen der enzymatischen Versorgung des Muskels und morphologische sowie elektrophysiologische Anpassungen.

Indikation und Überwachung der MTT sind ärztliche Aufgaben. In enger Zusammenarbeit zwischen behandelndem Arzt und Physiotherapeuten müssen, entsprechend der zugrunde liegenden Störung und den Fortschritten des Therapieverlaufs, die Therapieziele neu definiert und ins Behandlungskonzept umgesetzt werden.

Sofern der Rehabilitand nicht in der Lage ist, den operativ versorgten Wirbelsäulenabschnitt ausreichend muskulär zu stabilisieren, oder der Bewegungsumfang vom Operateur zeitlich begrenzt einer Limitierung unterworfen wurde, ist die vorübergehende Versorgung mittels entsprechender Orthesen möglich. Eine Dauerversorgung sollte wegen des negativen Effektes auf die schon geschwächte Muskelfunktion die Ausnahme sein.

Ein weiterer wesentlicher Bestandteil der Rehabilitation bei Zervikalsyndromen und nach operativen Eingriffen im Bereich der Halswirbelsäule ist das komplexe Gesundheitstraining als Bestandteil der orthopädischen **Rückenschule**. Hier werden insbesondere die Rückenschulregeln bei Halswirbelsäulensyndromen (Krämer 1994) vermittelt.

Darüber hinaus enthält die orthopädische Rückenschule Module über Anatomie, Funktion der Wirbelsäule und Anleitung zum wirbelsäulengerechten Verhalten in verschiedenen Lebenssituationen. Der Patient soll lernen, die neu gewonnenen Erkenntnisse im Alltag auch umzusetzen. Im engen Dialog zwischen Patient, Physio- und Ergotherapeuten müssen die individuelle Belastungssituation am Arbeitsplatz und im Haushalt analysiert und entsprechend ergonomische Lösungen entwickelt werden. Im nächsten Schritt muss auch hier der Transfer in den Alltag repetitiv geübt werden. Die notwendige **Hilfsmittelversorgung** für die Zeit der Rehabilitationsbehandlung, aber auch für die Rückkehr in die häusliche Umgebung wird koordiniert.

Physikalisch-balneologische Maßnahmen unterstützen die im Vordergrund stehende aktive Therapie. Als begleitende physikalisch-balneologische Maßnahme ist in der akuten Phase die Kryotherapie angezeigt. Auch die Wärmeapplikation kann in Erwägung gezogen werden. Über eine Beeinflussung der Nervenleitgeschwindigkeit der motorischen Nerven und der spinalmotorischen Aktivität der α- und γ-Motoneurone kommt es zu einer Entspannung schmerzhaft hypertoner Muskelpartien.

Die Elektrotherapien in Form von Stanger-Bädern, Zweizellenbädern oder der Längsgalvanisation in absteigender Richtung mit analgetischer Wirkung oder in aufsteigender Richtung zur Unterstützung der nervalen Regeneration sind sinnvoll. Auch die TENS-Therapie zur Schmerzreduktion kann erwogen werden. Metallische Implantate („cages") stellen allerdings eine Kontraindikation für die o. g. Stromanwendungen dar.

Der Einsatz von **Massagen** erscheint wegen einer Reizung der nozizeptiven Systeme innerhalb der ersten 8 postoperativen Wochen sowie bei akuten Beschwerden nicht indiziert. Gegebenenfalls können jedoch segmental neurophysiologisch wirkenden Massageformen mit einbezogen werden.

Im Rahmen des biopsychosozialen Behandlungsansatzes müssen neben den somatisch-funktionellen Beeinträchtigungen auch psychosoziale Beeinträchtigungen und Belastungssituationen aufgearbeitet werden. Dies kann im Rahmen **psychologischer Einzelgespräche** erfolgen. Ergänzend kann eine Teilnahme am Schmerzbewältigungstraining sowie das Erlernen von Entspannungstechniken, z. B. in Form von Körperwahrnehmung, **Muskelentspannung nach Jacobson** oder **autogenem Training** indiziert sein. Berufliche Probleme werden in enger Zusammenarbeit mit dem **Sozial-** oder **Rehabilitationsberater** erörtert. Berufsfördernde Maßnahmen können entsprechend eingeleitet werden.

Nachsorge

Während des Rehabilitationszeitraums (stationär, teilstationär oder ambulant) können die erforderlichen Kräftigungs- und Koordinationsprozesse im Bereich der halswirbelsäulenstabilisierenden Muskulatur häufig nicht ausreichend initiiert werden. Die Vermittlung der Unumgänglichkeit des weiteren Trainings über die folgenden Monate und Jahre ist daher zwingend notwendig. Hier wird, zusätzlich zur Empfehlung weiterer Physiotherapie, auch die Verordnung von Funktionstraining oder Rehabilitationssport befürwortet. Eine psychotherapeutische Nachsorge kann ebenfalls, soweit angeboten, erfolgen.

Fazit

- Bandscheibenbedingte Erkrankungen im Bereich der Halswirbelsäule sind insgesamt sehr häufig. Auf der Grundlage des heutigen Kenntnisstandes zu den Mechanismen der Schmerzchronifizierung stellt sich die Forderung nach einer effizienten Therapie insbesondere bei der akuten Symptomatik.
- Nur eine befundgerechte, verlaufsorientierte Differenzierung des Krankheitszustandes und dessen Überprüfung erlaubt den adäquaten Einsatz aller therapeutischen Mittel bei der Akutbehandlung und Rehabilitation. Der Befund ist dabei nicht nur strukturell, sondern in besonderem Maße auch auf das Erfassen funktioneller Defizite ausgerichtet.
- Aufgrund der langjährigen Forschung auf dem Gebiet wirbelsäulenbedingter Schmerzzustände hat sich ein Paradigmenwechsel sowohl hinsichtlich der physiologischen Vorgänge als auch der Therapie vollzogen. Es zeigt sich ein Wandel von einem rein pathoanatomischen zu einem biopsychosozialen Modell von Krankheit und Schmerz ab. Rückenschmerzen haben häufig einen physischen Kern, können aber durch soziale und intraindividuelle Faktoren beeinflusst werden.
- Als wesentlicher präventiver Faktor konnte die eigene Motivation zur Aktivität hinsichtlich des Muskelaufbaus und zur Kräftigung der wirbelsäulenstabilisierenden Muskulatur identifiziert werden.
- Das Therapie- und Rehabilitationskonzept wandelte sich von der passiven immobilisierenden Vorgehensweise zur frühfunktionellen, aktivierenden Behandlung.
- Ein interdisziplinäres Behandlungskonzept, welches medizinische Kompetenz, sozialmedizinisches Denken und psychosoziale Fürsorge integriert, ist eine wichtige Grundlage der erfolgreichen Rehabilitation.

Schmerzsyndrome der Brust- und Lendenwirbelsäule

Die Wirbelsäule im Brust- und Lendenbereich stellt trotz der anatomischen Differenziertheit eine funktionelle Einheit im orthopädischen Routinealltag dar, dies zeigt sich bei der Umsetzung vieler präventiver und therapeutischer Maßnahmen, insbesondere bei systemischen oder segmentübergreifenden Stör- oder Erkrankungsbildern. Segmental bestehende, also mehr oder weniger lokalisierte

Problemareale bedürfen allerdings in der Regel einer individuellen, auch lokalisierten Strategie im therapeutischen Vorgehen.

Die degenerativen Veränderungen der Wirbelsäule sind die häufigsten Auffälligkeiten bei der Anfertigung bildgebender Dokumentationen, eine erkrankungsrelevante Bedeutung haben sie jedoch erst, wenn durch diese funktionelle und/oder schmerzbedingte Einschränkungen bestehen bzw. eintreten, die den Betroffenen in seinem Alltag deutlich beinträchtigen bzw. seine Lebensqualität vermindern. Ausgelöst werden die klinischen Auffälligkeiten meist durch degenerative Veränderungen v. a. im Bereich der Bandscheibe, der Wirbelkörper und der kleinen Wirbelgelenke (Facettengelenke). Die daraus resultierenden, subjektiv mitunter unzureichend differenzierten Beschwerdeangaben können sowohl ohne direkte Bedrängung, aber auch durch eine Kompressionswirkung auf nervale Wurzelstrukturen oder sogar direkt auf das Rückenmark entstehen.

Gerade im Lumbalbereich existieren hierzu verschiedene Begrifflichkeiten, deren konkrete Kenntnis für die Praxis sehr hilfreich und wichtig ist und durch Kramer und Grifka (2007) wie folgt definiert wurden:

- „Unter dem lokalen Lumbalsyndrom versteht man alle klinischen Erscheinungen, welche auf degenerative und funktionelle Störungen lumbaler Bewegungssegmente zurückzuführen sind und in ihrer Symptomatik im Wesentlichen auf die Lumbalregion beschränkt bleiben."
- Das Facettensyndrom stellt die chronisch rezidivierende Form des lokalen Lumbalsyndrom dar. Die Beschwerden gehen von den lumbalen Wirbelgelenkkapseln aus.
- Unter Ischialgie (Ischias, Lumboischialgie) versteht man ein Lumbalsyndrom mit Beteiligung der Spinalnervenwurzeln L5/S1, zum Teil L4 und S2, aus denen sich der Ischiasnerv zusammensetzt.
- Ein Lumbalsyndrom mit Beteiligung der Spinalnervenwurzeln L2/3, zum Teil L4 betrifft die Wurzeln des N. femoralis und wird als hohes lumbales Wurzelsyndrom bezeichnet."

Problemstellung

Eine zentrale Bedeutung im Irritationsmechanismus hat die **Degeneration der Bandscheibe**, die immer mit Fissuren im Anulus fibrosus einhergeht. Der Verlauf dieses Prozesses ist durch die allmähliche Austrocknung und eine damit verbundene Höhenminderung der Bandscheibe geprägt, wodurch es auch zu einer Erniedrigung des jeweiligen Intervertebralraums mit einer defizitär-ligamentären Segmentstabilisierung kommt. Diese Veränderung zieht wiederum eine Ineinanderschiebung („telescoping") und eine sekundäre Überlastung der kleinen Wirbelgelenke

(Überdehnung der Gelenkkapsel) sowie eine Verkleinerung der Foramina intervertebralia (Austritt der Spinalnerven) nach sich. Diese degenerativen Veränderungen können auch zu partiellen Dislokationen der Nachbarwirbel (Segmentinstabilität) führen.

Durch spezielle vertebragene Fehlhaltungen, -belastungen und/oder -bewegungen im Intervertebralraum kann es darüber hinaus zur Verlagerung von Bandscheibengewebe nach dorsal kommen. Man unterscheidet hierbei generell die **Protrusion** (Vorwölbung) und den **Prolaps** (Vorfall). Bei ersterem bleibt der Anulus fibrosus als kollagenfaserknorpliger Bandscheibenrand erhalten. Ein Prolaps liegt dann vor, wenn Bandscheibengewebe diesen perforiert hat und bis in den Epiduralraum vorgedrungen ist. Ein Teil des prolabierten Bandscheibengewebes kann sich dabei loslösen und als freier Sequester im Epiduralraum die Position verändern sowie durch die mechanische Irritation einer Nervenwurzel letztendlich eine klinische Symptomatik hervorrufen.

Pathophysiologisch kommt es im Rahmen von Bandscheibendegenerationen auch zur Nozirezeptorenstimulation und zu biochemischen Veränderungen, die mit einer Freisetzung von Entzündungsmediatoren einhergehen und ihrerseits sekundäre Reizungen nervaler Strukturen hervorrufen.

Im Bereich der **Brustwirbelsäule** kommt es selten, ca. in 2 % aller vertebragenen Fälle, zu solchen degenerativ bedingten Wurzelbedrängungen, da diese im Gegensatz zur LWS das Rückenmark nicht in Höhe des jeweiligen Intervertebralraums und damit hinter den Bandscheiben verlassen, sondern zentral hinter den Wirbelkörpern. Der thorakale Spinalkanal weist insbesondere im mittleren Abschnitt der BWS ein relativ geringes Lumen auf, sodass es im Fall einer tatsächlichen Dorsalverlagerung von Bandscheibengewebe eher zu einer markseitigen Kompressionseinwirkung mit dann durchaus schwerwiegenderer Symptomatik kommen kann (v. Strempel 2001).

Die anatomische Situation der **Lendenwirbelsäule** ist im Vergleich zur BWS dadurch gekennzeichnet, dass die Foramina intervertebralis in der Höhe der Intervertebralräume liegen, sodass eine direkte bandscheibenseitige Wurzelbedrängung relativ leicht eintreten kann, natürlich auch eine unmittelbare Einwirkung auf das Rückenmark. Darauf aufbauend unterscheidet man als typische, im Lumbalbereich am häufigsten auftretende Schmerzsyndrome das Radikulärsyndrom mit einem lateralen und das Medullärsyndrom mit einem medialen Bandscheibenvorfall (Epikonus-Konus-Kauda-Syndrom), wobei lumbal auch eine mediolaterale Prolapslage differenziert werden kann.

Die Klinik des **Radikulärsyndroms** weist eine segmentbezogene, meist heftige, sich bei Husten, Niesen und Pressen sowie bei Belastung verstärkende Schmerzsymptomatik auf, lumbal in die untere Extremität ausstrahlend.

3

▣ Tab. 3.37 Leitsymptome bei lumbalen Wurzelsyndromen. (Nach Ludwig u. Krämer 2001)

Segment	Peripheres Schmerz- und Hypästhesiefeld	Motorische Störung (Kennmuskel)	Reflexabschwächung	Nervendehnungszeichen
L1/L2	Leistengegend	–	–	(Femoralisdehnungs-schmerz)
L3	Vorderaußenseite Oberschenkel	M. quadriceps	Patellarsehnenreflex	Femoralisdehnungs-schmerz
L4	Vorderaußenseite, Oberschenkel, Innenseite Unterschenkel und Fuß	M. quadriceps	Patellarsehnenreflex	Femoralisdehnungs-schmerz (Positives Lasègue-Zeichen)
L5	Außenseite Unterschenkel, medialer Fußrücken, Großzehe	M. extensor hallucis longus	-	Positives Lasègue-Zeichen
S1	Hinterseite Unterschenkel, Ferse, Fußaußenrand, 3.–5. Zehe	M. triceps surae, Glutäen	Achillessehnenreflex	Positives Lasègue-Zeichen

Darüber hinaus kann es zu einer schmerzbedingten vertebragenen Fehlstatik und Funktionsstörung kommen sowie zu sensiblen und/oder motorischen Störungen bis hin zur segmentalen Parese (▣ Tab. 3.37). Die Interkostalneuralgie stellt eine Sonderform eines radikulären Syndroms dar, die durch die Irritation eines oder mehrerer thorakaler Spinalnerven ausgelöst wird.

Bei einem **Medullärsyndrom** in voller Ausprägung fehlt diese Segmentbezogenheit, die neurogenen Störungen sind obligater Bestandteil der Symptomatik. Das klinische Bild kann durch eine Reithosenanästhesie oder bereits durch eine inkomplette oder sogar komplette Querschnittslähmung bestimmt sein, und es können eindeutige Miktions- und Defäkationsstörungen bestehen.

Differenzialdiagnostisch müssen natürlich beim Auftreten von **thorakalen Rückenbeschwerden** auch andere primäre bzw. begleitende Kausalitäten abgeklärt werden (Hepp u. Debrunner 2004) wie:
- M. Scheuermann,
- Fehlstatik und Fehlbelastung der Wirbelsäule,
- muskuläre Rumpfinsuffizienz,
- Osteoporose, Osteomalazie,
- Kostotransversalarthrose,
- Interkostalneuralgie,
- Spondylosis hyperostotica (M. Forestier-Ott),
- Spondylitis ankylosans (M. Bechterew),
- spezifische und unspezifische Spondylolitiden,
- Polymyalgia rheumatica,
- Kontusion und Distorsion der Brustwirbelsäule,
- Tumoren.

Die Differenzialdiagnostik zur thorakalen Interkostalneuralgie umfasst darüber hinaus die kardiale Herzkrankheit, die Myokardischämie und die Zosterneuritis.

Bei **lumbalen Schmerzsyndromen** inkl. dem **Lendenkreuzschmerz** sollten bereits in der Frühphase einer vertebragenen Symptomatik prinzipiell auch bei sich abzeichnender degenerativer Genese unbedingt weitere differenzialdiagnostische Möglichkeiten der Beschwerdeauslösung ausgeschlossen werden (Hepp u. Debrunner 2004) wie:
- funktionelle Fehlbeanspruchungen der Muskulatur und Sehnenansätze durch körperliche und berufliche Überlastungen sowie durch Störung der Wirbelsäulenstatik von Fehlhaltungen und Fehlformen,
- Fehlbildungen wie lumbosakrale Übergangsstörungen, Spondylolisthesis, Keil- oder Halbwirbel,
- Verletzungsfolgen, z. B. nach Wirbelkörperkompressionsfraktur,
- Infektionen, wie spezifische und unspezifische Spondylitiden, rheumatische Entzündungen,
- metabolische Osteopathien u. a. Knochenerkrankungen wie Osteoporose, Osteomalazie und M. Paget,
- Tumoren, d. h. gutartige und bösartige Geschwülste der Wirbelsäule, des Spinalkanals und des Beckenrings,
- neurologische Erkrankungen, wie Myopathien, Neuropathien, zentrale und periphere neuromuskuläre Störungen,
- psychische Erkrankungen, wie endogene oder larvierte Depressionen, sowie psychoreaktive Störungen,
- gynäkologische Erkrankungen, wie Lageveränderungen des Uterus, chronische Infektionen, Tumoren,
- urologische Erkrankungen, wie Stauungen, Entzündungen, Tumoren,
- interne Erkrankungen, wie Cholezystopathien, Pankreopathien oder Nierenbeckenleiden.

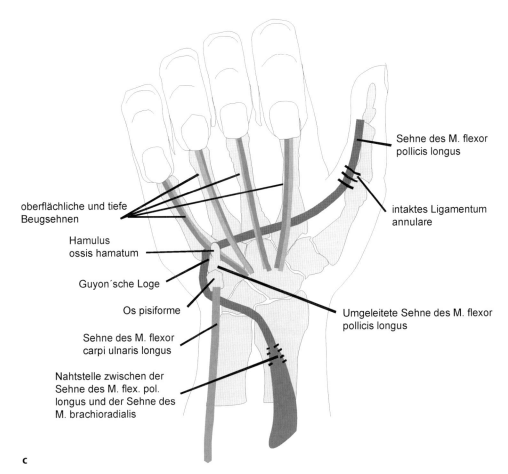

oberflächliche und tiefe
Beugsehnen

Hamulus
ossis hamatum

Guyon´sche Loge

Os pisiforme

Sehne des M. flexor
carpi ulnaris longus

Nahtstelle zwischen der
Sehne des M. flex. pol.
longus und der Sehne des
M. brachioradialis

Sehne des M. flexor
pollicis longus

intaktes Ligamentum
annulare

Umgeleitete Sehne des M. flexor
pollicis longus

c

🔲 **Abb. 3.47a–c** (*Fortsetzung*) Beispiele operativer Maßnahmen zur Funktionswiederherstellung oder -verbesserung bei Querschnittlähmung.
a Transfer des hinteren Deltamuskels zum Ersatz der ausgefallenen Funktion des M. triceps brachii; **b** und **c** Transfer von Muskeln des Unterarms
zur Verbesserung der Handhebung und der Wiederherstellung der Greiffunktion

das Tragen von **Kompressionsstrümpfen** der Kompressionsklasse 3 obligat. Wir empfehlen, noch für weitere 3 Monate Strümpfe der Kompressionsklasse 2 zu tragen.

Nach den ersten 3 Monaten und ausreichender Mobilisation nimmt das Thromboserisiko für Querschnittgelähmte soweit ab, dass eine weitere Antikoagulation nicht mehr gerechtfertigt ist. Sie muss jedoch wieder aufgenommen werden, wenn durch Sekundärerkrankungen Bettlägerigkeit und Mobilisationsdefizite auftreten.

Druckgeschwüre

> **Dekubitalulzera sind die am meisten gefürchteten Komplikationen einer Querschnittlähmung. Sie können innerhalb kürzester Zeit durch falsche Lagerung, Fehlbelastung und mangelnde Kontrolle entstehen, enorme Ausmaße annehmen und den Patienten vital bedrohen.**

Druckschädigungen führen zu hohen Kostenbelastungen durch langwierige stationäre Behandlungen. Sie komplizieren den Rehabilitationsablauf u. a. durch eine erhöhte Anfälligkeit für die Besiedelung mit methicillinresistenten Staphylokokken, die Isolierungsmaßnahmen notwendig machen. Zur Prophylaxe sind ausgefeilte Lagerungsregimes notwendig. Keinesfalls ersetzt ein spezielles Lagerungsbett (z. B. Luftkissenbett) das Umlagern. Die Lagerungswechsel müssen in einem eigens dafür vorgesehenen Protokoll dokumentiert werden. Die Patienten müssen über die Gefahren aufgeklärt werden, und entsprechendes Verhalten muss trainiert werden.

Heterotope Ossifikation

Bei heterotopen Ossifikationen handelt es sich um eigenständige, nicht mit der Myositis ossificans zu verwechselnde Erkrankungen. Sie führen zu häufig gelenkversteifenden ektopen Knochenneubildungen und treten als Komplikation bei Tetanus, Schädel-Hirn-Trauma und Querschnittlähmung auf. Es handelt sich nicht um Verkalkungen, sondern um echte Knochenneubildungen.

Initial kommt es zu Schwellungen und Bewegungseinschränkungen des betroffenen Gelenkes. Bei sorgfältiger Untersuchung lässt sich eine phlebitisähnliche Symptomatik feststellen. Durch kernspintomographische Kontrollen, Ultraschalluntersuchungen, Röntgenuntersuchungen und auch der Bestimmung der alkalischen Phosphatase im Serum sowie der Szintigraphie lässt sich die Verdachtsdiagnose erhärten.

Empirisch hat sich in dieser Phase der Erkrankung eine hoch energetische lokale **Bestrahlungstherapie** bewährt. Dabei werden einmalig als „single shot" oder fraktioniert 7–9 Gy appliziert. Das betroffene Gelenk kann vorsichtig weiter bewegt werden. Allerdings ist eine regelmäßige radiologische Kontrolle durchzuführen. Die **operative Korrektur** der heterotopen Ossifikation kann erst vorgenommen werden, wenn der Knochenbildungsprozess zur Ruhe gekommen ist. Dies drückt sich durch eine Normalisierung der alkalischen Phosphatase im Serum sowie durch eine Abnahme der Aktivität in der szintigraphischen Untersuchung auf. Auch Reifungszeichen in den konventionellen Röntgenaufnahmen können bei entsprechender Erfahrung zur Entscheidung für das weitere Vorgehen genutzt werden.

Zerebrale Schädigungen (Apoplex, Schädel-Hirn-Trauma)

Apoplektischer Insult

Unter dem Begriff „apoplektischer Insult" werden neurologische Schäden des ersten motorischen Neurons zusammengefasst, die als Folge einer Durchblutungsstörung entweder auf dem Boden einer Thrombose, einer intrazerebralen Blutung, einer subarachnoidalen Blutung oder einer zerebralen Embolie entstehen.

Pro Jahr erleiden ca. 300.000 Menschen in Deutschland einen Schlaganfall. 75 % der Betroffenen sind über 60 Jahre alt, ca. 60 % überleben den Schlaganfall. Die Prognose ist neben der Art und Ausdehnung der Durchblutungsstörung v. a. auch von internistischen Begleiterkrankungen abhängig.

Pathophysiologisch kommt es zu einer Unterbrechung der sensiblen und motorischen Bahnen mit entsprechender Beeinträchtigung der Willküraktivität, die durch primitive Reflexynergien ersetzt wird. Der Muskeltonus kann hypoton, spastisch oder rigide sein.

Die **spastische Hemiparese** ist die häufigste periphere Manifestation nach Schädigung der kontralateralen Großhirnhemisphäre, Tetraparesen treten dagegen nur sehr selten auf. Das klinische Bild des Apoplexpatienten zeigt ein typisches Beugemuster der oberen Extremität und einen Streck-Zirkumduktions-Gang des Beins (**Wernicke-Mann-Gang**). Nicht nur beim Stehfähigen, sondern auch beim Sitzfähigen kann es zu massiven Funktionsbeeinträchtigungen kommen.

Schädel-Hirn-Trauma

Beim Schädel-Hirn-Trauma kommt es zu meist schwerwiegenden neurologischen Schädigungen durch ein auf den menschlichen Schädel einwirkendes Trauma mit offener oder geschlossener Verletzung und funktioneller oder morphologischer Schädigung des Gehirns.

Das Schädel-Hirn-Trauma zählt zu den häufigsten Todesursachen von Personen unter 45 Jahren. Allein in Deutschland erleiden pro Jahr etwa 100.000 Menschen ein schweres Schädel-Hirn-Trauma (SHT), welches mit einem Koma von mehr als 7 Tagen Dauer einhergeht. Etwa 45.000 Menschen behalten neurologische Defektzustände, etwa 11 % sterben direkt nach dem Unfall.

Bedingt durch die unterschiedliche Intensität und Ausbreitung der Schädigung ist das klinische Bild sehr variabel. Man unterscheidet die seltenen direkten Kompressionsverletzungen von den meist schwerwiegenderen Scher- und Dezelerationsverletzungen. Für die Schwere der Hirnverletzung ist die Ausdehnung bedeutsamer als die Lokalisation. Beidseitige Verletzungen zeigen das periphere Erscheinungsbild einer Di- oder Tetraparese, einseitige das einer kontralateralen Hemiparese. An den Armen überwiegt der Beugetonus, an den Beinen der Strecktonus mit Aktivierung der Extensorenkette einschließlich des M. tibialis anterior und posterior sowie des M. triceps surae.

> ❯ Wichtig ist das evtl. zusätzliche Auftreten von Persönlichkeitsstörungen, Bewusstseinsstörungen, Rigidität, Ataxie, zentraler Muskelschwäche und Epilepsie.

Vorausgehende Therapie

Im Vordergrund steht die Sicherung vitaler Funktionen und nach Apoplex die umfassende Diagnostik und nachfolgende Therapie hinsichtlich der auslösenden Problematik. Obwohl diese Maßnahmen normalerweise im Akutkrankenhaus durchgeführt werden, besteht die Forderung nach einem möglichst frühen Beginn der Rehabilitation.

Bei erkennbarer Tendenz zur Kontrakturentwicklung sollte diese bereits zu diesem Zeitpunkt durch entsprechende Mobilisations- und Orthesenbehandlung möglichst verhindert werden. Ein hoher Muskeltonus lässt sich durch periphere Detonisierung entweder mit Alkoholinfiltration an die motorischen Eintrittspunkte oder mit Botulinumtoxin A senken.

Rehabilitationsfähigkeit

Zur Abschätzung der Rehabilitationsfähigkeit sollte der behandelnde Arzt wissen, was durch die Therapien gut beeinflussbar ist und was nur schwer beeinflusst werden kann.

> ❯ Während Spastik, Kontrakturen, Deformitäten und ein vorliegendes Muskelungleichgewicht gut behandelt werden können, sind Gleichgewichtsprobleme, mentale Retardierung, Persönlichkeitsstörungen, Agnosie und Neglect nur sehr eingeschränkt therapierbar.

Die Rehabilitation nach Schädel-Hirn-Trauma oder Apoplex ist eine interdisziplinäre Herausforderung, die in Teamarbeit der verschiedenen Berufsgruppen bewältigt wird.

Rehabilitationsziele

Die Rehabilitationsziele bestehen in der individuellen Optimierung vorhandener Restfunktionen (Steh-, Transfer- und Gehfähigkeit, Erleichterung der Sitzposition sowie geeignete Schuh- oder Orthesenversorgungen) und sind abhängig vom Grad der Behinderung:

> **Therapieziele bei Apoplex und Schädel-Hirn-Trauma**
> Abhängig vom Grad der Behinderung:
> - Schmerzfreiheit
> - Erleichterung der Pflegbarkeit
> - Sitzfähigkeit
> - Selbstständigkeit
> - Transferfähigkeit
> - Stehfähigkeit
> - Gehfähigkeit mit Hilfsmitteln
> - Freies Gehen

Voraussetzung hierfür ist aber die Vermeidung der Entstehung von Kontrakturen bzw. deren Korrektur, da z. B. eine plantigrade Fußstellung und streckbare Hüft- und Kniegelenke für sämtliche Stand- und Transferleistungen unabdingbar sind. Bedingt durch diesen Umstand spielt gerade die Orthopädie eine wichtige Rolle im Rahmen der Rehabilitation. Die Rehabilitation der motorischen Störung wird dabei durch evtl. begleitende sensorische Defizite erschwert. Dies betrifft z. B. Propriozeption, Körperschema, Stereognosie, räumliche Orientierung, Persönlichkeitsstörung, Agnosie, Neglect.

Rehabilitationsphasen

Die konservativen Verfahren zur Kontrakturprophylaxe und Mobilisierung sind in der subakuten und chronischen Phase bis etwa 1,5 Jahre nach dem Unfall indiziert, da in diesem Zeitraum noch von einer spontanen Verbesserung der neurologischen Situation ausgegangen werden kann. Die Therapie beinhaltet Physiotherapie, Ergotherapie, Orthesenversorgung und ggf. lokale tonussenkende Maßnahmen (Botulinumtoxin, Redressionsgipse).

Operative Verfahren sind i. Allg. erst nach Ablauf dieser Frist angezeigt. Ausnahmen stellen nur besonders schwere Fälle dar, wenn durch eine frühere Operation später sehr viel aufwändigere Operationen vermieden werden können. Die verschiedenen Möglichkeiten operativer Intervention sind der ▶ Übersicht zu entnehmen.

> **Teilbereiche des operativen Spektrums**
> - Eingriffe zur Verbesserung der Funktion im Bereich der oberen Extremität
>   - Lösung von Kontrakturen im Bereich der Schultergelenke
>   - Lösung von Kontrakturen im Bereich der Ellbogengelenke
>   - Lösung von Kontrakturen im Bereich der Hand- und Fingergelenke
>   - Funktionsverbessernde Sehnentransfers
>   - (Korrektur-)arthrodesen
> - Eingriffe zur Verbesserung der Funktion im Bereich der unteren Extremität
>   - Lösung von Kontrakturen im Bereich der Hüftgelenke
>   - Lösung von Kontrakturen im Bereich der Kniegelenke
>   - Lösung von Kontrakturen im Bereich der Sprunggelenke
>   - Funktionsverbessernde Sehnentransfers
>   - (Korrektur-)arthrodesen
>   - Korrekturosteotomien

Als Folge eines spastischen Muskelungleichgewichtes durch Überwiegen primitiver Reflexmuster und eines erhöhten Muskeltonus entwickeln sich häufig spastische Fußfehlstellungen. Bei höhergradigen Behinderungen entstehen Kontrakturen auch im Bereich der Hüft- und Kniegelenke sowie der oberen Extremitäten.

Die häufigste Deformität, der **spastische Klumpfuß**, soll im Folgenden beispielhaft genauer betrachtet werden. Er entwickelt sich als Teilaspekt der peripheren übersteigerten Reflexaktivität bei eingeschränkter zentraler Kontrolle und entsteht durch eine vorzeitige und überschießende Aktivität der Wadenmuskulatur, häufig ergänzt durch eine Kospastik der Antagonisten und in der Schwungphase durch verstärkte Aktivierung des M. tibialis anterior. Er tritt besonders beim Gehen durch Einsatz der Streck- und Beugesynergien zutage. Der Fuß steht in der Schwungphase in Spitz-Klump-Stellung, in der Standphase kommt es durch die Spitzfußkomponente häufig zur Rekurvation des Kniegelenkes.

Die Korrektur spastischer Fußdeformitäten stellt nur einen Teilaspekt im operativen Behandlungsprogramm dar, da oft zusätzliche Deformitäten vorliegen.

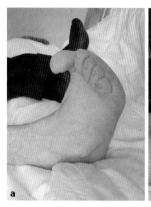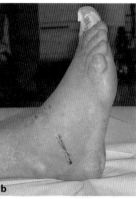

Abb. 3.48a,b 39-jähriger Patient mit spastisch-dynamischem Klumpfuß rechts nach apoplektischem Insult unklarer Genese im Alter von 15 Jahren. **a** Befund vor Operation: deutliche Überaktivität des M. tibialis anterior und des M. extensor hallucis longus; **b** befriedigendes Ergebnis nach operativer Korrektur

---

Praxistipp

Für die Gehfähigkeit ist neben der Standstabilität die ausreichende Fähigkeit zum Vorschwingen des Spielbeines notwendig. Die klinische Untersuchung sollte deshalb nicht nur den Lokalbefund mit Beweglichkeit und Muskelstatus, sondern auch die Gesamtfunktion des Beines in der Dynamik einschließlich des Gleichgewichtes und der Kraft berücksichtigen.

Bei Unklarheiten bezüglich der pathologisch aktivierten Muskulatur kann durch eine dynamische Feinnadel-EMG-Untersuchung evtl. in Verbindung mit einer dreidimensionalen Bewegungsanalyse die Pathologie näher eingegrenzt und die Indikation abgesichert werden.

Die Beseitigung der Fußdeformität bringt zwar funktionelle Verbesserungen durch Erleichterung der Standstabilität und der Schwungphasenkontrolle, der Schlüssel zur erfolgreichen Gehfunktion liegt aber bei den evtl. vorliegenden Zusatzbehinderungen.

Das operative Spektrum zur Korrektur des spastischen Klumpfußes ist breit. Es umfasst beispielsweise die perkutane Achillessehnenverlängerung, den hälftigen M.-tibialis-anterior-Transfer nach lateral, ggf. zusätzlich die Verlängerung des M. tibialis posterior (selten erforderlich). Bei sehr schweren Deformitäten kommt auch die kombinierte Verlagerung von M. tibialis anterior und posterior auf den Fußrücken zum Einsatz.

Bei gleichzeitiger Fußheberparese soll der Transfer der langen Zehenbeuger auf die Fußrückenmitte nach Hiroshima durchgeführt werden. Bei Krallenzehen können die Zehenbeuger in Höhe der Grundgliedbeugefalte über eine Längsinzision durchtrennt werden. Alleinige Weichteilein-

griffe sind dann indiziert, wenn der Klumpfuß noch nicht strukturell ist. In anderen Fällen ist zusätzlich eine Tripelarthrodese notwendig.

Beim zusätzlichen Vorfußspitzfuß kombiniert mit Rückfußklumpfuß sollte die Tripelarthrodese in der Lambrinudi-Technik vorgenommen werden. Zur Gangökonomisierung und zur Verbesserung der Kniebeugung in der Schwungphase wird außerdem eine Rezession der Kniestrecker (M. rectus femoris und M. vastus intermedius) empfohlen.

In Extremfällen, bei denen es nur auf die verbesserte Möglichkeit der Schuhversorgung ankommt, kommen die Astragalektomie und tibiokalkaneare Arthrodese einschließlich Muskelverlängerung und -verpflanzung zur Rezidivprophylaxe zum Einsatz. Letztere eignet sich auch zur Behandlung des schweren Rezidivs. Nach Abschluss der Gipsbehandlung empfehlen wir immer für mindestens 1 Jahr Unterschenkelfunktions- und -lagerungsorthesen.

Klinisches Fallbeispiel 39-jähriger Patient mit spastisch dynamischem Klumpfuß rechts mit deutlicher Überaktivität des M. tibialis anterior und des M. extensor hallucis longus nach apoplektischem Insult unklarer Genese im Alter von 15 Jahren (■ Abb. 3.48a). Durch die Versorgung mit einem hälftigen M.-tibialis-anterior-Transfer auf die Sehne des M. peroneus brevis, einem hälftigen M.-tibialis-posterior-Transfer auf die Sehne des M. peroneus tertius sowie einer Rückversetzung des M. extensor hallucis longus auf das Os-metatarsale-I-Köpfchen in Verbindung mit einer Großzehenendgelenkarthrodese konnte eine befriedigende Korrektur erreicht werden (■ Abb. 3.48b).

Korrektur weitergehender Kontrakturen

Hierzu dienen umfassende chirurgische Weichteillösungen der jeweils verkürzten Muskelgruppen sowie Gelenkkapseln unter sorgfältiger Schonung der vaskulären und nervalen Strukturen. Die aufwändige Nachbehandlung, meist mit redressierenden Seriengipsverbänden, erfordert die engmaschige Kontrolle dieser Strukturen, da eine Überdehnung zu Funktionsschäden (z. B. Neurapraxie) führen kann, die die Rehabilitationsbemühungen sehr ungünstig beeinflussen können.

Klinisches Fallbeispiel 10-jähriger Junge nach schwerer zentraler Hirnschädigung durch Ertrinkungsunfall, schwersten Hüft- und Kniestreck-Außenrotations-Kontrakturen sowie beidseitiger vorderer Hüftluxation, Spitzfüßen und ausgedehnten Kontrakturen auch im Bereich der oberen Extremität (■ Abb. 3.49a). Durch aufwändige, kombinierte knöcherne und weichteilige Operation (Verlängerung sämtlicher Hüftbeuger und Außenrotatoren, Verkürzungsosteotomie beider Femora und Z-Plastik der Kniestrecker) in Verbindung mit Etap-

v Hanstein KL (2013) Myofasziale Schmerzsyndrome, Tendopathien und Überlastungsschäden. In: Wirth CJ, Mutschler W (Hrsg) Praxis der Orthopädie und Unfallchirurgie. Thieme, Stuttgart

Hildebrandt J (2001) Rückenschmerzen, ein ungelöstes Problem. Schmerz 6:411

Hildebrandt J, Müller G, Pfingsten M (Hrsg) (2005) Lendenwirbelsäule. Urban & Fischer, München

Junghanns H (1965) Die Wirbelsäule in Forschung und Praxis. Hippokrates, Stuttgart

Kanfer FH, Reinecker H, Schmelzer D (1991) Selbstmanagement-Therapie. Springer, Berlin Heidelberg New York

Klesse C, Barth J, Härter M, Bengel J (2007) Behandlung psychischer Störungen bei koronarer Herzkrankhei. In: Härter M, Baumeister H, Bengel J (Hrsg) Psychische Störungen bei körperlichen Erkrankungen. Springer, Berlin Heidelberg New York, S 97–110

Kohlmann T, Schmidt CO (2005) Epidemiologie und Sozialmedizin. In: Hildebrandt J, Müller G, Pfingsten M (Hrsg) Lendenwirbelsäule. Urban & Fischer, München

Kröner-Herwig B, Lucht (1991) Veränderung des Schmerzkonzepts bei chronischen Schmerzpatienten durch Einsatz eines edukativen Videofilms. Schmerz 5:70–77

Lauerbach B (2007) Medical strengthing Therapy. EU Spine 16:11

Nationale VersorgungsLeitlinien – Kreuzschmerz (2011) http://www.kreuzschmerz.versorgungsleitlinien.de

Nilges P (1999) Kontrollüberzeugungen bei Patienten mit chronischem Schmerz. Roderer, Regensburg

Nübling R, Muthny F, Bengel J (2006) Die Bedeutung von Reha-Motivation und Behandlungserwartung für die Praxis der medizinischen Rehabilitation. In: Nübling R, Muthny F, Bengel J (Hrsg) Reha-Motivation und Behandlungserwartung. Huber, Bern, S 15–37

Pollock ML, Leggett SH, Graves JA et al (1989) Effect of resistance training on lumbar extension strength. Am J Sports Med 17:5

Refisch A (1999) Rückenschmerzen und Schmerzen am Bewegungsapparat. In: Schockenhoff B (Hrsg) Spezielle Schmerztherapie. Urban & Fischer, München Wien Baltimore

Robinson JI, Rogers MA (1994) Adherence to exercise programmes. Recommendations Sports Med 17:39–52

Sandkühler J (2013) Neues zum Schmerzgedächtnis. Deutscher Schmerztag 2013

Schmidt CO, Raspe H, Pfingsten M (2007) Back pain in the German adult population: prevalence,severity and sociodemographic correlates in a multiregional survey. Spine 32:2005–2011

Schöps P, Hildebrandt J et al (2001) Schmerzen im Bereich der Wirbelsäule. In: Bruhne (Hrsg) Der Schmerz. Springer, Berlin Heidelberg New York

Smith D, Bissell G (2011) The effect of lumbal extension training with or without pelvic stabilization on lumbar strength and low back pain. Journal of Back an musculoskeletal rehabilitation 24:241–249

Stephan A, Goebel S, Schmidtbleicher D (2011) Effekte maschinengestützten Krafttrainings in der Behandlung chronischer Rückenschmerzes. Deutsche Zeitschrift für Sportmedizin 62:3

VDR (1992) Empfehlungen zur Weiterentwicklung der medizinischen Rehabilitation in der gesetzlichen Rentenversicherung. Bericht der Reha-Kommission des Verbandes Deutscher Rentenversicherungsträger. Selbstverlag, Frankfurt

VDR VDR (1993) VDR Statistik Rehabilitation des Jahres 1992. Selbstverlag, Frankfurt

Weber-Falkensammer H, Vogel H (1997) Versorgungsstrukturelle Voraussetzungen der Rehabilitation. In: Petermann F (Hrsg) Rehabilitation. Hogrefe, Göttingen

Wenig CM, Schmidt CO, Kohlmann T, Schweikert B (2009) Costs of back pain in Germany. Eur J Pain 13(3):280–286

Zieglgänsberger W (2005) Grundlagen der Schmerztherapie. In: Junker U, Nolte T (Hrsg) Grundlagen der speziellen Schmerztherapie. Urban & Vogel, München, S 17–44

Zu Abschnitt 3.5

Abel R, Gerner HJ, Mariß G (1998) Wirbelsäule und Rückenmark. Blackwell, Berlin

Abel R, Meiners T, Gerner HJ (2002) Die Resektion von heterotopen Ossifikationen des Hüftgelenkes Querschnittgelähmter. Operat Orthop Traumatol 14:16–28

Bleck EE (1987) Orthopaedic management in cerebral palsy. Clinics in developmental medicine 99/100. Mac Keith. Blackwell, Oxford, S 251–262

Botte MJ, Nickel VL, Akeson WH (1988) Spasticity and contracture: physiologic aspects of formation. Clin Orthop 233:7–18

Botte MJ, Keenan MAE, Jordan C (1992) Stroke. In: Nickel VL, Botte MJ (Hrsg) Orthopaedic rehabilitation, 2. Aufl. Churchill Livingstone, New York, S 37–360

Döderlein L, Wenz W, Schneider U (1999) Der Klumpfuß Fußdeformitäten, Bd. I. Springer, Berlin Heidelberg New York

Garland DE, Waters RL (1978) Orthopedic evaluation in hemiplegic stroke. Orthop Clin North Am 9:291–303

Gerner HJ (1992) Die Querschnittlähmung. Blackwell, Berlin

Gerner HJ (1996) Querschnittlähmungen – Aktuelles aus Therapie und Forschung. Springer, Berlin Heidelberg New York

Guttmann L (1976) Spinal cord injuries. Blackwell, Oxford

Herz DA, Looman JE, Tiberio A et al (1990) The management of paralytic spasticity. Neurosurgery 26:300–306

Hoffer MM, Barakat G, Koffman M (1985) 10-year follow up of split anterior tibial tendon – transfer in cerebral palsied patients with spastic equinovarus deformities. J Pediatr Orthop 5:432–434

Hoke M (1912) An operative plan for the correction of relapsed and untreated talipes equinovarus. J Orthop Surg 29(3):379

Keenan MAE, Creighton J, Garland DE, Moore T (1984) Surgical correction of spastic equinovarus deformity in the adult head trauma patient. Foot Ankle 5(1):35–41

Mooney V, Perry J, Nickel VL (1967) Surgical and non surgical orthopaedic care of stroke. J Bone Jt Surg A(5):989–1000

O'Byrne JM, Kennedy A, Jenkinson A, O'Brien TM (1997) Split tibialis posterior tendon transfer in the treatment of spastic equinovarus foot. J Pediatr Orthop 17:481–485

Perry J, Hoffer MM (1977) Preoperative and postoperative dynamic electromyography as an aid in planning tendon transfers in children with cerebral palsy. J Bone Jt Surg 69-A:531–537

Perry J, Giovan P, Harris LJ, Montgomery J, Aiaria M (1978a) The determinants of muscle action in the hemiparetic lower extremity. Clin Orthop 131:71–89

Perry J, Waters RL, Perrin T (1978b) Electromyographic analysis of equinovarus following stroke. Clin Orthop 131:47–53

Root L, Miller SR, Kirz P (1987) Posterior tibial-tendon transfer in patients with cerebral palsy. J Bone Jt Surg 69 A(8):1133–1139

Waters RL, Montgomery J (1974) Lower extremity management of hemiparesis. Clin Orthop 192:133–143

Waters RL, Perry J, Garland DE (1978) Surgical correction of gait abnormalities following stroke. Clin Orthop 131:54–63

Zäch GA (Hrsg) (1992) Die Rehabilitation beginnt am Unfalltag. Springer, Berlin Heidelberg New York

Spezifische Rehabilitation

S. Simmel, V. Bühren, A. Reiners, S. Schwarzkopf, K. Tillmann, M. Arbogast, A. Peters, H. Friebe, B. Greitemann, M. Horter, R. Rödl

V. Stein, B. Greitemann (Hrsg.), *Rehabilitation in Orthopädie und Unfallchirurgie,*
DOI 10.1007/978-3-642-44999-4_4, © Springer-Verlag Berlin Heidelberg 2015

4.1 Der Polytraumapatient

S. Simmel, V. Bühren

4.1.1 Problemstellung

Die Überlebenschancen Schwerstverletzter haben sich in den letzten Jahrzehnten kontinuierlich verbessert. Infolge wesentlicher Verbesserungen sowohl im Bereich der initialen und weiterführenden Diagnostik, der Dauer bis zur Operation im Blutungsschock als auch bei der Anwendung von „Damage-control"-Strategien ist die Letalität nach Polytrauma in den letzten Jahrzehnten kontinuierlich gesunken und lag im 4-Jahres-Zeitraum 2004–2007 in Deutschland im Schnitt bei 12 % (Mand et al. 2013; Hilbert et al. 2010). Entscheidend ist also nicht nur die Frage, **ob** ein Schwerverletzter den Unfall überlebt. Sie kann sehr häufig mit ja beantwortet werden. Immer wichtiger wird aber, **wie** schwere Verletzungen überlebt werden (Abb. 4.1).

Neue Outcome-Parameter müssen hinzugefügt werden, z. B. das psychische Befinden, die emotionale Gesundheit, die Möglichkeiten zur sozialen Interaktion, kognitive Funktionen, der Grad der Behinderung, oder die Berufsfähigkeit. Zusammengefasst können diese und weitere Gesundheitsindikatoren in dem Begriff „Lebensqualität". Einfluss auf diese posttraumatische Lebensqualität nehmen dabei nicht nur die körperlichen Funktionseinschränkungen, sondern auch chronische Schmerzen, psychische Beschwerden und soziale Folgen. Spätfolgen, die noch Jahre nach dem Unfallereignis feststellbar sind, limitieren die Ergebnisse.

Die Rehabilitation nach schweren Unfällen ist ein komplexer Prozess, der nicht mit der Nach- oder Weiterbehandlung nach Monoverletzungen zu vergleichen ist. Orientiert an der Internationalen Klassifikation der Funktionsfähigkeit, Behinderung und Gesundheit (ICF) müssen neben den Schädigungen der Körperstrukturen und -funktionen auch Störungen der Aktivitäten und der Teilhabe bei der Rehabilitationsplanung berücksichtigt werden. Die genaue Kenntnis möglicher Traumafolgen, nicht nur im physischen Bereich, sondern auch auf psychischem und sozialem Feld, sowie der Outcome-Prädiktoren ist unabdingbar für die Planung und Steuerung des Rehabilitationsprozesses. Der Anspruch an einen optimalen Rehabilitationsprozess stellt damit hohe Anforderungen an die Rehabilitationseinrichtungen und an das Rehabilitationsteam, die letztendlich nur von spezialisierten Einrichtungen erfüllt werden können. Das Ziel aller Bemühungen ist neben einer bestmöglichen Lebensqualität für den Verletzten vor allem die Wiedereingliederung ins berufliche und soziale Umfeld.

4.1.2 Outcome und Traumafolgen

❯❯ Nach Mehrfachverletzungen verbleiben oft dauerhafte körperliche Beeinträchtigungen. Nur etwa ein Drittel der Polytraumapatienten berichten über eine komplette Wiederherstellung, bei etwa der Hälfte verbleibt eine moderate, schwere oder sehr schwere Behinderung.

Ein hoher Anteil der noch bestehenden Behinderungen war auf Verletzungen des Beckens und der unteren Extremität zurückzuführen, was insbesondere zu teils erheblichen Einschränkungen der Mobilität führt. Gerade die Einschränkungen der körperlichen Funktionen und Probleme bei normalen Aktivitäten des Alltags sind für den Unfallpatienten besonders belastend. Kommt die Abhängigkeit von Hilfsmitteln dazu, bedeutet dies in der Regel einen starken Verlust an Selbstständigkeit und Lebensqualität. Diese physischen Einschränkungen führen oft auch zu sozialen und psychischen Problemen.

Die Unfallfolgen verursachen auch eine enorme **finanzielle Belastung**, sowohl für den einzelnen Betroffenen als auch für die Gesellschaft. Nach Erhebungen von Häusler et al. (2001) kostet ein Unfall mit einem Mehrfachverletzten in der Schweiz im Durchschnitt 500.000 Euro. Jeder dritte Patient erlitt einen dauerhaften körperlichen Schaden. Die verbleibende Invalidität war der wichtigste Einflussfaktor auf die Höhe der Folgekosten, die sich hierdurch mehr als verdoppelten. Rund zwei Drittel dieser Kosten entstehen durch den kurz- und langfristigen Arbeitsausfall (Häusler et al. 2001).

❯❯ Psychische und kognitive Folgen sind häufig, aber nicht immer offensichtlich.

Kognitive Defizite, die insbesondere die Informationsverarbeitungsgeschwindigkeit, die Konzentrationsleistung und die Merkfähigkeit und Lernleistung betrafen, beeinträchtigen Patienten meist ebenso stark wie die körperlichen. Darüber hinaus waren die Unfallopfer ängstlich (bis 62 %) und/oder depressiv (bis 45 %), und klagten vor allem nach Verkehrsunfällen über Ängste beim Fahren (bis 60 %) (O'Donnell et al. 2004).

Zu einer **posttraumatischen Belastungsstörung** (PTBS) kann es nach lebensbedrohlichen Ereignissen kommen. Das Beschwerdebild selbst ist den Angststörungen zuzuordnen und durch sich wiederholt aufdrängende Erinnerungen an das belastende traumatische Ereignis charakterisiert. Diese Erinnerungen gehen mit großer Angst einher, weshalb die Betroffenen sowohl diese Gedanken als auch Situationen, die sie daran erinnern könnten, meiden. Physische Konsequenzen sind Schlaf- und Konzentrati-

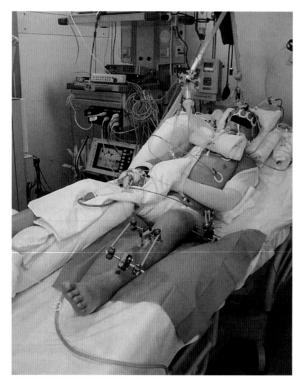

Abb. 4.1 Schwerstverletzter Patient auf Intensivstation

onsstörungen, Schreckhaftigkeit, Ruhelosigkeit und eine erhöhte Reizbarkeit.

Posttraumatische psychische Reaktionen sind zwar oft nachweisbar nach einem Trauma, allerdings entwickeln die meisten von einem traumatischen Ereignis betroffenen Menschen keine anhaltende posttraumatische psychische Symptomatik (Bryant et al. 2010). Zahlreiche Studien zeigen auch, dass psychische Folgen eines Unfalls relativ unabhängig von der objektiven Unfallschwere sind. Vielmehr scheint die subjektive Wahrnehmung der Schwere des Traumas relevant zu sein. Die frühzeitige diagnostische Erfassung psychischer Folgen ist Voraussetzung für eine fachspezifische Behandlung. Unerkannte und damit unbehandelte psychische Verletzungen können zur Chronifizierung führen, wodurch der gesamte Heilungsprozess erheblich erschwert und verlängert wird.

❯ Unfallfolgen in den Lebensbereichen Familie und Partnerschaft, Freizeit und Beruf führen zu Einschränkungen der Teilhabe.

Neben körperlichen und psychischen Folgen kommt es auch zu Auswirkungen auf **sozialem Gebiet** nach einer Mehrfachverletzung. Dies betrifft vor allem Probleme in den Lebensbereichen Familie und Partnerschaft, Freizeit und Beruf. Das Aktivitätsniveau in der Freizeit und die Ausübung von Sport sinkt signifikant. Häufig ist die Wie-

deraufnahme einer Erwerbstätigkeit zwar möglich, aber es sind in einem nicht unerheblichen Ausmaß berufliche Rehabilitationsmaßnahmen wie Umschulungen mit Berufswechsel, innerbetriebliche Umsetzungen, Fortbildungen etc. notwendig. Es findet sich eine überdurchschnittliche Rate an Frühberentungen und Minderungen der Erwerbsfähigkeit, während die Arbeitslosenrate nicht signifikant steigt. Interessant ist, dass Versicherte der gesetzlichen oder privaten Krankenkassen in einigen Studien bessere Beschäftigungsraten erreichen als berufsgenossenschaftlich versicherte Patienten, dies vor allem aufgrund einer wesentlich höheren Quote an Frühberentungen bei letzteren (Weber et al. 2001; Post et al. 2006).

Die volkswirtschaftliche Bedeutung des **Produktivitätsverlusts** nach Unfällen ist groß, besonders da Unfallpatienten in der Regel relativ jung sind. Harlan et al. schätzen den Verlust potenzieller Arbeitsjahre wegen Trauma in den USA 1982 auf mehr als 4 Millionen Jahre. Dies ist knapp doppelt so hoch wie durch Krebs oder Herz- und Gefäßkrankheiten, und damit sind Unfälle die wichtigste Ursache von verlorenen Lebens- und Arbeitsjahren (Harlan et al. 1990). Das langfristige berufliche Rehabilitationsergebnis gemessen an der „Return-to-work-Rate" ist jedoch, angesichts der schweren Verletzungen, zufriedenstellend. Im Schnitt werden etwa zwei Drittel der Schwerverletzten wieder arbeitsfähig. Die Wiedereingliederungsrate korreliert bedingt mit der Verletzungsschwere, ist aber auch wesentlich vom Alter und Geschlecht des Betroffenen und dem zeitlichen Abstand vom Trauma abhängig, sowie anderen Faktoren, wie beispielsweise dem regionalen Arbeitsmarkt.

❯ Traumafolgen führen insgesamt zu einer deutlichen Minderung der Lebensqualität, die auch viele Jahre nach dem Unfall nachweisbar ist.

Wer ein Polytrauma überlebt, leidet oft nicht nur unter erheblichen körperlichen Funktionseinschränkungen, sondern auch unter **chronischen Schmerzzuständen**, Einschränkungen der Aktivitäten des täglichen Lebens, der Berufstätigkeit und sozialen Partizipation mit allen damit verbundenen psychologischen Folgen. Die Wechselwirkungen aus sozialem Gefüge, emotionalen Reaktionen, Vorerkrankungen und funktionellem Langzeitergebnis bestimmen die individuell erreichbare Lebensqualität nach Polytrauma. Die Lebensqualität schwerstverletzter Patienten hängt dabei stärker von der subjektiven als von der objektiven Verletzungsschwere ab (Pirente et al. 2001). Gleiche körperliche Verletzungen wirken sich unterschiedlich stark auf die subjektiv empfundene Lebensqualität aus. Die mit verschiedenen Assessment-Instrumenten erhobene Lebensqualität nach schwerem Trauma zeigt sowohl in der kurz-, als auch langfristigen Betrachtung schlechtere Werte als die von Kontrollgruppen bzw. der Normalbevölkerung.

Tab. 4.1 Auswahl von Outcome-Prädiktoren in Relation zum Trauma-Zeitpunkt. (Modifiziert nach Simmel u. Bühren 2009)		
Prätraumatisch	**Traumabedingt**	**Posttraumatisch**
Physischer und psychologischer Zustand (BMI, Begleiterkrankung, Depressivität) Demographische Faktoren (Alter, Geschlecht) Soziale Faktoren (Ausbildungsstand, Einkommen)	Lokalisation Schweregrad Anzahl der Verletzungen Umstände und Hergang des Unfalls (Freizeitunfall, Arbeitsunfall, Verkehrsunfall)	Umgang und Behandlung in der Akutklinik Rehabilitationsdauer Körperliche und psychologische Auswirkungen (Mobilitätseinschränkung, PTBS) Probleme im Umgang mit Institutionen und Behörden Auswirkungen auf das Erwerbsleben (Arbeitslosigkeit, Umschulung)

Die Score-Werte bessern sich zwar im Verlauf, erreichen jedoch nie Normalwerte. Selbst nach einem Jahrzehnt bestehen bei einigen Patienten noch deutliche Einschränkungen im Hinblick auf die Lebensqualität (Lippert-Grüner et al. 2007; Soberg et al. 2007).

4.1.3 Wodurch werden die Unfallfolgen beeinflusst?

Es gibt zahlreiche Untersuchungen dazu, welche Faktoren Einfluss auf das Outcome nach einem Trauma nehmen. Demographische Faktoren wie **Alter** und **Geschlecht** sind wichtige Outcome-Determinanten (Holbrook u. Hoyt 2004). So lässt sich der Einfluss des weiblichen Geschlechts als unabhängiger Prädiktor für ein schlechteres Outcome nach einem schweren Trauma, nicht nur mit physiologischen, sondern insbesondere auch mit psychologischen und sozialen Unterschieden zwischen Männern und Frauen erklären. Natürlich haben die Verletzungen selbst (Lokalisation, Schweregrad, Anzahl der Verletzungen) einen großen Einfluss auf das Ergebnis. Jedoch wird der Einfluss der Verletzungsschwere auf die spätere Lebensqualität umso geringer, je schwerer sie verletzt waren. Patienten mit schwereren Verletzungen haben vermutlich niedrigere Erwartungen an die Verbesserung der Funktion und sind deshalb auch mit einem schlechteren Outcome zufriedener als wenn sie leichter verletzt gewesen wären.

Andere Studien richteten die Aufmerksamkeit auf den Einfluss **psychologischer Faktoren**, wie Depressivität und PTBS. Ebenfalls ließen sich kognitive Leistungsstörungen als hochsignifikanter Prädiktor auf jegliche Dimension der Lebensqualität nach Polytrauma nachweisen (Fernandez et al. 2001). Ommen et al. konnten zwei hochsignifikante Einflussfaktoren auf die Zufriedenheit schwerstverletzter Patienten identifizieren, zum einen die subjektiv beurteilte psychosoziale Versorgungsqualität der Ärzte und zweitens die vom Patienten wahrgenommene aktive Einbeziehung in die ärztliche Behandlung (Ommen et al. 2006).

Viele Untersuchungen weisen darauf hin, dass die Einbeziehung des Patienten in den Behandlungs- und Entscheidungsprozess die Genesung des Patienten positiv beeinflusst und die Zufriedenheit mit der Behandlung erhöht. Ausdruck findet diese Erkenntnis in dem wissenschaftlichen Modell des so genannten „**shared decision making**". Unter der psychosozialen Versorgung subsumiert man meist Aspekte wie die Qualität der Gesprächsführung oder das Auftreten gegenüber dem Patienten. Insbesondere Patienten, die sich von ihren behandelnden Ärzten vernachlässigt und nicht hinreichend unterstützt fühlten, waren signifikant häufiger in der Gruppe der unzufriedenen Patienten. Zu wenig Zeit, mangelnde Information sowie fehlende Bereitschaft sich Probleme anzuhören bzw. zu deren Lösung beizutragen, waren dabei ausschlaggebend.

Einige Studien haben die Wichtigkeit **sozialer Faktoren** nachgewiesen, wie Ausbildungsstand oder Beruf des Patienten. Ein niedriger sozioökonomischer Status und selbst das Zusammenleben mit einem Partner wurden als signifikante Prädiktoren für eine reduzierte Lebensqualität identifiziert (Janssen et al. 2008). Gleichzeitig konnten eine adäquate soziale Unterstützung, aktive Bewältigungsstrategien sowie eine positive Re-Interpretation des einschneidenden Lebensereignisses als Ressourcen für die Bewältigung eines Polytraumas ermittelt werden (Petersen et al. 2008).

Auch der **prätraumatische physische Zustand** kann wichtig sein bei der Vorhersage des funktionellen Outcome. Begleiterkrankungen und BMI beeinflussen nicht nur die Überlebensrate der Traumapatienten, sondern auch deren Lebensqualität (Byrnes et al. 2005). Prognostische Einflüsse werden auch in Relation zum Unfallzeitpunkt in prätraumatische, traumabedingte oder posttraumatische Faktoren eingeteilt (Tab. 4.1).

Mit zunehmendem zeitlichem Abstand vom Unfallereignis und vor dem Hintergrund der komplizierten Situation auf dem Arbeitsmarkt nimmt die Wahrscheinlichkeit der erfolgreichen Wiedereingliederung ab.

> **❶** Es gilt zu vermeiden, dass aus dem Unfallverletzten, der schnellstmöglich gesunden möchte, ein chronisch Kranker wird.

Die schnelle Reintegration in das Erwerbsleben unter Steuerung des Prozesses von der medizinischen Akutbehandlung, bis zur Wiedereingliederung in das Erwerbsleben, ist das vordringliche Ziel des Handelns. Deshalb sind posttraumatische Einflüsse besonders interessant für die Traumarehabilitation. Werden sie früh erkannt, sind sie zum einem meist noch beeinflussbar, zum anderen können sie gezielt in die Therapieplanung integriert werden.

Behandlungsziele, -strategien und -inhalte der „Traumarehabilitation" können nur durch eine ganzheitliche Sicht auf den Unfallpatienten festgelegt werden. Dies erfordert auch die Kenntnis der möglichen Traumfolgen. Hierin unterscheidet sie sich auch von der Akutmedizin, weshalb sich Rehabilitation nicht auf die Fortführung der Akuttherapie im Sinne einer „Weiterbehandlung" oder gar einer einfacheren „Nachbehandlung" reduzieren lässt.

> ❯ Rehabilitative Maßnahmen beginnen bereits im Rahmen der Akutbehandlung als so genannte Frührehabilitation. Schon hier werden die Weichen für die zukünftige Lebensqualität gestellt.

4.1.4   Das Phasenmodell der Traumarehabilitation

Zentrale Aufgabe der Rehabilitation nach Unfällen ist die Wiederherstellung oder wesentliche Besserung der funktionalen Gesundheit und damit die Wiedereingliederung ins soziale und berufliche Umfeld. Grundlage dieser Definition ist das biopsychosoziale Modell der Weltgesundheitsorganisation (WHO), das in der **Internationalen Klassifikation der Funktionsfähigkeit, Behinderung und Gesundheit** (ICF) dargelegt ist. Am Beginn des Rehabilitationsprozesses steht deshalb die **Problemanalyse**, wobei neben einer diagnosebezogenen Betrachtung, die systematische Einbeziehung der ICF äußerst wichtig ist. Dies kann bereits im Bereich der Körperfunktionen und -strukturen bzw. deren Schädigungen von Bedeutung sein: Zwei Personen mit derselben Verletzung können ein unterschiedliches Niveau der Funktionsfähigkeit aufweisen, und zwei Personen mit gleichem Niveau der Funktionsfähigkeit haben nicht notwendigerweise das gleiche Verletzungsmuster.

Entscheidend für den Patienten nach einem schweren Unfall ist die frühe Konsultation von Rehabilitationsspezialisten, weil diese nicht nur vertraut sind mit den multifaktoriellen Problemen, inklusive den körperlichen und psychischen Begleiterkrankungen, sondern auch mit der multidisziplinären Behandlung dieser Patienten. Ein optimales Ergebnis hängt von der Integration komplexer medizinischer, psychosozialer, finanzieller, edukativer und beruflicher Ressourcen ab, quer durch diverse Spezialfä-

cher. Der Arzt in der Rehabilitation übernimmt dabei die Rolle des Teamleiters, der das individuelle Rehabilitationsprogramm koordiniert und die einzelnen Behandlungsstrategien aufeinander abstimmt. Er ist Organisator und Manager des Rehabilitationsprozesses. Langfristig ist die Rehabilitation jedoch nur erfolgreich, wenn der Rollenwechsel vom eher passiven Patienten in der Akutbehandlung zum aktiven Partner in der Rehabilitation gelingt. Dieser Rollenwechsel muss durch das Rehabilitationsteam und vor allem durch den Arzt gefordert und gefördert werden. Dazu gehört auch, dass sich die Patienten mit bleibenden Behinderungen auseinandersetzen müssen.

> ❯ Die Abklärung des Rehabilitationspotenzials und der Rehabilitationsprognose ist für die Festlegung der Rehabilitationsziele Voraussetzung.

Die **Festlegung der Ziele** orientiert sich am biopsychosozialen ICF-Modell. Sie müssen umfassend sein und daher auch den psychosozialen Bereich berücksichtigen. Bei noch berufstätigen Patienten stellt sich frühzeitig die Frage der beruflichen Reintegration. Neben der Rehabilitationsprognose sind hier detaillierte Kenntnisse des individuellen Arbeitsplatzes und ggf. eine frühzeitige Kontaktaufnahme mit dem Betriebsarzt und den Kostenträgern notwendig.

Das übergeordnete allgemeine Rehabilitationsziel liegt darin, dass der Patient trotz seiner Funktionsstörungen und Beeinträchtigungen eine akzeptable Lebensqualität erreicht und die Arbeits- und Funktionsfähigkeit so gut wie möglich wiederhergestellt wird. Dies kann beispielsweise erreicht werden durch eine Verbesserung der körperlichen und mentalen Leistungsfähigkeit, Hilfen zur Unfallverarbeitung und der Entwicklung eines langfristigen Nachsorgekonzeptes. Darüber hinaus müssen weitere individuelle und konkretere Therapieziele vereinbart werden (z. B. Wiedererlangung der Selbstversorgung, Gewichtsreduktion etc.).

In der neuesten Auflage des Weißbuches Schwerverletztenversorgung der Deutschen Gesellschaft für Unfallchirurgie (2013) wird der Ablauf der Traumarehabilitation modellhaft dargestellt:

Die medizinische Rehabilitation Schwerverletzter gliedert sich in 3 Phasen:
- Frührehabilitation während der akutmedizinischen Behandlungsphase;
- Postakutrehabilitation z. B. Komplexe stationäre Rehabilitation (KSR), Anschlussheilbehandlung (AHB) etc.;
- Weiterführende Rehabilitation und Nachsorge z. B. multimodale Schmerztherapie, Rehabilitation nach Psychotrauma, medizinisch-beruflich orientierte Rehabilitation etc.

Frührehabilitation

> Schon während der Akutbehandlung im Traumazentrum wird im Rahmen der Frührehabilitation rehabilitationsmedizinische Diagnostik und Therapie so früh als möglich eingesetzt.

Frührehabilitation beschränkt sich auf die Krankheitsphase, in der noch akutstationärer Behandlungsbedarf besteht und ist von der weiteren stationären Rehabilitation abzugrenzen. Sie wird sowohl fachübergreifend durchgeführt als auch entsprechend der führenden Verletzung als neurologische Frührehabilitation oder Komplextherapie bei Rückenmarksverletzten. Hierfür erforderliche Therapieressourcen und Strukturvoraussetzungen sind in den OPS-Kodes (Prozedur 8-55 „Frührehabilitative Komplexbehandlung") beschrieben. Die dort beschriebenen Mindestmerkmale sind für die Frührehabilitation Schwerverletzter weiter zu differenzieren. Ein Schwerpunkt der Therapie muss, neben physio- und ergotherapeutischen Maßnahmen, in der frühzeitigen psychologischen Betreuung und Behandlung des Patienten und seiner Angehörigen liegen. Auch ein frühes Einschalten des Sozialdienstes zur Klärung der beruflichen und privaten Situation ist nötig (Simmel 2010).

Das Indikationsspektrum der Frührehabilitation im Akutkrankenhaus ist, was die zugrunde liegenden Krankheitsbilder und Diagnosen angeht, naturgemäß sehr breit. Grund hierfür ist, dass die Aufnahmekriterien in der Beeinträchtigung der Funktionsfähigkeit begründet liegen, und zwar unabhängig von der ICD-Diagnose. Beispiele für Krankheitsbilder in der unfallchirurgischen Frührehabilitation sind (Leistner et al. 2005):

- Patienten mit erworbenen Hirnschädigungen, z. B. durch Schädel-Hirn-Trauma,
- Patienten, welche schwere Verletzungen am Stütz- und Bewegungsapparat bzw. an den inneren Organen erlitten haben, z. B. durch Polytrauma,
- Patienten mit schwerwiegenden akuten neurologischen Erkrankungen, z. B. Para- und Tetraparese,
- Patienten nach Amputationen bei vorliegenden Begleiterkrankungen und erheblicher zusätzlicher Behinderung,
- Patienten nach Langzeitbeatmung und Langzeitintensivbehandlung und Entwicklung eines Critical-Illness-Syndroms.

Postakutrehabilitation

Die Postakutrehabilitation des polytraumatisierten Patienten beginnt unmittelbar nach der Akutbehandlung. Der Zeitpunkt der Verlegung des Patienten von der Akut- in die Rehabilitationseinrichtung hängt einerseits ab von der Verletzungsart, den durchgeführten Operationen, von fallbezogenen internen und externen Kontextfaktoren sowie vom angestrebten Teilhabeziel. Andererseits muss die aufnehmende Rehabilitationseinrichtung hinsichtlich ihrer personellen, räumlichen sowie technisch-apparativen Ausstattung in der Lage sein, für den Patienten situationsgerecht eine optimale rehabilitative Behandlung leisten zu können. Die Entlassung nach Hause oder in Pflegeeinrichtungen bis der Patient „belasten" darf oder „reha-fähig" ist, führt häufig zu einer weiteren Minderung seiner Leistungsfähigkeit und dazu, dass wertvolle Rehabilitationskapazitäten ungenutzt bleiben.

> Eine bestmögliche Integration und damit Teilhabe am beruflichen und soziokulturellen Leben gelingt nur auf Basis von umfassenden biopsychosozialen Behandlungsstrategien.

Ein solcher mehrdimensionaler Behandlungsansatz erfordert den Einsatz verschiedener spezialisierter Berufsgruppen (Multimodalität), wobei diese Fachspezialisten nicht nur „nebeneinander" arbeiten, sondern sich transdisziplinär abstimmen und vernetzen müssen.

In der frühen postakuten Rehabilitationsphase erfordern Komplikationen oder geplante Wiederholungseingriffe häufig die Prüfung möglicher konservativer oder chirurgischer Therapieoptionen. Ein schneller Zugang zu verschiedenen akutmedizinischen Fachbereichen und umfangreichen diagnostischen Methoden ist deshalb Voraussetzung für die Rehabilitation nach schweren Unfällen. Durch die enge Verzahnung von Unfallchirurgie und Rehabilitationsmedizin kann der Rehabilitationsprozess optimiert und verkürzt werden. Für diese enge Kooperation ist, sofern sie nicht unter einem Dach erfolgen kann, zumindest eine enge personelle Zusammenarbeit und räumliche Nähe des Traumazentrums und der Rehabilitationseinrichtung erforderlich.

Weiterführende Rehabilitation und Nachsorge

Die weiterführende ambulante und stationäre Rehabilitation muss auf traumaspezifische Unfallfolgen und Komplikationen eingehen. Im Anschluss an die Postakutphase können besondere Rehabilitationsmaßnahmen erforderlich werden, beispielsweise eine medizinisch-beruflich orientierte Rehabilitation, eine multimodale Schmerztherapie oder die Rehabilitation bei psychiatrischen, psychologischen und psychosomatischen Prozessen wie reaktiver Depression oder posttraumatischen Belastungsstörungen.

Chronischer Schmerz ist ein häufiges Problem, mit dem Polytraumapatienten noch Jahre nach dem Unfall konfrontiert sind. Die Linderung dieser Schmerzen beziehungsweise das Leben mit Schmerzen ist ein wichtiges langfristiges Ziel der Traumarehabilitation. Der Chronifizierungsprozess ist dabei ein komplexer somatisch-psy-

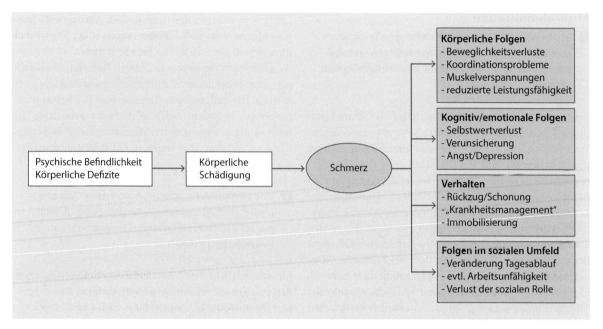

Abb. 4.2 Auswirkungen chronischer Schmerzen aus Sicht eines biopsychosozialen Schmerzmodells. (Aus Heinrich et al. 2009)

chisch-sozialer Vorgang. Ausgelöst durch den Versuch akute Schmerzen zu bewältigen, kommt es durch ungünstige Strategien, z. B. „fear avoidance behavior", neben körperlichen, kognitiven und emotionalen Folgen, auch zu Konsequenzen im sozialen Umfeld und im Verhalten (Abb. 4.2). Im Rehabilitationskonzept müssen deshalb spezifische psychologische Aspekte berücksichtigt werden. Es ist davon auszugehen, dass neben dem Schmerzverhalten die kognitive Bewertung des Schmerzes die Schmerzerfahrung prägt, so dass auch die Förderung von Selbstmanagementfertigkeiten ein wichtiges Rehabilitationsziel darstellt.

Ein weiterer Schwerpunkt der weiterführenden Rehabilitation liegt in der dauerhaften **Reintegration** des Betroffenen ins berufliche und soziale Umfeld. Um diese Teilhabe am Arbeitsleben und am Leben in der Gemeinschaft zu ermöglichen, bedürfen Patienten nach einer Mehrfachverletzung oft einer besonderen Unterstützung. Die Entwicklung hin zu beruflich orientierten Programmen, die noch zielgerichteter dem Erhalt der Erwerbsfähigkeiten dienen sollen ist nicht zuletzt eine Forderung der Gesellschaft und derjenigen, die für die Rehabilitation bezahlen.

„Insbesondere bei längeren Heilverfahren sind Maßnahmen zur Erhaltung bzw. zur Förderung der Beschäftigungsfähigkeit frühzeitig einzuplanen, um eventuelle Wartezeiten im Bereich von Schnittstellen zu vermeiden. Die medizinische Rehabilitation muss tätigkeitsspezifisch und teilhabebezogen ausgerichtet sein." (Position der Gesetzlichen Unfallversicherung zu Leistungen zur Teilhabe am Arbeitsleben, Stand 26.05.2010)

Der **Erhalt der Erwerbsfähigkeit** ist schon heute eine Kernaufgabe der medizinischen Rehabilitation, sie wird es in Zukunft aber mehr denn je sein. Arbeits- und berufsbezogene Inhalte werden künftig eine noch größere Rolle in der Rehabilitation einnehmen. Strukturelle Veränderungen des Bewegungssystems nach Unfällen können in der Regel nicht rückgängig gemacht werden. Der Körper ist aber in der Lage, durch Training andere Strukturen so zu verbessern, dass Funktionsdefizite minimiert und Kompensationsbewegungen erlernt werden sowie der Umgang mit Schmerzen („coping") verbessert wird.

Oft gelingt die Rückkehr an den alten Arbeitsplatz nach Abschluss der traditionellen Rehabilitationsmaßnahmen, ggf. nach entsprechender Wiedereingliederung. Das gilt für Arbeitnehmer aus den kaufmännisch-verwaltenden Bereichen fast immer. Je höher jedoch die körperlichen Anforderungen sind, umso eher sind spezielle beruflich ausgerichtete Rehabilitationsverfahren erforderlich, die bislang noch nicht flächendeckend in Rehabilitationseinrichtungen angeboten werden. Von verschiedenen Kostenträgern und Anbietern von Reha-Leistungen wurden deshalb in den vergangenen Jahren ambulante und stationäre Konzepte für die medizinisch-berufliche bzw. arbeitsplatzorientierte Rehabilitation entwickelt. Beispiele hierfür sind die medizinisch-berufliche orientierte Rehabilitation (MBOR) der Deutschen Rentenversicherung oder die arbeitsplatzbezogene muskuloskelettale Rehabilitation (ABMR) der Deutschen Gesetzlichen Unfallversicherung.

❯ Kontextfaktoren, die relevant für den Verunfallten und seine Teilhabe sein könnten, müssen in jeder Phase der Rehabilitation berücksichtigt werden.

Ärzte im stationären und ambulanten Bereich sind immer wieder mit Unfallverletzten konfrontiert, für die eine auf das eigene Fachgebiet begrenzte Behandlung unzureichend bleibt. Viele dieser Patienten gelten als schwierig, ihre Heilverläufe bleiben häufig hinter den normalen, für den Verletzungstyp zu erwartenden Entwicklungen zurück. Besondere Beachtung verdienen daher neben den körperlichen Einschränkungen **psychische Komponenten**, die Einfluss auf die Arbeits- und Erwerbsfähigkeit nehmen. Oft ist die psychologische Mitbetreuung für den Erfolg der Rehabilitation nach Unfällen entscheidend.

Psychosomatische Vorgänge und psychiatrische Prozesse wie reaktive Depressionen oder posttraumatische Belastungsstörungen (PTBS) sind unter anderem dafür verantwortlich, dass die Wiedereingliederung, aber auch der medizinische Allgemeinzustand von Patienten, direkt abhängig ist von seiner mentalen Gesundheit. Deshalb ist es wichtig, dass die Rehabilitation auch solche psychischen Aspekte mit einbezieht. Unfälle bedeuten für Betroffene meist schwerwiegende Krisen, die bewältigt werden müssen. Die Verarbeitung dieser Krisen ist jedoch nur in einem begrenzten Zeitfenster möglich. Fehlende Unterstützung bei der Krisenbewältigung begünstigt dagegen die Chronifizierung, die sich in psychischen Störungen, psychosomatischen Krankheiten und nicht zuletzt in mangelnder Motivation für eine Rehabilitation ausdrücken können. Effektive Rehabilitation bedeutet somit nicht nur, adäquate medizinische und berufliche Maßnahmen bereit zu stellen, sondern auch ggf. die Notwendigkeit psychologischer Interventionen zu erkennen und diese möglichst frühzeitig zu initiieren.

Bekannt ist, dass Patienten, die nach einem Verkehrsunfall eine posttraumatische Symptomatik entwickelt haben, von alleine kaum professionelle psychotherapeutische Hilfe suchen. Günstig erscheint ein Behandlungsbeginn etwa 2–3 Monaten nach dem Unfall. Dieser Zeitpunkt trägt der Tatsache Rechnung, dass es bei der Mehrzahl der Betroffenen auch ohne Intervention innerhalb der ersten 3 Monate zur Remission der psychischen Symptomatik kommt. In einigen Traumazentren wurden hierfür bereits spezielle Abteilungen für Psychotraumatologie eingerichtet. Deren Aufgabe ist es, neben der psychologischen Akuthilfe, die therapeutische Begleitung bei langwierigen Verläufen zu leisten und einen psychosomatischen Blickwinkel bei chronifizierten Störungen aufzuzeigen sowie die komplexen Wechselwirkungen aus chronischer Krankheit oder Behinderung und psychischen Faktoren herauszuarbeiten.

Die Rehabilitation nach einem Polytrauma hat die individuellen Bedingungen von Entstehung, Auslösung und Aufrechterhaltung der psychischen Symptomatik und ihre Wechselwirkungen mit den Rehabilitationsverläufen zu berücksichtigen. Ein gestuftes Versorgungsmodell für psychische Probleme nach Unfällen reicht von unspezifischen Maßnahmen der Akuthilfe über Angebote der Krisen- und Frühintervention in der Nachsorgephase bis hin zu komplexen traumatherapeutischen und rehabilitationsbegleitenden Behandlungen.

Fazit

Viele Polytraumapatienten berichten über signifikante Beeinträchtigungen ihrer körperlichen und mentalen Gesundheit und Lebensqualität. Neben den offensichtlichen körperlichen Unfallfolgen stellen psychische Einflüsse und die individuellen Kontextfaktoren besondere Herausforderungen an das Rehabilitationsteam und die Infrastruktur der Einrichtung. Die Rehabilitation nach schweren Unfällen ist deshalb von der „normalen" orthopädischen Rehabilitation nach elektiven Eingriffen abzugrenzen.

Notwendig sind eine intensive langfristige Betreuung im Rahmen eines individuellen Fall-Managements und entsprechende Anlaufstellen bei medizinischen und psychischen Problemen. Wie wichtig eine aktive Rolle des Patienten im Rehabilitationsprozess ist, darf dabei nicht vergessen werden. Motivation und Eigenverantwortung des Verletzten sind wesentliche Faktoren für den Erfolg der Traumarehabilitation.

Da Unfallopfer häufig im erwerbsfähigen Alter sind, stellt die berufliche Reintegration ein herausragendes Ziel der Rehabilitation dar. Dieses Ziel ist oft nur nach einem langwierigen Prozess zu erreichen, in dessen Verlauf differenzierte Maßnahmen koordiniert werden müssen. Dies ist die Aufgabe erfahrener Ärzte und Reha-Manager, die den Patienten dauerhaft begleiten.

4.2 Der ältere Patient

A. Reiners, S. Schwarzkopf

4.2.1 Problemstellung

> Der ältere Patient mit orthopädisch-unfallchirurgischen Krankheitsbildern muss in der Komplexität seiner Gesundheitsprobleme erkannt und individuell, meist multimodal und interdisziplinär behandelt werden.

Bei der Behandlung des älteren Patienten ist die Kenntnis altersphysiologischer Veränderungen der Organsysteme und ihre Auswirkung auf die Belastbarkeit des Patienten sowie auf die Pharmakodynamik und Pharmakokinetik Vorbedingung.

Bei Gesundheitsstörungen des Bewegungsapparates gilt es nicht, nur Schmerz und Funktionseinschränkung zu behandeln, sondern auch die Begleiterkrankungen zu berücksichtigen und die Auswirkungen auf die tägliche

Lebensführung (ADL = „activities of daily living") und die Partizipation im weiteren Verlauf in das Behandlungskonzept mit einzubeziehen.

Ein Trauma bei einem älteren Patienten kann bei bestehender Multimorbidität akut lebensbedrohlich werden. Chronische Verläufe und Mortalität werden häufig durch die Komplikationen bei Multimorbidität bestimmt.

Ein Beispiel am Verletzungsmuster der „Altersfraktur": darunter versteht man die Kombination einer komplexen Fraktur nach Niedrigenergietrauma, wie etwa einem Sturz aus dem Stand und vorbestehender Multimorbidität (Suhm 2009). Die häufigsten relevanten Nebendiagnosen sind kardiale Erkrankungen (43 %), Demenz (37 %), Diabetes (21 %) oder ein zerebrovaskuläres Ereignis (20 %) (Suhm 2009).

Bereits in der Akutphase der Behandlung bestimmen neben den medizinischen Problemen, die Folge der Verletzung sind, altersspezifische Risikofaktoren und Komplikationen, wie z. B. ein reduzierter Kraft- und Ernährungszustand (Thomas 1995), Depression und mangelnde soziale Unterstützung (Mutran 1995) Wundheilungsstörungen, Delir und Demenz (Bernstein 1991) die postoperative Morbidität und Mortalität. Die funktionellen Ressourcen des Patienten und die frühzeitig beginnende postoperative Mobilisierung im Sinne einer individuellen multimodalen Therapie sind für das Operationsergebnis bestimmend.

Die psychosoziale Herausforderung für die Betroffenen und die Gesellschaft lässt sich an der hohen Zahl allein lebender alter Menschen (5,2 Millionen in Deutschland) und der drohenden Pflegebedürftigkeit absehen. Die Versorgung der Pflegebedürftigen gestaltet sich schwierig. 1 Million Pflegebedürftige werden zu Hause gepflegt, davon werden 77 % der Betroffenen von nur 1 Hauptpflegeperson versorgt.

> ❯ Die Versorgung älterer Patienten mit orthopädisch-unfallchirurgischen Diagnosen ist demnach nicht nur ein komplexes individuelles, sondern auch ein zunehmendes gesundheitsökonomisches Problem.

4.2.2   Definition

Chronologisch gesehen beginnt die Altersmedizin (Geriatrie) jenseits des 65. Lebensjahres (Sieber 2007). Der ältere Patient wird erst dann als geriatrischer Patient definiert, wenn neben dem chronologischen Alter Zusatzfaktoren vorliegen, die die Abnahme funktioneller Ressourcen und die Zunahme der Vulnerabilität des älteren Patienten beschreiben.

Davon ausgehend haben die Deutsche Gesellschaft für Geriatrie (DGG), die Deutsche Gesellschaft für Gerontologie und Geriatrie (DGGG) sowie die Bundesarbeitsgemeinschaft Geriatrischer Einrichtungen (BAG) im Jahr 2007 gemeinsam eine Definition des geriatrischen Patienten ausgearbeitet. Geriatrische Patienten sind definiert durch

- geriatrietypische Multimorbidität (◻ Tab. 4.2; Borchelt et al. 2004),
- höheres Lebensalter (meist über 70 Jahre; (die geriatrietypische Multimorbidität ist hierbei vorrangig vor dem kalendarischen Alter zu sehen)

oder

- Alter über 80 Jahre, wegen der alterstypisch erhöhten Vulnerabilität, z. B. wegen des Auftretens von Komplikationen und Folgeerkrankungen,
- der Gefahr der Chronifizierung,
- des erhöhten Risikos eines Verlustes der Autonomie mit Verschlechterung des Selbsthilfestatus.

Eine Einschätzung darüber, ob ein Patient die geriatrietypischen Kriterien erfüllt, erlaubt in einer ersten Stufe das **Lachs-Screening** (◻ Tab. 4.3; Lachs et al. 1990). Im Rahmen eines sich anschließenden **geriatrischen Basisassessments** erfolgt die Beurteilung der Beeinträchtigungen der Funktionsfähigkeit und der Ressourcen des Patienten unter Berücksichtigung der individuellen Kontextfaktoren. Dies ist ein multidimensionales Assessment (◻ Abb. 4.3) zur Erstellung eines umfassenden und individuellen Therapie- und Versorgungsplans (Dreinhöfer et al. 2010).

4.2.3   Epidemiologie

Vorausberechnungen für das Jahr 2050 zeigen eine Zunahme der mittleren Lebenserwartung bei Frauen auf 85,7–88,1 Jahren, bei Männern auf 78,9–82,6 Jahren (◻ Tab. 4.4; Statistisches Bundesamt 2003).

„Typische Alterserkrankungen" (Berger 2006) mit orthopädisch-unfallchirurgischen Diagnosen wie Verletzungen infolge von **Stürzen** werden zunehmen. Mit dem Alter und zunehmender Multimorbidität steigt das Sturzrisiko. Ca. 40–50 % der über 80-Jährigen und ca. 30 % der über 65-Jährigen stürzen einmal pro Jahr. Ca. 10 % dieser Stürze verursachen therapiebedürftige Verletzungen, 5 % davon sind Frakturen. Daraus resultieren in ca. 50 % der Fälle eine Beeinträchtigung der Beweglichkeit und in ca. 20 % der Fälle eine dauernde Pflegebedürftigkeit (Icks 2005). Die Sturzrate bei Heimbewohnern ist 2- bis 3-fach erhöht (1,3 Stürze/Bett/Jahr) (Vu et al. 2004).

Eine bundesweite Studie (Lohmann 2007) zeigt bereits jetzt, dass von den stationär behandelten Patienten >60 Jahre 16,7 % eine Verletzungsdiagnose aufwiesen. Eine hüftgelenksnahe Fraktur fand sich bei 9,5 % der Fälle. Die

immer dann indiziert ist, wenn es nicht gelingt, den Krankheitsverlauf mit medikamentösen Mitteln, sei es systemisch oder lokal, ohne schwerwiegende Folgen unter Kontrolle zu bringen.

4.3.1 Problemstellung

Schwierig ist in der Rheumaorthopädie die Grenzziehung zwischen Therapie und Rehabilitation. Soweit es sich nicht um präventive Maßnahmen handelt, wie z. B. orthetische Versorgungen zur Vermeidung von Deformierungen oder um frühe Synovektomien zur Verhinderung von Gelenk- und Sehnendestruktionen, dient an sich die gesamte Rheumaorthopädie dem Zweck der Rehabilitation. Selbst die präventive Behandlung ist hier einzuordnen, wenn sie gleichzeitig zur Schmerzlinderung und zur Verbesserung von Gelenk- und Sehnenfunktionen eingesetzt wird.

Es ist aber nicht Sinn und Aufgabe dieses Beitrags, die Rheumaorthopädie insgesamt abzubilden – was auch den vorgesehenen Rahmen sprengen würde. Es soll daher versucht werden, aus dem Gesamtkomplex einen entscheidenden Abschnitt herauszulösen, der seltener im Zusammenhang und selbst in Zuordnung zu bestimmten Operationsverfahren oder Gelenkregionen, meist am Ende wissenschaftlicher Arbeiten und manchmal eher beiläufig und stiefmütterlich behandelt wird. Gemeint sind die rehabilitativen Maßnahmen, die der rheumaorthopädischen Therapie, insbesondere den Operationen folgen.

Es sollen Mittel und Wege aufgezeigt werden, die geeignet sind, nach der „akuten" Behandlung, z. B. in der Remissionsphase nach einem entzündlichen Schub oder aber nach einer Operation Bewegungsfunktionen wiederherzustellen, zu verbessern und zu erhalten.

Dies ist die somatische Seite der Betrachtung, eigentlicher Gegenstand dieses Beitrags. Es gibt aber auch einen wichtigen psychologischen Aspekt, der leider oft zu wenig gesehen und genutzt wird. Gerade für eine Operation müssen Patient und oft auch Arzt psychische und organisatorische Hemmschwellen überwinden, wozu Mut und Kraft gehört. Dieser Aufwand muss sich lohnen. Spürt der Patient den Operationserfolg, was oft schon früh der Fall ist, so erzeugt dies einen großen Optimismus und weckt Hoffnungen und Erwartungen auf Verbesserung seiner Gesamtsituation.

In dieser Phase ist der Patient (und auch oft der Behandler) ungewöhnlich motiviert und kooperationsbereit. Es kann ein nicht wieder gut zu machender Fehler sein, diese Motivation nicht rehabilitativ zu nutzen, da sie erfahrungsgemäß mit größer werdendem zeitlichem Abstand zwischen Therapie und anschließender Rehabilitation wieder abnimmt: Der Alltag kehrt zurück.

Eine sehr gute Chance bietet die Anschlussheilbehandlung, wenn sie nicht unter ökonomischen Zwängen zum reinen Bestandteil der „Akuttherapie" verkommt, womit eine einmalige Chance für eine anspruchsvolle, qualifizierte Rehabilitation vertan wird. Man sollte es nicht vergessen: Die beste Psychotherapie für einen funktionell schwer betroffenen Rheumatiker ist eine gut indizierte und gut gelungene Operation, wodurch gerade zu diesem Zeitpunkt die besten Voraussetzungen für eine konservative Nachbehandlung in einer Rehabilitationseinrichtung bestehen.

Dass das Gelingen einer Operation weitgehend von der Operationstechnik abhängt, versteht sich von selbst. Bei einem Rheumatiker gibt es eine Regel, die besonders beachtet werden muss. Gewebeschonendes und anatomisches Präparieren ist oberstes Gebot. Wer unter Zeitdruck oder mit dem Ehrgeiz von Zeitrekorden operiert, sollte sich von Rheumatikern fernhalten. Die Kooperationsfähigkeit der ohnehin schmerzgepeinigten Rheumatiker in der Nachbehandlung hängt weitgehend davon ab, wie schonend während des Eingriffes mit den entzündlich vorgeschädigten Geweben umgegangen worden ist, desgleichen das Ausmaß postoperativer Schwellungen.

Je früher die Patienten aus der stationären „Akutbehandlung" entlassen werden, umso drängender werden diese Probleme. Mit antiphlogistischen, analgesierenden und abschwellenden medikamentösen, v. a. aber physikalischen Maßnahmen wie Lagerung, manuelle Lymphdrainage, Kältetherapie (Kaltpackungen, flüssiger Stickstoff, Kältekammer – wo vorhanden) lassen sich die Voraussetzungen für die meist nach Operationen im Vordergrund stehende Bewegungstherapie verbessern. Natürlich lässt sich nicht alles, was intra-, peri- und unmittelbar postoperativ meist aus ökonomischen Zwängen versäumt wurde, in der Rehabilitationsphase nachholen – zumal wenn auch diese zeitlich auf Anordnung der Geldgeber unsinnig limitiert wird.

Ebenso wichtig ist die Indikation. Oft konkurrieren mehrere operative Notwendigkeiten miteinander. Zwar wurden Regeln aufgestellt, in welcher Reihenfolge man optimal vorgehen solle – z. B. „von peripher nach zentral" und der Start mit einer „Winner-Operation" –, Algorithmen die sich aber nicht immer einhalten lassen. Wichtiger ist es, den Patienten nach seinen hauptsächlichen funktionellen Notwendigkeiten und seinen stärksten Behinderungen, v. a. aber nach seinen Schmerzen zu befragen und dann **gemeinsam** eine Behandlungsstrategie festzulegen, die je nach Krankheitsverlauf erforderlichenfalls angepasst werden muss. Es ist ein gravierender Fehler, Veränderungen, die besonders ins Auge fallen oder die man – auch unter dem Gesichtspunkt der Fallpauschalen oder der eigenen Fähigkeiten – selbst besonders zu behandeln wünscht. Es gibt nichts Schlimmeres, als am Bedarf des Patienten vorbei zu operieren.

Die Behandlung eines rheumakranken Patienten ist und bleibt durchgehend eine interdisziplinäre Aufgabe, d.h. eine ganzheitliche Therapie. Je wirksamer die medikamentösen Maßnahmen greifen, umso besser die Gesamtaussichten der Rehabilitation. Es ist allerdings erfahrungsgemäß wie auch nachgewiesenermaßen keineswegs hauptsächlich vom Effekt der systemischen Therapie abhängig, ob eine lokale operative Maßnahme ein gutes oder schlechtes Resultat erbringt. Das gilt (entgegen früheren Auffassungen) nicht einmal für die Synovektomie: Viel entscheidender ist hier die Operationstechnik.

Natürlich ist es wenig sinnvoll, sich in der Rehabilitation nur auf die operierten Gelenke zu beschränken. Gerade bei multipel behinderten Patienten muss die rehabilitative physikalische Therapie optimal genutzt werden, um die Gesamtsituation des Patienten zu verbessern. Auch die medikamentöse Behandlung kann in dieser Phase überprüft und ggf. optimiert werden. Eine eingespielte, interdisziplinäre Zusammenarbeit ist hier von unschätzbarem Wert – vorausgesetzt, die Zeit der stationären Rehabilitation reicht dazu aus.

Unter Berücksichtigung der wichtigsten Operationsregionen und der am häufigsten durchgeführten operativen Eingriffe sollen die hauptsächlichen rehabilitativen Maßnahmen besprochen werden. Dabei ist zu berücksichtigen, dass die Planung der Rehabilitation nicht nur von der Art des Eingriffes, sondern auch vom operativen Zugang abhängt.

Ebenfalls muss natürlich auch die Mitarbeit des Patienten, sein Alter und sein allgemeiner Kräftezustand in Betracht gezogen werden. Bei rheumatischen Patienten mangelt es – und das sollte man immer bedenken – eher an der Kooperationsfähigkeit als an der Kooperationsbereitschaft.

Wenn im Folgenden gezielte Behandlungsempfehlungen für die Rehabilitation von Funktionen bestimmter Gelenke und Körperregionen angegeben werden, so soll das nicht besagen, dass dabei die ganzheitliche Betrachtung und Behandlung des Patienten vergessen wird. Diese lässt sich jedoch in diesem Rahmen schwer darstellen, sodass die Beschränkung auf eine gezielte Auflistung der lokalen Möglichkeiten und Notwendigkeiten erforderlich ist. Entsprechend die Gliederung der konkreten Empfehlungen – von kranial nach kaudal und von zentral nach peripher.

Die nachfolgende Übersicht kann und will keinen Anspruch auf Vollständigkeit erheben. Sie gibt hauptsächlich Auskunft über das eigene Vorgehen. Wie überall, so führen auch in der Rheumaorthopädie und der zugehörigen Rehabilitation viele gute Wege zum Ziel, die sich aus dem individuellen Vorgehen und den damit verbundenen Eigenerfahrungen ergeben.

4.3.2   Strategie und Therapie

Halswirbelsäule

Die orthetische wie auch die operative Behandlung erfolgt vorzugsweise aufgrund von Instabilitäten, besonders atlantoaxial. Den Anstoß zur Therapie geben meist lokale, aber auch radikuläre Schmerzen, seltener initial zunächst noch diskrete Kompressionserscheinungen des Myelon. Nicht selten wird eine Instabilität im oberen HWS-Bereich aufgrund geringfügiger Beschwerden oder einer gezielten Untersuchung vor einer geplanten Intubationsnarkose festgestellt. In diesen Fällen wird die Indikation zu einer Therapie, die den Ansprüchen der Verhältnismäßigkeit gerecht werden soll, oft schwierig. Entscheidend sind heute meist der neurologische Verlauf und die kernspintomographisch festgestellte Situation des Halsmarks.

Spontankonsolidierungen sind möglich. In der Übergangszeit, wie auch bei frühen symptomfreien oder -armen Befunden, kommen leichte **orthetische Maßnahmen** wie elastische Halskrawatten in Frage, die mehr eine Mahn- als eine Fixierungsfunktion haben.

> ❯ Voluminöse und starre Orthesen sind in diesem Stadium eher schädlich als wirksam. Sie werden meist auch vom Patienten schlecht akzeptiert.

Wenig bekannt, aber nützlicher sind stabilisierende **krankengymnastische Maßnahmen**, wobei nur in reklinierenden Richtungen isometrisch geübt werden soll.

> ❶ Inklinierende Übungen müssen bei Instabilitäten der oberen Halswirbelsäule unbedingt vermieden werden.

Es besteht sonst die Gefahr einer weiteren Destabilisierung, möglicherweise mit der Folge einer vermehrten Stenose und Halsmarkkompression. Ist der Patient verständig, so kann er nach entsprechender krankengymnastischer Instruktion auch wirkungsvoll eigentätig trainieren, z.B. mit einfach reklinierenden Spannungsübungen des Hinterkopfes gegen eine Wand im Stehen oder im Sitzen, evtl. auch in verschiedenen Seitneigungswinkel der Halswirbelsäule, anfänglich unter krankengymnastischer Aufsicht.

Steigt das Risiko einer Querschnittslähmung, so ist natürlich eine **Spondylodese**, je nach Situation mit oder ohne Einbeziehung des Okziput erforderlich. Auch tiefere instabile Segmente müssen versteift werden, wenn sie Kompressionserscheinungen verursachen oder zu verursachen drohen.

Wenn eine stabile Fixierung in guter Position gelingt, ist die Nachbehandlung meist relativ anspruchslos. Es kann dann oft auf umfangreiche, belastende stabile Orthesen verzichtet werden, die allerdings bei mangelnder Stabilität

◘ **Abb. 4.5a–c** Beispiele für
Zervikalorthesen. **a** HWS-Orthe-
se. **b** Postoperativen Versorgung.
c Flexible Zervikalorthese präoperativ unter Plexusanästhesie

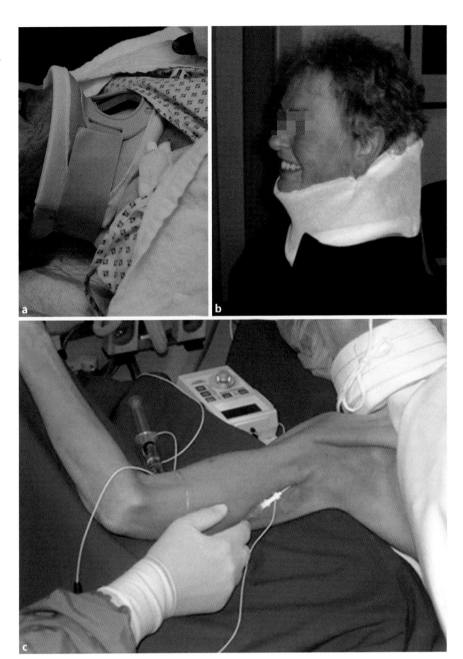

situationsentsprechend erforderlich werden können. Ansonsten reicht als „Erinnerung" auch hier das kurzfristige
Tragen einer elastischen Halskrawatte aus (◘ Abb. 4.6).

Nach Abgewöhnen der Orthesen empfiehlt sich in
jedem Fall eine krankengymnastische Behandlung zur
Kräftigung und Stabilisierung (s. oben), natürlich unter
Verzicht auf jegliche lokale Mobilisierung.

Brust- und Lendenwirbelsäule

Während bei der Mehrzahl entzündlich-rheumatischer
Krankheiten der Befall dieser Wirbelsäulenabschnitte eine
untergeordnete Rolle spielt, stellen sie bei den **Spondar-**
thritiden, insbesondere bei der Spondylitis ankylosans,
zusammen mit den Sakroiliakalgelenken, die Hauptlokalisation der Krankheitserscheinung dar. Ziel der Behandlung ist es, die Versteifungen und vor allen Dingen
die Deformierungen in Grenzen zu halten. Während die
Sakroiliakalgelenke bei Versteifung in guter Stellung den
Patienten nur wenig beeinträchtigen, können die Veränderungen der Brust- und danach der Lendenwirbelsäule
neben der Schmerzbeeinträchtigung zu massiven und nur
operativ korrigierbaren schweren Funktionsbeeinträchtigungen führen, die für die betroffen Patienten schick-
salsentscheidend sind.

4

Nach unserer Erfahrung aus früheren Jahren, in denen im Fall guter Verträglichkeit mit diesen Medikamenten deutlich freizügiger umgegangen wurde, ist die schmerzlindernde und ossifikationshemmende Wirkung insbesondere von **Indometacin** oft eindrucksvoll. Sie liefert optimale Voraussetzungen für die rehabilitative physikalische, insbesondere krankengymnastische Behandlung zur Verhütung massiver Einsteifungen und Deformierungen. Obwohl bei entzündlichen Veränderungen eher die Kältetherapie dominiert, lohnt es sich bei diesen Patienten, auch die Wirkung der Wärme zu erproben – insbesondere von feuchter Wärme (Bewegungsbäder und Peloide).

Früher waren stationäre Heilverfahren in längstens 2-jährlichen Abständen üblich, wobei über die notwendige mindestens 4-wöchige Dauer dieser Behandlungsmaßnahmen auch heute noch unter allen erfahrenen Ärzten Einigkeit herrscht, was jedoch von den Kostenträgern meist nicht mehr berücksichtigt wird. Die Investition lohnte sich, weil die betroffenen Patienten mehrheitlich im Arbeitsprozess verblieben. Je nach Lage auf dem Arbeitsmarkt spielt diese Überlegung aber heute anscheinend keine Rolle mehr.

> ❯ Bei erheblichen Deformierungen können gut geplante, gezielte Korrekturspondylodesen spektakuläre Ergebnisse bringen und das Schicksal der Patienten grundlegend zum Positiven wenden. Diese Operationen sollten spezialisierten Zentren vorbehalten bleiben, da sie je nach Situation u. U. in mehreren Etagen erfolgen müssen.

Bei stabiler innerer Fixierung kann schon während der Phase der **orthetischen Versorgung** eine kräftigende, erforderlichenfalls auch mobilisierende **krankengymnastische Behandlung** der nicht fixierten Gelenke und Wirbelsäulenabschnitte erfolgen – natürlich nach Maßgabe der operierenden Klinik. Nach der Freigabe kann diese Behandlung entsprechend ausgedehnt werden, wobei auch die Atemgymnastik zu intensivieren ist.

Schulter

Die Schultergelenke sind an der oberen Extremität neben den Handgelenken am häufigsten befallen – häufiger als die Ellbogengelenke. Trotzdem werden sie insgesamt seltener operativ angegangen, sodass die Schulter auch als ein „vernachlässigtes Gelenk" bezeichnet wurde – trotz großer Bedeutung für die allgemeine Behinderung rheumatischer Patienten. Ein Grund mag darin liegen, dass dieses Gelenk – im Gegensatz zum Ellbogen – durch schienende Abstützung am Oberkörper zur Verringerung der Schmerzen besser geschont werden kann. Mit dieser Schonung ist natürlich auch eine relativ rasche Beweglichkeitseinbuße

verbunden, der nur durch eine behutsame mobilisierende krankengymnastische Behandlung schon in relativ frühen Phasen der lokalen Erkrankung entgegengewirkt werden kann.

Auch hier spielt die **Unterwassergymnastik** durch die Verminderung der Schwerkraft des Armes eine sehr positive, entscheidende Rolle. Den Patienten muss geraten werden, nach Möglichkeit die Warmwassertage der Rheuma-Liga zu nutzen, wo vorhanden. Selbst Defizite einer entzündlich geschädigten Rotatorenmanschette lassen sich dabei kompensieren.

Muss die Indikation zu einem **operativen Eingriff** gestellt werden, so stehen die bewegungserhaltenden Eingriffe ganz im Vordergrund: Synovektomie, Resektion- und Alloarthroplastik sowie Doppelosteotomie. Bei den 3 erstgenannten Eingriffen steht zunächst die passive, danach die aktive Mobilisierung im Mittelpunkt. Ergänzend zur krankengymnastischen Behandlung hat sich dabei die Anwendung von Motorschienen („passive continuous motion"; PCM) sehr bewährt.

Die aktive Beübung erfolgt schon aus Schmerzgründen meist erst 2–3 Wochen, nach temporärer Durchtrennung oder Rekonstruktion der Rotatorenmanschette frühestens 6 Wochen postoperativ, wobei auch hier die Unterwassergymnastik von großer Bedeutung ist.

Nach inverser Schultergelenksendoprothetik ist die mobilisierende Physiotherapie nach Maßgabe des Schmerzes schon nach wenigen Tagen möglich.

> ❯ Bei deutlicher Diskrepanz zwischen anatomischem Befund und postoperativer Mobilität sollte unbedingt an eine Narkosemobilisation gedacht werden, am besten erfahrungsgemäß in der 3. postoperativen Woche.

Dabei sollte hauptsächlich in Abduktions- und Flexionsrichtung bewegt werden. Mobilisierende Rotationsbewegungen sind mit einem hohen Frakturrisiko behaftet, v. a. bei Vorliegen einer lokalen Osteoporose.

Die funktionell besonders wichtige Innenrotation muss behutsam krankengymnastisch wiedergewonnen oder ausgebaut werden. Ein gewisses Defizit an Außenrotation ist dagegen tolerabel – insbesondere bei ventralem Zugang mit temporärer Durchtrennung der Subskapularissehne. Eine ausgiebige Beweglichkeit in diese Richtung sollte nicht erzwungen werden.

Die Rehabilitation nach **endoprothetischen Versorgungen** der Schultergelenke ist deutlich einfacher als nach der heute kaum noch geübten Resektionsinterpositionsarthroplastik, die wir noch in den letzten Jahren auch bei jüngeren Patienten und bei Patienten mit hohem Funktionsanspruch indiziert haben, bei denen uns das Langzeitrisiko einer endoprothetischen Versorgung mit der mögli-

Schienen, die den typischen Deformierungen entgegenwirken, gibt es in zahlreichen Variationen – starr oder
dynamisch (■ Abb. 4.8). Nach unseren Erfahrungen kann
mit solchen Orthesen zwar die Progredienz von Deformierungen verzögert, aber nicht dauerhaft verhindert werden.
Eine wirkliche Korrektur ist damit kaum möglich. Somit
sollte man sich insbesondere vor umfangreicheren Schie-
nenversorgungen Gedanken darüber machen, ob man die
mit dem Gebrauch solcher Orthesen verbundenen Unbe-
quemlichkeiten und erfolgsunsicheren zusätzlichen Belastungen den hierfür in Frage kommenden, d.h. ohnehin
meist schwer behinderten Patienten zumuten sollte. Es
fragt sich, ob man nicht besser, auch im Sinne einer Zeit-
und Kostenersparnis, im Interesse der Patienten operative
Korrekturmaßnahmen empfiehlt.

An den **MCP-Gelenken** kommen fast ausschließlich
bewegungserhaltende operative Maßnahmen zum Einsatz,
insbesondere Synovektomien und Arthroplastiken mit und
ohne Fremdmaterial, kombiniert mit Sehnenreplatzierun-
gen, meist in radialer Richtung und erforderlichenfalls Sei-
tenbandplastiken, v.a. radial. Die postoperative Zügelung
in Korrekturrichtung erfolgt durch elastische Verbände,
wobei die Patienten selbst in deren korrekter Anlegung
unterrichtet werden. Diese Verbände werden in der Regel
3 Monate lang getragen. Die krankengymnastische Behandlung beginnt meist schon am 2. postoperativen Tag,
spätestens nach 2 Wochen.

> ❯ Besonders nach alloplastischen Maßnahmen sind die
> zu erwartenden Bewegungsresultate meist limitiert.

Nach endoprothetischen Versorgungen muss man sich häufig mit Gesamtbewegungsausmaßen um 40° begnügen. Dies
kann für die Patienten tolerabel sein, wenn die Beweglichkeit aus der meist vorbestehenden starken Flexion in einen
günstigeren, eher gestreckten Bewegungsbereich mit besserer Möglichkeit zu der funktionell wichtigen Handöffnung
(s. oben) verlagert wird, und wenn – was meist erreicht wird
– die Schmerzen minimiert oder beseitigt werden.

Für die Zufriedenheit der Patienten spielt der kosme-
tische Effekt, der mit der Beseitigung der Fehlstellungen
erzielt wird, eine nicht zu unterschätzende Rolle. Bezüglich
der Erreichung einer vollen Streckung der MCP-Gelenke
sind wir heute weniger strikt als in früheren Jahren. Dies
wird schon bei der operativen Verbandstechnik von uns
berücksichtigt, und auch in der Rehabilitation sollte mehr
Wert auf eine ausreichende aktive Beugung als auf passive
Überstreckbarkeit gelegt werden.

An den **PIP-Gelenken** wurde auch in den frühen Jahren der Rheumaorthopädie großer Wert auf eine funktionell günstige „Neutralstellung" gelegt: eine Flexionsstellung von gut 30° an PIP-Gelenk II, nach ulnar zunehmend
bis auf 50° Flexion am PIP-Gelenk V. Entsprechend werden

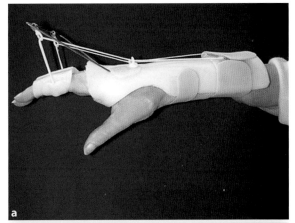
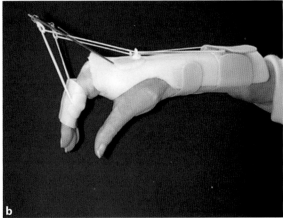

■ **Abb. 4.7a,b** Dynamische Extensionsschiene nach Fingergrundge-
lenksoperation

auch bei schweren Destruktionen und bei Befall beider
Gelenkreihen – MCP- und PIP-Gelenke – an den distalen
Gelenken Arthrodesen durchgeführt.

> ❯ Bei Simultanbefall beider Gelenkreihen werden
> die MCP-Gelenke beweglich gehalten, während die
> PIP-Gelenke erforderlichenfalls versteift werden.

Diese Strategie folgt mehr der Praktikabilität als der funktionellen Wertigkeit: Arthroplastische Maßnahmen an
den MCP-Gelenken sind i. Allg. leichter durchführbar
und werden gemeinhin als dauerhafter und erfolgverspre-
chender angesehen als an den PIP-Gelenken. Diese Einschätzung kann sich durch neue technische Entwicklungen
jedoch durchaus ändern.

Besonders problematisch ist – konservativ wie operativ
– die Behandlung von **Schwanenhals- und Knopflochde-
formitäten** besonders dann, wenn die betroffenen PIP-Gelenke bereits primäre oder sekundäre Veränderungen
aufweisen. Die hier möglichen Weichteilkorrekturen sind
technisch anspruchsvoll – nach unserer Einschätzung besonders die erfolgversprechendsten. Hier ist natürlich eine

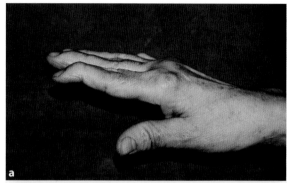

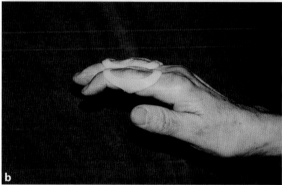

Abb. 4.8a,b Schwanenhalsdeformierung der Finger II/III (**a**) mit korrigierenden „Schwanenhalsringen" (**b**)

konsequente und ausreichend lange Nachbehandlung für den Erfolg ausschlaggebend.

Spezielle Kenntnisse, zumindest aber Instruktionen der nachbehandelnden Physiotherapeuten sind Voraussetzung. Zusätzlich sind oft dynamische Schienen mit korrigierender Wirkung erforderlich. Besonders dankbar, weil einfach einzusetzen, sind auch die starren Schwanenhalsringe (**Abb. 4.9**), deren Akzeptanz bei den Patienten sehr gut ist. So genannte Mitläuferverbände, mit denen Mittel- und Grundglieder benachbarter Finger verbunden werden, sind generell für die Remobilisierung wie auch für die kontrollierte Bewegung operierter Gelenke sehr gut anwendbar und belasten die Patienten wenig. Sie unterliegen allerdings einem hohen Verschleiß und müssen öfter ersetzt werden.

An den **Fingerendgelenken** kommen im Fall operativer Behandlungsnotwendigkeit praktisch nur Arthrodesen, sehr selten Synovektomien in Frage – nur bei erheblichen Deformierungen, Instabilitäten und starker Schmerzhaftigkeit. Arthrodesen sind hier technisch oft anspruchsvoller, als allgemein angenommen wird. Die Notwendigkeit stellt sich allerdings glücklicherweise nur selten.

Hüfte

Abgesehen von Synovektomien, die überwiegend bei Kindern und Jugendlichen durchgeführt werden, unterscheidet sich das Therapiespektrum bei entzündlich-rheu-

matischen Krankheiten wenig von demjenigen, das bei degenerativen Veränderungen zur Anwendung kommt.

Osteotomien werden nur ausnahmsweise durchgeführt, wenn – bei Krankheitsbeginn vorbestehend oder im Wachstumsalter durch intraartikuläre Synovitis entstanden – gleichzeitig dysplastische Formverhältnisse vorliegen. Die Synovektomien in Kombination mit formverbessernden Osteotomien oder muskelentspannenden Maßnahmen haben bessere Erfolgsaussichten als die einfache Entfernung der Gelenkinnenhaut.

Synovektomien bei Kindern müssen oft mit Kapsulektomien und Tenotomien insbesondere zur Beseitigung von Beugekontrakturen kombiniert werden. Die Kapsulektomien müssen die Durchblutung des Hüftkopfes berücksichtigen und gefäßführende Kapselpartien intakt lassen.

Postoperativ sind konsequente Lagerungsmaßnahmen und eine gezielte Krankengymnastik zum Erhalt des Operationserfolges von äußerster Wichtigkeit. In der Rehabilitation muss zudem auf das Gangbild geachtet werden. Ist die Hüftkopfdurchblutung gefährdet, so muss entlastet werden – bei gleichzeitig bestehenden schweren Veränderungen der oberen Extremitäten oft kein leichtes Unterfangen.

Kontrakturverhütende Lagerungen müssen auch unabhängig von operativen Eingriffen oft langfristig durchgeführt werden, ebenfalls – je nach präoperativer Situation – mobilisierende und muskelkräftigende Maßnahmen, erstere meistens verbunden mit manuellen Dehnungen.

Für die Rehabilitation nach endoprothetischen Maßnahmen gelten die gleichen Grundsätze wie bei degenerativen Hüftkrankheiten. Die rheumatischen Patienten sind nach unseren Untersuchungen durchschnittlich fast 10 Jahre jünger. Trotzdem kann der meist vorliegende Befall der oberen Extremitäten wie auch die allgemeine teils krankheits-, teils medikamentös bedingte Muskelschwäche erhebliche Verzögerungen in der Rehabilitation mit sich bringen. Diesem Umstand wird durch die üblichen realitätsfremden pauschalen Vergütungen leider nicht Rechnung getragen.

Bei vorbestehenden Kontrakturen, insbesondere im Ab- und Adduktionssinn, muss besonders auf die postoperative Lagerung geachtet werden – nicht nur zur Luxationsprophylaxe.

Sehr häufig treten postoperativ funktionelle Beinlängendifferenzen auf. Dabei kommt es besonders oft – teils lagerungs-, teils entlastungsbedingt – zu Verlängerungen auf der operierten Seite durch Abduktionshaltung. Seltener verbleiben funktionelle Beinverkürzungen nach vorbestehenden Adduktionskontrakturen, etwa als Folge unterlassener Tenotomien oder insuffizienter Abduktionslagerung.

> **Postoperative funktionelle Beinlängendifferenzen sollten – wenn überhaupt erforderlich – nur temporär ausgeglichen werden.**

Der Ausgleich sollte stufenweise, aber möglichst rasch abgebaut werden, um nicht neue dauerhafte Kontrakturen zu erzeugen. Die exakte Bestimmung der Beinlänge ist in verschiedenen Phasen der Rehabilitation zu überprüfen, da sich bei zielgerechter Nachbehandlung postoperativ verbliebene funktionelle Beinlängendifferenzen noch ausgleichen. Ein exaktes Ergebnis bekommt man meist erst dann, wenn beide Beine gleichmäßig belastet werden können.

> **Praxistipp**
>
> Um ein symmetrisches Gangbild zu erreichen, sollten beidseitige Gehhilfen nicht zu früh weggelassen werden.

Sie sollten mit dem Blick auf das Langzeitresultat eher länger als kürzer benutzt werden. Wo möglich, sollten die Patienten einen Standspiegel benutzen, um selbst Haltung und Gangbild zu überprüfen und ein entsprechendes Körpergefühl zu entwickeln.

Knie

Bei fortgeschrittenen Befall der Kniegelenke stellt sich schmerzbedingt über kurz oder lang häufig eine Beugekontraktur ein. Nur Patienten, die sich der Nachteile bewusst sind, widerstehen der Versuchung, sich nachts durch Unterpolsterung der Kniekehle mit Kissen oder Rollen Schmerzerleichterung zu verschaffen.

> ❯ Der Hauptnachteil der Beugekontraktur besteht in der zwangsläufigen Überlastung des Retropatellargelenks.

Bei flektiertem Kniegelenk kann auch das Hüftgelenk nur gebeugt eingesetzt werden. Die funktionelle Beinverkürzung bringt wiederum negative Folgen für die Gesamtstatik mit sich, insbesondere Fehlbelastungen der Wirbelsäule und der Sakroiliakalgelenke.

Operativ ist sowohl bei Synovektomien wie auch bei endoprothetischen Versorgungen durch geeignete Weichteilmaßnahmen ein Ausgleich der Beugekontrakturen möglich. Ein Rezidiv ist allerdings nur dann vermeidbar, wenn dem schon unmittelbar postoperativ gegengesteuert wird. Auch hier sind zunächst die Lagerungsmaßnahmen entscheidend. Optimal wirksam ist eine Wechsellagerung, bei der die überwiegende Zeit der Endstreckung gewidmet wird. Diese kann meist nur dadurch erreicht werden, dass das Fußende der Lagerungsschiene in Rückenlage des Patienten hochgestellt wird, was leider häufig versäumt wird. Wenn irgend möglich, soll die Streckung krankengymnastisch auch in Bauchlage geübt werden. Isometrische **Kräftigungsübungen des M. quadriceps**, insbesondere des Vastus medialis, ergänzen das Programm. Auch hier gilt, dass sich Versäumnisse in der frü-

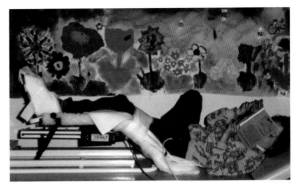

❏ **Abb. 4.9** Continous-passiv-motion-Behandlung (CPM)

hen postoperativen Phase später nur unter größten Anstrengungen von Behandlern und Patienten gut machen lassen.

> ❯ Das empfindlichste Kompartiment des Kniegelenks ist das Retropatellargelenk.

Auch bei vielen röntgenologisch kaum nachweisbaren Veränderungen muss schon in frühen Stadien einer entzündlichen Affektion von Knorpelschäden ausgegangen werden.

> ❗ Zur Schonung des Retropatellargelenks müssen alle Belastungen des gebeugten Kniegelenks, insbesondere isotonische Kräftigungsübungen, auf jeden Fall unterbleiben.

Krankengymnastischer Ehrgeiz hat hier schon sehr viel Schaden angerichtet. Die isometrische Kräftigung des M. quadriceps ist dagegen bei erhaltener und ungefährdeter Kontinuität des Streckapparates unbedenklich und notwendig.

Natürlich ist die Erreichung einer guten Kniebeugung praktisch ebenso wichtig und für die Patienten meist noch augenfälliger. Anzustreben und meistens durch konsequente Behandlung auch erreichbar ist eine Kniebeugung von 110° – wichtig für das Aufstehen von einem Stuhl normaler Höhe ohne Hilfe der oft funktionsgeminderten oberen Extremitäten. Entscheidend ist auch hier neben der Operationstechnik die konsequente Krankengymnastik einschließlich der unmittelbar postoperativ beginnenden Lagerungsmaßnahmen. Motorschienen sind heute aus dem Programm der postoperativen Therapiemöglichkeiten nicht mehr wegzudenken (❏ Abb. 4.10).

Bei unbefriedigenden Fortschritten in der postoperativen Mobilisierung sollte die Möglichkeit einer schonenden **Narkosemobilisation** („brisement modéré") nicht vergessen werden. Diese Maßnahme ist oft viel schonender für Gelenkknorpel und Weichteile als nachdrückliche, sogar gewaltsame Übungen gegen die schmerzbedingte Gegenspannung des wachen Patienten. Nach unserer Erfahrung erfolgt die Narkosemobilisation am günstigsten in der

3. postoperativen Woche, wenn bis dahin noch keine sichere und leichtgängige Beugung über 90° erreicht worden ist.

Abgesehen von der Amputation ist im Falle sonst unbeherrschbarer (insbesondere infektiöser) Komplikationen und Schmerzen auch am Kniegelenk die Arthrodese der letzte Ausweg- möglichst mit wenig Beinlängenverlust und in knapp 10° Flexion und korrekter Achsen- und Rotationsstellung. Gerade diese Unglücksfälle bedürfen mit Rücksicht auf die schwer betroffenen Patienten einer besonders sogfältigen Rehabilitation ohne den Kostenaufwand in den Vordergrund der therapeutischen Entscheidung zu stellen.

Sprunggelenke

Bei schweren, operationsbedürftigen rheumatischen Affektionen der Sprunggelenke ist allein die „Scharnierbeweglichkeit" von Bedeutung. Zwar kann auch ein in guter (möglichst neutraler Stellung) schmerzfrei versteiftes oberes Sprunggelenk für viele Rheumatiker mit noch gut erhaltenen Nachbargelenken eine akzeptable Lösung darstellen. Oft ist auch – je nach anatomischer Situation – eine operative Versteifung dieses Gelenkes der einzig mögliche Ausweg zur Schmerzbeseitigung.

Bei multiplem Befall von Nachbargelenken und besonders bei Beidseitigkeit von Destruktionen des oberen Sprunggelenks sind jedoch die biomechanischen Nachteile zu bedenken. Die beidseitige Versteifung des oberen Sprunggelenks beeinträchtigt durch die Notwendigkeit von Abrollhilfen die Gang- und Standsicherheit von vielfach behinderten Patienten erheblich.

Nach isolierten Arthrodesen von Talokruralgelenken mussten wir in einigen Fällen aktuell noch intakt erscheinende Tarsalgelenke, insbesondere die zugunsten der Abrollung freigelassenen Chopart-Gelenke wegen nachfolgender rheumatischer oder sekundär degenerativer Veränderungen („Anschlussarthrosen) nach einigen Jahren nachträglich versteifen.

> ❯ Für den Rheumatiker mit multiplem Gelenkbefall hat die Erhaltung selbst einer limitierten Beweglichkeit des oberen Sprunggelenks einen hohen, oft unterschätzten Stellenwert.

Die beste Lösung ist eine rechtzeitig durchgeführte **Synovektomie** bei gleichzeitiger Tenosynovektomie der häufig mitbefallenen Sehnen (s. oben). Da dies mehrheitlich der Fall ist, hat u. E. die offene Synovektomie gegenüber der arthroskopischen auch heute noch die größere Bedeutung. Um dem Knorpel nach einer Synovektomie Gelegenheit zu geben, sich an die geänderten Ernährungsverhältnisse bei fehlender Synovialis anzupassen, halten wir eine frühe Vollbelastung für schädlich, wenn auch die Folgen sich möglicherweise erst spät in Form degenerativer Veränderungen erkennen lassen. Die streckseitigen Hautinzisionen sind überdies infolge schlechter Zirkulationsverhältnisse besonders von Wundheilungsstörungen bedroht, sowohl nach Synovektomien wie auch nach Gelenkversteifungen und endoprothetischem Ersatz. Deshalb ist es ärztlicherseits unseres Erachtens nicht verantwortbar, die Patienten vor Abschluss der Wundheilung aus der stationären Beobachtung zu entlassen.

Nach Synovektomien kann in der Regel früh bewegt werden, jedoch halten wir eine Teilentlastung zugunsten einer schonenden Adaptation je nach Knorpelzustand für etwa 4–6 Wochen postoperativ für wünschenswert.

Nach der heute meist zementfreien Endoprotheseninplantation kann zwar schon früh, d. h. etwa 4–5 Tage nach der Operation, belastet werden, jedoch sollte mit der Bewegungsbehandlung meist erst 6 Wochen nach dem Eingriff begonnen werden – mit Rücksicht auf die Wundheilung.

Bei gleichzeitiger Durchführung von Synovektomien am oberen Sprunggelenk und Arthrodesen im Tarsalbereich kann eine Gipsfixierung über 6 Wochen bedenkenlos in Kauf genommen werden. Die Erreichung der präoperativen Beweglichkeit ist selbst nach dieser Zeit der Ruhigstellung durch geeignete krankengymnastische Maßnahmen meist problemlos möglich.

> ❯ Die Ansprüche an die Beweglichkeit des oberen Sprunggelenks sind nach endoprothetischen Versorgungen beim heutigen Stand der Technik deutlich bescheidener als früher üblicherweise nach einer Synovektomie.

In der Literatur wird ein Gesamtbewegungsausmaß von durchschnittlich 40–45° erreicht, was aber offensichtlich für die Abrollfunktion ausreicht – auch im Urteil der Patienten.

Die üblichen orthetischen Versorgungen nach **Sprunggelenksendoprothetik** (stiefelartige Orthesen mit rechtwinklig fixiertem Fußgelenk in Leichtbauweise für 6 Wochen, danach pneumatisch anpassbare Schalenorthesen für weitere 6 Wochen) fallen unter den heutigen Bedingungen in das Aufgabegebiet der postoperativen Rehabilitation. Eine lückenlose Kommunikation zwischen den operierenden und nachbehandelnden Ärzten ist hier entscheidend für das Behandlungsresultat, obgleich selbst diese bescheidenen Ansprüche unter den heutigen Bedingungen des Gesundheitswesens oft schon die Quadratur des Kreises verlangen.

Ebenfalls fast unlösbare, häufig noch schwierigere Probleme kann die Nachbehandlung der bei rheumatischen Destruktionen oft technisch extrem schwierigen **Arthrodesen** der Sprunggelenke mit sich bringen.

> ❗ Die Pseudarthrosenrate liegt mit ca. 20 % sehr hoch.

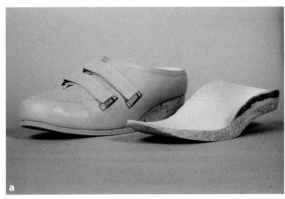
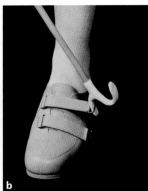

Abb. 4.10a,b Orthopädieschuhtechnische Versorgung eines rheumatischen Fußes. **a** Fußbettung: Kork/Walkleder, kunststoffverstärkt, rück-
fußumfassend, Spitzfußausgleich; Schuhzurichtung: Absatzerhöhung, Abrollhilfe. **b** Klettverschlüsse, dazu spezielle Greifhilfe zum Öffnen und
Schließen; Alternative: „helfende Hand" (lange Greifzange)

Wenn man den Patienten überhaupt eine Chance geben will, so sind Entlastungszeiten, d. h. beim multipel behinderten Rheumatiker Liegezeiten von ca. 8 Wochen, eher die Regel als die Ausnahme.

Im Vergleich zur endoprothetischen Versorgung ist die Nachbehandlung nach einer Arthrodese erheblich langwieriger und aufwändiger. Die Dauer der fixierenden Verbänden beträgt meist 12–14 Wochen, davon je 6–8 Wochen Liege- bzw. Gehgips. Danach folgt die aufwändige orthopädieschuhtechnische Versorgung mit einem Arthrodesenstiefel für 1 Jahr, um porotisch bedingte spätere Deformierungen sowie Stressfrakturen zu vermeiden. Bei den oft sehr problematischen Hautverhältnissen und verbleibenden wie auch begleitenden Deformierungen (Vorfußbereich!) ist die Versorgung oft nur stationär möglich.

Die Wiedergewinnung der Gehfähigkeit ist für die meist schwerbehinderten Patienten ebenso problematisch und ohne stationäre Betreuung oft unmöglich. Hier direkt oder indirekt (Fallkostenpauschalen u. ä.) ungeachtet der häuslichen Versorgungsmöglichkeiten feste Liegezeiten vorzugeben, ist dumm, ignorant oder zynisch.

Nach etwa 1 Jahr sollte die orthopädieschuhtechnische Versorgung auf eine Stiefelette mit Fußbett und Abrollhilfe reduziert werden. Um den Patienten rehabilitationsfähig zu machen, ist oft eine Versorgung mit einer Badeorthese nötig. Die Gebrauchsschulung ist ebenfalls eine Aufgabe der Rehabilitationsbehandlung.

Rück-/Mittelfuß

In diesem Bereich sind selten Synovektomien von Einzelgelenken indiziert, allenfalls bei jungen Patienten. Fast ausschließlich dominieren hier bei schmerzhaften Destruktionen und Deformierungen versteifende, oft simultan stellungskorrigierende Operationen.

Die Schwierigkeiten der inneren Fixierung entsprechen denjenigen am oberen Sprunggelenk (s. oben), ebenso die

aufwändige, für Patienten sehr belastende und zeitraubende Nachbehandlung. Nach der Zeit der Gipsruhigstellung (Unterschenkelgips und Entlastung für 6–8 Wochen) erfolgt die Remobilisierung des oberen Sprunggelenks, die selbst nach simultaner Durchführung einer Synovektomie meist noch problemlos möglich ist (s. oben). Erforderlich ist eine formstabile, rückfußumfassende Fußbettung, welche die arthrodesierten Gelenke voll abstützt und gegen Kippbewegungen sichert, ohne ein noch bewegliches Sprunggelenk in seiner Funktion stärker zu behindern (**Abb. 4.11**).

Wenn überhaupt eine Abrollhilfe erforderlich ist, dann genügt meist eine rückverlagerte Ballenrolle. Die Versorgung mit einer orthopädischen Stiefelette ist meistens günstiger als diejenige mit einem Halbschuh – besonders dann, wenn zur Rückfußstabilisierung an der Fußbettung seitlich hochgeführte Knöchelbacken angebracht werden sollen.

In der Rehabilitation steht neben der Remobilisierung des oberen Sprunggelenks die Gangschulung im Vordergrund.

Vorfuß

Am rheumatischen Vorfuß finden zu viele unterschiedliche Operationen Anwendung, als dass man auf die spezielle Nachbehandlung einzelner Verfahren im Detail eingehen könnte. Nur einige allgemeine Aspekte sollten Berücksichtigung finden.

Zweifellos sind die **MTP-Gelenke** und hier wiederum die MT-Köpfchen Hauptlokalisation der Schmerzen und der Probleme generell. In der operativen Behandlung dominieren hier die Resektionsverfahren mit der Zielsetzung einer schmerzfreien oder schmerzarmen Beweglichkeit und Belastbarkeit. Am Großzehengrundgelenk konkurriert die Arthrodese, die in etwa 30° Dorsalextension und ca. 10° Valgusstellung durchgeführt wird. Voraussetzung ist hier ein funktionstüchtiges und schmerzfreies IP-Gelenk, das allerdings nur in ca. 50 % aller Fälle

4

vorliegt. Eingriffe an den distalen Gelenken (IP I, PIP/DIP II–V) haben die Formkorrektur und Stabilisierung zum Ziel.

> ❯ In der Nachbehandlung der bewegungserhaltenden Eingriffe an den Zehengrundgelenken steht neben der Sicherung der Stellungskorrektur die Mobilisierung im Vordergrund.

Hierbei werden auch vielfach lockernde und extendierende Techniken in korrigierender Richtung angewendet.

> ❶ Es muss natürlich darauf geachtet werden, dass dabei nicht Gelenke (v. a. Nachbargelenke) gelockert werden, die mit der Zielsetzung einer Versteifung bzw. einer Stabilisierung operiert wurden.

Dieser Hinweis mag überflüssig erscheinen, ist es aber leider in der Praxis nicht.

Die Sicherung der Korrekturstellung bewegungserhaltend operierter Zehengrundgelenke wie auch die Sicherung der Stabilität der operierten distalen Gelenke wird zunächst für etwa 4 Wochen verbandstechnisch gesichert. Danach erfolgt meist eine Versorgung mit elastisch zügelnden Bandagen und/oder fixierenden und in Korrekturrichtung hebelnden mehr oder minder starren Schienen, wobei letztere als Nachtschienen gedacht sind. Eine postoperative formstabile Einlage mit guter Abstützung des Quergewölbes ist erforderlich. Die Diskussion über die Existenz des Quergewölbes ist zwar derzeit zu dessen Ungunsten ausgelaufen, wobei unseres Erachtens noch nicht erwiesen ist, ob dessen Fehlen in unseren Breiten nicht eine Zivilisationsfolge ist. Unstreitig ist, dass der Verzicht auf eine abstützende Vorfußpelotte die ohnehin in der Langzeitbeobachtung zu erwartende, aber limitierte Korrektureinbuße beschleunigt und begünstigt.

> ❶ Hauptkomplikationen der operativen Vorfußkorrekturen sind Wundheilungsstörungen.

Seltener, aber doch überproportional häufig sind tiefe Infektionen. Die Notwendigkeiten der Wundbehandlung können die AHB-Fähigkeit einschränken oder gar in Frage stellen. Sie sind anspruchsvoll, zeit- und kostenaufwändig und stellen, wenn sie in die Rehabilitation hineingetragen werden, für die nachbehandelnden Ärzte eine große Herausforderung dar.

Versteifende Operationen werden in der Regel so durchgeführt, dass die postoperativen externen Fixierungen so wenig aufwändig und kurzdauernd wie möglich gehalten werden können (z. B. am MTP-Gelenk I Gipssohle für 14 Tage, danach Zehenfeder für 6–8 Wochen, Ballenrolle).

> **Praxistipp**
>
> Präoperativ gefertigte Fußbettungen können nach MT-Köpfchenresektionen nicht mehr benutzt werden.

Nach der resultierenden Verkürzung der Metatarsalia zur Entlastung der distalen metatarsalen Schaftenden ist eine Rückverlagerung der Vorfußpelotte erforderlich.

Auch nach den Vorfußkorrekturen und der nachfolgenden orthopädieschuhtechnischen Versorgung ist eine Gangschulung von großem Nutzen, da die meisten Patienten sich erst einmal an die wiedergewonnene Abrollmöglichkeit gewöhnen müssen, die sie in eingedenk der präoperativen Beschwerden zunächst generell vermeiden. Bleibt der präoperativ meist bestehende plantigrade Auftritt weiter bestehen, so entfällt der entlastende Effekt der Abrollung für den gesamten Bewegungsapparat. Auch die nach Resektionsverfahren resultierende Verkürzung der Auftrittsfläche kann in seltenen Fällen gewöhnungsbedürftig sein durch die Minderung der Stabilität beim Stehen und Gehen.

Fazit

— Für die Rheumaorthopädie ist die Rehabilitation der Stütz- und Bewegungsorgane ein therapeutisches Feld, das für die Betroffenen nicht hoch genug eingeschätzt werden kann und dessen Bedeutung leider noch viel zu häufig verkannt wird. Aufgrund des systemischen Krankheitsverlaufs brauchen rheumakranke Patienten eine stete Kontinuität ihrer Langzeitbetreuung und v. a. Ärzte bzw. Therapeuten mit Fachkompetenz.

— Der Sport in der Rehabilitation der rheumatisch betroffenen Patienten gewinnt immer mehr an Bedeutung, speziell unter den verbesserten medikamentösen Behandlungsaussichten der systemischen Therapie und sollte wenn immer möglich in das rehabilitative Behandlungskonzept integriert werden.

— Die modernen Rehabilitationskliniken, in denen orthopädische und integrativ internistische Rheumatologen gemeinsam die unverzichtbare Komplexbetreuung dieser Patienten begleiten und ein rheumasensibles Therapeutenteam zur Verfügung haben, stellen gerade in der heutigen Zeit wichtige rheumatologische Kompetenzzentren dar. Das gilt im besonderen Maße für Patienten in der postoperativen Phase und erhält im Zeitalter der DRG zunehmend auch einen praxisrelevanten Stellenwert. Eine nahtlose, vom fachlichen Vertrauen geprägte Zusammenarbeit zwischen operativen und rehabilitativen Kliniken ist für das erreichbare Ergebnis und den langfristigen Krankheitsverlauf von größter Wichtigkeit.

— Die Aufgaben in der rheumaorthopädischen Rehabilitation umfassen nicht nur wichtige physiotherapeutische und ergotherapeutische Maßnahmen, sondern auch eine adäquate, der Befundsituation angepasste medikamentöse Therapie. Gerade in diesem therapeutischen Teilbereich kann aufgrund aktueller wissenschaftlicher Erkenntnisse viel bewegt werden. Die rehabilitativen Kompetenzzentren wären fachlich und sachlich, aber nicht über allgemeine Pauschalvergütungen dazu in der Lage.

- Zum rehabilitativen Aufgabenfeld gehört unverzichtbar auch die psychologische Betreuung, ein Gesundheits- und Selbsthilfetraining sowie eine Berufs- und Sozialberatung der Betroffenen. Wo und wenn immer möglich, müssen rheumakranken Kindern und Jugendlichen Möglichkeiten der schulischen Betreuung und Förderung geboten werden, um ihnen vermeidbare Nachteile zu ersparen. Das wichtige Prinzip „Hilfe zur Selbsthilfe" vermittelt gezielte Anleitungen zu selbsttätigem Üben und Handeln und steht deshalb bewusst mit im Mittelpunkt der rehabilitativen Bestrebungen. Unter dem Aspekt der Nachsorge erhalten die Rheumapatienten auch wohnortorientierte Informationen über bestehende Selbsthilfegruppen sowie über die Rheuma-Liga im Land und im Bund (einschließlich der Möglichkeiten ihrer Erreichbarkeit).

- Nur mit der Gesamtheit aller individuellen, mitunter auch wiederkehrenden Maßnahmen und ihres befund-, situations- und zeitgerechten Einsatzes kann eine positive Einflussnahme auf das Schicksal rheumakranker Menschen erreicht werden.

Frau Brigitte Lücke, ehem. Leitende Ergotherapeutin der Rheumaklinik Bad Bramstedt, und Herrn OSM Manfred Hofmann, Neumünster, sei für die Überlassung von Bildmaterial gedankt.

4.4 Der Osteoporosepatient

A. Peters, H. Friebe

4.4.1 Problemstellung

Nach Angaben der WHO gehört die Osteoporose unverändert zu den wichtigsten Volkskrankheiten mit erheblicher sozioökonomischer Relevanz. Dennoch werden in Deutschland nur 25 % der behandlungsbedürftigen Osteoporosepatienten adäquat therapiert. Die Folgen sind eine deutlich erhöhte Frakturrate, eine weiterhin hohe frakturbedingte Mortalität und eine hohe Belastung für das Gesundheitssystem.

Diese Situation ist auch bei den Patienten in der medizinischen Rehabilitation festzustellen. Nach Frakturen an der Wirbelsäule und meist operativ versorgten Brüchen insbesondere im Bereich des proximalen Femur werden die Versicherten zur Anschlussheilbehandlung in der Rehabilitationseinrichtung meist ohne vorherige osteoporoserelevante Diagnostik und ohne eingeleitete spezifische medikamentöse Therapie aufgenommen. Ergeben sich aufgrund der Eingangsuntersuchung Hinweise auf ein osteopenisches Geschehen, kann eine osteoporosespezifische Diagnostik und Behandlung begonnen werden. Somit kommt den Rehabilitationseinrichtungen die Bedeutung einer Schnittstelle für die Einleitung einer Osteoporosebehandlung zu.

4.4.2 Definition

„Die Osteoporose ist eine systemische Skeletterkrankung, die durch eine niedrige Knochenmasse und eine mikroarchitektonische Verschlechterung des Knochengewebes charakterisiert ist, mit einem konsekutiven Anstieg der Knochenfragilität und der Neigung zu Frakturen (NIH Development Panel on Osteoporosis 2001). Sind bereits eine oder mehrere Frakturen als Folge der Osteoporose aufgetreten, liegt eine manifeste Osteoporose vor.

4.4.3 Epidemiologie

Nach der WHO-Definition einer erniedrigten Knochendichtemessung (DXA-T-Score < -2,5) (Kanis u. Gluer 2000) liegt die Prävalenz einer Osteoporose bei postmenopausalen Frauen bei ca. 15 % im Alter von 50–60 Jahren und steigt ab über 70 Lebensjahre auf 45 % an. Bei Männern beträgt die Prävalenz von Schenkelhalsfrakturen (SHF) im Alter von 50–60 Jahren 2,4 % und steigt im Alter von mehr als 70 Jahren auf 17 % an (Scheidt-Nave et al. 1997).

Die jährliche Inzidenz nichtvertebraler Frakturen beträgt in Deutschland bei 50-79-Jährigen für Frauen bei 1,9 % und für Männer bei 0,7 %. Die jährliche Inzidenz von Wirbelkörperfrakturen (WKF) liegt in dieser Altersklasse für Frauen bei 1 % und bei Männern bei 0,6 % (Pfeilschifter et al. 2003).

Die Inzidenz von SHF und WKF nimmt bei beiden Geschlechtern mit dem Alter exponentiell zu und wird in Deutschland auf 130.000 bzw. 300.000 pro Jahr geschätzt. Das Lebenszeitrisiko einer 50-jährigen postmenopausalen Frau, im Verlauf ihres verbleibenden Lebens eine typische osteoporotische Fraktur zu erleiden, beträgt rund 40 %.

Sozioökonomisch von besonderer Bedeutung sind die proximalen Femurfrakturen. Die unmittelbaren Behandlungskosten pro Fall liegen in Deutschland bei etwa 15.000 €. Die direkten Gesamtkosten der SHF werden auf jährlich 2,5–3 Mrd. € geschätzt. Überwiegend durch bronchopulmonale und thromboembolische Komplikationen sterben 20 % der Patienten in den ersten Wochen und

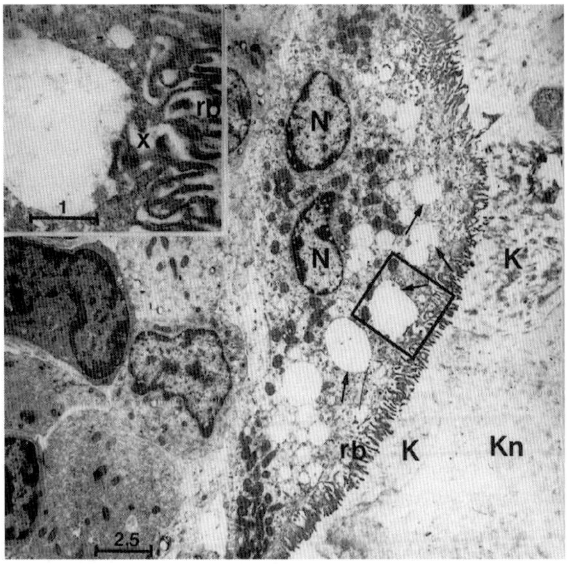

◘ Abb. 4.11 Osteoklast mit hohem Aktivitätsgrad, ausgeprägter Bürstensaum

Monaten nach dem Ereignis. Weitere 20 % bleiben langfristig abhängig von fremder Hilfe.

Auch die Folgen von WKF sind beträchtlich. Vermutlich aufgrund von eingeschränkter Atemkapazität und verminderter körperlicher Aktivität ist die Lebenserwartung 4 Jahre nach einer WKF nicht besser als nach einer SHF. Wegen der demographischen Entwicklung in den westlichen Ländern ist mit einer erheblichen Zunahme osteoporotischer Frakturen und der damit verbundenen Gesundheitskosten in den nächsten Jahren zu rechnen.

4.4.4   Ätiologie und Pathogenese

Im Gegensatz zu den sekundären Erkrankungsformen lassen sich die **primären Osteoporosen** nicht auf eine Grundkrankheit zurückführen. Unterschieden werden die postmenopausale (Typ I) und die senile Osteoporose (Typ II). Als Ursache der **postmenopausalen Osteoporose** wird der Ausfall der Ovarialfunktion angesehen, der zu einer Aktivierung von Zytokinkaskade und Knochenumbau führt. Da in dieser Lebensphase bereits ein Ungleichgewicht von Knochenresorption und -formation zugunsten der Resorption besteht, hat der sog. „high turnover" eine erhebliche Zunahme des Knochenverlustes zur Folge.

Betroffen ist zunächst der trabekuläre Knochen, der gegenüber dem kortikalen Knochen eine vielfach höhere Umbaurate aufweist. Dabei nehmen die einzelnen Knochenbälkchen nicht nur an Dicke ab, es kann auch zu einem Kontinuitätsverlust v. a. der horizontalen Quer-

trabekel mit der Folge einer dramatischen Abnahme der Knochenfestigkeit kommen. Typische Frakturen der postmenopausalen Osteoporose sind neben den Wirbelkörperbrüchen distale Radiusfrakturen. Einige Jahre nach Eintritt in die Wechseljahre stellt sich ein neues hormonelles Gleichgewicht ein, der gesteigerte Knochenumsatz geht auf das prämenopausale Niveau zurück.

Grundsätzlich, wenn auch später und weniger häufig, kann es auch bei Männern infolge eines Testosteronmangels zu einem vergleichbaren hormonell bedingten Knochenverlust kommen.

Mit zunehmendem Alter (ab etwa dem 75. Lebensjahr) geht die postmenopausale in die **senile Osteoporose** über, die für etwa 80 % aller osteoporotischen Frakturen verantwortlich ist. Typischerweise ist im Senium der Knochenumsatz eher niedrig. Durch kalziumarme Ernährung und Vitamin-D-Mangel (verminderte renale Hydroxylierung) kommt es jedoch häufig zu einem sekundären Hyperparathyreoidismus und damit zu einem gesteigerten Knochenumsatz (osteomalazische Form). Betroffen ist nun nicht nur der trabekuläre, sondern auch der kortikale Knochen, was die zunehmende Gefährdung durch Schenkelhals- und andere periphere Frakturen erklärt. Verstärkt wird der Knochenverlust durch Immobilität, die ihrerseits zu einer Zunahme des Sturzrisikos, einer wichtigen Determinanten osteoporotischer Frakturen im höheren Lebensalter, beiträgt.

Während der Anteil der **sekundären Osteoporosen** an allen Osteoporoseformen auf 5 % geschätzt wird, sind sie für 20 % aller osteoporotischen Frakturen verantwortlich. Wichtigste Einzelursache ist die **glukokortikoidinduzierte Osteoporose**. Gefährdet sind Patienten, die v. a. wegen rheumatoider Arthritis, chronisch-entzündlichen Darmerkrankungen oder chronisch-obstruktiven Lungenerkrankungen über mehr als 6 Monate mit mindestens 7,5 mg Prednisolonäquivalent behandelt werden. Glukokortikoide führen über Hemmung der enteralen Kalziumresorption und tubuläre Hyperkalziurie zu einer negativen Kalziumbilanz und damit zu einem sekundären Hyperparathyreoidismus mit konsekutiver Steigerung des Knochenumsatzes. Gleichzeitig kommt es via RANKL-Osteoprotegerinsystem zu einer direkten Aktivierung der osteoklastären Knochenresorption (◘ Abb. 4.12).

4.4.5   Klinik

❯ Der Schweregrad einer Osteoporose wird durch den Nachweis oder Fehlen von Frakturen, dem klinischen Bild und die mittels DXA-Verfahren gemessene Knochendichte bestimmt.

Daneben ist es sinnvoll, eine **präklinische Osteoporose** (nur verminderte Knochendichte) von einer **manifesten Osteoporose** (bereits erlittene osteoporotische Frakturen) zu unterscheiden. Entscheidend für die Frage, ob es sich bei einem Knochenbruch um eine osteoporotische Fraktur handelt, ist der Unfallmechanismus. Im Gegensatz zu den traumatischen Frakturen kommt es bei den sog. Fragilitätsfrakturen ohne größeres, d. h. durch ein „inadäquates" Trauma zum Knochenbruch. Diese Definition ist zwangsläufig mit einer erheblichen Unschärfe bzw. Subjektivität verbunden.

Bei der vertebralen Osteoporose bestimmen **(Rücken-) Schmerzen** und frakturbedingte **Verformungen der Wirbelsäule** das klinische Bild. Da Schmerzen im Bereich des Achsenskeletts relativ unspezifisch sind, werden nur etwa 1/3 der vertebralen Frakturen im Zusammenhang mit dem Bruchereignis diagnostiziert (sog. klinische WKF). 2/3 der Fälle hingegen werden erst anlässlich routinemäßiger Röntgenuntersuchungen erkannt (sog. radiologische WKF). Bei postmenopausalen Frauen mit einer WKF ist das Risiko für eine erneute vertebrale Fraktur innerhalb der nächsten 12 Monate 5-fach erhöht, und auch das Risiko, in den folgenden Jahren eine proximale Femurfraktur zu erleiden, steigt um den Faktor 4.

Akute Schmerzen sind meist auf frische Frakturen oder auf Nachsinterungen bereits gebrochener Wirbelkörper zurückzuführen, die nicht selten spontan oder während Alltagsbelastungen auftreten. Da es aufgrund der natürlichen Krümmung der Wirbelsäule meist zu einer keilförmigen Deformierung der Wirbelkörper mit ventraler Abplattung kommt, treten eine Verkürzung der Wirbelsäule mit Abnahme der Körpergröße sowie ein hyperkyphotischer Rundrücken („**Witwenbuckel**") auf. Weitere Folgen sind ein auf dem Beckenkamm reitender oder gar in das Becken eintauchender Rippenbogen, eine Überdehnung von Rückenmuskulatur und Teilen des vertebralen Kapsel-Band-Apparates, das „**Tannenbaumphänomen**" (schräge Hautfalten an der dorsalen Rumpfwand) sowie die Erschlaffung der Bauchmuskulatur mit vermindertem Abstand zwischen Sternum und Symphyse.

Durch Verlagerung des Körperschwerpunktes nach ventral vor die Wirbelsäule werden Stürze und damit weitere Frakturen begünstigt. Die Veränderungen der Statur und chronifizierte Schmerzen führen zu einer Einschränkung der Lebensqualität mit Beeinträchtigung der Mobilität und Alltagsaktivitäten, Verlust von sozialen Kontakten und zu einer Zunahme der Mortalität (bronchopulmonale Erkrankungen durch Einschränkung der Respiration, Zunahme des kardiovaskulären Risikos) (Lips u. Schoor 2005; Sennerby et al. 2009).

4.4.6 Risikofaktoren

Allgemeine Risiken

Das Frakturrisiko wird durch das Lebensalter mitbestimmt. In Deutschland steigt die Inzidenz von proximalen Femur-, Wirbelkörper-, Ober- und Unterarmfrakturen zwischen dem 50. und 90. Lebensjahr um das 2-fache pro Dekade an (Icks et al. 2008). Das Lebensalter als Frakturrisiko ist jedoch unabhängig von der Knochendichte.

Frauen haben bei vergleichbarem Lebensalter und T-Score-Knochendichtewerten ein ca. 2-fach höheres Risiko als Männer, eine osteoporotische Fraktur zu erleiden (Kanis et al. 2004a). Mit der Anzahl und dem Schweregrad von WKF steigt das Risiko von Folgefrakturen kontinuierlich an (Johnell et al. 2004).

Auch nichtvertebrale Frakturen nach dem 50. Lebensjahr stellen ein Risikofaktor für weitere Frakturen dar (Kanis et al. 2004b). Eine positive familiäre Anamnese wurde prognostisch als genetischer Risikofaktor festgestellt (Kanis et al. 2004c). Eine anamnestische Sturzneigung erhöht das Risiko für Frakturen bei beiden Geschlechtern (Dargent-Molina et al. 1996).

Immobilität und körperliche Inaktivität sind mäßige Risikofaktoren für alle Frakturen mit einem 1,5- bis 2-fach erhöhtem relativen Risiko (Kärkkäinen et al. 2008). Als mäßiger Risikofaktor für vertebrale und nichtvertebrale Frakturen bei Frauen und Männern werden in der Literatur der Nikotinkonsum und COPD als Lungenerkrankung gewertet (Kanis et al. 2005; Nuti et al. 2009). Untergewicht mit einem BMI < 20 ist mit einem erhöhten Frakturrisiko und mit einer erniedrigten Knochendichte assoziiert (De Laet et al. 2005).

Vitamin-D-Mangel und Kalziummangel

Ein 25-Hydroxy-Vitamin-D-Serumspiegel kleiner als 20 ng/ml und eine tägliche Kalziumzufuhr von weniger als 500 mg ist mit einem mäßig erhöhtem Frakturrisiko verbunden (Cummings et al. 1997; Cummings et al. 1998).

Der Einfluss von hohen Homozystein-Serumkonzentrationen und von niedrigen Folsäure- und Vitamin-B$_{12}$-Serumspiegel als Risikofaktoren für Frakturen wird in der Literatur kontrovers diskutiert (Gjesdal et al. 2007; S3-Leitlinie Osteoporose 2014).

Risikofaktoren durch spezielle Grunderkrankungen

Ein Hyperkortisolismus durch z. B. Cushing-Syndrom ist bei Frauen und Männern als starker Risikofaktor für Frakturen bekannt (Veestergaard et al. 2002).

Weitere endokrinologische Erkrankungen wie der primäre Hyperparathyreoidismus, der Wachstumshormonmangel bei Hypophyseninsuffizienz, die Hyperthyreose und der Diabetes mellitus Typ I sind mit einer erhöhten Frakturrate verbunden (Khosla et al. 1999; Wuster et al. 2001; Vestergaard u. Mosekilde 2003; Vestergaard 2007).

Rheumatische Erkrankungen wie rheumatoide Arthritis und Spondylitis ankylosans stellen einen mäßigen Risikofaktor für Frakturen dar (van Staa et al. 2006; Cooper et al. 1994). Ursächlich ist eine durch Zytokine stimulierte Erhöhung der Osteoklastenaktivität mit nachfolgender negativer Knochenumsatzbilanz und Frakturinzidenz.

Nach Billroth-II-Magenresektion und Gastrektomie resultiert über eine Maldigestion/Malabsorption eine Erhöhung des Frakturrisikos (Melton et al. 1999). Eine unbehandelte Zöliakie führt zu einer Kalziummalabsorption und ist somit als Frakturrisiko anerkannt (Agardh et al. 2009).

Frakturrisiken durch medikamentöse Therapie

Im Vordergrund der medikamentösen Risikofaktoren steht die Auslösung einer Osteoporose durch zu hohe **Glukokortikoidgabe**. Die wesentliche Nebenwirkung ist die Suppression der Knochenneubildung durch Funktionseinschränkung der Osteoblasten. Ein weiteres Merkmal der Kortikosteroid-induzierten Osteoporose ist die Kalluspersistenz nach Fraktur (Pseudokallus). Im Intestinum wird die Kalziumresorption mit bisher unklarem Mechanismus vermindert (Kanis 1995). Das Frakturrisiko bei oraler Glukokortikoidgabe ist abhängig von der Dosis. Das Risiko erhöht sich pro 10 mg Prednisolonäquivalent um 1,5- bis 2-fach und ist bei niedrig dosierter Anwendung bis 7,5 mg mäßig erhöht und bei höheren Dosen > 7,5 mg stark erhöht (van Staa 2006).

Eine **antiandrogene Therapie** und ein Hypogonadismus anderer Ursache beim Mann sowie eine Therapie mit **Aromatasehemmern** bei postmenopausalen Frauen mit östrogenempfindlichem Mammakarzinom führen zu einem mäßig erhöhten Frakturrisiko (Mellstrom et al. 2006; Mincey et al. 2006). Die Therapie mit **Glitazonen** als orales Antidiabetikum zur Steigerung der Insulinempfindlichkeit und Protonenpumpenhemmer sowie **Schleifendiuretika** sind als mäßiger Risikofaktor für Frakturen bei unklarer Kausalität bekannt (Loke et al. 2008; Roux et al. 2009; Berry et al. 2013).

❶ Zu den Medikamenten, die Stürze begünstigen, gehören zentralnervös wirksame Sedativa, Antidepressiva, Benzodiazepine und opiathaltige Schmerzmittel. Der Einsatz dieser Substanzen führt zu orthostatischer Hypotonie und Verwirrungszuständen mit der Folge einer erhöhten Sturzgefahr (Lewis et al. 2007).

4.4.7 Basisdiagnostik

Zur Basisdiagnostik gehören die Anamnese und der klinische Befund, das Basislabor sowie die DXA-Knochendichtemessung. Ziel der Basisdiagnostik ist, Hochrisikopatienten zu identifizieren. Bei klinischen Hinweisen auf eine osteoporotische Fraktur kommt eine bildgebende Diagnostik (Röntgen ggf. MRT) zur Anwendung. Die DVO-Leitlinie empfiehlt eine Basisdiagnostik bei postmenopausalen Frauen und bei Männern ab dem 60. Lebensjahr insbesondere bei prävalenten niedrigtraumatischen Frakturen an der Wirbelsäule und den Extremitäten.

Anamnese und klinischer Befund

Die Anamnese und klinische Untersuchung liefern wichtige Anhaltspunkte für die Diagnose einer primären oder sekundären Osteoporose. Bei bekannter familiärer Belastung ist nach den Erkrankungen der Mutter zu fragen. Weitere wichtige Aspekte sind anamnestische Angaben zum Zeitpunkt der Menopause, zu Körpergrößenabnahme, zum Körpergewicht, zu körperlichen Aktivitäten (Laufsportarten), zum Lebensstil (Nikotin und Alkohol), zu Gangunsicherheiten mit Fallneigung, zur Medikation sowie zu Ernährungsgewohnheiten. Eine früh einsetzende Menopause mit Abfall des Östrogenspiegels ist ein wichtiger Risikofaktor. Ebenso ist bei jungen Männern mit unklarer Osteoporose ein Hypogonadismus abzuklären. In Osteoporosestudien konnte der Zusammenhang zwischen Untergewicht und erhöhtem Risiko für Knochenfrakturen belegt werden (Langlois et al. 2001).

Fehlende körperliche Aktivität gehört zu den wichtigsten Risikofaktoren für die Entstehung der Osteoporose. Junge bettlägerige Patienten können innerhalb weniger Monate bis zu 30 % ihrer Knochenmasse verlieren und brauchen anschließend Jahre, um die Ausgangsmasse an Knochensubstanz wieder zu erreichen. Geriatrische Funktionstests wie „Timed-up-and-go-Tests" und „Chairrising-Test" geben Hinweise für motorische Unsicherheiten und Muskelkraftminderung. Zigarettenrauchen verdoppelt das Osteoporoserisiko. Angenommen wird, dass Nikotin die Östrogenproduktion hemmt und den Östrogenabbau in der Leber fördert. Ein zu hoher Alkoholkonsum geht mit einer verminderten Knochenbildungsrate und ausgeprägten Ernährungsstörungen einher. Beim älteren Menschen mit beeinträchtigter motorischer Koordination und reduzierten Schutzreflexen besteht eine höhere Inzidenz für Fallneigung und Stürze. Zusätzlich sind sog. Stolperfallen im häuslichen Umfeld abzuklären. Bei unzureichender täglicher Kalziumaufnahme durch die Nahrung wird Kalzium über das Parathormon aus dem Knochenspeicher mobilisiert mit nachfolgender negativer Knochenbilanz.

◼ Tab. 4.7 Labordiagnostisches Basisprogramm bei Osteoporose

Laborparameter	Klinische Fragestellung
BSG/CRP	Entzündliche Erkrankung
Blutbild	Entzündliche Erkrankung, Zöliakie
Kalzium	Primärer/sekundärer Hyperparathyreoidismus, Malabsorption, Hypokalziämie
Phosphat	Niereninsuffizienz, Malabsorption
Natrium fakultativ	Hyponatriämie, erhöhtes Frakturrisiko
Alkalische Phosphatase	Osteomalazie
γ-GT	Lebererkrankung, Alkoholabusus
Kreatinin, Kreatinin-Clearence	Niereninsuffizienz, renale Osteopathie
Serumeiweißelektrophorese	Multiples Myelom
Basales TSH	Hyperthyreose
Urinstatus	Harnwegsinfekt, multiples Myelom
25-Hydroxyvitamin D_3 als Einzelfallentscheidung	Vitamin-D-Mangel
Testosteron bei Männern als Einzelfallentscheidung	Testosteronmangel
Knochenumbau-Marker als Einzelfallentscheidung	Hoher Knochenumbau

Labordiagnostik

Laboruntersuchungen dienen in erster Linie dem Ausschluss in Frage kommender Erkrankungen bzw. sekundärer Osteoporoseformen und differenzialdiagnostisch möglicher anderer Osteopathien. Insbesondere dienen die Laborparameter der Differenzialdiagnose einer Osteomalazie, die ebenfalls mit niedrigen Knochendichtemesswerten einhergeht. Mit dem Basislabor lassen sich auch Kontraindikationen für eine medikamentöse Therapie erkennen.

Das Basisprogramm sollte zumindest die in ◼ Tab. 4.7 genannten Parameter umfassen.

Im Fall pathologischer Veränderungen eines oder mehrerer der genannten Laborparameter ist die Diagnose einer Osteoporose in Frage zu stellen. Es sind weitere Untersuchungen zum Ausschluss zugrundeliegender Erkrankungen anzuschließen (z. B. Plasmozytom, osteolytische Metastasen, Hyperparathyreoidismus, Hyperthyreose etc.).

Die Bestimmung biochemischer Marker des Knochenstoffwechsels [z. B. N-Telopeptide im Urin (sog. „crosslinks") als Resorptions- und knochenspezifische alkalische Phosphatase (Ostase) als Formationsparameter] werden heute für die routinemäßige Osteoporosediagnostik nicht empfohlen. Ihr Einsatz ist dem Spezialisten bei besonderen Fragestellungen vorbehalten (S3-Leitlinie Osteoporose 2014).

Bildgebende Verfahren und weitergehende Diagnostik

Da nur jede 3. WKF klinisch diagnostiziert wird, ist bei Verdacht auf Osteoporose die gezielte Suche nach „stummen" Frakturen durch konventionelle Röntgendiagnostik der Wirbelsäule indiziert (BWS und LWS in 2 Ebenen). Gleichzeitig können differenzialdiagnostisch in Frage kommende Erkrankungen und sekundäre Osteoporoseformen ausgeschlossen werden. Typisch für eine Osteoporose sind Deformierungen der Wirbelkörper im Sinne von Keil-, Fisch- und Plattwirbeln. Andere Röntgenzeichen wie vermehrte Strahlentransparenz, strähnige Längszeichnung durch Verbreiterung der Trabekelabstände mit bevorzugtem Verlust der horizontalen Spongiosabälkchen sowie Betonung der Rahmenkontur sind unspezifisch bzw. erst bei einem Verlust von mindestens 40 % der Knochenmasse zu erwarten.

Die **Skelettszintigraphie** wird zum Erkennen lokaler Knochenläsionen eingesetzt. Da eine herdförmige Anreicherung keine Aussagen über die Genese (Fraktur, Tumor, Entzündung, degenerative Veränderung?) zulässt, ist eine weitere gezielte Diagnostik durch ein anderes bildgebendes Verfahren erforderlich. Die **Computertomographie** (CT) ermöglicht bei WKF eine sichere Beurteilung der Wirbelkörperhinterkante und des Spinalkanals. Mit Hilfe der Mikro-CT gelingt die Darstellung der Spongiosafeinstruktur und möglicherweise eine zuverlässigere Beurteilung der Knochenfestigkeit als mit der Knochendichtemessung allein.

Die **Kernspintomographie** (MRT) erlaubt die Unterscheidung zwischen einer frischen und einer älteren Fraktur (Vorhandensein bzw. Fehlen eines Ödems). Daneben ist sie die Methode der Wahl zur Differenzierung zwischen osteoporotischen und metastatischen WKF. Lässt die konventionelle Diagnostik eine sichere Beurteilung der Dignität nicht zu, ist die Klärung mittels **Knochenbiopsie** anzustreben.

Knochendichtemessung (Osteodensitometrie)

Ziele der Knochendichtemessung sind die Erfassung des Ausmaßes der Knochendichteminderung mit Abschätzung des individuellen Frakturrisikos, die Identifikation von Personen, die von einer medikamentösen Therapie profitieren bei prävalenter Osteoporose (T-Score < –2,5) und Verlaufskontrolle der Wirksamkeit einer spezifischen medikamentösen Therapie (Kanis u. Gluer 2000).

> ❯❯ Die DXA-Messung („dual energy x-ray absorptiometry") ist das von der DVO-Leitlinie empfohlene Knochendichtemessverfahren an der Wirbelsäule (L1–L4) und am proximalen Femur.

An der Wirbelsäule müssen mindestens 2 Wirbelkörper beurteilbar sein. Die Auswertung kann durch Spondylosteochondrose, Skoliose und stattgehabte Frakturen beeinträchtigt sein (falsch-hohe Messwerte). Am proximalen Femur sind der T-Score der Gesamtfemurregion („total hip") und der am Schenkelhals für die Erhebung der Messwerte geeignet. Bei Vorliegen einer beidseitigen Messung ist der jeweilige Mittelwert des Gesamtfemurs bzw. des Schenkelhalses zu verwenden. Angesichts der mit zunehmendem Alter auftretenden degenerativen knöchernen Veränderungen an der Wirbelsäule wird empfohlen, sich jenseits des 75. Lebensjahres auf die Messung an der Hüfte zu beschränken.

Gemessen wird die Knochenmineraldichte in g/cm² im Sinne eines Flächenwertes. Die DXA-Messung liefert keine Daten über die dreidimensionale Geometrie und erlaubt keine Aussagen zur Mikro- und Makroarchitektur des Knochens. Der individuelle Messwert wird auf den Durchschnittswert junger gesunder Frauen bezogen. Eine Verminderung um weniger als 1 SD (T-Score > –1) ist noch normal. Ein T-Score zwischen –1 und –2,5 entspricht einer Osteopenie, bei einem Wert < –2,5 liegt eine Osteoporose vor. Als grobe Richtschnur kann gelten, dass eine Abnahme der Knochendichte um 1 SD mit einer Verdoppelung des Frakturrisikos einhergeht (Marshall 1996).

Ist eine Messung mit der DXA-Methode an beiden Hüften und auch an der LWS nicht möglich, kann auch eine quantitative Ultraschallmessung (Kalkaneus, distaler Radius) oder eine QCT-Messung (quantitative Computertomographie) an der LWS und den Hüftgelenken zur Anwendung kommen. Beide alternative Messverfahren zeigen jedoch bezüglich der Einschätzung des Frakturrisikos eine geringere Validität. Die mit Ultraschall- und QCT-Messung erhaltenen T-Score-Werte sind im Rahmen der Risikoabschätzung und Beurteilung der therapeutischen Wirksamkeit nicht auf T-Scores der DXA-Messung übertragbar.

DXA-Kontrollen unter laufender Therapie sollten bei deutlich erhöhtem Risiko (Änderung von ≥ 0,5 SD) ein Jahr nach Therapiebeginn, sonst (Änderung von ≥ 1,0 SD) nach 2–3 Jahren durchgeführt werden. Bei T-Score-Werten von > –1,0 sind Messintervalle von über 5 Jahre ausreichend. Bei Glukokortikoidtherapie mit raschem Knochendichteverlust sind Kontrollen der Knochendichtemessungen in kürzeren Zeitabständen (≤ 1 Jahr) gerechtfertigt.

Unter einer Therapie mit Antiresorptiva ist die Zunahme der Knochendichte mit einer Abnahme des Frakturrisikos korreliert. Dennoch kommt es selbst bei unverändertem Messwert zu einer deutlichen relativen Risikoreduktion für vertebrale Frakturen (Wasnich u. Miller 2000). Offensichtlich bleiben Mikroarchitektur und Knochenfestigkeit unter einer antiresorptiven Therapie (auch) über Mechanismen erhalten, die sich nicht in einer Zunahme der Knochendichte niederschlagen.

4.4.8 Therapie

Allgemeine Maßnahmen, Frakturprophylaxe

Zur Förderung der Muskelkraft und der motorischen Koordination und somit zur Prävention von sturzbedingten Frakturen ist eine regelmäßige körperliche Aktivität die Basis für die Frakturprophylaxe (Lai et al. 2013). Um die Wirbelsäule muskulär zu stabilisieren, kommt der Krankengymnastik und medizinischen Trainingstherapie eine besondere Bedeutung zu. Über den Muskelzug an den knöchernen Strukturen wird ein zusätzlicher osteoanaboler Reiz bewirkt. Ein Vitamin-D-Mangel, insbesondere während der Wintermonate in Mittel- und Nordeuropa, begünstigt Stürze. Ein Ausgleich dieses Defizits mit Vitamin-D-Präparaten führt zur Verminderung der Sturzrate (Bischoff et al. 2003). Ist eine ausreichende Sonnenexposition (mindestens 30 Minuten täglich für Gesicht und Arme) nicht möglich, ist eine Vitamin-D-Substitution zu empfehlen.

Ernährung und Lebensgewohnheiten

Eine tägliche Zufuhr von 1000 mg Kalzium aus der Nahrung oder Supplementen ist ausreichend. Primär sind

Milch- und Käseprodukte, grünes Gemüse oder kalziumreiche Mineralwässer als Kalziumquelle zu empfehlen. Untergewicht und Übergewicht sind zu vermeiden. Cola- und andere Limonadengetränke mit hohem Phosphatanteil, Nikotin- und Alkoholkonsum wirken sich negativ auf die Kalziumbilanz aus (Kasper 2000).

Medikamente, die eine Osteoporose und Stürze begünstigen, sollten bei Patienten mit erhöhtem Frakturrisiko bezüglich des individuellen Nutzen-Risiko-Verhältnisses überprüft werden. Im häuslichen Umfeld sind sog. Stolperfallen (Teppiche, Türschwellen, schlechte Beleuchtungen, fehlende Handläufe etc.) zu beseitigen. Krankheitsbilder mit sekundärer Osteoporose sind abzuklären.

Basistherapie mit Kalzium und Vitamin D

Ist eine ausreichende Versorgung mit Kalzium und Vitamin D über die Nahrung bzw. Sonnenlichtexposition nicht gewährleistet, ist eine Supplementierung erforderlich. Für die Kombination aus 1200 mg Kalzium und 800 IE Vitamin D_3 täglich wurde bei über 80-jährigen, in Pflegeheimen lebenden und zu einem hohen Prozentsatz Kalzium- und Vitamin-D-depletierten Frauen eine Risikosenkung für Schenkelhals- und nichtvertebrale Frakturen um rund 1/4 nachgewiesen (Chapuy et al. 1992, 1994). In einer Studie mit über 9600 über 65-jährigen Männern und Frauen aus der allgemeinen Bevölkerung ging die Frakturinzidenz unter Gabe von 1000 mg Kalzium und 400 IE Vitamin D um 20 % zurück (Mosekilde 2002). Der seit längerem bekannte Nutzen der Kombination kann somit auf weite Bevölkerungskreise ausgedehnt werden. Während die Bioverfügbarkeit von Kalzium-Kautabletten günstiger als die von Brausetabletten zu sein scheint (Ekman 1991), hat die diskret bessere enterale Resorption von Kalziumzitrat gegenüber Kalziumkarbonat (Reginster et al. 1993) keine praktische Relevanz. Dabei ist die täglich 2-malige Einnahme (von 500 mg Kalzium und 400 IE Vitamin D) wegen nachweislich höherer Blutkalziumspiegel und einer länger anhaltenden Suppression von Parathormon der Einmalgabe vorzuziehen (Reginster et al. 2001). Ob eine Kalziumsupplementierung die Bildung von Nierensteinen begünstigen kann, ist unbekannt. Auslösende Grundkrankheiten (z. B. Hyperparathyreoidismus, genetische Störungen des Kalzium-Phosphat-Stoffwechsels) sollten jedoch durch eine fachärztliche Untersuchung (Endokrinologe, Osteologe) ausgeschlossen werden (Eddy et al. 1998).

Nach der aktuellen Osteoporose-Leitlinie ist eine Zufuhr von 1000 mg Kalzium täglich als Basistherapie ausreichend.

Für die alleinige Vitamin-D-Gabe (100.000 IE alle 4 Monate, entspricht ca. 820 IE täglich) wurde gezeigt, dass bei 65–85 Jahre alten Männern und Frauen aus der allgemeinen Bevölkerung die Inzidenz von Frakturen insgesamt um 22 % und von osteoporotischen Frakturen um 33 % sinkt (Trivedi et al. 2003).

Der Nutzen von Vitamin D lässt sich durch seine Effekte auf Kalziumstoffwechsel und Knochen allein nicht erklären. Zusätzlich kommt es durch eine Verbesserung von Muskelkontraktion und -koordination zu einer signifikanten Senkung des Sturzrisikos.

Serum-25-Hydroxy-Vitamin-D-Konzentrationen < 20 ng/ml bzw. < 50 nmol/l liegen bei ca. 50 % der Patienten vor (Gaugris et al. 2005). Bei den meisten Patienten kann eine Serumkonzentration von mindestens 20 ng/ml 25-Hydroxy-Vitamin D durch eine tägliche Gabe von 800–1000 IE Vitamin D erreicht werden. Als fettlösliches Vitamin ist die Resorption von Vitamin D bei der Einnahme zu den Hauptmahlzeiten am größten.

> ❯ Die ausreichende Versorgung mit Kalzium (1000 mg/ Tag) und Vitamin D (800–1000 IE/Tag) gilt heute als Basis der Osteoporosetherapie.

In allen RCT, die einen Wirkungsnachweis für spezifische Antiosteoporotika erbrachten, wurde eine ausreichende Versorgung sichergestellt. Die Ergebnisse dieser Studien sind deshalb nur auf Patienten übertragbar, bei denen keine Mangelzustände an Kalzium und Vitamin D vorliegen.

Indikationen für eine spezifische medikamentöse Therapie

Voraussetzung für eine medikamentöse Therapie ist die Konstellation einer manifesten Osteoporose mit deutlich erhöhtem Frakturrisiko aufgrund der klinischen Befunde, der aufgetretenen inadäquaten Frakturen ohne größere von außen einwirkende Krafteinwirkungen speziell an der Wirbelsäule in Form von Spontanfrakturen und der DXA-T-Score-Werte.

Kontraindikationen sind auszuschließen.

Sind die Voraussetzungen für eine spezifische Osteoporosemedikation gegeben, ist eine spezifische Therapie bei allen Konstellationen einer manifesten Osteoporose angezeigt (◻ Tab. 4.8), zum Beispiel nach einer inadäquaten singulären Wirbelkörperfraktur mit 25 bis mehr als 40 % Höhenminderung, bei multiplen Wirbelkörperfrakturen, nach Frakturen am proximalen Femurende und insbesondere nach Schenkelhalsfrakturen (T-Score < –2,0). Zur Abschätzung des 10-Jahres-Frakturrisikos kann nach Empfehlung der DVO-Leitliniengruppe (Stand März 2014) das DVO-Modell 2006 weiter verwendet werden. ◻ Tab. 4.8 zeigt die Konstellationen für den T-Score, bei denen durchschnittlich ein mehr als 30 %iges 10-Jahres-Frakturrisiko angenommen werden. Die ▶ Übersicht zeigt Indikationen für eine medikamentöse Osteoporosetherapie bei Risiko-

■ Tab. 4.8 Indikation für eine spezifische medikamentöse Therapie abhängig von Geschlecht, Lebensalter, DXA-T-Score-Werte und weiteren Risikofaktoren. (DVO-Leitlinie Osteoporose 2014)

Lebensalter in Jahren		Niedrigster T-Score von Mittelwert L1–L4, Femurhals und Gesamtfemur				
Frau	Mann	–2,0 bis –2,5	–2,5 bis –3,0	–3,0 bis –3,5	–3,5 bis –4,0	< –4,0
50–60	60–70	Nein	Nein	Nein	Nein	Ja
60–65	70–75	Nein	Nein	Nein	Ja	Ja
65–70	75–80	Nein	Nein	Ja	Ja	Ja
70–75	80–85	Nein	Ja	Ja	Ja	Ja
> 75	> 85	Ja	Ja	Ja	Ja	Ja

faktoren mit erhöhtem Frakturrisiko (DVO-Leitlinie Osteoporose 2014).

Indikationen für eine medikamentöse Osteoporosetherapie
- Niedrigtraumatische Wirbelkörperfraktur 2. oder 3. Grades singulär oder 1. bis 3. Grades multipel, wenn andere Ursachen einer Fraktur nicht wahrscheinlich sind
- Niedrigtraumatische pertrochantäre Femurfraktur
- Niedrigtraumatische Schenkelhalsfraktur, wenn T-Score < –2,0 an mindestens einem Messort
- Bestehende oder geplante Therapie mit oralen Glukokortikoiden ≥ 7,5 mg Prednisolonäquivalent täglich für > 3 Monate, wenn
  - T-Score ≤ –1,5 an einem Messort (L1–L4 oder Femurhals oder proximaler Gesamtfemur)
  - niedrigtraumatische Wirbelkörperfrakturen oder multiple periphere Frakturen unabhängig vom T-Score vorliegen
- Hohes 10-Jahres-Frakturrisiko (im Durchschnitt ca. > 30 % für radiologische Wirbelkörperfrakturen und Hüftfrakturen) auf der Grundlage der ■ Tab. 4.8, wenn T-Score < –2,0 an mindestens einem Messort

Bei Vorliegen eines Risikofaktors wird eine um 0,5 T-Wert höher liegende Therapieschwelle empfohlen (d. h. Einleitung einer spezifischen Therapie zum Beispiel ab einem T-Wert von –2,5 statt –3,0). Bei Vorliegen von mehreren Risikofaktoren, 3 und mehr niedrigtraumatische Frakturen, orale Therapie mit Glukokortikoiden ≥ 2,5 bis < 7,5 mg/d wird jeweils eine Anhebung der Therapieschwelle um maximal 1,0 T-Wert berücksichtigt.

Anhebung der Therapiegrenze in ■ Tab. 4.8 (DVO-Leitlinie Osteoporose 2014)
- **Um +0,5 T-Score-Wert**
  - Singuläre Wirbelkörperfraktur 1. Grades
  - Nichtvertebrale Frakturen > 50. Lebensjahr
  - Hüftfraktur bei Vater oder Mutter
  - Multiple intrinsische Stürze
  - Immobilität
  - Rauchen, COPD und/oder hohe Dosen inhalativer Glukokortikoide
  - Herzinsuffizienz
  - Protonenpumpeninhibitoren bei chronischer Einnahme
  - Epilepsie/Antiepileptika
  - Zöliakie
  - Spondylosis
  - Rheumatoide Arthritis
  - Diabetes mellitus Typ I
  - Primärer Hyperparathyreoidismus
  - Antiandrogene Therapie, Hypogonadismus
  - Aromatasehemmer
  - Wachstumshormonmangel
  - Hyperthyreose, subklinische Hyperthyreose, sofern persistent
  - Subklinischer Hyperkortisolismus
  - Glitazone
  - hs-CRP-Erhöhung
  - Erhöhte Knochenumbaumarker im 1. Quartal als Einzelfallentscheidung
- **Um 1,0 T-Score-Wert**
  - Glukokortikoide oral ≥ 2,5 mg und < 7,5 mg Prednisolonäquivalent täglich (Ausnahme rheumatoide Arthritis: hier nur +0,5)
  - 3 und mehr niedrigtraumatische Frakturen in den letzten 10 Jahren als Einzelfallentscheidung (Ausnahme Finger-, Gesichts-, Hand- und Knöchelfrakturen; nicht additiv zu den aufgeführten singulären Frakturen)

Tab. 4.10 Besondere Nebenwirkungen und Zusatzwirkungen von Osteoporosetherapeutika

Bisphosphonate	Vorhofflimmern	Keine sichere Datenlage
	Karzinome	Gastrointestinal (Ösophagus- und Kolonkarzinom): kein sicherer Zusammenhang mit einer Bisphosphonattherapie, Assoziation mit einer verminderten Prävalenz von Mammakarzinomen
	Knie- oder Hüftendoprothesen	Assoziation mit einer fast 2-fach längeren Implantatdauer in Beobachtungsstudien im Vergleich zu Patienten, die keine Bisphosphonate einnehmen
Bisphosphonate und Denosumab	Atypische Femurfrakturen	Selten – Auftreten insbesondere bei Langzeittherapie
	Kiefernekrosen	Selten – regelmäßige zahnärztliche Untersuchungen mit geeigneten Präventivmaßnahmen und guter Mundhygiene sinnvoll
	Hypokalziämie	Selten schwere symptomatische Hypokalziämie, vor allem bei Patienten mit Risiko für Hypokalziämie
Raloxifen	Venöse Thromboembolien	Gelegentlich
	Schlaganfälle	Eine Studie mit postmenopausalen Frauen mit manifester koronarer Herzerkrankung oder Risikofaktoren für eine KHK/koronare Ereignisse: kein signifikanter Unterschied in Bezug auf Gesamtmortalität oder Schlaganfall-assoziierte Mortalität, aber erhöhte Inzidenz tödlich verlaufender Schlaganfälle (absolute Risikoerhöhung 0,7/1000 Frauenjahre)
	Brustkrebs	Reduktion des Risikos eines invasiven Mammakarzinoms RR 0,44 (KI 0,27–0,71)
Bazedoxifen	Venöse Thromboembolien	Gelegentlich
Strontiumranelat	Myokardinfarkte	In einer gepoolten Analyse randomisierter placebokontrollierten Studie an postmenopausalen Patientinnen höhere Anzahl an Myokardinfarkten (1,7 % versus 1,1 %), relatives Risiko 1,6 (KI 1,07; 2,38)
	Venöse Thromboembolien	In Phase-III-Studien war die über 5 Jahre beobachtete jährliche Inzidenz venöser Thromboembolien etwa 0,7 % mit einem relativen Risiko von 1,4 (KI 1,0–2,0) im Vergleich zu Placebo

und weiterer Abnahme an Knochensubstanz. Bettruhe sollte aus diesem Grund wo immer möglich vermieden werden. Um dem Patienten die Mobilität zu erhalten und die Teilnahme an einer aktiven Therapie zu ermöglichen, sind die Möglichkeiten der pharmakologischen [NSAR, ggf. schwach und hochwirksame Opioide (Vorsicht Sturzgefahr!), lokale Infiltrationen etc.] und nichtmedikamentösen Schmerztherapie (Eis, Akupunktur, Elektrotherapie etc.) konsequent auszuschöpfen und die Versorgung mit einer Orthese (s. unten) zu erwägen.

Ziel von Krankengymnastik und Trainingstherapie ist es, durch vorsichtige, zunächst rein isometrische Kräftigungsübungen die Wirbelsäule zu stabilisieren und einer zunehmenden Kyphosierung entgegenzuwirken. Im weiteren Verlauf treten Mobilisierungsübungen hinzu, um die Funktion, d. h. die Beweglichkeit der Wirbelsäule, zu erhalten.

Mit zunehmendem Lebensalter tritt die **Verhütung von peripheren Frakturen** (Schenkelhals) und damit von Stürzen in den Vordergrund. Im Fall einer gesteigerten Sturzgefahr haben sich verschiedene Interventionen in randomisierten Studien als effektiv erwiesen. Dazu zählen das Training von Balance, Gang und Kraft, das Absetzen psychotroper Medikamente und die Beseitigung von Stol-perfallen, schlechter Beleuchtung etc. im häuslichen Umfeld. Durch Kombination verschiedener Interventionen im Sinne multimodaler Konzepte kann die Sturzinzidenz um bis zu 50 % gesenkt werden. Besondere Bedeutung kommt einer ausreichenden Versorgung mit Vitamin D zu, das auch zu einer Verbesserung der muskulären Funktion führt. Eine Supplementierung (800–1000 IE Vitamin D_3 täglich) führt nachweislich zu einer Halbierung der Sturzhäufigkeit (Pfeifer et al. 2000) und zu einer drastischen Senkung der Frakturinzidenz (Trivedi et al. 2003).

Darüber hinaus sollte bei einem sturzgefährdeten Patienten die Verordnung eines **Hüftprotektors** erwogen werden. Die über der Trochanterregion in der Unterhose getragenen Pelotten verteilen beim ungeschützten Aufprall auf die Seite die Energien auf die umgebenden Weichteile und verhüten 60 % aller proximalen Femurfrakturen (Lauritzen et al. 1993; Kannus et al. 2000). Vorbehalte gegen die Protektoren (geringe Akzeptanz seitens der Patienten) sind bei intensiver Aufklärung durch geschultes Personal (z. B. Ergotherapeutin) nachweislich unbegründet.

Ergänzt werden die Maßnahmen durch die Bereitstellung von Hilfsmitteln (z. B. Geh-, Anziehhilfen etc.), ein gezieltes Training von Alltagsaktivitäten (ADL) und die Organisation sozialer Hilfen bei abhängigen Patienten durch den Sozialdienst von Rehabilitationseinrichtungen.

Osteoporotische Frakturen betreffen in erster Linie betagte Frauen und Männer. Daher sind die Grundsätze zur medikamentösen Schmerztherapie des älteren Menschen mit Komorbiditäten und Komedikationen zu berücksichtigen. Wirksam sind nichtsteroidale Antirheumatika (NSAR) und Opiate. Bei Therapieeinschränkungen kann auf Wirkstoffe wie Novaminsulfon oder Paracetamol zurückgegriffen werden. Ist eine Medikation mit Opiaten indiziert, ist eine vorsichtige Aufdosierung zwingend erforderlich, um opioid- bzw. opiatbedingte Verwirrtheitszustände und Sedierungszustände sowie Müdigkeit mit Gangunsicherheit, Sturzgefahr und erhöhter Frakturrate zu vermeiden. Sind die Möglichkeiten einer ambulanten Therapie der Schmerzsymptomatik und Funktionsbeeinträchtigungen nicht gegeben, ist die Einleitung einer stationären Maßnahme erforderlich.

4.4.10 Orthopädietechnik

Zur Schmerztherapie und Entlastung der Wirbelsäule stehen elastische Bandagen und Leibbinden sowie halbelastische oder starre reklinierende Rumpforthesen zur Verfügung, deren Nutzen in RCT noch nicht belegt wurde. Bei einer Sinterung oder einer frischen stabilen Wirbelkörperfraktur mit keilförmiger Deformierung im thorakolumbalen Übergangsbereich haben sich zur raschen Mobilisierung (durch Schmerzlinderung) reklinierende Orthesen mit Drei-Punkt-Wirkung (z. B. nach Bähler-Vogt und Becker) bewährt, die 8–12 Wochen lang getragen werden sollten. Um einer Atrophie der rumpfaufrichtenden Muskulatur entgegenzuwirken, sind mehrmals täglich isometrische Anspannungsübungen obligat.

Bei thorakolumbaler Instabilität oder Fehlstatik der Wirbelsäule infolge asymmetrischer Sinterungen kommt die Anpassung eines Rahmenstützkorsetts mit Beckenkorb und Thoraxabstützung in Betracht. Im Anschluss an diese rein passive statisch-mechanische Sicherung der Wirbelsäule können aktive oder teilaktive Rumpforthesen (z. B. Spinomed u. a. sog. Mahnbandagen) eingesetzt werden. Sie sollen die rumpfaufrichtende Muskulatur aktivieren und der Entwicklung einer progredienten thorakalen Hyperkyphose entgegen wirken.

In einer randomisierten Studie (Pfeifer et al. 2004) hat sich der Einsatz einer reklinierenden Rumpforthese bezüglich Rumpfmuskelkräftigung, Verbesserung der Körperhaltung und Schmerzreduktion als wirksam erwiesen.

4.4.11 Operative Verfahren

Kommt es bei instabilen osteoporotischen Frakturen mit Beteiligung der Hinterkante zu einer Kompression von Rückenmark oder Nervenwurzeln, sollte operativ dekomprimiert werden. Dabei ist die Indikation zur langstreckigen Stabilisierung mit einem Pedikelschrauben-Stab-System aufgrund der verminderten Knochenfestigkeit sehr sorgfältig zu stellen. Bei stabilen Wirbelkörperfrakturen mit jedoch statisch ungünstiger segmentaler posttraumatischer Kyphosebildung kommen begrenzte operative Interventionen zur Wirbelkörperstabilisation mittels Knochenzement in Betracht.

Bei der **Vertebroplastie** wird eine Kompressionsfraktur durch Auffüllung des Wirbelkörpers mit Knochenzement stabilisiert. Die Vorteile der Methode liegen in der raschen Schmerzlinderung, der Verhinderung von Nachsinterungen sowie der raschen Wiederherstellung der statischen Belastbarkeit. Problematisch ist jedoch der mögliche Austritt von Knochenzement in die Umgebung des Wirbelkörpers (Spinalkanal!) mit dem Risiko neurologischer Komplikationen (und der Notwendigkeit operativer Revisionen).

Im Gegensatz zur Vertebroplastie wird bei der **Kyphoplastie** die Wiederherstellung der ursprünglichen Form und Höhe des Wirbelkörpers angestrebt. Analog zur Ballondilatation in Angiologie und Kardiologie wird der komprimierte Wirbelkörper über einen Ballonkatheter aufgerichtet. Die dabei entstehende knöcherne Defekthöhle wird anschließend mit Knochenzement aufgefüllt, um das Repositionsergebnis zu bewahren.

Beide Methoden haben sich in der klinischen Praxis zum Erhalt der Mobilität, zur Reduktion der Schmerzsymptomatik und damit zum Erhalt der Lebensqualität etabliert (Coumans et al. 2003; McKiernan et al. 2004). Vergleichsstudien dieser operativer Verfahren mit konservativen Therapiekonzepten (siehe orthopädische Rehabilitation) liegen bisher nicht vor.

Fazit

- In den letzten Jahren wandelte sich die Osteoporose vom hinzunehmenden Altersschicksal zur gut behandelbaren Volkskrankheit.
- Die Osteodensitometrie ermöglicht eine frühzeitige Diagnose, noch bevor es zu Frakturen gekommen ist.
- „Golden standard" in der Therapie sind heute neben der Supplementierung von Kalzium und Vitamin D die modernen Bisphosphonate, Strontiumranelat und die selektiven Östrogenrezeptormodulatoren (SERM). Im Gegensatz zu diesen konnte der Wirkungsnachweis für früher häufig eingesetzte Substanzen wie Kalzitonin und Fluor nicht zweifelsfrei erbracht werden.

- Bei Unverträglichkeiten der Bisphosphonate kann der teurere antiresorptive Wirkstoff Denosumab als Mittel der Reserve eingesetzt werden.
- Die hormonelle Ersatzbehandlung kommt wegen des Exzessrisikos für Mammakarzinome, Gefäßkomplikationen und Thromboembolien nur noch zur symptomatischen Behandlung klimakterischer Beschwerden und bei Kontraindikationen gegenüber anderen Osteoporosetherapeutika für begrenzte Zeit in Betracht.
- Das osteoanabole Parathormon stellt bei schweren Osteoporoseformen eine effektive, wenn auch sehr teure Alternative dar.
- Eine auf Schonung und überflüssige Entlastung hinauslaufende, missverstandene Fürsorge gegenüber älteren Menschen hat eine Dekonditionierung und vermehrte Sturzgefahr zur Folge. Innerhalb seiner Grenzen sollte auch und insbesondere der (sturzgefährdete) ältere Mensch mit Osteoporose zu körperlicher Aktivität und Training angeleitet werden. Durch geeignete Trainingsprogramme kann ein untrainierter alter Mensch einen ebenso großen (prozentualen) Kraftzugewinn erzielen wie ein untrainierter junger Mensch.
- Bei erhöhter Sturzgefahr eines (mangelversorgten) älteren Menschen kommt darüber hinaus der kosteneffektiven Versorgung mit Vitamin D eine besondere Bedeutung zu.

4.5 Der diabetische Fuß

B. Greitemann

4.5.1 Problemstellung

In allen Industriestaaten steigt die Anzahl an Diabetikern drastisch an. So wird geschätzt, dass heute etwa 5–7 % der Bevölkerung an dieser Erkrankung leiden. Hochrechnungen der Weltgesundheitsorganisation rechnen im Jahr 2025 mit ca. 300 Mio. Diabetikern weltweit. Es handelt sich dabei hauptsächlich um Typ-2-Diabetiker. Dabei schwanken die Zahlen zur Beteiligung des Fußes insbesondere zur Problematik der diabetischen Neuropathie stark. Dies liegt an den unterschiedlichen Untersuchungspopulationen und unterschiedlichen Diagnosestandards. Nach Schätzungen liegt der Anteil an diabetisch bedingten Amputationen bei ca. 40–70 % der Amputationen, man geht davon aus, dass sich zwischen 10 und 25 % der Diabetiker im Lauf ihrer Erkrankung eine Amputation unterziehen müssen. Hochrechnungen für Deutschland (Trautner 1996) rechneten mit etwa 22.000–28.000 Amputationen aufgrund von Ulzerationen am diabetischen Fuß. Nach den Zahlen des Statistischen Bundesamtes wurden 2012 44.000 Amputationen insgesamt am Fuß durchgeführt.

Betonen muss man allerdings, dass nicht allein die Situation am diabetischen Fuß betrachtet werden kann. Es handelt sich um einen kranken Patienten mit seiner gesamten Persönlichkeit. Im Vordergrund der rehabilitativen Behandlung muss damit eine multidisziplinäre, facharztgruppen- und therapeutengruppenübergreifende ganzheitliche Behandlung stehen. Dies beinhaltet einerseits strukturierte Schulungsprogramme zur Erkrankung selbst, zum Umgang mit der Erkrankung, zur Lebensstiländerung, und spezielle Schulungsprogramme zur Prävention von Schäden am Fuß des Diabetikers, andererseits die Einleitung einer gekonnten orthopädieschuhtechnischen Versorgung bzw. in Fällen, in denen Amputationen nicht umgangen werden konnten, die prothesentechnische Versorgung mit Gangschulung und Rehabilitation. Intensiv muss der Kontakt speziell zum weiter betreuenden Arzt- und Therapeuten-Pool gepflegt werden, um auf längere Sicht eine suffiziente Versorgung des Patienten sicher zu stellen.

4.5.2 Pathophysiologie

Den pathophysiologischen Veränderungen am diabetischen Fuß liegt ein multifaktorielles Geschehen zugrunde. Primär scheint die Erkrankung stark mitbeeinflusst zu sein durch Ernährungsgewohnheiten im Sinne des metabolischen Syndroms. Dies betrifft insbesondere den Diabetes mellitus Typ 2. Entsprechend zu den kohlenhydratreichen Ernährungsgewohnheiten steigt die prozentuale Zahl der Diabetiker in bisher nicht vom Diabetes mellitus stark betroffenen Ländern wie beispielsweise Indonesien an.

> **Pathophysiologische Faktoren für die Entstehung des diabetischen Fußes**
> - Diabetische Makroangiopathie
> - Diabetische Mikroangiopathie
> - Diabetische Neuropathie
> - Diabetische Osteoarthropathie
> - Diabetische Fettgewebsatrophie
> - Diabetische Myatrophie
> - Diabetische Bindegewebsfragilität

Die Risikofaktoren für die Entwicklung einer **diabetischen Makroangiopathie** unterscheiden sich nicht von denen von Patienten mit arterieller Verschlusskrankheit. Zugrundeliegend ist insbesondere das sog. **metabolische Syndrom**, zu dem neben dem Diabetes mellitus ein erhöhter Blutdruck und sekundär schlecht eingestellte Blutfettwerte gehören.

Im Hinblick auf die **diabetische Mikroangiopathie** hat sich die wissenschaftliche Sichtweise in letzter Zeit erheblich geändert. Die Idee, dass die Mikroangiopathie zu Okkludierungen der Arteriolen und Kapillaren im peripheren Bereich führt, ist so nicht mehr haltbar (Lo Gerfo u. Coffman 1991). Dennoch kommt der Mikroangiopathie bei der Entstehung der Probleme am diabetischen Fuß eine besondere Bedeutung zu. Festgestellt werden konnten Basalmembranverdickungen (Flinn 1988, 1992), die zu einer schlechteren O_2-Permeation ins Gewebe führen. Zudem scheint eine schlechtere O_2-Versorgung durch einen höheren Anteil an glykolysiertem Hämoglobin zu bestehen, und die Verformbarkeit der Erythrozyten soll bei Diabetikern in der Stoffwechsellage ebenfalls vermindert sein, was wiederum sekundär zu einer schlechteren O_2-Versorgung des Gewebes führt. Wegen der durch die gestörte Eiweißsynthese verminderten Infektresistenz der Diabetiker kommt es bei Infektionen im Gewebe zu schnellerer Ausbreitung mit fatalen Gewebeschäden.

Mit am bedeutsamsten für die Folgen der Diabeteserkrankung am Fuß ist allerdings die **diabetische Neuropathie**. Diese ist nach Untersuchungen direkt abhängig von der Höhe des Insulinspiegels bzw. des Glukosespiegels im Blut. Bei einer über einen längeren Zeitraum bestehenden schlechten Einstellung des Blutzuckerspiegels ist die Entwicklung einer Neuropathie hoch wahrscheinlich. Dies ist bedingt dadurch, dass die Nervenzellen im Gegensatz zu anderen Körperzellen die Glukose insulinunabhängig aus dem Blut aufnehmen, was dazu führt, dass bei steigendem Blutzuckerspiegel auch der Glukosegehalt der Nervenzelle selbst ansteigt. Im Rahmen des Abbaus der Glukose entsteht reichlich Sorbitol, das nur langsam zur Fruktose umgebaut wird, es kommt somit zu einem Sorbitolstau in der Nervenzelle mit direkter Myelinschädigung. Ein zusätzlicher Faktor scheint die Mikroangiopathie der Vasa nervorum zu sein.

Im Rahmen der Neuropathie entwickelt sich eine autonome und eine periphere Neuropathie. Für den Fuß bedeutsam ist die Regulationsstörung der Blutgefäße in der Peripherie im Rahmen der autonomen Neuropathie. Hierdurch kommt es häufig sogar zur Symptomatik einer Hyperperfusion durch mangelhafte Engstellungsmöglichkeit der peripheren Gefäße. Bei entsprechender venöser Insuffizienz entsteht im Gewebe eine Stase mit Ödemen, die sekundär zu Durchblutungsstörungen führt.

Des Weiteren ist die Schweißsekretion des Fußes deutlich beeinträchtigt. Typischerweise findet man beim Diabetiker eine trockene brüchige Haut, die für Infekte schnell als Eintrittspforte über Rhagaden dient.

Im Rahmen der peripheren Neuropathie muss eine sensorische und eine motorische Komponente unterschieden werden. Durch Störung der Oberflächensensibilität fühlt der Diabetiker nicht, wo ihn „der Schuh drückt", er bemerkt keine Belastungsspitzen unter der Fußsohle oder im Schuh. Gerade die Störung der Oberflächensensibilität

führt entweder zu Zehenkuppennekrosen (Anstoßen im Schuh) oder zur Entstehung des gefürchteten **Malum perforans** (innere oder äußere Ulzerationen).

Die Störung der Tiefensensibilität lässt das Gefühl für Gelenkstellungen und den natürlichen Ablauf der Gelenkbewegungen verloren gehen. Durch rezidivierende Mikrotraumata kommt es zu erheblichen Destruktionen im Gelenkbereich und zur Entwicklung von Charcot-Gelenken und -Füßen. Typischerweise ist hiervon der Mittelfuß im Sinne eines Schaukelfußes bzw. der Rückfuß betroffen. Es kommt zu teilweise abstrusen Fehlformen im Sinne einer Valgus- oder Varusstellung im Sprunggelenk mit Subluxationen, Luxationen und Frakturen, die sehr schlecht heilen.

Die motorische periphere Neuropathie verursacht Funktionsstörungen an den Muskeln der Fußsohle mit Atrophien der Muskulatur, die in Kombination mit der diabetischen Fettgewebsatrophie resultierend aus der Stoffwechsellage zu einer Abschmelzung des polsternden Fußsohlenfettes, zur Entwicklung von Krallen- oder Hammerzehenfehlstellungen führt, die wiederum sekundär durch Druck im Schuhwerk zu Klavi oder Hautverletzungen führen.

Ein weiterer bedeutsamer Faktor in der Entstehung des diabetischen Fußes ist die **diabetische Osteoarthropathie**, die zu typischen Veränderungen, insbesondere im Bereich der Mittelfußköpfchen, sowie der tarsometatarsalen Gelenkreihe führt. Die Mittelfußköpfchen zeigen Osteolysen und Anspitzungen im Sinne sog. Zuckerstangen („candy sticks").

Durch Desintegration in der tarsometatarsalen Gelenklinie und in der Fußwurzel kommt es zum plantaren Vorspringen von Knochenanteilen (häufig MFK V-Basis bzw. Kuboid), die sekundär innere Ulzerationen durch Druck auf die Fußsohle verursachen. Gerade die angespitzten Mittelfußköpfchen spießen in der Abstoßphase des Gehens in die ausgedünnte und verletzliche Fußsohle. Da der Patient selbst durch die Störung der Oberflächensensibilität dies nicht spürt, resultiert hieraus eine innere Ulzeration mit dem gefürchteten Malum perforans über den Mittelfußköpfchen.

Im Bereich der großen Gelenke kommt es nicht selten zur Entwicklung der gefürchteten **Charcot-Osteoarthropathie**. Es entwickeln sich häufig Fußfehlstellungen, gefürchtet insbesondere im Bereich des Sprunggelenks, und entzündungsähnliche Schwellungszustände, die sehr leicht mit einer Osteomyelitis zu verwechseln sind. Ursächlich werden hier einerseits Folgen der Neuropathie durch Störung der Tiefensensibilität angeschuldigt, andererseits ein komplexeres ätiologisches Geschehen.

Es beinhaltet Störungen der Autoregulationsfähigkeit der Gefäße (Neuropathie der für die Gefäßregulation verantwortlichen Nerven), hierdurch bedingt einen vermehrten Blutanfall in der Extremität („Blutpooling"). Durch den erhöhten Druck des in den unteren Extremitäten versackenden Blutes in den Lakunen der Knochen kommt es zur Destruktion des Knochentrabekelwerkes und hiermit zur Schwächung auch der knöchernen Strukturen. Über die begleitende Glykolysierung der Kollagenstrukturen resultiert eine leichtere Verletzbarkeit und damit Überdehnbarkeit auch der gelenkstabilisierenden Bindegewebsanteile. Auch Dysbalancen der Unterschenkelmuskulatur tragen evtl. zur Entstehung der Fehlstellung bei.

4.5.3 Strategie, Therapie und Nachsorge

Strukturierte Schulungsprogramme

Sicher eine der wesentlichen Aufgaben in der prophylaktischen Betreuung des Diabetikers ist die regelmäßige Betreuung und Überwachung des Patienten im Rahmen einer **Diabetesfußambulanz**. Der Diabetiker kann durch die begleitende Retinopathie oftmals seinen Fuß nur sehr schlecht inspizieren, dies wird hier durch das betreuende Team mit übernommen. Des Weiteren sollte eine intensive Schulung des Patienten im Umgang mit der Erkrankung, gerade im Hinblick auf den Fuß, erfolgen. Hierzu sind leicht merkbare Maßregeln bezüglich Schuhversorgung, Wäsche bzw. Hygiene unabdingbar und sollten häufig mit dem Patienten besprochen werden.

Die Übersichten geben einen Überblick über die **Schulungsinhalte für Diabetiker**, das nichtmedikamentöse Management in der Diabetesbehandlung sowie wichtige Regeln für Diabetikerfüße.

Schulungsinhalte für Diabetiker

- Was ist eigentlich Diabetes: Ursachen, Symptome, natürlicher Verlauf, Präventionsmöglichkeiten, Risikofaktoren
- Ernährungsberatung
- Bewegung: Vor- und Nachteile verschiedener Aktivitäten, deren Effekte auf das metabolische und kardiovaskuläre System etc.
- Selbstbehandlung: Blutglukoseüberwachung, Körpergewicht, Hautkontrolle, Fußinspektion, Blutdruckkontrolle
- Unterzuckerung: Ursachen, Symptome, Prävention, Behandlung
- Medikamentöse Behandlung mit oralen Antidiabetika: Welche? Wann sollte man sie einsetzen? Nebenwirkungen
- Medikamentöse Behandlung mit Insulin: Welches? Wie muss ich es injizieren? Pens, Pumpen, Dosierung, Nebenwirkungen
- Pflege von Haut und Füßen: Worauf muss ich achten? Fußschule
- Nicht rauchen: Bedeutung. Wie kann ich Rauchen aufgeben
- Blutdruck: Bedeutung, Messmethoden. Wann soll ich messen? Was soll ich bei hohem Blutdruck machen?
- Chronische Komplikationen der Erkrankung: Symptome, Check-ups, Risikofaktoren, Prävention, Behandlung

---

Nicht medikamentöses Management in der Diabetesbehandlung

- **Patient**
  - Lernen über die Erkrankung
  - Entwickeln von gesundheitsbewusstem Verhalten und Selbstmanagement
  - Zielsetzung für die Therapien benennen
  - Benennen der Wunschvorstellungen und Erwartungen des Patienten, auch für das Behandlungsteam
  - Selbstkontrolle
  - Gesundheitsbewussten Lebensstil entwickeln
- **Rolle des Arztes und des Diabetesteams**
  - Schulung und Training
  - Fortwährende Anleitung und Unterstützung
  - Information des Patienten („empowerment"), Motivation
  - Individuelle Therapiepläne mit dem Patienten durchsprechen und erarbeiten
  - Erarbeiten eines Selbstmanagementplans

---

20 Regeln für Diabetikerfüße

- **Stoffwechsel**
1. Bestmögliche Einstellung des Stoffwechsels
2. Selbstständige Kontrolle des Zuckerspiegels
3. Diätetische Disziplin
- **Fußpflege**
4. Ihre Füße bedürfen besonderer Beachtung, kontrollieren Sie häufiger die Gefühlsempfindung der Füße
5. Täglich Füße und Fußsohlen kontrollieren (Spiegel), auch die Zehenzwischenräume. Bei Sehproblemen Hilfe von Angehörigen
6. Pflegen Sie mehrmals täglich die trockene Diabetikerhaut durch rückfettende Salben oder besser durch Harnstoffschäume
7. Mindestens 1-mal täglich Füße mit lauwarmem Wasser waschen

4

8. Fußbäder nicht länger als 3 min, um Aufweichen zu vermeiden
9. Schwielen vom Fachmann (Arzt oder kompetenter Podologe) abtragen lassen, evtl. mit weichem Bimsstein selbst oder durch Angehörige
10. Nagelpflege nur bei guter Sehfähigkeit selbst, sonst zur Fußpflege
11. Zehennägel gerade kürzen bzw. feilen, lediglich den Nagelrand zur Nachbarzehe etwas abrunden
12. Laufen Sie nicht barfuß
13. Bei Fußpilzbefall Hautarzt aufsuchen. Auch täglich Strümpfe wechseln, Schuhe desinfizieren
14. Bei Bettlägerigkeit alle vorstehenden Knochenanteile gut abpolstern
15. Bei Fußfehlstellungen Orthopäden zwecks Einlagenversorgung oder Schuhzurichtungen aufsuchen
16. Bei offenen Wunder immer Vorstellung bei einem Arzt, der sich mit der Behandlung diabetischer Füße auskennt

━ Schuhversorgung

17. Schuhe für Diabetiker müssen dem Fuß Platz lassen. Kein Druck durch Nähte im Schuh, enge Schuhe oder enges Oberleder
18. Schuhe 1- bis 2-mal täglich wechseln, auch Hausschuhe bedürfen diabetesspezifischer Einlagen und Zurichtungen
19. Schuhe vor dem Anziehen auf Druckstellen, Nähte oder kleine Steine austasten
20. Neue Schuhe abends kaufen (Füße dicker angeschwollen) und genügend lang im Laden anprobieren – kein Druck!

Schuhversorgung

Viele Ulzerationen am diabetischen Fuß lassen sich durch eine prophylaktisch angepasste und stadienadaptiert verwendete korrekte Schuhversorgung vermeiden. Unseres Erachtens kann sicher die Hälfte aller Amputationen durch korrektes und frühzeitiges Anpassen entsprechend adaptierten Schuhwerkes vermieden werden. Je nach Stadium der Erkrankung gibt es verschiedene Möglichkeiten:

━ Schuhzurichtungen am Konfektionsschuh,
━ industriell vorgefertigte Diabetikerschuhe mit Einlagen und Schuhzurichtungen am Schuh,
━ orthopädischer Maßschuh.

Unabhängig von der Versorgungsmöglichkeit müssen Schuh und Einlage eine Einheit bilden. Folgende Forderungen zur Schuhversorgung sind von entscheidender Bedeutung:

Der Schuh muss über genügende Weite und Platz für Einlage und Fuß verfügen, es darf nicht zu Druckerschei-

nungen kommen. Es muss insbesondere im Zehenbereich genügend Reserveraum an der Vorderkappe bestehen, die Hinterkappe soll im Fersenbereich den Fuß fest, aber nicht zu fest fassen, um eine Rückfußstabilität zu gewährleisten. Auch im Oberleder muss genügend Aufbauhöhe möglich sein. Der Schuh selbst sollte aus weichem, aber witterungsbeständigem Material bestehen, im Innenschuh sollte ebenfalls eine Vollauskleidung mit weichem Leder ohne störende Nähte vorhanden sein. Die Atmungsaktivität des Schuhs ist Grundvoraussetzung.

Schuhzurichtungen am Konfektionsschuh

Im Hinblick auf die stadienadaptierte Versorgung reichen Versorgungen am Konfektionsschuh oftmals bei leichteren Veränderungen aus. Hierzu zählen insbesondere erkennbare Atrophien im Sohlenbereich mit Schwielenbildungen, sich im Frühstadium entwickelnde Fußdeformitäten wie Krallen- oder Hammerzehen. Üblicherweise erforderlich ist dann eine Weichbettungseinlage in Sandwichbauweise mit Materialien unterschiedlicher Shorehärten. Hierdurch können belastbare Flächen des Fußes im Rahmen der Einlagenversorgung belastet werden, wodurch eine ausreichende Stabilität des Fußes erhalten bleibt. Druckempfindliche Stellen können durch weichere Materialien entlastet werden. Ziel ist eine Druckverteilung großflächig auf den Fuß, insbesondere im Bereich belastbarer Flächen, sowie eine Entlastung druckempfindlicher Flächen.

> ❗ Eine weiche Einlage allein reicht zur Versorgung nicht aus.

Hierbei schwimmt häufig der Fuß ohne ausreichende Stabilität; es treten wiederum Druckstellen auf. Dementsprechend ist der vollständige Verzicht auf quer liegende Abstützungen oder kleinere Pelotten nicht unbedingt sinnvoll, da die Entlastung evtl. nicht ausreichend wäre. Stützende Pelotten oder Abstützungen dürfen allerdings keinesfalls zu Druckerscheinungen führen.

> ❯ Einlagen beim Diabetiker müssen/sollten langsohlig sein, um ein Verrutschen im Schuh zu verhindern.

Besteht eine diabetische Neuropathie, osteoarthropathische Veränderungen oder eine deutliche Ausdünnung des Fußsohlenfettpolsters und eine Myoatrophie mit neuropathischen Veränderungen, so ist eine Einlagenversorgung nicht mehr ausreichend, sondern es muss eine sog. diabetesadaptierte Fußbettung erstellt werden.

Im Prinzip handelt es sich hierbei um eine „Einlage", die allerdings nur in dem dazu passenden Schuh getragen werden kann und deshalb in diesem verbleibt. Das ist der Grund, warum man diese Schuhzurichtung als diabetesadaptierte Fußbettung bezeichnet und nicht als Einlage.

Tab. 4.11 Kriterien der Schuh- und Orthesenversorgung bei Risikopatienten mit neuroangioosteoarthropathischen Veränderungen bei Diabetes mellitus (unterteilt in Risikogruppe 0–VI). Eine Empfehlung des Beratungsausschusses der DGOOC für die Orthopädieschuhtechnik. (DNOAP: **D**iabetische **N**euro-**O**steo-**A**rthro-**P**athie). Achtung: PG 31-Produktnummern können landestypisch abweichen

Diagnose Risikogruppe		Prinzip der Versorgung	Empfehlung/Verordnung
0	**Diabetes mellitus**	**Präventive Schuhversorgung**	**Fuß- und einlagengerechtes Schuhwerk**
	Keine Neuropathie		
	Keine Durchblutungsstörungen		
	Keine Osteoarthropathie		
	Mit geringen Fußdeformitäten		
I	**Diabetes mellitus**	**Präventive Schuhversorgung**	**Fuß- und einlagengerechtes Schuhwerk**
	Keine Osteoarthropathie		Einlagen Produktgruppe 08.03.02/07
	Keine Kontrakturen		Zurichtungen 31.03.04
	Keine Neuropathien		Ggf.: orthopädischer Maßschuh/Stiefel PG 31.03.01
	Keine Durchblutungsstörungen		Keine diabetesadaptierte Fußbettung nötig
	Mit Fußdeformitäten; ggf. – Hyperkeratosen – Beinachsendeformität – Arthropathien von Knie und/ oder Hüfte – Haltungsabweichungen		
IIa	**Diabetes mellitus**	**Präventive Schuhversorgung**	**Fuß-, neuropathie- und einlagengerechtes Schuhwerk**
	Mit sensomotorischer und autonomer Neuropathie und/oder Durchblutungsstörungen mit Gefahr der Gangasymmetrie und Gangabweichungen	Gangstabilisierung und/oder -korrektur	Weichbettungseinlagen
	Keine Osteoarthropathie		Ggf. Zurichtungen mit diabetesadaptierter Fußbettung, PG 31.03.04.3012 am orthopädischen Aufbauschuh
			Orthopädischer Maßschuh/Stiefel, PG 31.03.01
IIb	**Diabetes mellitus; wie IIa, ggf.**	**Präventive Schuhversorgung**	**Fuß-, neuropathie- und einlagengerechtes Schuhwerk**
	Gangabweichung	Gangstabilisierung und/oder Statikkorrektur	Mit Fußbettung 08.03.07 und Schuhzurichtung 31.03.04
	Muskuläre Dysbalance, Gangasymmetrie		
	Arthropathien von Hüfte, Knie und/oder Fuß		Diabetesadaptierte Fußbettung 31.03.04.3012 am orthopädischen Aufbauschuh
	Haltungsabweichungen		
	Beinachsendeformitäten		Orthopädische Maßschuh/Stiefel 31.03.01 ggf. mit diabetesadaptierter Fußbettung 31.03.02.7003
	Retinopathie mit Visusbeeinträchtigung		

Eine Übersicht über entsprechende Verordnungsmöglichkeiten und stadiengerechte Versorgung von Diabetikerfüßen ist von der DDG, dem Zentralverband für Orthopädieschuhtechnik und dem Beratungsausschuss der DGOOC für das Orthopädieschuhtechnikerhandwerk veröffentlicht worden (◨ Tab. 4.11).

Bei höhergradigen Veränderungen des Fußskelettes, insbesondere im Bereich der Mittelfußköpfchen, ist am

4

Tab. 4.11 (*Fortsetzung*) Kriterien der Schuh- und Orthesenversorgung bei Risikopatienten mit neuroangioosteoarthropathischen Veränderungen bei Diabetes mellitus (unterteilt in Risikogruppe 0–VI). Eine Empfehlung des Beratungsausschusses der DGOOC für die Orthopädieschuhtechnik. (DNOAP: **D**iabetische **N**euro-**O**steo-**A**rthro-**P**athie). Achtung: PG 31-Produktnummern können landestypisch abweichen

Diagnose Risikogruppe		Prinzip der Versorgung	Empfehlung/Verordnung
III	Diabetes mellitus; wie IIb, ggf.	Neuropathieadaptiertes Schuhwerk	Neuropathieadaptiertes Schuhwerk
	Deformierung im Zehen-, MFK- und Rückfußbereich	Vermeidung von Drucküberlastungen in Abhängigkeit von der Gesamtstatik der Bewegungsorgane	Neuropathieadaptierter, orthopädischer Aufbauschuh (Diabetesschutzschuh) und Schuhzurichtung mit Sohlenrolle und diabetesadaptierter Fußbettung, ggf. Ulkuseinbettung 31.03.04.3012/13, 31.03.04.2
	Ulkusanamnese/Ulkus		Orthopädischer Maßschuh/Stiefel PG 31.03.01 mit diabetesadaptierter Fußbettung 31.03.02.7003/4
	DNOAP Typ I im ausgebrannten Stadium		Fakultativ: mit Sohlenversteifung 31.03.04.2, 31.03.02.4
IV	Diabetes mellitus; wie III	Neuropathieadaptiertes Schuhwerk	Neuropathieadaptiertes Schuhwerk
	DNOAP Typ II–V im ausgebrannten Stadium, Fußdeformität	Zur Vermeidung axialer und tangentialer Drucküberlastungen in Abhängigkeit von der Gesamtstatik des Bewegungsapparates	Orthopädischer Maßschuh/Stiefel PG 31.03.01 mit diabetesadaptierter Fußbettung 31.03.02.7003
			Ggf. – Ulkuseinbettung 31.03.02.7004 mit Abrollhilfe 31.03.02.0 – Knöchelkappe oder Arthrodesenkappe 31.03.02.3 – Sohlenversteifung 31.03.02.4 – Pufferabsatz 31.03.02.1 – Fakultativ: Orthesenversorgung PG 23
V	Diabetes mellitus; wie IV	Neuropathieadaptiertes Schuhwerk und Unterschenkelorthese	Orthopädischer Maßschuh/Stiefel PG 31.03.01; wie IV, knöchelhoch gearbeitet, ggf. Innenschuhe oder Orthesen (bei Lotabweichungen und Befall Sprunggelenk/Kalkaneus)
	DNOAP Typ II–V im ausgebrannten Stadium mit formbedingtem Statikverlust	Zur Vermeidung von Statikverlust, axialer und tangentialer Drucküberlastungen, zur Stellungskorrektur in Abhängigkeit von der Gesamtstatik des Bewegungsapparates, Wiederherstellung der verlorenen Funktion nach Teilamputationen	Ggf. – Defektausgleich 31.03.02.8 – Fußteilprothese 31.03.02, PG 24 – Orthesenversorgung, PG 23
	Fußteilamputationen		
	Zustand nach Stellungskorrektur		
VI	Diabetes mellitus		Akutversorgung
	DNOAP Typ I–V im floriden Stadium nach Sanders	Interimsversorgungen	Zurichtung und diabetesadaptierte Fußbettung 31.03.04.3012/13
	Postoperativ, nach Amputationen	Schutz des hochentzündlichen Fußes	Orthopädische Maßschuhe/Stiefel 31.03.01
			Zweischalenorthese
			Orthesenversorgung PG 23 Ggf. Prothesenversorgung
		Schutz der sekundär heilenden Wunden	Interimsschuhe/Stiefel 31.03.01.4
	Ulkusanamnese/Ulkus	Schutz vor weiterem Statikverlust und Druckschäden	Verbandsschuhe/Stiefel 31.03.03.3/4
			Cave: Fußteilentlastungsschuhe 31.03.03.5

Konfektionsschuh die Sohlenversteifung unverzichtbar, die immer mit einer Mittelfuß- oder Ballenrolle (je nach Lokalisation der Veränderungen) kombiniert werden muss, um den Fuß in der Abstoßphase vor Druckspitzen zu schützen (◘ Abb. 4.14). Auf die Angleichung der Höhe der Gegenseite ist zu achten. Um eine entsprechende Entlastung druckempfindlicher Stellen zu erreichen, ist dem Orthopädieschuhmacher das Röntgenbild zu demonstrieren. Gegebenenfalls sind im Sohlenbereich ein Keilabsatz, eine Fersenrolle oder Absatzverbreiterungen sinnvoll.

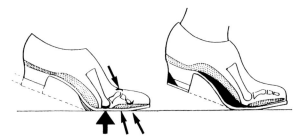

◘ **Abb. 4.13** Mittelfußköpfchenbelastung in der Abstoßphase. (Adaptiert nach Rabl, aus: Baumgartner u. Stinus 2001)

Vorbereitung einer orthopädischen Versorgung des Fußes

Der Fuß ist das wichtigste Organ bei der Übertragung der Kräfte des Bewegungsapparates zum Boden. Fehlstellung, neuromuskuläre Veränderungen oder konstitutionelle Unterschiede des Skelettsystems beeinflussen unstrittig die Stellung, Belastung und das Verhalten des Fußes während der Stützphase. Daher gilt:

- Jede Schuh- und Orthesenversorgung bei Risikopatienten setzt eine gründliche orthopädische Untersuchung der gesamten Bewegungsorgane voraus.
- Haltung und Statik sowie muskuläre Dysbalancen haben einen gesicherten, nachweisbaren Einfluss auf Gangabwicklung und Druckverteilung.
- Neuropathische Veränderungen hinterlassen nachweislich Gangasymmetrien.
- Floride, nässende Ulzera sollen wegen der Gefahr der Infektausbreitung und schlechter Hygiene mit Schuhen grundsätzlich nicht versorgt werden. Besser: Orthesen mit Vollkontakt (Baumgartner 1996).
- Vorfußentlastungsschuhe sind bei Diabetikern wegen der unkontrollierbaren Druckbelastungen und negativen Auswirkungen auf Statik, Haltung und Gang mittel- und langfristig nicht geeignet.
- Einteilungen nach Sanders.
- Einzelfallentscheidungen bleiben dem verordnenden Arzt und dem ausführenden Orthopädieschuhmachermeister vorbehalten.

Industriell vorgefertigter Diabetikerschutzschuh

Von der Industrie werden unterschiedliche Schuhmodelle angeboten, die besonders für Diabetiker vorgefertigt sind. Diese werden, da sie teilweise nicht im Hilfsmittelverzeichnis enthalten sind, noch nicht generell von den Kassen erstattet: Bei entsprechender ärztlicher Begründung sind aber viele Kassen bereit, eine derartige Versorgung zu übernehmen, da hierdurch in aller Regel Folgekosten vermieden werden können und sie gegenüber sonst eventuell erforderlichen Maßschuhen die wirtschaftlichere Lösung

darstellen. Diese Schuhe zeichnen sich aus durch eine genügende Breite und Aufbauhöhe sowie in aller Regel durch eine flexible, Vorderkappe, sodass die bereits genannten Anforderungen an entsprechendes Schuhwerk bereits erfüllt sind. Die Sohlen sind für Sohlenbearbeitungen vorbereitet. In einem derartigen Schuhwerk besteht gegenüber Konfektionsschuhen noch ein erhöhter Sicherungsgrad, sodass sich eine derartige Versorgung bei stärkergradigen Deformitäten anbietet.

Orthopädische Maßschuhe

Sind die Füße des Diabetikers mit normalem Konfektionsschuhwerk oder industriell vorgefertigten Schuhen aufgrund der Fehlstellungen und Deformitäten nicht mehr versorgbar, so bleibt die Versorgung mit orthopädischen Maßschuhen, in denen wiederum alle bereits angesprochenen Zurichtungen mitangebracht werden können. Dieser Schuh wird nach Gipsabdruck maßgefertigt von einem entsprechend versierten, zertifizierten orthopädischen Schuhmacher.

> **Praxistipp**
>
> Generell muss beim Diabetiker empfohlen werden, dass mindestens alle 5 h die Schuhe zu wechseln sind und dass der Diabetiker selbst (falls noch möglich) die Füße häufig inspiziert.

Im Hinblick auf die orthopädieschuhtechnische Versorgung des Diabetikers sind hohe Ansprüche zu stellen, d. h. auch was die Verantwortung des verordnenden Arztes bzw. Orthopädieschuhmachers von der technischen Seite her betrifft (vgl. Urteil des OLG Oldenburg 1991).

Konservative Therapie/Wundbehandlung

Bei auftretenden Ulzerationen unter der Fußsohle sollte primär zunächst eine konservative Therapie versucht werden. Auch diese muss wieder stadienadaptiert erfolgen, wobei sich in der Praxis die in ◘ Tab. 4.12 gezeigte Einteilung bewährt hat.

Tab. 4.12 Einteilung des Malum perforans

Stadium	Malum perforans
I	Oberflächliche Ulzeration
II	Tiefere Ulzeration, die gesamte Hautschicht betreffend
III	Freiliegendes Sehnengewebe, Verbindung zum Knochen oder Gelenk
V	Gangrän

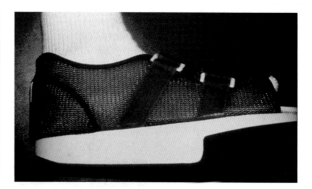

Abb. 4.14 Vorfußentlastungsschuh

Bei einem Malum perforans Grad I, d. h. einem oberflächlichen Ulkus, ist zunächst eine bakterienarme Wundregion erforderlich. Hierzu hat sich zunächst die Anwendung von **Octenisept-Lösungen** und in der Folgezeit nach Wundsäuberung ggf. die **enzymatische Wundreinigung** bewährt. Auch Silberalginatverbände können ggf. eingesetzt werden. Allerdings muss man sich darüber im Klaren sein, dass Jodpräparate toxisch wirken und die Wundheilung verzögern (Störung der Fibroblastenproliferation). Unterstützt wird die primäre Wundreinigung durch **chirurgisches Débridement** mit Entfernung von sämtlichen nekrotischen Gewebsanteilen. Insbesondere ist der immer entstehende breite Kalluswall um das Ulkus herum zu reduzieren, um weitere Druckspitzen unter der Fußsohle zu vermeiden.

In der Folgezeit können granulationsfördernde Maßnahmen wie feuchte Kochsalzverbände, Sekret-aufnehmende Alginate oder Wundverbände mit Schaummaterialien (bspw. Allevyn) oder ähnliche Materialien Verwendung finden. Bei sauberem Granulationsgewebe im Wundgrund kann auch die Behandlung mit Kunsthautpräparaten (beispielsweise Epigard, Syspurderm) oder modernen Feuchtverbänden durchgeführt werden, was die Verbandswechselintervalle streckt. Die umgebende Haut wird gegen Feuchtigkeit mit Salben oder Tinkturen geschützt.

Eine systemische **Antibiose** mit Breitspektrumcharakter sollte aus unserer Sicht nur bei tieferen Infekten notwendig sein, nicht beim banalen oberflächlichen Malum perforans. Beim Diabetiker liegt in aller Regel eine Mischinfektion, häufig mit Colikeimen vor. Bewährte Präparate in dieser Hinsicht sind Clindamycin bzw. Ciprofloxacin.

Zusätzlich zur lokalen Wundbehandlung sollte in jedem Fall eine **Entlastung des Ulkus** erfolgen. Die immer wieder propagierte Totalentlastung des Patienten im Sinne von stationärer Bettruhe ist allerdings bei entsprechender Kenntnis der konservativen Möglichkeiten nicht notwendig. Der Patient wird hierdurch im Hinblick auf seine diabetogene Stoffwechsellage nur zusätzlich beeinträchtigt.

Im angloamerikanischen Bereich hat der sog. „**total contact cast**" eine weite Verbreitung gefunden. Diese

Gipstechnik muss allerdings sehr subtil und gekonnt erfolgen, um nicht durch Druckstellen erneute Schädigungen zu erzeugen. Sie ist daher nur sehr spezialisierten Zentren vorbehalten. Einfacher und sicherer ist entweder die Behandlung mit einem Vorfußentlastungsschuh, bei dem nur im Fersenbereich (wenn hier keine Ulzeration besteht) belastet wird. Dieser muss immer (!) eine lange Vorfußplatte haben, damit es durch die fehlende Unterstützung des Vorfußes nicht zur Entwicklung von Fehlstellungen und Druckspitzen an der Abbruchkante des Schuhs kommt (**Abb. 4.15**).

Besser in dieser Hinsicht ist die Versorgung mit einem sog. **Zweischalengips** oder einer **Zweischalenorthese**. Hierbei wird ein Rundgips entsprechend geschalt, die Schale wird mit Filz oder Neoprenmaterial ausgepolstert, sodass keine Druckstellen entstehen können. Die Schale wird mit entsprechend angebrachten Klettverschlüssen so gestaltet, dass der vordere Teil jeweils abgenommen werden kann, um die Wunde leicht zu inspizieren. Mit einer derartigen Versorgung, bei der ein Abrollabsatz untergeschäumt wird, kann der Patient vollbelastend mobilisiert werden. Alternativ ist auch ein hoher Maßschuh (sog. Hansen-Schuh) möglich.

Operative Therapie

Beim fortgeschrittenen Malum perforans Grad III und IV liegt immer ein fortschreitender Infekt vor, der oftmals bereits die tiefen Bursae, die Sehnenanteile oder die Knochenstrukturen mitbeteiligt hat. Von daher ist in diesen Fällen eine Röntgendiagnostik unerlässlich. Auch hier wird systemisch antibiotisch behandelt. Um eine Abheilung des Ulkus zu erreichen, ist mindestens die operative Abtragung des ursächlich zugrundeliegenden, Druck ausübenden Knochenanteils indiziert im Sinne einer sog. Osteoektomie.

Vorgehen bei Osteoektomien

In der Schnittführung wird generell darauf geachtet, dass alle Zugänge lediglich von der Ventralseite oder von den Seiten her erfolgen, um operationsbedingte Narben auf

■ **Abb. 4.15a–c** MFK-Resektion: Klinisches Bild (**a, b**), Röntgenbild (**c**)

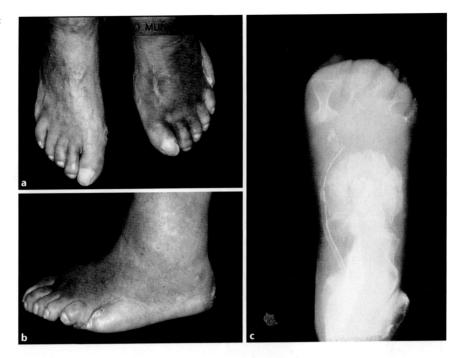

der Fußsohle, die wiederum ein Locus minoris resistentiae sind, zu vermeiden. Unter Schonung der Durchblutung werden nekrotische Gewebsanteile entfernt und der Knochen zur Planta pedis hin abgerundet bzw. geglättet.

Die sog. **Zuckerstangenmittelfußköpfchen** spießen in der Abrollphase des Fußes in die Fußsohle und führen bei fehlender Schuhversorgung zu einer inneren Ulzeration. Es ist möglich, ohne eine Amputation des Fußes eine Sanierung durch die Mittelfußknochenresektion (Baumgartner u. Greitemann 1994) zu erreichen. Hierzu können über ventral gelegene Zugänge einzelne Strahlen oder auch die gesamte Mittelfußknochenreihe entfernt werden. Entscheidend ist dabei, dass nicht im Bereich der Mittelfußköpfchen reseziert wird, sondern an den Basen, da sich sonst sekundäre Zuspitzungen ergeben würden (Rezidivprophylaxe). Die Knochenkanten müssen dabei sowohl in der a.-p.- als auch in der medial-lateralen Ebene sorgfältig abgerundet werden.

❯ Vorteil der Operation ist, dass es sich nicht um eine Amputation handelt, dass keine Nerven durchtrennt werden, somit auch keine Phantom- oder Neuromschmerzen entstehen, und dass die plantare Auftrittfläche größer bleibt als bei einer Amputation in diesem Bereich.

Innerhalb relativ kurzer Zeit heilen die Ulzerationen ohne wesentliche Narbenbildungen auf der Fußsohle ab (■ Abb. 4.16). Nachuntersuchungen von Greitemann (1993) zeigten hoch positive Ergebnisse.

Vorgehen bei Infekten

Bei akut auftretenden Infekten mit den klinischen Zeichen Rötung, Schwellung und Eiterabfluss sollte schnellstmöglich eine operative Revision mit Eröffnung und Entfernung allen nekrotischen, infizierten Gewebes erfolgen. In der Vordiagnostik ist ggf. eine entsprechende Szintigraphie oder ein MRT durchzuführen. Auch bei der Entfernung von osteomyelitisch infizierten Knochenanteilen ist dafür Sorge zu trage, dass möglichst kein plantarer Zugang gewählt wird, dass die Knochenkanten zur Plantarseite hin abgerundet sind und dass Resektionen im diaphysären Bereich der Mittelfußknochen nicht erfolgen, sondern im Basisbereich.

Die lokalantibiotische Therapie kann durch Einlegen von antibiotikahaltigen Kollagenschwämmen (beispielsweise Sulmycin) oder antibiotikahaltigen Ketten (beispielsweise Gentamycin-Palacos) unterstützt werden. Beide Therapien haben ihre Vor- und Nachteile (Greitemann 1995).

In Einzelfällen ist beim diabetischen Fuß auch eine Infektbehandlung durch die traditionelle Technik mit Inzision und Gegeninzision möglich, allerdings nur unter der Voraussetzung, dass in den Folgetagen jeweils mindestens täglich eine genaue Wundinspektion durch den Operateur selbst, der den Vorbefund kennt, erfolgt. Dadurch, dass aufgrund der Infektresistenz des Diabetikers Infekte teilweise fulminant „explodieren", ist dieses Vorgehen allerdings nicht ungefährlich, gerade wenn die langen Beugesehnen mitbeteiligt sind, die oft gern Leitschiene zum Fortschreiten des Infektes bis zum Unterschenkel sind.

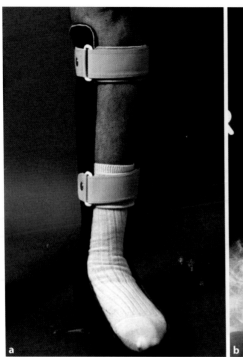
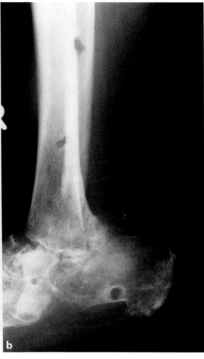

■ **Abb. 4.16a,b** Talusresektion: Klinisches Bild mit Orthesenversorgung (**a**), Röntgenbild (**b**)

Charcot-Gelenk

Die osteoarthropathischen Veränderungen im Rückfuß-bereich führen insbesondere zu Destruktionen am Talus und Kalkaneus mit daraus resultierenden Rückfußfehlstellungen. Es kommt gern zu Ulzerationen entweder an der Lateral- oder Medialseite des Rückfußes mit auftretendem Infekt bei der eigentlich regelmäßig vorhandenen hochgradigen serösen Schwellung. Werden derartige Veränderungen nicht frühzeitig durch entsprechendes protektives knöchelübergreifendes Schuhwerk oder eine Innenschuhorthese versorgt, kommt es zu schnell fortschreitenden Fußdeformitäten.

Hier hat sich die Resektion der nekrotischen Knochenareale im Sinne einer Ostektomie von Teilen des Talus bzw. Kalkaneus und anschließendes Aufeinanderstellen von Tibia und Kalkaneus bewährt. Der Versuch der Arthrodesierung zwischen Tibia und Kalkaneus ist mit einer hohen Pseudarthroserate belastet (Mann 1986; Stewart u. Morrey 1990). Neuere Osteosynthesematerialien haben aber die Ergebnisse verbessert.

Da häufig bei derartigen Veränderungen Infektsituationen mitspielen, hat sich bei uns die externe Fixation gegenüber einer internen Fixation bewährt, speziell ein unilateraler rigider Fixateur. Innere Osteosynthesen haben den Nachteil, dass es insbesondere bei entstehenden Pseudarthrosen zu sekundären Druckulzerationen durch Osteosynthesematerial auf der Fußsohle kommen kann. Um eine knöchern feste Arthrodese zu erreichen, sind teilweise lange Ruhigstellungen (4–5 Monate) mit „Fixateur externe" erforderlich, was wiederum eine erhöhte Infektgefahr beinhaltet.

Baumgartner (1996) präferierte die Entfernung des Fixateurs bereits kurz nach dem Eingriff (etwa 2–3 Wochen nach Eingriff) unter Inkaufnahme einer straffen Pseudarthrose. In der postoperativen Phase werden diese Patienten mit einer Innenschuhorthese versorgt und können mit der straffen Pseudarthrose vollbelastend laufen, sogar barfuß (■ Abb. 4.17).

Ist es beim Diabetiker zu Amputationen gekommen, so bedarf es eines besonders intensiven rehabilitativen Ansatzes. Dieser wurde bereits in ▶ Abschn. 3.3 entsprechend dargestellt und gilt gleichermaßen für Diabetiker.

Amputationen

Amputationen sind trotz aller Vorsichtsmaßnahmen nicht immer zu umgehen. Dennoch sollte man vor Indikationsstellung zur Amputation zunächst ein gefäßchirurgisches Konsil einholen, um zuflussverbessernde Techniken nicht zu versäumen. Diese sind dann ggf. vor der Amputation durchzuführen, um so evtl. peripherer amputieren zu können. Bewährt hat sich insbesondere der In-situ-Bypass (Lo Gerfo et al. 1992).

Gerade im Hinblick auf die Tatsache, dass es beim diabetischen Fuß häufig zu einem bilateralen Befall kommt, sollten allerdings die Amputationen so sparsam und peripher wie eben möglich durchgeführt werden im Sinne einer sog. Grenzzonenamputation. Dies ist beim diabetischen Patienten sogar besser möglich als beim Makroangiopathiker, da die periphere Durchblutung beim Diabetiker wie bereits dargestellt teilweise im Sinne einer Hyperperfusion gar nicht so schlecht ist. Im Hinblick auf die Grenzzonenamputationen muss man dennoch mit einer höheren Revisionsrate (in der Regel 20–30 %) rechnen. Dennoch ist das Wort „Salamitechnik" hier völlig fehl am Platze.

Im Hinblick auf die operative Technik ist eine möglichst atraumatische Amputationstechnik mit Schonen der proximalen Weichteile, sorgfältigem Abrunden der Knochenkanten im Hinblick auf die spätere orthopädietechnische Versorgung sowie einen spannungsfreien Wundverschluss zu achten. Der Operateur, der sich mit derartigen Amputationen beschäftigt, muss über detaillierte Kenntnisse sämtlicher möglicher Amputationshöhen und der späteren orthopädieschuhtechnischen bzw. prothesentechnischen Belastungsanforderungen verfügen.

> **Mögliche Amputationshöhen untere Extremität**
> - Zehenexartikulation
> - Transmetatarsal peripher
> - MFK-Resektion
> - Transmetatarsal proximal
> - Lisfranc
> - Bona-Jäger
> - Chopart
> - Kalkanektomie partiell/total
> - Kalkanektomie + Talektomie
> - Pirogow
> - Syme
> - Unterschenkel lang
> - Unterschenkel Burgess
> - Unterschenkel Brückner
> - Knieexartikulation
> - Transkondyläre Amputation
> - Oberschenkel
> - Hüftexartikulation
> - Hemipelvektomie/Hemikorporektomie

Fazit
- Die Probleme des diabetischen Fußes sind hoch komplex und bedürfen einer interdisziplinär den Patienten betreuenden Therapie. Durch den Einsatz der prophylaktischen Maßnahmen (Diabetesambulanz und -schulung, stadienadaptiert verwendete korrekte Schuhverorgung) ist aller Wahrscheinlichkeit nach die Rate der großen Amputationen beim Diabetiker auf mindestens die Hälfte zu reduzieren. Im Gegensatz zum AVK-Patienten hat der Diabetespatient oftmals keine so schlechte periphere Durchblutung, sodass insbesondere Grenzzonenamputationen möglich sind, gerade im Hinblick auf die Tatsache, dass einerseits in einem gewissen zeitlichen Abstand mit einer Amputation auch auf der Gegenseite gerechnet werden muss, andererseits primär hohe Amputationen eine au-

ßerordentliche Mehrbelastung des Energiestoffwechsels des Patienten bedeuten und die Rehabilitationsaussichten erheblich verschlechtern. Von daher sollten alle Möglichkeiten sog. peripherer Amputationen genutzt werden, bevor große Amputationen durchgeführt werden. Aufgrund einer Gangrän im Zehenbereich durchgeführte Oberschenkelamputationen sind in aller Regel nicht notwendig.

- Um diese Patienten entsprechend erfolgreich behandeln zu können und um den Patienten die bestmöglichen Chancen zu einer erfolgreichen Rehabilitation bieten zu können, muss der operierende Kollege über weite Erfahrung auf dem Gebiet der Amputationschirurgie, gerade beim Diabetiker, unter Kenntnis des gesamten Spektrums der möglichen Amputationshöhen und Amputationstechniken verfügen. Daneben sollte er über profunde Kenntnisse der Anforderungen der späteren prothesentechnischen Versorgung verfügen.
- Im rehabilitativen Setting ist insbesondere auf die längerfristige Lebenssituation des Patienten eingehend abzustellen. Zur Langzeitprophylaxe muss hier eine intensive Schulung mit standardisierten Schulungsmodulen zur Krankheit und zur Prävention von Folgeschäden enthalten sein.
- Keinesfalls darf sich die Therapie auf die Probleme des Diabetesfußes beschränken, vielmehr muss der Patient bei dieser Stoffwechselerkrankung ganzheitlich behandelt werden.

4.6 Orthopädische Rehabilitation bei Kindern und Jugendlichen

M. Horter, R. Rödl

4.6.1 Problemstellung

Die Rehabilitation von Kindern stellt für viele ärztliche Kollegen eine Herausforderung dar. Insbesondere sind Kinder mit angeborenen Fehlbildungen der Extremitäten und der Wirbelsäule (z. B. Hüftdysplasie oder Skoliose), Stoffwechselerkrankungen (u. a. Rheuma), zerebraler Parese oder nach Unfällen betroffen. Bei Kindern und Jugendlichen muss in Abhängigkeit von der wachstumsbedingten Entwicklung die Planung von operativer Therapie und Hilfsmittelversorgung ständig reevaluiert werden. Ziel ist es, im Rahmen der Grunderkrankung und den Optionen des Kindes eine möglichst altersadäquate Entwicklung zu erreichen. Zu berücksichtigen sind u. a. Alltagsbewältigung, soziale Integration, Auswahl von entsprechenden Freizeitaktivitäten und die Berufswahl. Zur optimalen Versorgung gehört ein ganzes Team aus Arzt, Pflegekraft, Physiotherapeut, Ergotherapeut, Orthopädietechniker, Or-

◘ Tab. 4.13 Relevante Physiotherapeutische Maßnahmen bei Kindern

Physiotherapie	Einsatzbereich
Entwicklungskinesiologische Behandlung nach Bobath	Kinder aller Behinderungsgrade bei zerebraler Parese, Systemerkrankungen oder Syndromen mit dadurch bedingten Entwicklungsverzögerungen oder -störungen
Entwicklungskinesiologische Behandlung nach Vojta	Zentralnervös bedingte Erkrankungen (z. B. zerebrale Parese), auch zur Verbesserung einer beeinträchtigten normalen Motorik
Manuelle Therapie: z. B. Atlastherapie nach Arlen, chirotherapeutische Übungen, Techniken des myofaszialen Lösens	Mannigfaltig
PNF (propriozeptive neuromuskuläre Faszilitation)	Störungen des Bewegungs- oder Stützapparates
Krafttraining	Gezielte Kräftigung der Muskulatur
Bewegungsübungen im Wasser	Ausdauertraining und Kräftigung der Muskulatur ohne Belastung der Gelenke durch Eigengewicht z. B. postoperativ
Hippotherapie, Delfintherapie	Schwer mehrfach behinderte Kinder z. B. bei zerebraler Parese oder nach Schädelhirntrauma
Galileo-Training	Koordinationsschulung und Muskelaufbau auch für Kinder mit Osteogenesis imperfecta
Lokomat	Neuromuskuläre Erkrankungen, Randtherapie, schwierige Finanzierung durch die Krankenkassen
Dreidimensionale Fußtherapie nach Zukunft-Huber	Sichel-, Klump- und Knick-Senk-Füße
Skoliosetherapie nach Katharina Schrot	Skoliose
Sensorische Integration (SI)	Bei zerebraler Parese oder Kindern mit Wahrnehmungsstörungen
Orofasziale Regulationstherapie nach Castillo Morales	Bei jeglichen Störungen im orofaszialen Bereich

thopädieschuhtechniker und ggf. ein Pädagoge. Aufgabe des Arztes ist es, diese Fachkompetenzen in Kenntnis des Krankheitsbildes des Kindes in optimaler Weise zu koordinieren. Gemeinsam mit den Eltern werden die jeweiligen Ziele am individuellen Befund orientiert in kurz-, mittel- und langfristig definiert, regelmäßig kontrolliert bzw. neu definiert. Dieses Kapitel bietet einen leicht umsetzbaren Übersichtsleitfaden.

4.6.2 Physiotherapie

Allgemeines

Neben allgemeinen physiotherapeutischen Konzepten existieren einige speziell für Kinder besonders geeignete. Diese zielen unter Berücksichtigung der Grunderkrankung auf eine möglichst altersadäquate Entwicklung. ◘ Tab. 4.13 gibt hierzu eine Übersicht. Auf einige Konzepte wird im Folgenden genauer eingegangen.

Entwicklungskinesiologische Behandlung nach Bobath

Das von Berta und Karel Bobath (1950) erarbeitete entwicklungsneurologische Behandlungskonzept („neurodevelopmental therapy") orientiert sich an den Bedürf-

nissen des Alltags und versteht sich so als ganzheitliches Übungsprogramm. Es sollen dem Patienten normale Bewegungskonzepte vermittelt werden. Abnorm koordinierte Haltungs- und Bewegungsmuster werden an sog. Schlüsselpunkten gehemmt und physiologische Bewegungsabläufe durch Stimulation und Provokation gebahnt. Es werden z. B. taktile Reize wie das „tapping" (Klopfen), das Drücken, der dosierte Widerstand und das „placing" (gezieltes Setzen der Extremität) verwendet. Durchgeführt werden entweder mehrwöchige Therapieintervalle oder kontinuierliche, ein- bis mehrmals wöchentlich stattfindende Behandlungen, wobei die Betreuungspersonen aktiv am Behandlungskonzept teilnehmen (Handling). Patienten aller Behinderungsgrade sind für diese Therapieform geeignet. Die Grundlagen dieser Methode können in andere Disziplinen wie die Ergotherapie (Sitz- und Lagerungsbehelfe, Orthesen oder Aufrichtehilfen) und die Logopädie mit einfließen.

Entwicklungskinesiologische Behandlung nach Vojta

Hierbei handelt es sich um eine entwicklungsneurologische Krankengymnastik, die von dem Prager Kinderneurologen Dr. Vaclav Vojta (1917–2000) kontinuierlich entwickelt wurde. Er fasste Bewegungsstörungen als Folge von

Einschränkungen der phylogenetischen Entwicklung des Kriechens und des Drehens auf, die seiner Meinung nach alle Bausteine der Fortbewegung enthalten. Vojtas Therapiemethode soll angeborene Bewegungsmuster aktivieren und koordinieren. Zentralnervös bedingte Erkrankungen wie die zerebrale Parese sind das Haupteinsatzgebiet dieser Methode. Sie wird aber auch zur Verbesserung einer beeinträchtigten nicht-spastischen Motorik eingesetzt. Empirisch gefundene Reflexzonen (sog. Schlüsselpunkte) werden mit festgelegten Widerständen zu definierten Muskelkettenaktivierungen stimuliert. Frühzeitiges und mehrfach tägliches Auslösen dieser reflektorischen Bewegungsmuster soll die posturalen Reaktionen und die Bewegungen des Patienten verbessern. Nach physiotherapeutischer Anleitung wird diese Therapie von den Eltern durchgeführt. Die Atemfunktion, das vegetative Nervensystem, die Wahrnehmung und die Psyche sollen ebenfalls positiv beeinflusst werden. Die Zielsetzungen der Vojta-Therapie sind je nach Lebensalter unterschiedlich.

Sowohl für das Behandlungskonzept nach Vojta als auch für das nach Bobath muss bezweifelt werden, dass eine vorwiegend auf Funktionsstörungen ausgerichtete Therapie wirklich effektiv sein kann. Die Wirksamkeit konnte bisher durch Evaluationsstudien nicht ausreichend belegt werden. Das bedeutet jedoch nicht, dass keine wichtigen Anstöße zur motorischen Entwicklung gegeben und eine Verringerung von Folgeschäden erreicht werden können.

Dreidimensionale Fußtherapie nach Zukunft-Huber

Hierbei handelt es sich um eine dreidimensionale, manuelle Fußtherapie auf neurophysiologischer Grundlage, die auf der normalen Fußentwicklung des Kindes im ersten Lebensjahr beruht und von der Physiotherapeutin Barbara Zukunft-Huber 1992 vorgestellt wurde. Sie ist zur Therapie für Sichel-, Klump- und Knick-Senk-Füße gedacht. Diese physiotherapeutische Behandlung ist in vier Phasen unterteilt, wobei in jeder Phase ein anderer Bereich der Fehlbildung in kleinen Schritten und über einen langen Zeitraum hinweg korrigiert wird. Mit verschiedenen Handgriffen wird der Fuß gedehnt, um einen operativen Eingriff oder eine Gips-Redressions-Therapie zu vermeiden oder um die Ausmaße dieser Behandlungen zu verringern. Am Ende jeder Behandlungseinheit wird versucht, die erzielte Korrektur mit einer elastischen Fußbinde beizubehalten.

Skoliosetherapie nach (Lehnert-)Schroth

Bei dieser Skoliosetherapie handelt es sich um eine dreidimensionale krankengymnastische Intensivbehandlung von idiopathischen Skoliosen. Sie wurde entwickelt von Katharina Schroth (1894–1985) in den 1920er Jahren und fortgesetzt von ihrer Tochter. Sie litt selbst an einer korsettpflichtigen Skoliose.

Bei dieser Form der konservativen Skoliosetherapie wird die verkrümmte und in sich verdrehte Wirbelsäule durch ein speziell aufgebautes krankengymnastisches Programm gestreckt und entdreht. Die erreichte Korrektur wird muskulär stabilisiert. Die Drehwinkelatmung nach Katharina Schroth korrigiert das skoliotische Atemmuster. Therapieziele sind eine Verbesserung der gestörten Muskelfunktion, die Prävention einer weiteren Krümmungszunahme, die Vermeidung von Sekundärschäden an der Wirbelsäule und anderen Organsystemen sowie die Schmerzreduktion. Im Rahmen eines stationären Aufenthaltes in einer Spezialklinik wird in Gruppen von Mitpatienten das Konzept erlernt. Somit wird die Akzeptanz des Therapiekonzeptes erhöht. Wichtig ist ein individueller Übungsplan, der täglich zu Hause durchgeführt werden sollte. Zusätzlich sollten die Patienten je nach Schweregrad der Skoliose ein bis drei Mal pro Woche eine ambulante Physiotherapie durchführen, um das Erlernte zu erhalten und zu erweitern.

4.6.3 Ergotherapie

Ziele

Ergotherapie bei Kindern ist dann indiziert, wenn sie in ihrer Handlungsfähigkeit eingeschränkt oder von Einschränkung bedroht sind. Ziel ist, durch spezifische Aktivitäten und Umweltanpassung sie bei der Durchführung für sie bedeutungsvoller Betätigungen in den Bereichen Selbstversorgung, Lernfähigkeit und Freizeitgestaltung in ihrer persönlichen Umwelt zu stärken und eine Verbesserung der Lebensqualität sowie eine größtmögliche Teilhabe am gesellschaftlichen Leben zu ermöglichen. Im orthopädischen Bereich gehören hierzu u. a. die Verbesserung der Motorik und Bewegungskoordination, Mobilisation nach Operationen, Erlernen von Kompensationsmechanismen und die dafür notwendige Hilfsmittelanpassung und -erprobung. Die jeweiligen Behandlungsziele müssen sich am individuellen Befund orientieren und sollten kurz-, mittel- und langfristig definiert werden.

Hilfsmittel

Während der ergotherapeutischen Beratung werden geeignete Hilfsmittel erprobt, das entsprechende notwendige Zubehör ausgewählt und gegebenenfalls auch individuelle Adaptionen vorgenommen. Diese Beratung, die in enger Zusammenarbeit mit den behandelnden Ärzten, Therapeuten, Reha-Technikern und dem betreuenden Umfeld stattfindet, ermöglicht die Erstellung detaillierter, auch für den Kostenträger transparenter Verordnungen und wird mit einer Abnahme der jeweiligen Hilfsmittel abgeschlossen.

Die Notwendigkeit von Hilfsmitteln, ob vorübergehend zur Unterstützung der Mobilisation oder als Festversorgung, erschließt sich aus den jeweiligen Befunden der motorischen Möglichkeiten der Patienten und den Meilensteinen der kindlichen Entwicklung, die es zu erreichen gilt.

Lagerungshilfen zur gezielten Einnahme von Rücken-, Bauch- und Seitenlage

Bei Patienten, die ihre spontane Liegeposition nicht selbständig ändern können, oder falls bestimmte Lagerungen postoperativ zur Sicherung des Operationsergebnisses notwendig sind, ist eine entsprechende Versorgung notwendig. Dafür stehen z. B. Lagerungskissen mit und ohne Vakuumfunktion, Lagerungskeile mit Zubehör oder auch individuell nach Körperabdruck angefertigte Lagerungsmatratzen zur Verfügung.

Sitzversorgungen/Rollstuhlversorgung

Ziel einer guten Sitzversorgung ist die Einnahme einer physiologischen Ausgangsposition, die die Eigenaktivität nicht einschränkt sondern unterstützt. Angepasst an die Fähigkeiten der kleinen Patienten kann ein Sitzkissen mit diskreter Beckenführung schon eine gewünschte Aufrichtung des Rumpfes fördern. Mehr Unterstützung bieten Sitz-/Rückeneinheiten nach Maß, die bei Bedarf auch mit entsprechenden Pelotten ausgestattet werden können, um eine Symmetrie zu gewährleisten. Bei einer komplexen Sitzversorgung von schwer kompromittierten Patienten müssen alle Körperregionen vom Kopf über die Wirbelsäule bis zu den Extremitäten mitberücksichtigt werden und hier ist oft eine individuelle Anfertigung einer Sitzschale nach Körperabdruck notwendig.

Die Rollstuhlversorgung unterscheidet Eigenkraft-, Fremdkraft- und Schieberollstühle. Auch gibt es sehr individuelle, mannigfaltige Ausführungen, vom Aktivrollstuhl bis zum Elektrorollstuhl mit Umfeldsteuerung, die sich sehr nach den individuellen Anforderungen des Patienten richten. Für die kleinen Patienten steht meist die Versorgung mit einem Reha-Buggy, der ebenfalls mit verschiedenen Sitzzurichtungen ausgestattet werden kann, im Vordergrund.

Stehhilfen und Gehhilfen

Die Indikation für Stehhilfen wird bei allen passiv aufrichtbaren Patienten ohne ausreichende aktive Standstabilisierung gestellt, die aber weitgehend schmerzfrei axial einstellbare untere Extremitäten haben. Ziele sind die Kräftigung der Muskulatur, Erhalt des Bewegungsumfanges, Training des Herz-Kreislaufsystems und die damit verbundene Verbesserung des Allgemeinzustandes. Hier stehen unterschiedlichste Modelle zur Verfügung, die sowohl die Aufrichtung aus der Bauch- als auch aus der Rückenlage zulassen.

Gehhilfen wirken unter teilweiser Übernahme des Körpergewichtes, das entweder durch die Gehhilfe selbst oder über verbliebene Stützfunktionen des Patienten entlastet wird. Darüber hinaus kompensieren sie Gleichgewichtsstörungen, indem sie die Unterstützungsbasis während der Standphase vergrößern. Am häufigsten zum Einsatz kommen:

- Einpunktgehilfen zur Entlastung einer Extremität bei sonst körperlich und koordinativ gesunden Patienten,
- Vierpunktgehilfen zur Kompensation von Gleichgewichtsstörungen,
- Rollatoren: z. B. Posterior = Kaye-Walker, Drei-, Vierpunktrollator,
- Gehwagen in Abhängigkeit von der körperlichen Leistungsfähigkeit des Patienten mit verschiedenen Ausführungen wie z. B. Rumpf- und Armführungen, Sitzentlastung.

Sonstige Hilfsmittel

Zur Gewährleistung der Teilhabe, Förderung der Selbständigkeit und bei Bedarf auch zur Pflege steht noch eine Vielzahl weiterer Hilfsmittel zur Verfügung. Beispielhaft sein hier erwähnt:

- Esshilfen, Schreibhilfen, Alltagshilfen, Kommunikationshilfen,
- Patientenlifter und Aufstehhilfen sowie Transport- und Umsetzhilfen,
- Pflegebetten,
- Dusch/Toilettenstühle, Badewannenlifter.

4.6.4 Orthopädietechnik

Allgemeines

> **Hilfsmittel sollen helfen! Ihr Einsatz sollte so viel wie nötig, aber so wenig wie möglich erfolgen!**

Die Indikation für eine orthopädietechnische Versorgung stellt jede drohende oder manifeste Stellungs- und Funktionseinschränkung des Bewegungsapparates dar, soweit sie funktionell und/oder pflegetechnisch relevant ist. Die Versorgung wird bei Kindern zur Stabilisierung, Entlastung, Ruhigstellung, Führung oder Korrektur von Gliedmaßen oder des Rumpfes eingesetzt.

Eine Röntgenkontrolle mit dem Hilfsmittel kann bei komplexeren Versorgungen für Arzt und Techniker hilfreich sein. Generell sollte der Verordner nach der Fertigung auch die Abnahme durchführen.

Orthetik der unteren Extremität

Die Orthese wird nach den Gelenken, die sie übergreift, eingeteilt:

- Fußorthesen (FO),
- sprunggelenkübergreifende (AFO),

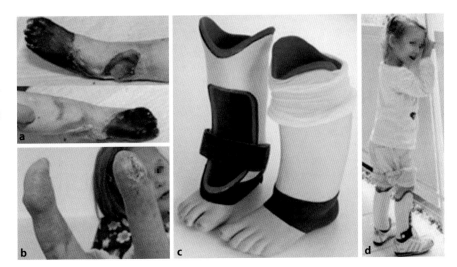

◻ Abb. 4.17a–d Water-house-Friedrichsen-Syndrom-Äquivalent bei Pneumo-kokkensepsis. **a** Zustand vor operativer Versorgung. **b** Atypische Lisfranc-Amputation rechts, atypische Chopart-Amputation links. **c,d** Orthetische Versorgung mit 2 Jahren

— kniegelenkübergreifende (KAFO) und
— hüftgelenkübergreifende Orthesen (HKAFO).

Zudem können sie deskriptiv eingeteilt werden: Fußorthesen, Unterschenkel-, Oberschenkel- oder hüftübergreifende Orthesen.

Bezüglich des Einsatzes kann man **Funktions- und Lagerungsorthesen** unterscheiden. Auch Lagerungsorthesen können mit verschiedenen Gelenken versehen werden, z. B. mit einem Quengelgelenk zur Behandlung von Bewegungsdefiziten oder redressierbaren Fehlstellungen.

Moderne Orthesen (fertig, halbfertig oder individuell hergestellt) werden heute aus Carbonfaser oder thermoplastischen Materialien im Armierungs- oder Vakuumverfahren hergestellt. Stoffe und Polstermaterialien sind austausch-, wasch- und/oder desinfizierbar.

Damit eine Orthese an der unteren Extremität effektiv sein kann, müssen u. a. folgende Voraussetzungen erfüllt werden: Die Orthese soll soweit möglich in Korrekturstellung angepasst und hergestellt werden mit einer möglichst großflächig Anlage. Der Schuh ist als Teil der Orthese bei der Versorgung mit zu berücksichtigen (◻ Abb. 4.18). ◻ Tab. 4.14 zeigt eine Übersicht über die gebräuchlichsten kinderorthopädischen Orthesen im Bereich der unteren Extremität.

Orthetik der oberen Extremität

Auch hier kann die Orthese nach den Gelenken, die sie übergreift, eingeteilt werden oder nach Funktions- und Lagerungsorthesen unterschieden werden.

Einsatzbereiche sind z. B. Verbesserung der Greiffunktion, Paresen und Fehlstellungen bei Plexusschäden oder zur Lagerung und Pflege bei mehrfach behinderten Kindern. Im Bereich der Finger, der Hand und des Ellenbogens kommen auch Quengelgelenke zum Einsatz.

Orthetik des Rumpfes

Orthesen im Rumpfbereich haben Einfluss auf den Hals, den Kopf, die Schultern, das Becken und die Wirbelsäule. Am häufigsten zum Einsatz kommen Korsettversorgungen bei Skoliose, Kyphose oder Schiefhalsorthesen. Bei der idiopathischen Skoliose soll v. a. eine Prophylaxe von sekundären (wachstumsbedingten) Verschlechterungen bewirkt werden. Bei schwer mehrfachbehinderten Kindern kann eine stabile Sitzfunktion und eine Verbesserung der Kopfhaltung erzielt werden.

Rumpforthesen sollten stets nach einem Gipsabdruck in Korrekturstellung angefertigt werden. Eine Kontrolle sollte wenn möglich durch eine Röntgenaufnahme in zwei Ebenen erfolgen. ◻ Tab. 4.15 zeigt eine Übersicht der gebräuchlichsten kinderorthopädischen Orthesen im Bereich des Rumpfes.

Orthopädie-Schuhtechnik

Wie auch bei Erwachsenen werden folgende Möglichkeiten der Orthopädie-schuhtechnischen Versorgung unterschieden: Einlagenversorgung, Zurichtungen am Konfektionsschuh, orthopädische Schuhe/Orthesenschuhe, Innenschuhe nach Maß und orthopädische Maßschuhe.

— **Einlagen** wirken nur in Verbindung mit einem einlagengerechten Schuh. Dieser muss als Mindestvoraussetzungen eine gute Passform, eine ausreichende Flexibilität, eine feste Fersenkappe sowie genügend Platz für die Einlage aufweisen. Man unterscheidet korrigierende, stützende und stimulierende Einlagen. Die stimulierenden Einlagen sollen durch speziell positionierte Pelotten, eine Beeinflussung des generellen Muskeltonus erzeugen. Bei Sichelfüßen können 3-Backeneinlagen verordnet werden.
— Verordnete **Zurichtungen am Konfektionsschuh** bei Kindern sind v. a. zur medialen und lateralen

◘ Tab. 4.14 Die gebräuchlichsten kinderorthopädischen Orthesen im Bereich der unteren Extremität

Diagnose	Orthese
Idiopathischer Klumpfuß bei Säuglingen und Kleinkindern	z. B. Mitchel-Schiene (◘ Abb. 4.19) und ALFA-Flex-Schiene als Rezidivprophylaxe
Spitzfußorthese	Dynamische/statische Fuß- und Unterschenkelorthesen mit Gelenken zur Plantarflexionssperre, eventuell mit zirkulärer Fußfassung Nachtlagerungsorthesen (ggf. mit Quengelmechanismus)
Beinlängenausgleich ab 10 cm z. B. bei Fibula/Tibia-Aplasie, proximaler Femurdefekt	Orthoprothesen zum Längenausgleich mit oder ohne Kunstfuß mit oder ohne Kniegelenke (kann ggf. gesperrt werden) mit oder ohne Tuberumgreifung nach Gipsabdruck in z. B. Gießharztechnik/aus Carbon/aus thermoplastischem Kunststoff
Hüftdysplasie	Beugespreizbandagen z. B. Tübinger Hüftbeugeschiene (◘ Abb. 4.20), Riemenzügelbandage nach Pavlik, Superior-Hüft-Beuge-Spreiz-Orthese
(Neuromuskulärer) Knick-Platt-Fuß	Nancy-Hilton-Orthese, Talus-Ringorthese, DAFO-Orthese ggf. mit zirkulärer Fußfassung
Umkehrplastik	Orthoprothese mit starrem oder flexiblen Oberschaft zur Führung und Stabilisierung des Neo-Kniegelenkes (◘ Abb. 4.21)

Stellungskorrektur, zum Beinlängenausgleich oder Sohlenrollen.

— **Orthopädische Schuhe/Orthesenschuhe** werden zusätzlich zur Orthesenversorgung verordnet.

— Bei den **Innenschuhversorgungen** gelten prinzipiell dieselben Indikationsbereiche wie für die Unterschenkelorthesen. Im Vergleich zu Maßschuhen fühlen sich die Kinder zumeist weniger stigmatisiert.

— **Orthopädische Maßschuhe** werden über einen individuell in Korrekturstellung gefertigten Leisten nach Gipsabdruck hergestellt. Die Indikation für Maßschuhe sind alle mittel- und höhergradigen Fußdeformitäten, die mit Konfektionsschuhen nicht versorgbar sind.

Prothetik

Extremitätenamputationen im Kindesalter sind glücklicherweise selten, die häufigsten Ursachen sind Traumata und nachfolgend Tumorerkrankungen. Meist geht es um die Versorgung bei kongenitalen Fehlbildungen. Die Prothesenakzeptanz ist von diversen Faktoren abhängig, und sollte deshalb vorab z. B. mit einer Probeversorgung abgeklärt werden. Von einer technisch anspruchsvollen, teuren Versorgung profitiert das Kind nur, wenn es sie auch entsprechend einsetzten kann/möchte. So nimmt eine Versorgung an der oberen Extremität dem Kind z. T. die Sensibilität. Myoelektrische Versorgungen machen erst ab einer gewissen kognitiven Fähigkeit des Kindes Sinn.

Für weitere Details möchten wir auf ▶ Abschn. 3.3 verweisen.

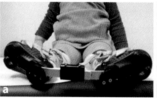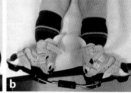

◘ Abb. 4.18a,b Mitchel-Schienen-Versorgung bei einem Kleinkind mit idiopathischen Klumpfüßen

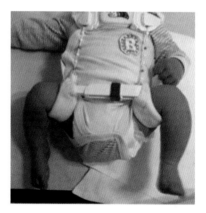

◘ Abb. 4.19 Tübinger-Schienenversorgung bei Hüftdysplasie/Hüftreifeverzögerung beim Säugling

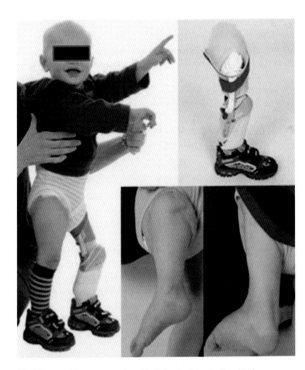

⊡ Abb. 4.20 Versorgung einer Umkehrplastik mit einer Orthoprothese

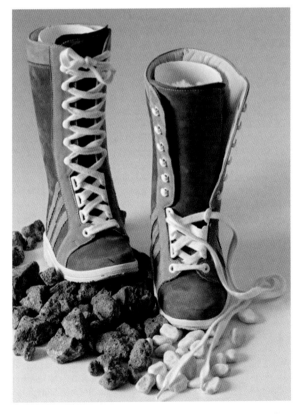

⊡ Abb. 4.21 Komplexe Orthopädie-schuhtechnische Versorgung bei dem Mädchen aus ⊡ Abb. 4.17 bei atypischer Lisfranc-Amputation rechts und atypischer Chopart-Amputation links bei verbessertem Laufvermögen. (Mit freundlicher Genehmigung der Fa. Möller)

⊡ Tab. 4.15 Die gebräuchlichsten kinderorthopädischen Orthesen im Bereich des Rumpfes

Diagnose	Orthese
Skoliose (prä oder ggf. auch postoperativ)	Cheneau-Korsett: thorakale und lumbale Krümmung, 3-Punkt-Prinzip sorgt für 3-D-Korrektur durch Atmung verstärkt Neuromuskulär z. B. bei ICP: (Sitz-)Schalen-Korsett
Kyphose (prä oder ggf. auch postoperativ)	Kyphoseorthese: 3-Punkt-Reklinationsinklinationskorsett

Literatur

Zu Abschnitt 4.1

Bryant RA, O'Donnell ML, Creamer M, McFarlane AC, Clark CR, Silove D (2010) The psychiatric sequelae of traumatic injury. Am J Psychiatry 167:312–320

Byrnes MC, McDaniel MD, Moore MB, Helmer SD, Smith RS (2005) The effect of obesity on outcomes among injured patients. J Trauma 35:538–542

Fernandez V, Erli HJ, Kugler J, Paar O (2001) Kognitive Leistungsstörungen nach Polytrauma. Unfallchirurg 10:938–947

Harlan LC, Harlan WR, Parsons PE (1990) The economic impact of injuries: a major source of medical costs. Am J Pub Health 80:453–459

Häusler JMC, Zimmermann H, Tobler B, Arnet B, Hüsler J (2001) Die volkswirtschaftlichen Kosten von Polytrauma. SUVA, Luzern

Heinrich M, Monstadt D, Michel C (2009) Psychologische Interventionen in der Behandlung chronischer Rückenschmerzen. Orthopäde 38:937–942

Hilbert P, Lefering R, Stuttmann R (2010) Traumaversorgung in Deutschland. Dtsch Ärztebl Int 107(26):463–469

Holbrook TL, Hoyt DB (2004) The impact of major trauma: quality-of-life outcomes are worse in women than in men, independent of mechanism and injury severity. J Trauma 56:284–290

Janssen C, Ommen O, Neugebauer E, Lefering R, Pfaff H (2008) Predicting Health-related Quality of Life of Severely Injured Patients: Sociodemographic, Economic, Trauma, and Hospital Stay-related Determinants. Eur J Trauma Emerg Surg 34:277–286

Leistner K, Stier-Jarmer M, Berleth B, Braun J, Koenig E, Liman W, Lüttje D, Meindl R, Pientka L, Weber G, Stucki G (2005) Frührehabilitation im Krankenhaus – Definition und Indikation. Phys Med Rehab Kuror 15:157–167

Lippert-Grüner M, Mägele M, Haverkamp H, Klug N, Wedekind C (2007) Health-related quality of live during the first year after the severe brain trauma with and without polytrauma. Brain Injury 21:451–455

Mand C, Müller T, Lefering R, Ruchholtz S, Kühne CA (2013) Vergleich der Schwerverletztenversorgung in den neuen und alten deutschen Bundesländern. Dtsch Ärztebl Int 110:203–210

O'Donnell ML, Creamer M, Pattison P, Atkin C (2004) Psychiatric morbidity following injury. Am J Psychiatry 161:507–514

Ommen O, Janßen C, Neugebauer E, Rehm K, Boullion B, Pfaff H (2006) Patienten- und krankenhausspezifische Einflussfaktoren auf die Zufriedenheit mit dem Krankenhausaufenthalt schwerverletzter Patienten. Unfallchirurg 109:628–639

Petersen C, Ullrich A, Wahls F, Glaesener JJ, Ueblacker P, Boettcher H, Koch U (2008) Psychosoziale Belastungen und Ressourcen von Patienten nach Polytrauma. Phys Med Rehab Kuror 18:313–317

Pirente N, Gregor A, Bouillon B, Neugebauer E (2001) Lebensqualität schwerstverletzter Patienten ein Jahr nach dem Trauma. Unfallchirurg 104:57–63

Post RB, van der Sluis CK, Ten Duis HJ (2006) Return to work and quality of life in severely injurend patients. Disabil Rehabil 22:1399–1404

Simmel S (2010) Frührehabilitation nach Polytrauma. Trauma Berufskrankh 12(2):194–198

Simmel S, Bühren V (2009) Polytrauma überlebt – und was kommt dann? Die Rehabilitation Schwerstverletzter. Unfallchirurg 112:965–974

Soberg HL, Bautz-Holter E, Roise O, Finset A (2007) Long-Term Multidimensional Functional Consequensces of Severe Multiple Injuries Two Years After Trauma: A Prospective Longitudinel Cohort Study. J Trauma 62:461–470

Weber K, Vock B, Müller W, Wentzensen A (2001) Lebensqualität nach operativ behandelten Beckenringfrakturen – Sind Langzeitergebnisse vorhersagbar? Unfallchirurg 104:1162–1167

Weißbuch Schwerverletztenversorgung der Deutschen Gesellschaft für Unfallchirurgie, 2. Auflage: www.dgu-online.de/qualitaet-sicherheit/schwerverletzte/weissbuch-schwerverletztenversorgung.html (Stand 07/2013)

Zu Abschnitt 4.2

Berger K, Heuschmann P (2006) In: Günnewig T, Erbguth F (Hrsg) Praktische Neurogeriatrie. Kohlhammer, Stuttgart

Bernstein GM, Offenbartl SK (1991) Adverse surgical outcomes among patients with cognitive impairments. Am Surg 57:682

Borchelt M, Kolb G, Lübke N, Lüttje D, Meyer A-K, Nikolaus T, Pientka L (2004) Bundesarbeitsgemeinschaft der Klinisch-Geriatrischen Einrichtungen e. V., der Deutschen Gesellschaft für Geriatrie e. V. und der Deutschen Gesellschaft für Gerontologie und Geriatrie e. V.: Abgrenzungskriterien der Geriatrie

Cameron ID, Handoll HH, Finnegan TP, Madhok R, Langhorne P (2001) Co-ordinated multidisciplinary approaches for inpatient rehabilitation of older patients with proximal femoral fractures. Cochrane Database Syst Rev (3):CD000106

Dreinhöfer KD, Schwarzkopf SR (2010) Outcomes bei Alterstrauma. Unfallchirurg 113:462–468

Icks A et al (2005) Sturzprävewntion bei Senioren. Dt Ärzteblatt 102:31–32

Lachs MS, Feinstein AR, Cooney LM Jr et al (1990) A simple procedure for general screening for functional disability in elderly patients. Ann Intern Med 112:699–706

Lohmann R (2007) Epidemiologie und Perspektiven der Alterstraumatologie. Der Unfallchirurg 110:553–562

Mutran EJ, Reitzes DC, Mossey J, Fernandez ME (1995) Social support, depression, and recovery of walking abilityfollowing hip fracture surgery. J Gerontol B Psychol Sci Soc Sci 50:354

Nikolaus T (2000) Klinische Geriatrie. Springer, Berlin Heidelberg New York

Ostermeier J (1983) Rehabilitative Maßnahmen. In: Handbuch der Gerontologie Bd. 1. Fischer, München, S 13–32

Prückner S (2009) Demografischer Wandel. Notfallmedizin für eine alternde Gesellschaft. Notfall-Rettungsmedizin 12:13–18

Rubinstein LZ (1995) An overview of comprehensive geriatric assessment: rationale, history, program models, basic components. In: Rubinstein LZ, Wieland D, Bernabai R (Hrsg) Geriatric assessment technology: the stae of the art. Editrice Kurtis, Milan

Rubinstein LZ, Josephson KR, Wieland D (1987) Geriatric assessment in a subacute hospital ward. Clin Geriatr Med 3:131–143

Sieber CC (2007) Der ältere Patient – wer ist das? Der Internist 48:1190–1194

Suhm N et al (2009) Moderne Alterstraumatologie. TMJ 3:16–20

Stuck AE, Siu AL, Wieland GD, Adams J, Rubinstein LZ (1993) Comprehensive geriatric assessment: A metaanalysis of controlled trials. Lancet 342:1032–1036

Thomas DR, RitchieCS (1995) Preoperative assessment of older adults. J Am Geritr Soc 43:811

Vu MQ, Weintraub N, Rubenstein LZ (2004) Falls in the nursing home: are they preventable? J Am Med Dir Assoc 5(6):401–406

Zu Abschnitt 4.3

Althoff B, Goldie IF (1980) Cervical collars in rheumatoid atlanto-axlal subluxation: a radiographic comparison. Ann Rheum Dis 39:485–489

Arbogast M (2008) Sport bei Rheuma und Gelenkersatz. Akt Rheumatol 33:1–4

Arbogast M (2010) Surgery for juvenile idiopatic arthritis. In: Benson M, Fixsen J, Macnicol M, Parsch K-D (Hrsg) Children's Orthopädics and Fracture, 3. Aufl. Springer, Berlin Heidelberg New York, S 202–213

Arbogast M, Egger K (2009) CRPS (Morbus Sudeck) an der rheumatischen Hand. arthritis+rheuma 5:285–289

Baumgartner RF (2000) Technische Orthopädie. In: Miehle W, Fehr K, Schattenkirchner M, Tillmann K (Hrsg) Rheumatologie in Praxis und Klinik, 2. Aufl. Thieme, Stuttgart, S 240–245

Belart W (1989) Rehabilitation und Sozialmedizin. In: Miehle W, Fehr K, Schattenkirchner M, Tillmann K (Hrsg) Rheumatologie in Praxis und Klinik. Thieme, Stuttgart, S 6106–6114

Blauth W (1991) Übungsgeräte zur CPM-Behandlung: Grundlagen, Merkmale, Erfahrungen. Med Orth Techn 111:178–186

Blauth W, Hepp WR (1978) Die Arthrolysen in der Behandlung posttraumatischer Kniestreckstreifen. Z Orthop 116:220–233

Brattström M (1984) Gelenkschutz und Rehabilitation. Fischer, Stuttgart

Donhauser-Gruber U, Mathies H, Gruber A (1988) Entzündliche Gelenk- und Wirbelsäulenerkrankungen. Lehrbuch für Krankengymnastik und Ergotherapie. Pflaum, München

Kleinert HE, Kutz JE, Atasoy E, Sturma K (1973) Primary repair of flexor tendons. OrthopClin N Amer 4:865–876

Knüsel O (2000) Neurodystrophische Syndrome. In: Miehle W, Fehr K, Schattenkirchner M, Tillmann K (Hrsg) Rheumatologie in Praxis und Klinik, 2. Aufl. Thieme, Stuttgart, S 1061–1071

Lücke B (1994/1995) Handbefundung und Konsequenzen für die Therapie bei entzündlich-rheumatischen Erkrankungen. Teil I: Prax Ergother 7 (1994): 372–388; Teil II: Prax Ergother 8 (1995): 172–177

Mannerfelt L, Fredrikson K (1976) The effect of commercial orthoses on rheumtically deformed hands STU-Report, Bd. 47. Liber Tryck, Stockholm

Mathies H (1982) Funktionelle, soziale und psychische Probleme bei der Praevention und Rehabilitation rheumatischer Erkrankungen Schriftenreihe der Deutschen Rheuma-Liga. Fischer, Heidelberg

Schmidt KL (1995) Rheumatische Erkrankungen. In: Schmidt KL, Drexel H, Jochheim K-A (Hrsg) Lehrbuch der physikalischen Medizin und Rehabilitation. Fischer, Stuttgart, S 329–345

Senn E (1989) Physikalische Therapie. In: Rheumatologie in Praxis und Klinik. In: Miehle W, Fehr K, Schattenkirchner M, Tillmann K (Hrsg) Rheumatologie in Praxis und Klinik. Thieme, Stuttgart, S 610–639

Senn E, Budniok A (1989) Physikalische Therapie. In: Rheumatologie in Praxis und Klinik. In: Miehle W, Fehr K, Schattenkirchner M, Tillmann K (Hrsg) Rheumatologie in Praxis und Klinik. Thieme, Stuttgart, S 211–238

Störig E (1982) Rheumaorthopädie. In: Thom H (Hrsg) Interdisziplinäre Physiotherapie und Rehabilitation, Bd. 1. Perimed, Erlangen

Tillmann K (1981) Die Bewegungsbehandlung nach gebräuchlichen rheuma-orthopädischen Eingriffen aus der Sicht des Operateurs. Krankengymnastik 33:77–82

Tillmann K, Hansens C, Hofmann A (1995) Der rheumatische Fuß. In: Baumgartner R, Stinus H (Hrsg) Die orthopädietechnische Versorgung des Fußes, 2. Aufl. Thieme, Stuttgart, S 82–87

Wille G, Aster-Schenk I-U, Kertzendorff KW (2000) Rehabilitation und Sozialmedizin. In: Miehle W, Fehr K, Schattenkirchner M, Tillmann K (Hrsg) Rheumatologie in Praxis und Klini, 2. Aufl. Thieme, Stuttgart, S 939–408

Wolff HD (2000) Manualmedizinische Diagnostik und Therapie. In: Miehle W, Fehr K, Schattenkirchner M, Tillmann K (Hrsg) Rheumatologie in Praxis und Klinik, 2. Aufl. Thieme, Stuttgart, S 246–252

Zimmermann C, Stein V (1997) Konzept zur ganzheitlichen Betreuung rheumakranken Patienten nach operativen Eingriffen. Orthop Prax (Sonderausg 45. Jahrestagung der Vereinigung Süddeutscher Orthopäden e.V.):131–132

Zinn W (1989) Neurodystrophische Syndrome. In: Miehle W, Fehr K, Schattenkirchner M, Tillmann K (Hrsg) Rheumatologie in Praxis und Klinik. Thieme, Stuttgart, S 151–1532

Zu Abschnitt 4.4

Agardh D et al (2009) Coeliac disease-specific tissue transglutaminase autoantibodies are associated with osteoporosis and related fractures in middle-aged women. Scand J Gastroenterol 44:571–578

Anderson GL et al (2004) Effects of conjugated equine estrogen in postmenopausal women with hysterectomy. JAMA 291:1701–1712

Barret-Connor E et al (2006) Raloxifen Use for The Heart (RUTH) Trial Investigators. Effects of raloxifen on cardiovascular events and breast cancer in postmenopausal women. N Engl J Med 355:125–137

Berry SD et al (2013) Diuretic initiation and the acute risk of hip fracture. Osteoporos Int 24:689–695

Bischoff HA et al (2003) Effects of vitamin D and calcium supplementation on falls: a randomized controlled trial. J Bone Miner Res 18:343–351

Black DM et al (1996) Randomized trial of effect of alendronate on risk of fracture in women with existing vertebral fractures. Fracture intervention trial Research Group. Lancet 384:1535–1541

Black DM et al (2003) The effects of parathyroid hormone and alendronate alone or in combination in postmenopausal osteoporosis. N Engl J Med 349:1207–1215

Chapuy MC et al (1992) Vitamin D_3 and calcium to prevent hip fractures in elderly women. N Engl J Med 327:1637–1642

Chapuy MC et al (1994) Effect of calcium and cholecalciferol treatment for three years on hip fractures in elderly women. BMJ 308:1081–1082

Chesnut CH III et al (2000) A randomized trial of nasal spray salmon calcitonin in postmenopausal women with established osteoporosis: the prevent recurrence of osteoporotic fractures study. Am J Med 109:267–276

Cooper C et al (1994) Fracture risk in patients with ankylosing spondylitis: a population based study. J Rheumatol 21:1877–1882

Coumans JV et al (2003) Kyphoplasty for vertebral compression fractures: 1 year clinical outcomes from a prospective study. J Neurosurg 99(Suppl 1):44–50

Cranney A et al (2002) Summary of meta–analysis of therapies for postmenopausal osteoporosis. Endocrine Rev 23:570–578

Cummings RG et al (1997) Calcium intake and fracture risk: results from the study of osteoporotic fractures. Am J Epidemiol 145:926–934

Cummings SR et al (1998) Endogenous hormones and the risk of hip and vertebral fractures among older women. Study of Osteoporotic Fractures Research Group. N Engl J Med 339:733–738

Cummings SR et al (2009) FREEDOM Trial. Denosumab for prevention of fractures in postmenopausal women with osteoporosis. N Engl J Med 361:756–765

Dargent-Molina P et al (1996) Fall-related factors and risk of hip fracture: the EPIDOS prospective study. Lancet 348:145–149

De Laet C et al (2005) Body mass index as a predictor of fracture risk: A meta-analysis. Osteoporos Int 16:1330–1338

Eddy DM et al (1998) Osteoporosis: Review of the evidence for prevention, diagnosis and treatment and cost-effectiveness analysis. Osteoporos Int 8:31–37

Ekman M et al (1991) Comparative absorption of calcium from carbonate tablets, lactogluconate/carbonate effervescent tablet and chloride solution. Bone 12:93–97

Ettinger B et al (1999) Reduktion of vertebral fracture risk in postmenopausal women with osteoporosis treated with raloxifen: results from a 3-year randomized clinical trial. JAMA 282:634–645

Finkelstein JS et al (2003) The effects of parathyroid hormone, alendronate or both in men with osteoporosis. N Engl J Med 349:1216–1226

Gaugris S et al (2005) Vitamin D inadequacy among post-menopausal women: a systemic review. QJM 98:667–676

Gjesdal CG et al (2007) Plasma homocysteine, folate and vitamin B12 and the risk of hip fracture: the hordaland homocysteine study. J Bone Mineral Res 22:747–756

Hosking D et al (2002) Once weekly alendronate produces a greater decrease in bone resorption than does daily risedronate Americal society for Bone and Mineral Research 24th Annual Meeting, San Antonio, Texas.

Icks A et al (2008) Trend of hip fracture incidence in Germany 1995–2004: a population-based study. Osteoporos Int 19:1139–1945

Johnell O et al (2004) Fracture risk following an osteoporotic fracture. Osteoporos Int 15:175–179

Kanis JA (1995) Osteoporose. Arbeitsgemeinschaft der WHO für Knochenstoffwechselerkrankungen. Blackwell, Wissenschaft

Kanis JA et al (2004a) The risk and burden of vertebral fractures in Sweden. Osteoporos Int 15:20–26

Kanis JA et al (2004b) A meta-analysis of previous fracture and subsequent fracture risk. Bone 35:375–382

Kanis JA et al (2004c) A family history of fracture and fracture risk: a meta-analysis. Bone 35:1029–1037

Kanis JA et al (2005) Smoking and fracture risk: a meta-analysis. Osteoporos Int 16:155–162

Kanis JA, Gluer CC (2000) An update on the diagnosis and assessment of osteoporosis with densitometry. Committee of Scientific Advisors, International Osteoporosis Foundation. Osteoporos Int 11(3):192–202

Kannus P et al (2000) Prevention of hip fracture in elderly people with use of a hip protector. N Engl J Med 343:1506–1513

Kärkkäinen M et al (2008) Association between functional capacity tests and fractures: An eight-year prospective population-based cohort study. Osteoporos Int 19:1203–1210

Kasper H (2000) Ernährungsmedizin und Diätetik. Urban & Fischer, München Jena

Khosla S et al (1999) Primary hyperparathyroidism and the risk of fracture: a population-based study. J Bone Miner Res 14:1700–1707

Lai JK et al (2013) Prospective observational study of physical functioning, physical activity and time outdoors and the risk of hip fracture: a population-based cohort study of 158.057 older adults in the 45 and up study. J Bone Miner Res 28:2222–2231

Langlois JA et al (2001) Weight loss from maximum body weight among middle-aged and older women and the risk of hip fracture: the NHANES I epidemiologic follow-up study. Osteoporos Int 12:763–768

Lauritzen JB et al (1993) Effect of external hip protectors on hip fractures. Lancet 341:3–11

Lewiecki EM (2011) Safety of long-term bisphosphonate therapy for the management of osteoporosis. Drugs 71:791–814

Lewis CE et al (2007) Predictors of Non-Spine Fracture in Elderly Men: the MrOS Study. J Bone Miner Res 22:211–219

Lips P, Schoor NM (2005) Quality of life in patients with osteoporosis. Osteoporos Int 16(5):447–455

Loke YK et al (2008) Long-term use of thiazolidinediones and fractures in type 2 diabetes: systemic review and meta-analysis. CMAJ 180:32–39

Lyles KW et al (2007) HORIZON Recurrent Fracture Trial. Zoledronic acid and clinical fractures and mortality after hip fracture. N Engl J Med 357:1799–809

Marshall D (1996) Meta-analysis of how well measures of bone mineral density predict occurrence of osteoporotic fractures. BMJ 312:1254–1259

McClung M et al (2001) Risedronate reduces hip fractures in elderly postmenopausal women. N Engl J Med 344:333–340

McKiernan F et al (2004) Quality of life following vertebroplasty. J Bone Joint Surg Am 86-A:2600–2606

Mellstrom D et al (2006) Free testosterone is an independent predictor of BMD and prevalent fractures in elderly men: MrOS Sweden. J Bone Miner Res 21:529–535

Melton LJ et al (1999) Fracture risk after surgery for peptic ulcer disease. Bone 25:61–67

Meunier PJ et al (2004) The effects of strontium ranelate on the risk of vertebral fracture in women with postmenopausal osteoporosis. N Engl J Med 350:459–468

Mincey BA et al (2006) Risk of cancer treatment-associated bone loss and fractures among women with breast cancer receiving aromatase inhibitors. Clin Breast Cancer 7:127–132

Mosekilde B (2002) Vortrag beim ASBMR-Kongress

Neer RM et al (2001) Effect of parathyroid hormone (1-34) on fractures and bone mineral density in postmenopausal women with osteoporosis. N Engl J Med 344:1434–1441

NIH Consensus Development Panel on Osteoporosis (2001) JAMA 285: 785–95

Nuti R et al (2009) Vertebral fractures in patients with chronic obstructive pulmonary disease: the EOLO Study. Osteoporos Int 20:989–998

Orwoll E et al (2000) Alendronate for the treatment of osteoporosis in men. N Engl J Med 343:604–610

Oswald AJ et al (2013) Teriparatide Treatment of Severe Osteoporosis Reduces the Risk of Vertebral Fractures Compared with Standard Care in Routine Clinical Practice. Calcif Tissue Int 94(2):176–182

Pfeifer M et al (2000) Effects of a short-term vitamin D and calcium supplementation on body sway and secondary hyperparathyroidism in elderly women. J Bone Mineral Res 15:1113–1118

Pfeifer M et al (2004) Effects of a new spinal orthosis on posture, trunk strength and quality of life in women with postmenopausal osteoporosis – A randomized trial. Am J Phys Med Rehabil 83:177–186

Pfeilschifter J et al (2003) Osteoporose in Deutschland 2003 – Eine Bestandsaufnahme. MMW 145:42–43

Reginster J et al (2000) Randomized trial of the effects of risedronate on vertebral fractures in women with established postmenopausal osteoporosis. Osteoporos Int 11:83–91

Reginster JY et al (1993) Acute biochemical variations induced by four different calcium salts in healthy male volunteers. Osteoporos Int 3:271–275

Reginster JY et al (2001) Influence of daily calcium and vitamin D supplementation on parathyroid hormone secretion. Gynecol Endocrinol 15:56–62

Roussouw JE (2002) for the WHI Investigators Writing Group. Risks and benefits of estrogen plus progestin in healthy postmenopausal women. JAMA 288:321–333

Roux C et al (2009) Increase in Vertebral Fracture Risk in Postmenopausal Women Using Omeprazole. Calcif Tissue Int 84:13–19

S3-Leitlinie – Osteoporose. Dachverband Osteologie e. V. 2014

Saag K (1998) Alendronate for the treatment of glucocorticoid-induced osteoporosis. N Engl J Med 339:292–299

Scheidt-Nave C et al. (1997) Schlussbericht Multizentrische Studie zu Verteilung, Determination und prädiktivem Wert der Knochendichte in der deutschen Bevölkerung - Förderprojekt des Bundesministeriums für Forschung und Technologie. Förderkennzeichen 01KM 9304/0: 1–45

Sennerby U et al (2009) Cardiovascular diseases and risk of hip fracture. JAMA 302(15):1666–1673

Silvermann SL et al (2012) Sustained efficacy and safety of bazedoxifen in preventing fracture in postmenopausal women with osteoporosis. Results of a 5-year, randomized, placebo-controlled study. Osteoporos Int 23:351–363

Sinaki M et al (2002) Stronger back muscles reduce the incidence of vertebral fractures: A prospective 10 year follow-up of postmenopausal women. Bone 30:836–841

Trivedi DP et al (2003) Effect of four monthly oral vitamin D_3 (cholecalciferol) supplementation on fractures and mortality in men and women living in the community: a randomized, doubleblind controlled trial. BMJ 326:469–475

van Staa et al (2006) Clinical assessment of the longterm risk of fracture in patients with rheumatoid arthritis. Arthritis Rheum 54:3104–3112

Van Staa TP (2006) The pathogenesis, epidemiology and management of glucocorticoid- induced osteoporosis. Calcif Tissue Int 79:129–137

Vestergaard P (2007) Discrepancies in bone mineral density and fracture risk in patients with type 1 and type 2 diabetes – a meta-analysis. Osteoporos Int 18:424–444

Vestergaard P, Mosekilde L (2003) Hyperthyroidism, bone mineral and fracture risk – a meta-analysis. Thyroid 13:585–593

Vestergaard P et al (2002) Increased risk of osteoporotic fractures in patients with Cushing's syndrome. Eur J Endocrinol 146:51–56

Wasnich RD, Miller PD (2000) Antifracture efficacy of antiresorptive agents are related to changes in bone density. J Clin Endocrinol Metab 85:231–236

WHI – Women's Health Initiative Study Group (1998) Design of the Women's Health Initiative clinical trial and observational study. Control Clin Trials 19:61–109

Wuster C et al (2001) The influence of growth hormone deficiency, growth hormone replacement therapy and other aspects of hypopituitarism on fracture rate and bone mineral density. J Bone Miner Res 16:398–405

Zu Abschnitt 4.5

Baumgartner R (1988) Der diabetische Fuß. Orthopädietechnik 39:519–525

Baumgartner R (1990) Die orthopädietechnische Versorgung des Diabetes-Fußes. Med Orthop Tech 110:176–187

Baumgartner R (2007) Amputation und Prothesenversorgung der unteren Extremität, 3. Aufl. Thieme, Stuttgart

Baumgartner R, Greitemann B (1994) Resektion von Mittelfußknochen als Alternative zur Vorfußamputation. Oper Orthop Traumatol 6:119–131

Baumgartner R, Stinus H (2001) Die orthopädietechnische Versorgung des Fußes, 3. Aufl. Thieme, Stuttgart

Bischof F, Meyerhof C, Türk K (1996) Der diabetische Fuß. Maurer, Geislingen

Chantelau E, Jung V (1994) Qualitätskontrolle und Qualitätssicherung bei der Schuhversorgung des diabetischen Fußes. Rehabilitation 33:35–38

Chantelau E, Kleinfeld H, Paetow P (1992) Das Syndrom des diabetischen Fußes – Neue diagnostische und therapeutische Aspekte. Diabetes Stoffw 1:18–23

Drescher H, Wetz HH (1990) Die Mittelfußknochenresektion zur Therapie des Malum perforans. Med Orthop Tech 110:12–22

Flynn MD, Tooke JE (1992) Aetiology of diabetic foot ulceration – a role for the microcirculation? Diabet Med 9:320–329

Greitemann B (1993) Ergebnisse der Mittelfußknochenresektion in der Therapie des diabetischen Malum perforans. Abstraktband Süddeutscher Orthopädenkongress

Greitemann B (1995) Der diabetische Fuß. Chir Prax 54:279–296

Greitemann B (1996) Besondere Verantwortung in der Orthopädieschuhtechnik. Orthop Schuhtechn 5:19

Greitemann B (1997a) Das diabetische Fußsyndrom. Dtsch Med Wochenschr 8(122):243–244

Greitemann B (1997b) Extremitätenerhaltende Resektions- und Amputationstechniken. Diab Schulungsprofi 3:34–40

Greitemann B, Baumgartner R (1994) Amputation bei arterieller Durchblutungsstörung. Aktuelle Chir 29:195–199

Greitemann B, Großheger G, Baumgartner R (1995) Die diabetische Osteoarthropathie des Fußes. Med Orthop Tech 115(6):295–301

Kleinfeld H (1991) Der diabetische Fuß – Senkung der Amputationsrate durch spezialisierte, ambulante Versorgung des praegangränösen diabetischen Fußes. Münchener Med Wochschr 133(47):711–715

Larsson J, Apelquist J, Stenström A (1995) Decreasing incidence of major amputation in diabetic patients. Diab Med 12:770–776

Lo Gerfo FW, Coffman JD (1984) Vascular and microvascular disease of the foot in diabetes. New Engl J Med 311:1615–1619

Lo Gerfo FW, Gibbons GW, Pomposelli FB (1992) Trends in the care of the diabetic foot. Arch Surg 127:617–621

Mann RA (1986) Surgery of the foot, 5. Aufl. Mosby, St Louis

Mc Dermott JE (1995) The diabetic foot. Am Acad Orth Surg, Rosemont

Reike H (1995) Das diabetische Fußsyndrom. SMV-Verlag, Gräfeling

Reinhardt K (1983) Der diabetische Fuß – Bücherei des Orthopäden. Enke, Stuttgart

Stuart MJ, Morrey BF (1990) Arthrodesis of the diabetic neuropathic ancle joint. Clin Orthop 253:209–211

Trautner C, Haastert B, Giani B, Berger M (1996) Geschätzte Zahl von Amputationen in Deutschland. Diab Stoffw 5:163

Zu Abschnitt 4.6

Baumgartner R (1977) Amputation und Prothesenversorgung beim Kind. Enke, Stuttgart

Baumgartner R, Greitemann B (2007) Grundkurs Technische Orthopädie, 2. Aufl. Thieme, Stuttgart

Baumgartner R, Möller M, Stinus H (2013) Orthopädie-Schuhtechnik, 2. Aufl. Maurer, Geislingen

Bobath K (1991) A neurophysiological basis for the treatment of cerebral palsy Clinics in developmental medicine, Bd. 75. McKeith press, Oxford

Bowker P, Condie DN, Bader DL, Pratt DJ (1993) Bio- mechanical basis of orthotic management. Butterworth Heinemann, London

Döderlein L (2007) Infantile Zerebralparese – Diagnostik, konservative und operative Therapie. Steinkopff, Darmstadt, S 111–164

Feldkamp M, Danielcik I (1982) Krankengymnastische Behandlung der zerebralen Bewegungsstörungen, 3. Aufl. Pflaum, München

Karch D, Boltshauser E, Göhlich-Ratmann G, Gross-Selbeck G, Pietz J, Schlack H-G (2002) Physiotherapie auf neurophysiologischer Grundlage nach Bobath und Vojta bei Kinder mit zerebralen Bewegungsstörungen (unter besonderer Berücksichtigung von infantilen Zerebralparesen) – Stellungnahme der Gesellschaft für Neuropädiatrie und der Deutschen Gesellschaft für Sozialpädiatrie und Jugendmedizin (Kommission der Gesellschaft für Neuropädiatrie zu Behandlungsverfahren bei Entwicklungsstörungen und zerebralen Bewegungsstörungen unter Mitwirkung der DGSPJ)

Schick P (2001) Vojta-Therapie. In: Lohse-Busch H, Riedel M, Graf-Baumann T (Hrsg) Das therapeutische Angebot für bewegungsgestörte Kinder. Springer, Berlin Heidelberg New York, S 39–50

Vojta V (1984) Die zerebralen Bewegungsstörungen im Säuglingsalter, 4. Aufl. Enke, Stuttgart

Vojta V, Peters A (1992) Das Vojta-Prinzip. Springer, Berlin Heidelberg New York

Weiss H-R (2011) The method of Katharina Schroth history, principles and current development. Scoliosis 6:17

Zukunft-Huber B (2011) Der kleine Fuß ganz groß, 2. Aufl. Urban & Fischer, München

Qualitätssicherung und Ergebnisevaluation

E. Farin-Glattacker, W.H. Jäckel, H. Bork

V. Stein, B. Greitemann (Hrsg.), *Rehabilitation in Orthopädie und Unfallchirurgie,*
DOI 10.1007/978-3-642-44999-4_5, © Springer-Verlag Berlin Heidelberg 2015

5.1   Qualitätssicherung in der medizinischen Rehabilitation

E. Farin-Glattacker, W.H. Jäckel

5.1.1   Einleitung und Übersicht

Qualitätssicherung stellt neben Themen wie der evidenzbasierten Medizin, der Leitlinienentwicklung und der verstärkten Patientenorientierung eines der Themen dar, die die aktuelle Diskussion zur zukünftigen Gestaltung des Gesundheitsversorgungssystems und speziell auch der medizinischen Rehabilitation prägen. Die Gründe für die Bedeutung des Themas sind vielfältig und u. a. zurückzuführen auf die zunehmende Forderung nach einem Effektivitäts- und Effizienznachweis medizinischer Leistungen, auf den Trend nach mehr Patientenorientierung und Nutzertransparenz sowie auf die Erkenntnis, dass die komplexen Organisationen des Gesundheitsversorgungssystems ohne eine Reorganisation im Sinne von Prozessoptimierung und Mitarbeiterpartizipation – zentralen Elementen interner Qualitätsmanagementmodelle – zukünftigen Anforderungen nur schwer gerecht werden können.

Entsprechend dieser Entwicklungen legt der Gesetzgeber in § 135a, Abs. 2, SGB V fest, dass Leistungserbringer im Bereich der stationären Rehabilitation verpflichtet sind, „sich an einrichtungsübergreifenden Maßnahmen der Qualitätssicherung zu beteiligen" und „einrichtungsintern ein Qualitätsmanagement einzuführen und weiterzuentwickeln". Ergänzend dazu wird im § 20 SGB IX ausgeführt, dass die Rehabilitationsträger „gemeinsame Empfehlungen zur Sicherung und Weiterentwicklung der Qualität der Leistungserbringung" vereinbaren, „insbesondere zur barrierefreien Leistungserbringung, sowie für die Durchführung vergleichender Qualitätsanalysen als Grundlage für ein effektives Qualitätsmanagement der Leistungserbringer". Ferner wird festgelegt, dass sich alle stationären Rehabilitationseinrichtungen zertifizieren lassen müssen.

Qualität kann auf einer sehr allgemeinen Ebene verstanden werden als der Grad der Übereinstimmung der tatsächlichen Merkmale einer Tätigkeit oder Dienstleistung (= Ist-Zustand) mit festgelegten oder vereinbarten Ziel-Eigenschaften der Tätigkeit bzw. Dienstleistung (= Soll-Zustand). Die Ziel-Eigenschaften können z. B. durch Standards, Leitlinien, Ergebnisse von Konsenskonferenzen oder individuell festgelegte Therapieziele wiedergegeben werden. Diese Definition lehnt sich weitgehend an die Qualitätsauffassung der Norm DIN EN ISO 9000 an (Deutsches Institut für Normung 2001).

> ❯ Basierend auf dieser Qualitätsdefinition kann Qualitätssicherung verstanden werden als die systematische, auf dokumentierten Konzepten und Methoden

basierende Bemühung um die Sicherstellung der Erfüllung der vereinbarten oder festgelegten Anforderungen.

Stärker inhaltlich ausgerichtete Definitionsansätze (wie z. B. des amerikanischen Institute of Medicine; Blumenthal 1996 oder der Joint Commission on Accreditation of Healthcare Organizations JCAHO; Schrappe 2001) betonen folgende Qualitätsaspekte der medizinischen Versorgung: Zugänglichkeit für den Patienten („accessibility"), Effektivität und Effizienz der Behandlung, Übereinstimmung mit dem aktuellen medizinischen Wissensstand, Kontinuität und Vernetzung der Versorgung durch verschiedene Leistungserbringer (z. B. Hausärzte und Rehabilitationskliniken), Patientenorientierung, Abwesenheit unerwünschter Nebenwirkungen und „Rechtzeitigkeit" („timeliness") der Versorgung im Sinne einer zeitlichen Kongruenz zwischen Bedarf und Leistungserbringung.

Qualitätssicherung beinhaltet – im Sinne des **PDCA-Zyklus** (Plan-Do-Check-Act, Selbmann 1995) – Maßnahmen zur Qualitätsmessung (z. B. Einsatz eines Patientenzufriedenheitsfragebogens oder eines Assessment-Instruments) sowie darauf bezogene Maßnahmen zur Qualitätsverbesserung (z. B. Einrichtung von Qualitätszirkeln).

Unterschieden werden die **interne Qualitätssicherung** (= Maßnahmen, die von einer Organisation selber durchgeführt werden, wie z. B. der Einsatz und die regelmäßige Auswertung einer medizinischen Basisdokumentation) und die **externe Qualitätssicherung** (= Maßnahmen, die von einer externen Institution durchgeführt werden, z. B. die Qualitätssicherungsprogramme der gesetzlichen Rentenversicherung und der gesetzlichen Krankenkassen in der Rehabilitation, s. unten). Externe Qualitätssicherungsprogramme konzentrieren sich häufig auf die Qualitätsmessung, Ansätze der internen Qualitätssicherung fokussieren in der Regel eher auf die Planung und Umsetzung von Qualitätsverbesserungsmaßnahmen.

Qualitätsmanagement – in Abgrenzung zur Qualitätssicherung – ist die Verankerung von Qualitätssicherungsmaßnahmen in einer Organisation durch Maßnahmen der Leitungsebene bzw. des Managements, also z. B. die Schaffung von entsprechenden Strukturen (Qualitätsmanagementbeauftragter, Qualitätszirkel), Einrichtung regelmäßiger Qualitätsprüfungen, Festlegung der Qualitätspolitik und der Prinzipien des internen Qualitätsmanagementsystems. Qualitätsmanagement ist nach dieser Begriffsauffassung ein interner Ansatz, denkbar und in vielen Fällen sinnvoll ist jedoch eine externe Begleitung in Form von Schulung, Beratung oder Evaluation.

Im Ansatz des „Total Quality Managements" (Rothlauf 2010), auf den sich heute viele Qualitätsmanagementmodelle beziehen, wird das Qualitätsbewusstsein innerhalb einer Organisation zu einem umfassenden Denk- und

◩ Tab. 5.1 Strukturierung von Maßnahmen der Qualitätssicherung in der medizinischen Rehabilitation

Zielsetzung Qualitätsbereich	Qualitätsmessung (mit Bestimmung Ist-Wert, Soll-Wert und Ist-Soll-Abgleich)	Aktivitäten der Qualitätsverbesserung	Umfassende Qualitätsmanagementsysteme/Zertifizierungsverfahren
Strukturqualität	**Für die Bestimmung des Ist-Werts z. B.:** Dokumentation der Strukturmerkmale einer Rehabilitationseinrichtung **Für die Bestimmung des Soll-Werts z. B.:** – Fachliche Standards zu Strukturmerkmalen – Vergleiche unter Leistungserbringern bezüglich der erfüllten Strukturkriterien	**Zum Beispiel:** – Schaffung struktureller Voraussetzungen für die Umsetzung verbesserter Therapiekonzepte – Fortbildungs- und Personalentwicklungs-maßnahmen – Investitionen in Strukturmerkmale	**Zum Beispiel:** – Zertifizierung nach DIN EN ISO 9000 – Excellence-Modell der EFQM – Weitere von der Bundesarbeitsgemeinschaft für Rehabilitation (BAR) anerkannte Zertifizierungsverfahren wie DEGEMED, QMS-REHA und IQMP-Reha
Prozessqualität	**Für die Bestimmung des Ist-Werts z. B.:** – Dokumentationssysteme – Patientenbefragung – Bewertung durch Fachkollegen (z. B. „Peer Review", Visitationen) – Mitarbeiterbefragung **Für die Bestimmung des Soll-Werts z. B.:** Leitlinien und fachliche Standards Vergleiche unter Leistungserbringern	**Zum Beispiel:** – Qualitätszirkel und andere Formen der Projekt- bzw. Gruppenarbeit – Anwendung von Leitlinien Weiterentwicklung von Therapiekonzepten – Arbeitsprozessanalysen („clinical pathways") – Maßnahmen der Team- und Organisationsentwicklung	
Ergebnisqualität	**Für die Bestimmung des Ist-Werts z. B.:** – Effekt-Evaluationsstudien – Fragebögen und Assessmentverfahren **Für die Bestimmung des Soll-Werts: z. B.** – Festlegung von Therapiezielen – Leitlinien und fachliche Standards – Vergleiche unter Leistungserbringern	In der Regel nur indirekt über die Ebenen der Struktur- und Prozessqualität	

Handlungsansatz. Es spiegelt sich in der Unternehmensphilosophie (Leitbild), im Führungsverhalten sowie im täglichen Selbstverständnis der Mitarbeiter/innen wider. In interne Qualitätssicherungsmaßnahmen sollen nach diesem Ansatz alle betroffenen Mitarbeiter und Organisationsbereiche einbezogen werden.

In ◩ Tab. 5.1 (Farin u. Bengel 2003) werden die Dimensionen Qualitätsbereich (Struktur-, Prozess-, Ergebnisqualität) und primäre Zielsetzung (Qualitätsmessung, Qualitätsverbesserung, umfassendes Qualitätsmanagementmodell) zur Gliederung verschiedener aktuell diskutierter Ansätze der Qualitätssicherung und des Qualitätsmanagements in der medizinischen Rehabilitation herangezogen. Externe Ansätze wie die Qualitätssicherungsprogramme der gesetzlichen Rentenversicherung (Klosterhuis et al. 2010) und der gesetzlichen Krankenkassen (Farin 2009) fokussieren auf die Verfahren in der Spalte „Qualitätsmessung" und nutzen Strukturerhebungsbögen, Patientenfragebögen, arztseitig zu bearbeitenden Dokumentationsbögen, Therapiezielfestlegungen und Peer-Review-Ansätze, um Qualität auf den Ebenen der Strukturen, Prozesse und Ergebnisse zu erfassen (Bestimmung

Ist-Wert) und mit einem Soll-Wert (inhaltlicher Standard, Vergleiche unter Leistungserbringern) zu vergleichen.

Im Rahmen des internen Qualitätsmanagements werden z. B. die in Spalte „Aktivitäten der Qualitätsverbesserung" dargestellten Maßnahmen eingesetzt: die Einrichtung von Qualitätszirkeln, Fortbildungs- und Personalentwicklungsmaßnahmen, die Anwendung von Leitlinien und Arbeitsprozessanalysen im Sinne der Erstellung von „clinical pathways". Zusätzlich zu diesen Einzelmaßnahmen existieren integrierende Qualitätsmanagementmodelle bzw. Zertifizierungsansätze, die alle – vor einem konzeptionell jedoch recht unterschiedlichen Hintergrund – den Anspruch erheben, verschiedene Kriterien und Maßnahmen auf den Ebenen von Struktur-, Prozess- und Ergebnisqualität zusammenzuführen: So z. B. die Zertifizierung nach DIN EN ISO 9000: 2000 (Brauer u. Horn 2009), das Excellence-Modell der European Foundation for Quality Management (EFQM; Möller 2001) und viele weitere, rehabilitationsspezifische Verfahren, die von der Bundesarbeitsgemeinschaft für Rehabilitation (BAR) anerkannt wurden und zusammenfassend auf der Website ▶ www.bar-frankfurt.de aufgelistet sind.

Im folgenden Abschnitt werden die beiden zurzeit umfangreichsten, externen Qualitätssicherungsprogramme in der medizinischen Rehabilitation in Deutschland vorgestellt (die Programme von gesetzlicher Rentenversicherung und gesetzlichen Krankenkassen). Im abschließenden, dritten Abschnitt werden zukünftige Entwicklungen der Qualitätssicherung in der medizinischen Rehabilitation erörtert.

5.1.2 Externe Qualitätssicherungsprogramme in der medizinischen Rehabilitation

Die Reha-Qualitätssicherung der gesetzlichen Rentenversicherung

Mit dem 1994 begonnenen Qualitätssicherungsprogramm der gesetzlichen Rentenversicherung („Reha-Qualitätssicherung") für den Bereich der medizinischen Rehabilitation wurden auf breiter Basis Gedanken und Konzepte der Qualitätssicherung und des Qualitätsmanagements in die medizinische Rehabilitation getragen. Das Qualitätssicherungsprogramm der Rentenversicherung hat wesentlich dazu beigetragen, dass in der medizinischen Rehabilitation das Thema Qualitätssicherung an Bedeutung gewonnen hat und dass in vielen Kliniken Strukturen des internen Qualitätsmanagements aufgebaut wurden. Da das Verfahren in seiner Grundstruktur bereits vielfach beschrieben wurde (z. B. Klosterhuis et al. 2008, 2010; Egner et al. 2006), soll hier nur ein vergleichsweise grober Überblick gegeben werden.

In die Reha-Qualitätssicherung einbezogen sind alle eigenen oder von der Rentenversicherung federführend belegten Kliniken und Einrichtungen. Das Programm ist indikationsübergreifend angelegt, was bedeutet, dass dort, wo es sinnvoll erscheint, Verfahren eingesetzt werden, die unabhängig sind vom Behandlungsschwerpunkt und der Patientenstruktur der jeweiligen Rehabilitationsklinik. Indikationsspezifische Differenzierungen, die sich im Rahmen der Programmentwicklung als notwendig erwiesen, betreffen hauptsächlich die Modifikation einiger Instrumente hinsichtlich der Anwendbarkeit in psychosomatischen Kliniken. Im Überblick lassen sich in der Reha-Qualitätssicherung der Rentenversicherung sieben Analysethemen unterscheiden:

- Im Rahmen einer **Rehabilitandenbefragung**, die zu einem Messzeitpunkt ca. 2–3 Monate nach der Rehabilitation erfolgt, werden monatlich etwa 20 Patienten pro Reha-Einrichtung zufällig ausgewählt und um die Beantwortung eines Fragebogens gebeten. Insgesamt sind ca. 950 stationäre und 250 ambulante Reha-Einrichtungen bzw. Reha-Fachabteilungen an den Erhebungen beteiligt. Dadurch werden pro Jahr ca. 195.000 Bögen versendet, der Rücklauf beträgt ungefähr 65 % (Klosterhuis 2008). Erfasst werden sowohl die Zufriedenheit mit der Rehabilitation als auch der wahrgenommene Rehabilitationserfolg. Die einrichtungsbezogenen Ergebnisberichte stellen das absolute Qualitätsniveau dar (z. B. Prozentsatz zufriedener Patienten) und vergleichen zudem die jeweilige Einrichtung mit Referenzkliniken, die den gleichen Behandlungsschwerpunkt aufweisen. Im Jahre 2009 wurde zur Weiterentwicklung der Methodik dieses Einrichtungsvergleichs eine statistische Risikoadjustierung (z. B. Farin 2004a, 2004b) eingeführt.

- Im **Peer-Review-Verfahren** (z. B. Jäckel et al. 1997; Farin et al. 2004a, 2004b) wird auf der Basis von Entlassungsberichten sowie individueller Therapiepläne die Prozessqualität einer Rehabilitationsklinik von zuvor geschulten erfahrenen Rehabilitationsmedizinern („Peers") bewertet. Die Bewertung erfolgt anhand einer von Experten entwickelten Checkliste, zu der ein die Bewertungsmaßstäbe präzisierendes Manual existiert. In einem etwa 2-jährigen Intervall werden bis zu 20 Berichte pro Reha-Einrichtung ausgewählt. Mit den vergleichenden Rückmeldungen werden den Reha-Einrichtungen Stärken und Schwächen im Reha-Prozess zurückgemeldet.

- Mit Hilfe der **Klassifikation therapeutischer Leistungen (KTL)** können sämtliche Leistungen, die ein Rehabilitand während seiner medizinischen Rehabilitation erhält, erfasst werden. Die Auswertungen der nach KTL dokumentierten Leistungen geben Informationen zu Häufigkeit, Dauer und Differenziertheit der therapeutischen Versorgung und machen somit das Leistungsgeschehen transparent. Zudem erhält die Reha-Einrichtung Anhaltspunkte zu ihrer Dokumentationsqualität. Die KTL wird regelmäßig in größeren Zeitabständen aktualisiert. Die zur Zeit aktuelle Version aus dem Jahr 2007 (5. Auflage) soll in Kürze überarbeitet werden und soll Ende 2014 in einer neuen Auflage vorliegen.

- Mit den bisher entwickelten neun **Reha-Therapiestandards** (für koronare Herzkrankheit, chronischer Rückenschmerz, Diabetes mellitus Typ 2, Brustkrebs, Alkoholabhängigkeit, Schlaganfall, Hüft- und Kniegelenkersatz, depressive Störungen sowie im Bereich der Kinder- und Jugendlichenrehabilitation für Asthma bronchiale, Adipositas und Neurodermitis) werden nach Klosterhuis et al. (2010) etwa 45 % aller Leistungen zur medizinischen Rehabilitation der Rentenversicherung für Erwachsene und ca. 55 % der Leistungen für Kinder und Jugendliche erfasst. In den Reha-Therapiestandards werden Rehabilitationsleistungen in verschiedenen „evidenzbasierten Therapiemodulen" (ETM) zusammengefasst.

arbeitet (nachfolgend mit einem * gekennzeichnet), deren Vor- und Nachteile zusammen mit anderen Evaluationsinstrumenten im Abschnitt „Konkrete Ergebnisevaluation rehabilitativer Problemfelder" vorgestellt werden.

Hierbei wurde auf die Verbreitung der einzelnen Instrumente, die internationale Vergleichbarkeit der gewonnenen Ergebnisse, die Untersuchungsökonomie hinsichtlich der Items und den zur Dokumentation benötigten Zeitaufwand geachtet. Ergänzend zu einem vereinheitlichten Evaluationsinstrumentarium wäre die Benutzung einer rehabilitationsübergreifenden Sprache zur Beschreibung der Störungen der gesundheitlichen Integrität sinnvoll. Die ICF, die diese Aufgabe übernehmen könnte, ist derzeit aber aufgrund ihrer Komplexität nicht in den klinischen Alltag integrierbar. Hier muss zunächst die Entwicklung vereinfachter krankheitsspezifischer **ICF-Core-Sets** abgewartet werden, mit denen zukünftig die Evaluation rehabilitativer Maßnahmen sowie evtl. die Feststellung des Rehabilitationsbedarfs nebst einer Interventionsplanung ermöglicht werden könnte.

5.2.2 Etablierte Methoden zur Darstellung der Ergebnisqualität

Im Rahmen rehabilitationswissenschaftlicher Untersuchungen werden in der Regel sowohl **krankheitsübergreifende (generische) Messinstrumente** zur Erfassung des allgemeinen Gesundheitszustands als auch Messinstrumente zur Evaluation des **krankheitsspezifischen Gesundheitsstatus** eingesetzt. Während mit den generischen Instrumenten multiple Aspekte der gesundheitsbezogenen Lebensqualität wie z. B. Funktionszustand, psychisches Wohlbefinden und Schmerzen, aber auch soziale Faktoren und Selbstständigkeit im Alltag aus Sicht des Patienten dokumentiert werden können, lassen sich mit den spezifischen krankheits-, störungs- und populationsbezogenen Verfahren insbesondere klinische Parameter erheben. Die generischen Verfahren eignen sich dabei eher zum Vergleich des Gesundheitsstatus bei verschiedenen Erkrankungen und zur Bewertung therapeutischer Interventionen sowie der ganzheitlichen Beurteilung von Patienten mit chronischen Leiden, die spezifischen Instrumente besser zum Nachweis klinisch relevanter Veränderungen aufgrund einer Behandlungsmaßnahme.

Krankheitsübergreifende Verfahren sind in der Regel aufwändiger in der Handhabung und weisen insgesamt eine geringere Veränderungssensitivität auf. Für die routinemäßige Ergebnismessung sind sie daher nur bedingt geeignet. Eine Kombination beider Instrumente erscheint vor allem dann sinnvoll, wenn indikations-, settings- oder studienübergreifende Vergleiche angestrebt werden, zumal bei den einzelnen Evaluationsinstrumenten auch unterschiedliche Sichtweisen (Arzt, Patient) zum Ausdruck kommen. Etwaige **Outcome-Prädiktoren** (soziodemographische Merkmale, Komorbidität, Rehabilitationsmotivation, Krankheitsverarbeitung, Kontrollüberzeugungen etc.) sollten im Rahmen wissenschaftlicher Untersuchungen in Abhängigkeit von der Fragestellung möglichst mit berücksichtigt werden. ◘ Tab. 5.3 fasst einige national und internationale gebräuchliche Instrumente und ihre jeweiligen Untersuchungsmerkmale zusammen.

Subjektive Gesundheit/Lebensqualität

Das weltweit am häufigsten verwendete Instrument zur Erfassung des allgemeinen Gesundheitsstatus ist die **Medical Outcome Study Short Form 36** (**MOS SF-36**; Ware u. Sherbourne 1992, Ware 1995). Eine validierte deutsche Version wurde von Bullinger 1995 veröffentlicht. Der SF-36 umfasst 8 Skalen für die Bereiche körperliche, seelische

◘ **Tab. 5.3** Einige national und international gebräuchliche Instrumente und ihre jeweiligen Untersuchungsmerkmale

Merkmal	Assessmentverfahren
Subjektive Gesundheit/gesundheitsbezogene Lebensqualität	SF-36 (Bullinger u. Kirchberger 1998) EQ-5 D (Greiner et al. 2005) IRES (Gerdes u. Jäckel 1995) NHP – Nottingham Health Profile (Kohlmann et al. 1992)
ADL/IADL – Selbstständigkeit im Alltag	FIM – Functional Independence Measure, Funktionaler Selbstständigkeitsindex (Frommelt et al. 1993) Barthel-Index (nach Schupp)
Reha-Motivation/-Erwartung	FREM-17 (Deck et al. 1998)
Erkrankungsbezogene Kontrollüberzeugung	KKG (Lohaus u. Schmitt 1989) – Fragebogen zur Erhebung von Kontrollüberzeugungen zu Krankheit und Gesundheit
Komorbidität	SF-Komorbidität (Bullinger u. Kirchberger 1998)
Angst/Depression	BSI/SCL-90-R – Symptom-Checkliste (Franke 1994) HADS – Hospital Anxiety and Depression Scale (Herrmann et al. 1995) BDI – Beck-Depression-Inventory (Beck et al. 1961, Hautzinger et al. 1994) CES-D – Center for Epidemiological Studies- Depression-Scale (Radloff 1977, Hautzinger et al. 1991) ADS – Allgemeine Depressionsskala (Hautzinger u. Bailer 1993)

und soziale Funktion, Rollenverhalten aufgrund körperlicher und seelischer Störungen, allgemeine Gesundheit, Schmerzen und Leistungsfähigkeit (Vitalität). Eine Kurzversion mit 12 Items wurde von Ware et al. publiziert. Im Vergleich zum **IRES** (Indikatoren des Rehastatus; Gerdes u. Jäckel 1995), einem ausschließlich im deutschsprachigen Raum bei Patienten der Rentenversicherung eingesetzten multidimensionalen Instrument zur Feststellung der subjektiven Gesundheit (161 Items), bietet der SF-36 eine bessere internationale Vergleichbarkeit und testökonomischere Kürze.

Ein weiteres international gebräuchliches und aufgrund seiner dichotomen Antwortskalierung gerade für ältere Patienten und Patienten mit ausgeprägten Störungen geeignetes multidimensionales Untersuchungsverfahren zur Erhebung der gesundheitsbezogenen Lebensqualität ist das **NHP** (Hunt u. Mc Ewen 1980), das seit 1992 in einer deutschen Version vorliegt. Die 38 Items des NHP erfassen 6 verschiedene Dimensionen von Lebensqualität, wobei die Skalenbezeichnungen negativ besetzt sind: Energieverlust, Schmerz, emotionale Beeinträchtigung, Schlafprobleme, soziale Isolation sowie Einschränkung der physischen Mobilität.

Der **EQ-5D-Fragebogen** wurde 1987 von der EuroQol Group als Selbstberichtsinstrument des Patienten entwickelt und beschreibt mit 5 Dimensionen (Beweglichkeit, Mobilität, die Fähigkeit, für sich selbst zu sorgen, alltägliche Tätigkeiten, Schmerzen und Angst/Niedergeschlagenheit) und jeweils 3 Antwortstufen den Gesundheitszustand.

Aktivitäten des täglichen Lebens

Einschränkungen bei Aktivitäten des täglichen Lebens infolge muskuloskelettaler Erkrankungen lassen sich unter anderem mit dem für die Selbstbeurteilung angelegten **Funktionsfragebogen Hannover** (polyartikuläre Krankheiten; Raspe et al. 1990 bzw. Rückenschmerzen, Kohlmann und Raspe 1996) erfassen, der mittlerweile im deutschsprachigen Raum als Standardverfahren gelten kann. Zur Fremdbeurteilung von Einschränkungen der funktionalen Selbstständigkeit haben sich im klinischen Alltag allgemein sowohl der **Funktionale Selbstständigkeitsindex** (**FIM**; Frommelt et al. 1993) als auch der **Barthel-Index** (Mahoney u. Barthel 1965) bzw. der modifizierte Barthel-Index (Shah et al. 1989) etabliert. Die genannten Verfahren werden bei älteren Patienten sowohl zur Einschätzung des Pflegebedarfs beim Übergang vom Akuthaus zur Rehabilitationsklinik als auch im weiteren Verlauf zur Dokumentation des Rehabilitationsfortschritts genutzt.

Reha-Motivation

Ein in der Praxis geeignetes Verfahren zur Erfassung der allgemeinen Patientenerwartungen ist der **FREM-17**, der unter anderem die Bereiche Wohlbefinden/Erholung, Gesundheit, Krankheitsbewältigung und Rente erfasst. Für die Untersuchung der indikationsspezifischen Reha-Motivation/-Erwartung liegen aber zur Zeit noch keine validierten Verfahren vor.

Erkrankungsbezogene Kontrollüberzeugung

Als multidimensionales Instrument zur Erfassung der erkrankungsbezogenen Kontrollüberzeugung wird allgemein der **KKG** empfohlen, obwohl hiermit nur ein eingeschränkter internationaler Vergleich möglich ist (Muthny et al. 1999).

Angst/Depression

Im Bereich der Schmerztherapie und psychosomatischen Rehabilitation kommen als Instrumente zur Erfassung der Angst als Komorbidität unter anderem die **Angstskalen der SCL 90** (Symptom-Checkliste) zum Einsatz. Das **BSI** (Brief Symptom Inventory) stellt eine kürzere Variante der SCL mit denselben Dimensionen aber deutlich weniger Items dar und wird aufgrund seiner nicht wesentlich schlechteren psychometrischen Eigenschaften für den Rehabilitationsbereich empfohlen. Daneben wird auch die **HADS** (Hospital Anxiety and Depression Scale) verwendet. Zur Messung einer Depression eignet sich die **CES-D**, der **BDI** und mitunter auch die **ADS**. Der Einsatz der Depressionsskala des BSI erscheint zwar aufgrund ökonomischer Gesichtspunkte sinnvoll, ist aber im Gegensatz zum BDI durch erkrankungsbezogene Beschwerden verfälscht (Muthny et al. 1999).

5.2.3 Konkrete Ergebnisevaluation rehabilitativer Problemfelder

Trotz der Vielzahl an Scores zur Beurteilung konservativer und operativer Maßnahmen in der Orthopädie gibt es immer noch einen Mangel an **rehabilitationsspezifischen Evaluationsinstrumenten**. Viele der eingesetzten Verfahren eignen sich eher zum Nachweis mittel- und längerfristiger Therapieeffekte und sind daher zur Dokumentation des in der Regel 3-wöchigen Rehabilitationsverlaufs aufgrund der Itemwahl (z. B. der Einschätzung der Funktionsfähigkeit im häuslichen Umfeld) nur unzureichend verwendbar oder aber im klinischen Alltag nicht praktikabel. Darüber hinaus weisen einige der gebräuchlichen, häufig aus dem angloamerikanischen Raum nur übersetzten Scores erhebliche Mängel in Bezug auf ihre Reliabilität und Validität auf. Im folgenden sollen einzelne spezifische Evaluationsverfahren nach ihrer Indikation vorgestellt werden.

Wirbelsäule

Standardisierte und heute vielfach auch routinemäßig eingesetzte Instrumente zur Erfassung und Verlaufsbeobachtung von Rückenschmerzen bzw. zur Dokumentation des operativen Erfolgs sind der **Oswestry Low Back Pain Disability Questionnaire*** (Fairbank et al. 1980) und der **Funktionsfragebogen Hannover Rücken*** (**FFbH-R;** Kohlmann u.Raspe 1996). Beide Messinstrumente beinhalten die Dimensionen Schmerz, physische Funktionsbeeinträchtigung und Einschränkung der Aktivitäten des täglichen Lebens. Darüber hinaus gilt im angloamerikanischen Raum zur Erfassung von patientenorientierten Outcomes bei Rückenbeschwerden das **North American Spine Society Instrument (NASS)** (Daltroy et al. 1996) mit einem zervikalen und einem lumbalen Modul sowie einem Modul für Patienten mit Skoliose als Standardverfahren, da hiermit auch eine Diskriminierung zwischen neurogener Symptomatik und körperlicher Funktionsbeeinträchtigung möglich ist. Eine deutsche Version des NASS wurde von Pose et al. 1999 vorgestellt.

Die einzelnen Evaluationsinstrumente sind dabei nicht untereinander austauschbar, da sie ein jeweils spezifisches Anwendungsfeld besitzen. Während sich z. B. der FFbH-R besser für gering bis mittelgradig funktionseingeschränkte Personen und zur Erfassung von Rückenschmerzen in der Gesamtbevölkerung eignet, kann z. B. mit dem NASS eine Differenzierung klinischer Rückenpopulationen vorgenommen werden. Der NASS ermöglicht im Gegensatz zum FFbH-R aufgrund seiner Verbreitung zudem einen internationalen Vergleich der Belastung von Populationen durch Rückenschmerzen und eine längerfristige Erfolgskontrolle therapeutischer Interventionen. Im Bereich Fähigkeitsstörungen ist er jedoch - aufgrund seiner hohen Anzahl von Items zur funktionalen Beeinträchtigung - innerhalb eines Rehabilitationszeitraums von drei Wochen, ebenso wie der FFbH-R nicht änderungssensitiv genug, so dass kurzfristige Behandlungsergebnisse sich bei Rehabilitanden mit chronischen Rückenschmerzen nur bedingt abbilden lassen (Schochat et al. 2000). Zur Beurteilung des stationären Verlaufs eignen sich daher eher Scores mit Dimensionen wie Schmerzen und Symptome, da sich diese in der Regel im Gegensatz zu Fähigkeitsstörungen durch eine Rehabilitationsmaßnahme kurzfristiger beeinflussen lassen. Nachteilig am NASS ist zudem, dass Funktionseinschränkungen ohne Schmerzen unter Umständen nicht erfasst werden.

Kombiniert man die spezifischen Scores mit generischen Instrumenten (wie z. B. den SF-36) zur Dokumentation mittel- und längerfristiger Therapieeffekte, so fällt auf, dass sofern eine persistierende Schmerzsymptomatik besteht, diese meist nicht auf radiologisch relevante Fehlstellungen zurückzuführen ist, sondern insbesondere nach Wirbelsäulenverletzungen auch der ausgedehnte operative Eingriff (dorsoventrale Stabilisierung) mitunter als Ursache der Beschwerden und einer damit einhergehenden eingeschränkten Lebensqualität angesehen werden muss.

Hüft- und Kniegelenkserkrankungen

Zur patientenzentrierten Bewertung von Behandlungsergebnissen bei Knie- und Hüftgelenkserkrankungen wird von der WHO derzeit der **WOMAC-** (Western Ontario and McMaster Universities) und der **Lequesne-Index** (1987) empfohlen. Neben der Beurteilung des Behandlungserfolgs bei degenerativen Erkrankungen (getrennt nach Knie und Hüfte) sind beide Instrumente auch für die Ergebnisevaluation nach endoprothetischem Gelenkersatz geeignet. Eine validierte deutsche Übersetzung des WOMAC liegt seit 1996 (Stucki et al. 1996), des Lequesne-Index seit 2002 (Ludwig et al. 2002) vor. Vorteil des Lequesne-Index gegenüber dem WOMAC-Fragebogen ist der kürzere Zeitaufwand zur Bearbeitung für Patient und Arzt, so dass der Index auch für die routinemäßige Erfassung des individuellen Gesundheitszustandes und zur Ergebnisevaluation (Gehleistung, Alltagsbewältigung und Schmerzintensität) in der Rehabilitation in Ergänzung zu den klassisch klinischen Bewertungsschemata empfohlen werden kann. Gegenüber dem WOMAC weist er jedoch eine etwas geringere Empfindlichkeit bei der Erfassung von Schmerzen auf. Zu klinischen Parametern wie Bewegungsumfang und radiologisches Ausmaß der Arthrose besteht nur eine schwache Korrelation, was sich aber ohnehin mit der alltäglichen Erfahrung deckt, dass diese Parameter oftmals keinen sicheren Rückschluss auf die Schmerzsymptomatik, Gehleistung und Alltagsbewältigung der Patienten ermöglichen.

Neben den beiden beschriebenen Instrumenten wird auch der US-amerikanische Funktionsfragebogen Bewegungsapparat – **Short Musculoskeletal Function Assessment Questionnaire** (**SMFA;** Swiontkowski et al. 1999) in seiner Übersetzung von König et al. (SMFA-D 2000) zur Beurteilung des Behandlungserfolgs bei degenerativen Gelenkerkrankungen und nach endoprothetischem Gelenkersatz eingesetzt. Der Selbsteinschätzungsfragebogen umfasst 34 Items zur Funktion (tägliche Aktivitäten, emotionaler Zustand, Mobilität sowie Arm-/Handfunktion) und 12 Fragen zur Beeinträchtigung (Hobby, Freizeit, Beruf, Familie, Schlaf, Ruhe). Er wurde von Orthopädischen Kollegen in den Vereinigten Staaten entwickelt und wird von der AAOS in Studien zur Outcome-Forschung und zum Gebrauch in Klinik und Praxis empfohlen. Die Patienten beurteilen Ihre Situation im Fragebogen retrospektiv in den vergangenen 7 Tagen. Nachteilig zum Lequesne-Index ist der längere Zeitbedarf für die Bearbeitung (ca. 30 Minuten), selbst wenn die Fragen zur Arm- und Handfunktion ausgeschlossen werden.

Gegenüber den bislang aufgelisteten Selbsteinschätzungs-Scores wird bei dem von Middeldorf und Casser (1997) primär für den Rehabilitationsbereich entwickelten **Staffelstein-Score*** neben der subjektiven Sichtweise des Behandlungserfolgs auch die ärztliche Einschätzung mit berücksichtigt. Der Score eignet sich gut zur Beurteilung des Rehabilitationsverlaufs nach endoprothetischer Versorgung, da neben den Parametern Schmerz und Bewegungsausmaß insbesondere Einschränkungen von Aktivitäten des täglichen Lebens mit in die Evaluation einfließen. Der Staffelstein-Score verfügt über 13 Items, die in die genannten drei Sub-Scores mit jeweils 40 Punkten gegliedert sind. Das mögliche Rehabilitationspotenzial kann als Differenz zwischen dem maximal zu erreichenden Punktwert von 120 und den Ausgangswerten der verschiedenen Sub-Scores definiert werden. Der Score wird in einigen Kliniken routinemäßig zur Bestimmung des individuellen Rehabilitationspotenzials zu Beginn einer Anschlussheilbehandlung und zur Ergebnisdokumentation am Ende des stationären Aufenthalts eingesetzt. Nachteilig ist jedoch, dass der Score keine internationale Vergleichbarkeit ermöglicht.

Ein weiterer allerdings ausschließlich kniegelenkspezifischer Score stellt der **Knee Injury and Osteoarthritis Outcome Score** (**KOOS**, Roose et al. 1998) dar, der zur Ergebnismessung nach Verletzungen am Kniegelenk (Kreuzbandruptur, Meniskusschaden) oder sekundärer Gonarthrose und Endoprothesenimplantation angewendet wird. Der Score beinhaltet 42 Items, welche den Gesundheitsstatus von Patienten mit Kniebeschwerden in 5 Subskalen als Selbsteinschätzung erfasst (Schmerz, Symptome, Aktivitäten des täglichen Lebens, Sport und Freizeit, kniegelenksassoziierte Lebensqualität). Eine validierte deutsche Version liegt seit 2003 vor (Kessler et al. 2003).

Endoprothetik

Wie bei anderen Indikationen hat sich auch der Anspruch an die Ergebnismessung bei alloarthroplastischem Gelenkersatz in den letzten Jahren deutlich gewandelt. Reichte früher die Erfassung der Ergebnisqualität anhand der ärztlichen Auswertung von prä- und postoperativen klinischen sowie radiologischen Befunden aus, wird heute zunehmend eine systematische Evaluation mittels spezifischer aber auch generischer Messverfahren gefordert. Bei der Beurteilung des Behandlungserfolgs muss jedoch beachtet werden, dass einige der in der Literatur zur Zeit eingesetzten spezifischen Scores erhebliche Mängel der Testgütekriterien (Reliabilität aber auch Validität) aufweisen. Zudem fehlen genaue Daten, die darüber Auskunft geben, in welchem Maß einzelne Funktions-Scores geeignet sind, relevante Verlaufsunterschiede im Krankheitsbild zu erfassen (Änderungssensitivität). Die Vergleichbarkeit der Untersuchungsergebnisse wird darüber hinaus dadurch eingeschränkt, dass die Gewichtung der einzelnen Komponenten (Schmerzbild, Funktion, Bewegungsumfang u. a.) in den Gesamtscores erheblich differiert und unterschiedliche Parameter mit in die Beurteilung einfließen. So variiert z. B. der Bewegungsbereich je nach eingesetztem Bewertungssystem zwischen 4 und 30 % am Gesamtscore.

Häufige spezifisch für das Kniegelenk eingesetzte Scores sind:

Score des Hospital for Special Surgery (HSS) (1976) Beurteilt die Parameter Schmerzen, Funktion, Quadrizepsstärke, Bewegungsumfang, Flexionsdeformität, Stabilität, Varus-/Valgusdeformität und Streckdefizit.

Knee Society 2 (1989) Erfasst die Parameter Schmerzen, Funktion (Gehen und Treppensteigen, Gehhilfen) sowie die Flexionsdeformität, Bewegungsumfang, Stabilität, Varus-/Valgusdeformität und Streckdefizit.
Häufige spezifisch für das Hüftgelenk eingesetzte Scores sind:

Score nach Merle d'Aubigné und Postel (1949) Beurteilt werden die Parameter Schmerz, Beweglichkeit und Gehfähigkeit, wobei nur die jeweils 6 möglichen Punkte für Schmerz und Gehfähigkeit in die Berechnung des Gesamtergebnis eingehen.

Score nach Judet und Judet (1952) Erfasst wie der Score nach Merle d`Aubignè und Postel die Parameter Schmerz, Beweglichkeit und Gehfähigkeit mit jeweils 6 Punkten.

Harris-Hip-Score (1969) Berücksichtigt die Parameter Schmerz, Hinken, Verwendung von Gehhilfen, Gehstrecke, Treppensteigen, Schuhe/Socken anziehen, Sitzen, Benutzung öffentlicher Verkehrsmittel, Beweglichkeit sowie Deformität. Die Beurteilung erfolgt nach einem Punkteschema von 0–100. Der Harris-Hip-Score ist der international am weitesten verbreitetste Score für die funktionelle Beurteilung des Hüftgelenks mit 91 % subjektiven und 9 % objektiven Anteilen an der Gesamtpunktzahl. Nachteilig ist jedoch die umständliche Berechnung der Punktwerte der Beweglichkeit durch Umrechnungsfaktoren.

(HSS-Score) (1972) – erweitert durch Pellici et al. (1985) Score nach Wilson et al. Beurteilt werden die Parameter Schmerz, Gehfähigkeit, Funktion/ADL, Muskelkraft und Beweglichkeit (radiologische Darstellung von Pfanne und Femur) mit jeweils 10 Punkten.
Die Tatsache, dass die aufgeführten orthopädischen Rating-Skalen allein die vom Patienten subjektiv erlebten Beschwerden nicht adäquat abbilden, unterstreicht die Notwendigkeit, Aspekte wie z. B. Lebensqualitätsanalysen in die Beurteilung des Gesamtergebnis mit einzubeziehen. Um Änderungen in der Funktion des Bewegungsapparates durch die Implantation einer Prothese zu objektivieren und die einzelnen oftmals facettenreichen Resultate zu dokumentieren, ist es daher sinnvoll neben Verfahren, die implantationstechnische und operationsspezifische Parameter beurteilen immer auch patientenzentrierte Messinstru-

mente wie z. B. den Lequesne-Index-D mit zu verwenden. Für den Rehabilitationsbereich zeigen Literaturergebnisse, dass sich mit Hilfe ausgewählter Scores Effekte therapeutischer Interventionen während einer Rehabilitationsmaßnahme nachweisen lassen (Middeldorf et al.1997; Walz u. Schladitz 2002; Ludwig et al. 2003). Trotz subjektiver Zufriedenheit ist aber die Lebensqualität von Patienten sowohl mit einer Knie- als auch mit einer Hüftendoprothese im Vergleich zu einem altersentsprechenden Normalkollektiv oftmals noch längere Zeit nach dem operativen Eingriff reduziert. Das Niveau einer gesunden belastungsfreien Kontrollpopulation wird nur in seltenen Fällen voll erreicht (Knahr et al. 1998, 2003). Häufiger verbleiben funktionelle Einschränkungen wie z. B. Gehstockbenutzung, Schwierigkeiten beim Treppesteigen etc. (Sinn u. Luckner 2003).

Schulter

Für die Ergebnismessung nach operativen und konservativen Interventionen im Bereich der Schulter existieren aufgrund der großen Variabilität der hier vorkommenden Erkrankungen und Verletzungen eine Vielzahl von spezifischen Scores, die sich in der Gewichtung einzelner Funktionselemente mitunter deutlich voneinander unterscheiden. Einen international allgemein akzeptierten Score, der alle Aspekte einer Schultererkrankung mitberücksichtigt existiert daher bislang noch nicht.

Eines der am häufigsten eingesetzten Verfahren im europäischen Raum aber auch international ist der **Constant-Score*** (Constant u. Murley, 1987). In ihm sind sowohl objektive (Kraft: 25 Punkte/Bewegung: 40 Punkte) als auch subjektive Parameter (Schmerzen: 15 Punkte/Funktion/Alltagsaktivitäten: 20 Punkte) implementiert.

Kritisch muss beim Constant-Score jedoch die Anwendung altersadaptierter Normwerte für die Kraft betrachtet werden, da diese sich ausschließlich auf ein irisches Patientenkollektiv beziehen und sich nicht ohne weiteres auf andere Populationen übertragen lassen (altersabhängige Normwerte eines deutschen Kollektivs wurden kürzlich publiziert). Insbesondere im höheren Alter kann es so mitunter zu einer zu guten Beurteilung der Schulterfunktion kommen, da die Kraft mit 25 % in das Gesamtergebnis eingeht (Thomas et al. 2003). Nachteilig ist zudem das Fehlen von Parametern zur quantifizierenden Beurteilung einer Schulterinstabilität und das Problem der Wahl des Hebelarms bei der Messung der Abduktionskraft. Während einige Autoren die Messung am humeralen Deltaansatz favorisieren, stellt für andere das Handgelenk den optimalen Messpunkt dar. Bei der Kraftmessung am Deltaansatz können aber kleine Variationen der Messstelle prozentual erhebliche Variationen des Lastarmes bedingen, so dass zur besseren Vergleichbarkeit der Ergebnisse sich die Angabe des Drehmoments (Produkt von Armlänge und Maximalkraft) empfiehlt.

Auch hinsichtlich der bei der Kraftmessung einzunehmenden Armposition (Abduktion, Anteversion) gibt es unterschiedliche Ansichten. Ungünstig erscheint bei Verwendung einer Federwaage zudem die Begrenzung auf 12 kg, da therapiebedingte Kraftänderungen bei muskelstarken Personen so mitunter nicht erfasst werden.

Neben dem Constant Score wird im deutschsprachigen Raum mittlerweile auch der von der Upper Extremity Collaborative Group entwickelte **Upper Limb DASH** (Disabilities of the Arm, Shoulder and Hand, 1996) eingesetzt. Von diesem Score liegen mehrere validierte Versionen in deutsch für Erkrankungen und Verletzungen an der Schulter und der Hand vor (German 1999; Kalb 1999; Skutek 2000; Offenbächer 2003). Der DASH ist ein reiner Selbsteinschätzungsfragebogen, der insgesamt 78 Items u. a. aus dem Bereich Körperfunktion und -struktur sowie Aktivitäten und soziale Partizipation enthält. Er kann in drei Module unterteilt werden, die entweder getrennt oder gemeinsam bewertet werden. Das erste Modul (33 Items) dient zur Erfassung des gegenwärtigen Gesundheitszustands einschließlich von Begleiterkrankungen. Das zweite Modul setzt sich aus dem eigentlichen DASH-Modul als Kernstück mit 21 Fragen zur Erhebung von Funktionen und Aktivitäten des täglichen Lebens und 5 Fragen zu vorhandenen Symptomen zusammen. Das dritte Modul erfasst demographische Daten, Schwierigkeiten, die in Zusammenhang mit sportlichen und musikalischen Aktivitäten auftreten können bzw. mit der Fähigkeit Arbeiten zu verrichten.

Vorteilhaft am Score ist der diagnoseübergreifende Charakter, der einen Vergleich der Ergebnisse unterschiedlicher Verletzungen an der oberen Extremität und ihrer Auswirkungen auf die gesundheitsbezogene Lebensqualität ermöglicht, was aber seinen universellen Einsatz für die Schulter durch die Abhängigkeit von der Funktion der Restextremität limitiert. Infolge einer längeren Bearbeitungsdauer und insbesondere der gelegentlich auftretenden Notwendigkeit einer ausführlicheren Anleitung erscheint zudem ein Einsatz als Nachbefragungsbogen in der Praxis problematisch.

Neben den erwähnten Scores wird darüber hinaus verschiedentlich auch der rein subjektive Fragebogen der Amerikanischen Gesellschaft für Schulter und Ellenbogenchirurgie (**ASES-Score**, 1994) mit 10 Punkten für Schmerzen und 90 Punkten für 10 verschiedene Aktivitäten des täglichen Lebens zur Evaluation eingesetzt. Signifikante Score-Veränderungen konnten sowohl für Patienten mit einer Rotatorenmanschettenrekonstruktion (Skutek 2000) als auch für Patienten mit einer anteroinferioren Instabilität (Gartsman 2000) nachgewiesen werden. Der Score eignet sich nach Ansicht mancher Autoren aber eher als Untersuchungs- und Erhebungsbogen denn als Beurteilungsbogen (Böhm 2002).

Der von Ellman eingeführte **U.C.L.A.-Score** (University of California Los Angeles, 1986) zur Erfassung der Ergebnisse von Rotatorenmanschettenrekonstruktionen wird aufgrund seiner Einfachheit relativ häufig angewandt. Er enthält die Parameter Schmerz und Funktion mit jeweils 10 Punkten, die aktive Anteversion, Kraft und Zufriedenheit des Patienten mit jeweils 5 Punkten. Nachteilig ist, dass sich aufgrund der Parameterwahl kein präoperativer Wert erheben lässt und das Wertungsraster mit den Kategorien exzellent, gut und schlecht relativ grob ausfällt. Der Score wird daher weder von der amerikanischen noch der europäischen Vereinigung für Schulterchirurgie empfohlen.

Der von Rowe et al. (1978) speziell für die Ergebnisbeurteilung nach operativer Stabilisierung einer vorderen Instabilität entwickelte **Rowe-Score** eignet sich weniger für andere Schultererkrankungen, da 50 % der maximal erreichbaren Punkte direkt mit der Schulterstabilität in Verbindung stehen. Von Walch (1987) wurde daher eine Modifikation des Scores vorgeschlagen, der den Punktanteil der Stabilität auf 25 Punkte reduziert und dafür einen Fragenkomplex zur Schmerzsymptomatik mit 25 Punkten einfügt.

Amputation

Zur Verlaufs- und Ergebnisevaluation der Rehabilitationsbehandlung für an der unteren Extremität amputierte Patienten standen in der Vergangenheit nur unzureichend entwickelte Messinstrumente zur Verfügung. Erst in den letzten Jahren wurden spezifische Messverfahren zur Dokumentation des kurz- und längerfristigen Rehabilitationserfolgs mit der Frage nach dem Grad der subjektiv erreichten Lebensqualität, der sozialen Integration und der Einschränkung bei den Aktivitäten des täglichen Lebens erarbeitet.

Dabei ist der von Middeldorf und Casser (2001) entwickelte **AmpuPro-Score***, der neben objektiven klinischen Befunden auch subjektive Angaben des Patienten berücksichtigt der zur Zeit gebräuchlichste Score zur rehabilitationsbegleitenden Evaluation in Deutschland. Der Score setzt sich aus drei Sub-Scores (Schmerz, ADL, Prothesengebrauch) mit insgesamt 13 Items zusammen, wobei bei einer Gesamtpunktzahl von 120 jeder Sub-Score mit 40 Punkten repräsentiert ist. Neben der erreichten absoluten Punktzahl kann auch eine Gegenüberstellung des möglichen Rehabilitationspotenzials (Differenz zwischen dem Maximalwert von 120 und den Ausgangswerten der verschiedenen Sub-Scores) mit den tatsächlich erreichten Werten erfolgen.

Zur Dokumentation der funktionellen Ergebnisqualität im mittel- und längerfristigen Verlauf stehen mit dem von der schottischen krankengymnastischen Amputations-Forschungsgruppe (SPARG) entwickelten **Functional Measure for Amputees Questionaire (FMA)** – von

dem es bislang nur eine unveröffentlichte deutsche Übersetzung gibt – und dem an der Medizinischen Fakultät der Universität in Montreal erarbeiteten **Prosthetic Profile of the Amputee Person (PPA)** (Gauthier-Gagnoe und Grise 1994) – von Ziegenthaler et al. 2000 ins Deutsche übersetzt – zwei Evaluationsinstrumente zur Verfügung, die sich auch für den internationalen Vergleich eignen. Der FMA setzt sich aus 13 Items, der umfangreichere PPA aus 43 Items zusammen, wobei Überlappungen zu Fragen aus dem FMA vorkommen. Beide Scores enthalten zusätzlich die Möglichkeit zur Angabe freitextlicher Äußerungen.

Erfolgreiche Rehabilitationsverläufe konnten mit dem AmpuPro-Score für den stationären Bereich bereits mehrfach belegt werden (Middeldorf 2001). Selbst bei älteren geriatrischen Amputierten zeigte sich bei diversen Nachuntersuchungen, dass die Prothese im Alltag auch nach einer länger zurückliegenden Rehabilitationsbehandlung noch genutzt und hierdurch die Selbstständigkeit der Patienten in großen Teilen erhalten werden konnte (Greitemann 1997; Bork 1998) (► Abschn. 4.4).

Rheumatische Erkrankungen

Zur Evaluation des mittel- und langfristigen Therapieerfolgs bei der rheumatoiden Arthritis sollten wie bei anderen Indikationen immer mehrere spezifische Instrumente in Kombination mit einem generischen Fragebogen eingesetzt werden. Dieses Vorgehen empfiehlt sich insbesondere bei älteren Patienten mit Begleiterkrankungen, deren Folgen für den Betroffenen erst durch den Einsatz generischer Instrumente offenbar werden. Scores zur Dokumentation des mehrwöchigen Rehabilitationsverlaufs existieren bislang für die rheumatischen Erkrankungen leider nicht.

Zur Bestimmung der Krankheitsaktivität eignet sich in der Praxis der **DAS (Disease Activity Score;** van der Heijde 1993, modifiziert von Prevoo 1995), der sich aus der Zahl der geschwollenen und druckdolenten Gelenke, den „28-joint count" bzw. Ritchie-Index sowie der Blutsenkungsgeschwindigkeit/des CRP und dem Globalurteil des Patienten errechnen lässt.

Zur Evaluation wird darüber hinaus das **Health Assessment Questionnaire (HAQ)** eingesetzt. Funktionale Einschränkungen können mit dem **Keitel-Bewegungs-Funktionstest** (Keitel 1971) oder dem Mobilitätsindex und einer Messung der Handkraft erfolgen. Der Keitel-Test beschreibt die Beweglichkeit an den oberen und unteren Extremitäten anhand von 24 exakt definierten Übungen, woraus sich ein Index auf einer Skala von 0–100 errechnen lässt.

Weitere gebräuchliche Scores zur Evaluation sind der **RADAI (Rheumatoid Arthritis Disease Activity Index)** bzw. der **FFbH-OA** und die **Measurement of Patient Outcome Scales (MOPO)**. Die Erfassung der körperlichen Funktionseinschränkungen bei Spondarthropathien kann mit dem **BASFI** (Ruof et al. 1999) bzw. dem **Dougadas Functional Index (DFI)** oder einer krankheitsspezifischen Version des **Health Assessment Questionnaire (HAQ-S)** (van der Heidje et al. 1997) erfolgen. Neben den klinischen Instrumenten sollten in regelmäßigen Abständen radiologische Veränderungen an Händen und Vorfüßen erfasst werden (Rau 1998, Hülsemann 1998, Jäckel 1987, 2001). Hierzu wird allgemein der **Larsen-** (Larsen 1977, 1995) oder aber der **Ratingen-Score** empfohlen (Jäckel et al. 2001).

Schmerztherapie

Während man sich bei akuten Schmerzen auf wenige Fragen zum Schmerzgeschehen vor Einleitung einer Therapie beschränken kann und der Erfolg einer Behandlung schnell ersichtlich wird, ist bei Patienten mit chronischen Schmerzen vor Therapiebeginn zunächst eine sorgfältige Schmerzanalyse erforderlich. Hilfreich ist deshalb eine standardisierte Dokumentation, die neben biographischen Daten und „schmerzimmanenten" Variablen (schmerzhafte Körperregionen, Ausstrahlung, Schmerzintensität und -verlauf, schmerzauslösende bzw. das Erleben und Verhalten modulierende Parameter, Anamnesedauer, Anzahl der Schmerztage, Einnahme schmerzrelevanter Medikamente und bisherige schmerztherapeutische Maßnahmen) insbesondere auch assoziierte psychosoziale Faktoren mit berücksichtigt, um der Multidimensionalität des Schmerzgeschehens gerecht zu werden. Nur so ist eine zielgerichtete Therapie und rehabilitationsbegleitende Verlaufskontrolle möglich.

In der Praxis hat es sich bei chronischen Erkrankungsverläufen zunächst bewährt, vor Beginn rehabilitativer Interventionen den Chronifizierungsgrad der Erkrankung zu bestimmen, um hierdurch auch Informationen über die Behandlungsprognose zu gewinnen. Gerbershagen (1996) hat hierfür ein Stadienmodell entworfen, dass anhand klinischer Merkmale und Merkmale der bisherigen Behandlung das jeweilige Ausmaß der Chronifizierung erkennen lässt.

Gebräuchliche Core-Sets zur Erfassung schmerztherapeutischer Variablen bieten u. a. der **Schmerzfragebogen der Deutschen Gesellschaft zum Studium des Schmerzes (DGSS)** und des **Schmerztherapeutischen Kolloquiums (STK)**. Problematisch am DGSS-Fragebogen, der zur Steigerung der Anwenderfreundlichkeit vor kurzem erst deutlich verkürzt wurde, scheinen aber die darin enthaltenen lizenzgeschützten Instrumente zu sein, die einer allgemeinen Verbreitung des Fragebogens zumindest in der Rehabilitation derzeit noch im Wege stehen. Einen kurzen Überblick über rehabilitationsrelevante Dokumentationsinhalte bei chronischen Schmerzen und die dazugehörigen Assessmentverfahren gibt ◻ Tab. 5.4.

Zur Erfolgsbeurteilung rehabilitativer Maßnahmen sollten aufgrund der Multidimensionalität des Schmerz-

◻ **Tab. 5.4** Relevante Dokumentation bei chronischen Schmerzen

Dokumentation chronischer Schmerzen	Assessmentverfahren
Schmerztopographie	Einfache Körperschemata, mit denen Haupt- und „Nebenschmerzen" sowie ausstrahlende Schmerzen differenziert werden können
Schmerzintensität/ Schmerzakzeptanz	VAS – Visuelle Analog-Skala NRS – Numerische Rating-Skala
Erfassung der affektiven und sensorischen Schmerzempfindung	SES – Schmerzempfindungsskala (Geissner 1996)
Psychovegetative Belastung/Erschöpfung	Beschwerdeliste (v. Zerssen 1976) BSI-Skala Somatisierung
Depressive Symptome	HADS – Hospital Anxiety and Depression Scale (Herrmann et al. 1995) BDI – Beck-Depression-Inventory (Beck et al. 1961; Hautzinger et al. 1994) CES-D – Center for Epidemiological Studies Depression-Scale (Radloff 1977; Hautzinger et al. 1991) ADS – Allgemeine Depressionsskala (Hautzinger u. Bailer 1993)
Verhalten	PDI – Pain Disability Index (Dillmann et al. 1984) FFbH-R (Kohlmann et al. 1992) Aktivitätenliste (Hrabal et al. 1992)
Schmerzdokumentation/verlauf	Schmerztagebuch Verlaufsprotokoll (Häufigkeit und Stärke der Hauptschmerzen, Erträglichkeit der Schmerzen, schmerzfreie Intervalle, körperliches und seelisches Befinden, bisheriger Behandlungsverlauf, Nebenwirkungen unter der jetzigen Therapie etc.)

geschehens in der Praxis sowohl spezifische als auch generische Messinstrumente eingesetzt werden (z. B. SF-36, Oswestry Low Back Pain Disability Questionnaire bei Rückenschmerzen). Die Erfassung der subjektiven Beeinträchtigung durch das Schmerzgeschehen hat dabei eine zentrale Bedeutung. Diese gilt als Kernvariable des Therapieerfolgs, wenn eine Reduktion der Schmerzen trotz aller Interventionen nicht möglich ist, der Patient aber infolge einer verbesserten Schmerzbewältigung durch Verringerung der subjektiven Behinderung ein höheres Maß an Lebenszufriedenheit erlangt.

Positive Langzeitergebnisse wie Schmerzreduktion, Gebrauch von Analgetika, Inanspruchnahme medizinischer Leistungen, Reduktion der Behinderung, Rückkehr an den Arbeitsplatz und Beendigung sozialmedizinischer Verfahren konnten im Rahmen einer multimodalen Behandlung von Patienten mit chronischen Schmerzen in der Literatur bereits mehrfach belegt werden (Flor et al. 1992: Turk u. Okifuji 1998: Riedel et al. 1999).

5.2.4 Medizinisch-beruflich orientierte Rehabilitation (MBOR)

Eine stärkere Ausrichtung auf den nahtlosen Übergang zwischen Leistungen zur medizinischen Rehabilitation und Leistungen zur Teilhabe am Arbeitsleben (LTA) ist eine der zentralen Forderungen des SGB IX (§ 11 SGB IX). Daher rückte die bewusste Fokussierung auf Fragestellungen der Berufs- und Arbeitsrealität auch in Rehabilitationseinrichtungen, die Leistungen zur medizinischen Rehabilitation für die gesetzliche Rentenversicherung durchführen, auch in den letzten Jahren in den Vordergrund, was bedeutet, dass heute jede Einrichtung gewisse diagnostische und therapeutische Kompetenzen auf dem Feld der beruflichen Integration vorhalten muss.

Die medizinisch-beruflich orientierte Rehabilitation (MBOR) legt nun bei besonderen beruflichen Problemlagen (BBPL) einen in der Intensität noch darüber hinausgehenden Schwerpunkt auf die spezifischen Problemlagen des Arbeitsplatzes. Sie ist besonders wichtig für Rehabilitanden mit einer deutlichen Diskrepanz zwischen beruflicher Leistungsfähigkeit und den Arbeitsanforderungen im bisherigen Berufsfeld. Es handelt sich um Personen, die spezifischer Angebote bedürfen, um den bisherigen oder einen angestrebten Arbeitsplatz wieder einnehmen zu können. Oftmals sind es Versicherte mit:

- langen oder häufigen Zeiten der Arbeitsunfähigkeit und oder Arbeitslosigkeit;
- einer negativen subjektiven beruflichen Prognose, verbunden mit der Sorge, den Anforderungen des Arbeitsplatzes nicht gerecht zu werden;
- aus sozialmedizinischer Sicht erforderlicher beruflicher Veränderung.

Die MBOR erweitert also die medizinische Rehabilitation um eine Sichtweise, die berufliche Aspekte in alle Phasen der Rehabilitation einbezieht. Die Bedarfsermittlung einer solchen Maßnahme sollte bereits zu einem frühen Zeitpunkt erfolgen, um möglichst schon bei Antragstellung einer Rehabilitationsmaßnahme eine differenzielle Zuweisung zu Kliniken mit speziellen berufsbezogenen Maßnahmen zu ermöglichen. Die Entscheidung, ob eine berufliche Problemlage vorliegt und der Bedarf an berufsorientier-

ten und beruflichen Rehabilitationsleistungen gegeben ist, sollte aber auch in der Klinik noch einmal interdisziplinär abgeklärt werden. Zur Identifikation von Risikopersonen ist daher generell ein Screening mit Hilfe spezifischer Assessments (SIBAR-Fragebogen zur beruflichen Belastung, SIMBO – Screening-Instrument zur Einschätzung des Bedarfs an medizinisch-beruflich orientierten Maßnahmen oder dem Würzburger Screening) sinnvoll (Streibelt 2009; Löffler et al. 2008; Bürger u. Deck 2009).

Fazit

Entsprechend einem multidimensionalen Verständnis von Krankheit, Gesundheit und Behinderung vollzog sich in den letzten Jahren eine Abkehr von einer mehr strukturbezogenen Bewertung des Rehabilitationsprozesses (mit ausschließlicher Beurteilung klinischer Parameter wie Bewegungsausmaß, muskulärer Kraft und Schmerzreduktion) hin zu einer mehr evidenz- und patientenorientierten Sichtweise, die neben spezifischen funktionellen Aspekten auch psychologische und soziologische Dimensionen mit in die Beurteilung therapeutischer Interventionen integriert. Die Dokumentation des Rehabilitationsverlaufs und seine ergebnisbezogene Bewertung mit Hilfe spezifischer Assessments hat daher auch in der orthopädisch/traumatologischen Rehabilitation an Bedeutung gewonnen. Zur Vereinheitlichung der genutzten Evaluations-Instrumente hat die Sektion Physikalische Medizin und Rehabilitation der DGOOC Vorschläge zur Verwendung von spezifischen rehabilitationsrelevanten Assessmentverfahren erarbeitet. Standardisierte Instrumente zur Erfassung und Verlaufsbeobachtung von Rückenschmerzen sind u. a. der Oswestry Low Back Pain Disability Questionnaire und der Funktionsfragebogen Hannover Rücken. Für Hüft- und Kniegelenkserkrankungen werden im Rehabilitationsbereich der Staffelstein-Score aber auch der Lequesne-Index empfohlen. Bei Schultererkrankungen stellt der Constant-Score, bei Amputationen der AmpuPro-Score das zur Zeit gebräuchlichste Verfahren zur rehabilitationsbegleitenden Evaluation dar.

Literatur

Zu Abschnitt 5.1

Blumenthal D (1996) Quality of care: What is it? New England Journal of Medicine 335:891–894

Brauer JP, Horn T (2009) DIN EN ISO 9000: 2000 ff. umsetzen – Gestaltungshilfen zum Aufbau Ihres Qualitätsmanagementsystems, 5. Aufl. Hanser, München

Deutsche Rentenversicherung (2010) Strukturqualität von Reha-Einrichtungen – Anforderungen der Deutschen Rentenversicherung

Deutsches Institut für Normung (2001) Qualitätsmanagement und Statistik – Begriffe DIN-Taschenbuch, Bd. 223. Beuth-Verlag, Berlin

Egner U, Gerwinn H, Buschmann-Steinhage R (2006) Stand der Qualitätssicherung in der Rehabilitation der gesetzlichen Rentenversicherung. Rehabilitation 45:221–231

Farin E (2005) Die Anwendung Hierarchischer Linearer Modelle für Einrichtungsvergleiche in der Qualitätssicherung und Rehabilitationsforschung. Rehabilitation 44:157–164

Farin E, Bengel J (2003) Qualitätssicherung, Evaluationsforschung und Psychotherapieforschung: Abgrenzung und Zusammenwirken. In: Härter M, Linster H-W, Stieglitz R-D (Hrsg) Qualitätsmanagement in der Psychotherapie. Grundlagen, Methoden und Anwendung. Hogrefe, Göttingen, S 47–68

Farin E, Carl C, Jäckel WH et al (2004a) Die Weiterentwicklung des Peer Review – Verfahrens in der medizinischen Rehabilitation. Rehabilitation 43:162–165

Farin E, Follert P, Gerdes N, Jäckel WH, Thalau J (2004b) Quality assessment in rehabilitation centres: the indicator system 'Quality Profile'. Disability & Rehabilitation 26:1096–1104

Farin E, Follert P, Gerdelmann W, Jäckel WH (2005) Qualitätssicherung in der medizinischen Rehabilitation durch die Gesetzliche Krankenversicherung: Hintergrund, Anforderungen und Ergebnisse. Prävention und Rehabilitation 17(4):125–143

Farin E, Projektgruppe QS-Reha-Verfahren in der AQMS, Jäckel WH, Schalaster V (2009) Das Qualitätssicherungsverfahren der GKV in der medizinischen Rehabilitation: Ergebnisse und Weiterentwicklung. Das Gesundheitswesen 71:163–174

Farin E, Glattacker M, Jäckel WH (2011) Leitlinien und Leitlinienforschung. Übersicht und Stand der Leitlinienimplementierung in der medizinischen Rehabilitation. Bundesgesundheitsblatt – Gesundheitsforschung – Gesundheitsschutz 54:429–435

Hunt SM, Mc Ewen J (1980) The developmentof a subjective health indicator. Sociol Health Illn 2(3):231–246

Iezzoni LI (2012) Risk adjustment for Measuring Healthcare Outcomes, 4. Aufl. Health Administration Press, Chicago

Jäckel WH, Protz W, Maier-Riehle B, Gerdes N (1997) Qualitäts-Screening im Qualitätssicherungsprogramm der gesetzlichen Rentenversicherung. Deutsche Rentenversicherung 9–10:575–591

Kirchner H, Fiene M, Ollenschläger G (2003) Bewertung und Implementierung von Leitlinien. Rehabilitation 42:74–82

Klein K, Farin E, Jäckel WH, Blatt O, Schliehe F (2004) Bewertungskriterien der Strukturqualität stationärer Rehabilitationseinrichtungen. Rehabilitation 43:100–108

Klosterhuis H (2008) Aktuelle Strategien der Deutschen Rentenversicherung in der Qualitätssicherung der medizinischen Rehabilitation. Prävention und Rehabilitation 20:184–192

Klosterhuis H, Baumgarten E, Beckmann U et al (2010) Ein aktueller Überblick zur Reha-Qualitätssicherung der Rentenversicherung. Rehabilitation 49:356–367

Meixner K, Lubenow B, Brückner U, Gerdes N (2006) Weiterentwicklung und Validierung eines Verfahrens zur Visitation von Rehabilitationseinrichtungen. Rehabilitation 45:152–160

Möller J (2001) The EFQM excellence model. German experiences with the EFQM approach in health care. International Journal for Quality in Health Care 13:45–49

Rothlauf J (2010) Total-quality-Management in Theorie und Praxis, 3. Aufl. Oldenbourg, München

Schneeweiss S, Sangha O, Manstetten A et al (2000) Identifikation von medizinischen Indikatoren für Ergebnisqualität in der internistischen Krankenhausversorgung: Ergebnisse der QMK-Pilotstudie. Gesundheitsökonomie und Qualitätsmanagement 5:173–182

Schrappe M (2001) Terminologie und Verständnis. In: Lauterbach K, Schrappe M (Hrsg) Gesundheitsökonomie, Qualitätsmanagement und Evidence-based Medicine. Eine systematische Einführung. Schattauer, Stuttgart, S 263–272

Selbmann HK (1995) Konzept und Definition medizinischer Qualitätssicherung. In: Gaebel W (Hrsg) Qualitätssicherung in psychiatrischen Krankenhäusern. Springer, Wien, S 3–10

Selbmann HK (2003) Zur Evaluation von Qualitätsmanagement in der Gesundheitsversorgung. Gesundheitsökonomie und Qualitätsmanagement 8:76–77

Zu Abschnitt 5.2

Beck AT, Ward CH, Mendelson M, Mock J, Erbaugh J (1961) An inventory for measuring depression. Arch Gen Psychiat 4:561–571

Bork H (1998) Möglichkeiten und Grenzen der Prothesenversorgung beinamputierter älterer Patienten. Orthopädietechnik 6:498–503

Bürger W, Deck R (2009) SIBAR – Ein kurzes Screening-Instrument zur Messung des Bedarfs an berufsbezogenen Behandlungsangeboten in der medizinischen Rehabilitation. Die Rehabilitation 48(4):211–221

Bullinger M (1995) German translation and psychometric testing of the SF-36 Health Survey: Preliminary results from the IQOLA Project. International Quality of Life Assessment. Social Science & Medicine 41:1359–1366

Constant CR, Murley AHG (1987) A clinical method of functional assessment of the shoulder. Clin Orthop 214:251–252

Daltroy LH, Cats-Baril WL, Katz JN, Fossel AH, Liang MH (1996) The North American Spine Society (NASS) Lumbar Spine Outcome Instrument: Reliability and validity tests. Spine 21:741–749

Deck R, Zimmermann M, Kohlmann T, Raspe H (1998) Rehabilitationsbezogene Erwartungen und Motivationen bei Patienten mit unspezifischen Rückenschmerzen. Die Rehabilitation 37:140–146

Dillmann U, Nilges P, Saile H, Gerbershagen HU (1994) Behinderungseinschätzung bei chronischen Schmerzpatienten. Der Schmerz 8:100–110

Ellman H, Hanker G, Bayer M (1986) Repair of rotator cuff. End-result study of factors influencing reconstruction. J Bone Jt Surg 68-A:1136–1144

Fairbank JCT, Mbaot JC, Davies JB, O`Brien JP (1980) The Oswestry Low Back Pain Disability Questionnaire. Physiotherapy 66:271–273

Flor H, Fydrich T, Turk DC (1992) Efficacy of multidisciplinary pain treatment centres: a meta-analytic review. Pain 49:221–230

Franke GH (1994) Testtheoretische Überprüfung des Fragebogens zur sozialen Unterstützung. Zeitschrift für Medizinische Psychologie 3:168–177

Frommelt P, Habelsberger W (1993) Functional Independence Measure-FIM – Funktionaler Selbständigkeitsindex. Österreichische Zeitschrift für Physikalische Medizin und Rehabilitation 3:27–39

Gartsmann GM, Roddey TS, Hammermann SM (2000) Arthroscopic treatment of anterior-inferior glenohumeral instability. J Bone Joint Surg 82-A:991–1003

Gauthier-Gagnon CH, Grise MC (1994) Prosthetic Profile of the Amputee Questionnaire: Validity and Reliability. Arch Phys Med Rehabil 75:1309–1314

Geissner E (1996) Die Schmerzempfindungsskala (SES). Hogrefe, Göttingen

Gerbershagen HU (1996) Das Mainzer Stadienkonzept des Schmerzes: Eine Standortbestimmung. In: Klingler D, Morawetz R, Thoden U, Zimmermann M (Hrsg) Antidepressiva als Analgetika. Aarachne, Wien, S 71–95

Gerdes N, Jäckel WH (1992) Indikatoren des Reha-Status (IRES) – Ein Patientenfragebogen Beurteilung von Rehabilitationsbedürftigkeit und -erfolg. Die Rehabilitation 31:73–79

Gerdes N, Jäckel WH (1995) Der IRES-Fragebogen für Klinik und Forschung. Rehabilitation 34:XIII–XXEV

Germann G (1999) Der DASH-Fragebogen – Ein neues Instrument zur Beurteilung von Behandlungsergebnissen an der oberen Extremität. Handchir Mikrochir Plast Chir 31:149–152

Germann G, Harth A, Wind G, Demir E (2003) Standardisierung und Validierung der deutschen Version 2.0 des „Disability of Arm, Shoulder,

Hand" (DASH)-Fragebogens zur Outcome-Messung an der oberen Extremität. Unfallchirurg 106:13–19

Greiner W, Claes C, Buschbach J, Schulenburg JMG (2005) Validating the EQ-5D with time trade off for the German population. Eur J Health Econom 6:124–130

Greitemann B (1997) Ergebnisse des im Alter amputierten geriatrischen Patienten. Orthop Praxis 7:434–440

Harris WH (1969) Traumatic arthritis of the hip after dislocation and acetabular fractures: treatment by mold arthroplasty and end-result stage using a new method of result evaluation. J Bone Joint Surg 51-A:737–755

Hautzinger M, Bailer M, Worall H, Keller F (1994) Beck-Depression-Inventar (BDI). Huber, Bern

Hautzinger M, Bailer M (1993) Allgemeine Depressions-Skala. Beltz, Weinheim

Hrabal V, Kessler M, Traue HC (1991) Rückenschmerz und Alltagsaktivität: Erste Ergebnisse zum Ulmer Schmerztagebuch (UST). Praxis der klinischen Verhaltensmedizin und Rehabilitation 4:290–299

Hudak PL, Amadio PC, Bombardier C (1996) Development of an upper extremity outcome measure: The DASH (disabilities oh the arm, shoulder and hand). The Upper Extremity Collaborative Group (UECG). Am J Ind Med 29:602–608

Hülsemann JL (1998) Kooperation Hausarzt, Rheumatologe, Krankenhaus und Rehabilitations-Klinik. Z Rheumatol 57:424–427

Insall JN, Ranawat CS, Aglietti P, Shine J (1976) A comparison of four models of total knee replacement prostheses. J Bone Joint Surg 58 A:754–765

Insall JN, Dorr LD, Scott RD, Scott WN (1989) Rationale of the Knee Society clinical rating system. Clin Orthop 248:13–14

Jäckel WH, Beyer WF, Droste U et al (2001) Outcome-Messung bei muskuloskelettalen Krankheiten: Vorschlag für ein Core-Set von Instrumenten zum Einsatz in der Rehabilitation. Z Rheumatol 60:342–351

Judet R, Judet J (1952) Technique and results with the acrylic femoral head prosthesis. J Bone Joint Surg 34–B:173–180

Kalb K, Ludwig A, Tauscher A, Landsleitner B, Wiemer P, Krimmer H (1999) Behandlungsergebnisse nach operativer Handgelenkversteifung. Handchir Mikrochir Plast Chir 31:253–259

Keitel W, Hoffmann H, Weber G, Krieger U (1971) Ermittlung der prozentualen Funktionsminderung der Gelenke durch einen Bewegungsfunktionstest in der Rheumatologie. Deutsches Gesundheitswesen 26:1901–1903

Kessler S, Lang S, Puhl W, Stöve J (2003) Der Knee Injury and Osteoarthritis Outcome Score – ein Funktionsfragebogen zur Outcome-Messung in der Knieendoprothetik. Z Orthop 141:277–282

König A, Kirschner S, Walther M, Böhm D, Faller H (2000) Kulturelle Adaptation, Praktikabilitäts- und Reliabilitätsprüfung des Funktionsfragebogen Bewegungsapparat (SMFA-D). Z Orthop 138:295–301

Kohlmann T, Raspe H (1996) Der Funktionsfragebogen Hannover zur alltagsnahen Diagnostik der Funktionsbeeinträchtigung durch Rückenschmerzen (FFbH-R). Rehabilitation 35:I–VIII

Knahr K, Korn V, Kryspin-Exner I, Jagsch R (2003) Lebensqualität von Patienten fünf Jahre nach Knie-Arthroplastik. Z Orthop 141:27–32

Knahr K, Kryspin-Exner I, Jagsch R, Freilinger W, Kasparek M (1998) Beurteilung der Lebensqualität vor und nach Implantation einer Hüft-Totalendoprothese. Z Orthop 136:321–329

Larsen A, Dale K, Eek M (1977) Radiographic evaluation of rheumatoid arthritis and related conditions by standard reference films. Acta Radiol Diagn 18:481–491

Larsen A (1995) How to apply Larsen score in evaluating radiographs of rheumatoid arthritis in long term studies. Journal of Rheumatology 22:1974–1975

Löffler S, Wolf HD, Vogel H (2008) Das Würzburger Screening zur Identifikation von beruflichen Problemlagen – Entwicklung und Validierung. Das Gesundheitswesen 70:461–462 (http://www.medizinisch-berufliche-orientierung.de)

Ludwig FJ, Melzer CH, Grimmig H, Daalmann HH (2002) Kulturelle Adaptation des Lequesne-Index für Hüft-und Kniegelnkserkrankungen im deutschen Sprachraum. Rehabilitation 41:249–257

Ludwig FJ, Grimmig H, Hekler J, Daalmann HH (2003) Systematische Ergebnismessung bei Hüft- und Kniegelenkerkrankungen unter Berücksichtigung von Impairment, Activity und Participation. Orthop Praxis 39:37–45

Merle ´d Aubigné R, Postel M (1954) Functional results of arthroplasty with acrylic prosthesis. J Bone Joint Surg 36-A:451–475

Middeldorf S, Riegler B, Casser HR (1997) Ergebnisevaluation Hüft- und Kniegelenkersatz. Vortrag 45. Jahrestagung d. VSO, Baden-Baden.

Middeldorf S, Casser HR (2001) Erste Erfahrung bei der Verlaufs- und Ergebnisevaluation von Rehabilitationsmaßnahmen nach Amputation im Bereich der unteren Extremitäten mit dem Ampu-Pro-Score. Orthop Praxis 37:201–212

Muthny FA, Bullinger M, Kohlmann T (1999) Variablen und Erhebungsinstrumente in der rehabilitationswissenschaftlichen Forschung – Würdigung und Empfehlungen. DRV-Schriften 16:54–74

Offenbächer M, Ewert T, Sangha O, Stucki G (2003) Validation of a German version of the "Disabilities of Arm, Shoulder and Hand" questionnaire (DASH-G). Z Rheumatol 62:168–177

Pellicci PM, Wilson PD, Sledge CB, Salvati EA, Ranawat CS, Poss R, Callaghan JJ (1985) Long-term results of revision total hip replacement. A follow-up report. J Bone Joint Surg 67-A:513–516

Pose B, Sangha O, Peters A, Wildner M (1999) Validierung des North American Spine Society Instrumentes zur Erfassung des Gesundheitsstatus bei Patienten mit chronischen Rückenbeschwerden. Z Orthop 137:437–441

Prevoo ML, van´t Hof MA, Kuper HH, van Leeuwen MA, van de Putte LB, van Riel PL (1995) Modified disease activity scores that include twenty-eight-joint counts. Development and validation in a prospective longitudinal study of patients with rheumatoid arthritis. Arthritis and Rheumatism 38:44–48

Radloff LS (1977) The CES-D Scale: A self-report depression scale for research in general populations. Applied Psychological Measurement 1:385–401

Ranawat CS, Shine JJ (1973) Duocondylar total knee arthroplasty. Clin Orthop 94:185–195

Raspe H, Hagedorn U, Kohlmann T, Mattussek S (1990) Der Funktionsfragebogen Hannover (FFbH): Ein Instrument zur Funktionsdiagnostik bei polyartikulären Gelenkerkrankungen. In: Siegrist H (Hrsg) Wohnortnahe Betreuung Rheumakranker. Schattauer, Stuttgart, New York, S 164–182

Rau R (1998) Qualitätsmanagement im interdisziplinären Krankenhaus. Z Rheumatol 57:413–419

Richards RR, An KN, Bigliani LV (1994) A standardized method for the assessment of shoulder function. J Shoulder Elbow Surg 6:347–352

Rau R, Wassenberg S, Herborn G, Stucki G, Gebler A (1998) A new method of scoring radiographic change in rheumatoid arthritis. Journal of Rheumatology 25:2094–2107

Riedel T, Casser HR, Schrembs C (1999) Ergebnisse des multimodalen Therapiekonzeptes beim chronischen Schmerz in der konservativen orthopädischen Klinik. Orthop Praxis 35:478–487

Roos EM, Roos PH, Lohmander LS, Ekdahl C, Beynnon BD (1998) Knee Injury and Osteoarthritis Outcome Score (KOOS): Development of a self-administrated outcome measur. J Orthop Spotrs Phys Ther 78:88–96

Rowe CR, Patel D, Southmayd WW (1978) The Bankart procedure. A long-term endresult study. J Bone Joint Surg 60-A:1–16

Ruof J, Sangha O, Stucki G (1999) Comparative responsiveness of 3 functional indicies in ankylosing spondylitis. Journal of Rheumatology 26:1959–1963

Schochat T, Rehberg W, von Krempis J, Stucki G, Jäckel WH (2000) The North American Spine Society Lumbar Spine Outcome Assessment Instrument: Übersetzung und psychometrische Analyse der deutschen version an einer Stichprobe von Rehabilitanden mit chronischen Rückenschmerzen. Z Rheumatol 59:303–313

Schuntermann M (2001) Internationale Klassifikation der Funktionsfähigkeit, Behinderung und Gesundheit (ICF) der Weltgesundheitsorganisation (WHO) - Kurzdarstellung. Phys Med Rehab Kuror 11:229–230

Shah S, Vanclay F, Cooper B (1989) Improving the sensitivity of the Barthel Index for stroke rehabilitation. Journal of Clinical Epidemiology 42:703–709

Sinn W, Luckner G (2003) Mittelfristige Ergebnisse der kniegelenkendoprothetischen Versorgung mit dem Scan-Knie. Orthop Praxis 39:386–391

Skutek M, Fremerey RW, Zeichen J, Bosch U (2000) Outcome analysis following open rotator cuff repair. Early effectiveness validated using four different shoulder assessment scales. Arch Orthop Trauma Surg 120:432–436

Streibelt M (2009) Validität und Reliabilität eines Screening-Instruments zur Erkennung besonderer beruflicher Problemlagen bei chronischen Krankheiten (SIMBO-C). Die Rehabilitation 48(3):135–144

Stucki G, Meier D, Stucki S, Michel BA, Tyndall AG, Dick W, Theiler R (1996) Evaluation einer deutschen Version des WOMAC (Western Ontario und McMaster Universities) Arthroseindex. Z Rheumatol 55:40–49

Stucki G, Cieza A, Ewert T (2001) Die Perspektive der Rehabilitationsmedizin zur ICF (Internationale Klassifikation der Funktionsfähigkeit, Behinderung und Gesundheit). Phy Med Rehab Kuror 11:231–232

Swiontkowski MF, Engelberg R, Martin DP, Agel J (1999) Short musculoskeletal function assessment questionnaire: reliability, validity and responsiveness. J Bone Joint Surg 81 A:1245–1260

Thomas M, Dieball O, Busse M (2003) Normalwerte der Schulterkraft in Abhängigkeit von Alter und Geschlecht – Vergleich zum Constant-, UCLA-, ASES-Score und SF-36 Fragebogen. Z Orthop 141:160–170

Turk DC, Okifuji A (1998) Efficacy of multidisciplinary pain centres: an antidote to anecdotes. Bailllier`s Clin Anaesthesiol 12:103–119

Van der Heijde DM, van´t Hof M, van Riel PL, van de Putte LB (1993) Development of a disease activity score based on judgement in clinical practice by rheumatologists. Journal of Rheumatology 20:579–581

Van der Heijde D, Bellamy N, Calin A, Dougados M, Asim Khan M, van der Linden S (1997) Preliminary Core-Sets for Endpoints in Ankylosing Spondylitis. Journal of Rheumatology 24:2225–2229

Walz F, Schladitz A (2002) Rehabilitationsergebnisse nach Knie-TEP ermittelt nach dem reha-relevanten Staffelstein-Score. Orthop Praxis 38:159–162

Ware JE, Sherbourne CD (1992) The MOS 36-item short-form health survey (SF-36). Conceptual framework and item selection. Med Care 30:473–483

Ware JE (1993) SF-36 health survey. Manual and interpretation guide. The Health Institute, New England Medical Center, Boston Massachusetts

Wilson PD, Amstutz HC, Czerniecki A, Salvati EA, Mendes DG (1972) Total hip replacement with fixation by acrylic cement. A preliminary study of 100 consecutive McKee-Farrar prosthetic replacements. J Bone Joint Surg 54-A:207–236

World Health Organization (WHO) (2001) ICF. International Classification of Functioning, Disability and Health. World Health Organization, Geneva

Ziegenthaler H, Bak P, Brückner L, Müller WD, Smolenski U (2000) Evaluation einer deutschen Version des „Prosthetic Profile of the Amputee Questionnaire" (PPA). Phys Med Rehab 10:162

§ 2 Behinderung

- (1) Menschen sind behindert, wenn ihre körperliche Funktion, geistige Fähigkeit oder seelische Gesundheit mit hoher Wahrscheinlichkeit länger als sechs Monate von dem für das Lebensalter typischen Zustand abweichen und daher ihre Teilhabe am Leben in der Gesellschaft beeinträchtigt ist. Sie sind von Behinderung bedroht, wenn die Beeinträchtigung zu erwarten ist.
- (2) Menschen sind … schwerbehindert, wenn bei ihnen ein Grad der Behinderung von wenigstens 50 vorliegt und sie ihren Wohnsitz, ihren gewöhnlichen Aufenthalt oder ihre Beschäftigung auf einem Arbeitsplatz im Sinne des § 73 *(Anrechnung Beschäftigter auf die Zahl der Pflichtarbeitsplätze für schwerbehinderte Menschen)* rechtmäßig im Geltungsbereich dieses Gesetzbuches haben.
- (3) Schwerbehinderten Menschen gleichgestellt werden sollen behinderte Menschen mit einem Grad der Behinderung von weniger als 50, aber wenigstens 30, bei denen die übrigen Voraussetzungen des Absatzes 2 vorliegen, wenn sie infolge ihrer Behinderung ohne die Gleichstellung einen geeigneten Arbeitsplatz im Sinne des § 73 nicht erlangen oder nicht behalten können (gleichgestellte behinderte Menschen).

§ 3 Vorrang von Prävention

Die Rehabilitationsträger wirken darauf hin, dass der Eintritt einer Behinderung einschließlich einer chronischen Krankheit vermieden wird.

§ 5 Leistungsgruppen

Zur Teilhabe werden erbracht
- 1. Leistungen zur medizinischen Rehabilitation,
- 2. Leistungen zur Teilhabe am Arbeitsleben,
- 3. unterhaltssichernde und andere ergänzende Leistungen,
- 4. Leistungen zur Teilhabe am Leben in der Gemeinschaft.

§ 6 Rehabilitationsträger

- (1) Träger der Leistungen zur Teilhabe (Rehabilitationsträger) können sein
  - 1. die gesetzlichen Krankenkassen für Leistungen nach § 5 Nr. 1 und 3,
  - 2. die Bundesagentur für Arbeit für Leistungen nach § 5 Nr. 2 und 3,
  - 3. die Träger der gesetzlichen Unfallversicherung für Leistungen nach § 5 Nr. 1 bis 4,
  - 4. die Träger der gesetzlichen Rentenversicherung für Leistungen nach § 5 Nr. 1 bis 3, die Träger der Alterssicherung der Landwirte für Leistungen nach § 5 Nr. 1 und 3,
  - 5. die Träger der Kriegsopferversorgung und die Träger der Kriegsopferfürsorge im Rahmen des Rechts der sozialen Entschädigung bei Gesundheitsschäden für Leistungen nach § 5 Nr. 1 bis 4,
  - 6. die Träger der öffentlichen Jugendhilfe für Leistungen nach § 5 Nr. 1, 2 und 4,
  - 7. die Träger der Sozialhilfe für Leistungen nach § 5 Nr. 1, 2 und 4)
- (2) Die Rehabilitationsträger nehmen ihre Aufgaben selbständig und eigenverantwortlich wahr.

§ 8 Vorrang von Leistungen zur Teilhabe

- (1) Werden bei einem Rehabilitationsträger Sozialleistungen wegen oder unter Berücksichtigung einer Behinderung oder einer drohenden Behinderung beantragt oder erbracht, prüft dieser unabhängig von der Entscheidung über diese Leistungen, ob Leistungen zur Teilhabe voraussichtlich erfolgreich sind.
- (2) Leistungen zur Teilhabe haben Vorrang vor Rentenleistungen, die bei erfolgreichen Leistungen zur Teilhabe nicht oder voraussichtlich erst zu einem späteren Zeitpunkt zu erbringen wären. Dies gilt während des Bezuges einer Rente entsprechend.
- (3) Absatz 1 ist auch anzuwenden, um durch Leistungen zur Teilhabe Pflegebedürftigkeit zu vermeiden, zu überwinden, zu mindern oder eine Verschlimmerung zu verhüten.

§ 11 Zusammenwirken der Leistungen

- (1) Soweit es im Einzelfall geboten ist, prüft der zuständige Rehabilitationsträger gleichzeitig mit der Einleitung einer Leistung zur medizinischen Rehabilitation, während ihrer Ausführung und nach ihrem Abschluss, ob durch geeignete Leistungen zur Teilhabe am Arbeitsleben die Erwerbsfähigkeit des behinderten oder von Behinderung bedrohten Menschen erhalten, gebessert oder wiederhergestellt werden kann. Er beteiligt die Bundesagentur für Arbeit nach § 38.
- (2) Wird während einer Leistung zur medizinischen Rehabilitation erkennbar, dass der bisherige Arbeitsplatz gefährdet ist, wird mit den Betroffenen sowie dem zuständigen Rehabilitationsträger unverzüglich geklärt, ob Leistungen zur Teilhabe am Arbeitsleben erforderlich sind …

§ 13 Gemeinsame Empfehlungen

- (2) Die Rehabilitationsträger nach § 6 *(Rehabilitationsträger)* Abs. 1 Nr. 1 bis 5 vereinbaren darüber hinaus gemeinsame Empfehlungen,
  - 1. welche Maßnahmen nach § 3 *(Vorrang von Prävention)* geeignet sind, um den Eintritt einer Behinderung zu vermeiden, sowie über die statis-

tische Erfassung der Anzahl, des Umfangs und der Wirkungen dieser Maßnahmen,

- 2. in welchen Fällen und in welcher Weise rehabilitationsbedürftigen Menschen notwendige Leistungen zur Teilhabe angeboten werden, insbesondere um eine durch eine Chronifizierung von Erkrankungen bedingte Behinderung zu verhindern …

- 6. in welcher Weise und in welchem Umfang Selbsthilfegruppen, -organisationen und -kontaktstellen, die sich die Prävention, Rehabilitation, Früherkennung und Bewältigung von Krankheiten und Behinderungen zum Ziel gesetzt haben, gefördert werden …

§ 20 Qualitätssicherung

- (1) Die Rehabilitationsträger nach § 6 (*Rehabilitationsträger*) Abs. 1 Nr. 1 bis 5 vereinbaren gemeinsame Empfehlungen zur Sicherung und Weiterentwicklung der Qualität der Leistungen, insbesondere zur barrierefreien Leistungserbringung, sowie für die Durchführung vergleichender Qualitätsanalysen als Grundlage für ein effektives Qualitätsmanagement der Leistungserbringer. § 13 Abs. 4 ist entsprechend anzuwenden. Die Rehabilitationsträger nach § 6 Abs. 1 Nr. 6 und 7 können den Empfehlungen beitreten.

- (2) Die Erbringer von Leistungen stellen ein Qualitätsmanagement sicher, das durch zielgerichtete und systematische Verfahren und Maßnahmen die Qualität der Versorgung gewährleistet und kontinuierlich verbessert …

§ 26 Leistungen zur medizinischen Rehabilitation

- (1) Zur medizinischen Rehabilitation behinderter und von Behinderung bedrohter Menschen werden die erforderlichen Leistungen erbracht, um
  - 1. Behinderungen einschließlich chronischer Krankheiten abzuwenden, zu beseitigen, zu mindern, auszugleichen, eine Verschlimmerung zu verhüten oder
  - 2. Einschränkungen der Erwerbsfähigkeit und Pflegebedürftigkeit zu vermeiden, zu überwinden, zu mindern, eine Verschlimmerung zu verhüten sowie den vorzeitigen Bezug von laufenden Sozialleistungen zu vermeiden oder laufende Sozialleistungen zu mindern.

- (2) Leistungen zur medizinischen Rehabilitation umfassen insbesondere
  - 1. Behandlung durch Ärzte, Zahnärzte und Angehörige anderer Heilberufe, soweit deren Leistungen unter ärztlicher Aufsicht oder auf ärztliche

Anordnung ausgeführt werden, einschließlich der Anleitung, eigene Heilungskräfte zu entwickeln …,
  - 3. Arznei und Verbandmittel,
  - 4. Heilmittel einschließlich physikalischer … und Beschäftigungstherapie,
  - 5. Psychotherapie als ärztliche und psychotherapeutische Behandlung,
  - 6. Hilfsmittel,
  - 7. Belastungserprobung und Arbeitstherapie.

- (3) Bestandteil der Leistungen nach Absatz 1 sind auch medizinische, psychologische und pädagogische Hilfen, soweit diese Leistungen im Einzelfall erforderlich sind, um die in Absatz 1 genannten Ziele zu erreichen oder zu sichern und Krankheitsfolgen zu vermeiden, zu überwinden, zu mindern oder ihre Verschlimmerung zu verhüten …

§ 28 Stufenweise Wiedereingliederung

Können arbeitsunfähige Leistungsberechtigte nach ärztlicher Feststellung ihre bisherige Tätigkeit teilweise verrichten und können sie durch eine stufenweise Wiederaufnahme ihrer Tätigkeit voraussichtlich besser wieder in das Erwerbsleben eingegliedert werden, sollen die medizinischen und die sie ergänzenden Leistungen entsprechend dieser Zielsetzung erbracht werden.

§ 29 Förderung der Selbsthilfe

Selbsthilfegruppen, -organisationen und -kontaktstellen, die sich die Prävention, Rehabilitation, Früherkennung, Behandlung und Bewältigung von Krankheiten und Behinderungen zum Ziel gesetzt haben, sollen nach einheitlichen Grundsätzen gefördert werden.

§ 31 Hilfsmittel

- (1) Hilfsmittel (Körperersatzstücke sowie orthopädische und andere Hilfsmittel) nach § 26 (*Leistungen zur medizinischen Rehabilitation*) Abs. 2 Nr. 6 umfassen die Hilfen, die von den Leistungsempfängern getragen oder mitgeführt oder bei einem Wohnungswechsel mitgenommen werden können und unter Berücksichtigung der Umstände des Einzelfalles erforderlich sind, um
  - 1. einer drohenden Behinderung vorzubeugen,
  - 2. den Erfolg einer Heilbehandlung zu sichern oder
  - 3. eine Behinderung bei der Befriedigung von Grundbedürfnissen des täglichen Lebens auszugleichen, soweit sie nicht allgemeine Gebrauchsgegenstände des täglichen Lebens sind.

- (2) Der Anspruch umfasst auch die notwendige Änderung, Instandhaltung, Ersatzbeschaffung sowie die Ausbildung im Gebrauch der Hilfsmittel. Der Rehabilitationsträger soll

— 1. vor einer Ersatzbeschaffung prüfen, ob eine Änderung oder Instandsetzung von bisher benutzten Hilfsmitteln wirtschaftlicher und gleich wirksam ist,

— 2. die Bewilligung der Hilfsmittel davon abhängig machen, dass die behinderten Menschen sie sich anpassen oder sich in ihrem Gebrauch ausbilden lassen.

— (3) Wählen Leistungsempfänger ein geeignetes Hilfsmittel in einer aufwendigeren Ausführung als notwendig, tragen sie die Mehrkosten selbst.

— (4) Hilfsmittel können auch leihweise überlassen werden. In diesem Fall gelten die Absätze 2 und 3 entsprechend.

§ 35 Einrichtungen der beruflichen Rehabilitation

— (1) Leistungen werden durch Berufsbildungswerke, Berufsförderungswerke und vergleichbare Einrichtungen der beruflichen Rehabilitation ausgeführt, soweit Art oder Schwere der Behinderung oder die Sicherung des Erfolges die besonderen Hilfen dieser Einrichtungen erforderlich machen. … Die zuständigen Rehabilitationsträger vereinbaren hierüber gemeinsame Empfehlungen nach den §§ 13 und 20 (*Gemeinsame Empfehlungen und Qualitätssicherung*).

— (2) Werden Leistungen zur beruflichen Ausbildung in Einrichtungen der beruflichen Rehabilitation ausgeführt, sollen die Einrichtungen bei Eignung der behinderten Menschen darauf hinwirken, dass Teile dieser Ausbildung auch in Betrieben und Dienststellen durchgeführt werden. Die Einrichtungen der beruflichen Rehabilitation unterstützen die Arbeitgeber bei der betrieblichen Ausbildung und bei der Betreuung der auszubildenden behinderten Jugendlichen.

§ 44 Ergänzende Leistungen

— (1) Die Leistungen zur medizinischen Rehabilitation und zur Teilhabe am Arbeitsleben der in § 6 (*Rehabilitationsträger*) Abs. 1 Nr. 1 bis 5 genannten Rehabilitationsträger werden ergänzt durch

— 1. Krankengeld, Versorgungskrankengeld, Verletztengeld, Übergangsgeld, Ausbildungsgeld oder Unterhaltsbeihilfe,

— 2. Beiträge und Beitragszuschüsse …

6.2.7 SGB XI: Soziale Pflegeversicherung

In der Fassung des Gesetzes vom 27.12.2003 (BGBl. I S. 3022)

§ 5 Vorrang von Prävention und medizinischer Rehabilitation

— (1) Die Pflegekassen wirken bei den zuständigen Leistungsträgern darauf hin, dass frühzeitig alle geeigneten Leistungen der Prävention, der Krankenbehandlung und zur medizinischen Rehabilitation eingeleitet werden, um den Eintritt von Pflegebedürftigkeit zu vermeiden.

— (2) Die Leistungsträger haben im Rahmen ihres Leistungsrechts auch nach Eintritt der Pflegebedürftigkeit ihre Leistungen zur medizinischen Rehabilitation und ergänzenden Leistungen in vollem Umfang einzusetzen und darauf hinzuwirken, die Pflegebedürftigkeit zu überwinden, zu mindern sowie eine Verschlimmerung zu verhindern.

§ 31 Vorrang der Rehabilitation vor Pflege

— (1) Die Pflegekassen prüfen im Einzelfall, welche Leistungen zur medizinischen Rehabilitation und ergänzenden Leistungen geeignet und zumutbar sind, Pflegebedürftigkeit zu überwinden, zu mindern oder ihre Verschlimmerung zu verhüten. Werden Leistungen nach diesem Buch gewährt, ist bei Nachuntersuchungen die Frage geeigneter und zumutbarer Leistungen zur medizinischen Rehabilitation mit zu prüfen …

— (3) Wenn eine Pflegekasse feststellt, daß im Einzelfall Leistungen zur medizinischen Rehabilitation angezeigt sind, hat sie dies dem Versicherten und dem zuständigen Träger der Rehabilitation unverzüglich mitzuteilen …

§ 32 Vorläufige Leistungen zur medizinischen Rehabilitation

— (1) Die Pflegekasse erbringt vorläufige Leistungen zur medizinischen Rehabilitation, wenn eine sofortige Leistungserbringung erforderlich ist, um eine unmittelbar drohende Pflegebedürftigkeit zu vermeiden, eine bestehende Pflegebedürftigkeit zu überwinden, zu mindern oder eine Verschlimmerung der Pflegebedürftigkeit zu verhüten, und sonst die sofortige Einleitung der Leistungen gefährdet wäre.

— (2) Die Pflegekasse hat zuvor den zuständigen Träger zu unterrichten und auf die Eilbedürftigkeit der Leistungsgewährung hinzuweisen; wird dieser nicht rechtzeitig, spätestens jedoch vier Wochen nach Antragstellung, tätig, erbringt die Pflegekasse die Leistungen vorläufig.

6.2.8 SGB XII: Sozialhilfe

In der Fassung des Gesetzes zur Einordnung des Sozialhilferechts in das Sozialgesetzbuch vom 27. Dezember 2003 (BGBl. I Bl. 3022), Textfassungen der §§ 13-15 SGB XII ab 01.01.2005

§ 13 Leistungen für Einrichtungen, Vorrang anderer Leistungen

- (1) Die Leistungen können entsprechend den Erfordernissen des Einzelfalles für die Deckung des Bedarfs außerhalb von Einrichtungen (ambulante Leistungen), für teilstationäre oder stationäre Einrichtungen (teilstationäre oder stationäre Leistungen) erbracht werden … Vorrang haben ambulante Leistungen vor teilstationären und stationären Leistungen sowie teilstationäre vor stationären Leistungen. Der Vorrang der ambulanten Leistung gilt nicht, wenn eine Leistung für eine geeignete stationäre Einrichtung zumutbar und eine ambulante Leistung mit unverhältnismäßigen Mehrkosten verbunden ist. Bei der Entscheidung ist zunächst die Zumutbarkeit zu prüfen. Dabei sind die persönlichen, familiären und örtlichen Umstände angemessen zu berücksichtigen. Bei Unzumutbarkeit ist ein Kostenvergleich nicht vorzunehmen …

§ 14 Vorrang von Prävention und Rehabilitation

- (1) Leistungen zur Prävention oder Rehabilitation sind zum Erreichen der nach dem Neunten Buch mit diesen Leistungen verbundenen Ziele vorrangig zu erbringen.
- (2) Die Träger der Sozialhilfe unterrichten die zuständigen Rehabilitationsträger und die Integrationsämter, wenn Leistungen zur Prävention oder Rehabilitation geboten erscheinen.

§ 15 Vorbeugende und nachgehende Leistungen

- (1) Die Sozialhilfe soll vorbeugend geleistet werden, wenn dadurch eine drohende Notlage ganz oder teilweise abgewendet werden kann. § 47 (*Vorbeugende Gesundheitshilfe*) ist vorrangig anzuwenden.
- (2) Die Sozialhilfe soll auch nach Beseitigung einer Notlage geleistet werden, wenn dies geboten ist, um die Wirksamkeit der zuvor erbrachten Leistung zu sichern. § 54 (*Leistungen der Eingliederungshilfe*) ist vorrangig anzuwenden.

6.3 Rahmenvereinbarung über den Rehabilitationssport und das Funktionstraining vom 01. Januar 2011

(Ausgewählte Passagen des Originaltextes)

Um sicherzustellen, dass Rehabilitationssport und Funktionstraining als ergänzende Leistungen nach § 44 Abs. 1 Nr. 3 und 4 SGB IX im Rahmen der für die einzelnen Rehabilitationsträger geltenden Vorschriften nach einheitlichen Grundsätzen erbracht bzw. gefördert werden, treffen die Rehabilitationsträger

- die gesetzlichen Krankenkassen
- die gesetzlichen Unfallversicherungsträger
- die Träger der gesetzlichen Rentenversicherung und der Alterssicherung der Landwirte
- die Träger der Kriegsopferversorgung

und

- der Bundesselbsthilfeverband für Osteoporose e. V.
- der Deutsche Behindertensportverband e. V., zugleich in Vertretung des Deutschen Olympischen Sportbundes
- die Deutsche Gesellschaft für Prävention und Rehabilitation von Herz-Kreislauferkrankungen e. V.
- die Deutsche Rheuma-Liga Bundesverband e. V.
- das Weibernetz e. V.
- der Kassenärztlichen Bundesvereinigung …

nach Beratungen auf der Ebene der Bundesarbeitsgemeinschaft für Rehabilitation (BAR) folgende Rahmenvereinbarung …

1 Zuständigkeit der Rehabilitationsträger

- 1.1 Die Rehabilitationsträger erbringen Rehabilitationssport und Funktionstraining als ergänzende Leistungen nach §§ 44 Abs. 1 Nr. 3 und 4 SGB IX in Verbindung mit § 43 SGB V, § 28 SGB VI, § 39 SGB VII, § 10 Abs. 1 ALG sowie Leistungen nach § 11 Abs. 5 und § 12 Abs. 1 BVG1, um das Ziel der Rehabilitation zu erreichen oder zu sichern[1]. Diese Rehabilitationsziele orientieren sich im Sinne der ICF an dem gesamten Lebenshintergrund der betroffenen Menschen. Sofern inhaltlich notwendig, sind die Grundprinzipien der ICF im Sinne einer ganzheitlichen Ausrichtung des Rehabilitationssports und Funktionstrainings zu beachten.
  Erläuterungen des Autors: BVG – Bundesversorgungsgesetz, SGB – Sozialgesetzbuch, ALG – Gesetz über die Alterssicherung der Landwirte

---

1   Versehrtenleibesübungen sind nicht Gegenstand dieser Rahmenvereinbarung; für die Versehrtenleibesübungen gilt § 10 Abs. 3 BVG).

1.2 Die Träger der gesetzlichen Rentenversicherung und der Alterssicherung der Landwirte übernehmen Rehabilitationssport und Funktionstraining im Anschluss an eine von ihnen erbrachte Leistung zur medizinischen Rehabilitation, wenn bereits während dieser Leistung die Notwendigkeit der Durchführung von Rehabilitationssport und Funktionstraining vom Arzt/von der Ärztin der Rehabilitationseinrichtung festgestellt worden ist und der behinderte oder von Behinderung bedrohte Mensch den Rehabilitationssport/das Funktionstraining innerhalb von drei Monaten nach Beendigung der Leistung zur medizinischen Rehabilitation beginnt.

1.3 Die Träger der gesetzlichen Unfallversicherung übernehmen Rehabilitationssport und Funktionstraining ergänzend zu medizinischen Maßnahmen und im Anschluss an diese, im Rahmen der Leistungen zur Teilhabe am Arbeitsleben sowie auch im Rahmen der Leistungen zur Teilhabe am Leben in der Gemeinschaft.

1.4 Rehabilitationssport und Funktionstraining sind nicht als Ersatz für unzureichende Angebote an Spiel- und Sportmöglichkeiten in Einrichtungen der Alten- oder Behindertenhilfe, im Kindergarten, im allgemeinen Sportunterricht und in Sondergruppen außerhalb des Schulbetriebs zu verordnen.

1.5 Durch diese Rahmenvereinbarung unberührt bleiben die Durchführung von Breiten-, Freizeit- und Leistungssport behinderter oder von Behinderung bedrohter Menschen sowie die Zuständigkeit für die Ausbildung des bei der Durchführung des Rehabilitationssports und Funktionstrainings notwendigen Personals.

2 Ziel, Zweck und Inhalt des Rehabilitationssports

2.1 Rehabilitationssport kommt für Behinderte und von Behinderung bedrohte Menschen[2] in Betracht, um sie unter Beachtung der spezifischen Aufgaben des jeweiligen Rehabilitationsträgers möglichst auf Dauer in die Gesellschaft und das Arbeitsleben einzugliedern. Ziffer 15.1 ist zu beachten.

2.2 Ziel des Rehabilitationssports ist, Ausdauer und Kraft zu stärken, Koordination und Flexibilität zu verbessern … die eigene Verantwortlichkeit des behinderten oder von Behinderung bedrohten Menschen für seine Gesundheit zu stärken sowie ihn zu motivieren und in die Lage zu versetzen, langfristig selbstständig und eigenverantwortlich Bewegungstraining durchzuführen.

2.3 Rehabilitationssport wirkt mit den Mitteln des Sports und sportlich ausgerichteter Spiele ganzheitlich auf die behinderten und von Behinderung bedrohten Menschen, die über die notwendige Mobilität sowie physische und psychische Belastbarkeit für Übungen in der Gruppe verfügen, ein.

2.4 Rehabilitationssport umfasst Übungen, die in der Gruppe im Rahmen regelmäßig abgehaltener Übungsveranstaltungen durchgeführt werden. Das gemeinsame Üben in festen Gruppen ist Voraussetzung, um gruppendynamische Effekte zu fördern, den Erfahrungsaustausch zwischen den Betroffenen zu unterstützen und damit den Selbsthilfecharakter der Leistung zu stärken. Auch Maßnahmen, die einem krankheits-/behinderungsgerechten Verhalten und der Bewältigung psychosozialer Krankheitsfolgen dienen (z. B. Entspannungsübungen), sowie die Einübung im Gebrauch technischer Hilfen können Bestandteil des Rehabilitationssports sein. Die einzelnen Maßnahmen sind dabei auf die Erfordernisse der Teilnehmer/-innen abzustellen.

3 Ziel, Zweck und Inhalt des Funktionstrainings

3.1 Funktionstraining kommt für behinderte und von Behinderung bedrohte Menschen[3] in Betracht, um sie unter Beachtung der spezifischen Aufgaben des jeweiligen Rehabilitationsträgers möglichst auf Dauer in die Gesellschaft und das Arbeitsleben einzugliedern. Insbesondere kann Funktionstraining bei Erkrankungen oder Funktionseinschränkungen der Stütz- und Bewegungsorgane angezeigt sein. Ziffer 15.1 ist zu beachten.

3.2. Ziel des Funktionstrainings ist der Erhalt und die Verbesserung von Funktionen sowie das Hinauszögern von Funktionsverlusten einzelner Organsysteme/Körperteile, die Schmerzlinderung, die Bewegungsverbesserung, die Unterstützung bei der Krankheitsbewältigung und die Hilfe zur Selbsthilfe …

3.3. Funktionstraining wirkt besonders mit den Mitteln der Krankengymnastik und/oder der Ergotherapie gezielt auf spezielle körperliche Strukturen (Muskeln, Gelenke usw.) der behinderten oder von Behinderung bedrohten Menschen, die über die notwendige Mobilität sowie physische und psychische Belastbarkeit für bewegungstherapeutische Übungen

---

2   Zu diesen Personenkreisen gehören i. S. d. Rahmenvereinbarung auch chronisch kranke Menschen, bei denen eine Beeinträchtigung am Leben in der Gesellschaft noch nicht eingetreten, aber zu erwarten ist.

3   Zu diesen Personenkreisen gehören i. S. der Rahmenvereinbarung auch chronisch kranke Menschen, bei denen eine Beeinträchtigung am Leben in der Gesellschaft noch nicht eingetreten, aber zu erwarten ist.

in der Gruppe verfügen, ein. Funktionstraining ist im Wesentlichen organorientiert.

- 3.4 Funktionstraining umfasst bewegungstherapeutische Übungen, die in der Gruppe … im Rahmen regelmäßig abgehaltener Übungsveranstaltungen durchgeführt werden. Das gemeinsame Üben in festen Gruppen ist Voraussetzung, um gruppendynamische Effekte zu fördern, den Erfahrungsaustausch zwischen den Betroffenen zu unterstützen und damit den Selbsthilfecharakter der Leistung zu stärken. Neben den bewegungstherapeutischen Übungen können Gelenkschutzmaßnahmen und die Einübung im Gebrauch technischer Hilfen und von Gebrauchsgegenständen des täglichen Lebens Bestandteil des Funktionstrainings sein.

4 Leistungsumfang/Dauer/Leistungsausschlüsse

- 4.1 Die Erforderlichkeit für Rehabilitationssport und Funktionstraining im Sinne dieser Vereinbarung ist grundsätzlich so lange gegeben, wie der behinderte oder von Behinderung bedrohte Mensch während der Übungsveranstaltungen auf die fachkundige Leitung des/der Übungsleiter/-in/Therapeuten/-in angewiesen ist, um die in Ziffer 2.2 und Ziffer 3.2 genannten Ziele zu erreichen …

- 4.2 In der **gesetzlichen Rentenversicherung** einschließlich der Alterssicherung der Landwirte werden Rehabilitationssport und Funktionstraining in der Regel bis zu 6 Monaten, längstens bis zu 12 Monaten, übernommen.
  - Eine längere Leistungsdauer als 6 Monate ist möglich, wenn dieses aus medizinischer Sicht erforderlich ist. Dies kann der Fall sein …

- 4.3 Im Bereich der **gesetzlichen Unfallversicherung** ist die Dauer des Anspruchs auf Rehabilitationssport/Funktionstraining grundsätzlich nicht begrenzt. Auch eine wiederholte Gewährung von Rehabilitationssport/Funktionstraining ist daher möglich. Dies kommt insbesondere in Betracht bei:
  - schweren Mobilitätsbehinderungen (Cerebralparese, Querschnittlähmung, Amputation, schwere Schädel-Hirnverletzung oder Lähmung von Gliedmaßen, u. a. Bein oder Arm),
  - Erblindung.

- 4.4 In der **gesetzlichen Krankenversicherung** werden Rehabilitationssport und Funktionstraining solange erbracht, wie die Leistungen im Einzelfall notwendig, geeignet und wirtschaftlich sind …
  - 4.4.1 **Rehabilitationssport**: In der gesetzlichen Krankenversicherung beträgt der Leistungsumfang des Rehabilitationssports in der Regel 50 Übungseinheiten (Richtwert), die in einem Zeitraum von 18 Monaten in Anspruch genommen werden

können. Bei einer Bewilligung von weniger als 50 Übungseinheiten ist der vorgenannte Zeitraum angemessen zu verkürzen, um die Zielsetzung des Rehabilitationssports zu erreichen.

Bei folgenden Krankheiten kann wegen der häufig schweren Beeinträchtigungen der Mobilität oder Selbstversorgung im Sinne der ICF sowie der erforderlichen komplexen Übungen ein erweiterter Leistungsumfang von insgesamt 120 Übungseinheiten in einem Zeitraum von 36 Monaten (Richtwerte) notwendig sein und bewilligt werden:

- Infantile Zerebralparese
- Querschnittlähmung, schwere Lähmungen (Paraparese, Paraplegie, Tetraparese, Tetraplegie)
- Doppelamputation von Gliedmaßen (Arm/Arm, Bein/Bein, Arm/Bein)
- Organische Hirnschädigungen durch Schädel-Hirn-Trauma, Tumore, Infektion (Folgen entzündlicher Krankheiten des ZNS), vaskulären Insult (Folgen einer zerebrovaskulären Krankheit)
- Multiple Sklerose
- Morbus Parkinson
- Morbus Bechterew (Spondylitis ankylosans)
- Glasknochen (Osteogenesis imperfecta)
- Muskeldystrophie
- Marfan-Syndrom
- Asthma bronchiale
- Chronisch obstruktive Lungenkrankheit (COPD)
- Mukoviszidose (zystische Fibrose)
- Polyneuropathie
- Dialysepflichtiges Nierenversagen (terminale Niereninsuffizienz) …

- 4.4.3 **Funktionstraining:** In der gesetzlichen Krankenversicherung beträgt der Leistungsumfang des Funktionstrainings in der Regel 12 Monate (Richtwert). Bei schwerer Beeinträchtigung der Beweglichkeit/Mobilität durch chronisch bzw. chronisch progredient verlaufende entzündlich rheumatische Erkrankungen (rheumatoide Arthritis, Morbus Bechterew, Psoriasis-Arthritis), schwere Polyarthrosen, Kollagenosen, Fibromyalgie-Syndrome und Osteoporose beträgt der Leistungsumfang 24 Monate (Richtwert).

- 4.4.4 Eine längere Leistungsdauer ist nach Einzelfallprüfung möglich, wenn die Leistungen notwendig, geeignet und wirtschaftlich sind. Sie kann insbesondere notwendig sein, wenn bei kognitiven oder psychischen Beeinträchtigungen die langfristige Durchführung des Übungsprogramms in Eigenverantwortung nicht oder noch nicht möglich ist. In diesen Fällen sollten in der Regel die Erst- bzw. ggf. weitere Verordnung(en) bei Rehabilitationssport jeweils 120 Übungseinheiten in 36 Monaten, bei Funktionstraining jeweils 24 Monate nicht überschreiten (Richtwerte) …

- 4.5 Rehabilitationssport und Funktionstraining im Sinne dieser Vereinbarung sind nicht Übungen ohne medizinische Notwendigkeit, die lediglich der Erzielung oder Verbesserung des allgemeinen Wohlbefindens des behinderten oder von Behinderung bedrohten Menschen dienen (z. B. freies Schwimmen an so genannten Warmbadetagen).

- 4.6 Rehabilitationssport ist kein Leistungssport. Das schließt Leistungsvergleiche unter Teilnehmern/-innen an einer Übungsveranstaltung nicht aus.

- 4.7 Vom Rehabilitationssport und Funktionstraining ausgeschlossen sind Maßnahmen,
  - die vorrangig oder ausschließlich auf Beratung und Einübung von Hilfsmitteln abzielen (z. B. Rollstuhlkurse),
  - die vorrangig oder ausschließlich Selbstverteidigungsübungen und Übungen aus dem Kampfsportbereich umfassen,
  - die Übungen an technischen Geräten, die zum Muskelaufbau oder zur Ausdauersteigerung dienen (z. B. Sequenztrainingsgeräte, Geräte mit Seilzugtechnik, Hantelbank, Arm-/Beinpresse, Laufband, Rudergerät, Crosstrainer), beinhalten. Eine Ausnahme stellt insoweit das Training auf Fahrradergometern in Herzgruppen dar.

5 Rehabilitationssportarten

- 5.1 Rehabilitationssportarten sind
  - Gymnastik,
  - Leichtathletik,
  - Schwimmen,
  - Bewegungsspiele in Gruppen,
  soweit es sich um Übungen handelt, mit denen das Ziel des Rehabilitationssports erreicht werden kann …

- 5.2 Die Rehabilitationsträger können weitere Rehabilitationssportarten anerkennen, wenn das Ziel des Rehabilitationssports durch die in Ziffer 5.1 genannten Rehabilitationssportarten nicht erreicht werden kann (z. B. Bogenschießen für Menschen im Rollstuhl, Sportkegeln für blinde Menschen).

6 Funktionstrainingsarten

Funktionstrainingsarten sind insbesondere
- Trockengymnastik,
- Wassergymnastik.

7 Durchführung des Rehabilitationssports/Funktionstrainings

- 7.1 Die Durchführung des Rehabilitationssports obliegt in der Regel den örtlichen Rehabilitationssportgruppen, die über die Landesbehinderten-Sportverbände dem Deutschen Behinderten-Sportverband (DBS) angehören. Auch andere Organisationen (z. B. die Mitgliedsvereine der Landessportbünde bzw. deren Fachverbände, die Mitglieder der Landesorganisationen der Deutschen Gesellschaft für Prävention und Rehabilitation von Herz-Kreislauferkrankungen – DGPR) können den Rehabilitationssport durchführen.

- 7.2 Die Durchführung des Funktionstrainings obliegt in der Regel den örtlichen Arbeitsgemeinschaften, die über die Landesverbände der Deutschen Rheuma-Liga angehören. Auch andere Selbsthilfegruppen (z. B. Selbsthilfegruppen des Bundesselbsthilfeverbandes für Osteoporose, Deutsche Vereinigung Morbus Bechterew) können das Funktionstraining durchführen …

12 Ärztliche Betreuung/Überwachung des Rehabilitationssports

- 12.1 Grundsätzlich erfolgen die ärztliche Betreuung und Überwachung des einzelnen behinderten oder von Behinderung bedrohten Menschen auch im Hinblick auf den Rehabilitationssport durch den behandelnden/verordnenden Arzt/die behandelnde/verordnende Ärztin.
  Die Betreuung der Rehabilitationssportgruppen erfolgt durch einen Arzt/eine Ärztin, der/die die Teilnehmer/-innen und die/den Übungsleiter/-in bei Bedarf während der Übungsveranstaltung berät. Dieser Arzt/diese Ärztin informiert die/den behandelnde/ n/verordnende/n Arzt/Ärztin über wichtige Aspekte der Durchführung des Rehabilitationssports, sofern dies für die Verordnung/Behandlung von Bedeutung ist.

13 Leitung des Rehabilitationssports

- 13.1 Beim Rehabilitationssport müssen die Übungen von Übungsleitern/-innen geleitet werden, die aufgrund eines besonderen Qualifikationsnachweises – z. B. Übungsleiter/- in „Rehabilitationssport" nach den Ausbildungsrichtlinien des DBS bzw. nach den Rahmen-Richtlinien für die Ausbildung im Bereich des Deutschen Olympischen Sportbundes (DOSB), für die Leitung von Herzgruppen der zwischen DBS, DOSB und der der DGPR abgestimmte Qualifikationsnachweis – die Gewähr für eine fachkundige Anleitung und Überwachung der Gruppen bieten. Die Inhalte der Qualifikationsnachweise sind mit den

Rehabilitationsträgern auf Ebene der BAR abzustimmen …

14 Leitung des Funktionstrainings

■ 14.1 Beim Funktionstraining kommen für die Leitung der Trainingsgruppen vor allem Physiotherapeuten/-innen/Krankengymnasten/-innen und/oder Ergotherapeuten/ -innen mit speziellen Erfahrungen und spezieller Fortbildung für den Bereich der rheumatischen Erkrankungen/Osteoporose einschließlich Wassergymnastik und Atemgymnastik und mit Kenntnissen und Erfahrungen in der psychischen und pädagogischen Führung in Betracht. Sie müssen in der Lage sein, die Leistungsfähigkeit und die darauf abzustimmenden Übungen für den/die einzelnen Patienten/-in einzuschätzen …

15 Verordnung von Rehabilitationssport und Funktionstraining

■ 15.1 Rehabilitationssport und Funktionstraining werden indikationsgerecht von dem behandelnden Arzt/der Ärztin verordnet. Für die gesetzliche Rentenversicherung und die Alterssicherung der Landwirte kann Rehabilitationssport und Funktionstraining auch durch den Arzt/die Ärztin der Rehabilitationseinrichtung verordnet werden. Ziffer 1.2 ist zu beachten.

■ 15.3 Die einzelne Verordnung erstreckt sich im Allgemeinen auf bis zu zwei, mit besonderer Begründung höchstens drei Übungsveranstaltungen je Woche; sie gilt nur für den vom verordnenden Arzt/von der verordnenden Ärztin für notwendig erachteten Zeitraum, für die gesetzliche Krankenversicherung für den in Ziffer 4.4.1 bis 4.4.4 genannten Zeitraum, für die gesetzliche Rentenversicherung und die Alterssicherung der Landwirte längstens für den in Ziffer 4.2 genannten Zeitraum.

■ 15.4 Im Bereich der gesetzlichen Unfallversicherung ist die Verordnung von Rehabilitationssport und Funktionstraining jeweils für ein halbes Jahr auszustellen. In Ausnahmefällen kann dieser Zeitraum bis zu einem Jahr betragen.

Literatur

Rahmenvereinbarung über den Rehabilitationssport und das Funktionstraining vom 01. Januar 2011 nach § 44 Abs. 1 Nr. 3 und 4 SGB IX

Sozialgesetzbuch Erstes Buch – Allgemeiner Teil. In der Fassung des Gesetzes zur Intensivierung der Bekämpfung der Schwarzarbeit und damit zusammenhängender Steuerhinterziehung vom 23. Juli 2004 (BGBl. I S. 1842)

Sozialgesetzbuch Drittes Buch – Arbeitsförderung. In der Fassung des Gesetzes zur Intensivierung der Bekämpfung der Schwarzarbeit und damit zusammenhängender Steuerhinterziehung vom 23. Juli 2004 (BGBl. I S. 1842)

Sozialgesetzbuch Fünftes Buch – Gesetzliche Krankenversicherung. In der Fassung des Gesetzes zur Sicherung der nachhaltigen Finanzierungsgrundlagen der gesetzlichen Rentenversicherung (RV-Nachhaltigkeitsgesetz) vom 21. Juli 2004 (BGBl. I S. 1791)

Sozialgesetzbuch Sechstes Buch – Gesetzliche Rentenversicherung. In der Fassung des Gesetzes zur Intensivierung der Bekämpfung der Schwarzarbeit und damit zusammenhängender Steuerhinterziehung vom 23. Juli 2004 (BGBl. I S. 1842)

Sozialgesetzbuch Siebtes Buch – Gesetzliche Unfallversicherung. In der Fassung des Gesetzes zur Intensivierung der Bekämpfung der Schwarzarbeit und damit zusammenhängender Steuerhinterziehung vom 23. Juli 2004 (BGBl. I S. 1842)

Sozialgesetzbuch Neuntes Buch – Rehabilitation und Teilhabe behinderter Menschen. In der Fassung des Gesetzes zur Förderung der Ausbildung und Beschäftigung schwerbehinderter Menschen vom 23. April 2004 (BGBl. I S. 606)

Sozialgesetzbuch Elftes Buch – Soziale Pflegeversicherung. In der Fassung des Gesetzes zur Einordnung des Sozialhilferechts in das Sozialgesetzbuch vom 27.12.2003 (BGBl. I S. 3022)

Sozialgesetzbuch Zwölftes Buch – Sozialhilfe. In der Fassung des Gesetzes zur Einordnung des Sozialhilferechts in das Sozialgesetzbuch vom 27. Dezember 2003 (BGBl. I Bl. 3022)

Praxisrelevante Kooperationen und Vernetzungen in der Rehabilitation

S. Best, N. Gerdes, B. Greitemann

V. Stein, B. Greitemann (Hrsg.), *Rehabilitation in Orthopädie und Unfallchirurgie,*
DOI 10.1007/978-3-642-44999-4_7, © Springer-Verlag Berlin Heidelberg 2015

7.1 Problemstellung

Die Rehabilitation bildet einen eigenständigen Zweig des Gesundheitsversorgungssystems, der auf vielfältige Weise mit den anderen Bereichen verknüpft ist. Damit die oft langwierigen Rehabilitationsprozesse überhaupt eingeleitet werden und dann möglichst reibungslos ablaufen können, ist eine enge Kooperation und Vernetzung mit Institutionen der ambulanten und stationären akutmedizinischen Versorgung sowie der Berufsförderung von großer Bedeutung für die Rehabilitation. Diese Kooperation ist jedoch häufig erschwert aus Gründen, die sich in 2 Komplexen zusammenfassen lassen:

- Zum einen hat die Rehabilitation beim „Blick auf die Patienten" eine spezifische Zielrichtung und Perspektive, die mit der akutmedizinischen Perspektive nicht ohne weiteres kompatibel ist und deshalb die Verständigung über therapeutische Ziele und damit die Kooperation zwischen den verschiedenen Versorgungsbereichen erschwert.
- Zum anderen ist die Rehabilitation in institutioneller Hinsicht weitgehend von den anderen Bereichen der gesundheitlichen Versorgung abgetrennt – und zwar sowohl im Hinblick auf die Kostenträgerschaft als auch auf die Institutionen der Leistungserbringung oder die gesetzlichen Rahmenbedingungen. Diese institutionelle Sonderstellung der Rehabilitation ist in Deutschland (aus historischen Gründen) besonders stark ausgeprägt und führt dazu, dass beim Übergang von der akutmedizinischen zur rehabilitativen Versorgung – oder umgekehrt – häufig der Kostenträger wechselt und schon aus diesem Grund Rehabilitationsprozesse entweder überhaupt nicht in Gang kommen oder zu früh abbrechen oder nicht ausreichend mit der akutmedizinischen Versorgung abgestimmt werden.

Beide Komplexe werden im Folgenden kurz erläutert.

7.1.1 Spezifische Perspektive der Rehabilitation

„Rehabilitation" ist im Grunde die Antwort der Gesellschaft auf die ständig wachsende Zahl von Menschen, die aufgrund chronischer Krankheiten oder gravierender Akutereignisse mit bleibenden gesundheitlichen Schädigungen und deren behindernden Folgen leben müssen (Gerdes u. Weis 2000). Seit Mitte des letzten Jahrhunderts haben Epidemiologen und Sozialmediziner darauf aufmerksam gemacht, dass sich im Krankheitsspektrum der Industriegesellschaften ein „Panoramawechsel" von den Infektionskrankheiten zu den chronischen Krankheiten vollziehe.

Dass die chronischen Krankheiten und ihre Folgen nicht ohne weiteres innerhalb des akutmedizinischen Paradigmas abgehandelt werden können, fand einen ersten systematischen Ausdruck im sog. „Krankheitsfolgenmodell" der Weltgesundheitsorganisation, die 1980 in der *International Classification of Impairments, Disabilities, and Handicaps*" die akutmedizinische Perspektive mit ihrem Blick auf Störungen der Körperstrukturen und -funktionen („impairments") systematisch um die Aspekte der Funktionsfähigkeit im alltäglichen Leben und der sozialen Integration erweiterte. Diese Klassifikation war der Vorläufer der heutigen ICF (▶ Kap. 1).

Verkürzt könnte man sagen, dass die akutmedizinische Perspektive ihren Gegenstand primär als hochkomplexen „Bioorganismus" sieht, der geschädigt oder gestört ist und nach Möglichkeit wiederherzustellen ist (*restitutio ad integrum*"), während die rehabilitative Perspektive v. a. darauf ausgerichtet ist, wie denn eine bestimmte Person, die nun einmal mit einem unheilbar geschädigten „Bioorganismus" leben muss, trotzdem möglichst gut mit den Anforderungen des alltäglichen Lebens zurechtkommen und sozial integriert bleiben kann (VDR 1996). Dieser spezifische Fokus auf die personalen Aspekte des „Gegenstandes" der Rehabilitation kommt in der Neufassung des WHO-Modells *International Classification of Functioning (ICF)*" (WHO 2001) noch deutlicher zum Ausdruck, wenn hier die zentralen Zielgrößen als „*activities*" („Aktivitäten") und „*participation*" („Teilhabe") benannt werden und das Modell gleichzeitig um persönliche und umweltbezogene Kontextfaktoren erweitert wird.

Um den Unterschied zuzuspitzen: Der Adressat der Interventionen in der Rehabilitation ist nicht der Bioorganismus der Rehabilitanden, sondern letztlich ihr persönliches, ganz und gar subjektiv geprägtes Bewusstsein. Es hängt nun einmal von der subjektiven Einschätzung der eigenen Situation, der Einsicht und Willensanstrengung der Betroffenen ab, in welchem Ausmaß sie Behinderungen meistern, risikoreiche Lebensstile umstellen, erforderliche Körperübungen tatsächlich durchführen, Belastungen für Andere minimieren sowie ihr eigenes Selbst- und Körperbild an die veränderten Umstände anpassen können.

Diese Fokussierung der Rehabilitation auf die persönlichen, ja geradezu „subjektiven" Aspekte ihres Gegenstandes sind der (modernen) akutmedizinischen Perspektive fremd – wenn nicht sogar verdächtig. Alles Subjektive hat hier den Beigeschmack des „bloß Subjektiven", irgendwie Beliebigen, nicht objektiv Nachprüfbaren – kurz des Unwissenschaftlichen. Die Erfolgsgeschichte der modernen Medizin beruht ja förmlich genau darauf, dass in den diagnostischen und therapeutischen Prozessen alles Subjektive ausgeschaltet wird (bzw. werden sollte), und zwar sowohl auf Seiten der Akteure wie auch auf Seiten der Patienten.

(Und ganz folgerichtig wurde der „Doppelblindversuch" zum Königsweg der Wirksamkeitsprüfung!).

Auf diesem Hintergrund liegen sowohl die Ziele der Rehabilitation – und zwar gerade die auf das Bewusstsein und Verhalten der Rehabilitanden ausgerichteten „Reha-spezifischen" Ziele – als auch die entsprechenden therapeutischen Ansätze eher am Rande der akutmedizinischen Perspektive und erscheinen von dort aus als irgendwie vage, beliebig und nicht wirklich überzeugend. Solche grundlegenden Unterschiede zwischen Akutmedizin und Rehabilitation im Verständnis des „Gegenstandes" sind natürlich nicht dazu angetan, Kooperation und Vernetzung zu erleichtern, sondern stellen ausgesprochene Kommunikationshindernisse dar.

7.1.2 Institutionelle Sonderstellung der Rehabilitation

Betrachtet man die langwierigen Krankheits- und Behandlungsprozesse im Zeitverlauf (vgl. das „lineare Modell" in Winge et al. 2002), so wird die Vielzahl von Institutionen sichtbar, die an jedem Rehabilitationsprozess beteiligt sind (bzw. sein können): Dazu zählen: Haus- und Fachärzte, Leistungsträger (Renten- oder Krankenversicherung), Gutachter, betriebsärztliche Dienste, Rehabilitationskliniken, ambulante/teilstationäre Rehabilitationseinrichtungen, Nachsorgestellen (Hausarzt, ambulante Rehabilitationseinrichtung, krankengymnastische Praxis etc.), Beratungsstellen (z. B. psychosoziale Beratung), Laienorganisationen (z. B. Rheumaliga, Koronargruppen, Selbsthilfegruppen; Buschmann-Steinhage 1996) oder auch die Vielzahl an Berufs-Bildungseinrichtungen oder -anbietern. Jede dieser Institutionen ist in eigene übergeordnete Strukturen eingebettet, verfolgt eigene Ziele und hat ihre eigenen Verfahrensabläufe.

Häufig stellt die Rehabilitation nur einen – mehr oder weniger bedeutsamen – Teilbereich der institutionellen Aufgaben dar und kann deshalb durch andere Aufgabenbereiche überlagert und in den Hintergrund gedrängt werden. Die meisten der beteiligten Institutionen sind außerhalb der Rehabilitation nicht strukturell miteinander verbunden, sodass die interinstitutionelle Kommunikation leicht abreißt und dann auch nicht wieder aufgenommen wird.

Besondere Probleme für die zeitliche Kontinuität und die inhaltliche Integration der Rehabilitationsprozesse entstehen deshalb v. a. an den *Schnittstellen* zwischen den verschiedenen Institutionen; d. h. dann, wenn die Steuerung des Rehabilitationsprozesses von einer Institution an eine andere übergeht.

Das „gegliederte System" der sozialen Sicherung in Deutschland führt dazu, dass es eine ganze Reihe von Leistungsträgern der Rehabilitation gibt, die in der Mehr-

zahl der Fälle nicht mit den Leistungsträgern der akutmedizinischen Versorgung identisch sind. Vor allem ist hier die Rentenversicherung zu nennen, die für ca. 60 % aller Rehabilitationsmaßnahmen als Kostenträger zuständig ist. Dies bedeutet, dass in einer „Behandlungskette" von ambulanter oder stationärer akutmedizinischer Behandlung, Rehabilitationsmaßnahmen, Nachsorge, erneuter akutmedizinischer Behandlung und anschließender Rehabilitation in den meisten Fällen der Kostenträger mehrfach wechselt – wobei nicht wirklich geregelt ist, wer eigentlich für die Kontinuität des Gesamtprozesses zuständig ist. Aus diesem Grunde sind Abbrüche der Behandlungskette v. a. an den Stellen zu erwarten, an denen der Kostenträger wechselt – und dies trifft in Deutschland auf fast 2/3 aller Rehabilitationsfälle beim Übergang von der akutmedizinischen Versorgung zur Rehabilitation und zurück zum akutmedizinischen Versorgungssystem zu.

Die institutionelle Sonderstellung der Rehabilitation bildet damit im Prinzip ein strukturelles Hindernis für langfristig integrierte Rehabilitationsprozesse.

7.2 Akut- und Rehabilitationsmedizin

Da die Verbindungswege zwischen Akutmedizin und Rehabilitation unterschiedlich geregelt sind, je nachdem, ob es sich um den ambulanten oder stationären Sektor der akutmedizinischen Versorgung handelt, werden diese beiden Sektoren im Folgenden getrennt behandelt.

7.2.1 Kooperation zwischen Rehabilitation und niedergelassenen Ärzten

Sowohl für die Renten- als auch für die Krankenversicherungen nehmen die niedergelassenen Ärzte eine Schlüsselfunktion für den Zugang zur Rehabilitation ein. Zwar sind es die Versicherten selbst, die den Antrag auf Rehabilitationsleistungen an ihre Versicherung stellen, die Versicherungsträger aber fordern in aller Regel zusätzlich zum Antrag des Versicherten einen ärztlichen Befundbericht bzw. ein „Hausarztgutachten" an, das die Entscheidung des Versicherungsträgers über Annahme oder Ablehnung des Antrags vorbereiten und dazu „die wesentlichen medizinischen und sozialen Beurteilungskriterien für eine Rehabilitationsmaßnahme dokumentieren" soll (Petermann et al. 1999).

Nicht formell geregelt sind die Erwartungen an die niedergelassenen Ärzte, durch eine entsprechende Beratung ihrer Patienten zu einer möglichst bedarfsgerechten Inanspruchnahme von Rehabilitationsleistungen beizutragen, d. h. ihre Patienten anzuregen, einen Rehabilitationsantrag zu stellen, wenn dies sinnvoll erscheint, und ihnen von einem Antrag abzuraten, wenn er aus ärztlicher Sicht nicht gerechtfertigt erscheint (Lachmann et al. 1999).

Die bislang vorliegenden empirischen Untersuchungen zu der Frage, in welchem Ausmaß die niedergelassenen Ärzte diese Erwartungen an ihre Kooperation mit der Rehabilitation erfüllen, zeigen an mehreren Stellen erhebliche Defizite auf:

- So ist die Qualität der hausärztlichen Befundberichte oft nicht ausreichend, um den Kostenträgern eine Entscheidungsgrundlage für die Annahme oder Ablehnung eines Rehabilitationsantrags zu liefern. In einer Analyse von 206 Befundberichten zeigte sich, dass in etwa der Hälfte der Fälle überhaupt keine Angaben zu maßgeblichen klinischen oder technischen oder pathologischen Befunden mitgeteilt wurden und dass Fragen nach Dauer und Erfolg der Vorbehandlung in 80–90 % der Fälle nicht beantwortet worden waren (Petermann et al. 1999).
  Wenn man bedenkt, dass das Kriterium „ambulante Behandlungsmöglichkeiten ausgeschöpft" eines der wesentlichen Entscheidungskriterien für die Annahme eines Rehabilitationsantrags darstellt, so wird verständlich, dass die Befundberichte ihren eigentlichen Zweck nur bedingt erfüllen. Entsprechend führten in der zitierten Untersuchung relativ vollständige Angaben im Befundbericht deutlich häufiger dazu, dass der betreffende Antrag beim Kostenträger ohne weitere Begutachtung „nach Aktenlage" genehmigt wurde (Petermann et al. 1999). Dieser Zusammenhang lädt zu der Überlegung ein, ob es nicht sinnvoll wäre, die Befundberichte in einem Maß zu honorieren, das es erlaubt, im Gegenzug dann auch auf kompletten Angaben bestehen zu können.
- Nicht überraschend ist der empirische Befund, dass die niedergelassenen Ärzte die Rehabilitationsanträge ihrer Patienten in aller Regel unterstützen – und zwar auch dann, wenn sie selbst von der Notwendigkeit oder den Erfolgsaussichten einer Rehabilitationsmaßnahme *nicht* überzeugt sind. So stimmten in einer postalischen Befragung von 956 niedergelassenen Ärzten 53 % der Aussage „Wenn ich einem Patienten eine Kur verweigere, muss ich damit rechnen, dass ich ihn los bin" voll zu, und nur 27 % stimmten ihr gar nicht zu (Lachmann et al. 1999).
  Hier ist offensichtlich – und durchaus verständlicherweise – die Sorge um die Bindung der Klientel an die eigene Praxis stärker als die Intention, nicht bedarfsgerechte Rehabilitationsanträge zu verhindern. Ganz ähnliche Befunde waren schon 1986 in einer Befragung von 1150 niedergelassenen Ärzten ermittelt worden (Wasilewski et al. 1986).
  Zu bedenken ist dabei allerdings, dass die Kostenträger kaum noch eine Möglichkeit haben, unberechtigte Anträge auszufiltern, wenn der begleitende ärztliche Befundbericht die Notwendigkeit einer Rehabilitationsmaßnahme auch nur einigermaßen schlüssig darstellt. Insofern tragen die niedergelassenen Ärzte selbst zu der von ihnen konstatierten Überinanspruchnahme von Rehabilitationsmaßnahmen bei, die sie in einer Größenordnung von 40–50 % einschätzten (Lachmann et al. 1999).
- Insgesamt wünschen die Hausärzte, dass ihr Wissen um ihre Patienten bei den Entscheidungen über die Gewährung von Rehabilitationsmaßnahmen stärker berücksichtigt werden sollte. So stimmten ca. 70 % der Aussage zu: „Was ich über meinen Patienten weiß, wird von denen, die über die Kuren entscheiden, viel zu wenig berücksichtigt" (Lachmann et al. 1999). Kritisch zu fragen bleibt hier allerdings, auf welche Weise dieses Wissen denn überhaupt an die Entscheidungsträger kommuniziert werden könnte – das Hausarztgutachten als wichtigstes Kommunikationsmittel zu den Versicherungsträgern jedenfalls erfüllt diese Aufgabe nur zum Teil, da in diesen Gutachten häufig entscheidende Angaben fehlen (vgl. Petermann et al. 1999).
- Für die Patienten selbst ist der Hausarzt eine entscheidende Quelle für Information und Motivation zur Rehabilitation (Zimmermann et al. 1999). Dies bedeutet, dass die generelle Einstellung des Hausarztes zu Sinn und Nutzen der Rehabilitation Auswirkungen auf das Antragsverhalten seines Patienten hat – jedenfalls in der Weise, dass positiv eingestellte Hausärzte ihren Patienten eher zu einer Rehabilitation raten werden als negativ eingestellte (Vogel et al. 1997).
- Die allgemeine Einstellung der Hausärzte zur Rehabilitation ist in mehreren Studien untersucht worden, die allerdings zu divergierenden Ergebnissen kamen: So fanden Deck et al. (2000) in einer Befragung von 130 Hausärzten eine hohe Akzeptanz und eine generell sehr positive Einschätzung der Rehabilitation. Vogel et al. (1997) dagegen konstatierten bei ca. 1200 befragten Hausärzten große Unterschiede in der generellen Einstellung zur Rehabilitation.
  In der Studie von Lachmann et al. (1999) an 956 Allgemeinärzten ergab sich eine durchaus differenzierte Bewertung der Rehabilitationsangebote je nach Indikation bzw. Maßnahmenart: Mindestens 50 % der Befragten plädierten für eine Verringerung oder Abschaffung der Rehabilitationsangebote bei chronischen Rückenschmerzen, offenen Badekuren oder Kompaktkuren, und mit 30–40 % wurden auch die allgemeinen Heilverfahren (also nicht die Anschlussrehabilitation) bei kardiologischen oder or-

thopädischen Indikationen recht skeptisch beurteilt. Insgesamt zeigten 30 % der Befragten eine besonders positive und 10 % eine extrem negative Einstellung zur Rehabilitation.

Entsprechend dieser Grundeinstellung variierte auch die Einschätzung des Bedarfs an Rehabilitationsmaßnahmen: Die positiv eingestellten Ärzte schätzten, dass von 100 Patienten, die einen Rehabilitationswunsch an sie herantragen, 39 nicht wirklich eine Rehabilitation brauchten; die negativ eingestellten Ärzte dagegen sahen sogar in 78 % keinen Bedarf.

Dunkelberg et al. (2002) verglichen die Einstellungen zur Rehabilitation bei Ärzten aus den alten und den neuen Bundesländern und fanden in den neuen Bundesländern eine deutlich positivere Sicht, die sich u. a. darin ausdrückt, dass die Ärzte dort den Nutzen der Rehabilitation höher und die Rate der Überinanspruchnahme geringer einschätzten als ihre Kolleg(inn)en aus den alten Bundesländern.

Eine immer wieder thematisierte Vorstellung ist der Einbezug der Betriebs- und Arbeitsmediziner, der unter der Prämisse der Reintegration in das berufliche Umfeld geradezu zwingend erscheint. Allerdings besteht das Problem in der Praxis darin, dass oft nur große Betriebe einen eigenen Werksarzt haben, der den Arbeitsplatz des Rehabilitatanden ausreichend und zudem die individuelle Problemlage des Rehabilitanden speziell kennt. Allzu oft bestehen aber gerade Probleme bei Arbeitnehmern in den kleinen und mittleren Unternehmen, wo eine derartige Versorgung nicht gewährleistet ist. Zudem haben nicht wenige Arbeitnehmer ein Empfinden des Misstrauens dem Arbeitsmediziner gegenüber, das er „vom Arbeitgeber angestellt" ist. Dennoch scheint ein deutlich verstärkter Einbezug der Betriebs- und Arbeitsmediziner unverzichtbar für eine schnelle und auch erfolgreiche Reintegration. Hierzu muss vor allem von Seiten der Rehabilitationseinrichtungen der Kontakt gesucht werden. Zudem muss die berufliche Situation bereits zu Beginn der Rehabilitation adressiert werden und das Thema der beruflichen Reintegration oder Rehabilitation ein Reha-Prozess-begleitendes Dauerthema sein. Eine Aufsplittung in die bisherige medizinische Rehabilitation und eine sich daran anschließende, getrennte berufliche Rehabilitation ist nicht sinnvoll, schon unter dem Zeitaspekt.

> ❯❯ Eine erfolgreiche Reintegration des Rehabilitanden ist nicht unwesentlich anhängig von „Lücken" im Lebenslauf oder Arbeitsfehl- oder-ausfallzeiten! Daher sind diese mit allen Mitteln zu reduzieren.

Von Seiten der Träger der Rehabilitation wurde ein derartiges Vorgehen durch die Thematisierung der medizinisch-beruflichen Orientierung (MBOR) (s. u.) aufgenom-

men, gleichzeitig wurden auch früher einsetzende, eher präventive Rehabilitationsansätze als berufsbegleitende Reha-Maßnahmen (Betsi) eingeführt. Erforderlich ist zudem ein individuelles Partizipationsmanagement durch die Rehabilitationsträger, dass bisheriges, eher verwaltungsgeprägtes Vorgehen zu Gunsten eines individuellen Betreuungsangebotes (einige Träger sind dazu schon auf dem Weg, z. B. Programm Reha-Futur-Real der DRV Westfalen) verändert.

Insgesamt zeigen die vorliegenden Untersuchungen damit, dass Kommunikation und Kooperation zwischen Rehabilitation und niedergelassenen bzw. Betriebsärzten durchaus auch problematische Aspekte aufweisen: In den hausärztlichen Befundberichten fehlen häufig entscheidungsrelevante Angaben, und die Hausärzte unterstützen in der Mehrzahl der Fälle auch solche Rehabilitationsanträge, von deren Notwendigkeit sie nicht überzeugt sind – d. h. die Hausärzte kommen der ihnen zugedachten Steuerungsfunktion bei der Ermittlung des Rehabilitationsbedarfs nur in begrenztem Maße nach. Dabei ist die generelle Einstellung zur Rehabilitation bei den meisten Hausärzten durchaus positiv; ein nicht unbeträchtlicher Teil jedoch sieht die Wirksamkeit der Rehabilitationsmaßnahmen bei einer Reihe von Indikationen eher skeptisch und konstatiert ein erhebliches Ausmaß von Überinanspruchnahme der Rehabilitationsangebote.

7.2.2 Kooperation zwischen Rehabilitation und Akutkliniken

Die Zusammenarbeit mit den Akutkliniken bezieht sich v. a. auf die sog. Anschlussheilbehandlung (AHB) oder Anschlussrehabilitation (AR) bzw. auf die Berufsgenossenschaftliche Stationäre Weiterbehandlung (BGSW) nach bestimmten Operationen der Stütz- und Bewegungsorgane bzw. bei postakuten Ereignissen.

Die AHB/BGSW-Maßnahmen sollen hier einen möglichst nahtlosen Übergang von der Akutklinik zur Rehabilitation gewährleisten und müssen deshalb spätestens 14 Tage nach Ende der Akutbehandlung eingeleitet werden. Rehabilitationseinrichtungen, die AHB-/BGSW-Maßnahmen durchführen, müssen besonders qualifiziert und von den Kostenträgern für diese Art von Maßnahmen zugelassen sein. Für die medizinischen Indikationen und Kontraindikationen, die bei einem Antrag auf eine AHB/BGSW-Maßnahme zu beachten sind, liegen differenzierte Definitionen vor (vgl. VDR-AHB-Indikationskatalog unter ▶ www.vdr.de), und auf dieser Grundlage ist die Einleitung einer AHB/BGSW-Maßnahme in aller Regel unproblematisch.

Eine Bedingung, die bei fast allen AHB/BGSW-Indikationen erfüllt sein muss, besteht darin, dass die postopera-

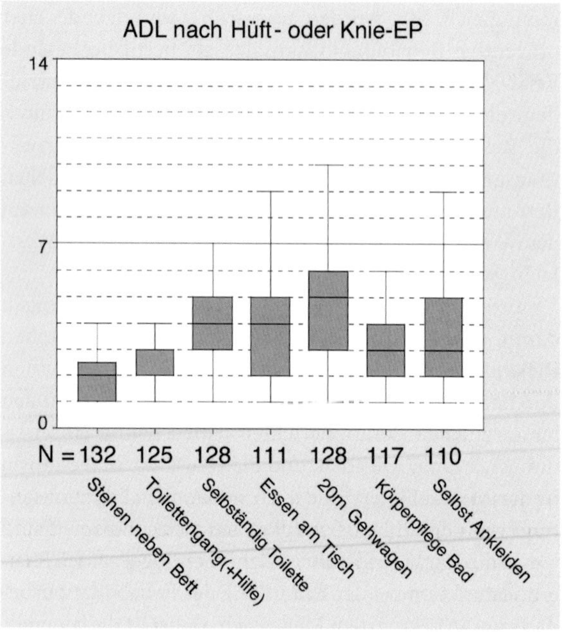

Abb. 7.1 Entwicklung der basalen ADL nach Hüft- oder Knie-EP (Tage postoperativ)

tive Behandlungsphase abgeschlossen ist und die Patienten in „rehabilitationsfähigem Zustand" aus der Akutklinik entlassen worden sind. „Rehabilitationsfähigkeit" bedeutet, dass die Wundheilung im Wesentlichen abgeschlossen ist, die Patienten auf Stationsebene (ggf. mit Hilfsmitteln) selbstständig mobil und in den basalen Alltagsaktivitäten von Hilfe unabhängig sind.

Eine ganz wesentliche Voraussetzung für unproblematische und zeitnahe Übergänge von der Akutklinik zu einer AHB ist bereits 1974 mit dem Rehabilitationsangleichungsgesetz geschaffen worden, in dem u. a. geregelt wurde, dass der für die AHB zuständige Kostenträger ggf. nachträglich ermittelt werden kann, sodass die AHB auch dann angetreten werden kann, wenn der endgültige Kostenträger noch nicht feststeht. Da auch die Antragsformulare, die vom Stationsarzt bzw. dem Kliniksozialdienst auszufüllen sind, relativ einfach gehalten sind, trägt dies ebenfalls zum reibungslosen Funktionieren der Schnittstelle zwischen Akutklinik und anschließender Rehabilitation bei.

Dieser erfreuliche und langjährig bewährte Befund eines guten Schnittstellenmanagements hat sich allerdings in den letzten Jahren gewandelt. Auslöser dafür war die Einführung der Diagnosis Related Groups (DRG) im Akutbereich, die seit dem 01.01.2004 Realität ist. Der Sachverständigenrat für die Konzertierte Aktion im Gesundheitswesen hatte bereits früh sehr dezidiert auf die Gefahren hingewiesen, die für die Rehabilitation durch die Einführung fallpauschalierter DRGs im Akutbereich entstehen werden:

Da unter DRG für Akutkliniken der Anreiz besteht, Patienten in einem nach den bisherigen Kriterien noch nicht

voll rehabilitationsfähigen Zustand in Rehabilitationseinrichtungen zu verlegen, wird die durchschnittliche medizinische Fallschwere der Patienten in der Rehabilitation vermutlich zunehmen. Rehabilitationseinrichtungen werden dementsprechend vermehrt akutstationäre Aufgaben übernehmen müssen. Dies würde – unter Beibehaltung der bisherigen gesetzlichen Befristungsregelungen hinsichtlich der Dauer der Rehabilitationsmaßnahmen – zu Lasten der originären rehabilitativen Versorgung der Patienten gehen (SVR 2003, Abs. 141).

Es war demnach zu erwarten, dass die Patienten nach Einführung der DRG-Pauschalen bereits zur Rehabilitation verlegt werden, wenn die Wundheilung noch nicht abgeschlossen ist (d. h. die Fäden noch nicht gezogen sind) und sie noch nicht selbstständig mobil sind. Dies bedeutet, dass eine poststationäre Phase, die man als „Frührehabilitation", „Subakutphase" oder „2. Akutphase" bezeichnen kann (Brach et al. 2002; Stucki et al. 2002a; Stier-Jarmer u. Stucki 2002), in der Rehabilitationsklinik – und dort zu Lasten des Kostenträgers der AHB-Maßnahme – absolviert wird mit der Folge, dass die eigentliche AHB-Maßnahme verlängert oder zu früh abgebrochen werden muss. Das genau diese Entwicklung aufgetreten ist konnte im Rahmen der REDIA-Studie (v. Eiff et al. 2011) nachgewiesen werden.

Dabei ist die Situation juristisch eigentlich eindeutig: Gesetzlich gilt, dass das erstversorgende Krankenhaus die komplette Akutversorgung, einschließlich Leistungen zur Frührehabilitation (§ 39, Abs. 1 SGB V), zu erbringen hat. Ob die zur Bestimmung der deutschen DRG angewandte Kalkulation die Frührehabilitation angemessen berücksichtigt, ist aufgrund der bisher eher unzureichenden Strukturen zur Erbringung solcher Leistungen fraglich … (deshalb) sollte zumindest für eine Übergangsperiode … für frührehabilitative Behandlungsfälle eine gesonderte Vergütung … in Betracht gezogen werden (SVR 2003, Abs. 142; Brach et al. 2002; Stier-Jarmer et al. 2002a).

Die Annahme, dass die bisher friedliche und gut funktionierende Kooperation zwischen Akutkliniken und Rehabilitation auf eine Belastungsprobe gestellt würde, weil mit dem Thema der Frührehabilitation ein Feld entstehen würde, auf dem die Interessen der beiden Versorgungsbereiche miteinander in Konflikt geraten, hat sich in der Praxis derzeit nicht feststellen lassen. Dies liegt daran, dass einerseits die Reha-Einrichtungen mit der schnelleren Verlegungspraxis eine verbesserte Nachfragesituation haben, andererseits daran, dass die Rehabilitation immer noch „am Ende der Behandlungskette" in einer direkten Abhängigkeit zu den Zuweisern und daher in einer schlechteren Verhandlungsposition steht.

Prinzipiell ist nach Konsolidierung der DRG-Einführung als Ergebnis festzustellen:

- Die Akut-stationären Behandlungszeiten haben sich deutlich reduziert.

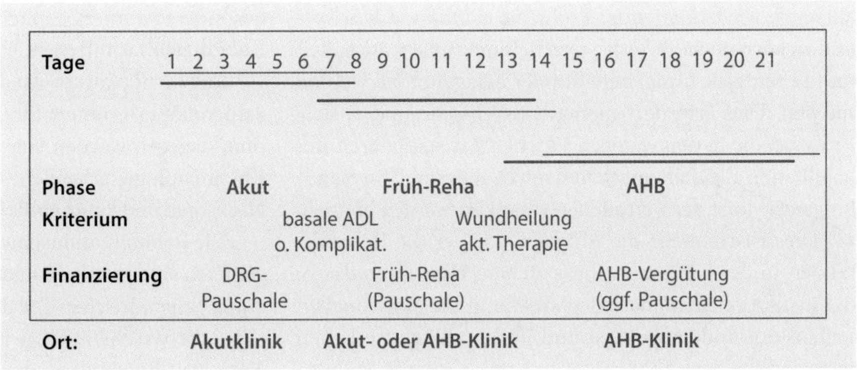

Abb. 7.2 Akutphase – Frührehabilitation – AHB-Phase nach Hüft- oder Knie-Endoprothetik

- Die Verlegung in eine Rehabilitation erfolgt schneller.
- Eine suffiziente medizinische Betreuung ist in den meisten Reha-Einrichtungen dennoch gewährleistet.
- Früh einsetzende medizinische Rehabilitationsmaßnahmen sind in aller Regel für den Patienten hilfreich.
- Die Rehabilitation wird im Rahmen dieser frühen Verlegungen deutlich „medizinischer".
- Der Aufwand in der Rehabilitation ist deutlich gestiegen, er wird allerdings derzeit seitens der Kostenträger kaum oder gar nicht entlohnt.

In einigen Fällen ist allerdings die Verlegung medizinisch noch nicht möglich. In diesen Fällen fehlen in den Akuthäusern oft rehabilitative Ressourcen, die dem Patienten aber früh einsetzend wichtige Hilfen geben könnten. In diesen Fällen wäre eine Frührehabilitation in einer Akutklinik sinnvoll, dort müssten aber in den meisten Fällen eigene Frührehabilitationsabteilungen oder mobile Rehabilitationsteams erst noch aufgebaut werden (Stucki et al. 2002a, b). Besonders in Indikationsbereichen wie der Neurologie (Phase B) und Geriatrie, in denen Akutbehandlung und Frührehabilitation nur schwer voneinander abzugrenzen sind, ist dies sinnvoll, aber ggf. auch bei Polytraumapatienten (Schwing 2003; Stier-Jarmer et al. 2002b, c).

Es gibt aber auch Indikationen, bei denen eine Frührehabilitationsphase relativ gut von der Akutphase und der weiterführenden Rehabilitation (AHB-Phase) abgegrenzt werden kann. Dazu zählt beispielsweise die Implantation von Endoprothesen an Hüfte oder Knie. In einem eigenen Forschungsprojekt wurden dazu 138 Patienten nach Implantation einer Endoprothese (EP) an Hüfte oder Knie retrospektiv in einer Rehabilitationsklinik nach dem medizinischen Verlauf und der Entwicklung der basalen Alltagsfähigkeiten (ADL) in der postoperativen Phase der Akutbehandlung befragt. Die Ergebnisse zeigen, dass in ca. 75 % aller Fälle (ohne postoperative Komplikationen) die erste Akutphase innerhalb von 6–7 Tagen mit dem Erlangen der Selbstständigkeit in den basalen ADL beendet werden könnte (❏ Abb. 7.1).

Im Anschluss an diese erste Akutphase folgt dann eine Frührehabilitationsphase (bzw. „Subakutphase"), die nach weiteren 6–7 Tagen mit der Wundheilung (Fäden ziehen) und mit der Fähigkeit zur Beteiligung an aktiven Therapien abschließt und dann in die eigentliche AHB-Phase übergeht (Gerdes et al. 2003). Die Frührehabilitationsphase könnte entweder an einer Akutklinik (mit Frührehabilitationsabteilung) oder an einer entsprechend ausgestatteten AHB-Klinik stattfinden. Es wäre deshalb durchaus möglich, die Frührehabilitationsphase von der Akutpauschale abzutrennen und gesondert zu vergüten. Auf dieser Grundlage ergäbe sich das in ❏ Abb. 7.2 dargestellte Verlaufsschema.

Eine ähnliche Regelung wäre wahrscheinlich für eine ganze Reihe weiterer Indikationen realisierbar. Auf diese Weise könnte Transparenz geschaffen und die Auswirkung der DRGs für die Rehabilitation aufgefangen werden.

7.3 Rehabilitation und Nachsorge

Es liegt in der Natur der vorherrschenden chronischen Krankheiten, dass es sich dabei um langfristige Prozesse mit oft progredientem Verlauf handelt. Entsprechend kann die Rehabilitation nicht als einmaliger Akt gesehen werden, sondern muss als ein Prozess verstanden werden, der gewissermaßen krankheitsbegleitend abläuft und neue Anpassungen erfordert, wenn die Krankheit (samt ihren funktionalen und psychosozialen Folgen) in ein neues Stadium tritt (Jäckel et al. 1996) oder wenn Wandlungsprozesse in der Arbeitswelt die Leistungsfähigkeit eines chronisch Kranken überfordern.

Idealtypisch gesehen beginnt ein Rehabilitationsprozess mit einer auf wenige Wochen begrenzten institutionellen Phase stationärer bzw. ambulanter Rehabilitation, die dann in eine Phase langfristiger Rehabilitation übergeht. Diese Phase ist das Feld der „Nachsorge".

In den meisten Fällen hängt der Erfolg einer Rehabilitationsmaßnahme davon ab, dass langjährig eingeschliffenes Verhalten umgestellt, neue Handlungsmuster zur Lösung alltäglich wiederkehrender Probleme etabliert, das Selbstbild an körperliche Schäden und Behinderungen angepasst und Lebensziele umformuliert oder neu gefunden werden müssen. Dies erfordert mentale, psychische und soziale Prozesse, die in den wenigen Wochen der stationären Rehabilitation allenfalls angebahnt, nicht aber stabil im Handlungsrepertoire der Betroffen verankert werden können.

Dies ist vielmehr die Aufgabe, vor der die Rehabilitanden in der Nachsorgephase stehen: Hier muss das in der institutionellen Phase Begonnene an die individuellen Lebensumstände angepasst und in das alltägliche Leben integriert werden. Abhängig vom Erfolg dieser Bemühungen und vom weiteren Krankheitsverlauf kann sich dann eine kürzere oder längere „Plateauphase" ergeben, in der der aktuelle – wenn auch mehr oder weniger reduzierte – Funktionszustand und das Niveau sozialer Integration relativ stabil gehalten werden können. Ein neuer Krankheitsschub, Akutereignisse oder eine graduelle Verschlechterung des körperlichen Zustandes können dann einen neuen „Rehabilitationszyklus" auslösen.

Verständlicherweise richtet sich die Aufmerksamkeit sowohl in den Rehabilitationseinrichtungen und bei den Kostenträgern als auch in der Rehabilitationsforschung auf die zeitlich begrenzte und in ihrer Aufgabenstellung relativ klar umrissene Phase institutioneller Rehabilitation. Entsprechend wenig ist allerdings über die Prozesse bekannt, die in den langfristigen Rehabilitationsphasen ablaufen. Letztlich aber sind es diese Prozesse, die über Erfolg oder Misserfolg der Rehabilitation entscheiden: Die Rehabilitationsziele können längerfristig offensichtlich nur dann erreicht werden, wenn in der postinstitutionellen Phase Heimtrainingsprogramme tatsächlich weitergeführt, Risikoverhalten umgestellt, bereitgestellte Hilfsmittel benutzt, weiterführende therapeutische Maßnahmen tatsächlich durchgeführt werden etc. Die therapeutischen und beratenden Maßnahmen während der stationären Phase zielen mehr oder weniger direkt darauf ab, diese nachfolgenden Prozesse anzubahnen und einzuüben.

In den einzelnen Indikationsgebieten hat die Nachsorgephase in sehr unterschiedlicher Weise Aufmerksamkeit gefunden. Im kardiologischen Bereich ist es v. a. den Arbeiten M. Halhubers zu verdanken, dass die ambulanten Koronargruppen in die Rehabilitationskonzepte einbezogen wurden (Halhuber 1989; Budde u. Keck 1999; Keck u. Budde 1991, 1999). Neuere Entwicklungen zielen v. a. auf eine Optimierung der beruflichen Reintegration nach kardiologischen Rehabilitationsmaßnahmen ab (vgl. Karoff 1998). Im Bereich der onkologischen Rehabilitation wird der Nachsorge seit vielen Jahren eine besondere Bedeutung beigemessen (vgl. Koch et al. 1995; Senn 1990), die u. a. aus der Notwendigkeit resultiert, metastasierende Verläufe möglichst frühzeitig zu erkennen. Auch bei psychosomatischen und Suchtkrankheiten hat die poststationäre Phase

besondere Aufmerksamkeit gefunden (vgl. Ehrhardt 1996; Kobelt 1998; Stähler 1997).

Im orthopädisch-rheumatologischen Bereich, dem zahlenmäßig größten Indikationsbereich der Rehabilitation, dagegen wurden von der Deutschen Gesellschaft für Rheumatologie erhebliche Defizite gerade im Bereich der Nachsorge und Langzeitbetreuung konstatiert (Jäckel 1996).

Die Rehabilitationseinrichtungen in allen Indikationsgebieten sind gehalten, in den *Nachsorgeempfehlungen*, die einen obligatorischen Teil des Entlassungsberichtes ausmachen, die Weichen für die nachstationäre Phase zu stellen. Nach den Ergebnissen der repräsentativen Untersuchungen zur Prozessqualität wird diese Aufgabe von der stationären Rehabilitation offensichtlich recht gut wahrgenommen. Mit nur ca. 25 % (Jäckel et al. 1997; HRI 1998) bzw. 15 % (HRI 2000) „deutlicher" oder „gravierender" Mängel stellen die Nachsorgeempfehlungen denjenigen Bereich der Entlassungsberichte dar, der von den Peers am besten von allen Bereichen beurteilt wurde.

Inzwischen gibt es einige Vorhaben, die darauf abzielen, dass die Rehabilitationseinrichtungen nicht nur Empfehlungen abgeben, sondern einen direkteren Einfluss auf die Therapie während der nachstationären Phase nehmen können. So haben die DRV-Bund und einige regionale DRVen mit dem Programm der Intensiven Rehabilitationsnachsorge (IRENA/DRV BUND) und diversen Anschlussstabilisierungsprogrammen (regionale DRVen) Verfahren für „nachgehende Maßnahmen zur medizinischen Rehabilitation" entwickelt, die den Rehabilitationskliniken die Möglichkeit einräumen, ambulante Folgeleistungen (bspw. Einzel- und Gruppenkrankengymnastik, Funktionstraining, psychosomatische Nachsorge und weiterführende ambulante Psychotherapie) zu Lasten der Rentenversicherung zu verordnen (vgl. z. B. DRV Westfalen 1999; DRV BUND 1998). Zudem existieren diverse Ansätze, über telefonische Nachsorgeangebote eine Umsetzung der erarbeiteten Ziele des Rehabilitanden in die Alltagssituation zu unterstützen (z. B. TeNoR der DRV Westfalen).

Die Schlussfolgerung, damit bestehe im Bereich der Rehabilitationsnachsorge insgesamt wenig Handlungsbedarf, wäre allerdings ein Trugschluss. Als ein ausgesprochen gravierendes Defizit ist einzuschätzen, dass kaum etwas darüber bekannt ist, ob und inwieweit die expliziten Empfehlungen überhaupt realisiert werden und was aus den Empfehlungen wird, die implizit während der institutionellen Phase gegeben wurden. Nach den Ergebnissen einer (nicht repräsentativen) Untersuchung von 228 Entlassungsberichten wurden nur gut 50 % aller arbeitsplatzbezogenen Empfehlungen in der Folgezeit auch umgesetzt, führten dann allerdings zu einer deutlich niedrigeren Frühberentungsquote (Fraisse u. Seidel 1993).

Die Realisierung von Empfehlungen, die sich an Haus- oder Fachärzte, an den Kostenträger oder an die Patienten selbst richten, ist unseres Wissens dagegen bisher noch nicht untersucht worden. Offensichtlich verlässt man sich darauf, dass mündlich oder schriftlich gegebene Empfehlungen für die nachstationäre Phase auch umgesetzt werden und dass damit alles Erforderliche getan ist, um den Rehabilitationserfolg auch auf längere Sicht zu gewährleisten. Tatsächlich aber weiß – von Ausnahmen wie z. B. Umschulungen abgesehen – keine der am Rehabilitationsprozess beteiligten Institutionen, was während der Nachsorgephase geschieht; d. h. ob alles planmäßig verläuft oder ob Hindernisse auftreten, die den Anpassungsprozess gefährden, durch eine begrenzte zeitnahe Intervention aber überwunden werden könnten.

Hier tritt ein systematisches Defizit in den Organisationsstrukturen der Rehabilitation zutage: Es gibt einfach keine Stelle, die dafür zuständig wäre und die personellen Kapazitäten hätte oder über erprobte Verfahrensweisen verfügte, um nach der Initialphase den weiteren Rehabilitationsverlauf zu überwachen und zu intervenieren, falls Probleme sichtbar werden, die den Rehabilitationserfolg gefährden. Rehabilitationskliniken und Kostenträger kommen für eine solche Funktion offensichtlich nicht in Frage, weil die Anzahl der „alten Fälle" über einen Zeitraum von 3–5 Jahren einfach viel zu groß ist, als dass sie kontinuierlich betreut oder überwacht werden könnten. (Eine Rehabilitationsklinik mit 200 Betten sammelt in einem Jahr ca. 3500 und damit in 3 Jahren bereits fast 10.000 „alte Fälle" an!)

Bleiben also die niedergelassenen Haus- oder Fachärzte. Hier hat es in der Vergangenheit viele Vorschläge gegeben, sie stärker in die Steuerung der Rehabilitationsprozesse und der Nachsorge einzubeziehen (vgl. z. B. Beck et al. 1984; Hillebrand 1996; Jäckel et al. 1996; Senn 1990; VDR 1991, 1996; Zillessen 1994). Die Erfolge dieser Bemühungen waren meist kurzfristig und wenig überzeugend. Die Gründe dürften v. a. darin zu suchen sein, dass die niedergelassenen Ärzte – ebenso wie die übrigen Kandidaten für eine Überwachung des langfristigen Rehabilitationsverlaufs – mit den jeweils aktuellen Fällen ausgelastet sind und in Sachen „Rehabilitationsnachsorge" nur tätig werden, wenn die betreffenden Patienten mit aktuellen Beschwerden oder Anliegen zu ihnen kommen.

Ein „Monitoring" langfristiger Rehabilitationsverläufe würde von den Ärzten eine Art von Aktivität verlangen, die ihnen fremd ist und sie möglicherweise auch in gravierende Rollenkonflikte bringt: Sie müssten nämlich von Zeit zu Zeit von sich aus auf ihre Patienten zugehen und Informationen einholen, die erkennen lassen, ob ein Interventionsbedarf besteht oder nicht. Dies könnte als „headhunting" missverstanden werden und würde jedenfalls die übliche Arzt-Patienten-Beziehung, in der die Patienten auf den Arzt zugehen, auf den Kopf stellen. Und schließlich – und nicht ganz unwichtig – ist bislang ungeklärt, wie und durch wen eine solche Aktivität honoriert werden sollte.

Der Bereich der langfristigen Rehabilitation – und damit das Feld der Nachsorge – stellt sich insgesamt als derjenige Bereich dar, in dem trotz der Initiativen, die mit dem IRENA-Programm und ähnlichen Maßnahmen bereits begonnen worden sind, noch ein großer Entwicklungs- und Forschungsbedarf besteht. Entsprechend gibt es auf dem Feld der Nachsorge auch immer noch erhebliche Defizite in der Kooperation zwischen Rehabilitation und anderen Bereichen der gesundheitlichen Versorgung.

7.4 Kooperation zwischen medizinischer und beruflicher Rehabilitation

7.4.1 Berufsorientierung während der medizinischen Rehabilitation

Die berufliche Wiedereingliederung nach einem behinderungsbedingten Verlust des Arbeitsplatzes ist äußerst schwierig. Daher sind der Erhaltung von Arbeitsverhältnissen Behinderter oder von Behinderungen bedrohter Menschen verstärkte Anstrengungen zu widmen. Während der medizinischen Rehabilitation müssen krankheitsverursachende Faktoren im Arbeitsleben oder das Arbeitsleben behindernde Fähigkeitsstörungen identifiziert werden, und es muss geprüft werden, wie der Rehabilitand den Anforderungen mit seinen individuellen Ressourcen künftig besser gerecht werden kann.

Die medizinische Rehabilitation ist deshalb durch stärkere Berufsorientierung, d. h. Fokussierung der Diagnostik und Therapie auf den Erhalt bzw. die Wiederherstellung der beruflichen Leistungsfähigkeit weiterzuentwickeln. Die differenzierte Ermittlung von Belastung und Beanspruchung des Rehabilitanden am Arbeitsplatz, die Einrichtung regelmäßiger Teamkonferenzen von Ärzten, Psychologen und Rehabilitationsfachberatern in den Rehabilitationskliniken sowie eine stärkere Kooperation der Rehabilitationskliniken mit Betriebsärzten, Arbeitsämtern und den Berufsförderungswerken sollten integrierte Bestandteile des medizinischen Rehabilitationsangebotes werden.

Die nach einer medizinischen Rehabilitation erfolgreich Wiedereingegliederten können am besten durch fehlende Intention zur Rentenantragstellung, durch den Wunsch, unmittelbar nach der Rehabilitation wieder zu arbeiten und durch geringe Arbeitsunfähigkeitszeiten vor der Rehabilitation identifiziert werden (Bürger et al. 2001).

Bei der klinischen Exploration ist deshalb besonderes Augenmerk zu legen auf:
- frühe Hinorientierung auf berufliche Fragestellungen,
- transparenten, reproduzierbaren Abgleich von beruflichen Anforderungen und Fähigkeiten,
- Fokussierung der Diagnostik und Therapie auf die funktionellen Probleme am Arbeitsplatz,

▬ frühzeitige Einleitung weiterführender Leistungen zur Teilhabe am Arbeitsleben,

▬ besonderes Bemühen um den Erhalt des Arbeitsverhältnisses durch persönliche und technische Hilfen, durch Umsetzung im Betrieb oder durch Arbeitshilfen.

7.4.2   Das neue Recht der Rehabilitation und Teilhabe behinderter Menschen

Am 1. Juli 2001 ist das Sozialgesetzbuch 9 – (SGB IX) „Rehabilitation und Teilhabe behinderter Menschen am Arbeitsleben" in Kraft getreten. Im Mittelpunkt der Rehabilitation sollen jetzt nicht mehr die Fürsorge und Versorgung von behinderten Menschen stehen, sondern ihre *selbstbestimmte Teilhabe* am gesellschaftlichen Leben und die Beseitigung der Hindernisse, die ihrer Chancengleichheit entgegenstehen (BAR 2001).

Von einer Behinderung betroffene Menschen haben zur Erlangung eines Arbeitsplatzes Anspruch auf notwendige Assistenz gegenüber allen Rehabilitationsträgern, die Leistungen zur Teilhabe am Arbeitsleben erbringen (§ 33 SGB IX). Die *Leistungen zur Teilhabe* werden zum größten Teil in Berufsbildungswerken, Berufsförderungswerken und vergleichbaren Einrichtungen der beruflichen Rehabilitation erbracht (§ 35 SGB IX).

Unterstützt wird dies durch die UN-Behindertenkonvention, die – von der Bundesregierung unterzeichnet – den Behinderten die höchstmögliche Chance zur Teilhabe am privaten, sozialen und beruflichen Leben zusichert und daher die Rechte von Menschen mit Behinderungen erheblich gestärkt hat.

7.4.3   Vernetzung medizinischer und beruflicher Rehabilitation

Es ist ein Hauptanliegen des SGB IX, die Koordination von Leistungen und die *Kooperation der Leistungsträger* durch wirksame Instrumente sicherzustellen. Der Rahmenempfehlung der Bundesarbeitsgemeinschaft für Rehabilitation (BAR) liegt das sog. „Kooperationsmodell" zugrunde (Stähler 2001), das den Rehabilitationsträgern die Einrichtung von *Servicestellen* auf regionaler Ebene empfiehlt. Mitte Mai 2002 waren bereits 239 Servicestellen eingerichtet (Völmel 2002). Diese sollen sich nach den §§ 10 und 11 SGB XI insbesondere um eine dynamischere Koordination der Rehabilitationsleistungen kümmern.

Bei der Einleitung einer beruflichen Rehabilitation entstanden nämlich bisher häufig längere Bearbeitungs- und Wartezeiten, welche die soziale Integration des Betroffenen erschweren (Fraisse 1997).

Verzögerung mindert beim Rehabilitanden die Bereitschaft, Eigeninitiative zu ergreifen und sich aktiv um die Teilhabe am Arbeitsleben zu bemühen. Als Lösungsvorschläge werden die Etablierung von berufsbezogenen Angeboten innerhalb der Rehabilitationsklinik und Kooperationen mit Berufsförderungswerken genannt (Neuderth u. Vogel 2000). Untersuchungen der Landesversicherungsanstalt Baden-Württemberg zeigen, dass durch berufsbezogene Information und Hospitation während der medizinischen Rehabilitation eine Verkürzung der Wartezeiten auf eine Arbeitserprobungsmaßnahme erreicht werden konnte (Wolko 2000). Auch die Bundesversicherungsanstalt für Angestellte unterstützt die Kooperation mit den medizinischen Rehabilitationseinrichtungen und Berufsförderungswerken (Nethe 2001).

Das Angebot *berufsbezogener Maßnahmen* innerhalb einer Rehabilitationsklinik ist im Rahmen der MBOR-Programme (▶ Abschn. 5.2.4) für jede Reha-Einrichtung zwingend (Phase A). Spezialisiertere Einrichtungen kümmern sich um Rehabilitanden mit besonderer beruflicher Problemlage (Langzeit-AU, Missverhältnis zwischen Fähigkeiten und Anforderungen am Arbeitsplatz, drohender Arbeitsplatzverlust, Arbeitslosigkeit) (Phase B) ggf. in Kooperation mit weiterführender beruflicher Bildung oder Qualifizierung (Phase C MBOR).

Fazit

▬ Während das Ziel der ambulanten und stationären akutmedizinischen Versorgung die Wiederherstellung der Gesundheit ist, orientiert sich die Rehabilitation am Ziel der Wiedereingliederung des Erkrankten in das soziale Leben, in Beruf und Familie. Systematisch erfasst wurden die Aufgaben der Rehabilitation 2001 in der „International Classification of Functioning" der WHO mit den Zielgrößen der „Aktivitäten" und der „Teilhabe" der Erkrankten. Der Rehabilitand durchläuft eine Vielzahl von Institutionen, deren Kommunikation oft einer Schnittstellenproblematik unterliegt.

▬ Der niedergelassene Arzt hat die Schlüsselfunktion für den Zugang zur Rehabilitation des ambulant behandelten, chronisch Kranken. Das Hausarztgutachten ist das wichtigste Kommunikationsmittel zu den Versicherungsträgern, um eine Rehabilitationsmaßnahme zu gewähren. Darum ist es wichtig, dass entscheidungsrelevante Angaben für den Rehabilitationsbedarf nachvollziehbar mitgeteilt werden.

▬ Die Zusammenarbeit zwischen Akutkliniken und stationärer, teilstationärer oder ambulanter Rehabilitation bezieht sich v. a. auf die sog. Anschlussheilbehandlung (AHB) oder Anschlussrehabilitation (AR). Die Voraussetzung ist die Verlegung in rehabilitationsfähigem Zustand. Seit Einführung der DRGs ist der Zeitpunkt der Rehabilitationsfähigkeit schwer einzugrenzen.

- Die Rehabilitation chronischer Krankheiten lässt sich nicht durch einen einmaligen Akt abschließen, sondern ist ein kontinuierlicher Prozess, der krankheitsbegleitend als Phase der „Nachsorge" abläuft. Das Rehabilitationsziel, krankmachendes Verhalten umzustellen, kann langfristig nur erreicht werden, wenn in der postklinischen Phase Heimtrainingsprogramme weitergeführt, Risikoverhalten umgestellt und nötige Hilfsmittel auch wirklich benutzt werden. Die Prozesse müssen in der klinischen Rehabilitationsphase bereits angebahnt und geübt werden. Inzwischen haben die Rentenversicherungsträger nachgehende Maßnahmen zur medizinischen Rehabilitation entwickelt.
- Bei gefährdeter, geminderter oder aufgehobener Erwerbsfähigkeit ist immer an die berufliche Reintegration und Rehabilitation zu denken. In der medizinischen Rehabilitation muss durch Berufsorientierung bei Diagnostik und Therapie auf den Erhalt bzw. die Wiederherstellung der beruflichen Leistungsfähigkeit fokussiert werden. Bei besonderen beruflichen Problemlagen sollen diese Maßnahmen in spezialisierten Zentren für medizinisch-berufliche Rehabilitation integriert behandelt werden. Regionale Vernetzungen sind dabei von großem Vorteil.

Literatur

BAR – Bundes-AG Rehabilitation (2001) Wegweiser Rehabilitation und Teilhabe behinderter Menschen. Bundes-AG Rehabilitation, 11. Aufl. BAR, Frankfurt/Main

Beck M, Eissenhauer W, Löffler HE (1984) Rehabilitation heute – Die Reha-Studie Baden. Eine wissenschaftliche Untersuchung medizinischer Rehabilitation und Nachsorge. Braun, Karlsruhe

BfA – Bundesversicherungsanstalt für Angestellte (1998) Intensivierte Rehabilitationsnachsorge (IRENA) – Modellkonzeption. Unveröffentl. Manuskript

Borcherding H, Zschache R (1998) Ergebnisse aus der ambulanten Belastungserprobung. Mitteilungen der LVA Württemberg 1/2:45–48

Brach M, Piek S, Stucki G (2002) Finanzierung der Frührehabilitation. Phys Med Rehab Kuror 12:317–324

Budde HG, Keck M (1999) Vier-Jahresteilnahmepersistenz in einer ambulanten Herzgruppe. Prävention und Rehabilitation 11:56–60

Bürger W, Dietsche S, Morfeld M, Koch U (2001) Multiperspektivische Einschätzungen der Wahrscheinlichkeit der Wiedereingliederung von Patienten ins Erwebsleben nach orthopädischer Rehabilitation. Rehabilitation 40:277–225

Buschmann-Steinhage R (1996) Einrichtungen der Rehabilitation und ihre Aufgaben. In: Delbrück H, Haupt E (Hrsg) Rehabilitationsmedizin. Urban & Schwarzenberg, München, S 73–89

Deck R, Heinrichs K, Koch H et al (2000) „Schnittstellenprobleme" in der medizinischen Rehabilitation: Die Entwicklung eines Kurzfragebogens zur Ermittlung des Informations- und Kommunikationsbedarfs bei Hausärzten. Gesundheitswesen 62:431–436

Dunkelberg S, Lachmann A, van den Bussche H, Müller K (2002) Was denken Hausärzte aus den neuen und alten Bundesländern über Rehabilitation? Gesundheitswesen 64:369–374

Ehrhardt M et al (1996) Ambulante prä- und poststationäre Maßnahmen – ein Beitrag zur Flexibilisierung der stationären psychosomatischen Versorgung. Prax Klin Verhaltensmed Rehab 9:204–215

Eiff v W, Greitemann B, Karoff M (2014) Rehabilitationsmanagement. Kohlhammer, Stuttgart

Eiff v W, Schuering S, Greitemann B, Karoff M (2011) REDIA – Auswirkungen der DRG-Einführung auf die Rehabilitation. Rehabilitation 50:214–221

Fraisse E, Karoff M (1997) Verbesserung des Übergangs zwischen medizinischer und beruflicher Rehabilitation. Rehabilitation 36:233–237

Fraisse E, Seidel HJ (1993) Rehabilitation vor Rente aus Sicht des Betriebsarztes. Arbeitsmed Sozialmed Präventivmed 28:47–53

Fröhlich S, Niemeyer R, Greitemann B (2014) TeNoR 2: Telefonische Nachsorge in der orthopädischen Rehabilitation: Evaluation eines Care-Management-Konzepts durch Sozialberater. Zwischenbericht Verein für Rehabilitationsforschung.

Gerdes N, Best S, Jäckel WH (2003) Akutphase – Frührehabilitation – Anschlussrehabilitation: Kriterien für die Phasenübergänge nach Hüft- oder Knie-TEP 12. Rehabilitationswissenschaftliches Kolloquium: Rehabilitation im Gesundheitssystem, Bad Kreuznach, 10.–12. März 2003. Abstractband, DRV-Schriften, Bd. 40. VDR, Frankfurt/Main, S 220–221

Gerdes N, Weis J (2000) Theoretische Ansätze in der Rehabilitation. In: Bengel J, Koch U (Hrsg) Grundlagen der Rehabilitationswissenschaft. Springer, Berlin Heidelberg New York

Greitemann B (2006) Die beruflich-soziale Situation als Problembereich in der Rehabilitation chronischer Rückenschmerzpatienten am Beispiel einer LVA-Klinik – Notwendigkeit der frühzeitigen Integration im Sinne der beruflich orientierten Rehabilitation. In: Müller-Fahrnow W, Hansmeier T, Karoff M (Hrsg) Wissenschaftliche Grundlagen der medizinisch-beruflich orientierten Rehabilitation: Assessments – Interventionen – Ergebnisse. Pabst Science Publishers, Berlin, S 69–76

Greitemann B (2009) Berufsbezogene Gesundheitsstörungen im Bereich des muskulo-skelettalen Appartes. In: Hillert A, Müller-Fahrnow W, -Radoschewski F-M (Hrsg) Medizinisch-beruflich orientierte Rehabilitation. Deutscher Ärzteverlag, Köln, S 255–274

Halhuber M (1989) Umfassende Herzinfarkt-Nachsorge in Klinik und Praxis. Huber, Stuttgart

Hillebrand T (1996) Betreuung von Adipösen im Anschluss an die stationäre Rehabilitation. Prävent Rehab 8:241–251

HRI – Hochrhein-Institut für Rehabilitationsforschung (1998) Peer Review – Erste Stufe der Routinisierung in 100 Rehabilitationskliniken Zusammenfassender Ergebnisbericht für die RV-Träger und Rehabilitationskliniken.

HRI – Hochrhein-Institut für Rehabilitationsforschung (2000) „Peer 500". Zusammenfassender Ergebnisbericht.

Jäckel WH, Beyer WF, Droste U et al (1996) Memorandum zur Lage und Entwicklung der Rehabilitation bei Rheumakranken. Z Rheumatol 55:410–422

Jäckel WH, Protz W, Maier-Riehle B, Gerdes N (1997) Qualitäts-Screening im Qualitätssicherungsprogramm der gesetzlichen Rentenversicherung. Dtsch Rentenversich 575(591):9–10

Karoff M (1998) Optimierung der beruflichen Reintegration in der kardiologischen Rehabilitation durch Vernetzung von medizinischer und beruflicher Rehabilitation. In: Bundesversicherungsanstalt für Angestellte (Hrsg) Rehabilitation. BfA, Berlin, S 54–71

Keck M, Budde HG (1999) Ambulante Herzgruppen nach stationärer kardiologischer Rehabilitation. Rehabilitation 38:79–87

Keck M, Budde HG, Hamerle A (1991) Medizinische und sozialmedizinische Einflussgrößen auf das aktive Nachsorgeverhalten von AR-Patienten. Herz/Kreislauf 23:163–167

Kinne G (2001) Berufsorientierung und Belastungserprobung im Rahmen medizinischer Rehabilitation für Versicherte der BfA. Unveröffentlichter Ergebnisbericht

Kinne G, Elsässer D, Best S, Jost S, Zschache R (2002) Regionale Vernetzung medizinischer und beruflicher Rehabilitation – Das Bad Krozinger Modell. Rehabilitation 41:336–342

Kittel J, Fröhlich S, Heilmeyer P, Olbrich U, Karoff M, Greitemann B (2013) Beschäftigungsfähigkeit teilhabeorientiert sichern (Betsi): Ergebnisse der Einjahreskatamnese von Präventionsmaßnahmen der Deutschen Rentenversicherung. Rehabilitation Online Publikation:251–257 doi:10.1055/s-0033-1358389

Kobelt A et al (1998) Ambulante Rehabilitation zur Nachbereitung stationärer Psychotherapi. Prax Klin Verhaltensmed Rehab 11:13–18

Koch U, Assmann P, Heckl U, Becker S (1995) Expertise „Krebsrehabilitation in der Bundesrepublik Deutschland". Selbstverlag, Freiburg

Lachmann A, van den Bussche H, Dunkelberg S, Ehrhardt M (1999) Der Bedarf an Rehamaßnahmen aus allgemeinärztlicher Sicht. Rehabilitation 2(38):148–153

LVA Westfalen (1999) Ambulante Folgeleistungen zur medizinischen Rehabilitation zu Lasten der LVA Westfalen. Unveröffentl. Manuskript

Nethe S (2001) Verzahnung medizinischer und beruflicher Rehabilitation Gesundheit im Beruf, Bd. 3. BfA, Berlin

Neuderth S, Vogel H (2000) Fachtagung „Berufsbezogene Maßnahmen im Rahmen der medizinischen Rehabilitation" 25.–26.01.2000 Würzburg. Rehabilitation 39:239–241

Petermann F, Pöschke A, Seger W, Vogel H (1993) Zugang zur medizinischen Rehabilitation. Prävent Rehab 5:129–136

Petermann F, Schmidt S, Krischke N et al (1999) Der Befundbericht als Entscheidungshilfe für den Zugang zur stationären Rehabilitation. Rehabilitation 38:1–6

Pullwitt DH, Krause O, Hildebrand F, Fischer GC (1997) Screening des Reha-Status hausärztlicher Patienten. Gesundheitswesen 59:613–618

Schwing C (2003) Neurologische Frührehabilitation: Macht kaputt, was euch gesund macht. Klin Manag Aktuell 08:48–54

Seidel HJ, Pforr M, Kolpin W (1990) Retrospektive Analyse von stationären medizinischen Rehabilitationsmaßnahmen aus betriebsärztlicher Sicht. In: Schuckmann F, Schopper-Jochum S (Hrsg) Berufskrankheiten. Krebserzeugende Arbeitsstoffe. Biological-Monitoring. Gentner, Stuttgart

Senn HJ (1990) Zusammenarbeit Hausarzt–Klinik in der Betreuung von Tumorpatienten. Med Welt 41:1104–1105

Stähler T (2001) Servicestellen für Rehabilitation. Dtsch Rentenversich 199(205):3–4

Stähler TP (1997) Weiterentwicklung bisheriger Verfahren im Bereich Suchtbekämpfung, Prävention und Nachsorge. Prävent Rehab 9:27–45

Stier-Jarmer M, Koenig E, Stucki G (2002b) Strukturen der neurologischen Frührehabilitation (Phase B) in Deutschland. Phys Med Rehab Kuror 12:260–271

Stier-Jarmer M, Pientka L, Stucki G (2002c) Frührehabilitation in der Geriatrie. Phys Med Rehab Kuror 12:190–202

Stier-Jarmer M, Stucki G (2002a) Frührehabilitation im Akutkrankenhaus – Gesetzliche Grundlagen. Phys Med Rehab Kuror 12:129–133

Stucki G, Stier-Jarmer M, Berleth B, Gadomski M (2002b) Indikationsübergreifende Frührehabilitation. Phys Med Rehab Kuror 12:146–156

Stucki G, Stier-Jarmer M, Gadomski M, Berleth B, Smolenski UC (2002a) Konzept zur indikationsübergreifenden Frührehabilitation im Akutkrankenhaus. Phys Med Rehab Kuror 12:134–145

SVR (2003) Sachverständigenrat für die Konzertierte Aktion im Gesundheitswesen: Finanzierung, Nutzerorientierung und Qualität. Gutachten 2003, Kurzfassung in: www.svr-gesundheit.de

VDR – Verband Deutscher Rentenversicherungsträger (1996) Rahmenkonzept zur medizinischen Rehabilitation in der gesetzlichen Rentenversicherung. Empfehlungen des Verbandes Deutscher Rentenversicherungsträger. Dtsch Rentenversich 633(665):10–11

VDR – Verband Deutscher Rentenversicherungsträger VDR (Hrsg) (1991) Kommission zur Weiterentwicklung der Rehabilitation in der gesetzlichen Rentenversicherung. Abschlußberichte, Bd III-2. Arbeitsbereich „Rehabilitationskonzepte". VDR, Frankfurt

Vogel H, Petermann F, Schillegger P, Schmidt S, Seger W (1997) Einstellungen niedergelassener Ärzte zur medizinischen Rehabilitation: Eine empirische Untersuchung zur Problematik des Zugangs zur Rehabilitation. Rehabilitation 36:96–105

Völmel U (2002) Das SGB IX – Reformansätze, Neuerungen, erste Umsetzungen. Rehabilitation 41:274–278

Wasilewski R, Steger R, Passenberger J (1986) Zugang zu Kuren. Analyse von primären und sekundären Einflussfaktoren auf Verordnung und Inanspruchnahme von stationären Heilbehandlungen Schriftenreihe des Instituts für empirische Soziologie, Bd. 7. Nürnberg

WHO – World Health Organization WHO (2001) International Classification of Functioning, Disability, and Health (http://www.who.int/icidh; deutsche Version unter: http://www.dimdi.de, Rubrik „Klassifikationen")

Winge S, Mohs A, Müller Ket al K (2002) Schnittstellen in der Rehabilitation – Drei Modelle. Rehabilitation 41:40–47

Wolko PM (2000) Verzahnung der medizinischen und beruflichen Rehabilitation. Modellprojekt mit Versicherten der LVA Baden. Nachrichtenblatt der LVA Baden 2:87–89

Zietlow R (1989) Konzeptionelle Überlegungen und Lösungsansätze für eine Nachsorge nach stationären medizinischen Rehabilitationsmaßnahmen. Dtsch Rentenversich 8–9:582–593

Zillessen E (1994) Aktuelle Aspekte der medizinischen Rehabilitation – Konzepte, Qualitätssicherung, Nachsorge. Mitt LVA Rheinprovinz 85:334–340

Zimmermann M, Glaser-Möller N, Deck R, Raspe H (1999) Determinanten der Antragstellung auf eine medizinische Rehabilitation – Ergebnisse einer Befragung von Versicherten der LVA Schleswig-Holstein. Gesundheitswesen 61:269–298

Serviceteil

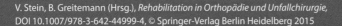

V. Stein, B. Greitemann (Hrsg.), *Rehabilitation in Orthopädie und Unfallchirurgie*,
DOI 10.1007/978-3-642-44999-4, © Springer-Verlag Berlin Heidelberg 2015

Stichwortverzeichnis